Rosenberger, Die klinische Untersuchung des Rindes

Die klinische Untersuchung des Rindes

Zweite, völlig neubearbeitete und erweiterte Auflage

herausgegeben von

GUSTAV ROSENBERGER

Dr. med. vet. habil., Dr. med. vet. h. c. mult., o. Professor,
Direktor der Klinik für Rinderkrankheiten
Tierärztliche Hochschule Hannover

unter Mitarbeit von

GERRIT DIRKSEN
Dr. med. vet., o. Professor,
Vorstand der Medizinischen Tierklinik II
Universität München

HANS-DIETER GRÜNDER
Dr. med. vet., Universitätsprofessor,
Direktor der Medizinischen und Gerichtlichen Veterinärklinik II
Universität Gießen

EBERHARD GRUNERT
Dr. med. vet., o. Professor,
Direktor der Klinik für Geburtshilfe und Gynäkologie des Rindes
Tierärztliche Hochschule Hannover

DIETRICH KRAUSE
Dr. med. vet., Abteilungsvorsteher und Professor,
Institut für Haustierbesamung und -andrologie
Tierärztliche Hochschule Hannover

MATTHAEUS STÖBER
Dr. med. vet., Abteilungsvorsteher und Professor,
Klinik für Rinderkrankheiten
Tierärztliche Hochschule Hannover

478 Abbildungen im Text und auf 17 Farbtafeln, 52 Übersichten

1977

VERLAG PAUL PAREY · BERLIN UND HAMBURG

1. Auflage 1964
ISBN 3 489 71116 5

CIP-Kurztitelaufnahme der Deutschen Bibliothek

Die klinische Untersuchung des Rindes / hrsg. von Gustav Rosenberger. Unter Mitarb. von Gerrit Dirksen . . . — 2., völlig neubearb. u. erw. Aufl. — Berlin, Hamburg : Parey, 1977.
ISBN 3-489-73816-0

NE: Rosenberger , Gustav [Hrsg.] ; Dirksen , Gerrit [Mitarb.]

Einband- und Schutzumschlagentwurf: CHRISTIAN HONIG, Neuwied (Rhein)

Buchbinderei: Lüderitz & Bauer, 1000 Berlin 61.

ISBN 3-489-73816-0

VORWORT

Das der 1. Auflage der *„Klinischen Untersuchung des Rindes“* (1964) von praktizierenden Tierärzten und Studierenden der Veterinärmedizin entgegengebrachte Interesse gab nicht nur Anlaß für die spanische (1966), italienische (1971) und polnische Übersetzung (1974) des Buches, sondern war auch der Grund dafür, daß die deutschsprachige Ausgabe bereits seit 1972 vergriffen ist. Diese, im propädeutischen Unterricht als immer schwerwiegenderer Mangel empfundene Tatsache bewog Herausgeber und Mitarbeiter schon bald nach dem Erscheinen des speziellen Teiles des Gesamtwerkes, nämlich der *„Krankheiten des Rindes“* (1970), mit den Vorbereitungen zur nunmehr vorliegenden zweiten Auflage der „Klinischen Untersuchung“ zu beginnen. Aus dem Bestreben heraus, das Gesamtgebiet der Diagnostik am Rind, einschließlich der gynäkologischen, geburtshilflichen und andrologischen Untersuchung, auf dem derzeitigen Wissensstand anzubieten, sind Prof. Dr. E. Grunert und Prof. Dr. D. Krause, Hannover, als Bearbeiter dieser Kapitel gewonnen worden. Die übrigen Abschnitte sind von den Mitarbeitern der 1. Auflage, Prof. Dr. G. Dirksen, München, Prof. Dr. H. D. Gründer, Gießen, und Prof. Dr. M. Stöber, Hannover, sowie vom Herausgeber in wesentlichen Teilen neu gestaltet worden. Hierbei fanden sowohl die in Lehre, praktischer Anwendung und Prüfung der klinischen Propädeutik am Rind gesammelten Erfahrungen als auch das einschlägige Schrifttum, Erkenntnisse der neuzeitlichen Tierhaltung und -fütterung, verhaltensgerechter Tierschutz, Probleme der Herdendiagnostik, neuentwickelte Instrumente und Fortschritte der Laboratoriumstechnik überall dort Berücksichtigung, wo sie die buiatrische Propädeutik berühren. Das Inhaltsverzeichnis ist als mnemotechnisch-didaktisches Gerüst der Untersuchungslehre am Rind gedacht. Als Gegenstück zu dem in den „Krankheiten des Rindes“ enthaltenen *Therapeutischen Index* schließt „Die Klinische Untersuchung des Rindes“ mit einem *Anhang über die verschiedenen Methoden der Arzneimittelverabreichung* bei dieser Tierart ab.

Herzlicher Dank gilt allen, die das Zustandekommen des Buches ermöglicht haben, an erster Stelle den Bearbeitern der einzelnen Kapitel, unter ihnen ganz besonders Herrn Prof. Dr. Stöber für die zusätzliche Übernahme eines großen Teiles der Herausgeberarbeiten, ferner den wissenschaftlichen Mitarbeitern der Klinik, vor allem den Herren Akademischer Direktor Dr. G. Assmus und Akademischer Oberrat Dr. W. Fischer, für die Entlastung von anderweitigen Aufgaben, Frau M. Krohne, Frau Ch. Göpfer, Frau I. Rausse und Fräulein R. Werhahn für das Schreiben der Manuskripte, Herrn Dr. U. Dexne für das Lesen der Korrekturen, Frau D. Müller und Herrn G. Kapitzke für die Erstellung der fotografischen Aufnahmen und Zeichnungen, den Farbenfabriken Bayer/Leverkusen für die Überlassung einer Reihe von Klischees und nicht zuletzt den Herren Dr. med. vet. h. c. F. Georgi und E. Topschowsky für die gute verlegerische Zusammenarbeit und die ansprechende Ausstattung des Buches.

Herausgeber und Mitarbeiter hoffen, mit diesem Werk sowohl den Erwartungen der praxisorientierten Studierenden als auch den Anforderungen der fortbildungsbestrebten und zunehmend an Laboratoriumsuntersuchungen interessierten Tierärzten gerecht zu werden.

Hannover, im November 1976

G. Rosenberger

AUS DEM VORWORT ZUR ERSTEN AUFLAGE

Auf dem Gebiet der Rinderkrankheiten gibt es zur Zeit nur ein Kompendium von Pommier (1952) in französischer Sprache und das in USA von Gibbons unter Mitarbeit von 54 Autoren unter dem Titel „Diseases of Cattle“ herausgegebene größere englische Werk (2. Auflage 1963). Außerdem wurde von Lagerlöf und Hoflund (1936) eine buiatrische Diagnostik in schwedischer Sprache verfaßt, die auch in dänischer Übersetzung vorliegt. Die früher in Deutschland erschienenen Fachbücher von Harms (1895), Dieckerhoff (1903) sowie von Weber [Die klinische Untersuchung des Rindes (1928), Die Krankheiten des Rindes (2. Auflage 1937)] sind heute alle vergriffen und zudem durch die seitdem fortgeschrittenen Kenntnisse in ihrem Inhalt unvollständig geworden oder teilweise überholt. Nachdem inzwischen über die Fortpflanzungsstörungen des Rindes sowie über die Geburtshilfe und die Euterkrankheiten dieser Tierart neuere deutsche Bücher erschienen sind, wurde von den praktizierenden Tierärzten und Studenten das Fehlen eines modernen speziellen Werkes über die Krankheiten des Rindes als ein spürbarer Mangel empfunden. Deshalb bestand an der hannoverschen Rinderklinik schon seit mehreren Jahren der Plan, ein zeitgemäßes Buch über die Krankheiten des Rindes einschließlich des Untersuchungsganges zu schaffen. Bei der Bearbeitung ergab sich jedoch, daß es zweckmäßiger sei, den umfangreichen Stoff in zwei getrennte Bände aufzuteilen. Dem jetzt vorliegenden ersten Band „Die klinische Untersuchung des Rindes“ wird der zweite wesentlich umfangreichere über „Die Krankheiten des Rindes“ bald folgen.

Wie im propädeutischen Klinik-Unterricht ist im ersten Band ein Abschnitt über den Umgang mit dem Rind einschließlich der Zwangsmaßnahmen und der medikamentösen Ruhigstellung vorangestellt. Dann folgen Vorbericht, Kennzeichen, allgemeine Untersuchung sowie spezielle Untersuchung der einzelnen Organapparate einschließlich der Blut-, Pansensaft-, Harn- und Kotuntersuchung und abschließend eine Anleitung für die Auswertung der erhobenen Befunde. Neben den an den einzelnen Organen zu erhebenden normalen Merkmalen werden auch die krankhaften Symptome geschildert und an Beispielen erläutert. Die Beschreibung der speziellen Krankheitsbilder einschließlich der speziellen pathologischen Befunde an Harn, Kot, Blut und anderen Körperflüssigkeiten erfolgt im zweiten Band.

Wir waren bestrebt, mit diesem Buch den Anforderungen der Praxis Rechnung zu tragen und den Studenten eine brauchbare Anleitung bei der Einarbeitung in die klinischen Untersuchungsmethoden in die Hand zu geben.

Wenn es gelungen ist, trotz der starken und vielseitigen Belastungen, welche ein großer Klinikbetrieb für alle Beteiligten mit sich bringt, jetzt den ersten Teil des Gesamtwerkes zum Abschluß zu bringen, so ist dies vor allem meinen langjährigen Mitarbeitern Abteilungsvorsteher Dozent Dr. Dirksen sowie den Oberassistenten Dr. Stöber und Dr. Gründer zu danken. Dr. Stöber hat sich in besonderem Maße auch um die Herstellung der Abbildungen und des Sachregisters sowie um die Gestaltung verdient gemacht. Der Dank gilt aber auch allen übrigen Mitarbeitern der Klinik, die durch ihren vermehrten Einsatz mittelbar die Fertigstellung des Buches ermöglicht haben.

Hannover, im September 1964

G. Rosenberger

INHALT

Umgang mit dem Rind

Klinischer Untersuchungsgang

Spezielle Untersuchung

Anhang

Verzeichnis der Übersichtstabellen

Verzeichnis der Farbtafeln

UMGANG MIT DEM RIND

Mit Recht wird der in der Rinderpraxis tätige Tierarzt nicht zuletzt auch danach beurteilt, wie er seinen Patienten gegenüber auftritt und handelt. Sicheres, Zutrauen erweckendes Verhalten, nämlich freundliches Zureden, Anbieten von Futter und ruhiges Abtasten des Tieres, führt selbst bei dem angeblich mit ‚stumpfer Psyche' behafteten Rind meist eher zum Ziel als rohes Anschreien, Schlagen oder gar Treten. Sobald jedoch erkannt wird, daß Freundlichkeit und Vorsicht zur Vermeidung von Schwierigkeiten oder zur Verhütung von Unfallgefahren nicht ausreichen, müssen *geeignete Zwangsmaßnahmen* angewandt werden. Hierbei sollte man möglichst versuchen, mit einfacheren *mechanischen Mitteln* (Festhalten von Kopf, Gliedmaßen oder Schwanz) auszukommen, und *gröbere Zwangsverfahren* (‚Bremsen') sowie *ruhigstellende* oder *muskellähmende Medikamente* (S. 32, 43) auf solche Fälle beschränken, bei denen sich erstere als unzulänglich erweisen. Schmerzhafte Untersuchungen oder Behandlungen erfordern zudem eine sachgemäße *örtliche* oder *allgemeine* Betäubung (S. 35, 44, 47).

Ruhigstellung durch mechanische Zwangsmittel

Es gibt keine Zwangsmethode, die bei allen damit zu ‚bezwingenden' Rindern immer gleich gut wirksam ist, weil jedes Tier naturgemäß unterschiedlich reagiert. Man sollte daher stets *mehrere Maßnahmen* bereit haben, um den gewünschten Zweck zu erreichen. Manche mechanischen Zwangsinstrumente und -verfahren können bei falscher oder ungeschickter Anwendung *Schaden* verursachen; das gilt unter anderem für übermäßigen Druck der auf dem Schraubprinzip beruhenden Bremsen. Darum sollte der verantwortungsbewußte Tierarzt *Wirkungsweise* und *Handhabung* der zur Sicherstellung brauchbarer Arbeitsbedingungen gewählten Zwangsmittel kennen; er muß des weiteren durch geeignete Vorkehrungen und klare Anweisungen dafür Sorge tragen, daß *Gefährdungen* des Patienten oder der Helferschaft dabei nach menschlichem Ermessen ausgeschlossen sind. Andererseits gehört es zu den Obliegenheiten des Tierhalters, den hinzugezogenen Tierarzt rechtzeitig auf etwaige *Untugenden* des betreffenden Rindes, wie Schlagen, Seitwärtsdrängen oder Stößigkeit, aufmerksam zu machen (Haftpflicht).

Einfangen

Einzeltiere: Frei auf der Weide oder lose im Laufstall befindliche Kühe können, vor allem zu den üblichen Fütterungs- und Melkzeiten, meist ohne allzugroße Schwierigkeiten mit der Hand (Nasen- oder Untergriff, am besten unterstützt durch gleichzeitigen Kniefaltengriff oder Festhalten am Schwanz) gefaßt oder mit Hilfe eines rasch über den Kopf gezogenen Halfters angebunden werden. Das Greifen läßt sich erleichtern, wenn man dabei schmackhaftes Futter (oder Salz) anbietet oder die Tiere in einen Schuppen treibt. Das Einfangen von scheuen Jungrindern, Masttieren oder Ammenkühen, die den engen Umgang mit dem Menschen nicht gewohnt sind, bedingt dagegen oft einen erheblichen Zeit- und Kräfteaufwand. Deshalb ist zu verlangen, daß solche Patienten zu dem für ihre Untersuchung oder Behandlung vereinbarten Zeitpunkt angebunden stehen oder daß für ausreichendes Hilfspersonal gesorgt wird. Im letztgenannten Falle ist die Herde unter Vermeidung unnötiger Beunruhigung in einer Ecke der Weide, des Laufhofes oder eines Schuppens zusammenzutreiben. Dann gehen ein bis zwei Helfer langsam von hinten her an das zwischen den übrigen Rindern eingedrängte Tier heran und versuchen, es durch rasches kräftiges Zupacken, durch eine über die Hörner geworfene zulaufende Strickschlinge oder mit einem Halfter festzuhalten. Wenn dies fehlschlägt, kann es nötig werden, die gesamte Herde in den Stall oder durch eine Fangschleuse (Abb. 1, 2) zu treiben.

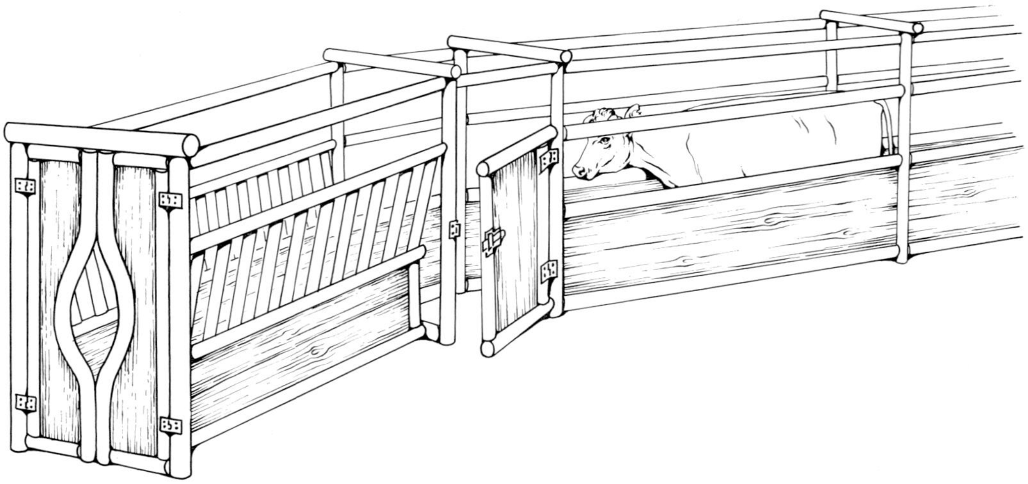

Abb. 1. Ortsfeste Fangschleuse zur herdenweisen Untersuchung (Probenentnahme) oder Behandlung (Impfung) freilaufender Rinder bestehend aus Einlauftrichter und Zwangsstand mit dahintergelegener Tierarztboxe (für rektale und vaginale Kontrollen)

Nach Gabe ruhigstellender oder muskellähmender Medikamente (S. 32, 43) lassen sich nicht nur ungebärdige Hausrinder, sondern auch große Zoo- und Wildwiederkäuer greifen und festhalten. Solche Mittel kann man flüchtenden oder keine Annäherung duldenden Tieren mit Hilfe *projektilartiger Injektionsspritzen* auch aus einiger Entfernung verabreichen, die aus einem besonderen Gewehr oder einer anderen Vorrichtung verschossen werden (S. 510, Abb. 387). In der buiatrischen Praxis hat diese Methode bislang nur in begrenztem Umfang Anwendung gefunden.

Gesamte Herde: Für Reihenuntersuchungen und -behandlungen ist es erforderlich, alle zum Bestand gehörenden Tiere gleichzeitig oder nacheinander sachgemäß zu fixieren. In entsprechend eingerichteten *Laufstallungen* wird zu diesem Zweck lediglich etwas Lockfutter vorgelegt und dann das Freßgatter geschlossen. Für größere, auf der Weide gehende Herden empfiehlt es sich, bei solchen regelmäßig durchzuführenden Maßnahmen eine *Untersuchungs-* und *Behandlungsschleuse*, bestehend aus Fanggatter mit Einlauftrichter und angeschlossenem Zwangsstand, zu benutzen (Abb. 1, 2). Die ganze Anlage kann aus kräftigen Pfosten und Planken, oder aus Eisenrohr (6 bis 12 cm Durchmesser), ortsfest oder versetzbar eingerichtet, oder handelsfertig[1] erworben werden. Das Gatter darf an der den Tieren zugewandten Seite keine vorstehenden spitzen oder scharfkantigen Teile aufweisen (Verletzungsgefahr). Innerhalb des der

[1] Zum Beispiel die Corral Systems der WW Manufacturing Company/Dodge City (Kansas, USA).

Körperbreite anzupassenden und wegen der Möglichkeit des Überspringens nicht zu niedrig anzulegenden Laufganges läßt sich das Rückwärtsdrängen durch unmittelbar hinter dem einzelnen Tier einzuschiebende Querstangen verhindern. Noch besser eignen sich hierfür seitlich im Gang angebrachte Sperrklinken, die nur in einer Richtung passierbar sind und sich hinter jedem durchgelaufenen Rind von selbst wieder schließen. Der am Ende des Zufuhrganges befindliche Untersuchungs- und Behandlungsstand (chute; stanchion; potro; piège) hat je nach den an ihn zu stellenden Anforderungen mehr oder weniger große Ähnlichkeit mit einem Notstand (S. 15). Er sollte an seiner vorderen Schmalseite die Möglichkeit bieten, den Kopf des eingetretenen Tieres

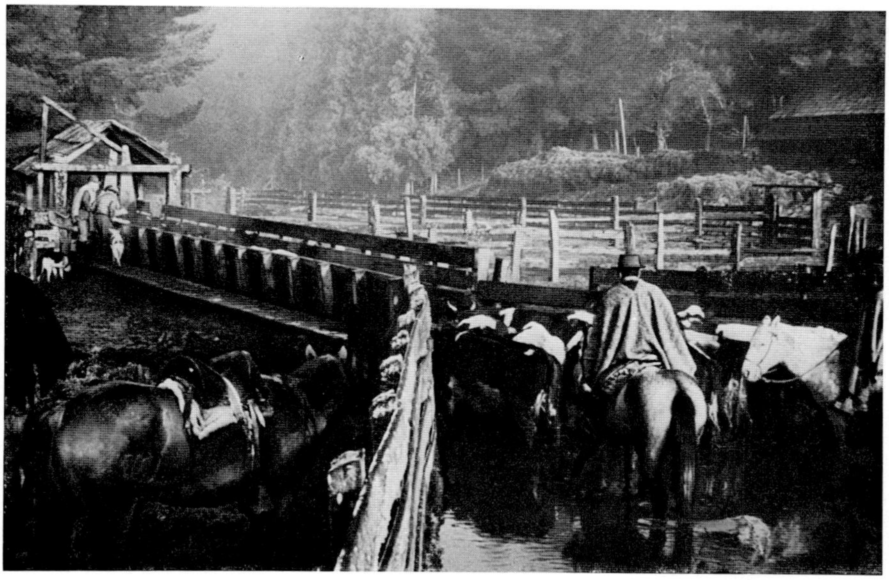

Abb. 2. Reihenvakzination einer in einen Impfgang (‚manga') eingetriebenen Rinderherde in Chile (WEITZE, 1972)

festzulegen. Die nacheinander eingetriebenen Rinder werden in der Regel anschließend durch diesen Ausgang wieder freigelassen; sie können dann, je nach dem erhobenen Befund, in verschiedene Abteilungen weitergeschleust werden (Laufgänge; runways, crushes; mangas). Bei anderen Konstruktionen liegt der Ausgang an der Längsseite, oder eine der Längswände ist verstellbar angebracht und dient dazu, das im Stand befindliche Tier durch Andrücken an die Gegenseite zusätzlich zu fixieren (squeeze chute; prensa). Sollen rektale oder vaginale Reihenuntersuchungen vorgenommen werden, so muß hinter dem Stand für das zu explorierende Rind ein etwa ein Meter langer Abschnitt des Einlaufganges mit seitlichem Zutritt für den Tierarzt versehen und durch eine Sperrvorrichtung von nachdrängenden Tieren freigehalten werden (Tierarztboxe: Abb. 1).

Herantreten

Wenn es die Umstände nicht anders erfordern, tritt der Untersuchende an angebundene *Kühe* am besten von rechts, also von der ihnen vom Melken her gewohnten Seite heran. Erst nachdem er den Kontakt mit dem Tier aufgenommen hat (leichtes

Beklopfen oder Streicheln des Rückens), geht er auch auf die linke Seite. Dabei ist zu beachten, daß ängstliche, unruhige oder bösartige Rinder unvermutet seitwärts springen, schlagen oder stoßen können. Im allgemeinen schlägt das Rind in seitlichem Halbkreis und mit mähend-hackender Bewegung nach hinten; es kann aber gelegentlich auch in kurzem Schlag direkt nach hinten treten. *Bullen* und nymphomane Kühe versuchen außerdem, mit dem Kopf oder den Hörnern zu stoßen und den Untersucher gegen die Wand oder zu Boden zu drängen. Bei der Annäherung an erwachsene männliche Tiere sollte man daher die räumlichen Gegebenheiten im Auge behalten, um nötigenfalls rasch ausweichen zu können. Um lebhafte *Jungbullen* während des Weideganges mechanisch ruhigzustellen (Verhinderung des gegenseitigen Aufspringens, Verminderung der Angriffsgefahr für den Menschen), empfiehlt sich das Anlegen von Fußfesseln aus Leder[1] an den Vorderbeinen, die ähnlich wie beim Vergrittungsgeschirr (Abb. 47) beweglich miteinander verbunden sind (20 cm lange Kette).

Festhalten

Die eben genannten Untugenden lassen sich in der Regel durch geeignete Fixation des Kopfes und/oder der Gliedmaßen meistern; mitunter ist die gründliche Untersuchung besonders ungebärdiger Deck- und Besamungsbullen, ‚verwilderter' Mastrinder oder großer Zoowiederkäuer aber nur innerhalb eines Not- oder Zwangsstandes (S. 2, 15), oder nach Verabreichung ruhigstellender Mittel (S. 32) möglich.

Kopf

Das zu untersuchende Tier sollte mit der *Halskette* oder einem *Halfter* angebunden, oder im *Freßgatter* festgemacht sein. Erforderlichenfalls läßt man den Kopf zusätzlich im *Untergriff* oder mit dem *Nasengriff* (Abb. 3, 4) halten; an hornlosen Rindern ergreift der Helfer dabei (anstelle des Hornes) das ihm abgewandte Ohr des Tieres am Ohrgrund. Statt des Nasengriffes kann auch eine der auf Abbildung 5 gezeigten *Nasenzangen*[2] oder *Ochsenbremsen* benutzt werden, welche die Nasenschleimhaut mehr schonen als der Griff mit der Hand (Fingernagelspitzen!). Es ist darauf zu achten, daß der festgehaltene Kopf stets hochgedrückt (Untergriff) oder nach vorn-oben gezogen wird (Nasengriff), da das Rind dem Helfer bei gesenktem Kopf aufgrund der Kraft seines Nackens leicht entkommt. Bullen sind von 12 Monaten an mit einem *Nasenring* zu versehen, an dem man sie festhalten kann (Durchführungsverordnungen zum Tierzuchtgesetz; Unfallverhütungsvorschriften der landwirtschaftlichen Berufsgenossenschaften). Da sie aber häufig versuchen, ihre Nase dem Zugriff durch Verstecken hinter der Krippe zu entziehen, empfiehlt es sich, ihnen vom Nasenring zu den Hörnern einen Strick oder eine Kette anzulegen, woran sie dann leichter zu fassen sind. Ältere Bullen können nicht mehr sicher genug mit der Hand am Nasenring gehalten werden; hierzu ist deshalb die *Führstange* zu benutzen (Abb. 35). Das Einziehen des Nasenringes erfolgt am besten mit einer *Nasenringzange*[3] (Abb. 6). Dabei ist darauf zu achten, daß der Ring die Nasenscheidewand im vorderen Bereich trifft, wo sich die Nasenschleimhäute beider Seiten berühren und kein knorpliges Nasenseptum vorhanden ist.

---

[1] Hauptner/Solingen Nr. 04 870.

[2] Aesculap/Tuttlingen Nr. VB 40, 41, 44, 45, 50, 52; Chiron/Tuttlingen Nr. 533 005, 533 007, 533 020; Hauptner/Solingen Nr. 298.

[3] Aesculap/Tuttlingen Nr. VB 75, 76; Chiron/Tuttlingen Nr. 533 155; Hauptner/Solingen Nr. 572, 574, 580, 581.

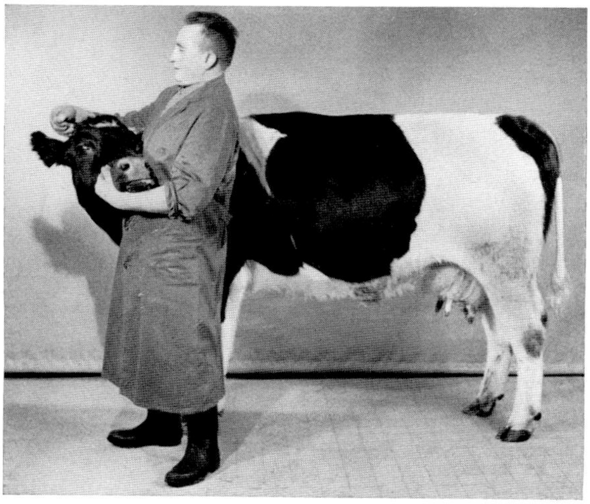

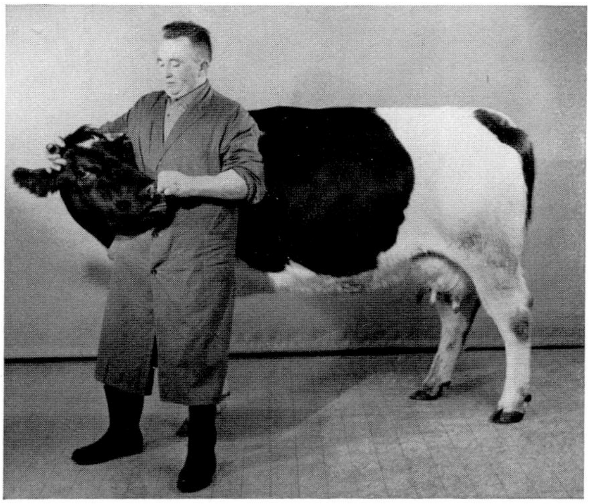

Abb. 3, 4. Festhalten des Kopfes:
Oben Fixation des Kopfes im Untergriff; unten Fixation des Kopfes mit dem Nasengriff

Bei Eingriffen am Kopf oder Hals, im Maul, Rachen oder Schlund, kann es nötig sein, ein stehendes Rind am *Kopf völlig zu immobilisieren.* Falls hierfür kein Notstand (S. 15) zur Verfügung steht, wird das Tier entweder mit Halfter und Hornstrick fest an einem kräftigen senkrechten Pfosten angebunden, oder der Kopf wird mit den Hörnern an einem in entsprechender Höhe sitzenden Querbalken in Achtertouren gut angeschnürt. Schließlich kann der Kopf auch mit Hilfe der Nasenbremse stramm nach vorn und oben ausgebunden werden, wobei ihn dann ein oder zwei Helfer zusätzlich von der Seite her im Untergriff fixieren.

Gliedmaßen

Bei allen Untersuchungs- und Behandlungsmaßnahmen an einer am stehenden Rind *aufgehobenen Gliedmaße* ist grundsätzlich auch der *Kopf im Unter- oder Nasengriff festhalten zu lassen;* nur in Notfällen mag hierfür bei Einhaltung besonderer Vorsicht das Festlegen des Halses im Freßgatter, im Halsrahmen oder in der Grabner-Kette genügen. Außerdem ist für rutschfesten Untergrund zu sorgen, um ein Ausgleiten des Tieres möglichst zu verhüten.

Vorderbeine: Die Vordergliedmaße kann, etwa zur Untersuchung auf Lahmheit, in der auf Abbildung 7 dargestellten Weise von einem seitlich, unmittelbar vor der Schulter des Tieres stehenden Gehilfen mit den *Händen* aufgehoben werden. Das betreffende Bein darf dabei nur leicht unterstützt werden, indem der Helfer das angewinkelt gehaltene Karpalgelenk gegen sein eigenes Knie drückt, da sich Rinder sonst gern mit vollem Gewicht auf die Hilfsperson lehnen. Die vordere Extremität läßt sich auch mit einem um den Metakarpus oder um die Fessel geschlungenen *Strick* aufheben, der über den Widerrist gezogen und von einem auf der anderen Seite des Tieres stehenden Gehilfen gehalten wird (Abb. 8); von Fall zu Fall bietet es Vorteile, den Strick oberhalb des Vorderkörpers an der Stalldecke zu befestigen (Abb. 20) und sein freies Ende in Form einer um Unterarm und Metakarpus verlaufenden und sich beim Anziehen zuschnürenden *Achtertourschlinge* anzulegen. Außerdem kann das Ansetzen einer (der Schenkelbremse am Hinterbein entsprechenden) *Vorarmbremse* das Aufheben und kleinere Eingriffe an der Schultergliedmaße erleichtern; dadurch wird gleichzeitig die Blutzufuhr in das Operationsgebiet gedrosselt. Leider ist mit den an der Vorderextremität verfügbaren einfacheren Aufhaltemethoden aber oft keine für längerdauernde Maßnahmen voll befriedigende Fixation zu erzielen. Eine wesentliche Neuerung stellt der von WIEK entwickelte *Klauenpflegestab*[1] dar: Er wird mit seiner rechtwinklig abstehenden, der Höhe nach verstellbaren Beinauflage von hinten her unter die Achsel des Tieres geschoben; dabei ist darauf zu achten, daß die Bodenplatte des Stabes möglichst etwas seitwärts aufgesetzt wird. Dann ist die Beinauflage mäßig anzuheben, so daß der Stab die Last der betreffenden Vorderextremität übernimmt; diese kann nunmehr von einer zweiten Person ohne Schwierigkeiten gebeugt und angehoben werden (Abb. 9). Soweit es Untersuchung oder Behandlung der Klauen erfordern, ist das Bein durch zusätzliche Anwendung des Achtertourstrickes oder der Vorarmbremse zu fesseln. Wenn die im Einzelfall verfügbaren Zwangsmittel keine brauchbare Ruhigstellung der aufgehobenen Vordergliedmaße ermöglichen, sollte man sich rechtzeitig zum Niederlegen des Patienten (S. 20) entschließen.

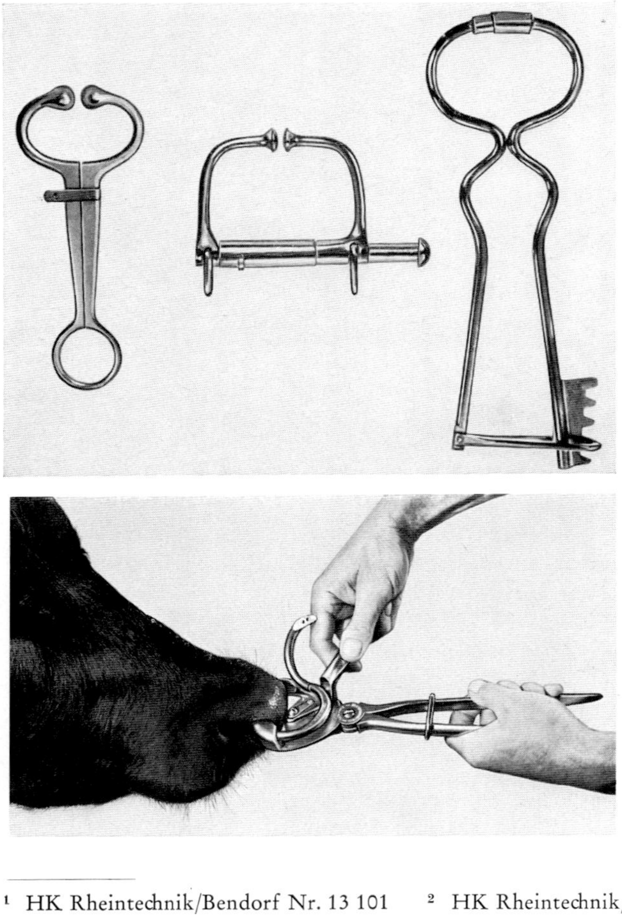

Abb. 5, 6. Nasenbremsen, Nasenring: Oben (von links nach rechts) die Nasenbremsen nach HARMS, HAAKE und REETZ; unten das Einziehen eines Nasenringes mit Hilfe der Nasenringzange

Hinterbeine: Um ein während der Untersuchung dauernd hin und her tretendes Rind *ruhigzustellen* oder sich vor seinen Schlägen zu schützen, ist es am einfachsten, die dem Tierarzt zugewandte Hintergliedmaße durch kräftigen *Kniefaltengriff* (Abb. 10) oder mittels *Schwanz-Kniefaltengriffs* (Abb. 29) festhalten zu lassen; dann kann sie wegen der strammen Raffung ihres Faszienstrumpfes nicht mehr gebeugt werden. Das gleiche Ziel ist mit der von der Kniefalte her über das Kreuz hinweg anzulegenden bügelförmigen *Schlagfessel*[2] (Abb. 11) zu erreichen, die allerdings bei besonders unruhigen oder gut genährten Tieren mitunter unvermutet abspringt. Die mechanische

[1] HK Rheintechnik/Bendorf Nr. 13 101 [2] HK Rheintechnik/Bendorf Nr. 1021

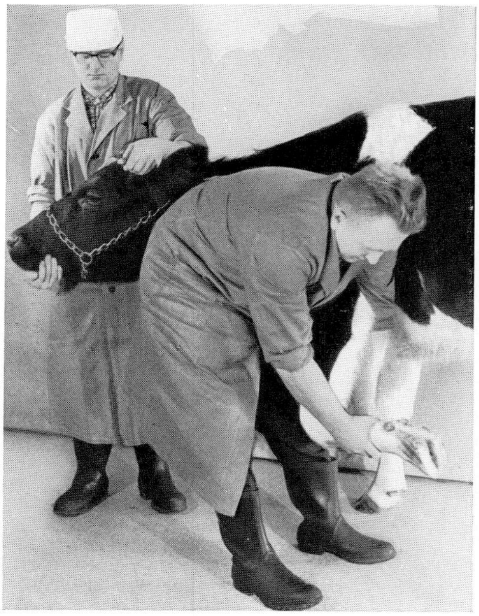

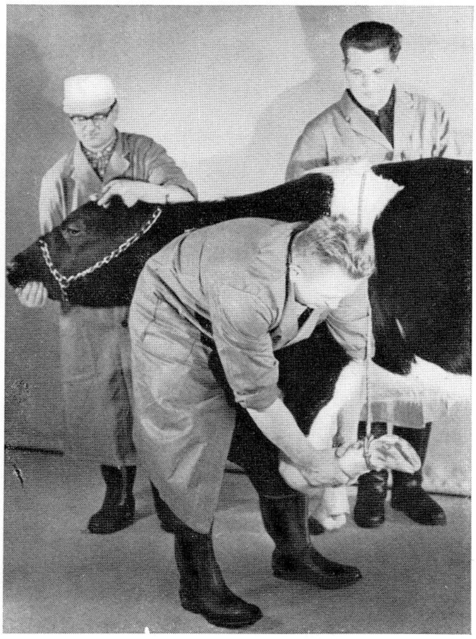

Abb. 7, 8. Links manuelles Aufheben der Vordergliedmaße; rechts Aufhalten des Vorderbeines unter Zuhilfenahme eines Strickes

Immobilisierung des Fersensehnenstranges und damit auch von Knie- und Sprunggelenk ist durch die aus einer doppelten Strickschleife und einem 30 bis 40 cm langen Stock leicht anzufertigende *Schenkelbremse* (Abb. 12) oder die ebenfalls handbreit oberhalb des Tarsus anzusetzende *Klammer* nach BRON[1] (Abb. 14) zu bewerkstelligen, während die *Fersenstrangbremse* nach SCHEEL[2] oder MORIN[3] mehr durch den auf die Sehne ausgeübten Druckschmerz wirkt (Abb. 13). Um beide Hinterbeine gleichzeitig ruhigzustellen, bedient man sich entweder einer wenig proximal der Sprunggelenke in Form einer 8 um beide Unterschenkel geführten und von hinten her anzuspannenden zulaufenden *Seilschlinge* (Abb. 16) oder der von kaudolateral her auf den Fersensehnenstrang aufzusetzenden, über die Tarsalbeuge hinweg zu

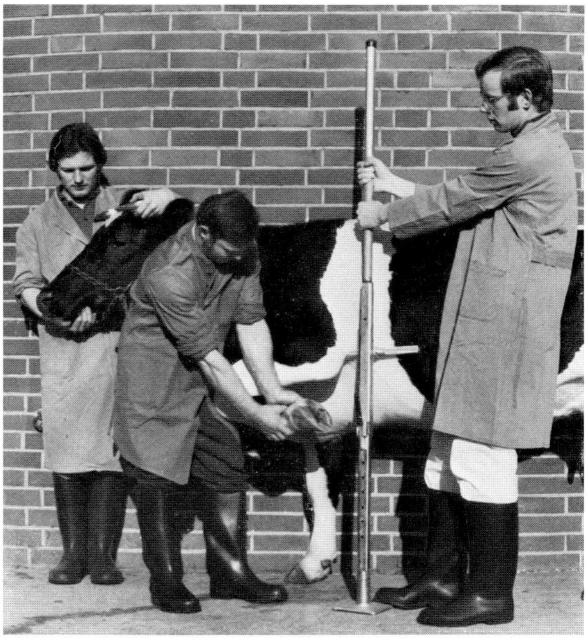

Abb. 9. Hochheben der Vordergliedmaße mit Hilfe des Klauenpflegestabes nach WIEK

[1] HK Rheintechnik/Bendorf Nr. 1031 [2] Hauptner/Solingen Nr. 484 [3] Aesculap/Tuttlingen Nr. VB 275

führenden und in angespanntem Zustand einzuhakenden *Kettenfessel*[1] (Abb. 15). Dem selben Zweck dient auch die *doppelseitige Kniefaltenbremse*[2]; sie besteht aus je einer auf die rechte und linke Kniefalte anzulegenden gebogenen Öse und dem über die Lende

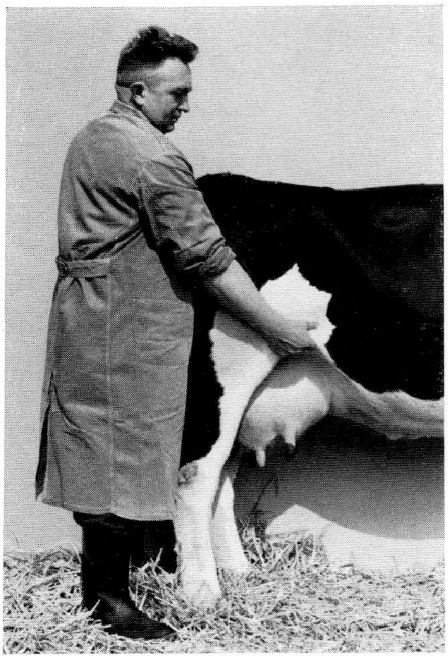

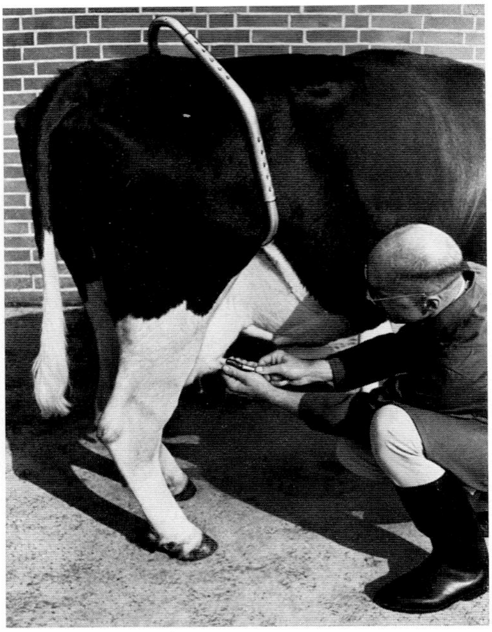

Abb. 10, 11. Ruhigstellen der Hintergliedmaße: Links Kniefaltengriff; rechts Ersatz des den Kniefaltengriff ausübenden Helfers durch die bügelförmige Schlagfessel

hinweg anzuspannenden Verbindungsstrick; letzterer wird von einem Helfer (der zugleich den Kopf des Tieres im Nasengriff herumzieht) unter Zug gehalten (Abb. 17) oder mittels leicht zu lösender Schlaufe festgezurrt.

Das *Aufheben der Beckengliedmaße* ist beim Rind im allgemeinen schwieriger als beim Pferd. Einfacherweise verwendet man hierzu einen etwa armdicken und anderthalb Meter langen *Sparren* (‚Baum'), der von zwei kräftigen Helfern in die Sprunggelenksbeuge des betreffenden Beines geführt und mit ihm zusammen so angehoben wird, daß er auch an der aufgehaltenen Extremität in der Tarsalbeuge verbleibt (Abb. 18). Soweit erforderlich, wird das Bein dann unter Miteinbeziehung des Fersensehnenstranges für die Dauer des Eingriffes in dieser Lage auf dem Sparren festgebunden. Man kann die Hintergliedmaße auch mittels der *Unterschenkelbremse* hochheben lassen, wenn man hierfür einen knapp meterlangen Knebelstock benutzt, der nach dem Andrehen der Bremse in die Beuge des Sprunggelenks geschoben wird (Abb. 19). Die aufhaltenden Gehilfen müssen stets dicht neben dem Tier stehen bleiben, damit es nicht schwanken oder seitwärts treten kann. Bei langwierigen Untersuchungen und Behandlungen ist dem Patienten von Zeit zu Zeit eine kurze Ruhepause zu gönnen, während der das Bein aufgesetzt werden darf. In ähnlicher Weise läßt sich die Hinterextremität von einem einzelnen Mann mit Hilfe eines zwischen die Speichen eines festgebremsten Wagenrades, in eine Mauerlücke oder ähnliches gesteck-

[1] Aesculap/Tuttlingen Nr. VB 265; Chiron/Tuttlingen Nr. 533 120; Hauptner/Solingen Nr. 486
[2] Gummi-Bertram/Hannover Nr. M 10 765

ten ‚Baumes' hochhalten. Der zu diesem Zweck konstruierte, mit Handgriff versehene, *Klauenheber nach* STEINER[1] umgreift die Achillessehne, ohne sie allerdings nennenswert mechanisch zu behindern. Die *Methode nach* HESS bedient sich hierfür eines unterhalb

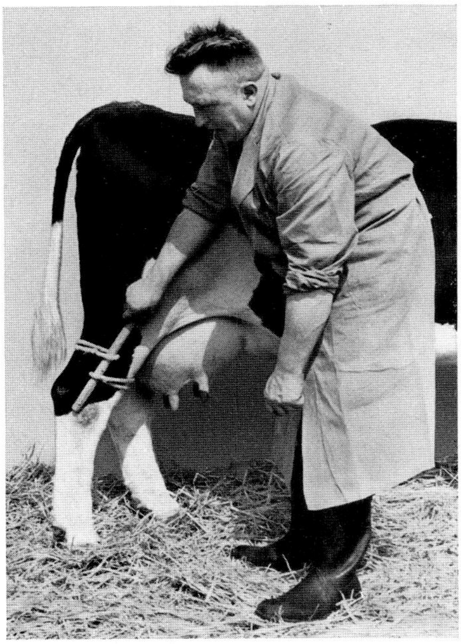
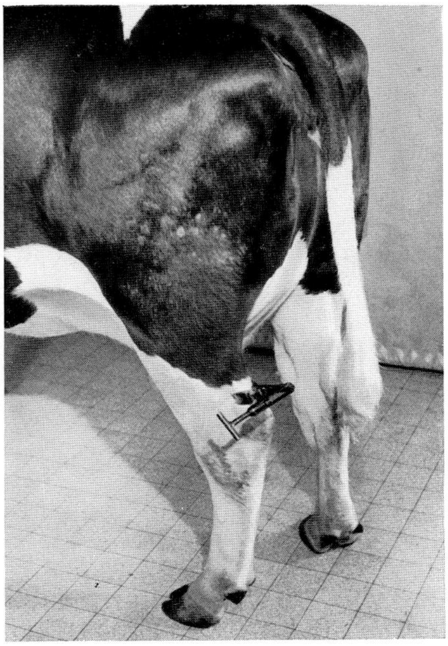

Abb. 12, 13. Ruhigstellen des Hinterbeines: Links Anlegen der Schenkelbremse; rechts Fersenstrangbremse nach SCHEEL

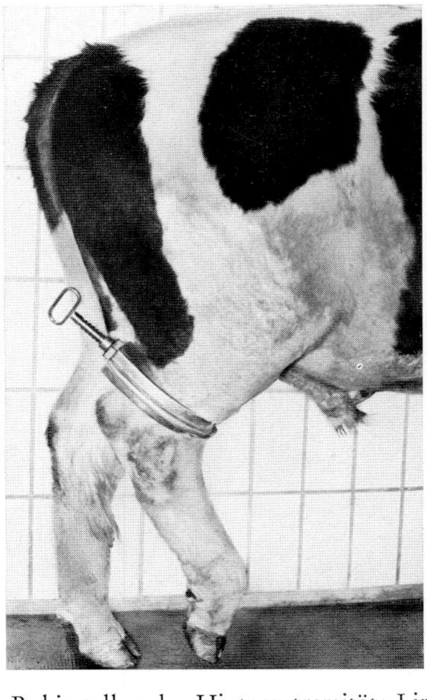
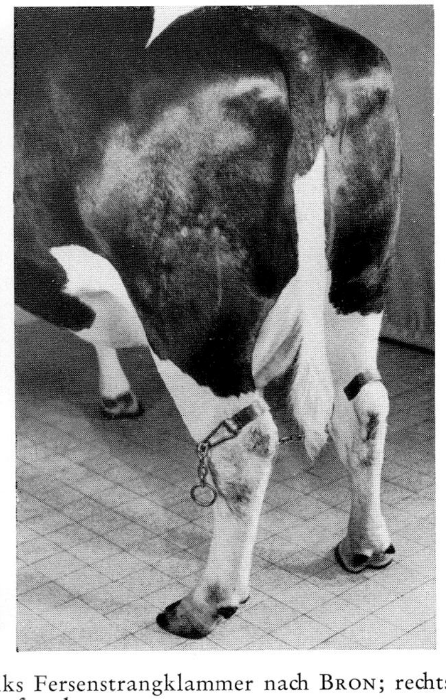

Abb. 14, 15. Ruhigstellen der Hinterextremität: Links Fersenstrangklammer nach BRON; rechts angelegte Kettenfessel

[1] HK Rheintechnik/Bendorf Nr. 1030

des Sprunggelenks in zulaufender Schlinge angelegten Seiles, mit dem das Bein an einem in der Stalldecke (senkrecht über dem Hüfthöcker) befestigten Ring oder einer Rolle kräftig hochgezogen wird; das freie Ende des Seils wird dann oberhalb des Tarsus

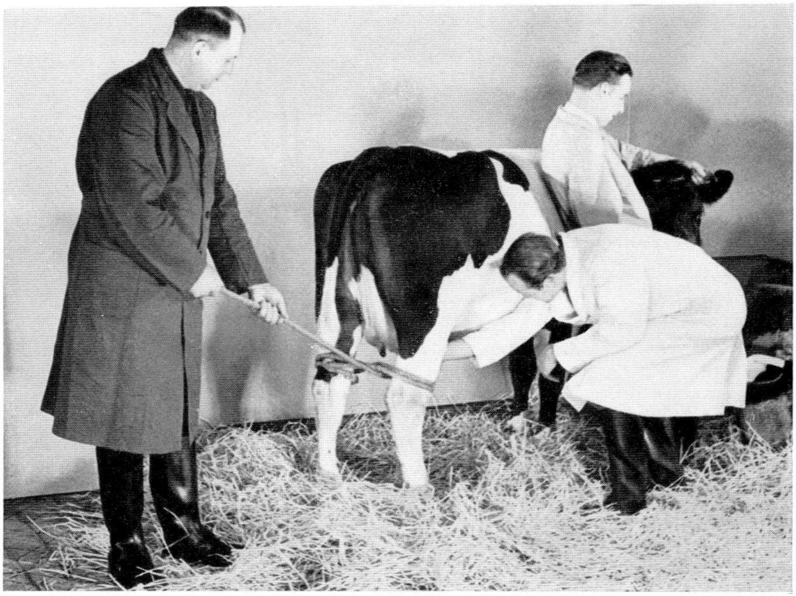

Abb. 16. Fixation beider Hintergliedmaßen mit der Achtertouren-Strickfessel

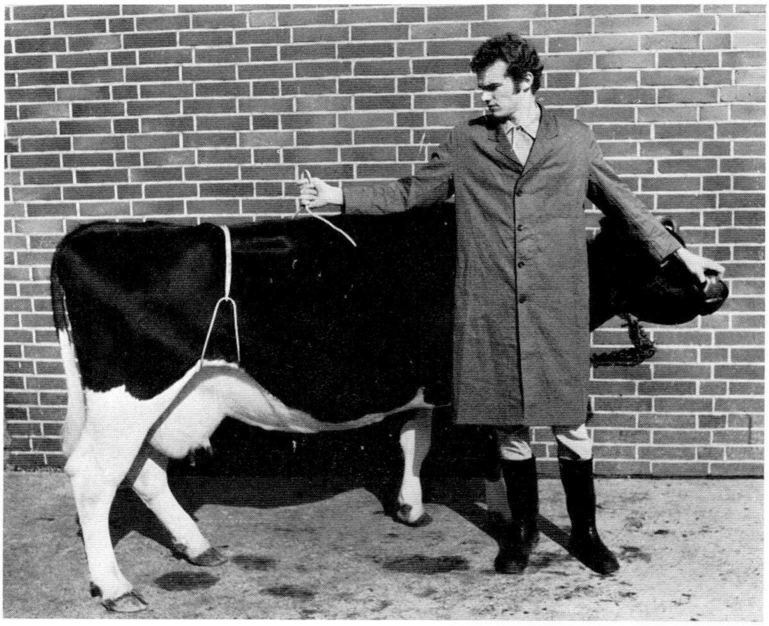

Abb. 17. Anwendung der doppelseitigen Kniefaltenbremse (Modell Rinderklinik Hannover) zur Verhinderung des Ausschlagens der Hinterbeine

einmal um den Unterschenkel geschlungen, so daß die Gliedmaße von einem Helfer in der gewählten Höhe gehalten und zugleich ‚gebremst' werden kann (Abb. 21). Wo ein geeigneter Ring fehlt, kann das Zugseil auch an einem sich in den Deckenbalken

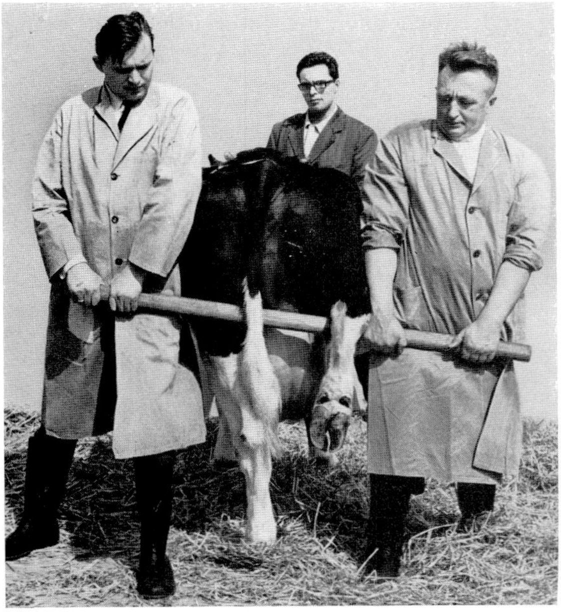

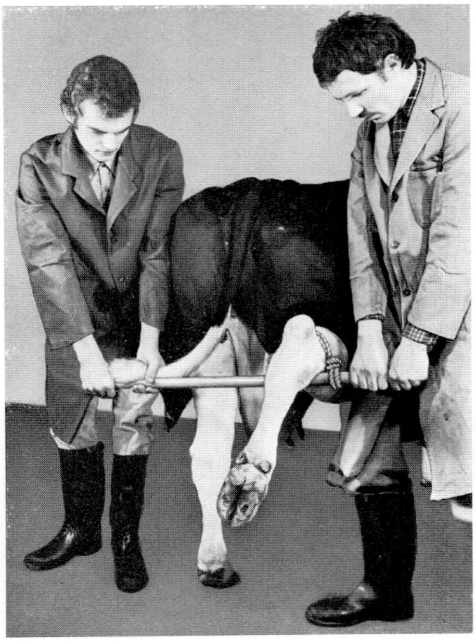

Abb. 18, 19. Aufheben der Hintergliedmaße: links mit einem kräftigen Sparren, rechts mit dem zu diesem Zweck etwas länger gewählten Knebelstock der Unterschenkelbremse (siehe Abb. 12)

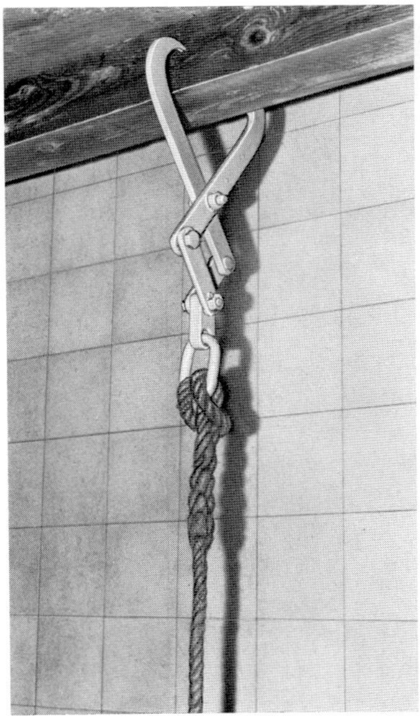

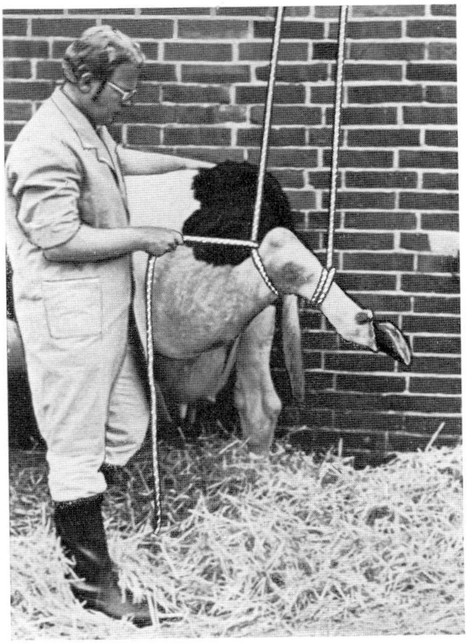

Abb. 20, 21. In den Deckenbalken eingeschlagener Doppelhaken als Ansatzpunkt zum Hochheben oder Hochziehen einzelner Gliedmaßen (links); Aufheben der Hinterextremität nach der Methode HESS (rechts)

eindrückenden oder um einen Eisenträger fassenden *Doppelhaken* Ansatz finden (Abb. 20). Bei dem *Verfahren nach* SIEBERS wird das Seil oder die gepolsterte Kette eines Hebelflaschenzuges oberhalb des Sprunggelenks angelegt und das Bein dann rasch so weit aufgezogen, daß sein Fersenhöcker in Höhe des Sitzbeinhöckers liegt. Dieses Verfahren wird in der Praxis viel angewandt und soll nach Ansicht der damit vertrauten Kollegen trotz Abwehr beim Hochziehen oder Herunterlassen weitgehend ungefährlich sein.

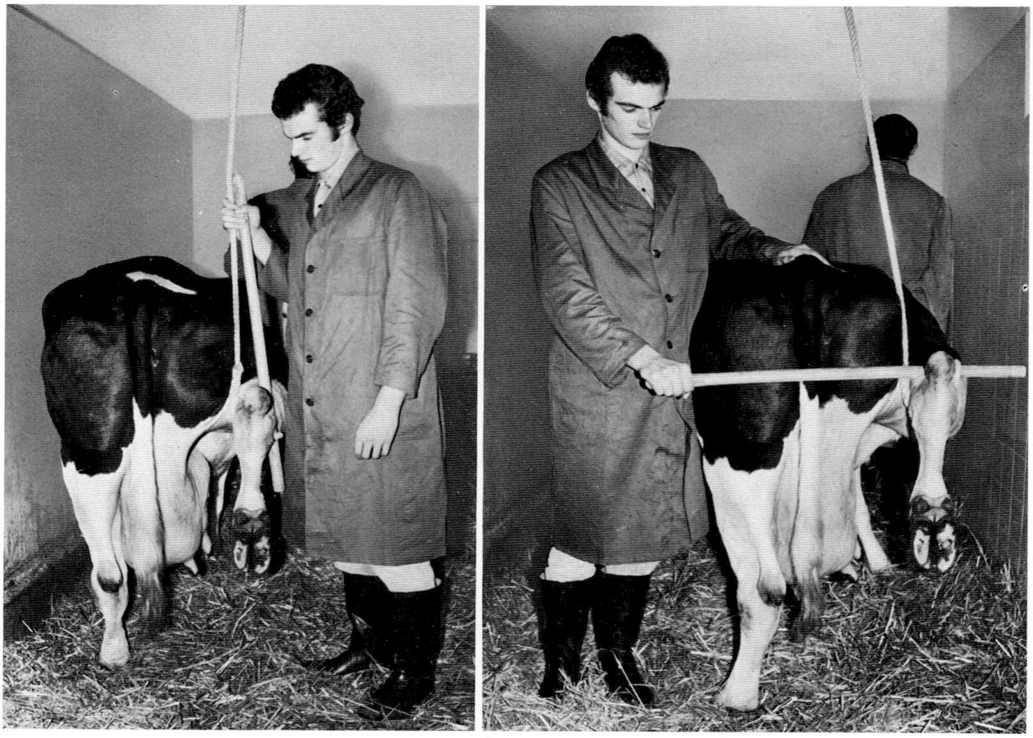

Abb. 22, 23. Links: Hochhalten des Hinterbeines mit Ösenstrick und Stock (altes schweizer Verfahren); rechts: Anwendung des Stockes zum ‚Bremsen' des Fersensehnenstranges an der aufgehobenen Gliedmaße

Recht einfach und wirksam ist eine von JENSEN und SØNNICHSEN beschriebene und in der *Schweiz* schon lange gebräuchliche *Methode:* Ein von der Decke hängender Strick (Abb. 20) wird in Höhe des Kniegelenks des Tieres mit einer Öse versehen, in die ein etwa meterlanger kräftiger Stock 20 cm weit einzuschieben ist. Das lange Ende des Stabes wird dann von hinten und innen her in die Sprunggelenksbeuge gelegt, wonach sich das Bein von einem seitlich postierten und das Stockende kräftig erfassenden Gehilfen leicht hieran aufheben und dann, durch gleichzeitiges Umfassen des nun senkrecht nach oben zeigenden Stockes und des Strickes, aufhalten läßt (Abb. 22); es empfiehlt sich, daß der Aufhebende dabei mit dem Körper gegen das Tier drückt, damit dieses die Last auf die stehenbleibenden Gliedmaßen verlagert. Bei Widersetzlichkeit ist ein Ende des Stabes auf den Fersensehnenstrang aufzusetzen und als hebelartige ‚Bremse' zu benutzen (Abb. 23). Bei etwaigem Niedergehen des Patienten genügt es, den Stock rasch herauszuziehen oder loszulassen.

Für den im Umgang mit Rindern Geübten erscheint auch der WIEK'sche *Klauenpflegestab*[1] brauchbar, der an der Hintergliedmaße zusammen mit einer besonderen *Fersenstrangbremse*[2] anzuwenden ist. Sie wird um den Unterschenkel der aufzuhaltenden Extremität gelegt und mittels eines Schlüssels so gespannt, daß das Tier den betreffenden Fuß etwas anhebt. Nun wird der Stab mit tiefgestellter Beinauflage von hinten her zwischen Unterschenkel und Euter eingeschoben. Dann erfaßt ein Helfer das freie Ende der Beinauflage vor dem Knie des Patienten, schwenkt diese nach außen (so daß die nach distal gerichtete Ausbuchtung der Auflage in die Sprunggelenksbeuge des Tieres zu liegen kommt) und hebt sie gleichzeitig so weit an, daß die Klauen die erforderliche Höhe erreichen; dabei tritt eine der beiden Personen mit dem Fuß auf die Bodenplatte. Während der folgenden Untersuchung und Behandlung der Klauen ist der Pflegestab mit seinem oberen Ende stets etwas nach vorn und medial geneigt und möglichst so zu halten, daß er in die Beckenausgangsgrube der betreffenden Seite zu liegen kommt (Abb. 24). Jedes Umtreten des Tieres erschwert das sachgemäße Festhalten des als vorübergehende ‚Prothese' wirkenden Stabes; deshalb ist eine gute Fixation des Kopfes des Patienten sowie Vorsicht vor etwaigem Umschlagen des Pflegestabes am Platze.

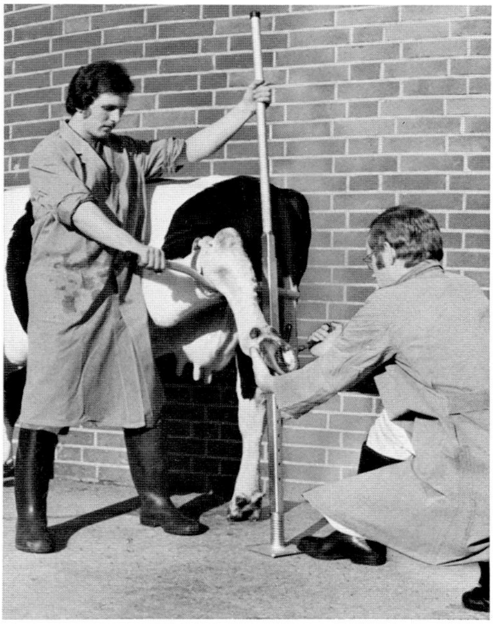

Abb. 24. Aufhalten der Hinterextremität mit Hilfe der Fersenstrangschraubbremse und des Klauenpflegestabes nach WIEK

Schwanz

Bei Eingriffen an Hintergliedmaßen, Flanke, Geschlechtsapparat oder Euter wirkt der schlagende Schwanz des Rindes oft störend und gefährdet zudem die Sauberkeit des operativen Arbeitens. Für kurze Untersuchungen läßt man ihn von einem Gehilfen festhalten, der den Kopf des Tieres auf der einen Seite nach hinten und gleichzeitig den Schwanz über die andere Seite nach vorn abbiegt und beide kräftig an sich zieht; der Helfer steht dabei auf der gleichen Seite, auf der er den Kopf heranholt und drückt mit Unterarm oder Ellbogen des die Schwanzquaste haltenden Armes auf den Rücken des damit in der Regel völlig ruhiggestellten Rindes (*kombinierter Nasen- und Schwanzgriff*, Abb. 25).

Eine ähnliche Fixationswirkung auf das ganze Tier erzielt man auch durch die ‚*Schwanzbremse*', das heißt durch kräftiges Hoch- und Nachvornbiegen der mit beiden Händen umfaßten Schwanzwurzel (Abb. 26). Für längerdauernde Maßnahmen benutzt man zum Festlegen des Schwanzes besser eine *Schwanzklemme* (Abb. 27) oder bindet ihn auf der dem Operateur zugewandten Seite oberhalb des Sprunggelenks mit einer Schnur am Hinterbein fest (*Schwanzstrick:* Abb. 28, 33), nicht aber an festen

[1] HK Rheintechnik/Bendorf Nr. 13 101 [2] HK Rheintechnik/Bendorf Nr. 13 102

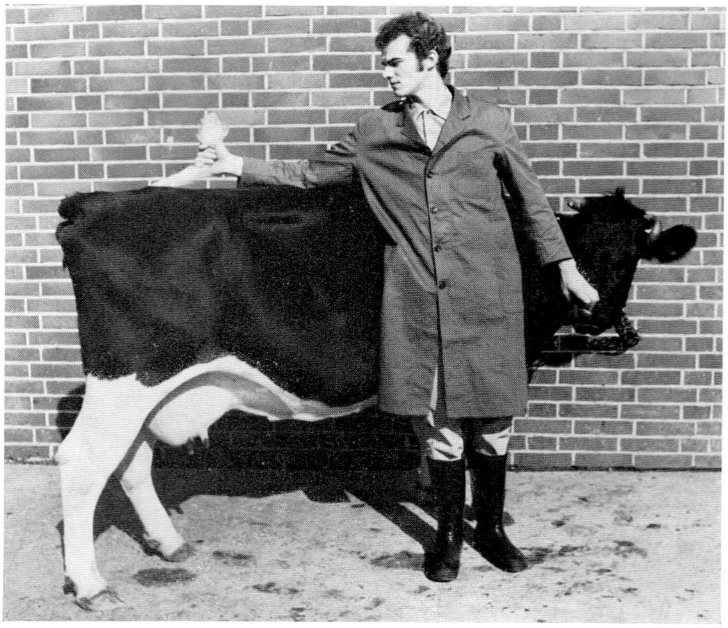

Abb. 25. Fixation einer Kuh im kombinierten Nasen- und Schwanzgriff

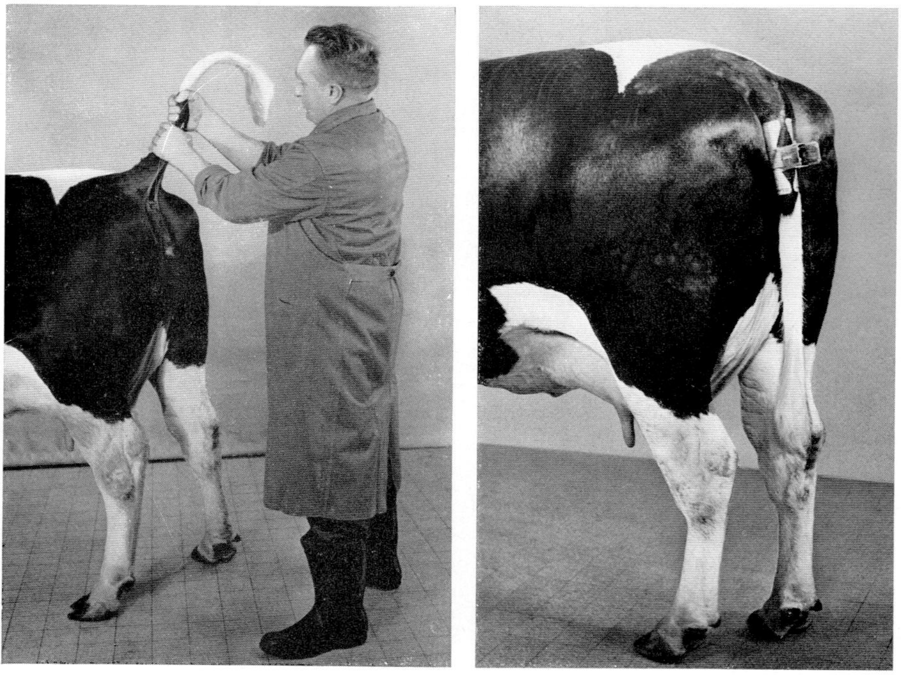

Abb. 26, 27. Links: Ruhigstellen des Tieres durch kräftiges Aufwärtsbiegen der Schwanzwurzel, sogenannte ‚Schwanzbremse'; rechts: Immobilisation des Schwanzes durch die unmittelbar unterhalb der Schwanzwurzel angesetzte Schwanzklemme

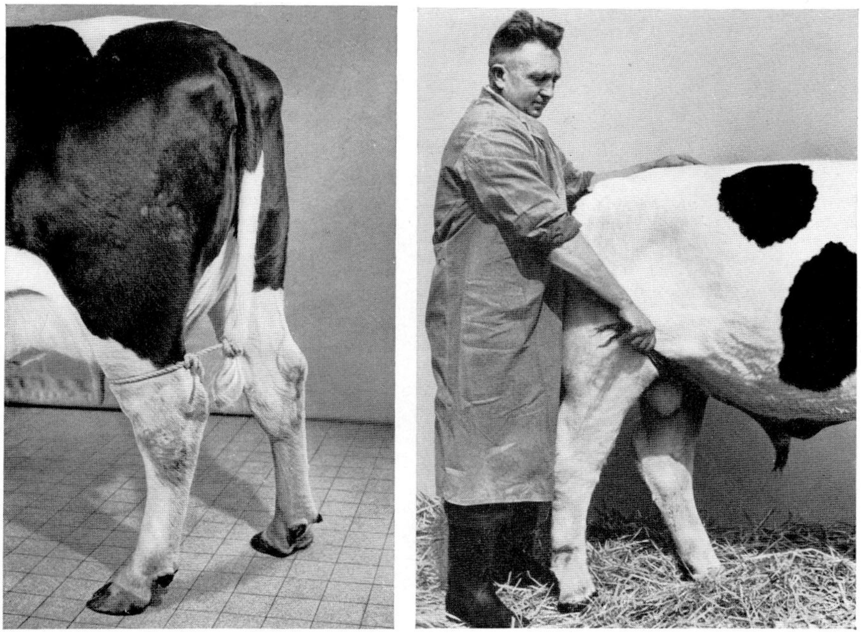

Abb. 28, 29. Links Fixation des Schwanzes mit dem Schwanzstrick; rechts kombinierter Schwanz-Kniefaltengriff

Gegenständen der Umgebung (Verletzungsgefahr). Für Behandlungen am Euter kann man Schwanz und Hinterextremität dadurch fixieren lassen, daß ein Gehilfe die zwischen Milchdrüse und Hinterschenkel durchgeführte Schwanzspitze vor dem Knie des Tieres ergreift und kräftig nach oben zieht *(Schwanz-Kniefaltengriff*, Abb. 29).

Ganzes Tier

Brustbremse: Außergewöhnlich unruhige Tiere, die selbst durch Festhalten an Kopf, Gliedmaßen oder Schwanz nicht zu bändigen sind, verhalten sich nach Anlegen des sogenannten *‚Würgestranges‘* meist ruhig. Hierzu wird ein kräftiger Strick unmittelbar hinter der Schulter um die Brust gelegt und so verknotet, daß er dann mit Hilfe eines Stockes nach Bedarf gespannt werden kann (Abb. 30). Dieses Mittel sollte aber nur angewandt werden, wenn es wirklich unentbehrlich ist. Oft wird man den gleichen Zweck durch Gabe eines Neuroleptikums oder eines modernen Sedativums erreichen können (S. 32).

Notstand: Bei vielen Eingriffen am stehenden Rind läßt sich die Arbeit des Tierarztes und die Mühe seiner Helfer durch Benutzung eines geeigneten Zwangsstandes wesentlich erleichtern. Größeren Betrieben ist daher zur Verringerung des mit manchen Untersuchungen und Behandlungen verbundenen Personal- und Zeitaufwandes zu raten, sich einen ihren Bedürfnissen angepaßten Notstand anzuschaffen. Er kann bei Mastrinder-, Mutterkuh- und Ammenkuhhaltung als Endglied einer Fang- und Behandlungsschleuse (S. 2) *im Freien* aufgestellt, oder, bei Milchkuhhaltung, *in einem stallnahen Raum* eingerichtet werden. Im letztgenannten Falle ist für leicht zu reinigenden, aber rutschfesten Untergrund sowie für Wasseranschluß und -abflußmöglichkeit zu sorgen. Als Material wählt man in der Regel 6 bis 8 cm starke Eisenrohre, die bei

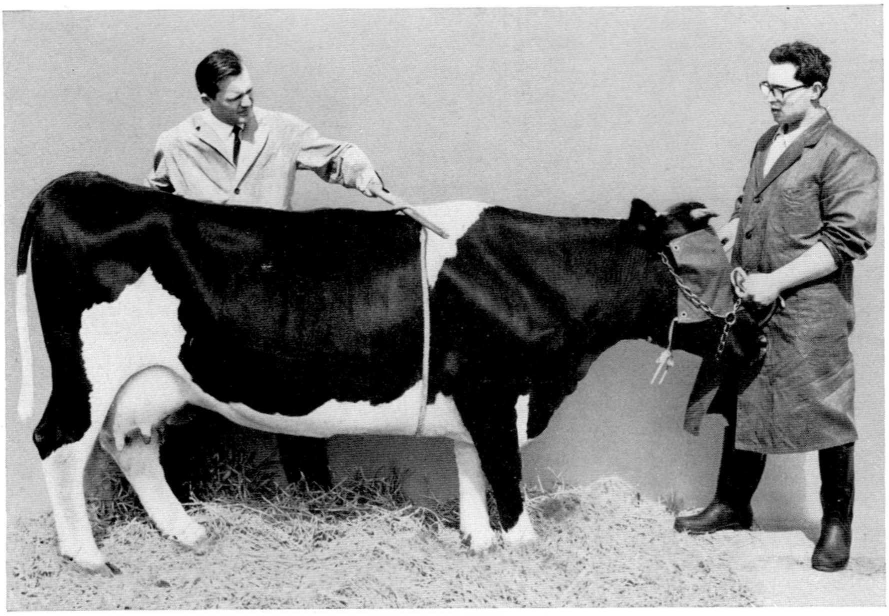

Abb. 30. Andrehen der Brustbremse, des sogenannten ‚Würgestranges'

ortsfestem Zwangsstand (Durieux, 1961; Belling, 1962; Kojnaš, 1962; Politov, 1968) mindestens 50 cm tief im Betonsockel einzulassen sind (Abb. 31). Im transportablen Notstand (Hopkins, 1956; Kästner[1], 1961, 1962; Knezevic[2], 1962; Clemente[3], 1963; Gillespie, 1968; Fly, 1970) steht das Tier auf einer kräftigen Bodenplatte, welche die 4 Hauptpfosten des Standes miteinander verbindet (Abb. 32). Einige Modelle können als PKW-Anhänger auf Praxisfahrt mitgeführt werden; andere stellen Kombinationen eines Zwangsstandes und eines fahrbaren Operationstisches (S. 24) dar. Breite, Länge und Höhe des Standes sind der örtlich gehaltenen Rinderrasse anzupassen. Die dem Tier zur Verfügung stehende freie Länge sollte durch Versetzen der hinteren Verriegelung um etwa 5mal je 10 cm variierbar sein. Beim Notstand für Mastrinder ist es wünschenswert, auch die Breite des Zwangsstandes mit Hilfe zusätzlicher, innerhalb des festen äußeren Rahmens verstellbar angebrachter Längsholme oder mit einer von der Seite her an das Tier zu drückenden festen Gitterfläche verkleinern zu können. Am *Operationsstand* sollte die Längsstrebe nach Bedarf höher oder tiefer zu setzen sein, um die Flanke für Laparotomien zugänglich zu machen. Das Tier wird in der Regel von hinten her in den Stand geführt oder über den zuführenden Laufgang hineingetrieben, worauf sein Hals in einer am Vorderende angebrachten Vorrichtung festgelegt wird. Diese läßt sich, je nach Ausführung des Standes, entweder in vertikaler Richtung (guillotineartig) oder horizontal (ähnlich wie ein Freßgatter) öffnen und schließen (Abb. 1, 31, 32). Den jeweiligen Erfordernissen gemäß wird der Kopf dann noch mit weiteren Hilfsmitteln fixiert oder stramm nach vorn ausgebunden (Halskette, Halfter, Nasenbügel, Nasenzange, Nasenring, Hornstrick und ähnliches mehr). Im *Klauenbehandlungsstand* ist an den beiden vorderen senkrechten Pfosten

[1] Hersteller: Chr. Dähne/Ziegra, Kreis Döbeln
[2] Hersteller: Hufschmiede der Lehrkanzel für Huf- und Klauenkunde, Veterinärmedizinische Universität Wien (Österreich)
[3] Hersteller: J. Wallner/8221 Matzing-Oberbayern

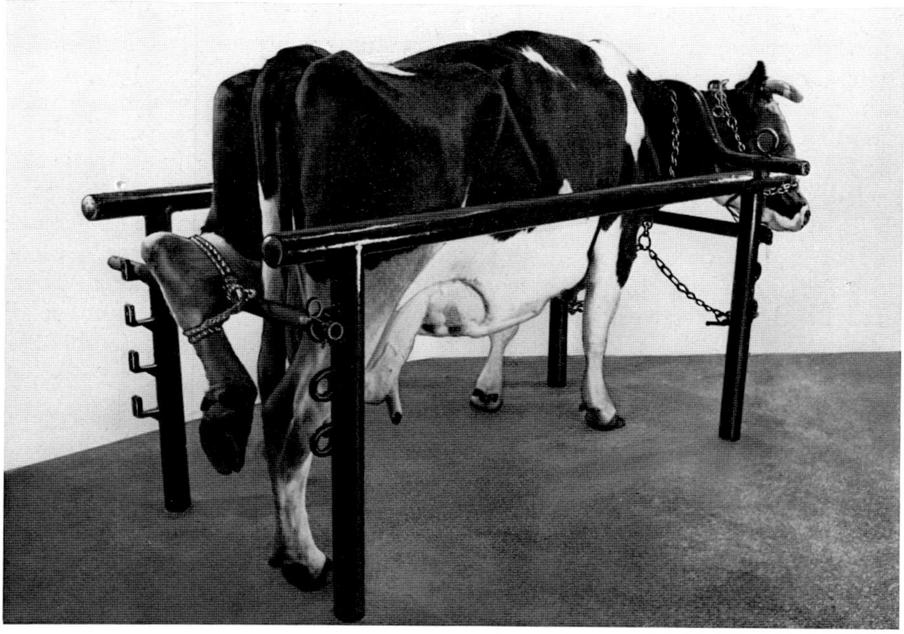

Abb. 31. Ortsfester Not- und Operationsstand: Die linke Hintergliedmaße ist auf dem hinteren Querholm des Standes mit einer Strickschlinge ausgebunden, die in Achtertour (ober- und unterhalb des Sprunggelenks) angelegt wurde und sich im Bedarfsfall leicht lösen läßt

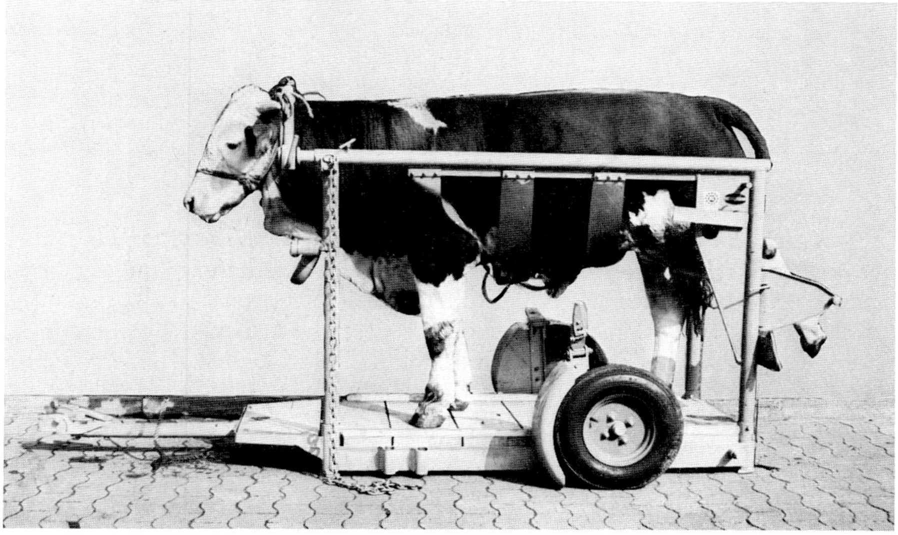

Abb. 32. Fahrbarer Notstand nach Clemente mit tiefgestellter Bodenplatte; linkes Hinterbein des im Notstand stehenden Bullen zur Klauenbehandlung ausgebunden

in Höhe des Metakarpus je ein waagerechter Schwenkarm angebracht, auf den das aufgehobene *Vorderbein* gelegt oder mit einer Spannschelle ausgebunden werden kann. Den gleichen Zweck erfüllt auch ein kräftiger Holzklotz entsprechender Höhe, dessen obere Fläche eine gepolsterte Rinne aufweist. Ein der Höhe nach versetzbarer Querholm am Hinterende des Standes dient dem Aufhalten der *Hintergliedmaße*; er wird in die Sprunggelenksbeuge des zunächst von Hand angehobenen oder mittels Seilwinde hochgezogenen Beines geführt, das dann unter ‚bremsender' Miteinbeziehung des Fersensehnenstranges (S. 11) auf ihm festzuschnüren ist (Abb. 31). Diese Fixation muß sich, wie grundsätzlich alle *Fesselschlingen,* jederzeit rasch und ohne Schwierigkeiten wieder lösen lassen. Abbildung 33 zeigt die richtige knotenfreie Führung des Strickes: Durch kräftigen Zug an seinem freien Ende kann die betreffende Fixation sofort wieder freigegeben werden. Auch alle *Verriegelungen* des Zwangsstandes müssen sich im Notfalle unverzüglich öffnen lassen. Außerdem sollten sie so geformt und angebracht sein, daß sie Tier und Helfer weder behindern noch verletzen. Das Niedergehen des Patienten kann bei entsprechend eingerichtetem Notstand durch quer unter Brust und Bauch hinweg verlaufende *Gurte* verhindert werden, die dann bei Bedarf über eine drehbare Welle angespannt oder gelockert werden können (Abb. 32).

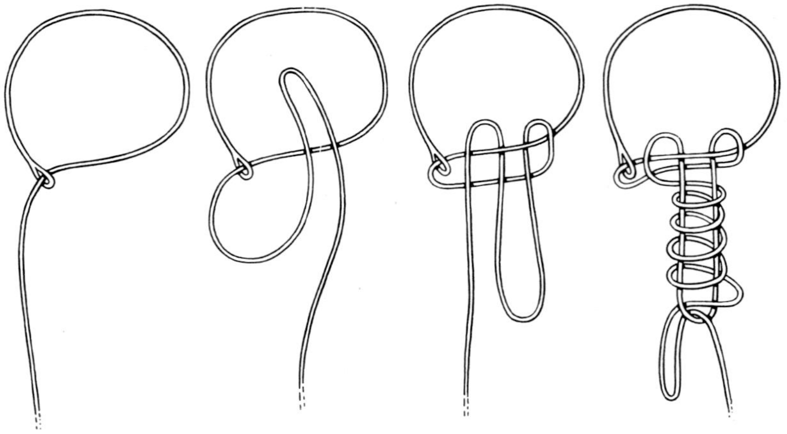

Abb. 33. Schlingenführung für Anbinde- und Fesselstricke (von links nach rechts); durch kräftigen Zug am rechts unten frei herabhängenden Strickende läßt sich die Schlinge im Bedarfsfalle rasch und mühelos wieder lösen

Bei *Zoowiederkäuern* muß vielfach eine knapp bemessene *Transportkiste* als Ersatz für einen passenden Notstand dienen. Gegebenenfalls verschafft man sich durch Herausnehmen einzelner Bretter die Möglichkeit, Fesselschlingen anzulegen und die zu untersuchenden oder zu behandelnden Körperteile zu erreichen. Dabei ist die zusätzliche Anwendung ruhigstellender oder muskelrelaxierender Mittel meist unumgänglich (S. 32, 43).

Führen

Junge Rinder und Kühe sollten in der Bewegung, etwa zur Untersuchung einer Lahmheit, grundsätzlich mit einem *Halfter* (Strick-, Ketten- oder Lederhalfter) geführt werden. Dagegen ist es falsch und fahrlässig, ein Rind lediglich an der Halskette oder mit einem Hornstrick aus dem Stall oder der Weide zu nehmen. Das Halfter muß die passende Größe haben und darf mit seinem maulwärtigen Teil keine sich zuziehende und das Tier dadurch beunruhigende Schlinge bilden. Die beiden Halfterenden werden hinter den Ohren herumgeführt und in geeigneter Länge verschlossen oder verknotet. Der Führstrick gehört auf die linke Seite. Die führende Person geht in kurzem Abstand links vor dem Tier und hält es durch leichte Stockschläge auf den Nasenrücken zurück, wenn es vorlaufen will (Abb. 34). Nötigenfalls wird ihm eine *Blende* aus Segeltuch aufgesetzt. Da sich aber nicht alle Rinder unter der Blende ruhiger verhalten als ohne diese, ist ihre Wirkung im Einzelfall erst zu prüfen.

Über 18 Monate alte Bullen werden vorschriftsgemäß[1] stets mit Hilfe einer am *Nasenring* (S. 4) eingehängten *Führstange* und mit einem am Halfter befestigten *Strick* oder einer dünnen *Kette* geführt (Abb. 35); dabei ist nur im Notfall Zug auf den Nasenring auszuüben. Als Bullenführer eignen sich im allgemeinen nur kräftige männliche Personen. Außerdem muß ein zweiter Mann zugegen und insbesondere

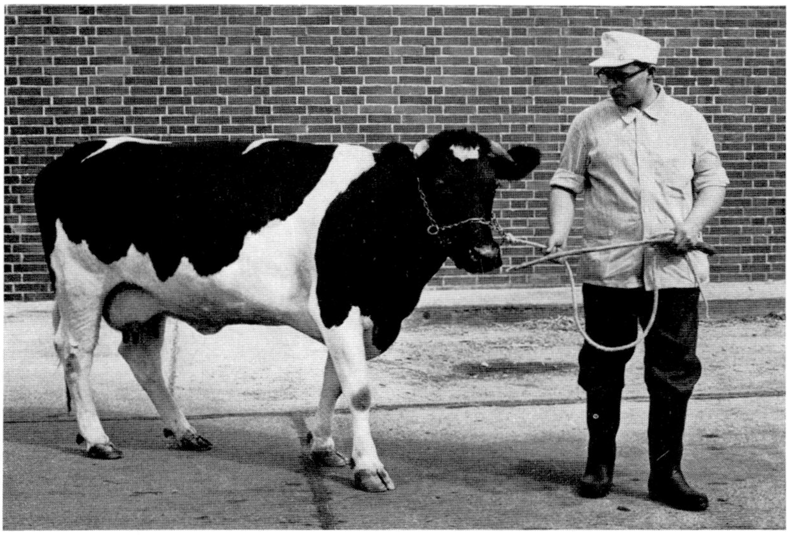

Abb. 34. Sachgemäßes Führen einer Kuh

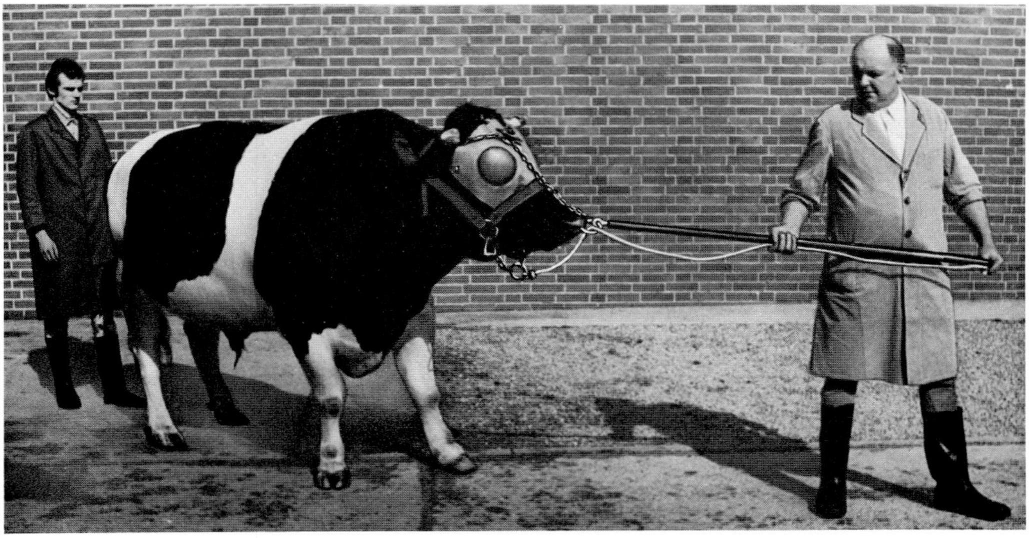

Abb. 35. Vorschriftsmäßiges Führen eines mit Lederblende versehenen Bullen

[1] Unfallverhütungsvorschriften der landwirtschaftlichen Berufsgenossenschaften

beim Los- und Wiederanbinden des Tieres im Stall behilflich sein. Nötigenfalls ist dem Tier auch eine Lederblende mit eingearbeitetem Augenschutz anzulegen. Beim *Loskommen eines bösartigen Bullen* sollte der Angegriffene darauf achten, nicht zu fallen, und sich sofort beherzt zur Wehr setzen, wenn in der Nähe keine gut geschützte Fluchtecke (zum Beispiel ein durch in 50-cm-Abständen gesetzte kräftige senkrechte Pfosten abgetrennter Teil des betreffenden Raumes) vorhanden ist. Ein ziemlich wirksames Mittel besteht darin, das Tier laut drohend anzurufen und mit dem nächstbesten Gegenstand in rascher Folge auf Flotzmaul, Nasenrücken und Stirn zu schlagen; dabei kommt es offenbar weniger auf den zugefügten Schmerz als darauf an, den Angreifer so lange am Öffnen der Augenlider und damit am Sehen zu hindern, bis er zurückweicht oder Hilfe zur Stelle ist (BÜCHLMANN, 1960). Bullen, die einen Menschen ernsthaft angegriffen und verletzt haben, sollten zur Verhütung weiterer Unfälle umgehend abgeschafft werden. In gewissem Umfange lassen sich Aggressivität und Gefährlichkeit von Vatertieren durch rechtzeitige *Enthornung* mindern (Näheres hierüber im Band über die Krankheiten des Rindes).

Niederlegen

Für manche langwierigen Eingriffe, zum Beispiel Klauen- oder Zitzenoperationen und die Hilfe bei Schwergeburten, ist es zur Schonung des Patienten und im Interesse des Behandlungserfolges sowie zur Erleichterung für den Tierarzt und seine Helfer besser, am liegenden Tier zu arbeiten. Falls das Ablegen nicht mit Hilfe von Medikamenten, also in Form der *Muskelrelaxation* (S. 43), einer *Extraduralanästhesie* (S. 39) oder einer *Narkose* (S. 47), erfolgt, sind hierfür vor allem die nachfolgend geschilderten mechanischen Methoden geeignet.

Niederschnürverfahren

Rinder sollten wegen der Verletzungsgefahr für Hörner, Rippen, Zwerchfell, Pansen, Beckenknochen und tragende Gebärmutter — im Gegensatz zum Pferd — nicht abgeworfen, sondern *allmählich niedergeschnürt* werden. Die *Unterlage* (Preßstroh, Torf, Operationsmatte oder dergleichen) muß vor allem den Kopf sowie Horn, Schulter, Oberarm (N. radialis) und Hüfthöcker der unten zu liegen kommenden Seite schützen. Um Beschädigungen der Operationsmatte zu vermeiden, empfiehlt sich bei spitzen Hörnern das Aufsetzen einer *Lederkappe.* Im allgemeinen ist es auch nützlich, dem Tier eine *Blende* umzubinden. Wenn die Frage der Rechts- oder Linkslagerung nicht davon abhängt, welche Körperteile zugänglich gemacht werden sollen, wird man im allgemeinen die *linke Seitenlage* vorziehen; insbesondere sollten hochtragende Kühe und solche, die innerhalb der letzten 6 Wochen gekalbt haben, möglichst auf die linke Seite gelegt werden, um bei etwaiger Disposition nicht einer Verlagerung des Labmagens Vorschub zu leisten. Bei allen gebräuchlichen Verfahren ist der wichtigste Helfer der *Mann am Kopf:* Er muß das Tier nicht nur daran hindern, vom gewählten Platz wegzutreten, sondern trägt auch wesentlich dazu bei, ihm die Richtung aufzuzwingen, in der es niedergehen soll. Hierzu stellt er sich entweder in die zur später oben liegenden Seite hin gekrümmte Kopf-Hals-Beuge des Rindes, zieht dessen Nase kräftig nach dieser Seite sowie nach oben und drückt mit seinem Körper gleichzeitig die Schulter des Tieres immer stärker zur anderen Seite hin und nach unten (Abb. 36, 37, 38); oder er nimmt vor dem in gleicher Weise abgebogenen Hals Aufstellung, packt den Kopf fest im Untergriff und ‚hebelt' ihn dann unter immer weitergehendem

Anheben des Kinnes auf die Liegeseite hinüber (Abb. 39). Zur Unterstützung dieses Helfers kann vorsorglich ein Strick in zulaufender Schlinge um den Unterarm der später oben liegenden Gliedmaße gelegt, über die Schulter zur anderen Seite geführt und dort im Zuge des Niederschnürens von einer weiteren Person angezogen werden (‚Schulter'- oder ‚Leitstrick'). Die *Beine* wurden beim Rind bis in die 20er Jahre hinein oft erst nach dem Niederschnüren gefesselt; vor allem bei Bullen und muskulösen weiblichen Tieren ist es aber ratsam, diese Maßnahme schon vorher zu ergreifen, wenn die gewählte Methode (zum Beispiel diejenige nach ABELEIN oder MADSEN) nicht ohnehin eine Fixation der Extremitäten mit einschließt. Hierzu werden allen 4 Gliedmaßen oberhalb des Fesselgelenks gepolsterte Lederriemen mit eingearbeitetem Ring umgelegt. Dabei ist darauf zu achten, daß der Schnallendorn (Verletzungsgefahr) jeweils lateral und der Ring unter den Leib des Tieres zu sitzen kommt. Nun wird durch die Ringe des vorderen und hinteren Beinpaares je ein Strick in zulaufender Schlinge gezogen und zu der Seite geführt, die nachher oben liegen soll. Während des auf ein Zeichen des Tierarztes hin erfolgenden Niederschnürens beginnt dann an jedem der beiden Stricke ein Gehilfe mit stetig zunehmender Kraft zu ziehen, sobald das Tier

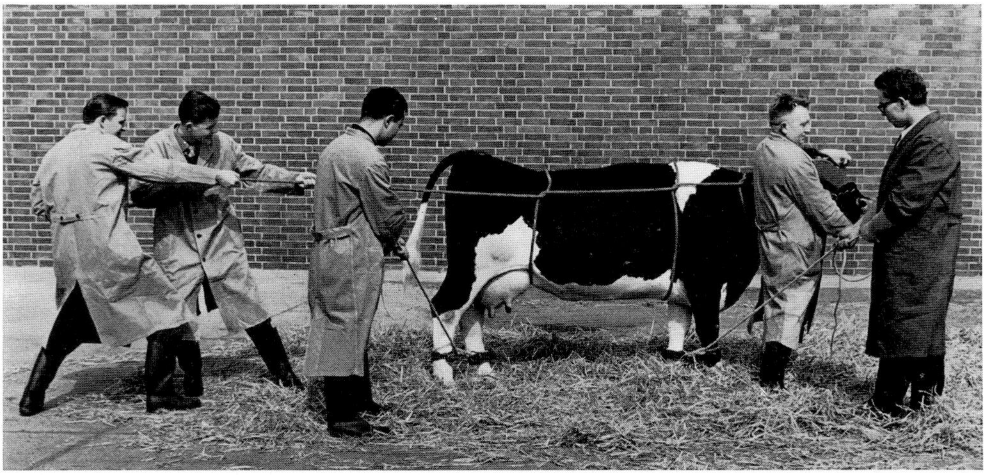

Abb. 36. Niederschnüren mit dem Heuseil (HERTWIG)

aufgrund des mit einem der folgenden Verfahren auf ihn ausgeübten Zwanges anfängt, niederzugehen. Am abgelegten Patienten sorgen 2 Helfer durch *Niederdrücken von Kopf und Becken* für die weitere Ruhigstellung. Sie achten während des Eingriffes auch darauf, daß die Polsterung nicht verrutscht und schieben sie nötigenfalls wieder zurecht. Je nach den Erfordernissen werden die gefesselten Beine des liegenden Tieres zusammengezogen, an umgebenden Gegenständen (Baum, Pfosten, Mauerring) festgelegt, oder einzelne Gliedmaßen ausgebunden, um die betreffende Extremität oder das Euter besser zugänglich zu machen. Das bei den meisten Schnürtechniken benutzte lange Seil kann dann gelockert werden.

Von den für erwachsene Rinder gebräuchlichen Niederschnürverfahren ist die von HERTWIG beschriebene *Methode mit dem Heuseil* am weitesten verbreitet (Abb. 36). Es wird in zulaufender Schlinge um die Hörner gelegt, dann unmittelbar vor und hinter der Schulter sowie vor dem Hüfthöcker um Hals, Brust beziehungsweise Bauch des Tieres geschlungen; sein fortlaufendes Ende ist dabei 2 bis 3 Handbreiten neben der Rückenlinie auf derjenigen Körperseite nach hinten zu führen, die später oben liegen soll. Beim Anspannen des Heuseils ziehen 2 etwas seitlich hinter dem Rind stehende Helfer mit allmählich zunehmender Kraft nach hinten sowie in Richtung auf die nach unten kommende Seite hin. Zusammen mit dem Mann am Kopf sind also 3, bei zusätzlicher Fesselung der Beine 5 Personen erforderlich.

Für hornlose Rinder, Jungtiere, betäubte Patienten und beengte Stallverhältnisse eignet sich das *Niederschnüren nach* de Jong (Abb. 37). Hierzu wird, außer dem Gehilfen am Kopf sowie gegebenenfalls 2 an den Fußfesseln ziehenden Personen, ein kräftiger Helfer benötigt, der einen langen Strick in Form einer U-Schlinge von unten her um den Leib des Tieres legt. Die beiden freien Enden der Schlinge werden von

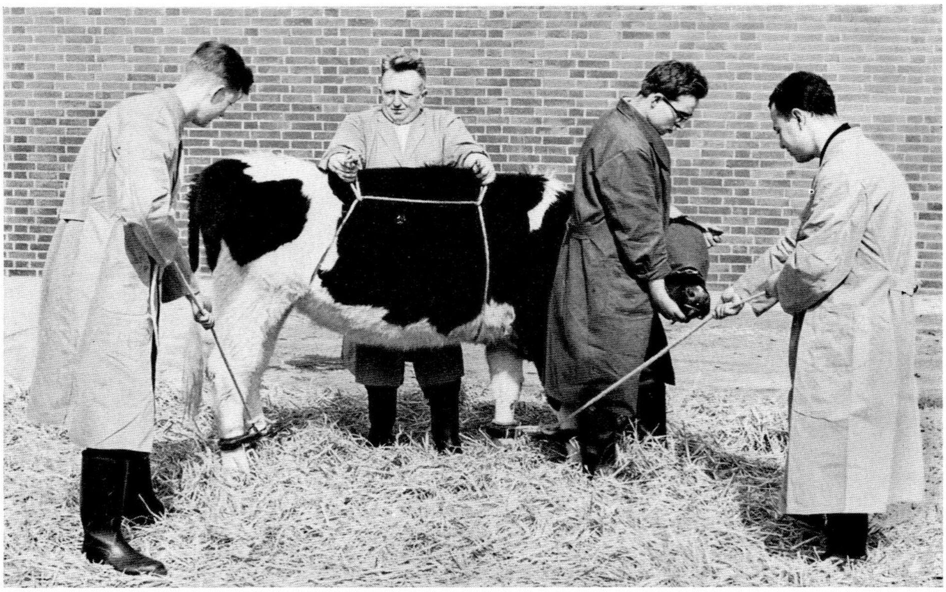

Abb. 37. Niederschnürverfahren nach de Jong

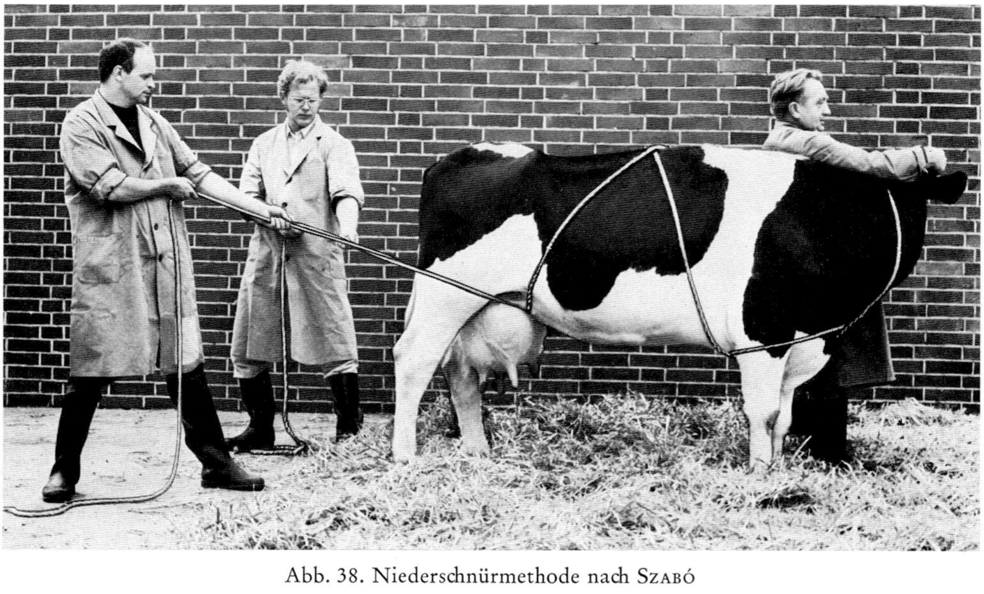

Abb. 38. Niederschnürmethode nach Szabó

oben her so durch den Bogen des U gezogen, daß er bei gerafftem Strick auf der dem Helfer gegenüberliegenden Seite etwa in Höhe der Rumpfmitte zu sitzen kommt. Die beiden Schenkel des U verlaufen jetzt hinter der Schulter um die Brust und vor der Hüfte um den Bauch des Tieres herum. Sie werden dann durch kräftigen Zug nach oben so zusammengeschnürt, daß sich das Rind, auf dessen Rücken der Betreffende mit seinen Armen zudem starken Druck ausübt, niederlegt.

Bei der *Methode nach* Szabó (Abb. 38) bedient man sich ebenfalls eines langen Seiles: Seine Mitte wird vor dem Widerrist quer über den Hals des Tieres gelegt; die beiden freien Enden sind so zu führen, daß sie sich vor und hinter den Vorderbeinen, auf dem Rücken sowie vor dem Euter und unmittelbar hinter den Hintergliedmaßen kreuzen. Das Niederschnüren erfolgt dann durch kräftiges Anspannen der beiden Seilenden (2 Mann); dabei wird das Tier vorteilhafterweise nicht nur von dem am

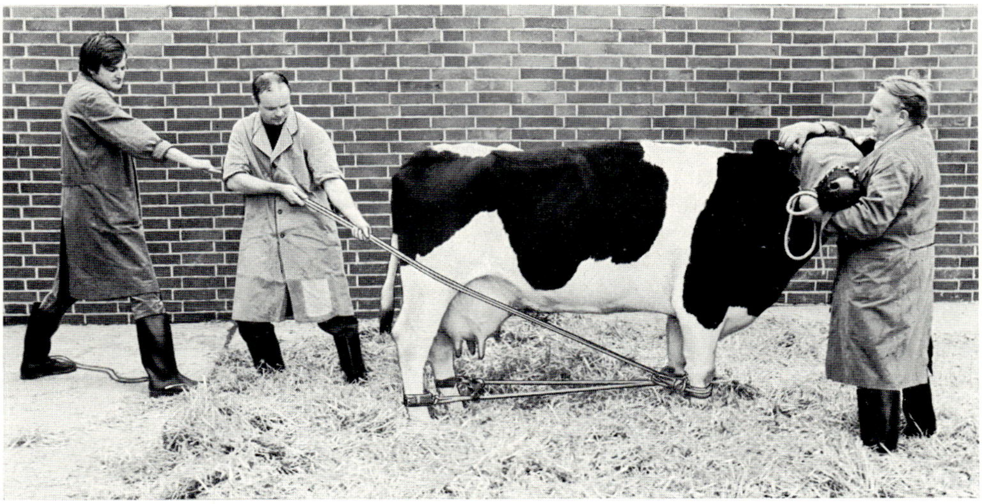

Abb. 39. Niederziehen nach Madsen

Kopf stehenden Gehilfen, sondern noch von einer weiteren Person (durch Zug am Schwanz oder Drücken gegen die Hüfte) in die gewünschte Richtung gezwungen.

Das Abelein'*sche Verfahren,* das einen besonderen Brustgurt mit jederseits 2 eingearbeiteten Ringen erfordert, dient zum Niederlegen großer Bullen (Penisbehandlung). Außer der Person am Kopf werden 4 Helfer zum Anziehen der Gliedmaßenstricke gebraucht. Zunächst sind der Brustgurt und 4 mit Ösen versehene Lederfesseln (um Metakarpus und Metatarsus) anzulegen. Dann wird an jedem Bein in der Fesselbeuge ein Strick mit zulaufender Schlinge befestigt. Die freien Strickenden werden nun jederseits nacheinander durch den oberen (von der Vordergliedmaße her) beziehungsweise unteren Ring (vom Hinterbein her), dann durch die Öse des Fesselriemens der betreffenden Extremität und schließlich nochmals durch den gleichen Gurtring wie zuvor geführt: So ergibt sich bei dem seitwärts gerichteten Anspannen der Stricke eine Flaschenzugwirkung. Derart niedergeschnürte Tiere lassen sich wegen der gut unter dem Leib angewinkelten Gliedmaßenhaltung leicht von einer Seite auf die andere wälzen.

Wo keine Fesselriemen vorhanden sind, kann die *Methode nach* Madsen (Abb. 39) angewandt werden, die allerdings mehr dem Werfen ähnelt: Dem am Kopf festgehaltenen Tier (1 Mann) werden beide Vorderbeine durch einen in Achtertouren um die Fesseln geführten Strick gebunden. Dann wird an jeder Hintergliedmaße in Höhe der Fesselbeuge ein 3 bis 4 Meter langes Seil in zulaufender Schlinge angelegt. Die Enden beider Seile werden nun zwischen den Vorderbeinen hindurch, und zwar unterhalb deren Fesselung nach vorn, oberhalb derselben wieder zurück und dann auf der später oben liegenden Körperseite nach hinten geführt. Sie sollten das oben bleibende Hinterbein möglichst in Kniehöhe oder noch etwas darüber passieren. Die Seilenden werden von 1 bis 2 Helfern gemeinsam nach hinten und ein wenig in Richtung auf die nach unten fallende Körperseite hin angespannt; 1 weiterer Gehilfe zieht gleichzeitig entsprechend am Schwanz.

Operationstisch

Der Personalmangel in der Landwirtschaft macht es heute immer schwieriger, die für die beschriebenen Niederlegemethoden erforderliche Zahl geeigneter Helfer zu bekommen. Deshalb ist verschiedentlich versucht worden, das Ablegen mit Hilfe mechanischer Vorrichtungen zu vereinfachen. Unter diesen hat sich seit 1955 der *fahrbare Operationstisch* (Modell Richard-Götze-Institut Hannover, Tragkraft 750 kg[1]) unter Praxisbedingungen und im Klinikbetrieb gut bewährt. Er besteht aus einem mit Schlauchgummi gepolsterten mehrteiligen Rost, auf den das Tier mit Hilfe von Gurten festgebunden wird, aus der Bodenplatte, auf der es während des Fixationsvorganges sowie während des Umlegens oder Aufrichtens des Tisches steht, und aus der Deichsel, mit deren Hilfe der Tisch um die Achse seines Fahrgestells (über 2 Abstützbügel) gekippt wird und an welcher er unter Zwischenschaltung einer Kupplung als PKW-Anhänger mitgeführt werden kann. Die Handhabung des Operationstisches ist ziemlich einfach und wird den Hilfskräften bald vertraut (Abb. 40, 41, 42, 43): Das niederzulegende Tier wird mit Halfter, Blende und Hornstrick versehen und zunächst auf die Bodenplatte

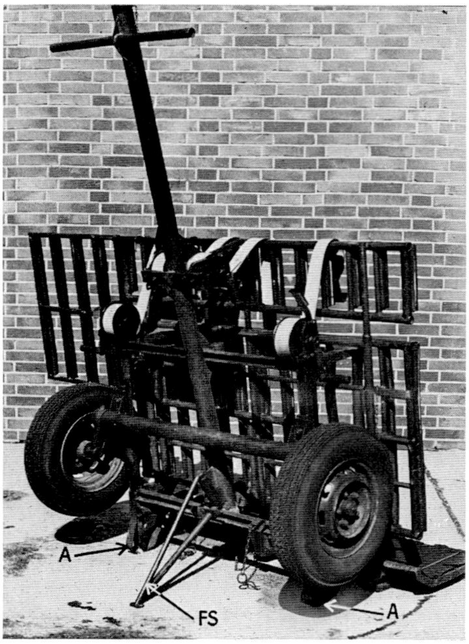

Abb. 40 bis 43. Fahrbarer Operationstisch (Modell Richard-Götze-Institut, Hannover; Tragfähigkeit 750 kg)

Abb. 40. Ansicht des Tisches von der dem Tier abgewandten Seite (A = Abstützbügel zur Erleichterung des Kippvorganges; FS = einklappbare Fußstütze zur Verhinderung des selbständigen Umkippens)

geführt, bis sich sein Kopf in Höhe des zuvor je nach Bedarf rechts oder links am Rost angesetzten Kopfstückes befindet. An diesem wird der Kopf dann mit Halfter und Hornstrick gut festgebunden. Anschließend werden 3 Haltegurte um den Leib des Tieres gelegt: Die beiden vorderen werden um die Brust geführt und am Rost eingehakt; der hintere Gurt wird erst um den Bauch, dann aber zwischen Euter (oder Skrotum) und äußerer Gliedmaße hindurch nach hinten geführt und unmittelbar hinter dem inneren, also später unten liegenden Bein ebenfalls am Rost festgehakt. Nun werden auf ein Zeichen hin alle 3 Gurte gleichzeitig durch Kurbeldrehung stramm angezogen, worauf das

[1] Hersteller: Karosseriefabrik H. Benze/Hannover-Ricklingen.

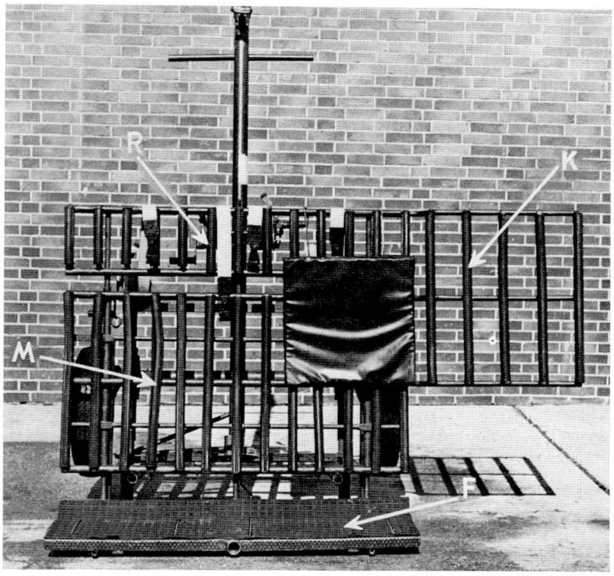

Abb. 41. Ansicht des Tisches von der Liegefläche her (F = Fuß- oder Bodenplatte; K = Kopfstück; M = Mittelstück; R = Rückenstück)

fixierte Tier von 2 bis 3 Mann leicht (über die Abstützbügel oder um die Radachse) in horizontale Lage gekippt werden kann. Einer oder zwei von ihnen ergreifen die Deichselstrebe und ziehen sie nach unten; nötigenfalls werden sie auf der Gegenseite durch Anheben mittels einer in die Bodenplatte eingesteckten Hebelstange unterstützt (1 Helfer). Am liegenden Tier sind alle Gurte kurz nachzuspannen und schließlich noch die Gliedmaßen mit Lederschlaufen oder Stricken am Rost oder an einem besonderen Ausbindekreuz zu fesseln. Für Operationen an den Beinen, am Bauch oder am Euter wird nun die Bodenplatte abgenommen. Ein unter Oberarm und Schulter der unten liegenden Seite gelegtes Polster (Strohsack, Schaumgummi) schützt vor Lähmung des N. radialis. Für geburtshilfliche Eingriffe empfiehlt sich die Hochlagerung des Beckens, die sich mit Hilfe eines zusätzlichen Rostes bewerkstelligen läßt. Das Wiederaufrichten des Tieres geschieht in umgekehrter Reihenfolge: Lösen der Fußfesseln, Anbringen der Bodenplatte, Senkrechtstellen des Tisches, Lockern und Aushaken der Gurte, Lösen der Kopffixation (zuletzt!) und Abnehmen der Blende. In verschiedenen Ländern sind andere fahrbare Opera-

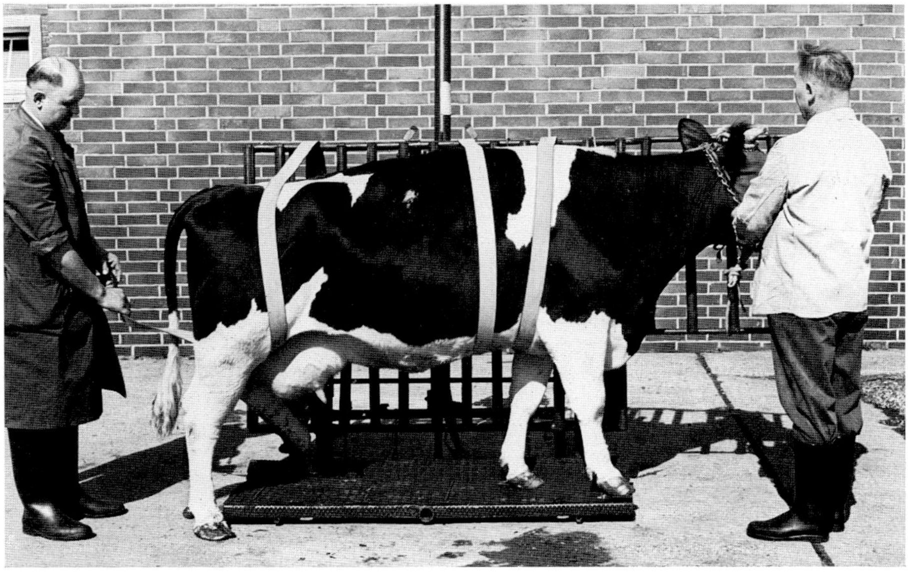

Abb. 42. Anlegen der Gurte nach vorheriger Fixation des Kopfes (Halfter, Hornstrick)

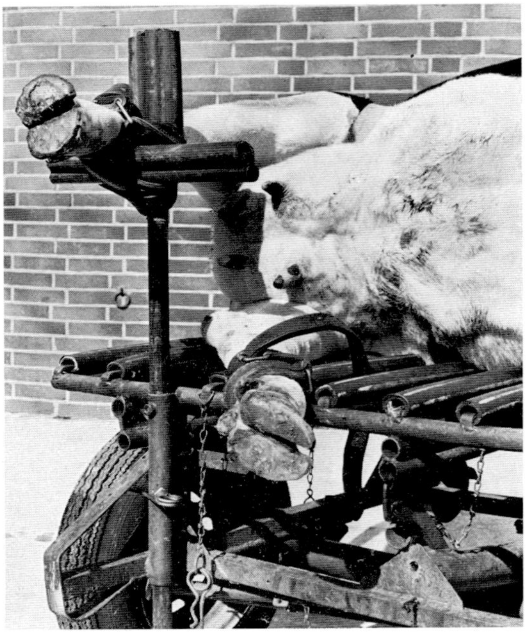

Abb. 43. Ausbinden der oben liegenden Hinterextremität auf dem (nach Entfernen der Bodenplatte) eingesetzten T-Stück

tionstische entwickelt worden, von denen einige nach ähnlichem Prinzip funktionieren (STEVENS, 1960; ZLABINGER, 1960; NIELSEN, 1961; ARBEITER und STEIN 1968; KNEZEVIC, 1971; BUCHEN, 1974); unter ihnen zeichnet sich derjenige nach BUCHEN[1] (Abb. 44) durch seine große Tragfähigkeit und hochentwickelte Mechanik aus.

Der in manchen Großtierkliniken neben oder anstelle einer fahrbaren Einrichtung gebräuchliche *ortsfeste Operationstisch* sollte möglichst mit einer hydraulischen Mechanik ausgerüstet sein, die nicht nur das Höher- und Tieferstellen, sondern auch das Kippen der Tischplatte (in einer oder zwei Ebenen des Raumes) gestattet. Wenn sie, wie beim fahr-

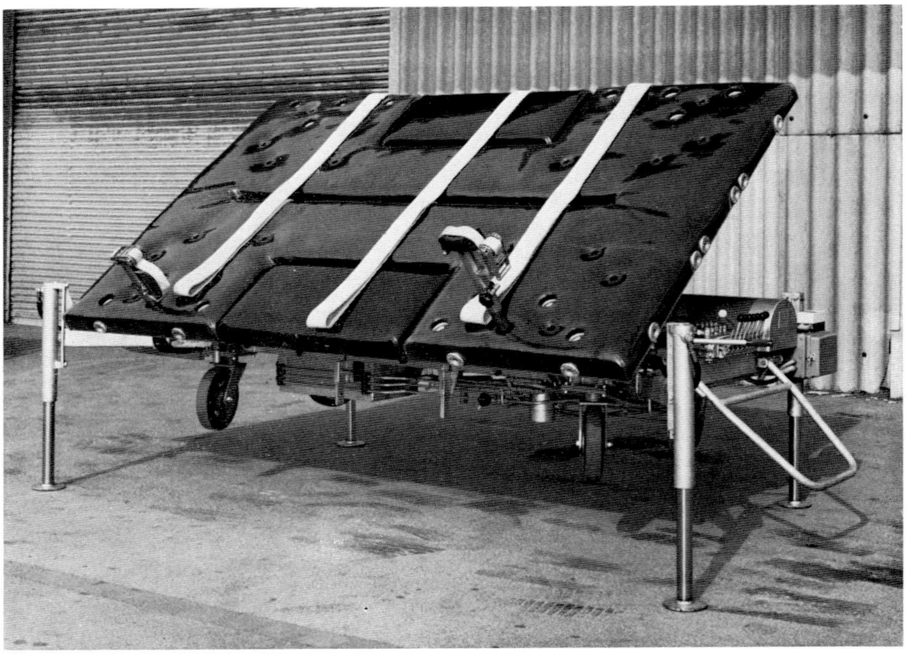

Abb. 44. Fahrbarer, über hydraulische Mechanik in Hoch- oder beliebige Schräglage zu versetzender und mittels ausschiebbarer Stützen festzustellender Operationstisch für schwere Deck- und Besamungsbullen nach BUCHEN (Tragfähigkeit 1500 kg)

[1] Hersteller: Neuerburg/Köln

baren Operationstisch, von der Waagerechten bis in die Senkrechte schwenkbar ist, werden Anbinden und Umlegen der Patienten dadurch wesentlich erleichtert. Hierzu sind entsprechend angebrachte Ringe sowie Stricke oder Gurte erforderlich, die bei manchen Modellen über kleine Winden angespannt werden. Um auch schwere Bullen legen zu können, sollte die Tragkraft 1000 bis 1200 kg betragen. Außerdem ist es wichtig, daß sich der Tisch samt Polsterauflage und Unterbau ohne großen Aufwand reinigen und desinfizieren läßt (nischenfreie Oberfläche).

Auftreiben und Aufheben

Das Nichtaufstehenkönnen oder *,Festliegen'* kranker Rinder kann die verschiedensten Ursachen haben. Der Versuch, solche Tiere aufzutreiben oder aufzuheben, erfolgt in der Regel aus *diagnostischen Gründen.* Zuvor ist aber zu überprüfen (S. 450), ob eine erhebliche Kreislaufschwäche, eine Lähmung oder ein schwerwiegendes Trauma (Knochenbruch, Gelenksverrenkung, Muskelriß) vorliegt. Gegebenenfalls könnte das Erheben nämlich von vornherein unmöglich oder gefährlich sein. Außerdem müssen die für ein unbehindertes Aufstehen erforderlichen *Voraussetzungen* geschaffen werden: Vor und neben dem laut Vorbericht schon länger liegenden Rind sollte *genügend Platz* vorhanden sein, da es sich beim Erheben ungelenk benehmen und nach vorn oder seitwärts treten oder schwanken kann. Der Patient darf also nicht angebunden sein und auch nicht unmittelbar hinter der Krippe oder in engem Stand liegen. Die beiden Nachbartiere sind nötigenfalls umzustellen; mitunter empfiehlt es sich statt dessen, das festliegende Rind auf einer *Schleppmatte* in einen gesonderten *Kranken-*

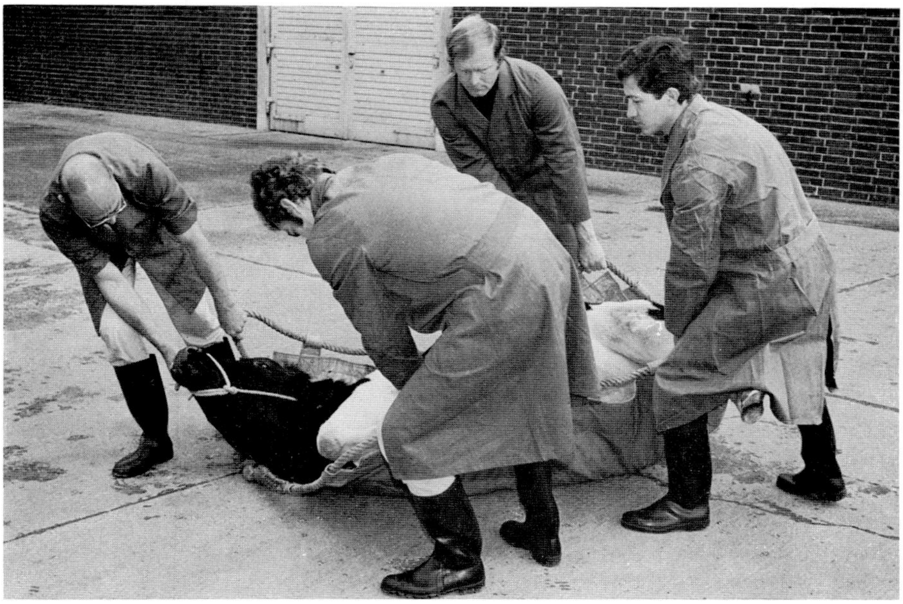

Abb. 45. Transport eines festliegenden Rindes auf der Schleppmatte

stall zu transportieren (Abb. 45). Des weiteren ist es ratsam, das kranke Tier vor dem Aufstehversuch erst auf die andere Seite zu wälzen, weil die Beine der unteren Körperhälfte durch das lange Liegen gefühllos und bewegungsunfähig (,eingeschlafen') sein können. Das *Umwälzen* geschieht durch Drücken am Widerrist und an der Hüfte, erforderlichenfalls auch mit vorübergehender Fesselung der Beine unter dem Leib, während ein weiterer Helfer den Kopf herumzieht. Unmittelbar vor dem Auftreiben werden alle 4 Gliedmaßen in Beugehaltung unter Brust und Bauch geschoben. Schließlich sollte durch eine festgepackte Lage von Stroh mit Dung, Torf, Sägemehl, Erde oder Sand eine *rutschfeste Bodenoberfläche* hergerichtet werden; durch bloßes Ausbreiten von losem Stroh auf glatter Unterlage läßt sich das Ausgleiten unbeholfen aufstehender Tiere nicht sicher vermeiden.

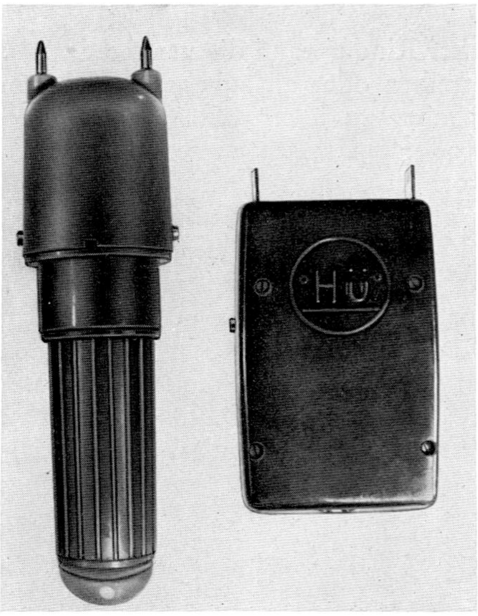

Abb. 46. Zwei elektrische Treibstäbe

Auftreibeversuch: Nach diesen Vorbereitungen wird zunächst versucht, das Tier aufzutreiben. Dabei wird es durch Anrufen oder kräftiges Beklopfen an Hals und Brust zum Aufstehen ermuntert; wenn erforderlich, benutzt man zusätzlich den *elektrischen Treibstab*[1] (Abb. 46), den man an der unten liegenden Körperseite ansetzt, wo die Haut zur besseren Leitfähigkeit etwas angefeuchtet werden kann. Ähnlich wirksam ist das Eingießen oder Einspritzen von kaltem Wasser in das Ohr, das Erschrecken durch einen angriffslustigen Hund (an der Leine) oder die kurzfristige Atemhemmung (S. 199), die bei kreislaufgeschädigten Patienten jedoch unterbleiben muß. Während des vielfach recht ungeschickten Aufstehens des Patienten achten 2 seitlich neben ihm stehende Gehilfen darauf, daß er nicht ausgleitet (*Hilfestellung an der Kniefalte);* das Grätschen der Hinterbeine läßt sich durch vorheriges Anlegen eines *Vergrittungsgeschirres* verhindern (Abb. 47).

Aufhebeversuch: Wenn diese Bemühungen fehlschlagen, wird das Tier nach einem der folgenden Verfahren aufgehoben. Dabei ist zu beachten, daß sich das Rind physiologischerweise mit dem Hinterkörper zuerst erhebt; dieser muß also stets etwas eher als der Vorderkörper angehoben werden. Bei jedem Aufhebeversuch steht 1 Helfer am Kopf des Tieres; 2 stützen es seitlich an der Hüfte oder durch Kniefaltengriff (S. 6), und 1 weiterer erfaßt den Schwanz, sobald das Hinterteil hochgehoben ist. Es wäre jedoch fahrlässig, schon beim Aufheben kräftig am Schwanz zu ziehen; ein solches Vorgehen beinhaltet die Gefahr einer Zerrung oder Quetschung der Cauda equina mit nachfolgender Lähmung der von ihr innervierten Körperteile (S. 39 f.). Das ganze Aufheben soll nach den klaren und umsichtigen Anordnungen des Tierarztes mit einigem Schwung und nötigenfalls unter Zuhilfenahme des elektrischen Treibstabes erfolgen. Wiederholte, ungeschickte oder unsachgemäße Hebeversuche ermatten den Patienten und schaden nur.

Die Anwendung des JOHNE'*schen Seiles* ist oft nicht ganz befriedigend. Bei dieser Methode wird ein kräftiger Strick rings um das in Brustlage verbrachte Tier gelegt und so geknotet, daß er vorn unter dem Brustbein, hinten unterhalb der Sitzbeinhöcker zu liegen kommt und den Gliedmaßen seitlich dicht anliegt (Abb. 48). Dann ergreifen jederseits 3 bis 4 Gehilfen den Strick und heben das Tier in der oben geschilderten

[1] Aesculap/Tuttlingen VB 1, VB 13; Chiron/Tuttlingen 533 060; Hauptner/Solingen 06 090, 06 091.

Abb. 47. Zur Verhinderung des seitlichen Ausrutschens (‚Vergrittens') unsicher stehender Kühe angelegtes ‚Vergrittungsgeschirr'

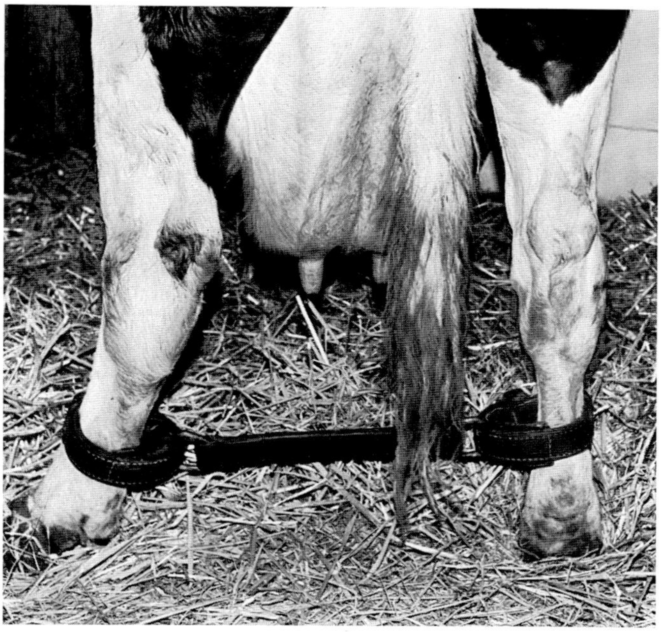

Weise an. Hierbei schnürt das Seil bei kraftlosen Patienten aber leicht in den Ellbogenbeugen und in den Kniekehlen ein, so daß sie die derart unter dem Leib zusammengezogenen Gliedmaßen schlecht bewegen und nicht auf ihnen fußen können.

Besser geeignet ist die Benutzung zweier quer unter dem Leib des Patienten durchgezogener Seile, von denen eines unter der Brust hinter dem Ellbogen, das andere unter dem Bauch vor dem Euter (oder Skrotum) zu liegen kommt: *Brust- und Beckenstrick* (Abb. 49). Die beiden Seile werden hierzu vom Triel her unter sägendem Hin- und Herziehen an die genannten Stellen gebracht. Dann wird jederseits an jedem Strickende von 1 bis 2 Personen, wie oben geschildert, kräftig angehoben.

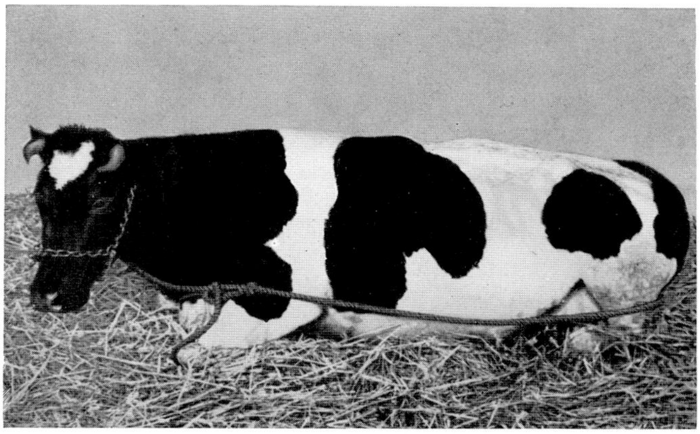

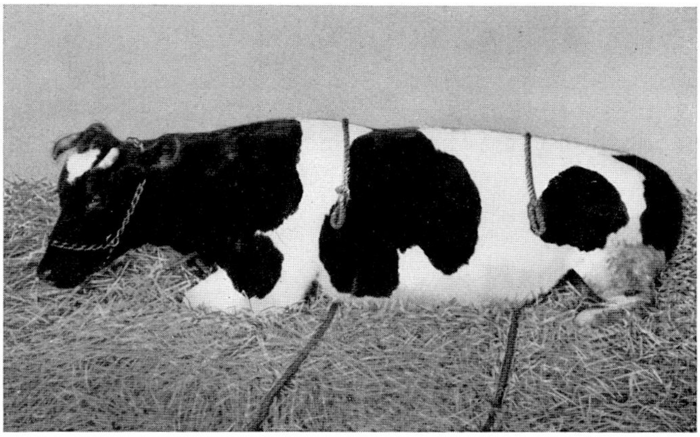

Abb. 48, 49. Aufhebeversuch: Oben festliegende Kuh mit angelegtem JOHNE'schen Seil; unten festliegende Kuh mit untergelegtem Brust- und Beckenstrick

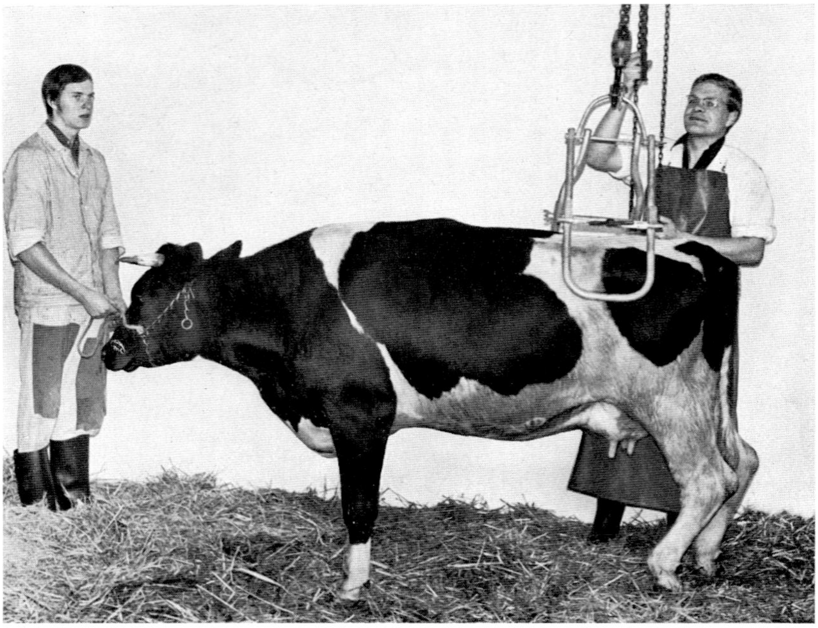

Abb. 50. In der Nachhand gelähmte Kuh während des Aufhebens mit der Hüftklammer nach BAGSHAWE

Das Heben festliegender Rinder im *Hängezeug* (mit Hilfe eines Flaschenzuges) ist zwar möglich und zum Zwecke einer gründlichen Untersuchung des Bewegungsapparates (insbesondere der Nachhand) solcher Patienten auch sehr nützlich (S. 450); um Tiere längere Zeit stehend zu erhalten, ist dieses Verfahren aber nicht geeignet, sondern sogar gefährlich, da sich Rinder mit der Zeit in die Hängevorrichtung hineinlegen und ersticken oder mit dem Hinterkörper aus ihr herausrutschen und Schaden nehmen können; zudem belastet das gewaltsame Aufrechterhalten den Kreislauf erheblich. Für kurzfristiges Hochziehen hat sich die *Hüftklammer nach* BAGSHAWE[1] als recht brauchbar erwiesen. Sie besteht aus 2 von oben her über beide Hüfthöcker anzulegenden, mittels Scharnier gegeneinander beweglich angeordneten U-förmigen Leichtmetallbügeln. Diese sind mit der sie verbindenden großen Flügelschraube so fest zusammenzuziehen, daß sie der Hüfte des Tieres beiderseits stramm anliegen. Das Aufheben erfolgt dann ohne besondere Mühe mit einem an der Stalldecke (Ring, Balken, Doppelhaken) anzubringenden Flaschenzug. Dabei ist das Tier von einem Helfer am Kopf zu unterstützen und zum Aufstehen auf die Vorderbeine zu ermuntern (Abb. 50). Bei besonders schweren Patienten und nach längerer oder wiederholter Anwendung der Klammer kann es allerdings zu Druckschäden in der Umgebung des Hüfthöckers sowie zu fibrillärer Zerreißung der hier ansetzenden Muskeln kommen. Ein der Hüftklammer nach BAGSHAWE ähnelndes und in gleicher Weise anzuwendendes Aufhebegerät für Rinder ist der *Bovilift* nach MÄUSL und MÄUSL.

SCHRIFTTUM

ANONYM (1955): Unfallverhütungsvorschriften der hannnover'schen Landwirtschaftlichen Berufsgenossenschaft, Hannover. — ABELEIN, R. (1941): Verfahren zum Niederlegen der Bullen. Berl. Münch. Tierärztl. Wschr. *57*, 373-374. — AHLBORN, N. (1974): Vergleichende Prüfung der Brauchbarkeit des von JENSEN und SØNNICHSEN beschriebenen Verfahrens sowie einer Modifikation desselben für das Aufheben der Hin-

[1] Hersteller: Arnolds & Son/Reading (England).

tergliedmaße beim Rinde. Diss., Hannover. — ANDRES, J. (1974): Haftungsverhältnisse beim Einsatz von Hilfspersonen in der tierärztlichen Praxis. Schweizer Arch. Tierheilk. *116,* 491-495. — ARBEITER, K., & S. STEIN (1968): Fahrbarer Großtier-Operationstisch, Wiener Modell. Dtsch. Tierärztl. Wschr. *75,* 356-358. — ASSMUS, G. (1969): Die Hüftklammer nach BAGSHAWE, ein brauchbares Hilfsmittel zum Aufheben und für die Untersuchung festliegender Rinder. Dtsch. Tierärztl. Wsch. *76,* 661-662. — ASSMUS, G., H. BADER & H. FRERKING (1969): Verbesserungen am fahrbaren Operationstisch, Modell RICHARD-GÖTZE-Institut. Dtsch. Tierärztl. Wsch. *76,* 145-152.

BATTERSHELL, D. (1969): Large animal ambulance. J. Amer. Vet. Med. Ass. *154,* 1573-1576. — BEHRENDT, P. (1969): Prüfung einer neuartigen doppelseitigen Kniefaltenbremse auf ihre Brauchbarkeit als Zwangsmittel beim Rind. Diss., Hannover. — BELLING, Th. H. (1962): A management aid in commercial beef cattle generations. Vet. Med. *57,* 595-597. — BOLLIGER, A. (1923): Über Muskelrisse der Adduktoren beim Rind, sogenanntes Vergritten, und deren Behandlung. Diss., Bern. — BRON, E. J. S. (1962): Een nieuw instrument vor het immobilisieren van het achterbeen van een rund. Tijdschr. Diergeneesk. *87,* 559-560. — BUCHEN, R. (1974): Neue, patentierte, vollhydraulische Operationstische. Tierärztl. Umschau *29,* 476-480. — BÜCHLMANN, E. (1960): Bösartigkeit des Rindes. Wien. Tierärztl. Mschr. *47,* 375-385.

CLEMENTE, H. C. (1963): Ein fahrbarer Operations-Zwangsstand mit Kippachse für die tierärztliche Praxis. Tierärztl. Umschau *18,* 666-670.

DIERNHOFER, K. (1960): Eignung des fahrbaren Operationstisches der GÖTZE-Institute Hannover für Klinik und Praxis. Wien. Tierärztl. Mschr. *47, 779-784.* — DOUGHERTY, R. W., & A. F. GAGNE (1974): A versatile hydraulic operating table. Cornell Vet. *64,* 11-19. — DURIEUX, M. J. (1961): Piège à bovins. Bull. mens. Soc. vét. prat. France *45,* 339-342. — DZIUK, H. E., & C. W. EDBORG (1965): An experimental surgical table for cattle. Amer. J. Vet. Res. *26,* 1462-1464.

FESSL, L. (1973): Eine neue Schlagfessel für Rinder. Dtsch. Tierärztl. Wschr. *80,* 298-299. — FLY, D. (1970): A combination restraint chute/surgery table. Vet. Med. *65,* 693-698. — FICARELLI, R., & E. VEZZANI (1969): Sull'impiego dell'aparecchio sollevatore modificato di BAGSHAWE nel bovino. Atti Soc. Ital. Buiatria *1,* 487-495. — FRICKE, H. (1941): Über die Beckenhochlagerung mittels pneumatischen Kissens nach LIESS bei Stuten und Rindern in der Geburtshilfe. Diss., Berlin.

GILLESPIE, J. R. (1968): Large animal restraint and surgical chute. J. Amer. Vet. Med. Ass. *152,* 634-637.

HAAKE (1935): Eine neue Nasenzange für Rinder. Dtsch. Tierärztl. Wsch. *43,* 339-341. — HALBUER, W. (1975): Prüfung des ‚Klauenpflegestabes' (nach Dr. WIEK) auf seine Brauchbarkeit zum Aufheben der Gliedmaßen des Rindes für das Untersuchen, Beschneiden und Behandeln der Klauen. Diss., Hannover. — HARTNACK (1922): Zwei Griffe bei der Untersuchung und Behandlung von Rindern. Berl. Tierärztl. Wsch. *38,* 124-125. — HERRMANN & RÖSENER (1956): Erfahrungen in der Praxis mit dem fahrbaren Operationstisch. Dtsch. Tierärztl. Wschr. *63,* 313-315. — HESS, E. (1887): Die Fußkrankheiten des Rindes und die Anwendung der Zwangsmittel. Orell Füßli, Zürich. — HESS, E. (1905): Über Gebärparese, Puerperalseptikämie und Festliegen nach der Geburt. Schweiz. Arch. Tierheilk. *47,* 303-305. — HESS, E. (1920): Über das Aufhalten der Füße beim Rind und die Anwendung von Zwangsmitteln hierzu. Schweizer Hufschmied *5,* 58-62. — HOLLAND, E. H. (1962): THOMSON's method of casting cattle. Vet. Record *74,* 741-742. — HOPKINS, H. (1956): Portable stanchion. North Amer. Vet. *37,* 848-849.

JACOB, H., & R. KÄSTNER (1967): Über die Anwendung des Rinderbehandlungsstandes. M.-hefte Vet.-Med. *22,* 87-91. — JENSEN, J. C., & H. V. SØNNICHSEN (1964): Opløftning af bagben på kvaeg. Nord. Vet.-Med. *16,* 487-489. — JOHNE (1885): Eine bequeme Methode zum Aufheben der Rinder. Dtsch. Zschr. Tiermed. *11,* 107-109. — JOHNSON, B. L. (1963): Injury following use of the bovine hip clamp. Mod. Vet. Pract. *44*:5, 56. — JONG, B. DE (1911): Een vereenvoudigde manier von ‚Niederschnüren' van koeien. Vlaams Diergeneesk. Tijdschr. *38,* 213-214.

KÄSTNER, R. (1961): Der Behandlungsstand für Rinder und seine Anwendung. Tierzucht *15,* 252-258. KÄSTNER, R. (1962): Der Rinderbehandlungsstand für Bullen. Tierzucht *16,* 153-156. — KELLER, J., & O. THRAENHART (1966): Zur Fixation der Hinterextremität von Rindern bei Klauen- und Euterbehandlungen — Doppelhaken als Hilfsmittel. Dtsch. Tierärztl. Wschr. *73,* 3-5. — KNEZEVIC, P. (1962): Ein transportabler Zwangsstand und ein neues Schleifgerät zur Klauenkorrektur für Rinder. Wien. Tierärztl. Mschr. *49,* 370-377. — KNEZEVIC, P. (1971): Ein fahrbarer Großtieroperationstisch für die Extremitätenchirurgie. Wien. Tierärztl. Mschr. *58,* 173-176. — KOJNAŠ, V. A. (1962): Stände zur Klauenpflege bei Zuchtbullen (russisch). Životnovod. *24*:5, 71-73. — KOVÁCS, B. A., & G. BEER (1970): Table d'opération hydraulique moderne pour grands animaux. Rec. Méd. Vét. *146,* 797-805. — KUNZE, E. (1959): Das Tierzuchtrecht in der Bundesrepublik Deutschland. Agricola-Verlag, Stollham/Oldbg., S. 184.

LIEBERT, W. (1904): Die Schenkelbremse. Berliner Tierärztl. Wschr. *20,* 27. — LUNGWITZ, A. (1884): Über ein altes, aber praktisches Mittel, widerspenstige Ochsen aufzuhalten. Hufschmied *2,* 172-174.

MADSEN, H. J. (1896/97): Vomsnit paa koen. Maanedskr. Dyrlaeger *8,* 69-72. — MÄUSL, M. SEN., & M. MÄUSL, JUN. (1975): Bovilift — ein Aufhebegerät für Rinder. Berl. Münch. Tierärztl. Wschr. *88,* 304. — MERKT, H. (1955): Ein neuartiger fahrbarer Operationstisch für die tierärztliche Praxis. Dtsch. Tierärztl. Wschr. *62,* 202-208. — MUMME, J. (1974): Prüfung eines auf dem Prinzip des RAREY'schen Riemens beruhenden Zwangsmittels auf seine Brauchbarkeit zum Aufhalten der Vordergliedmaße beim Rind. Diss., Hannover.

NIELSEN, J. P. (1961): Et operationsbord til kvaeg og svin og nogle af dets anvendelsesmuligheder. Medlemsbl. Danske Dyrlaegefor. *44,* 403-411.

Politov, S. N. (1968): Ein Fixationsstand für Großtiere (russisch). Veterinarija *44*:4, 73-74. — Probst (1933): Einfache Methode zum Einziehen von Nasenringen beim Bullen. Tierärztl. Rundschau *39*, 197-198.

Reid, W. S., & K. J. Betteridge (1974): A versatile large animal operating facility. Vet. Record *95*, 7-11. — Rychner, J. J. (1841): Bemeisterung des Rindviehes oder Zwangsmittel. In: Buiatrik oder systematisches Handbuch der äußerlichen und innerlichen Krankheiten des Rindviehes. Chr. Fischer, Bern; 2. Aufl., S. 48-52.

Sauer (1930): Ein einfaches Zwangsmittel beim Rind, Münch. Tierärztl. Wschr. *74*, 572-573. — Schneider (1860): Die Schenkelbremse. Wschr. Tierheilk. Viehzucht *4*, 197-199. — Siebers, A. (1959): Fesselungsmethode zur Behandlung von Klauenlahmheiten an der Hinterextremität von Kühen. Tierärztl. Umschau *14*, 19-21. — Steiner, H. (1968): Ein Klauenheber nemine juvante. Prakt. Tierarzt *49*, 7. — Stevens, J. (1960): Een combinatie van rijdende tafel en hoefstal voor de diergeneeskundige praktijk. Vlaams Diergeneesk. Tijdschr. *29*, 318-329. — Stöber, M. (1971): Zwangsmittel beim Rind. Prakt. Tierarzt *52*, 581-587. — Strickler, J. J. (1968): Dorsal recumbency frame for restraining cattle. J. Amer. Med. Vet. Ass. *152*, 1390-1393. — Szábo, J. (1910): Über das Werfen der Rinder (ungarisch). Állatorv. Lap. *33*, 425.

Weischer, F. (1941): Das Zwängen der Schwanzwirbelsäule, ein altbewährtes, aber wenig bekanntes Zwangsmittel für Großtiere. Tierärztl. Rundschau *47*, 556-557. — Witter, J. F. (1963): More on hip clamp injury. Mod. Vet. Pract. *44*:8, 63. — Wuchatsch, H. (1961): Die transportable Viehschleuse Typ „Rattey". M.-hefte Vet.-Med. *16*, 856-858.

Zlabinger, H. (1960): Fahrbarer Operationstisch für die tierärztliche Praxis. Wien. Tierärztl. Mschr. *47*, 787-788.

Beruhigung, Niederlegen und Schmerzausschaltung durch Medikamente

Beim Rind werden medikamentöse Sedation und Immobilisation sowie örtliche und allgemeine Betäubung zwar häufiger zur Erleichterung therapeutischer Eingriffe als im Rahmen diagnostischer Verfahren erforderlich; ihrer grundsätzlichen Bedeutung wegen sollen diese *‚chemischen Zwangsmittel‘* aber hier, im Anschluß an die mechanischen Zwangsmaßnahmen (S. 1) besprochen werden.

Allgemeine Ruhigstellung (Neurolepsie)

Falls es wegen ungewöhnlicher Widersetzlichkeit des Patienten oder des Fehlens geübter Hilfskräfte Schwierigkeiten bereitet, ein ängstliches oder bösartiges Rind zu untersuchen oder zu behandeln, kann die nötige psychomotorische Hemmung durch Verabreichung von Neuroleptika (Übersicht 1) erreicht werden. Diese früher auch als ‚Tranquilizer‘ bezeichneten Mittel *vermindern Erregbarkeit (= Sedation) und Motorik (= Hypokinese), ohne das Bewußtsein nennenswert zu trüben oder die Schmerzempfindungsfähigkeit merklich herabzusetzen.* Ein hiermit behandeltes Tier wird deutlich ruhiger, teilnahmslos-abgestumpft und träge-schläfrig. Dieser ‚gleichgültige‘ Zustand erleichtert viele Eingriffe wesentlich oder macht sie überhaupt erst möglich. Zum Beispiel werden *ungewohnte Untersuchungen* am Kopf, im Maul und Rachen, an Gliedmaßen, Klauen, Euter und Zitzen dann ebenso wie sämtliche *Fixationsmaßnahmen* (Festhalten, Niederschnüren) ohne nennenswerte Aufregung und Abwehr geduldet. Die Ruhigstellung wird von einer gewissen *Entspannung der Muskulatur* begleitet. Sie führt beim männlichen Rind zur Erschlaffung des M. retractor penis, so daß der Penis entweder von selbst vorfällt (Abb. 53) oder durch manuelle Streckung seiner S-förmigen Krümmung am stehenden Tier leicht vorgelagert und untersucht werden kann[1]. (Die Libido derart behandelter Bullen läßt vorübergehend etwas nach.)

[1] Andere, mit gleichzeitiger Schmerzausschaltung verbundene Verfahren zur Erzielung eines Penisvorfalls am stehenden oder liegenden Patienten werden auf Seite 344 beschrieben.

Wie erwähnt, bewirken die Neuroleptika jedoch keine Analgesie. Bei jedem schmerzhaften Eingriff ist daher trotz ihrer Anwendung mit den üblichen Abwehrreaktionen zu rechnen. Die zur Schmerzausschaltung erforderliche zusätzliche örtliche oder allgemeine Betäubung (S. 35, 44, 47) läßt sich aber an dem auf diese Weise vorbehandelten

Übersicht 1. In der Rinderpraxis gebräuchliche Neuroleptika

Gruppenbezeichnung Freiname	Handelsnamen	Dosierung und Applikation	
Phenothiazin-Abkömmlinge			
Chlorpromazin:	Largactil — May & Baker, Megaphen — Bayer, Propaphenin — Hydrierwerk/Rodleben	0,5—1,0	mg pro kg Körpergewicht intravenös oder intramuskulär[1]
Promazin:	Sparine — Wyeth	0,4—1,0	
Propionylpromazin:	Combelen — Bayer, Tranvet — Abbott	0,2—0,4	
Triflupromazin:	Psyquil — Squibb	0,1—0,2	
Azepromazin:	Azepromazin — Albrecht, Acetylpromazine — Boots, Atravet — Ayerst	0,2—0,5	
Perphenazin:	Decentan — Merck, Trilafon — Schering, Frenolon — Egyt	0,2—0,3	
Trimeprazin:	Vallergan — May & Baker	1,0—2,0	
Äthylisobytrazin:	Diquel — Jen-Sal	0,5—1,0	
Thiopendyl-Abkömmling			
Prothipendyl:	Dominal — Cela	0,5—1,5	
Thioxanthen-Abkömmling			
Chlorprothixen:	Vetacalm — Veterinaria, Rentovet — Rentschler, Taractan — Hoffmann/La Roche	0,2—0,5	
Diphenylmethan-Abkömmling Hydroxyzin:	Tran-Q — Pfizer	2,5—5,0	mg pro Tier und Tag per os[2]

[1] Bei intravenöser Verabreichung ist im allgemeinen die niedrigere, bei intramuskulärer Applikation dagegen die höhere Dosierung angezeigt.

[2] Zur Ruhigstellung von Mastrindern über das Futter (USA); Medikation 5 Tage vor der Schlachtung absetzen.

Tier wesentlich einfacher vornehmen und ist auch wirksamer als ohne eine solche *Prämedikation.* Ob und inwieweit sich ,Tranquilizer' dazu eignen, den Fleischzuwachs bei (sonst unruhigen) Mastrindern zu verbessern oder Transportverluste (Gewichtsrückgang, Verletzungen) bei Schlachttieren zu verringern, ist sehr umstritten; offenbar ist ihr Nutzeffekt hierbei stark von Umweltbedingungen (Applikationszeitpunkt, Temperatur, Verladevorgang, Belegungsdichte, Transportdauer und so fort) abhängig und daher kaum sicher vorauszusehen. Zweifellos können Neuroleptika aber das Anmelken unleidiger Färsen und, in gewissem Umfange, auch das Eingewöhnen in eine neue Umgebung (Zusammenlegen von Tiergruppen, Umsetzen in Laufstallungen) erleichtern. In jedem Falle ist es wichtig, zu verhindern, daß unter ,Tranquilizer'-Einfluß stehende Rinder in der freilaufenden unbehandelten Herde verbleiben; sie würden sonst von den anderen Tieren belästigt oder sogar angegriffen werden. Für Zoo- und Wildwiederkäuer eignen sich die Neuroleptika zwar in ähnlicher Indikation wie für das Hausrind; aus praktischen Erwägungen werden sie bei ihnen aber oft in Kombination mit muskelrelaxierenden, analgesierenden oder narkotisierenden Mitteln angewandt (S. 43 ff.).

Von den auf Übersicht 1 genannten Präparaten sind in der Bundesrepublik Deutschland vor allem *Propionylpromazin, Perphenazin* und *Prothipendyl* im Gebrauch. Unruhigen oder gefährlichen Tieren werden sie (notfalls mit einer Projektil-Spritze; S. 510) tief intramuskulär, sonst des rascheren Wirkungseintritts wegen bevorzugt intravenös verabreicht. Im Hinblick auf den insbesondere nach rascher intravenöser Injektion eintretenden Blutdruckabfall sollte diese nicht zu zügig, sondern innerhalb von 10 Sekunden erfolgen; andernfalls kann es vorkommen, daß sich das Tier plötzlich niederlegt (orthostatischer Kollaps). Die *Dosierung* für ein 500 kg schweres Rind beträgt 100 bis 200 mg Propionylpromazin, 100 bis 150 mg Perphenazin oder 250 bis 750 mg Prothipendyl. Jungtiere erhalten die Hälfte, Kälber ein knappes Viertel dieser Menge, während schwere Ochsen und Bullen etwa die anderthalbfache Dosis benötigen. Die Wirkung setzt nach intravenöser Verabreichung innerhalb von 5 bis 10 Minuten, nach intramuskulärer Gabe erst in 15 bis 45 Minuten ein und hält dann 2 bis 6 Stunden lang an. Die Pulsfrequenz erfährt dabei, insbesondere nach intravenöser Applikation, eine mäßige bis ausgeprägte Beschleunigung, die $^{1}/_{4}$ bis 2 Stunden später wieder ab-

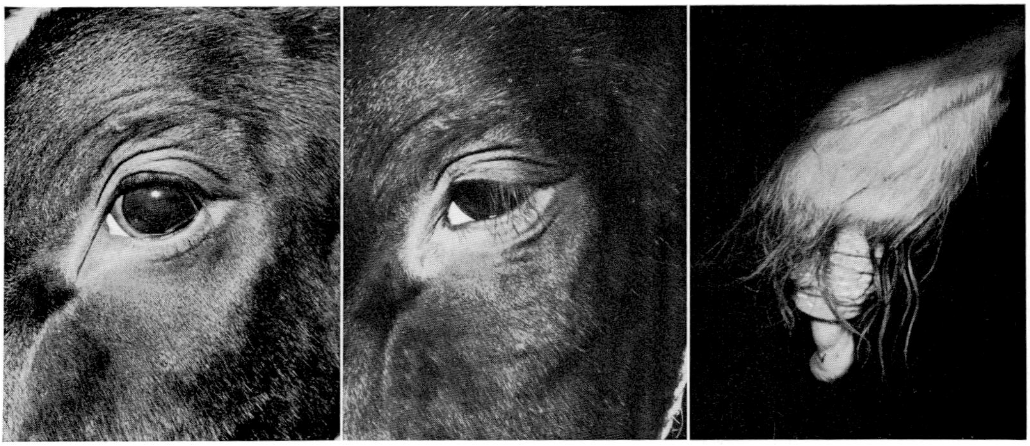

Abb. 51, 52, 53. Beurteilung des Wirkungseintritts von Neuroleptika: Links das Auge eines Jungbullen vor der Injektion von Propionylpromazin; in der Mitte das gleiche Tier nach Einsetzen des Effektes (Herabsinken des oberen Augenlides und Nickhautvorfall: HORNER-Syndrom); rechts der infolge der Neurolepsie vorgefallene Penis dieses Bullen

klingt. Die Körperwärme des behandelten Tieres fällt je nach der Umgebungstemperatur um 0,5 bis 1,0° C ab; sie kann bei extrem-schwüler Witterung und direkter Sonnenbestrahlung aber auch ansteigen, was gegebenenfalls zu beachten ist. Äußerlich ist der *Wirkungseintritt* an der gesenkten Kopfhaltung, den halbgeschlossenen Augenlidern, dem Vorfall der Nickhaut (Abb. 51, 52), der Trockenheit des Flotzmauls und der fehlenden Abwehr beim Betasten der Ohrmuscheln zu erkennen. Die *Standsicherheit* bleibt im allgemeinen erhalten; manche Rinder neigen jedoch dazu sich anzulehnen, oder zeigen schleppenden Gang, wobei die Gliedmaßen mit dem Zehenrücken über den Boden schleifend vorgeführt werden und bei der Belastung mitunter auch überköten. Für Bauchhöhlenoperationen am stehenden Tier sollten ‚Tranquilizer' allerdings nur angewandt werden, wenn es das Verhalten des Patienten unbedingt erfordert. Nötigenfalls sind dann niedrige Dosierung und intramuskuläre Verabreichung ratsam; sonst kann das Tier während des Eingriffes unverhofft niedergehen. Bei Rindern mit Erkrankungen von Herz, Atmungsapparat oder Leber sowie bei anämischen

Patienten sind die Neuroleptika weniger gut verträglich. Sie können dann unter Umständen eine besonders starke Wirkung entfalten (kalbefieberähnliches Festliegen mit leerem Kauen sowie pendelnden Bewegungen von Kopf und Hals) und gelegentlich sogar einen lebensgefährlichen Kreislaufkollaps auslösen. Bei solchen Tieren, die sich ihrer Krankheit wegen ohnehin meist ruhig benehmen, sollte man deshalb auf diese Mittel verzichten. Falls einmal *Unverträglichkeitserscheinungen* der genannten Art auftreten, eignen sich zur Stützung des Kreislaufs Noradrenalin[1] und Norphenylephrin[2] (nicht aber Adrenalin und seine Derivate), die nach Wirkung dosiert langsam intravenös zu injizieren sind (50 mg in 500 ml physiologischer Kochsalz- oder 5%iger Traubenzuckerlösung). Sogenannte *‚paradoxe Reaktionen'*, nämlich deutlich vermehrte Unruhe und Aggressivität nach Verabreichung von ‚Tranquilizern', sind beim Rind — im Gegensatz zu Pferd und Schwein — selten. Um sicherzustellen, daß die gewünschte sedierende Wirkung eintritt, empfiehlt es sich aber, vor der Applikation des Neuroleptikums jede unnötige Beunruhigung des Patienten (beim Einfangen und Bändigen) möglichst zu vermeiden.

Örtliche Betäubung (Lokalanästhesie)

Für alle schmerzhaften Eingriffe (etwa die Amputation einer Klaue oder das Enthornen erwachsener Rinder mit Hilfe der Drahtsäge) ist zur *Schonung des Tieres* und zur *Sicherstellung brauchbarer Operationsbedingungen* eine vorherige medikamentöse Schmerzausschaltung nötig und nach dem *Tierschutzgesetz* auch vorgeschrieben. Sie darf nur dann unterbleiben, wenn der dem Tier zuzufügende Schmerz offensichtlich geringfügig ist (Spalten eines oberflächlich gelegenen Abszesses, Wundversorgung etc.), das heißt, wenn eine vergleichbare Maßnahme beim Menschen in der Regel ebenfalls ohne Betäubung vorgenommen wird, oder wenn das Setzen der Anästhesie bei lebensbedrohlichem Krankheitsbild wegen der gebotenen Eile nach tierärztlichem Urteil nicht möglich ist (zum Beispiel vor der Trokarierung oder vor dem Pansenschnitt bei einem infolge hochgradiger Tympanie bereits festliegenden Patienten). Nach diesem Gesetz darf die Kastration bei bis zu 2 Monate alten Bullkälbern, die Enthornung von Kälbern bis zu 4 Monaten sowie das Enthornen mittels elastischer Ringe bei bis zu 2 Jahre alten Rindern[3] ohne Schmerzausschaltug erfolgen. Die dem Rind eigene Duldsamkeit gestattet es, fast alle in der Praxis vorkommenden chirurgischen Eingriffe in *Lokalanästhesie,* also bei erhaltenem Bewußtsein und meist auch am stehenden Tier durchzuführen. Ein derartiges Vorgehen wird heute durch die Prämedikation von Neuroleptika (S. 32) oder von Xylazin (S. 46) noch wesentlich erleichtert und sogar bei unleidigen, wilden oder bösartigen Patienten ermöglicht. Je nachdem, wohin das Anästhetikum zur Entfaltung seiner Wirkung appliziert wird, unterscheidet man die *Oberflächen-, Infiltrations-, Leitungs-* und *Extraduralanästhesie.* Die hierzu geeigneten Lokalanästhetika sind samt Indikationsbereich und üblichen Konzentrationen auf Übersicht 2 zusammengestellt. Durch Zusatz sogenannter *‚Sperrkörper'* (Adrenalin[4] oder, besser, Noradrenalin[1]) in einer Menge von 1 ml der 1 ‰igen Lösung auf 100 ml Anästhetikum kann die Resorption des Mittels verlangsamt und damit die Intensität und Dauer der örtlichen Betäubung erhöht werden. Solche Kombinationspräparate sind in haltbarer Zubereitung im Handel (Übersicht 2); sonst muß die Mischung jeweils un-

---

[1] Arterenol — Hoechst/Frankfurt, nor-Epirenan — Byk-Gulden/Konstanz.
[2] Novadral — Goedecke/Berlin.
[3] Bei über 2 Jahre alten Tieren ist diese Form der Enthornung verboten.
[4] Suprarenin — Hoechst/Frankfurt.

mittelbar vor Gebrauch frisch angefertigt werden. Auf etwaige Nachblutungen im Operationsfeld ist nach Anwendung von Anästhetika mit vasokonstriktorischem Zusatz besonders zu achten. Die Beimengung von 200 bis 400 IE Hyaluronidase[1] auf 100 ml Anästhetikum bewirkt eine bessere Verteilung des Betäubungsmittels im Gewebe *(‚spreading effect')*; grobe Fehler der Injektionstechnik lassen sich damit aber nicht ausgleichen. Bei Anwendung moderner Anästhetika und sorgfältig gezielter Injektion ist der Hyaluronidase-Zusatz beim Rind im allgemeinen entbehrlich.

Übersicht 2. In der Rinderpraxis gebräuchliche Lokalanästhetika

Freiname	Handelsname (Handelskonzentration)	Anwendungsbereiche und hierfür geeignete Lösungskonzentrationen			
		Oberflächenanästhesie (S. 37)	Infiltrationsanästhesie[3] (S. 37)	Leitungsanästhesie (S. 38)	Extraduralanästhesie[4] (S. 39)
Tetracain:	Pantocain — Hoechst (2 %)[1]	0,5—2 %	⁒	⁒	⁒
	Gingicain-Spray — Hoechst (2 %)[2]	2 %	⁒	⁒	⁒
	Neocain — W. d. T. (enthält Procain und Tetracain; 1, 2 und 5 %)	2—5 %	1 %	2—5 %	2 %
Procain:	Novocain — Hoechst (1 und 2 %, mit Adrenalinzusatz), Dorecain — Rentschler (2 und 4 %, mit Adrenalinzusatz), Isocain — Asid (2 und 5 %, mit Adrenalinzusatz)	⁒	1—2 %	3—6 %	2—4 %
Butamin:	Tutocain — Bayer (2 %)	5 %	1—2 %	1—5 %	1—3 %
Lidocain:	Lidocain-Chassot — Albrecht (2 %, mit oder ohne Adrenalinzusatz), Ursocain — Serumwerk Bernburg (1 %, 2 % und 5 %, mit oder ohne Adrenalinzusatz) Vetocain — Friesoythe (2 %, mit oder ohne Adrenalinzusatz), Xylocitin — Arzneimittelwerke Naumburg (2 %, mit oder ohne Adrenalinzusatz), Xylocain — Pharma-Stern (0,5, 1 und 2 %, mit oder ohne Adrenalinzusatz)	2—4 %	0,5—1 %	1—2 %	1—2 %
Carticaine:	Ultracain — Hoechst	⁒	2—4 %	2—4 %	2—4 %

[1] Auch in Reinsubstanz (Pulverform) zum Selbstanfertigen der Lösung erhältlich.
[2] Nicht für die Konjunktiven geeignet.
[3] Für länger dauernde Eingriffe mit Adrenalinzusatz.
[4] Die in dieser Spalte genannten höheren Konzentrationen sollten nur für die kaudale (= kleine) sakrale Extraduralanästhesie Anwendung finden, da sie bei der kranialen (= großen) Extraduralanästhesie die Gefahr von Nervenschädigungen beinhalten; aus dem gleichen Grunde sind Sperrkörper bei der Extraduralanästhesie möglichst zu meiden.
⁒ Für den genannten Zweck nicht geeignet.

[1] Luronase — Bayer/Leverkusen, Apertase — Hoechst/Frankfurt, Kinetin — Schering/Berlin

Oberflächenanästhesie

Für die örtliche Betäubung von *Schleimhäuten* wird eines der in Übersicht 2 genannten Oberflächenanästhetika durch Auftropfen oder durch Betupfen mit einem getränkten Wattebausch auf die betreffende Fläche gebracht. Für längerdauernde Operationen wählt man dabei die höhere, sonst die niedrigere der angegebenen Konzentrationen. Eine solche Oberflächenanästhesie ist zum Beispiel zur Fremdkörperentfernung am Auge (Einträufeln des Mittels in den Konjunktivalsack, Abb. 54), für die Endoskopie der Nasenhöhle (S. 190) oder für kleinere schmerzhafte Eingriffe an der Penisspitze (Applikation mit der Spraydose)[1] angezeigt. Auch bei Darmoperationen wird es oft nötig, die Schmerzempfindlichkeit des Gekröses durch Aufbringen eines dieser Mittel auszuschalten. Dagegen ist im Bereich von After und Scheide im allgemeinen eine kleine sakrale Extraduralanästhesie (S. 39) wirksamer. Wegen seiner dicken *Haut* ist beim Rind eine Kälteanästhesie durch Aufsprühen von Chloräthyl wenig brauchbar; sie wird deshalb besser durch die subkutane Infiltration der betreffenden Stelle ersetzt.

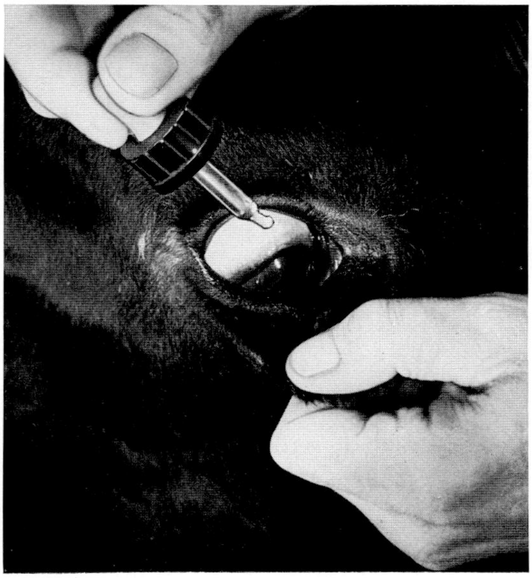

Abb. 54. Einträufeln (Instillation) eines Oberflächenanästhetikums in den Bindehautsack (das heißt hinter das abgezogene untere Augenlid) mit Hilfe der Tropfpipette

Infiltrationsanästhesie

Für viele Eingriffe genügt die unter antiseptischen Kautelen erfolgende sorgfältige *subkutane und intramuskuläre Infiltration* des Operationsgebietes (Schnittlinie) mit einem der injizierbaren Lokalanästhetika (Übersicht 2). Nabelbrüche und Tumoren werden hierzu an ihrer Basis rhombenförmig umspritzt. Während des Einspritzens ist darauf zu achten, daß sich die Nadelspitze nicht in einem Blutgefäß befindet; außerdem sollte das Anstechen infizierter Gewebsbezirke tunlichst vermieden werden. Durch abschließende leichte *Massage* des infiltrierten Bereichs wird der Eintritt der Anästhesie gefördert. Falls die Infiltration allein keine brauchbare Schmerzausschaltung ergibt (etwa für Operationen in der Flanke), kann zusätzlich eine Leitungsanästhesie erforderlich werden.

Am Gliedmaßenende läßt sich nach Anlegen eines ESMARCH-Schlauches (unter- oder oberhalb von Karpus oder Tarsus) durch distal davon vorzunehmende *intravenöse Injektion* des Lokalanästhetikums (10 bis 20 ml mittlerer Konzentration in die oberfläch-

[1] Weitere Möglichkeiten zur Schmerzausschaltung am männlichen Genitale werden auf Seite 342 bis 344 geschildert.

lich verlaufende und infolge der Stauung hervortretende V. radialis bzw. metatarsalis dorsalis oder lateralis; Abb. 55) eine besonders rasch einsetzende gründliche Betäubung aller unterhalb der elastischen Ligatur gelegenen Extremitätenabschnitte einschließlich der Klauen erzielen *(regionale Vasoinfiltration)*. Nach dem chirurgischen Eingriff sollte der Schlauch zunächst langsam gelockert und erst dann entfernt werden.

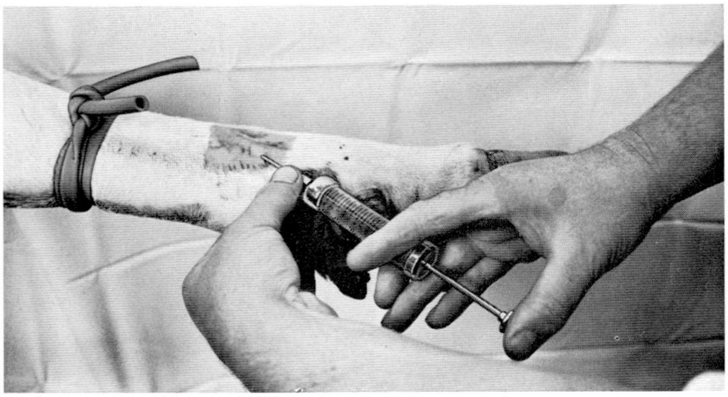

Abb. 55. Intravenöse regionale Schmerzausschaltung des mittels ESMARCH-Schlauches abgebundenen Gliedmaßenendes durch Injektion des Lokalanästhetikums in die subkutan verlaufende Metatarsalvene

Leitungsanästhesie

Wo eine infiltrative Schmerzausschaltung nicht möglich, unzureichend oder wegen örtlicher Gewebsschädigung unerwünscht ist, kann die Reizleitungsfähigkeit der das Operationsgebiet versorgenden Nerven weiter proximal (das heißt zwischen diesem Bereich und dem Gehirn oder Rückenmark) unterbrochen werden. Hierzu wird an geeigneter Stelle des Nervenverlaufs ein perineuraler Querriegel (Depot) mit 10 bis 20 ml eines injizierbaren Lokalanästhetikums in dafür üblicher Konzentration (Übersicht 2) gesetzt. Beim Rind findet eine solche Leitungsanästhesie *(‚Nervenblock‘)* unter

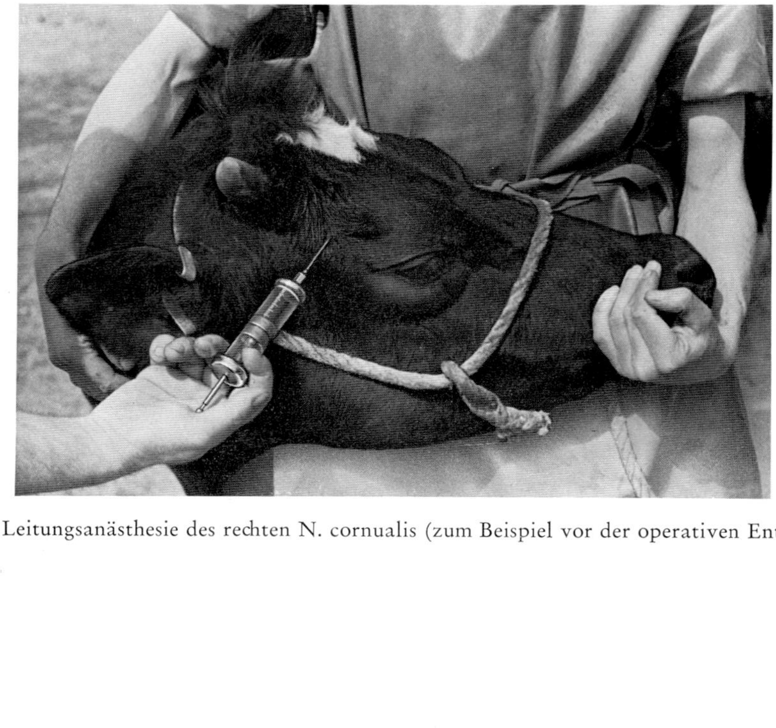

Abb. 56. Leitungsanästhesie des rechten N. cornualis (zum Beispiel vor der operativen Enthornung)

anderem Anwendung für die Klauenamputation (Betäubung der *Zehennerven* durch ‚zirkuläre' subkutane Umspritzung fingerbreit oberhalb des Fesselgelenks), bei Laparotomien (Unterbrechung der *Ventraläste des letzten Brust- und der ersten 3 bis 4 Lendennerven* unmittelbar lateral der Wirbelquerfortsätze oder in Nähe der Zwischenwirbellöcher = *Paravertebralanästhesie)*, zur Enthornung erwachsener Rinder (Blokkade des *N. cornualis,* Abb. 56), gelegentlich auch für diagnostische oder therapeutische Maßnahmen am dadurch vorzulagernden Penis (Ausschaltung des *N. dorsalis penis;* S. 342). Dabei ist wiederum eine kurze abschließende Massage der Injektionsstelle empfehlenswert, um einen besseren Betäubungseffekt zu erzielen. Einzelheiten über die bei den verschiedenen Leitungsanästhesien zu wählenden Einstichsorte und die Injektionstechnik sind im Band „Krankheiten des Rindes" bei den jeweiligen Operationsverfahren nachzulesen. Im folgenden soll nur die Extraduralanästhesie näher geschildert werden, weil sie viele Indikationen und daher grundsätzliche Bedeutung hat; ihrem Wesen nach stellt sie eine *‚zentrale' Leitungsanästhesie* dar.

Extraduralanästhesie

Die früher als ‚epidurale' Injektion bezeichnete extradurale Applikation geeigneter Lokalanästhetika (Übersicht 2) ist beim Rind vom hinteren Abschnitt der Brustwirbelsäule an bis zum Schwanzansatz möglich (Tafel 1). Dabei werden die Spinalnerven ‚zentral', das heißt noch auf ihrem Verlauf durch den Wirbelkanal (Kreuz-Schwanzbereich: Cauda equina) oder an ihrer Austrittsstelle aus diesem betäubt (Brust-Lendenbereich: Foramina intervertebralia). *Die Ausdehnung* des hierdurch *unempfindlich* gemachten und zugleich *motorisch gelähmten Bezirks* entspricht dem Versorgungsgebiet der betroffenen Nervenstämme, ist also vom *Injektionsort* und von der eingespritzten *Anästhetikummenge* abhängig; dagegen werden *Dauer und Grad der erzielten Betäubung* vor allem von der *Art des angewandten Mittels* und seiner *Konzentration* beeinflußt. Für die Schmerzausschaltung nach extraduraler Injektion auf der Grenze zwischen Kreuzbein und Schwanzwirbeln ist die Bezeichnung *‚Sakral-Anästhesie'* (S. 41), für diejenige nach Einspritzung zwischen letztem Lendenwirbel und Kreuzbein die Benennung *‚Lumbal-Anästhesie'* (S. 42) üblich; die halbgürtelförmige Betäubung nach paramedianer extraduraler Injektion im Grenzbereich von Brust- und Lendenwirbelsäule wird dagegen *‚Segmental-Anästhesie'* (S. 42) genannt. (Treffender wäre es allerdings, von sakrokokzygealer, lumbosakraler beziehungsweise unilateraler thorakolumbaler Extraduralanästhesie zu sprechen.)

Das *kaudale Rückenmarksende* reicht beim Rind nur bis zum Übergang zwischen letztem Lendenwirbel und Kreuzbein oder in den ersten Kreuzwirbel hinein; der *Duralsack* endet in Höhe des 4. Kreuzwirbels. Bei der thorakolumbalen und der lumbosakralen Extraduralanästhesie kann das verabreichte Mittel daher nach versehentlichem Durchstechen der Dura mater interna in tiefergelegene Hohlräume des zentralen Nervensystems (Subdural- oder Subarachnoidalraum; Tafel 1) oder in die nervöse Substanz selbst gelangen. Ein solches Vorkommnis löst unter Umständen einen unerwartet rasch und stark einsetzenden Betäubungseffekt (Querschnittslähmung) oder eine Schädigung des Rückenmarks aus. Bei der *sakralen Extraduralanästhesie* besteht diese Gefahr nicht, da im Wirbelkanal des hinteren Kreuzbeinabschnittes sowie des Schwanzes nur noch die von der harten Rückenmarkshaut überzogenen Nervenstämme der Cauda equina verlaufen. Zudem kann die Sakralanästhesie durch entsprechend hohe Dosierung (S. 42) ohne Schwierigkeiten weit bis in den Lendenbereich hinein extradural vorgetrieben werden; darum stellt sie die Methode der Wahl für alle größeren Eingriffe am Hinterkörper des Rindes dar.

Die *Injektion in den Extraduralspalt* sollte grundsätzlich nur am stehenden oder in die Ventraläste der letzten vier Lenden- und der ersten vier Kreuznerven, welche — noch von der Dura mater interna überzogen — alle erst eine gewisse Strecke intravertebral nach kaudal ziehen, bevor sie durch das jeweilige Zwischenwirbelloch seitlich austreten. Deshalb ist bei jeder extraduralen Betäubung, bei der das Anästhetikum von kranial her[1] das zweite oder dritte Lumbalsegment erreicht, oder bei welcher von kaudal her[2] der vierte oder dritte Kreuzwirbel überschritten wird, mit einer *Beeinträchtigung der Standsicherheit* zu rechnen, deren Grad (trippelndes Hin- und Hertreten, Überköten, Einknicken im Sprunggelenk, Niedergehen) von der Menge des benutzten Mittels bestimmt wird. Eine Sakralanästhesie, die so dosiert wurde, daß die Standfestigkeit des Tieres dabei erhalten bleibt, wird als *kleine* (hintere oder kaudale), eine zum Verlust des Stehvermögens führende dagegen als *große* (vordere oder kraniale) *sakrale Extraduralanästhesie* bezeichnet.

Die *Innervation der Hintergliedmaße* erfolgt bei den großen Wiederkäuern durch Brustlage verbrachten Patienten vorgenommen werden. Nach in Seitenlage erfolgter Einspritzung sind nämlich die Nervenstämme der untenliegenden Körperhälfte zwar meist gut, diejenigen der oben gelegenen Seite aber oft kaum oder gar nicht betäubt (Einfluß der Schwerkraft). Eine weitere Voraussetzung ist sauberes Arbeiten mit keimfreien Lösungen und Instrumenten, da es sonst zur Infektion des Wirbelkanals und damit zu bleibender Bewegungsstörung des Schwanzes und der Nachhand kommen kann. Außerdem sollte man Anästhetika in den auf Übersicht 2 (rechte Spalte) genannten höheren Konzentrationen wegen der Gefahr einer Nerven- oder Rückenmarksschädigung möglichst nur bei der kleinen (nicht aber bei der großen) Sakralanästhesie anwenden. Aus dem gleichen Grunde ist es ratsam, auf einen gefäßverengenden Sperrkörperzusatz (S. 35) zu verzichten. Um keinen Schock auszulösen, benutze man für die große sakrale Extraduralanästhesie nur körperwarme Lösungen; schließlich empfiehlt es sich, das Mittel dabei nicht sturzartig (→ Ansteigen des Liquordrucks), sondern allmählich zu injizieren.

Indikationen: Für Eingriffe im Bereich von Schwanz, After, Mastdarm, Damm, Scheide und Harnblase am *stehenden* Tier eignet sich die *kleine Sakralanästhesie.* Für Operationen an den Hintergliedmaßen, am Euter, an den männlichen Geschlechtsorganen (einschließlich des auf diese Weise vorzulagernden Penis[3]), für Fötotomien und für Laparotomien am *liegenden* Patienten ist dagegen eine *große Sakralanästhesie* erforderlich, die auch das Niederlegen des Tieres[4] bewirkt. Die *Lumbalanästhesie* wird gelegentlich zur Kastration von Bullen und für Eingriffe am Euter oder an den Hintergliedmaßen angewandt; im allgemeinen ist hierfür aber die Sakralanästhesie vorzuziehen. Gelegentlich läßt es sich allerdings nicht umgehen, den lumbalen Zugang zur extraduralen Anästhesie zu benutzen; das gilt insbesondere für geburtshilfliche Patienten, bei denen der Bereich des Schwanzansatzes infolge grober Quetschungen (nach Anwendung sogenannter ‚Geburtshelfer-Maschinen' durch Laien) so verschwollen ist, daß die lumbosakrale Einstichstelle nicht mehr ertastet werden kann. Die *Segmentalanästhesie* erzielt eine umschriebene halbgürtelförmige Betäubung der Bauchwand einer Körperseite für Laparotomien am stehenden Tier; sie stellt jedoch erhebliche Anforderungen an die Fertigkeiten sowie die Erfahrung des Operateurs und schließt das Risiko ein, daß der Patient infolge Fehlapplikation niederstürzt (subdurale oder subarachnoidale Injektion), oder daß überhaupt keine Anästhesie eintritt (extravertebraler Verbleib des Betäubungsmittels).

---

1 etwa bei überdosierter Segmentalanästhesie (S. 42).
2 zum Beispiel bei hoher Sakralanästhesie (S. 42).
3 Andere Möglichkeiten zur Vorlagerung und zur Schmerzausschaltung des Penis werden auf Seite 32, 342 und 344 geschildert.
4 Weitere Verfahren des medikamentösen Ablegens werden auf Seite 43 und 44 besprochen.

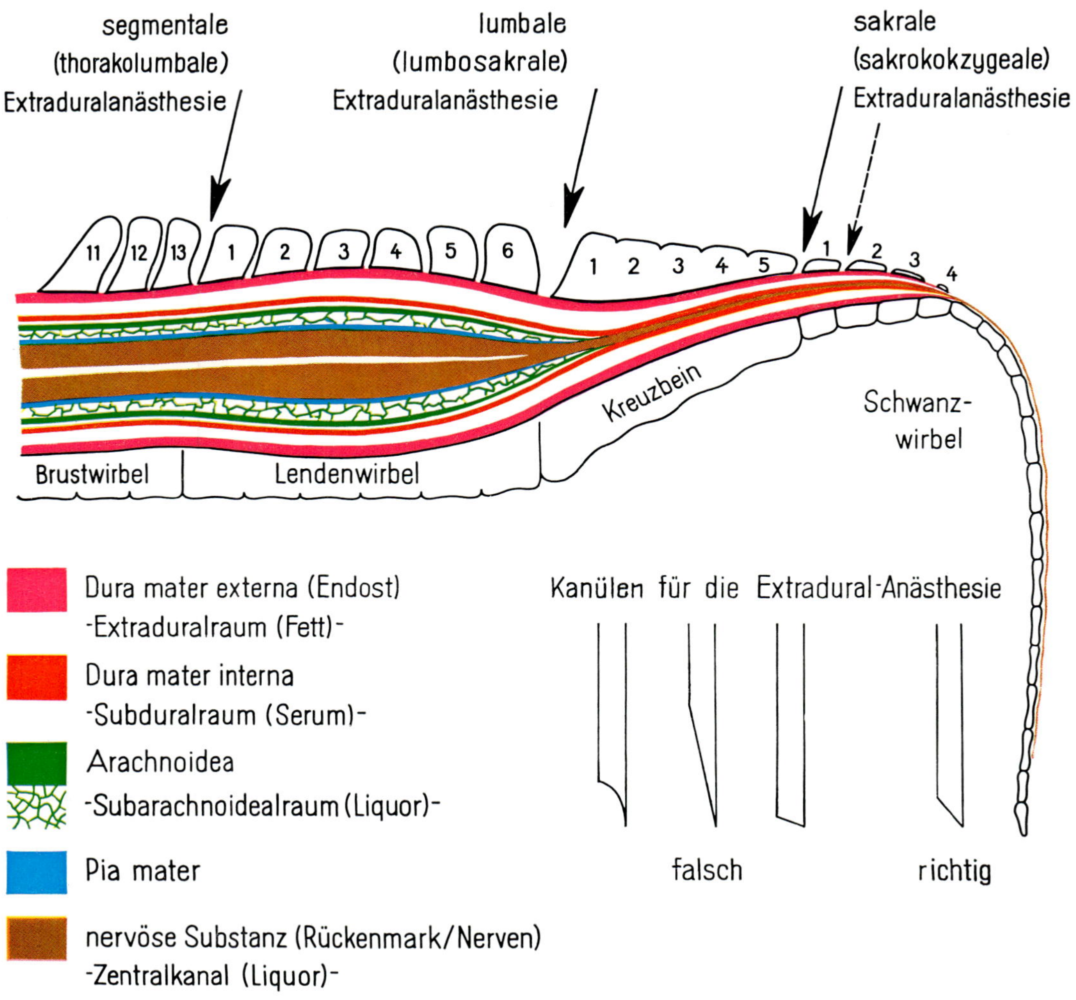

Übersicht über die Injektionsstellen für die extradurale Anästhesie beim Rind (schematisch)

Technik: Für die *Sakralanästhesie* wird mit dem tastenden Finger zunächst die Delle zwischen Kreuzbeinende und Dornfortsatz des ersten Schwanzwirbels, oder diejenige zwischen den Processi spinales der beiden ersten Schwanzwirbel aufgesucht, was durch gleichzeitiges pumpenschwengelartiges Auf- und Abwärtsbewegen des Schwanzes er-

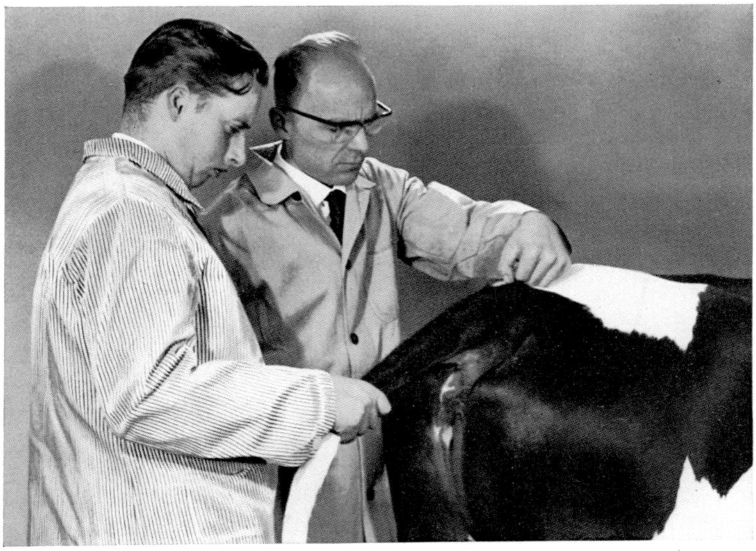

Abb. 57. Aufsuchen der Injektionsstelle für die sakrale Extraduralanästhesie

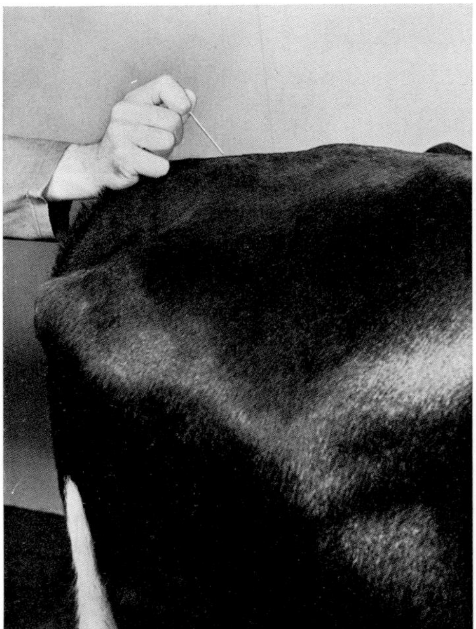

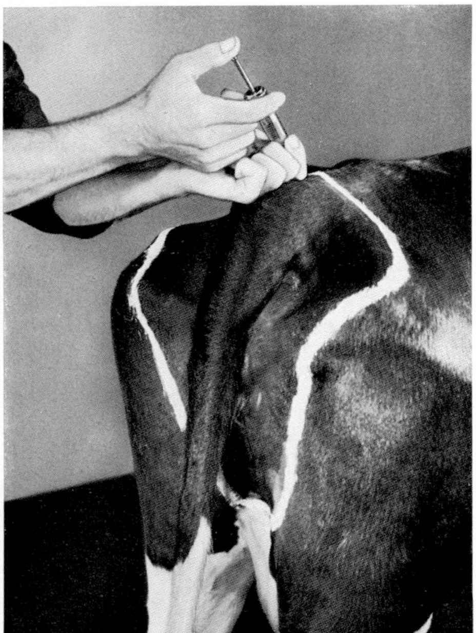

Abb. 58, 59. Links Einstechen der Kanüle für die sakrale Extraduralanästhesie; rechts Injektion des Lokalanästhetikums und Ausmaß des bei kleiner sakraler Extraduralanästhesie betäubt werdenden Bezirkes (weiß umrandet)

leichtert wird (Abb. 57). An dieser Stelle werden die Haare geschoren und die Haut gründlich gereinigt und desinfiziert. Dann wird in der Mittellinie eine mit Daumen und Zeigefinger kräftig am Konus zu erfassende sterile Kanüle (etwa 6 cm lang und 1,8 mm stark; Form der Spitze wie auf Tafel 1) in einer Neigung von ungefähr 45 Grad gegen die Wirbelsäule so nach vorn und unten eingestochen, daß sie das Lumen des Wirbelkanals erreicht. Der richtige Sitz der Hohlnadel ist häufig an dem leise zischenden Einströmen von Luft zu erkennen. Sollte die Kanülenspitze beim Einstechen versehentlich in eine Zwischenwirbelscheibe oder einen Wirbelkörper eingedrungen und deshalb nicht durchgängig sein (Injektionsspritze entleert sich auch bei starkem Druck nicht), so wird sie etwas zurückgezogen. Falls Blut mit der Spritze angesaugt werden kann oder spontan aus der Hohlnadel austritt, muß diese ebenfalls verlagert, besser aber herausgezogen und in wenig geänderter Richtung erneut eingestochen werden. Bei richtig sitzender Kanüle läuft das Anästhetikum leicht, fast spontan ab, ohne daß nennenswerter Druck auf den Spritzenstempel nötig ist (Abb. 59). Entsprechend der Größe des Tieres werden nun für eine *kleine Sakralanästhesie* bei Kühen 6 bis 10 ml Anästhetikum injiziert; bei Jungrindern genügen etwa 5 bis 6 ml, während bei großen Bullen unter Umständen bis zu 15 ml erforderlich sind. Für eine kürzere Betäubungsdauer wählt man die niedrigere, für längerdauernde Eingriffe dagegen die höhere der auf Übersicht 2 (rechte Spalte) genannten Konzentrationen. Für eine *große Sakralanästhesie* werden je nach der Körpermasse des Patienten und dem Zweck der Schmerzausschaltung 20 bis 100 ml Anästhetikum benötigt. Bei kleineren Tieren kann man zwar mit 20 ml auskommen; für Laparotomien im ventralen Bereich der Bauchwand am liegenden erwachsenen Rind (Ventrolateral-Kaiserschnitt) müssen jedoch 60 bis 80, gelegentlich sogar bis zu 100 ml injiziert werden. Wegen der bei diesen hohen Dosen gegebenen Gefahr einer Rückenmarksschädigung und zur Vermeidung allzulangen Liegenbleibens sollte man bei der großen Sakralanästhesie davon absehen, die auf Übersicht 2 (rechte Spalte) angegebenen starken Konzentrationen anzuwenden. Vor der extraduralen Injektion größerer Mengen eines Anästhetikums ist dafür zu sorgen, daß das Tier bei Eintritt der Betäubung auf ein geeignetes Lager niedergeschnürt werden kann (S. 20). Dabei ist sein Kopf möglichst etwas erhöht zu lagern, um zu verhindern, daß das Mittel die lebenswichtigen Rückenmarkszentren der Medulla oblongata erreicht. Zur Ausschaltung störender Unruhe (Aufstehversuche mit den Vorderbeinen) sollten die Gliedmaßen für die Dauer des Eingriffes gefesselt werden; der gleiche Zweck läßt sich auch durch die Prämedikation eines Neuroleptikums (S. 32) erreichen. Nach der Operation muß der Patient noch unter Beobachtung bleiben, bis er sein Stehvermögen wiedererlangt hat; er darf keinesfalls zu früh oder gewaltsam aufgetrieben werden (Verletzungsgefahr).

Zur *Lumbalanästhesie* wird die Haut an der weichen Stelle zwischen Dornfortsatz des letzten Lendenwirbels und Kreuzbein geschoren, gereinigt und desinfiziert; dann wird dort eine 6 bis 14 cm lange Kanüle (für jüngere beziehungsweise für erwachsene Rinder) von 1,8 mm Stärke mit eingeschliffenem Mandrin in der Medianen senkrecht nach unten eingestochen, bis ihre Spitze den hier ziemlich weitlumigen Extraduralspalt erreicht. Beim Entfernen des Mandrins ist meist das zischende Einströmen von Luft zu vernehmen. Nach negativem Aspirationsversuch (kein Austritt von Blut oder Liquor) werden 20—30 ml Anästhetikum mittlerer Konzentration (Übersicht 2, rechte Spalte) injiziert. Hierauf geht das *Stehvermögen* des Tieres in der Regel *verloren.* Alle weiteren Maßnahmen entsprechen den bei der großen Sakralanästhesie genannten. EIBL kastrierte Jungbullen mit Hilfe der Lumbalanästhesie schmerzlos im Stehen, wobei er nur 2 bis 5 ml einspritzte.

Die extradurale Injektion für die *Segmentalanästhesie* erfolgt am besten zwischen dem ersten und zweiten Lendenwirbel, und zwar ein bis zwei Zentimeter seitlich der Mittellinie (rechts derselben für die Betäubung der linken Flanke und umgekehrt) und ebensoweit hinter der Verbindungslinie durch den vorderen Rand der Querfortsätze des zweiten Lendenwirbels. Hier wird nach den üblichen Vorbereitungen zunächst mit einer kurzen Kanüle vorgestochen und in Richtung auf das dorsale Zwischenwirbelloch ein Depot von 5 bis 10 ml Anästhetikum gesetzt. Nun wird an der gleichen Stelle eine etwa 10 cm lange Kanüle mit eingeschliffenem Mandrin[1] in leichter Neigung nach vorn und zur Medianebene hin vorsichtig so weit vorgeschoben, bis das Lig. interarcuale (Widerstand) durchgestoßen ist. Das Erreichen der Dura mater interna ist dann an der plötzlichen Abwehrreaktion des Tieres erkennbar. Jetzt wird der Mandrin entfernt und der extradurale Sitz der Kanülenspitze anhand der bekannten Kriterien geprüft: schwach zischendes Einströmen von Luft; Blut oder Liquor nicht aspirierbar; widerstandsloser Abfluß des Anästhetikums. Zur Betäubung der Flanke sind dann 10 bis 12 ml einer Lösung mittlerer Konzentration (Übersicht 2, rechte Spalte) einzuspritzen. Jede höhere Dosierung oder Nachinjektion birgt die Gefahr einer Beeinflussung der Nervenversorgung der Hintergliedmaßen (Verlust des Stehvermögens) in sich. Der Eintritt der Anästhesie kann durch leichte Nadelstiche in der betreffenden Flanke überprüft werden; häufig gibt er sich auch durch eine mäßige Krümmung der Wirbelsäule zur betäubten Seite hin zu erkennen.

Medikamentöses Niederlegen und allgemeine Betäubung

In besonderen Situationen, etwa zur Behandlung außergewöhnlich widersetzlicher und leicht erregbarer Patienten (entlaufene ‚verwilderte' Färsen, gefährliche Bullen, Zoo- und Wildwiederkäuer) ist es mitunter trotz vorheriger Gabe eines Neuroleptikums nicht möglich, eine sachgemäße Lokalanästhesie vorzunehmen; in anderen Fällen (größere, langdauernde Eingriffe) reicht der damit zu erzielende Effekt nicht aus, um brauchbare Operationsbedingungen sicherzustellen. Dann werden weitere ‚chemische Zwangsmittel' erforderlich, welche je nach den Begleitumständen nur die Muskelkräfte des Tieres lähmen *(Myorelaxation)*, sein Schmerzempfindungsvermögen verringern *(Analgesie)*, oder zudem auch sein Bewußtsein mehr oder weniger weitgehend ausschalten *(Narkose)*. Aus naheliegenden Gründen bevorzugt der Praktiker hierfür intramuskulär zu verabreichende Medikamente mit vielseitigem Wirkungsspektrum und guter Verträglichkeit; sie sollten die Genußfähigkeit des Fleisches derart behandelter Tiere möglichst nicht einschränken. In den letzten Jahren sind eine Reihe von Mitteln, einzeln oder kombiniert, darauf geprüft worden, ob sie sich für den genannten Zweck beim Rind eignen. Im folgenden sollen die wichtigsten von ihnen sowie die überkommenen Narkoseverfahren einschließlich ihrer Vor- und Nachteile besprochen werden.

Myorelaxation

Die mit Hilfe der Muskelrelaxantien bewirkte vorübergehende *Erschlaffung der Skelettmuskulatur* führt zum Niedergehen des Tieres[2] und unterbindet seine Flucht- und Abwehrbewegungen. Bewußtsein und Schmerzempfindung werden dabei aber nicht nennenswert beeinflußt. Da der Verlust des Geh- und Stehvermögens vom Patienten, je nach Temperament, als ungewohnter Zwang empfunden wird, sollten Relaxantien erst nach vorheriger Beruhigung durch Neuroleptika (S. 32) verabreicht werden; sonst kann es, vor allem bei Wild- und Zoorindern, infolge heftiger, äußerlich nicht erkennbarer

[1] Hauptner/Solingen Nr. 629 a.

[2] Andere Möglichkeiten des medikamentösen Niederlegens bestehen in der großen sakralen Extraduralanästhesie (S. 42), in der Anwendung bestimmter Psychopharmaka (S. 44) und in der Narkose S. 47).

Erregung zum Kreislaufkollaps oder Herzversagen kommen. Für schmerzhafte Eingriffe ist zudem eine örtliche oder allgemeine Betäubung erforderlich (S. 35, 47). Von den verschiedenen Myorelaxantien eignet sich für das Rind praktisch nur *Guajakolglyzerinäther*[1]; er hemmt die Reizübertragung an den Zwischenneuronen im Hirnstamm und Rückenmark[2]. Zur Vermeidung einer Hämolyse darf dieses Mittel höchstens in 5%iger Konzentration (vorzugsweise in 5%iger Traubenzuckerlösung) verwendet werden. Die sich hieraus bei einer Dosierung von 3 bis 5 g auf 50 kg Körpergewicht ergebende große Flüssigkeitsmenge (1 Liter für 500 kg) zwingt zur intravenösen Verabreichung. Die Lösung kann auch langsam ‚nach Wirkung', das heißt bis zum Niedergehen des Tieres infundiert werden. Das Niederlegen erfolgt ziemlich abrupt; deshalb sollte ein geeignetes Lager (S. 20, 48) vorbereitet sein und der Patient am Kopf gehalten werden, um Verletzungen (Kiefer, Zähne, Zunge) durch hartes Aufschlagen zu verhüten. Das liegende Tier ist dann aus Gründen der Sicherheit bis zum Abschluß der Behandlung zu fesseln (S. 21). Die Muskelerschlaffung hält 5 bis 15 Minuten lang an, wenn sie nicht durch kontrollierte Dauertropfinfusion noch einige Zeit verlängert wird. Sie eignet sich zur Überleitung in Chloralhydrat- oder Thiobarbiturat-Narkose (S. 51, 52). Nach dem Abklingen der Wirkung sollte der Patient nicht zu früh aufgetrieben werden, da er zunächst noch unsicher steht. Ein Nachteil der durch Guajakolglyzerinäther beim Rind bewirkten Muskelrelaxation ist die dabei auftretende starke Salivation; sie erfordert eine entsprechende Lagerung und Überwachung (S. 48). Unverträglichkeitserscheinungen (Streckkrämpfe und Atemstillstand) treten erst bei dreifacher Überdosierung auf. Geruch und Geschmack des Fleisches derart behandelter Tiere sollen unbeeinträchtigt sein.

Neuroleptanalgesie

Morphinderivate: Der bei kombinierter Verabreichung eines *Neuroleptikums* und eines starkwirkenden *Analgetikums* zu erzielende Zustand der Neuroleptanalgesie ist durch *Immobilisation* (Stehenbleiben, Ataxie, oft auch Niedergehen in Brust- oder Seitenlage) und weitgehende *allgemeine Schmerzausschaltung* (wie in leichter Narkose) gekennzeichnet. Beim Hausrind hat diese Form der Ruhigstellung und Betäubung keine Verbreitung gefunden. Die bislang geprüften Morphinabkömmlinge haben bei ihm nämlich Nebenwirkungen, die sehr störend sein können (kataleptische Muskelstarre, Exzitation, Tachykardie, Atemdepression, Brüllen, Speicheln, gelegentlich auch Auswürgen von Panseninhalt); außerdem unterliegen sie dem Betäubungsmittelgesetz. Daher wird die Neuroleptanalgesie vor allem zum Einfangen von Wildwiederkäuern angewandt, die das Medikamentgemisch hierzu meist aus einiger Entfernung mittels ‚fliegender Spritze' (S. 510) intramuskulär appliziert bekommen; ein Hetzen der Tiere ist dabei möglichst zu vermeiden. Zu diesem Zweck werden folgende Kombinationen empfohlen: Azaperon[3] (~ 1 mg/kg KGW) mit Phentanyl[4] (~ 0,1 mg/kg KGW), später als Gegenmittel Nalorphin[5] (0,05 bis 0,1 mg/kg KGW intramuskulär oder intravenös); — oder: Azepromazin[6] (7 bis 10 mg/100 kg KGW) mit Ethorphin[7] (1 bis 2,5 mg/100 kg

[1] My 301 forte — Brunnengräber/Lübeck, GGG — Chemische Fabrik/Berlin-Grünau, Myocain — Holzinger/Wien.
[2] Das durch Depolarisation der motorischen Endplatten muskellähmende *Sukzinylcholinchlorid* kann beim Rind wegen der Gefahr einer Atemlähmung nur angewandt werden, wenn die Möglichkeit zur künstlichen Beatmung des Patienten (S. 47) gegeben ist.
[3] Stresnil — Janssen/Düsseldorf.
[4] Fentanyl — Janssen/Düsseldorf.
[5] Lethidrone — Burroughs & Wellcome/Berkhamsted (England).
[6] Azepromazin — Albrecht/Aulendorf, Plegicil — Pharmacia, Acetylpromazine — Boots, Atravet — Ayerst.
[7] Immobilon — Reckitt & Colman/Hull (England).

KGW), später als Antidot Diprenorphin[1] (2,5 bis 3,0 mg/100 kg KGW). Der Vorteil dieser Methode liegt darin, daß sich das innerhalb von 5 bis 15 Minuten immobilisierte Tier schon 2 bis 5 Minuten nach Gabe des *Morphinantagonisten* wieder normal bewegen kann. Es besteht jedoch Unklarheit über die Genußtauglichkeit des Fleisches nach dieser Behandlung. Durch Infusion von Chloralhydrat oder Barbituraten kann die Neuroleptanalgesie als Narkose weitergeführt werden.

Phenzyklidin[2]: Dieses Psychopharmakon ist ebenfalls vorwiegend bei Wild- und Zoowiederkäuern eingesetzt worden. Es bewirkt nach intramuskulärer Verabreichung von 0,5 bis 1,0 mg/kg KGW innerhalb von 5 bis 10 Minuten eine meist zum Niedergehen führende *kataleptische Immobilisation* und *leichte Analgesie;* der einige Stunden anhaltende Zustand wird allerdings von starkem Speicheln begleitet und kann beim Abklingen des Effekts in heftige Erregung übergehen. Daher wird geraten, das Mittel zusammen mit Atropin und einem Neuroleptikum (Azepromazin, Propionylpromazin) zu geben; die letztgenannte Kombination bedingt jedoch einen ziemlich langen Nachschlaf, der in freier Wildbahn nachteilig ist. Über den Verbleib von Phenzyklidin im Fleisch derart behandelter Tiere liegen noch keine Untersuchungen vor.

Übersicht 3. Dosierung, Wirkungen und Anwendungsbereiche von Xylazin[1] beim Rind[2]

Dosierung[3]		Wirkungsgrad (und -dauer)[4]			Indikationen
mg/kg KGW	ml (2 %ig)/ 100 kg KGW	Sedation	Relaxation	Analgesie	
i. v.: 0,02 *i. m.:* 0,05	0,1 0,25	+/++ (~ 1 Std.)	—/+ (~ 30 Min.)	—/+ (15—20 Min.)	*Ruhigstellung* zum Einfangen, Festhalten, Transport sowie zur Untersuchung und Behandlung *am stehenden Tier;* schmerzhafte Eingriffe erfordern eine zusätzliche örtliche Betäubung.
i. v.: 0,04 *i. m.:* 0,1	0,2 0,5	++ (3—4 Std.)	++ (45—60 Min.)	++ (20—30 Min.)	*Niederschnüren und kleinere chirurgische Eingriffe;* Tier geht in der Hälfte der Fälle von selbst nieder, läßt sich aber meist mit dem elektrischen Treibstab oder ähnlichem wieder auftreiben.
i. v.: 0,06—0,1 *i. m.:* 0,2—0,3	0,3—0,5 1,0—1,5	+++ (4—6 Std.)	+++ (60—90 Min.)	++/+++ (30—45 Min.)	*Niederlegen und größere chirurgische Eingriffe,* letztere erforderlichenfalls unter zusätzlicher Lokalanästhesie; Tier geht stets nieder und läßt sich vor Abklingen der Wirkung nur schwer oder gar nicht auftreiben.

[1] Rompun — Bayer/Leverkusen.
[2] Näheres über den Einsatz von Xylazin bei Zoo- und Wildtieren ist dem einschlägigen Schrifttum (S. 55 f.) und den Mitteilungen des Herstellers zu entnehmen.
[3] Nachdosierung: Bei zu niedrig gewählter Ausgangsdosis kann Xylazin schon 10 Minuten danach —, bei trotz richtiger Ausgangsdosierung unzureichend bleibender Wirkung erst 20 Minuten später — und zur Verlängerung eines befriedigenden Effekts etwa nach Ablauf von 30 Minuten in halber bis gleicher Menge nachdosiert werden.
[4] Nach intravenöser Verabreichung tritt der Effekt rascher ein und klingt auch eher wieder ab als nach intramuskulärer Gabe einer laut obiger Übersicht äquivalenten Dosis.

[1] Revivon — Reckitt & Colman/Hull (England).
[2] Sernylan — Parke Davis/München.

Xylazin[1], ein Thiazinderivat, wirkt je nach Dosierung mehr oder weniger stark *sedierend, muskelrelaxierend* und *analgesierend* (Übersicht 3). Da es außerdem gut verträglich ist, hat sich dieses Mittel in der buiatrischen Klinik und Praxis einen Anwendungsbereich erschlossen, der von der einfachen Ruhigstellung über das medikamentöse Niederlegen bis zur Schmerzausschaltung für chirurgische Eingriffe reicht. In Verbindung mit der Lokalanästhesie (S. 35) kann das zentral angreifende Xylazin beim Rind sogar die Narkose (S. 47) weitgehend ersetzen. Ein weiterer Vorteil des Präparates besteht darin, das bei rektaler Untersuchung oder nach Schwergeburten einsetzende Drängen und Pressen auszuschalten. 24 Stunden nach der Anwendung sind in Fleisch und Milch behandelter Tiere keine Rückstände mehr nachweisbar. Xylazin wird intramuskulär (bei Zoo- und Wildtieren nötigenfalls mit der Projektilspritze, S. 510) oder intravenös (langsam injizieren) verabreicht; die Dosierung dieses Mittels geht aus Übersicht 3 hervor. Jede vor oder kurz nach seiner Applikation auftretende Erregung kann den Effekt verzögern und vermindern; deshalb sind Beunruhigungen (lautes Anrufen, Treiben, Einfangen, Anwendung von Zwangsmitteln) solange zu vermeiden, bis sich der Wirkungseintritt abzeichnet (Abb. 60). Er gibt sich meist innerhalb von 10 Minuten an der gesenkten Haltung des mitunter auch aufgestützten Kopfes, dem Herabsinken von Oberlid und Unterlippe, dem mit Speichelfluß[2] verbundenen Vortreten der Zungenspitze sowie (je nach Dosis) am Anlehnungsbedürfnis, am schleppend-unsicheren Gang oder am Niederlegen des Tieres zu erkennen. Bei üblicher Dosierung sind als vorübergehende Nebenerscheinungen außerdem zu beobachten: Schnarchen, ‚unmotiviertes' Stöhnen, Brummen oder Brüllen, Verminderung der Atem- und Herzfrequenz, Rückgang der Pansenmotorik, Ansteigen der Körpertemperatur und des Blutzuckerspiegels sowie Zunahme der Harnausscheidung; der Kot zeigt in den folgenden 12 Stunden oft dünnbreiige oder wäßrige Konsistenz. Die Maximaldosis (0,3 mg pro kg KGW) bedingt einen narkoseähnlichen Tiefschlaf in kalbefieberähnlicher Haltung; dabei kann auch der Schluckreflex und der Ruktus ausfallen (besonders starkes Speicheln, Auswürgen von Vormageninhalt, Aufblähen des Pansens). Es empfiehlt sich daher, solche Tiere in Brustlage zu halten, oder ihren Kopf ähnlich wie bei der Narkose (S. 47) zu lagern, wenn die Operation das Verbringen in Seiten- oder Rückenlage erfordert. Ihres gestörten Wärmehaushaltes wegen müssen unter Xylazinwirkung stehende Rinder vor stärke-

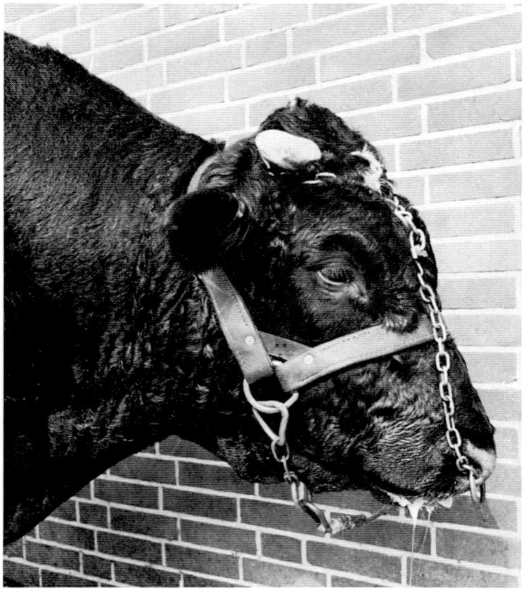

Abb. 60. Unter Xylazin-Wirkung stehender bösartiger Altbulle: Ohren, oberes Augenlid und Unterlippe herabgesunken, Speichelfluß, gesenkte Kopfhaltung, verminderte Anteilnahme an der Umgebung

[1] Rompun — Bayer/Leverkusen.
[2] Diese Salivation kann die Untersuchung von Maul- und Rachenhöhle (S. 218) oder Kehlkopf (S. 191) erheblich erschweren; für solche Indikationen sind deshalb die Neuroleptika (S. 32) vorzuziehen.

rer Sonnenbestrahlung geschützt werden (schattige Umgebung). Bei hochtragenden Färsen und Kühen kann das Mittel zur Frühgeburt oder Nachgeburtsverhaltung führen, weshalb es im letzten Monat der Gravidität nicht angewandt werden sollte. Ähnliches gilt mit Rücksicht auf die Funktionen von Kreislauf und Atmung für anämische Patienten und solche, die an einer Erkrankung der Respirationsorgane leiden.

Narkose

Beim Rind ist eine echte Narkose, nämlich die *vorübergehende Ausschaltung von Bewußtsein, Schmerzempfindung und Motorik,* heute nur noch ausnahmsweise erforderlich (größere Eingriffe, experimentelle Chirurgie), da sich die meisten in der Praxis anfallenden Operationen unter Lokalanästhesie, nötigenfalls nach vorheriger Gabe eines Neuroleptikums (S. 32) oder — besser — von Xylazin (S. 46) durchführen lassen. Außerdem können bei großen Wiederkäuern in tiefer allgemeiner Betäubung (reflexlose Narkose) *Schwierigkeiten* eintreten, die auf den anatomischen und physiologischen Besonderheiten ihrer Verdauungsorgane beruhen:

Am gefährlichsten ist das *Ausfließen und Auswürgen von Vormageninhalt,* da er bei fehlendem Schluckreflex leicht in die Luftröhre gelangt. Diesem fast stets tödlich endenden Vorkommnis (→ plötzliches Ersticken oder schwere Aspirationspneumonie) ist nur durch das Einführen einer elastischen Trachealsonde mit aufblasbarer, abdichtender Manschette[1] (Abb. 61, 63) sicher vorzubeugen. Sie wird entweder schon nach der präoperativen Sedierung oder erst unmittelbar nach dem Narkosebeginn über Maul, Rachen und Kehlkopf eingeschoben (S. 49); Sitz und Durchgängigkeit des Katheters müssen während des Eingriffes und danach, bis zur Wiederkehr des Schluckreflexes, unter Kontrolle bleiben. Hierfür ist geschulte Assistenz erforderlich, die zwar bei Bedarf auch die Zuführung von Inhalationsnarkotika oder die künstliche Beatmung des Patienten übernehmen kann, in der Praxis aber oft nicht verfügbar ist. Narkotisierte Rinder zeigen zudem stets starke *Salivation,* die durch vorherige subkutane Gabe von 0,05 bis 0,1 mg Atropinsulfat pro kg Körpergewicht nur unzureichend gehemmt wird. Wenn für unbehinderten Abfluß des Speichels gesorgt wird (Brustlagerung des Tieres und/oder Vorziehen der Zunge), scheint die Gefahr, daß er aspiriert wird, allerdings gering zu sein. Schließlich können *Umfang und Gewicht der Vormägen* bei vollgefressenen großrahmigen Rindern und abschüssiger Lagerung des Rumpfes die Zwerchfellatmung behindern und damit auch den Kreislauf belasten. Ernsthafte Narkosezwischenfälle erwachsen hieraus aber in der Regel nur dann, wenn sich infolge Ausfalles des Ruktus eine ausgeprägte *Tympanie* einstellt.

Um die genannten Komplikationen zu verhüten, sollte man die Narkose beim Rind stets *möglichst kurz und nicht allzu tief* (also keineswegs völlig reflexlos) gestalten, das Tier in geeigneter Weise *lagern* und es sowohl während des Eingriffes als auch während des postoperativen Nachschlafs *ständig unter Beobachtung halten:*

Zunächst wird der Patient auf etwa vorliegende Erkrankungen der Kreislauforgane, des Atmungsapparates und der Leber *untersucht* (S. 114, 182, 278). Gegebenenfalls ist von einer allgemeinen Betäubung abzusehen oder niedriger zu dosieren; Gleiches gilt für hochtragende und in der *Geburt* befindliche Tiere (Gefahr für das Kalb). Der Nutzen eines 12stündigen *Fastens* vor der Narkose wird unterschiedlich beurteilt; man sollte jedoch bestrebt sein, eine übermäßige Füllung des Pansens zu vermeiden. Zur Erleichterung der Vorbereitungen, zur Verminderung der pränarkotischen Exzitation und zur Verbesserung (Potenzierung) des Betäubungseffektes ist die vorherige Verabreichung

[1] Rüsch/Waiblingen Nr. 381 600, 381 800.

(Prämedikation) eines Neuroleptikums oft angezeigt. Hierdurch bleibt das Tier auch noch nach dem Abklingen der Narkose ruhiggestellt.

Alle *Operationsvorbereitungen* sind schon vor Einleitung der Narkose zu treffen, so daß dann sofort mit dem Eingriff begonnen werden kann. Es empfiehlt sich, das Tier unter dem Einfluß von Neuroleptika (S. 32), Muskelrelaxantien (S. 43) oder Xylazin (S. 46) niederzuschnüren (S. 20). Insbesondere bei der Injektionsnarkose kann der Patient aber auch erst durch das Narkotikum selbst zum Abliegen veranlaßt werden; hierzu genügt dann meist ein Helfer, welcher den Kopf des Tieres auf die später oben zu liegen kommende Seite zieht und mit seinem Körper gleichzeitig kräftig gegen Schulter und Brust des Patienten drückt (Abb. 36, 38). Zur Vermeidung von Zwischenfällen ist es am günstigsten, das Tier in *Brustlage* (mit untergeschlagenen Beinen) zu halten. Wenn diese Lagerung den Zugang zum Operationsfeld behindert, ist für narkotisierte Rinder — im Gegensatz zur sonstigen Gepflogenheit (S. 20) — die *rechte Seitenlage* vorzuziehen: So sind die Vormägen nicht dem Druck der übrigen Eingeweide ausgesetzt, was die Gefahr des Ausfließens von Mageninhalt mindert; außerdem ist eine etwaige Tympanie dann eher zu erkennen. Um störende Abwehrbewegungen gegen Ende der Narkose auszuschalten, sollte der Patient *gefesselt* (S. 21) und während des Eingriffes von je einem an Kopf und Becken befindlichen Helfer unter Kontrolle gehalten werden. Die Unterlage muß so beschaffen sein, daß *Vorderkörper und Hals des Tieres erhöht —, der Kopf aber zum Flotzmaul hin abfallend gelagert* werden kann (Unterschieben von festen Strohbündeln unter Schulter und Hals, oder Benutzung eines schlauchbootartigen pneumatischen Kissens; Abb. 62, 63). Damit wird angestrebt, daß sich die Kardia möglichst oberhalb des Panseninhaltes befindet und daß der Speichel aus dem Maul abfließen kann; um letzteres zu gewährleisten, wird die *Zunge* des betäubten Tieres hervorgezogen und bis zur Wiederkehr der Reflexe im obenliegenden Maulwinkel belassen. (Die Aspiration etwa austretender Futtermassen läßt sich mit dieser Maßnahme allein aber nicht sicher verhüten.) Die Tiefe der Narkose ist durch wiederholtes Prüfen des Lidreflexes (S. 480) zu überwachen; er sollte möglichst erhalten bleiben.

Zur Behebung einer etwaigen, bedrohlich werdenden Tympanie bringt man das Tier am besten vorübergehend in Brustlage; wenn das Gas auch dann nicht eruktiert wird, ist es mit einer zu diesem Zweck bereitgehaltenen Nasenschlundsonde abzulassen. Vom Trokarieren des aufgeblähten Pansens sollte nur im äußersten Notfall Gebrauch gemacht werden. Ergießt sich bei einem ohne Trachealsonde narkotisierten Rind Vormageninhalt aus Nase oder Maul, so ist ebenfalls zu versuchen, den Patienten sofort auf die Brust zu rollen; oft ist dann aber bereits ein Teil der regurgitierten Massen in die Luftröhre gelangt. Lassen das Schwinden des Lidreflexes oder flache, aussetzende Atmung sowie hochfrequente, unregelmäßig und schwächer werdende Herztätigkeit darauf schließen, daß das Narkotikum zu hoch dosiert oder schlecht vertragen wurde, so sind umgehend zentral angreifende *Analeptika*[1] und — zur Beseitigung des Gefäßkollapses — peripher wirkende *Kreislaufmittel*[2] (oder Kombinationspräparate[3]) in einer Dosis von 5 bis 10 ml intravenös zu verabreichen. Außerdem ist für *künstliche Beatmung* durch 15- bis 20mal pro Minute erfolgendes kräftiges Anheben und Niederdrükken der oben liegenden Vordergliedmaße oder mittels Beatmungsgerätes zu sorgen. Eine

---

[1] Zum Beispiel: Cardiovet — Hydrochemie/München, Theracarden — Therapogen/München, Kardiazol — Knoll/Ludwigshafen, Corsedrol — Rentschler/Laupheim, Deumacard — Fahrburg-List/Magdeburg.

[2] Zum Beispiel: Pregazol — Hoechst/Frankfurt, Veritol — Knoll/Ludwigshafen, Effortil — Cela/Ingelheim.

[3] Zum Beispiel: Analeptol — Friesoythe/Großburgwedel, Cardiaphren — Alvetra/Neumünster, Cardiovet neu — Hydrochemie/München, Corsedrin — Rentschler/Laupheim, Inocor — W. d. T./Hannover, Pentavor — Chassot/Bern (Schweiz), Ursocard — Serumwerk/Bernburg

Auffüllung des Kreislaufes ist nur nach stärkerem Blutverlust nötig. Als *Weckmittel* bei Schlafmittelnarkosen eignet sich Bemegrid[1] (2,5 bis 5,0 g in 10 %iger Lösung intravenös).

Gegen Ende der allgemeinen Betäubung zieht das Tier die vorgelagerte Zunge ein und bewegt den Schwanz wieder. Nötigenfalls muß die Narkose dann durch vorsichtiges Nachdosieren verlängert, oder zur Lokalanästhesie übergegangen werden. Bei Prämedikation von Neuroleptika ist aber selbst nach Wiederkehr der Motorik noch eine deutliche Analgesie vorhanden, die eine ungestörte Wundversorgung (Naht, Verband) gestattet. Nach Beendigung des Eingriffes wird der Patient von den Fesseln befreit und in Brustlage gebracht. Er darf erst nach dem Verstreichen der *Nachschlafperiode* zum Aufstehen angetrieben werden. Weibliche Rinder unternehmen nach der Narkose meist keine gefährlichen *Aufstehversuche;* bei Bullen ist in dieser Beziehung Vorsicht geboten, doch verhalten sie sich unter Neuroleptika-Wirkung oft ebenfalls ruhig. Sobald das Tier sein Steh- und Gehvermögen erlangt hat, kann es auch, ohne Gefahr sich zu verschlucken, gefüttert und getränkt werden. Wegen der Nachwirkungen der Narkotika sollte es aber noch 1 bis 2 Tage für sich aufgestallt bleiben (Laufboxe), um nicht den Belästigungen der übrigen Herde ausgesetzt zu sein. Die an den ersten 5 Tagen nach der Narkose ermolkene Milch darf nach dem Milchgesetz nicht in den Verkehr gebracht werden.

Je nach den anzuwendenden Mitteln und ihrer Verabreichungsweise sind auch beim Rind verschiedene Verfahren der allgemeinen Betäubung möglich, nämlich *Inhalations-*, *Injektions-*, *orale* und *rektale Narkose*, die im folgenden kurz geschildert werden.

Inhalationsnarkose

Zur Vermeidung der einleitend genannten Gefahren sollten *gas- und dampfförmige Narkotika* beim Rind möglichst nicht durch eine Maul und Nase überziehende Maske, sondern durch einen geeigneten Trachealkatheter von 20 bis 35 mm äußerem (und 16 bis 30 mm innerem Durchmesser[2] (Abb. 61) zugeführt werden. Die Intubation erfolgt am

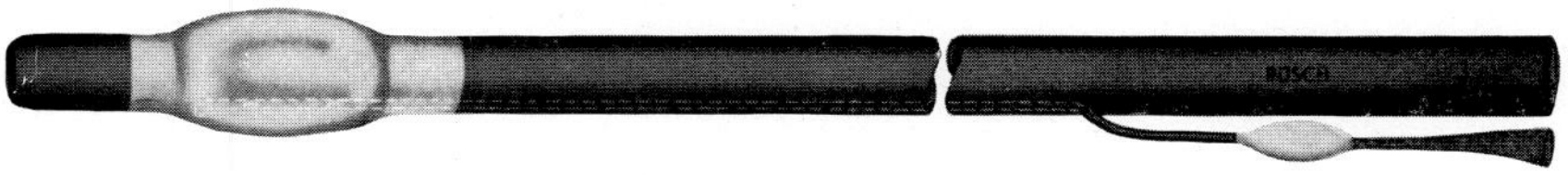

Abb. 61. Endotrachealkatheter mit aufblasbarer Manschette nach SCHEBITZ für die Intubation der Luftröhre

sedierten und niedergeschnürten Tier unter digitaler Leitung des hierzu vorteilhafterweise im Winkel von 45° angeschrägten Sondenendes. Die an ihm befindliche Manschette wird dann unter mäßigem Druck so aufgeblasen, daß sie sich der Luftröhrenschleimhaut etwa ein bis zwei Handbreiten kaudal des Kehlkopfes eng anlegt (cave Drucknekrosen!). Das orale Ende des Katheters sollte ein bis zwei Handbreiten weit aus der Maulspalte vorstehen; es wird am Maulgatter oder Maulkeil (S. 219) befestigt, der zugleich das Zerbeißen der Sonde verhindert. Gegenüber anderen Verfahren besitzt die pulmonale Narkose (Abb. 62, 63) zwar den Vorteil der ‚Steuerbarkeit'; sie erfordert aber die Assistenz eines Anästhesisten. Für die Verdampfung der Inhalationsnarkotika,

[1] Eukraton — Nordmark/Hamburg, Ahypnon — Arzneimittelwerk/Dresden-Radebeul, Megimide — Nicholas/Sulzbach
[2] Rüsch/Waiblingen Nr. 381 600, 381 800

ihre Mischung mit Luft oder Sauerstoff und die Absorption des ausgeatmeten Kohlendioxyds sind verschiedene Geräte entwickelt worden, die sich auch zur Anwendung beim Rind eignen[1].

Die *Äther-Narkose* erfordert eine solche Apparatur zur Aufrechterhaltung der nötigen Dampfkonzentration. Für praktische Zwecke ist sie wegen der Explosionsgefahr und des dem Fleisch derart betäubter Tiere noch 3 bis 4 Tage lang anhaftenden Geruches und Geschmackes wenig geeignet, da es bei etwaiger Notschlachtung für menschlichen Genuß untauglich ist. Nach anfänglicher Exzitation, die sich bei Einleitung der Narkose mit Chloralhydrat oder Thiobarbituraten vermeiden läßt, ergibt die Ätherbeatmung aber eine brauchbare allgemeine Betäubung; dabei werden für ein erwachsenes Rind pro Stunde etwa 700 g Äther verbraucht. Der Nachschlaf dauert ein- bis anderthalbmal so lange wie die Narkose selbst, nach Prämedikation noch länger.

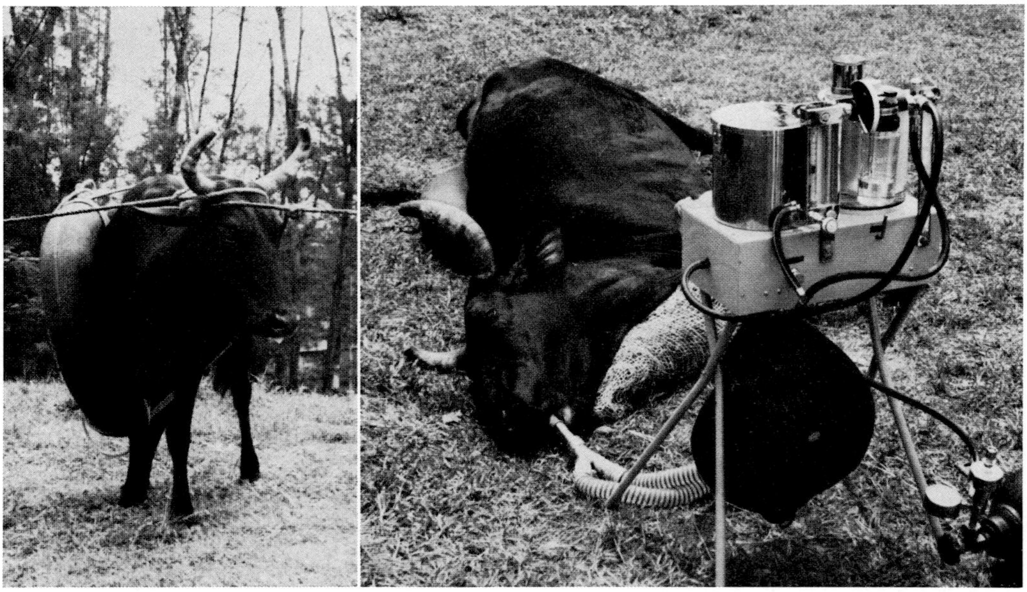

Abb. 62, 63. Links eine zum Niederschnüren auf ein pneumatisches Kissen (aufgeblasenes Schlauchboot) vorbereitete Kuh; rechts die gleiche, in Intubationsnarkose befindliche sachgemäß gelagerte Kuh, deren Hals zusätzlich mit Stroh unterlegt worden ist (nach Soma, 1971)

Chloroform kann zwar zur Not aus einer primitiven Maske (Sack oder durchlöcherter Eimer mit Schwamm oder Gazeeinlage) eingeatmet werden (cave Salivation und Regurgitation!); aus Gründen der Sicherheit ist die Intubation aber vorzuziehen. Zur Induktion sind 30 bis 50 ml, zur Weiterführung der Narkose dann wiederholt Gaben von jeweils 10 bis 30 ml Chloroform erforderlich. Die während der Einleitung auftretende störende Erregung läßt sich durch vorherige intravenöse Injektion von 0,5 g Thiopental pro 50 kg Körpergewicht umgehen. Im geschlossenen System kann die Chloroformnarkose über längere Zeit hinweg aufrechterhalten werden. Bei Maskenbeatmung empfiehlt es sich, die allgemeine Betäubung auf 20 Minuten zu begrenzen;

[1] Narkoseapparat für Großtiere — Dräger/Lübeck; Kreislaufnarkosegerät für Großtiere — Chiron/Tuttlingen; Narkoseapparat für Großtiere nach Fisher und Jennings (1957) — Glasgow

die Tiere erholen sich dann wenige Minuten nach dem Absetzen des Chloroforms. Die Genußtauglichkeit des Fleisches chloroformierter Rinder wird unterschiedlich beurteilt.

Bromchlortrifluoräthan[1] ist ein gutes Inhalationsnarkotikum für das Rind. Es macht allerdings die Beatmung mittels eines Narkosegerätes erforderlich und findet seines Preises wegen nur im geschlossenen System, vielfach erst nach Einleitung der Narkose mit Thiopental (oder Chloralhydrat) Anwendung. Sonst werden für ein 500 kg schweres Rind zur exzitationsfreien Induktion etwa 30 ml und danach zur Aufrechterhaltung der allgemeinen Betäubung pro Stunde ungefähr 35 ml des Mittels benötigt. Die Steuerbarkeit der reinen Bromchlortrifluoräthan-Narkose ist jedoch besser als nach Vorgabe des Barbiturates. Außerdem können sich die Tiere im erstgenannten Falle schon 5 bis 10 Minuten nach dem Absetzen der Beatmung wieder in Brustlage halten und 20 bis 30 Minuten danach aufstehen, während der Nachschlaf bei mit Thiopental eingeleiteter Bromchlortrifluoräthanbetäubung 60 bis 90 Minuten dauert.

Injektionsnarkose

Die *Schlafmittelnarkotika* werden intravenös, und zwar meist in die Drosselvene verabreicht (S. 511 f.); Injektionen in die Eutervene sollten nur am bereits liegend fixierten Tier vorgenommen werden. In jedem Falle ist auf richtigen intravenösen Sitz der Kanüle zu achten, weil die gewünschte Betäubung nach paravenöser Applikation ausbleibt und manche Mittel (insbesondere Chloralhydrat) dann schwerwiegende entzündliche Reaktionen (Peri- und Thrombophlebitis) verursachen können. Da die Injektionsnarkose nicht steuerbar ist, sollte die Dosierung bis zur Erlangung eigener Erfahrung vorsichtig gehandhabt werden. Für die Barbiturate ist auch die Einhaltung einer bestimmten Injektionszeit ratsam. Bei Benutzung eines Infusionsgerätes mit genügend langem Schlauch (70 bis 80 cm) kann die Applikationsgeschwindigkeit zwar durch Heben und Senken des Kolbens ungefähr reguliert werden (zum Beispiel zur Verabreichung von Chloralhydrat-Lösung ‚nach Wirkung'); für Barbituratnarkosen ist es aber besser, mit einer 50 bis 200 ml fassenden Spritze nach der Uhr einzuspritzen. Dabei wird das Tier von einem Helfer am Kopf gehalten und umgedrückt, sobald es zu schwanken beginnt (S. 20). In der experimentellen Chirurgie werden injizierbare Narkotika heute meist nur zur Einleitung der allgemeinen Betäubung benutzt, die dann nach Bedarf mit gas- oder dampfförmigen Narkotika (also ‚steuerbar') fortgesetzt wird.

Chloralhydrat: Für den unter Praxisbedingungen beim Rind bis zur Einführung des Xylazins (S. 46) am häufigsten angewandten Chloralhydrat-Rausch werden auf 50 kg Körpergewicht 4 bis 5 g Chloralhydrat in 5- bis 10%iger, mit lauwarmem Wasser frisch zubereiteter Lösung streng intravenös verabreicht. Die Infusion erfolgt am besten langsam ‚nach Wirkung', das heißt bis zum Niedergehen des Tieres. Der volle Effekt tritt etwa 10 Minuten später ein und dauert eine halbe bis ganze Stunde. Die Wiedererholung nimmt weitere zwei bis drei Stunden in Anspruch. Das Fleisch wird durch Chloralhydrat nicht beeinflußt. — Groves berichtet über gute Erfahrungen mit einer haltbaren Mischung aus 60 g Chloralhydrat, 30 g Magnesiumsulfat, aqua dest. ad 350 ml, 100 ml Äthylalkohol und 3 g Pentobarbital[2]; hiervon sind pro 50 kg Körpergewicht 50 ml langsam nach Wirkung zu infundieren. — Eine ähnliche ‚kombinierte' Narkose empfiehlt Blendinger: 10 g Chloralhydrat und 10 g Pentobarbital[3] werden in 100 ml Wasser gelöst; auf 50 kg Körpergewicht sind 10 bis 15 ml der Mischung zu verabreichen. — Kokles und Schulze gaben unmittelbar nacheinander Chloralhydrat

[1] Fluothane — I. C. I./Manchester (England), Halothan — Hoechst/Frankfurt
[2] Nembutal — Abbott/Ingelheim
[3] Narcoren — Rentschler/Laupheim

(10%ig) bis zum Schwanken des Tieres (2,0 bis 3,5 g auf 50 kg Körpergewicht) und Methitural[4] (10 %ig) bis zum Niedergehen (0,5 bis 0,8 g pro 50 kg); sie erzielten damit eine 10 bis 20 Minuten dauernde Narkose mit etwa einstündigem Nachschlaf.

Pentobarbital[1] ergibt zwar in Dosen von 1,0 bis 1,5 g auf 50 kg Körpergewicht bei langsamer Injektion (4 Minuten) eine brauchbare Betäubung von etwa 30 Minuten Dauer, doch ist der Nachschlaf lang (anderthalb bis drei Stunden); gelegentlich wurden auch Kreislaufschädigungen beobachtet. Das Mittel scheint sich beim Rind besser in Kombination mit Chloralhydrat zu eignen.

Hexobarbital[2] wird nach SCHNEIDER sowie WEYHE und SEILS in 10- bis 20 %iger Lösung und einer Dosis von 1 g pro 50 kg Körpergewicht innerhalb von 10 bis 20 Sekunden intravenös verabreicht, wodurch eine 7 bis 14 Minuten dauernde brauchbare Narkose mit einer Wiedererholungszeit von 30 bis 60 Minuten erreicht wird.

Thiopental[3] erzielt nach rascher intravenöser Verabreichung (8 Sekunden) von 0,5 bis 0,75 g auf 50 kg Körpergewicht zunächst ein kurzfristiges Aussetzen der Atmung und dann eine Narkose von 5 bis 10 Minuten Dauer, der ein Nachschlaf von dreiviertel bis zwei Stunden folgt (WRIGHT und HALL, WESTHUES und FRITSCH).

Methitural[4] wird in Dosierungen zwischen 0,6 und 1,0 g pro 50 kg Körpergewicht (bei alten, mageren oder kranken Tieren die niedrigere Menge), am besten nach vorheriger Gabe eines Neuroleptikums, innerhalb von 10 bis 20 Sekunden intravenös injiziert. Bei Eintritt der Betäubung sind leichtes Muskelzittern und verlangsamte oberflächliche Atmung zu beobachten. Die Narkose dauert etwa 10 Minuten und kann bei kräftigen Tieren durch Nachinjizieren eines Drittels der ursprünglichen Dosis um die gleiche Zeit verlängert werden. Die Erholung benötigt 20 bis 30 Minuten. — Nach Prämedikation von Xylazin (S. 46) läßt sich mit der obengenannten Methitural-Gabe eine reflexlose allgemeine Betäubung von 10 bis 15 Minuten (mit 60 Minuten Nachschlaf) erreichen (CLEMENTE).

Orale Narkose

Zur oralen Narkose wird das betreffende Mittel meist mit der Nasenschlundsonde (S. 499 f.) eingegeben, weil die freiwillige Aufnahme mit der Tränke wegen des fremdartigen Geruches und Geschmackes oft erst nach längerem Durstenlassen oder unvollständig erfolgt. Die erforderlichen Dosen sind höher als bei intravenöser Verabreichung, da die Narkotika in den Vormägen stark verdünnt und nur allmählich resorbiert werden. Außerdem passieren sie auf dem Weg in den Kreislauf zunächst noch die Leber. Daher ist der Wirkungseintritt der oralen Narkose verzögert und der zu erzielende Betäubungsgrad nur unsicher vorauszusagen. Wenn keine besonderen Gründe für diese Applikationsform vorliegen, sollte man deshalb andere Narkoseverfahren vorziehen.

Äthylalkohol erzeugt einen rausch- bis schlafähnlichen Zustand mit Herabsetzung der Schmerzempfindung; gelegentlich sind aber auch hochgradige Erregung oder gar Todesfälle beobachtet worden. Die von HESS und WYSSMANN empfohlene Dosierung beträgt 0,5 bis 1 Liter 40- bis 50%igen Alkohols (Schnaps) auf 200 bis 400 kg, 1 bis 2 Liter auf 400 bis 600 kg beziehungsweise 2 bis 3 Liter auf 600 bis 800 kg Körpergewicht. In manchen Gegenden ist diese Art der Betäubung heute noch im Gebrauch.

---

[1] Nembutal — Abbott/Ingelheim, Narcoren — Rentschler/Laupheim, Vetanarcol — Veterinaria/Berlin
[2] Evipan — Bayer/Leverkusen, Hexobarbital — Arzneimittelwerk/Dresden
[3] Pentothal — Abbott/Ingelheim, Trapanal — Promonta/Hamburg, Thiopental — Sanabo/Wien
[4] Thiogenal — Merck/Darmstadt, Brevinarcon — Chemische Werke/Radebeul

Chloralhydrat wird per os in doppelt so hoher Dosis wie bei intravenöser Verabreichung gegeben: 8 g auf 50 kg Körpergewicht in 2 bis 3 Liter Wasser. Der Rausch setzt nach 20 bis 30 Minuten ein.

SCHRIFTTUM

Allgemeine Ruhigstellung (Neurolepsie)

ANONYM (1960): Is mass use of tranquilizers in beef cattle justified? J. Amer. Vet. Med. Ass. *137,* 267—268.

BHATTACHARYYA, M. M., & B. T. BANERJEE (1961): A study on the use of chlorpromazine hydrochloride and promethazine hydrochloride for examination of the penis in bulls and buffaloes. Ind. Vet. J. *38,* 353-359. — BLOCH, K. (1960): Über die blutdrucksenkende Wirkung von Megaphen, Decentan und Combelen beim Rind. Diss., München. — BOLZ, W. (1959): Wesen und klinische Bedeutung der Neuroleptika. Berl. Münch. Tierärztl. Wschr. *72,* 164-166. — BOUCKAERT, J. H., W. OYAERT & R. SIERENS (1958): De ‚tranqilisers' bij de grote huisdieren. Vlaams diergeneesk. Tijdschr. *27,* 97-101. — BROWN, W. W. (1959): Transition of calves from range to feedlot eased with tranquilizing agents. Modern Vet. Pract. *40*:10, 54.

CLANTON, D. C., & J. K. MATSUSHIMA (1960): Injectable tranqilizers for weaning and shipping calves. J. Amer. Vet. Med. Ass. *137,* 239-240. — COLUMBUS, A. & W. APELT (1962): Mastversuch an Jungbullen mit Tranquilizern. Arch. Tierzucht *5,* 3-11.

EMPEL, W., & E. SZELIGOWSKI (1965/66): Klinische Beurteilung des Präparates Tranwilina-Biowet (Chlorpromazin) beim Pferd und Rind (polnisch). Zycie Weterynar. *40,* 369-372; *41,* 35-38.

FELKL, H. (1967/68): Der Einsatz von Tranquilantien bei der Mast von Jungbullen, Jb. Tierernähr. & Fütterg. *6,* 139-165. — FESSL, L. (1969): Zur Combelen-Sedierung von Pferd und Rind für die Huf- und Klauenbehandlung. Vet.-Med. Nachr. *1969,* 316-326. — FRITSCH, R. (1964): Neuroleptika bei den Haustieren. Vet.-Med. Nachr. *1964,* 59-71.

GINSBERG, A., P. FRENCH, D. MCMANUS & J. M. GRIEVE (1963): The use of tranquilizers in the transport of slaughter stock. Vet. Record *75,* 996-999.

HALAMA, A. K. (1960): Tranquilizer im Rindermastversuch. Wien. tierärztl. Mschr. *47,* 628-633. — HAPKE, H.-J. (1969): Ein pharmakologisch begründetes System der Psychopharmaka in der Veterinärmedizin. Tierärztl. Umschau *24,* 315-318. — HOLÝ, L., & E. KUDLÁČ (1959): Anwendung von Largactil bei Bullen, um einen künstlichen Prolaps des Penis zu erzielen (tschechisch). Veterinářství *9,* 57-61.

JUNY, M., J. NOWAKOWSKI & J. STEFANOWICZ (1965): Der Einfluß von Beruhigungsmitteln auf den Transportschwund bei Kälbern (polnisch). Zootechn. *18,* 193-202.

KAEMMERER, K. (1961): Erfahrungen bei Transportversuchen unter Combelen-Schutz. Vet.-Med. Nachr. *1961,* 51-64. — KESSLER, H., R. LIEBETRAU & H. OETZEL (1966): Zur Anwendung des Perphenazinabkömmlings Frenolon-Egyt bei Rind und Schwein. M.-hefte Vet.-Med. *21,* 613-618. — KOCH, H. (1962): Erfahrungen mit Dominal ad us. vet. in der tierärztlichen Praxis. Tierärztl. Umschau *17,* 430-435. — KOVÁCS, A. B., & J. ZÁJER (1965): Erfahrungen mit Hibernal bei Pferden und Rindern (ungarisch). Magyar Allatorv. Lapja *20,* 183-186. — KRASIŃSKA, M. (1970): Die Wirkung von Tranquilin bei Kreuzungstieren von Aurochs (Bison bonasus) x Hausrind (polnisch). Med. weterynar. *26,* 362-364.

LANZ, E. (1962): Erfahrungen mit Vetacalm, einem neuen Tranquilizer-Präparat, beim Rind. Schweizer Arch. Tierheilk. *104,* 418-423. — LUTHER, R. M., L. B. EMBRY & F. W. WHETZAL (1961): Effect of tranquilizers on shrinkage and feedlot adaptation of yearling feeder steers. J. Animal Sci. *20,* 297-301.

MOOR, A. DE, & C. VAN DEN HENDE (1968): Effect of propionylpromazine, promethazine and atropine on packed cell volume and circulating red cell mass in horses and cattle. Zbl. Vet.-Med. *A 15,* 544-548.

NESTEL, B. L. (1961): A note on the effects of chlorpromazine injections at weaning on the subsequent live-weight gains of beef calves of both european and zebu breeding. Brit. Vet. J. *117,* 368-372. — NEUMANN, W., & O. WEIHER (1969): Einfluß von Combelen auf die Streßempfindlichkeit bei zwischenbetrieblichen Tiertransporten. Tierzucht *23,* 350-352. — NORDSTRÖM, G., K. ORSTADIUS & N. LANNEK (1958): Plegicil — ett nytt sedativum i veterinärmedicinsk praktik. Medl.-blad. Sver. Vet.-förbund *10,* 345-347.

SEIFERT, H. (1961): Combelen als Tranquilizer unter den Bedingungen der extensiven Viehhaltung in der peruanischen Cordillere. Vet.-Med. Nachr. *1961,* 126-132. — STÖBER, M. (1958): Über die Wirkung und Anwendung neuerer Phenothiazinderivate (sog. ‚Tranquilizer') beim Rind. Dtsch. Tierärztl. Wschr. *65,* 229-235. — SUTKA, P. (1968): Die Vorbereitung von Zuchtbullen für die Präputial- und Penisbehandlung durch die Verabreichung von Hibernal (ungarisch). Magyar. Allatorv. Lapja *23,* 464-467.

Tacu, A., St. Florescu, R. Cosoroaba, N. Vermesan & M. Bica (1966): Verwendung von Tranquilizern in der Jungrindermast (rumänisch). Lucrarile stiint. Inst. Cercetari zootehn. *24,* 191-206. — Tešić, D., & B. Dimitrijević (1959): Die Wirkung von Chlorpromazin bei Haustieren (serbisch). Vet. Glasnik *13,* 349-356.

Unshelm, J. (1960): Die Verminderung streßbedingter Gewichtsverluste bei Viehtransporten durch die Anwendung von Combelen. Vet.-Med. Nachr. *1960,* 98-110.

Wollrab, J. (1959): Über Wirkung und Anwendungsmöglichkeiten des Phenothiazinderivates Decentan-Merck (Perphenazin) beim Rind. M.-hefte Vet.-Med. *14,* 604-606.

Örtliche Betäubung (Lokalanästhesie)

Anonym (1964): The legal aspects of anaesthesia and analgesia. Vet. Record. *76,* 725—729. — Anonym (1972): Tierschutzgesetz. Heggen, Opladen. — Antalovský, A. (1965): Technik der intravenösen Lokalanästhesie an den distalen Gliedmaßenteilen des Rindes (tschechisch). Veterinárni Med. *10,* (38), 413-420. — Avemann, M. (1974): Prüfung des von Antalovský angegebenen Verfahrens zur intravenösen regionalen Betäubung im Zehenbereich des Rindes auf seine praktische Brauchbarkeit. Diss., Hannover.

Baving, A. (1965): Eine Übersicht über die gesetzlichen Tierschutzbestimmungen in 16 europäischen Staaten. Diss., Hannover. — Becker, W. (1959): Beitrag zur Injektion von Lokalanästhetika (insbesondere Hostacain) in den Wirbelkanal. Dtsch. Tierärztl. Wschr. *66,* 589-592. — Buchholz, J. H. (1948): Beitrag zur Extraduralanästhesie bei den Haustieren unter besonderer Berücksichtigung der Frage, ob es beim Rind möglich ist, die Injektionsstelle für die Extraduralanästhesie kranialwärts zu verschieben. Tierärztl. Umschau *3,* 249.

Çakała, S. (1961): A technic for the paravertebral lumbar block in cattle. Cornell Vet. *51,* 64-67.

Dirksen, G. (1955): Lokalanästhesie beim Rind unter Zusatz von Hyaluronidase. Dtsch. Tierärztl. Wschr. *62,* 475-477. — Dirksen, G. (1958): Lokalanästhesie mit schnellem Wirkungseintritt in der Anwendung beim Rind. Dtsch. Tierärztl. Wschr. *65,* 313-317.

Eibl, K. (1935): Die Lumbalanästhesie in der täglichen Praxis bei Jungbullen und Schweinen. Münchener Tierärztl. Wschr. *86,* 145-148.

Gabel, A. (1964): Practical techniques for bovine anesthesia. Modern Vet. Pract. *45*:11, 39—44. — Götze, R. (1928): Erfahrungen mit der Sakral- und Lumbalanästhesie beim Rinde. Dtsch. Tierärztl. Wschr. *36,* 833-838.

Heeschen, W. (1960): Erfahrungen mit der lumbalen Extraduralanästhesie (‚Segmentalanästhesie') bei Laparotomien am stehenden Rind. Dtsch. Tierärztl. Wschr. *67,* 146-152.

Kalchschmidt, H. G. (1947/48): Zur Leitungsanästhesie für Laparotomien beim Rind. Tierärztl. Umschau *2,* 85; *3,* 237-238. — Köhler, H. (1963): Pathologie des Rückenmarkes nach extraduraler Anästhesie beim Rind. Berl. Münch. Tierärztl. Wschr. *76,* 46-50. — Kottmann, J. (1971): Intravenous anaesthesia of the bovine foot. Tijdschr. Diergeneesk. *96,* 1435-1439. — Kovač, F., & B. Rebesko (1965): Lumbale extradurale Anästhesie bei Rindern (slowenisch). Zbornik biotehn. Fak. Lubljana *10,* 57-69. — Krause, D. II, & H. Bader (1964): Zur Oberflächenanästhesie der Penis- und Präputialschleimhaut beim Bullen mit Gingicain-Spray Neu. Dtsch. Tierärztl. Wschr. *71,* 556-558.

Lassoie, L. (1958): La portion postérieure du système nerveux chez la bête bovine. Ann. Méd. Vét. *102,* 529-549. — Link, R. P., & J. C. Smith (1957): Comparison of some local anaesthetics in cattle. J. Amer. Vet. Med. Ass. *129,* 306-309. — Ludwig, P. (1967): Zur Anwendung des Lokalanästhetikums Lidocain in der Veterinärmedizin. M.-hefte Vet. Med. *22,* 514-517.

Magda, I. I. (1960): Lokalanästhesie — Anleitung für Tierärzte (übersetzt aus dem Russischen). Fischer, Jena. — Manohar, M., R. Kumar & R. P. S. Tyagi (1971): Studies on intravenous retrograde regional anaesthesia of the forelimb in buffalo calves. Brit. Vet. J. *127,* 401-407. — Marcenac, L. N., & G. Leroy (1967): Anésthésiologie vétérinaire. Maloine, Paris. — Mussill, J. (1963): Festliegen nach Extraduralanästhesien. Berl. Münch. Tierärztl. Wschr. *76,* 45-46.

Novazzi, G. (1965): La procidenza artificiale del pene del toro. Clin. Vet. *88,* 205-212. — Numans, S. R. (1957): Epiduralanästhesie beim Rinde. Tierärztl. Umschau *12,* 101-105.

Prentice, D. E., G. Wynn-Jones, R. S. Jones & D. W. Jagger (1974): Intravenous regional anaesthesia of the bovine foot. Vet. Record *94,* 293-295.

Schreiber, J. (1955/56): Die anatomischen Grundlagen der Leitungsanästhesie beim Rind. Wien. Tierärztl. Mschr. *42,* 129-153, 471-491; *43,* 273-287, 673-705. — Schreiber, J., & O. Schaller (1954): Anatomische Studien über die extradurale Anästhesie bei Rind und Hund. Wien. Tierärztl. Mschr. *41,* 385-436. — Selhorst, F. (1964): Schäden nach Extraduralanästhesie beim Rind unter besonderer Berücksichtigung der traumatisch bedingten. Berl. Münch. Tierärztl. Wschr. *77,* 335-340.

Teuscher, R., & K. Mieth (1958): Hostacain, ein neues Lokalanästhetikum in der Veterinärmedizin. M.-hefte Vet.-Med. *13,* 353-355. — Tyagi, R. P. S., V. Rama Kumar & M. Manohar (1973): Studies on intravenous retrograde regional anaesthesia for the forelimbs in ruminants. Austral. Vet. J. *49,* 321-324.

Veers, D. (1928): Beitrag zur Sakralanästhesie des Rindes. Diss., Hannover.

WEAVER, A. D. (1972): Intravenous local anaesthesia of the lower limb in cattle. J. Amer. Vet. Med. Ass. *160,* 55-57. — WESTHUES, M., & R. FRITSCH (1960): Die Narkose der Tiere. Band 1: Lokalanästhesie. Paul Parey. Berlin und Hamburg. — WRIGHT, J. G., & L. W. HALL (1963): Veterinary anaesthesia and analgesia. Baillière, London; 5. Aufl.

Niederlegen und allgemeine Betäubung
— Myorelaxation

BIGALKE, R. C. (1962): A note on the use of succinylcholinechloride in cattle. J. South African Vet. Med. Ass. *33,* 239-241. — BOLZ, W. (1961): Narkose, Muskelrelaxation und Tierschutz. Berl. Münch. Tierärztl. Wschr. *74,* 401-402.

DIETZ, O. (1961): Vergleichende elektrokardiographische Untersuchungen an Pferd und Rind bei Anwendung von peripher und zentral angreifenden Muskelrelaxantien zum Zwecke des sogenannten medikamentösen Niederlegens. M.-hefte Vet.-Med. *16,* 794-799. — DIETZ, O., W. KRAUSE & H.-G. SATTLER (1959): Das medikamentelle Niederlegen und die Narkose mit dem Muskelrelaxans Guajakol-Glyzerinäther — Grünau (GGG) beim Rind. M.-hefte Vet. Med. *14,* 363-368.

FRITSCH, R. (1965): Die Eignung des Guajakolglyzerinäthers zum medikamentösen Ablegen von Pferd und Rind und zur Dauerrelaxation in der Tetanustherapie. Zbl. Vet.-Med. *A 12,* 278-314, 315-354, 415-446.

GEHRING, W., & A. LUKANC (1961): Das medikamentöse Niederlegen des Rindes mit Guajakolglyzerinäther. Tierärztl. Umschau *16,* 429-432.

KUNTZE, A. (1967): Klinische Beiträge zur Anästhesie und medikamentellen Immobilisation der Zootiere (Ursiden, Feliden, Ruminantier). Zbl. Vet.-Med. *14:* Beiheft 6.

— Neuroleptanalgesie
—— Morphinderivate

ALFORD, B. T., R. L. BURKHART & W. P. JOHNSON (1974): Etorphine and diprenorphine as immobilizing and reversing agents in captive and free-ranging mammals. J. Amer. Vet. Med. Ass. *164,* 702-705.

BERNSTEIN, J. J. (1970): Use of an immobilizing agent and general anesthetic in zoo animals. Modern Vet. Pract. *51:* 11, 57-58.

DOBBS, H. E., & C. M. LING (1973): Reversible immobilisation and analgesia in bullocks. Vet. Record *93,* 11-15.

ERIKSEN, E. (1968/70): Medikamentel immobilisering og faengsling af dyr. Nord. Vet.-Med. *20,* 499-510, 576-591, 657-679; *22,* 85-97. — ERIKSEN, E. (1970): Indfangning af hjortevildt ved immobilisering med neuroleptika. Nord. Vet.-Med. 22, 385-400.

HARTHOORN, A. M. (1966): Restraint of undomesticated animals. J. Amer. Vet. Med. Ass. *149,* 875-880.

KIDD, A. R. M., E. BOUGHTON & J. T. DONE (1971): Sedation and immobilization of cattle in the field. Vet. Record *88,* 679-687.

MORTELMANS, J. (1971): L'anesthésie des animaux sauvages. Ann. Méd. Vét. *115,* 317-332.

PIENAAR, V. U. DE, J. W. VAN NIEKERK, E. YOUNG, P. VAN WYK & N. FAIRALL (1966): Neuroleptic narcosis of large wild herbivores in South African National Parks with the new potent morphine analogues M-99 and M-183. J. South African Vet. Med. Ass. *37,* 277-291.

SEDWICK, C. J., & A. L. ACOSTA (1969): Capture drugs. Modern Vet. Pract. *50*:13, 32-36.

WALLACH, J. D. (1969): Etorphine (M-99), a new analgesic-immobilizing agent, and its antagonists. Vet. Med. *64,* 53-55, 57-58.

—— Phenzyklidin

FAUSTMANN, D. (1965): Die Verwendbarkeit von Sernyl bei Haustieren. Diss., München.

JANCKE, S., & A. KUNTZE (1971): Klinische und experimentelle Untersuchungen mit Sernyl-Combelen zur Wiederkäuerimmobilisation. Arch. Exp. Vet.-Med. *25,* 847-852.

KEEP, J. M. (1971): Some observations on the use of drugs for the capture of feral buffalo. Austral. Vet. J. *47,* 553-556.

NOUVEL, J., J. RINJARD, P. CIARPAGLIANI, G. CHAUVIER & L. STRAZIELLE (1968): Effets de quelques tranquillisants et anesthétiques sur les animaux sauvages. Zool. Garten *35,* 149-155.

—— Xylazin

AHLERS, D., H. FRERKING & H. TREU (1968): Prüfung des neuen Anästhetikums Rompun in der Gynäkologie und Euterchirurgie beim Rind. Dtsch. Tierärztl. Wschr. *75,* 578-582.

BAUDITZ, R. (1972): Sedation, Immobilisation und Anästhesie von Zoo- und Wildtieren mit Rompun. Vet.-Med. Nachr. *1972,* 204-230. — BOLLWAHN, W., T. VASKE & M. R. ROJAS (1970): Experimente und Erfahrungen mit Bay Va 1470 (= Rompun) bei Rindern in Rio Grande do Sul, Brasilien. Vet.-Med. Nachr. *1970,* 131-145.

CLARKE, K. W., & L. W. HALL (1969): Xylazine, a new sedative for horses and cattle. Vet. Record *85,* 512-517. — CLEMENTE, C. H. (1970): Rompun als Basis-Narkotikum für die Serienenthornung mit einer Winkelschleifmaschine beim Rind in Vollnarkose. Vet.-Med. Nachr. *1970,* 194-196.

FESSL, L. (1971): Zur Sedation und Immobilisation von Wildtieren. Wien. Tierärztl. Mschr. *58,* 179-185.

GAUCKLER, A., & M. KRAUS (1970): Zur Immobilisierung von Wildwiederkäuern mit Xylazin. Zool. Garten *38,* 37-46. — GORANOW, S., ON. NEJTSCHEV & KR. KOITSCHEV (1971): Experimentelle und klinische Untersuchung der Wirkung des Präparates Rompun beim Rind. Dtsch. Tierärztl. Wschr. *78,* 485-489, 520-523.

HEMPEL, E. (1970): Beitrag zur Verträglichkeit und Anwendungsmöglichkeiten von Rompum beim Rind. Dtsch. Tierärztl. Wschr. *77,* 109-110. — HOPKINS, T. J. (1972): The clinical pharmacology of xylazine in cattle. Austral. Vet. J. *48,* 109-112.

JONES, D. M. (1971): The immobilisation of cattle and related species. Vet. Record *89,* 173-174.

KHAMIS, M. Y., & M. S. SALEH (1970): Beitrag zur Anwendung des Präparates Bay Va 1470 (Rompun) beim Büffel. Vet.-Med. Nachr. *1970,* 274-284.

MANGELS, H. (1969): Untersuchungen über die sedierende, anästhesierende und muskelrelaxierende Wirkung des Versuchspräparates Bay Va 1470 (Rompun — Bayer) beim Rind. Diss., F. U. Berlin. — MOOR, A. DE, & P. DESMET (1971): Einfluß von Rompun auf das Säure-Basen-Gleichgewicht sowie auf den arteriellen O_2-Druck bei Rindern. Vet.-Med. Nachr. *1971,* 155-161. — MÜLLING, M., & H. J. HENNING (1971): Die Anwendung von Bay Va 1470 zum Wildfang (Rot-, Dam- und Rehwild). Vet.-Med. Nachr. *1971,* 73-83.

PÜTTER, J., & G. SAGNER (1973): Chemische Rückstandsuntersuchungen an Rompun. Vet.-Med. Nachr. *1973,* 133-148.

ROSENBERGER, G., E. HEMPEL & M. BAUMEISTER (1968): Beitrag zur Wirkung und den Anwendungsmöglichkeiten des Präparates Rompun beim Rind. Dtsch. Tierärztl. Wschr. *75,* 572-578.

SAGNER, G., F. HOFFMEISTER & G. KRONBERG (1968): Pharmakologische Grundlagen eines neuartigen Präparates für die Analgesie, Sedation und Relaxation in der Veterinärmedizin (Bay Va 1470). Dtsch. Tierärztl. Wsch. *75,* 565-572. — STEWART, J. M. (1972): Beobachtungen über Ruhigstellung und Immobilisierung von wilden Rindern mit Rompun. Vet.-Med. Nachr. *1972,* 197-204.

— *Narkose*

BERGE, E., & H. MÜLLER (1961): Intubationsnarkose beim Rind. Berl. Münch. Tierärztl. Wschr. *74,* 82-86. — BERGER, J. (1966): A comparison of some anaesthetic techniques in young calves. Brit. Vet. J. *122,* 65-73. — BLENDINGER, W. (1955): Beitrag zur kombinierten Narkose. Tierärztl. Umschau *10,* 207-208. — BOLZ, W. (1961): Allgemeinnarkose beim Tier. Enke, Stuttgart.

CLEMENTE, C. H. (1970): Rompun als Basis-Narkotikum für die Serienenthornung mit einer Winkelschleifmaschine beim Rind in Vollnarkose. Vet.-Med. Nachr. *1970,* 194-196.

DIETZ, O. (1960): Modern narcosis in horses, cattle and swine. J. South African Vet. Med. Ass. *31,* 315-327.

FISHER, E. W., & S. JENNINGS (1957): A closed circuit anaesthetic apparatus for adult cattle and horses. Vet. Record *69,* 769-771. — FISHER, E. W., & S. JENNINGS (1959): The use of fluothane in horses and cattle. Vet. Record *70,* 567-573. — FRITSCH, R. (1961): Zwischenfälle bei der Allgemeinnarkose und ihre Therapie. Berl. Münch. Tierärztl. Wschr. *74,* 225-229.

GROVES, L. (1951): Large animal anaesthesia. J. Amer. Vet. Med. Ass. *119,* 50-54.

HALL, L. W. (1964): Anaesthetic accidents and emergencies. Vet. Record. *76,* 713-717. — HENNEBERG, O. H., W. WEIS, K. BENEDIKT, F. PUNTIGAM & K. BERGER (1955): Ist das Fleisch von Tieren nach intravenöser Verabfolgung von Thiobarbituraten zum menschlichen Genuß tauglich? Arch. Lebensmittelhyg. *6,* 49-52.

JENNINGS, S. (1958): The use of β-β-methylethylglutarimide for terminating barbiturate anaesthesia in calves. Vet. Record *70,* 494-495. — JENNINGS, S. (1961): Anaesthesia in cattle. Brit. Vet. J. *117,* 377-382.

KLAUS, H., & E. KUNTER (1959): Thiogenal als Kurznarkotikum bei erwachsenen Rindern. Arch. Exp. Vet.-Med. *12,* 328-335. — KOKLES, R., & P. SCHULZE (1961): Zur Narkose des Rindes mit Thiobarbituraten (Thiogenal, Brevinarcon, Chloralhydrat-Brevinarcon). M.-hefte Vet.-Med. *16,* 533-536. — KRÁL, E. (1965): Halothannarkose beim Rind (tschechisch). Veterinarni Med. *10,* 157-161.

LODGE, D. (1970): A survey of tracheal dimensions in horses and cattle in relation to endotracheal tube size. Vet. Record *85,* 300-303.

MESSERVY, A., & E. WYNN JONES (1956): Endotracheal intubation in cattle. Vet. Record *68,* 32.

ORSÁG, A. (1965): Beitrag zur Pentobarbitalanästhesie mit Chlorpromazinprämedikation bei Rindern (tschechisch). Veterinaria *8,* 44-53.

SCHNEIDER, B. (1954): Evipan-Natrium als Narkotikum beim Rind. Vet.-Med. Nachr. *1954,* 17-20. SMITH, M. (1964): Anaesthesi af hest og kvaeg — ‚to and fro' apparat til store husdyr. Nord. Vet. Med. *16,* 140-146. — SMITH, M. (1971): A respirator for large animals. Nord. Vet.-Med. *23,* 537-547. — SOMA, L. R. (1971): Textbook of veterinary anaesthesia. Williams & Wilkins, Baltimore. — STÖBER, M. (1958): Die Narkose des Rindes (Sammelreferat). Dtsch. Tierärztl. Wschr. *65,* 611-612. — STÖBER, M., & A. D. WEAVER (1958): Zur Narkose des Rindes — Thiogenal nach Prämedikation mit Decentan. Dtsch. Tierärztl. Wschr. *65,* 619-623.

TAVERNOR, W. D. (1961): A simple apparatus for inhalation anaesthesia in adult cattle and horses. Vet. Record *73,* 545-547. — TOOSEY, M. B. (1959): The use of concentrated pentobarbitone sodium solution in bovine practice. Vet. Record *71,* 24-27.

WEAVER, A. D. (1967): Induction of general anaesthesia in cattle with methitural sodium and thiopentone sodium — a comparison. Zbl. Vet.-Med. *A 14,* 489-496. — WEAVER, A. D. (1971): Complications in halothane anaesthesia of cattle. Zbl. Vet.-Med. *A 18,* 409-416. — WEAVER, B. M. Q. (1960): An apparatus for inhalation anaesthesia in large animals. Vet. Record *72,* 1121-1125. — WESTHUES, M., & R. FRITSCH (1961): Die Narkose der Tiere. II. Allgemeinnarkose. Paul Parey, Berlin und Hamburg. — WEYHE, D., & H. SEILS (1968): Zur Anwendung von Hexobarbital-Natrium AWD beim Rind. M.-hefte Vet.-Med. *23,* 227-230. — WILDE, J. K. H. (1962): Chloral hydrate anaesthesia in calves. Brit. Vet. J. *118,* 206-211. — WRIGHT, J. G., & L. W. HALL (1961): Veterinary anaesthesia and analgesia. Baillière, Tindall & Cox, London; 5. Aufl. — WYNN JONES, E. (1955): The administration of general anaesthesia to the horse and ox. J. Amer. Vet. Med. Ass. *127,* 484-488. — WYNN JONES, E. (1962): Inhalation anaesthesia for veterinary surgery. J. Amer. Vet. Met. Ass. *141,* 929-938.

KLINISCHER UNTERSUCHUNGSGANG

'Die exakte Untersuchung ist die Grundlage des tierärztlichen Handelns.'

RICHARD GÖTZE

Auch beim Rind läßt sich eine gründliche Untersuchung nur dann sachgemäß durchführen, wenn geeignete *Voraussetzungen* dafür gegeben sind oder geschaffen werden. Im *Stall* wird das kranke Tier meist am gewohnten Standplatz angebunden untersucht. Sind die Nachbartiere hierbei hinderlich, so werden sie vorübergehend umgestellt. Die gelegentlich durch die Anwesenheit des Tierarztes im Kuhstall ausgelöste störende Unruhe läßt sich durch Vorlegen von Futter an sämtliche Tiere mindern. In Ställen mit Freßgitter können sie dann auch alle zugleich in diesem fixiert werden. Lose laufende Kälber und Jungrinder werden am besten von einer ihnen vertrauten Person am Kopf festgehalten (S. 4); mitunter ist dasselbe auch bei angebundenen, aber unruhigen erwachsenen Tieren nötig. In dunklen, beengten oder lauten Stallungen (Maschinenlärm) sowie im Laufstall (lose laufende Tiere, Tiefstreu) ist die eingehende Untersuchung sehr erschwert. Der Patient wird dann besser in einen geeigneten, möglichst hellen, ruhigen und sauberen Raum (Tenne, Diele, Futtergang) verbracht. Nötigenfalls kann auch im *Freien* untersucht werden, doch sind die Bedingungen für Auskultation und Perkussion hier ungünstiger. Weidetiere wird man deshalb nach Möglichkeit in einen Schuppen führen, sonst aber für die Dauer der Untersuchung am Zaun oder einem Baum anbinden lassen; für regelmäßig zu wiederholende Herdenkontrollen empfiehlt sich die Benutzung einer Untersuchungs- und Behandlungsschleuse (S. 2 f.).

Für die nötigen Auskünfte (Vorbericht) und Hilfeleistungen (Festhalten des Tieres, Holen von Futter oder Streu) sollte eine mit den örtlichen Verhältnissen vertraute, verständige, kräftige *Person* zugegen sein. Außerdem ist für *Waschgelegenheit* zu sorgen, da sich der Untersuchende am Rind leicht verunreinigt.

Neben der *Schutzkleidung* (Tierarztkittel, abwaschbare Schürze, langer Gummi- oder Plastikhandschuh) werden vor allem folgende *Instrumente* gebraucht: Phonendoskop, schwerer und leichter Perkussionshammer, Plessimeter, Taschenlampe, Fieberthermometer, Harnkatheter, Spreizspekulum (Größe für Schafe), Röhrenspekula sowie dunkle Melkschale (Abb. 97, 129, 152, 238, 282, 308). Außerdem sind auch die Zwangsmittel S. 1 ff.), Maulkeil oder Maulring (Abb. 166, 172), Schlundsonden und -rohre (Abb. 173, 373, 374) sowie Gefäße zur Entnahme und Einsendung von Probenmaterial (Flaschen, Dosen oder Beutel aus Kunststoff) häufig unentbehrlich. Weitere in der Buiatrik oft benötigte Instrumente werden bei der Schilderung des Untersuchungsganges der einzelnen Organapparate erwähnt.

Vorbericht (Anamnese)

Der Vorbericht soll dem Tierarzt Aufschluß über das bis zu seinem Hinzuziehen beobachtete *Krankheitsgeschehen* und dessen *Begleitumstände* geben; er bietet ihm oft entscheidende Hinweise für die anschließende Untersuchung des Patienten, bei welcher sich dann die Notwendigkeit ergeben kann, weitere ergänzende Informationen einzuholen. Beim Ermitteln der Einzelheiten wird man je nach Lage des Falles und dem Verständnis des Auskunft erteilenden Tierbesitzers, Futtermeisters oder Melkers mehr fragen oder sich den Hergang frei erzählen lassen. Die den vermutlichen *Sitz der Erkrankung* kennzeichnenden Erscheinungen werden vielfach recht gut beobachtet und geschildert, zum Beispiel: fehlendes Wiederkauen, wechselndes Aufblähen, Kolik oder Durchfall (Sitz des Leidens wahrscheinlich im Verdauungsapparat); Nasenausfluß, Husten oder Atemnot (Sitz offenbar im Atmungsapparat); wiederholtes Anstellen zum Harnlassen oder Blutharnen (Sitz vermutlich im Harnapparat); Lahmheit oder Lähmung (Sitz im Bewegungsapparat oder im Nervensystem); und so fort. Man sollte jedoch stets darauf bedacht bleiben, objektive Feststellungen und subjektive Auslegungen derselben voneinander zu trennen. Durch den täglichen Umgang mit dem Patienten ist das Personal nicht selten besser über den Krankheitsverlauf unterrichtet als der dem Tierarzt gegenüber auftretende Besitzer oder Verwalter. Andererseits können Untergebene gelegentlich auch mehr oder weniger bewußt falsche Angaben machen (Verschweigen ursächlicher Zusammenhänge, Verharmlosung des Krankheitsbildes). Besondere Aufmerksamkeit ist bei der Bewertung des Vorberichtes solcher Tiere geboten, die in Kürze als ‚gesund‘ verkauft werden sollen, oder die bald nach dem Kauf als ‚krank‘ vorgestellt werden (Ausstellung von Bescheinigungen; S. 491).

Im allgemeinen empfiehlt es sich, beim Erfragen des Vorberichts (im Gegensatz zur klinischen Untersuchung des Tieres) nicht streng schematisch vorzugehen, sondern so, wie es der Zusammenhang der möglichst in der vertrauten örtlichen Mundart geführten zwanglosen Unterhaltung ergibt. Dabei dürfen aber keine wesentlichen Anhaltspunkte außer acht gelassen werden. Von Bedeutung sind vor allem Fragen nach der *Dauer der Erkrankung*, nach *Art, Entwicklung und Begleitumständen der Krankheitserscheinungen* sowie nach der *vermutlichen Ursache des Leidens* und einer möglicherweise schon stattgefundenen *Vorbehandlung* des Tieres. Sie werden in den folgenden Abschnitten erörtert. Weitere, von Fall zu Fall im Verlauf der anamnestischen Exploration wichtig werdende Auskünfte sind aus den Einleitungen der Kapitel über die Untersuchung der verschiedenen Organsysteme zu ersehen.

Dauer der Erkrankung

Die Bezeichnung eines Leidens als *perakut* (bei einer Dauer von wenigen Stunden bis zu 2 Tagen), *akut* (3 bis 14 Tage), *subakut* (2 bis 4 Wochen) oder *chronisch* (länger als 4 Wochen) hat an sich nichts mit dem Grad der Erkrankung zu tun, obwohl akut verlaufende Krankheiten häufiger mit schwerwiegenderen Erscheinungen einhergehen als chronische. So zeichnen sich viele Infektionskrankheiten des Rindes (zum Beispiel Milzbrand, Maul- und Klauenseuche, bösartiges Katarrhalfieber) durch ein rasch ablaufendes (also akutes) und dabei meist auch deutlich ausgeprägtes Krankheitsgeschehen aus, während Parasiteninvasionen oft durch einen mehr protrahiert-schleichenden (also chronischen) Gang mit allmählicher Verschlimmerung der Symptome gekennzeichnet sind. Deshalb läßt sich, gemäß den anamnestischen Angaben über die Krankheitsdauer, vielfach eine Reihe von Leiden ausschließen, deren üblicher Verlauf kürzer oder länger ist (*Differentialdiagnose;* S. 486). Außerdem ergeben sich hieraus Schlußfolgerungen für die Beurteilung der Heilungsaussichten (*Prognose;* S. 489). Beim Rind sind zum Beispiel die Stoffwechsel- und Mangelkrankheiten (Tetanie, Azetonämie, Knochenerweichung etc.) während der frühen *‚funktionellen‘ Phase,* in welcher noch keine erheblichen Organveränderungen vorliegen, weit günstiger zu beurteilen als später, wenn bereits irreparable Schädigungen von Herz, Leber oder Skelett eingetreten sind *(‚anato-*

mische' Phase). Ebenso bietet eine Darmeinschiebung oder -verdrehung im *frischen Stadium* wesentlich bessere Operationschancen als im *verschleppten Stadium* (Inkarzeration → Ruptur → Peritonitis).

Man sollte dem Tierhalter aber nicht von vornherein Vorwürfe wegen zu späten Hinzuziehens machen; sonst werden einem die Patienten dann später immer als erst seit kurzem erkrankt vorgestellt. Die *Zeitangaben* des Vorberichts sind vom Untersuchenden aufgrund der Art und des Ausmaßes der die Krankheit begleitenden Veränderungen auf ihre Richtigkeit zu *überprüfen:* So erscheint das Haarkleid bei frischer Erkrankung mehr glatt, glänzend und anliegend, bei verschleppten Leiden dagegen eher rauh und glanzlos (dabei sind aber auch die Einflüsse von Haltung, Pflege und Jahreszeit zu berücksichtigen: S. 92). Der Nährzustand ist bei akut kranken Tieren meist noch unbeeinträchtigt (das heißt ebensogut wie bei den gesunden Rindern des betreffenden Bestandes), bei Patienten mit chronischen, insbesondere aber mit zehrenden Krankheiten dagegen schlecht (S. 81). Eine schon länger bestehende schwere Lahmheit oder Lähmung geht mit erkennbarem Schwund der beteiligten Muskeln einher (Inaktivitätsatrophie). Solche Tiere zeigen mitunter auch Hautbezirke, die durch das dauernde Liegen auf dieser Stelle abgestorben sind (Dekubitalnekrose). Der Umfang örtlicher Veränderungen, die erfahrungsgemäß langsam größer werden (etwa das Ausmaß eines Abszesses oder eines Strahlenpilzgranulomes), geben ebenfalls gewisse Anhaltspunkte für die Beurteilung der Dauer ihres Bestehens.

Art, Entwicklung und Begleitumstände der Krankheitserscheinungen

Zunächst versucht man, durch Erfragen des *Erscheinungsbildes* Hinweise auf *Sitz* und *Grad* der vorliegenden Krankheit zu erlangen: Die Ermittlung der kennzeichnenden (pathognostischen) *Leit-Symptome* gibt dem Untersuchenden Aufschluß über das wahrscheinlich erkrankte Organsystem (Kreislauf-, Atmungs-, Verdauungs-, Bewegungsapparat und so fort). Er darf sich dabei aber nicht von Wunschvorstellungen leiten lassen und durch Kombinieren einiger, möglicherweise nur zufällig zusammentreffender Einzelheiten vorschnell auf eine Diagnose festlegen, die sich dann später, unter Umständen sogar zu spät und erst nach erfolgloser Behandlung, als falsch erweist (zum Beispiel: Wunde + Krampfzustand = Tetanus; Hundebiß + Erregung = Tollwut; kurze Zeit zurückliegende Geburt + Festliegen = hypokalzämische Gebärlähmung). Vielmehr muß er bestrebt sein, die zunächst gestellte *Vermutungsdiagnose* durch eingehende Suche nach weiteren, bestätigenden *Hilfs-Symptomen* möglichst sicher abzugrenzen (S. 486 f.). Hierbei sind Fragen nach der *Entwicklung* und den *Begleitumständen des Leidens* vielfach von entscheidender Bedeutung:

Ist die Erkrankung im *Stall* oder auf der *Weide* aufgetreten? Die Antwort hierauf gestattet oft, gewisse für die Weide- oder Stallhaltung typische Krankheiten auszuschließen. So kommt zum Beispiel die Babesiose (das ist die auf Befall mit Blutparasiten [Babesien] beruhende Hämoglobinurie) praktisch nur während des Weideganges vor, während die fütterungsbedingte Hämoglobinurie meist im Stall, und zwar nach übermäßiger Verabreichung bestimmter Futterpflanzen (etwa Kohl) auftritt.

Steht die Erkrankung in *zeitlichem Zusammenhang* mit dem Deckakt, einer Besamung, dem Kalben (Hinweis auf Verletzung oder Infektion im Bereich des Geschlechtsapparates), der Hochlaktation (Hinweis auf Stoffwechselstörungen und Mangelkrankheiten), einer Futterumstellung (Hinweis auf Unzuträglichkeiten in der Ernährung) oder einem Transport (Hinweis auf besondere Belastungen oder eine Verletzung)?

Hat das betreffende Tier die gleichen Erscheinungen früher schon einmal oder gar wiederholt gezeigt? Gegebenenfalls liegt eine *rezidivierende* Erkrankung vor, die diagnostisch und prognostisch entsprechend zu beurteilen ist. So wird einmaliges rasches und hochgradiges Aufblähen des Pansens in der Regel durch einen Schlundfremdkörper (Schlundverstopfung), eine schaumige Gärung des Vormageninhaltes (etwa bei Leguminosenfütterung) oder eine frische Verletzung des Netzmagens durch einen spitzen Fremdkörper (Reticuloperitonitis traumatica) verursacht; eine immer wiederkehrende, mäßige Tympanie stellt dagegen meist die Begleiterscheinung der durch Lähmung des Bauchvagus bedingten funktionellen Magenstenose dar, die — im Gegensatz zu den vorgenannten Leiden — kaum Heilungsaussichten hat.

Zur Unterscheidung *sporadischer* (das heißt nur vereinzelt und ohne Tendenz zur Ausbreitung innerhalb des Bestandes auftretender) von *enzootischen, epizootischen* oder *panzootischen* (also stall- beziehungsweise gegendweise gehäuft vorkommenden) Rinderkrankheiten ist nachzufragen, ob etwa gleichzeitig oder bald nacheinander mehrere, oder gar alle Tiere der Herde unter ähnlichen Symptomen erkrankt sind. Gegebenenfalls kann eine Seuche (übertragbare Infektionskrankheit oder Parasiteninvasion), eine Futterunverträglichkeit (Fütterungswechsel?) oder eine Vergiftung (Verunreinigung des Futters, der Tränke oder der Weide?) vorliegen. Auch Hitze, Kälte, Zugluft, Nässe, Dürre, Rauch und ähnliches mehr können sich bei den unter solchen Umweltbedingungen gehaltenen Rindern durch gehäufte Erkrankungen mit übereinstimmender Symptomatik bemerkbar machen. Den Einzelheiten ist dann durch gezielte Fragen weiter nachzugehen. Falls im Verlauf einer solchen Enzootie bereits ein oder mehrere Tiere notgeschlachtet worden oder verendet sind, sollte man versuchen, Näheres über den *Zerlegungsbefund* zu erfahren, da sich hieraus nicht selten pathognostische Anhaltspunkte ergeben.

Vermutliche Ursache der Erkrankung

Zur Ermittlung der mitunter nur schwierig zu klärenden Krankheitsursache (Ätiologie) sind je nach Lage des Falles Fragen nach der *Fütterung* (Menge, Zusammensetzung, Güte, Herkunft, Wechsel des Futters; S. 210), der *Haltung* (Umgebungsverhältnisse im Stall oder auf der Weide, Hygiene, Kontakt mit anderen Rindern oder sonstigen Tieren; S. 183, 423) und *Pflege* (fachliche und charakterliche Eignung des Personals) sowie nach dem *Verwendungszweck* des Tieres (Milch, Zucht, Arbeit oder Mast; S. 62) zu stellen. Außerdem kann es wichtig sein, zu wissen, ob der Patient oder andere mit ihm zusammen gehaltene Tiere etwa erst vor kurzem *zugekauft* worden sind (woher?).

Vorbehandlung

Die Frage nach einer möglicherweise schon stattgefundenen Vorbehandlung ist in manchen Betrieben und bei bestimmten Rinderkrankheiten erfahrungsgemäß von *forensischer Bedeutung*. Dabei wird nämlich gelegentlich von unerfahrenen Laien Schaden angerichtet, für dessen Folgen der später zugezogene Tierarzt jede Verantwortung und Haftung von vornherein ablehnen muß. Die geläufigsten Beispiele solcher fehlerhaften Behandlungsversuche sind die nach gewaltsamem Eingeben von Arzneien durch Verschlucken auftretende Eingußpneumonie, die Durchstoßung des Schlundes durch Einsatz roher Kraft oder ungeeigneter Instrumente bei Patienten mit Schlundverstopfung, die allgemeine Bauchfellentzündung nach unsachgemäßer Trokarierung des Pansens, die Verschlimmerung von Lahmheiten infolge falschen Beschneidens der Klauen, oder Verletzungen der Geburtswege bei gewaltsamem Auszug des Kalbes. Falls die Vorbehandlung durch einen Tierarzt erfolgte, können sich aus ihrem Resultat (eingetretene oder ausbleibende Besserung) wertvolle *Rückschlüsse für Diagnose und Prognose* ergeben.

Kennzeichen (Signalement)

Die sorgfältige schriftliche Aufnahme der die *Identität* des Patienten kennzeichnenden Merkmale ist bei Untersuchungen zur Ausstellung von *tierärztlichen Bescheinigungen* (Krankheitsbericht, Gutachten; S. 491) unerläßlich. Einige der hierbei zu vermerkenden Feststellungen bieten aber auch in gewöhnlichen, nicht zu attestierenden Krankheitsfällen gewisse diagnostische oder prognostische Hinweise, wie die in diesem Kapitel angeführten Beispiele zeigen. Beim Rind werden im Rahmen des Signalements folgende *bleibenden* und *veränderlichen Kennzeichen* unterschieden: Rasse, Geschlecht, Farbzeichnung, Flotzmaulabdruck, Blutgruppenformel, Brandzeichen und Tätowierungen beziehungsweise Alter, Körpergewicht, Ohrmarken und Halsmarke. Eine allerdings nur kurzfristig haltbare Kenntlichmachung läßt sich durch das Aufkleben von beschrifteten Papiermarken (Kruppe), durch das Markieren mit farbiger ‚Vieh'-Fettkreide oder durch mittels Scherenschlags ins Haarkleid eingeschnittene Ziffern und Buchstaben bewerkstelligen.

Rasse und Verwendungszweck

Einzelne Rinderrassen können eine unterschiedliche *Disposition* (S. 84) für bestimmte Krankheiten haben. So wurde die Labmagenverlagerung bisher fast ausschließlich bei Tieren der Niederungs- und Milchleistungsrassen beobachtet. Krebsartige Wucherungen im Augenbereich (‚Cancer eye') treten bei Rindern mit weißer Kopfhaut (Hereford) weit häufiger auf als bei solchen mit pigmentiertem Kopf. Auch einige Erbfehler kommen bei bestimmten Rinderrassen vermehrt vor, etwa die Unterentwicklung des weiblichen Geschlechtsapparates bei weißen Shorthorn-Färsen (‚white heifer disease') oder die Chondrodysplasie (‚Bulldog-Kälber') in der Dexter-Rasse. Schließlich unterscheiden sich die Rinderrassen auch in gewissem Grade durch das ihnen eigene *‚Temperament':* So können Höhenfleckvieh-Rinder im allgemeinen als ruhig und umgänglich angesehen werden, während sich die Angehörigen der Mastrassen (zum Beispiel Aberdeen-Angus oder Charolais) häufig ziemlich widerspenstig gebärden und daher schwieriger zu untersuchen oder zu behandeln sind.

In ähnlicher Weise kommt auch dem *Verwendungszweck* des als erkrankt vorgestellten Rindes Bedeutung zu: Bei Masttieren sind vermehrt solche Leiden zu erwarten, die in Zusammenhang mit der intensiven Fütterung stehen (alimentäre Indigestionen, Klauenrehe). Milchleistungstiere neigen zu Stoffwechselstörungen, bei Fahrkühen und Zugochsen kommt es dagegen eher zu Erkrankungen des Bewegungs- und Atmungsapparates. Beeinträchtigungen der Geschlechtsfunktion sind bei Zuchtrindern von schwerwiegender Bedeutung; bei zur Mast gestellten Tieren spielen sie dagegen eine untergeordnete Rolle, solange sie sich nicht auf das Allgemeinbefinden und den Fleischzuwachs auswirken.

Geschlecht und Alter

Sowohl Geschlecht als Lebensalter können das einzelne Rind zu bestimmten Krankheiten disponieren: Jungtiere neigen zum Beispiel stärker zu Erkrankungen infolge

Parasitenbefalls als die in dieser Hinsicht vielfach bereits immun oder prämun gewordenen erwachsenen Rinder. Bei letzteren sind wiederum Verletzungen des Netzmagens durch spitze metallische Fremdkörper weit geläufiger als bei jenen und so fort. Üblicherweise werden beim Rind folgende *Altersstufen* unterschieden:

Saug- oder Milchkälber[1]*:* von der Geburt bis zu 3 Monaten, das heißt je nachdem, wie lange vorwiegend Natur- oder Kunstmilch verabreicht wird. Ammenkälber saugen noch länger, nehmen daneben aber auch anderes Futter auf. Das von der Milchnahrung abgesetzte Kalb wird Jungrind oder ‚Fresser' genannt.

Jungrinder, Jungbullen[1]*:* von 3 Monaten bis zur vollen Zuchtreife, die je nach Rasse bei weiblichen Tieren mit $1^1/_4$ bis 2 Jahren, bei Bullen dagegen schon mit 1 Jahr erreicht wird.

Erwachsene weibliche Rinder werden während ihrer ersten Trächtigkeit als Färse, Queene, Starke oder Sterke, nach Geburt des Kalbes dann als Kuh[1] bezeichnet, wobei man entsprechend der Anzahl der Kalbungen die einkalbige Kuh (oder ‚Kalbin') von der 2-, 3- oder mehrkalbigen Kuh unterscheidet. Das *erwachsene männliche Rind* heißt gegendweise Bulle, Stier oder Farren, der männliche Kastrat Ochse; zur näheren Definition ist der Verwendungszweck mit hinzuzufügen: Zuchtbulle, Mastbulle oder -ochse, Zugochse, sterilisierter Bulle oder Probierbulle.

Für den Untersuchenden ist es in mehrfacher Hinsicht wichtig zu wissen, ob ein ihm vorgestelltes geschlechtsreifes weibliches Rind *tragend* ist oder nicht: Einmal lohnt sich eine langwierige oder kostspielige Behandlung bei schon längere Zeit güst stehenden Tieren oft nicht, während es bei trächtigen Kühen gilt, neben Leben und Nutzwert des Muttertieres auch die Frucht zu erhalten. Zum anderen dürfen bestimmte Medikamente bei hochtragenden Patienten nur vorsichtig dosiert oder gar nicht verabreicht werden (zum Beispiel Xylazin und gewisse Mittel zur Leberegel- oder Dassellarvenbekämpfung). Schließlich disponiert die Hochträchtigkeit, ebenso wie die Hochlaktation, insbesondere bei Leistungskühen, zu Störungen des Stoffwechsels.

Falls das Geburtsdatum nicht aus der Ohrmarke oder den Herdbuch- und Stallpapieren einwandfrei ersichtlich ist, erfolgt die *Altersbestimmung* bei Kälbern nach den Nabelhaaren, der Nabelschnur sowie dem Zahnfleisch, der Stellung und der Abnutzung der Milchschneidezähne, dem Klauenhorn und der Hornanlage —, bei Jungrindern nach der fortschreitenden Abrasion der Milchschneidezähne und dem Hornwachstum —, bei erwachsenen Tieren nach den Hornringen sowie dem Schneidezahnwechsel und der Abreibung der bleibenden Schneidezähne. Das aufgrund der genannten Merkmale geschätzte Lebensalter ist allerdings nur bedingt richtig, weil das Wachstum der Horngebilde sowie der Wechsel und die Abnutzung der Zähne starken rasse-, individuell- und fütterungsbedingten Schwankungen unterliegen (Übersicht 4). Sie können bei der Zahnaltersbestimmung erwachsener Rinder bis zu $\pm$ 6 Monate betragen. Es empfiehlt sich deshalb stets zu vermerken, auf welche Anhaltspunkte sich die Altersangabe bezieht, zum Beispiel: ‚dem Zahnalter (alle Schneidezähne gewechselt und hochgewachsen, Zangen zur Hälfte in Reibung) nach etwa sechsjähriger Bulle'; oder: ‚nach Zahl der Hornringe (3) handelt es sich um eine vier bis fünf Jahre alte Kuh'. Für schwarzbunte Niederungsrinder gelten folgende Altersmerkmale:

Kälber: Bei unreifen, das heißt zu früh geborenen Kälbern sind die *Haare in der Nabelgegend* kurz und stachlig (Abb. 64); bei ausgetragenen Kälbern sind die Haare am Unterbauch dagegen alle gleichlang, während nach Überschreiten der normalen Trächtigkeitsdauer geborene Kälber ein auffallend langes und gekräuseltes Haarkleid besitzen. Die *Nabelschnur* (Abb. 65) ist bis zum 4. Tag nach der Geburt noch

[1] Bezüglich der mundartlichen Bezeichnungen der einzelnen Altersstufen und Nutzungsrichtungen des Rindes wird auf die ausführliche Arbeit von BURKERT (1970) verwiesen.

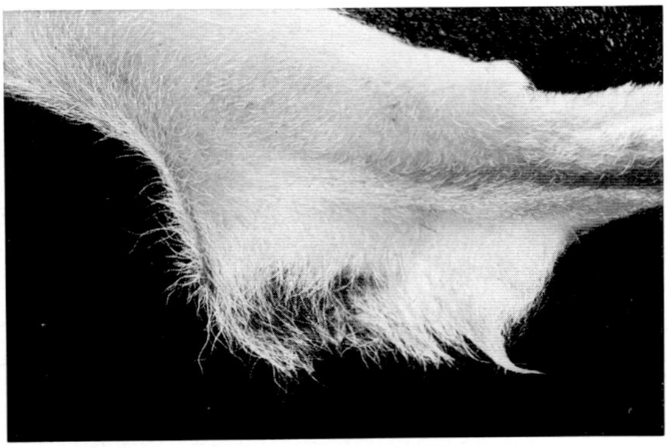

Abb. 64, 65. Beurteilung der Reife neugeborener Kälber nach den Nabelhaaren: Oben die kurze, ‚stachlige' Behaarung der Nabelgegend bei einem 2 Wochen zu früh geborenen, unreifen Kalb; unten die Nabelschnur eines ausgetragenen, reifen Kalbes, dessen Unterbauchbehaarung überall normale Länge aufweist, am dritten Tage nach der Geburt (beginnende Eintrocknung)

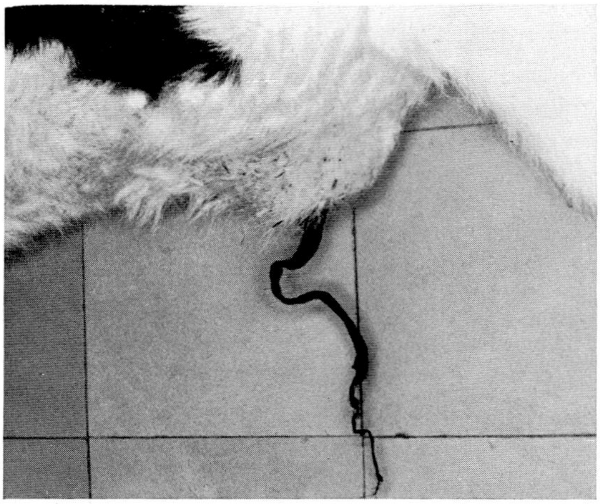

feucht, dann trocken und zusammengeschrumpft. Nach etwa 14 Tagen fällt sie ab und hinterläßt am Nabel eine bis zum Alter von 3 bis 4 Wochen erkennbare Kruste. Danach ist der gesunde Nabel vernarbt. Bei seiner Geburt besitzt das reife Kalb 6, meist aber schon alle 8 *Milchschneidezähne,* die einander zunächst noch dachziegelartig überlappen und mehr oder weniger weitgehend vom Zahnfleisch überzogen sind (Abb. 66, 67). Bis zum 12. Lebenstag hat sich die Gingiva der Zangen—, später (nach lateral fortschreitend) diejenige der inneren und äußeren Mittelzähne —, und nach 3 Wochen auch jene der Eckschneidezähne bis zum Zahnhals zurückgezogen. Im Alter von 4 Wochen stehen die Milchschneidezähne dann alle in einer bogenförmigen Reihe. An ihrer Zungenfläche treten nun, jeweils von der Schneidekante her beginnend, mit $1^1/_2$ (Zangen), 2 (innere Mittelzähne), $2^1/_2$ (äußere Mittelzähne) und 3 Monaten (Eckschneidezähne) die ersten Abreibungsspuren auf. Das *fötale Klauenkissen* (Abb. 68) geht innerhalb von 4 Tagen

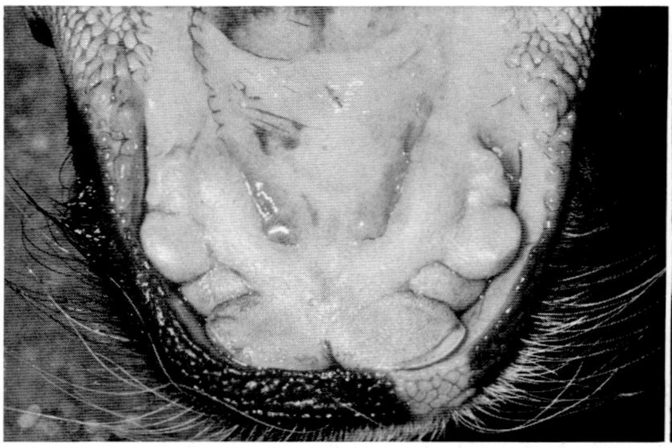

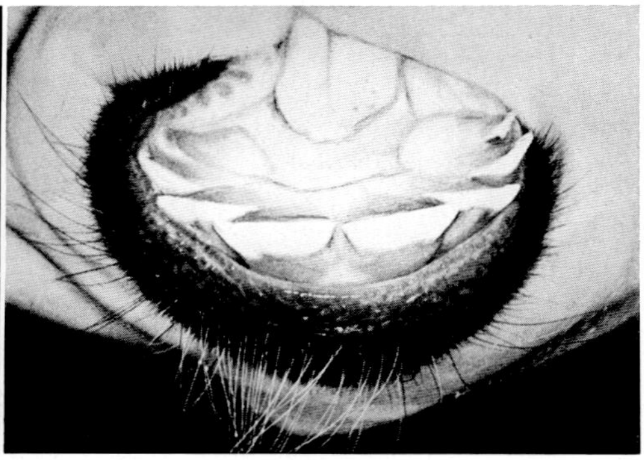

Abb. 66, 67. Milchschneidezähne neugeborener Kälber: Links unreifes Kalb, dessen Inzisiven noch völlig vom Zahnfleisch überzogen sind; rechts reifes Kalb, dessen dachziegelartig-überlappend angeordnete Milchschneidezähne nur noch etwa zur Hälfte von der Gingiva umhüllt sind

durch Abnutzung verloren. Der am distalen Rand des fötalen Saumhorns gelegene *erste Klauenring* (Abb. 69) verschwindet mit 14 Tagen. Zwischen fötal und postnatal gebildetem Wandhorn, tritt mit 4 bis 5 Wochen der *zweite Klauenring* in Erscheinung: Er wandert dann mit dem wachsenden Klauenhorn nach distal, so daß er mit $1^1/_2$ Monaten etwa 3 Zentimeter unterhalb und parallel zum Kronsaum verläuft; danach verliert er sich wieder. An Stelle der späteren Hörner befindet sich beim 14 Tage alten Kalb eine weiche, allmählich haarlos werdende Epithelknospe; diese *Hornanlage* (‚Hornkern‘) wird mit etwa 4 Wochen hart, ist aber zunächst noch auf dem Stirnbein verschieblich; mit 3 bis 4 Monaten sitzt sie dem sich nunmehr entwickelnden knöchernen Stirnzapfen fest auf.

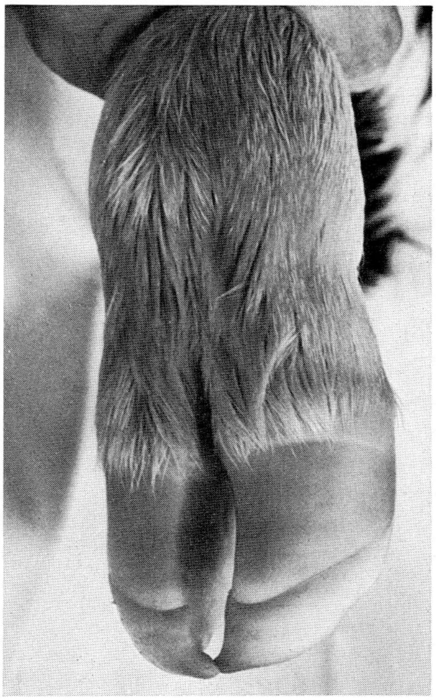

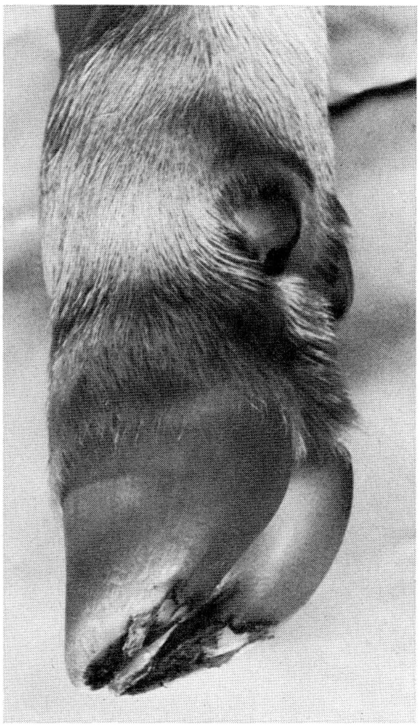

Abb. 68, 69. Links die Klauen eines neugeborenen Kalbes mit dem sich distal deutlich absetzenden fötalen Klauenkissen; rechts die Klauen des gleichen Kalbes am dritten Lebenstag: fötales Klauenkissen weitgehend abgelaufen, Sichtbarwerden des ersten Klauenringes unterhalb des Saumbandes

Übersicht 4. Schwankungsbreite des ‚Zahnalters‘ (in Monaten) zum Zeitpunkt des Wechsels der Milchschneidezähne bei den verschiedenen Rinderrassen (nach HABERMEHL, 1975)

Rasse	Zangen	innere Mittelzähne	äußere Mittelzähne	Eckschneidezähne
rotbunte Niederungs-, Shorthorn- und Simmentaler Rinder:	17—24	21—31	27—39	37—48
Höhenfleck-, gelbe Höhen-, graubraune Höhen-, deutsche Rote und Angler-Rinder:	18—27	27—36	33—48	42—55
schwarzbunte Niederungsrinder:	21—32	27—38	36—48	42—54
Pinzgauer, Murnau-Werdenfelser, Vorder- und Hinterwälder-Rinder:	22—24	28—31	36—40	42—49

Jungrinder: Die allmählich größer werdende *Reibefläche der Milchschneidezähne* (Abb. 70) nimmt mit 10 Monaten an den Zangen, später an den Mittelzähnen, und mit 15 Monaten auch an den Eckschneidezähnen die gesamte Zungenfläche ein. Die *Länge der Hörner* beträgt mit 3 Monaten etwa 2 Zentimeter und nimmt dann bis zur Geschlechtsreife des Tieres monatlich um rund 1 Zentimeter zu; eine Hornlänge von 8 Zentimetern entspricht somit einem Alter von ungefähr 9 Monaten.

Erwachsene Rinder: Bei weiblichen Tieren wird im Bereich des Hornsaumes jeweils gegen Ende der Trächtigkeit und zu Beginn der Laktation minderwertigeres Horn gebildet, das im Verlauf der auf den Kalbetermin folgenden 5 bis 8 Monate herausbröckelt; so entsteht ein besonders an der Innenkrümmung der Hörner deutlich zu erkennender *Hornring* (Abb. 75). Je nach der örtlich üblichen Zulassung zur Zucht tritt der erste Hornring demnach im Alter von $2^1/_2$ bis 3 Jahren auf; dann folgt für jede weitere Kalbung ein neuer Ring, in der Regel also ein Hornring pro Jahr. Somit läßt sich aus der Zahl der Hornringe unter Hinzurechnen von einem oder zwei Jahren das Alter der betreffenden Kuh ermitteln, vorausgesetzt, daß sie regelmäßig alljährlich einmal gekalbt und sich die Hornscheide in der Zwischenzeit nicht abgestoßen hat. In der Absicht, den Käufer einer Kuh zu täuschen, werden die Hornringe manchmal beseitigt oder die Hornscheiden abgedreht; im erstgenannten Falle sieht die Oberfläche der glattgefeilten oder -geschmirgelten Hörner dann ‚aufgefasert' aus, im letztgenann-

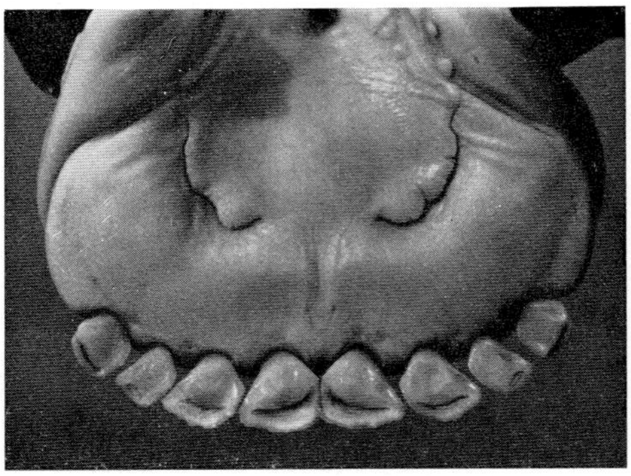

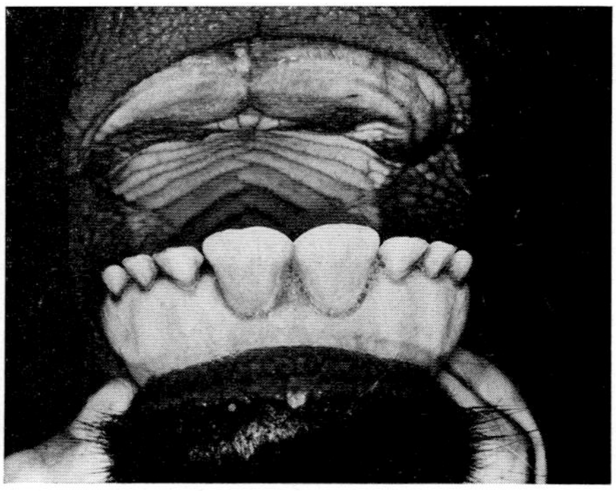

Abb. 70, 71. Links die Milchschneidezähne eines etwa fünf Monate alten Jungrindes: Zungenflächen der Zangen etwa zur Hälfte in Reibung begriffen. Rechts der Schneidezahnbefund bei einer zweijährigen Färse: Zangen gewechselt und hochgewachsen, ihrer Größe und schaufelförmigen Gestalt nach gut von den kleineren, mehr dreieckigen Milchschneidezähnen zu unterscheiden

ten zeigen die beiden neu nachwachsenden Hornscheiden eine auffallende Verjüngung zur ‚schrumpelig' erscheinenden Spitze hin. Bei künstlich gekürzten Hörnern fühlt sich die Hornspitze warm (sonst kalt) an. Die mitunter infolge schwerer Krankheit und bei Futtermangel auftretenden ‚falschen' Hornringe sind meist nur wenig ausgeprägt und daher leicht von den ‚echten' Kalbehornringen zu unterscheiden. Es empfiehlt sich, das Hornalter stets mit dem Zahnalter zu vergleichen, das bei erwachsenen männlichen sowie bei hornlosen Rindern ohnehin die einzige Möglichkeit zur Altersbestimmung darstellt, und das Ergebnis nötigenfalls entsprechend zu korrigieren. Der *Schneidezahnwechsel* erfolgt bei den Zangen mit etwa $1^3/_4$ Jahren, bei den inneren Mittelzähnen mit $2^1/_2$ Jahren, bei den äußeren Mittelzähnen mit $3^1/_4$ Jahren und bei den Eckzähnen mit 4 Jahren; dann hat das Rind ‚abgezahnt'. Die dabei durchbrechenden bleibenden Schneidezähne sind jeweils nach einem weiteren halben Jahr hochgewachsen. Sie unterscheiden sich durch ihre große schaufelförmige Gestalt von den mehr dreieckigen und zudem kleineren Milchinzisiven (Abb. 71). Mit 5 Jahren ist an den Zangen 1/4 bis 1/3 der Zungenfläche in Reibung begriffen; mit 6 Jahren nimmt ihre Reibefläche etwa die Hälfte (Abb. 72), mit 9 Jahren dagegen die gesamte Zungenfläche ein. Ungefähr von 12 Jahren an zeigen die Schneidezähne des Rindes eine

Abb. 72, 73, 74. Schneidezahnbefunde erwachsener Rinder:

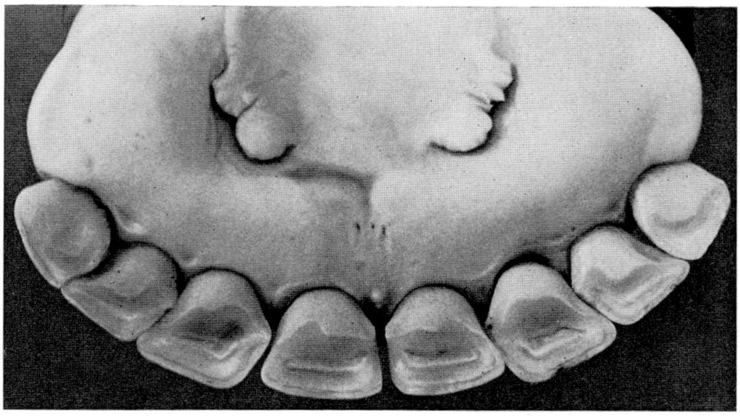

Zahnaltersbefund einer 6 Jahre alten Kuh: alle 4 Inzisivenpaare gewechselt und hochgewachsen, Zungenfläche der Zangen zur Hälfte in Reibung begriffen

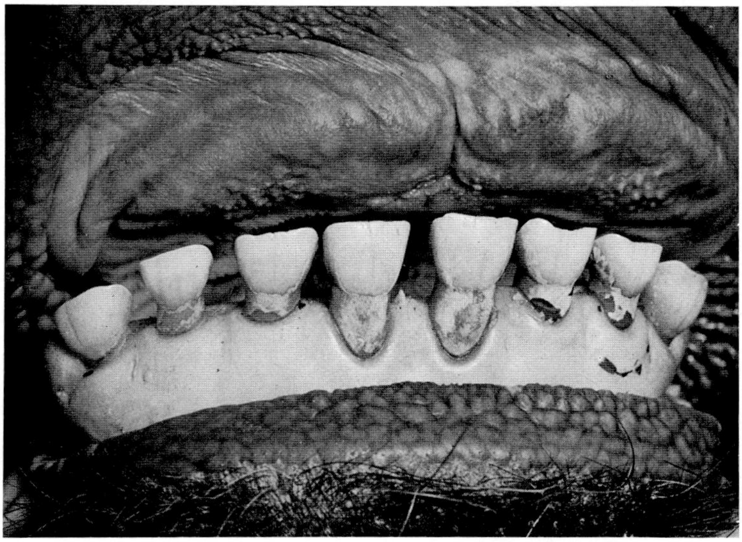

Halsbildung an den Schneidezähnen einer 16 Jahre alten Kuh

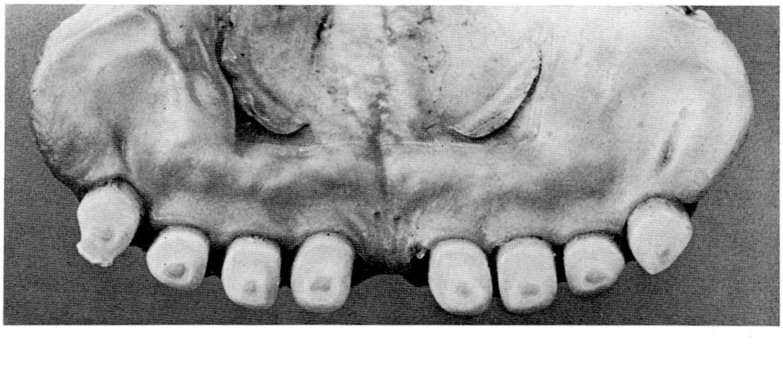

Ausgeprägte Stummelbildung an den bis auf den Zahnhals abgeriebenen Inzisiven einer über 18 Jahre alten Kuh

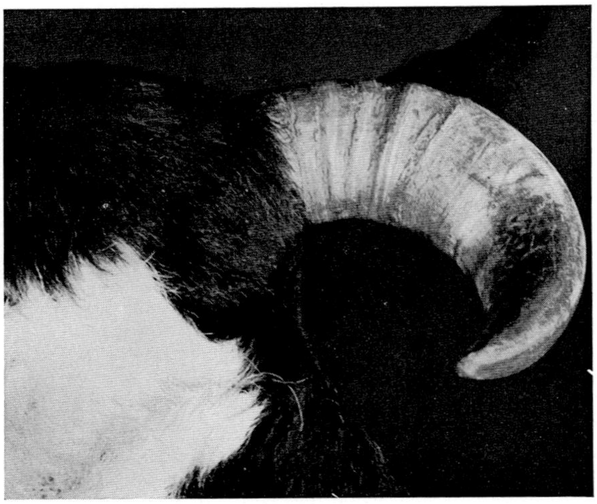

deutliche Halsbildung (Abb. 73). Bei noch älteren Tieren entwikkeln sich infolge fortschreitender Abnutzung dünne Zahnstummel (die nur noch aus dem Zahnhals bestehen; Abb. 74), bevor die Schneidezähne schließlich ausfallen.

Abb. 75. Horn mit fünf Hornringen bei einer siebenjährigen Kuh

Körpergewicht

Die Kenntnis des Gewichtes des Patienten ist aufschlußreich für die Beurteilung seines *Entwicklungs- und Nährzustandes* im Vergleich zu den gleichaltrigen gesunden Tieren des Bestandes. Sie ermöglicht auch die genaue *Dosierung zu verabreichender Medikamente* und erleichtert das *Abschätzen des* bei etwaiger Verwertung zu erwartenden *Schlachterlöses.* Bei längerem Krankheitsverlauf ergeben sich aus dem Verhalten des Körpergewichts (gleichbleibend, zu- oder abnehmend) zudem gewisse *prognostische Hinweise.* Wichtig erscheint in diesem Zusammenhang auch die Tatsache, daß Hochleistungskühe erst dann wieder mit guter Aussicht auf Trächtigkeit gedeckt oder besamt werden können, wenn sie den nach dem Kalben einsetzenden laktationsbedingten Gewichtsrückgang überwunden haben und wieder an Körpermasse zuzunehmen beginnen (Kali, 1973). Zur Erlangung der nötigen Erfahrung wird man das geschätzte Gewicht möglichst oft mit dem durch Wiegen ermittelten Ergebnis vergleichen und beim Abschätzen bemüht sein, außer Rahmen und Knochenbau des Tieres auch den Füllungsgrad seines Magendarmtraktes mit in Betracht zu ziehen. In Zweifelsfällen empfiehlt es sich, den Mittelwert der Angaben von zwei oder drei hierin geübten Personen zu wählen. Die hie und da zur Gewichtsfeststellung beim Rind benutzten Bandmaße arbeiten in der Regel nicht genauer als der erfahrene Schätzer.

Farbzeichnung

Während die Färbung bei einfarbigen Rindern meist aus der Rassebezeichnung (siehe Lehrbücher der Tierzucht) klar hervorgeht, sind bei schwarz- oder rotbunten Niederungsrindern sowie beim Fleckvieh für schriftliche Bescheinigungen nähere Angaben über *Größe, Lage und Form der einzelnen Farbflecken* erforderlich, um die Identität des betreffenden Tieres festzulegen. Klinisch ist in diesem Zusammenhang von Interesse, daß sogenannter ‚Sonnenbrand' (Lichtkrankheit, Photosensibilitätsreaktion) stets nur die nichtpigmentierten Hautbezirke betrifft und Augenlidkrebs (‚Cancer eye') bevorzugt bei Rindern mit weißer Kopfhaut (Hereford) auftritt.

Zur Wiedergabe der Farbzeichnung kann vorteilhafterweise eine einfache schematische *Umrißzeichnung* des Tieres oder ein entsprechender *Stempelabdruck* benutzt wer-

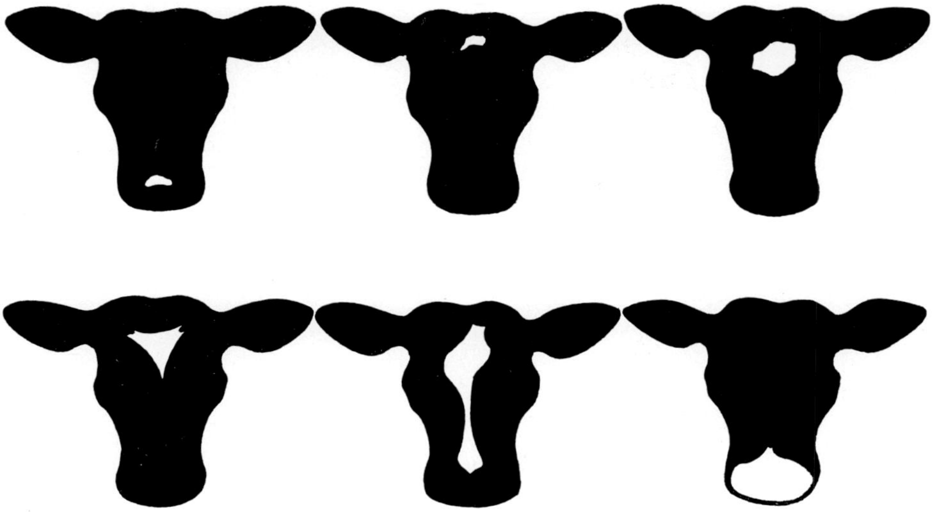

Abb. 76. Benennung der Abzeichen am Kopf von Niederungsrindern (von links oben nach rechts unten): Schnippe, Flocke, Stern, Keilstern, Blesse, Milchmaul

den, in den die Farbflecken eingetragen werden (Abb. 77, 78). Sonst nimmt man die Farbzeichen in der Reihenfolge Kopf, Hals, Schulter, Rücken, Kruppe, Unterbrust, Unterbauch, Euter und Zitzen oder Hodensack, Gliedmaßen und Schwanz schriftlich auf. Dabei werden, je nachdem, ob die Körperoberfläche des zu beschreibenden Rindes mehr farbig oder mehr weiß ist, entweder nur die nichtpigmentierten oder aber die pigmentierten Hautbezirke geschildert. Über die bei Niederungsrindern für die weißen Abzeichen am Kopf üblichen Bezeichnungen gibt Abbildung 76 Auskunft. Die Farbzeichnung des auf Abbildung 77 skizzierten Rindes ist schriftlich wie folgt aufzunehmen: ‚schwarzbunte Niederungskuh mit Schnippe oberhalb des Flotzmaules, handtellergroßem Keilstern, spannenlangem und zweifingerbreitem Kehlfleck, ein bis zwei Hand breiter, links zur Unterbrust hin durchgehender und rechts in halber Höhe des Schulterblatts endender Schulterbinde sowie 3 bis 4 Hand breiter, beiderseits zum Unterbauch hin durchgehender Lendenkreuzbinde; Unterbrust, Unterbauch, Euter samt Zitzen sowie Gliedmaßen und untere Schwanzhälfte weiß.'

Bei *Fleckrindern* gelten für die Aufnahme der Farbzeichnung folgende Regeln: *Haarfarbe:* ‚falb' (= weizengelb) oder rot auf weißem ‚Grund'. — *Farbverteilung:* ‚Blösch' = gesamtes Haarkleid, mit Ausnahme des Gesichts (das heißt des Kopfes, ohne Stirnschopf und Ohren), einheitlich gefärbt oder nur durch kleinere weiße ‚Flecken' unterbrochen, die vor allem auf Widerrist, Kreuz oder Schwanzansatz vorkommen und besonders zu erwähnen sind; als ‚Gurt' wird ein hinter der Schulter herabziehender weißer Streifen bezeichnet. ‚Scheck' = große zusammenhängende farbige Flecken am Körper; ‚Fleck' = kleinere rundliche farbige Flecken auf dem überwiegend weißen Körper; ‚Tiger' = zahlreiche kleine Farbflecken mit oft zerrissenem Rand auf weißem Grund. — *Besonderheiten:* Ohren: ‚gefleckt', halb, fast ganz oder ganz ‚geringelt' (das heißt mit mehr oder weniger großen weißen Flecken besetzt oder am Ohrgrund abgesetzt). Schopfhaar: nähere Angaben erforderlich, falls nicht einheitlich gefärbt (zum Beispiel falbes Schopfhaar links). ‚Backenflecken': Farbflecken auf weißem Backengrund. ‚Gebackt': die Färbung des Halses reicht bis etwa zum Maulwinkel hin, auch über die Backe. ‚Halbgebackt': die Färbung des Halses greift nur auf die obere Hälfte

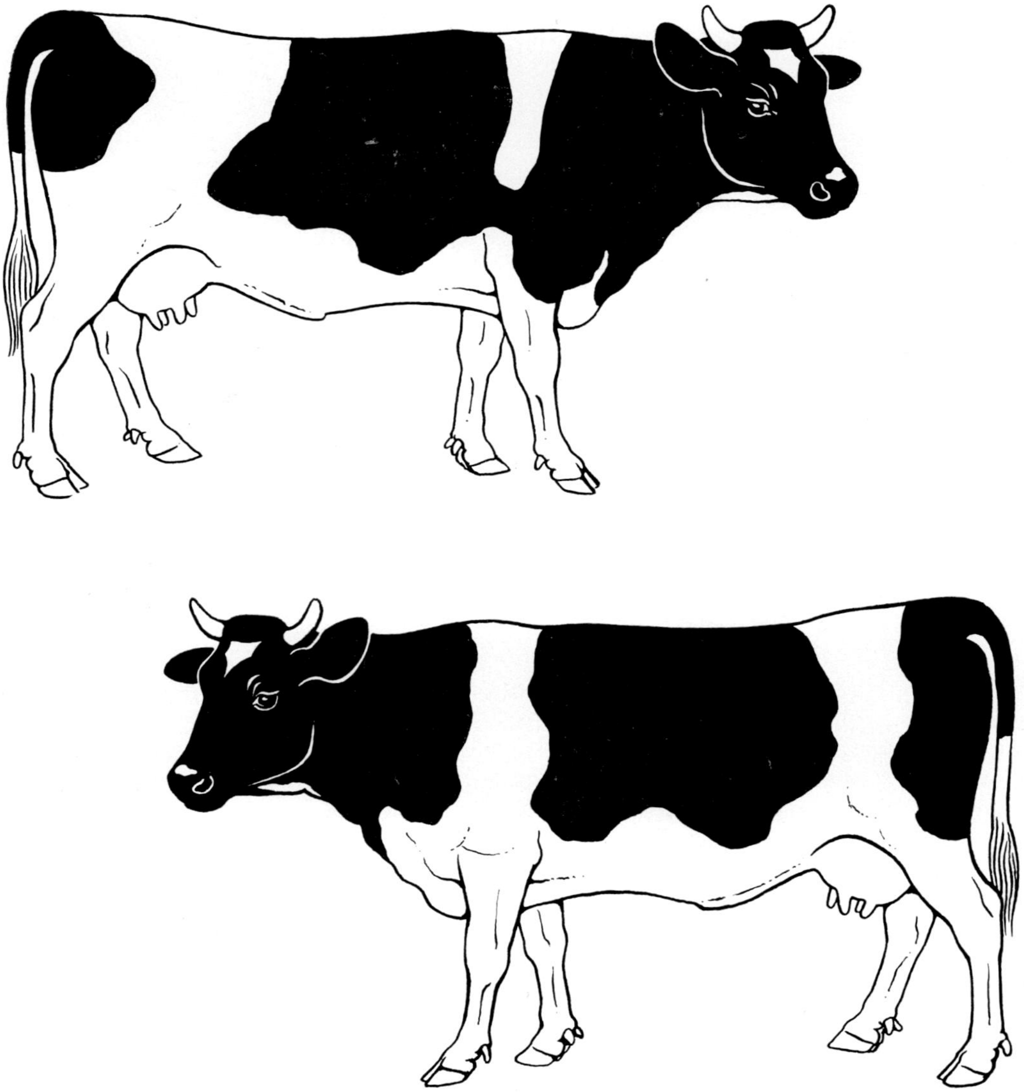

Abb. 77. Stempelschema mit eingetragenem Farbzeichnungsbeispiel einer schwarzbunten Niederungskuh (Beschreibung im Text)

der Backe über. ‚Augenflecken': kleine, an die Augenlider stoßende Farbflecken. ‚Eingefaßtes' Auge: wird von Farbflecken (halb, beinahe oder ganz) umgeben. ‚Weißer Kopf': besitzt, mit Ausnahme von Schopfhaar und Stirn, keine farbigen Abzeichen (um die Augen herum oder auf den Backen). Weiße Flecken am Körper werden je nach Lage als ‚Widerrist'-, ‚Kreuz'-, ‚Schwanzwurzelfleck' oder ähnliches mehr vermerkt. Die Farbzeichnung der auf Abbildung 78 wiedergegebenen Höhenfleckkuh ist demnach folgendermaßen zu beschreiben: ‚Falb- (oder Rot-) blösch; rechts: geringeltes Ohr und halbgebackt; links: talergroßer Augenfleck am Unterlid sowie handtellergroßer Backenfleck; rechterseits durchgehender und links auf halber Brusthöhe unterbrochener handbreiter Gurt; Kreuzfleck'.

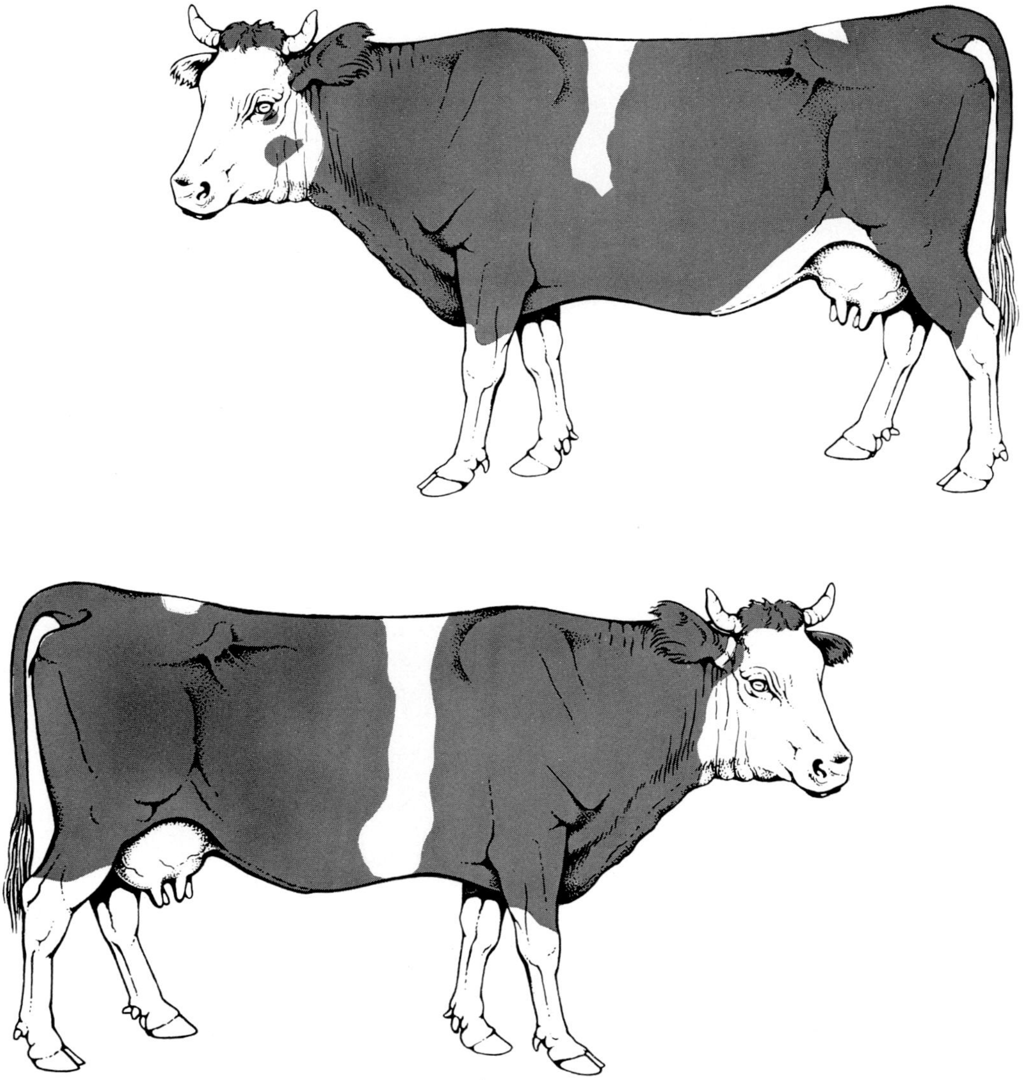

Abb. 78. Farbzeichnungsbeispiel der im Text bezüglich ihres Signalements näher beschriebenen Höhenfleckkuh

Ohrmarken und Halsbänder

Ein vor allem zur Unterscheidung einfarbiger Rinder, in größeren Herden oder bei häufigerem Personalwechsel wichtiges Identitätsmerkmal sind die Ohrmarken (Kälber-, Herdbuch-, Stall-, Impfohrmarken). Im Gegensatz zu angeborenen unveränderlichen Kennzeichen können sie jedoch durch Abwetzen der Oberfläche unleserlich werden, verlorengehen (kleines Loch im Ohr), ausreißen (Schlitz am Ohrrand) oder, ebenso wie andere erworbene Abzeichen, absichtlich entfernt und durch neue ersetzt werden. Das Einziehen der kleinen *Metallohrmarken*[1] erfolgt mit der Beschriftung nach außen in

[1] zum Beispiel Supercrotal-Marken und -Zange — Hauptner/Solingen

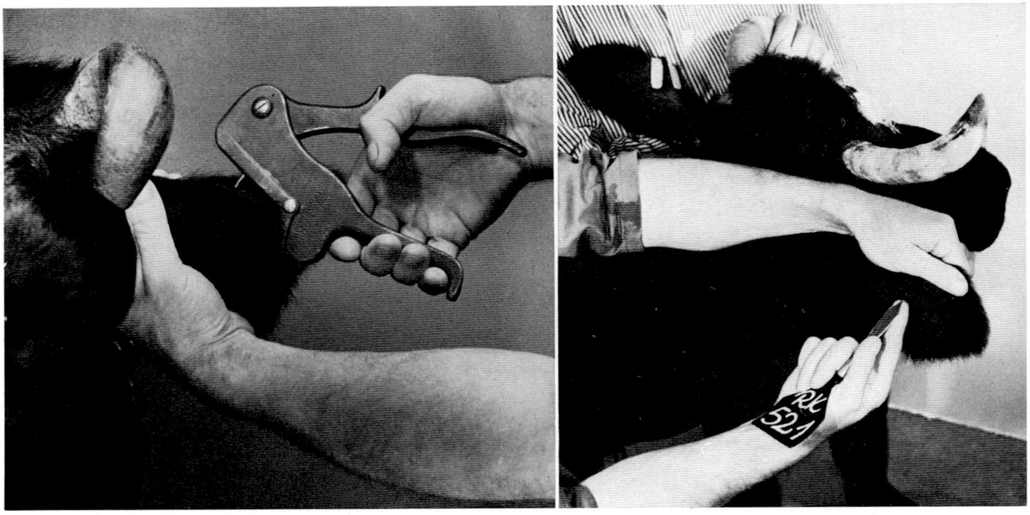

Abb. 79, 80. Links das Einziehen einer Metallohrmarke mit der Ohrmarkenzange; rechts das Einsetzen einer Kunststoffohrmarke mittels eines Dornes

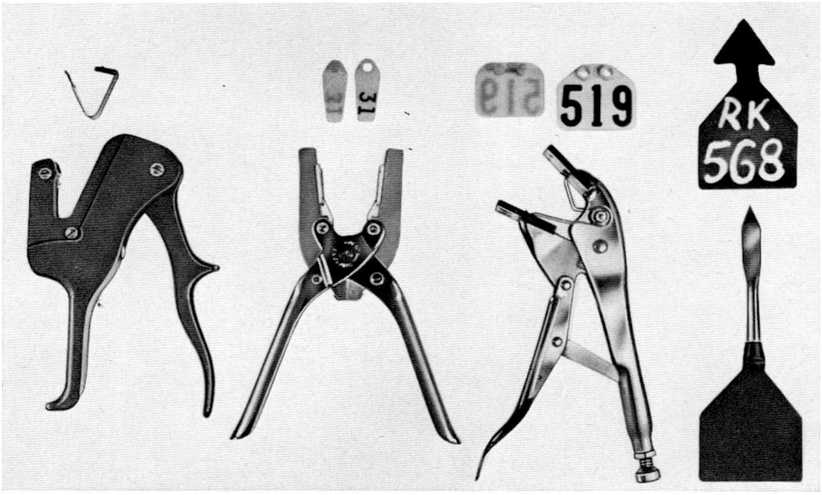

Abb. 81. Ohrmarken mit zugehörigen Zangen oder Dorn (von links nach rechts): Supercrotal/Hauptner, Mono- und Duotag/Delta sowie Ritchey/Hauptner

der Mitte des oberen Ohrrandes, am besten mit einer dazu passenden Ohrmarkenzange, die sich nach dem Umnieten des Markenverschlusses sofort wieder öffnet (Abb. 79); beim Einziehen und zum Ablesen der Marke sollte das Ohr am Ohrgrund umfaßt, aber nicht an der Spitze festgehalten werden (Abwehr). In letzter Zeit sind größere *Kunststoffohrmarken* entwickelt worden, deren Beschriftung auch noch auf einige Entfernung lesbar ist. Sie werden in der Regel so angebracht, daß sie in der Mitte der Ohrmuschel sitzen oder über den unteren Ohrrand herabhängen (Abb. 80). Die Fixation am Ohr übernimmt entweder eine der herkömmlichen Metallohrmarken[1], ein mit Hilfe einer Spezialzange zusammenzupressender Druckknopfmechanismus[2] oder ein pfeil-

[1] zum Beispiel Erkennungsplatten oder Ohranhänger zur Metallohrmarke — Hauptner/Solingen
[2] zum Beispiel Goliath-Marken und -Zange — Dalton/4421 Alstätte, Duotag-Ohrmarken und -Zange — Delta

spitzenförmiger Fortsatz der elastischen Marke, welcher mit einem hohlen Dorn durch die Ohrmuschel gezogen wird[1] (Abb. 80, 81). Bei extensiver Rinderhaltung ist stellenweise noch das Markieren durch *Kerben des Ohrrandes* üblich; dabei entsprechen Anzahl, Größe und Anordnung der Kerben einem bestimmten Zahlenschlüssel.

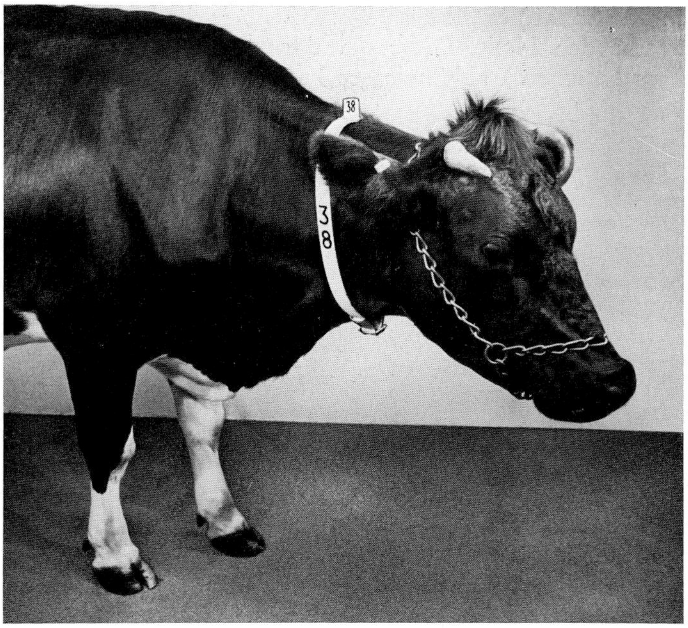

Abb. 82. Kunststoffhalsriemen mit eingedruckter Nummer

Da selbst beidseitig beschriftete große farbige Ohrmarken an freilaufenden Rindern mit lebhaftem Ohrenspiel mitunter nur mühsam zu entziffern sind, werden als Identitätsmerkmal heute unter anderem auch breite *Kunststoffhalsriemen* (mit beiderseitigem Aufdruck; Abb. 82) sowie *Halsketten* oder *Halsschnüre* (mit angehängtem Nummernschild)[2] verwendet, die lediglich den Bewegungen von Rumpf und Hals folgen.

Brandzeichen und Tätowierungen

Etwaige an Klauen, Hörnern oder auf der Haut (Kruppe, Hals) vorhandene *Brandzeichen* (Abb. 83, 84) sind ebenfalls im Signalement aufzuführen. Diese Markierung erfolgt durch kurzfristiges kräftiges Aufdrücken eines glühend gemachten Brenneisens, das ein spiegelbildliches Relief der gewünschten Buchstaben- oder Zahlenkombination (in 5 bis 10 cm großen Lettern) trägt; es hinterläßt dann eine entsprechend geformte haarlos bleibende Narbe. Um den mit einem solchen, vor allem im Südwesten der USA weit verbreiteten ‚heißen' Hautbrand verbundenen Schmerz zu umgehen, ist das *‚freeze-branding'* entwickelt worden, bei dem flüssiger Stickstoff oder eine Mischung von Kohlensäureeis und Alkohol zur Abkühlung (statt zur Erhitzung) des hierfür aus Kupfer, Messing oder Bronze gefertigten ‚Eisens' benutzt wird. Im ‚frostgebrannten' Bereich werden die Melanozyten zerstört, so daß an dieser Stelle später weiße Haare nachwachsen. Der Erfolg des somit vor allem auf dunkelpigmentierten Hautpartien anzuwendenden Verfahrens ist jedoch von verschiedenen Faktoren (Alter des Tieres, Größe

[1] zum Beispiel Ritchey-Ohrmarken (zum Selbstbeschriften) — Hauptner/Solingen
[2] zum Beispiel diejenigen der Firma Dalton/4421 Alstätte

und Material des ‚Eisens', Beschaffenheit der zuvor zu scherenden und mit Alkohol zu waschenden Haut, Dicke der daruntergelegenen Muskulatur, Dauer und Druck des ‚Frostbrennens') abhängig; es hat deshalb bislang noch keine große Verbreitung gefunden. Einfacher und wirksamer scheint die Kennzeichnung mittels *alkalischer Ätzpaste* zu sein, die mit einem Gummistempel-Besteck[1] auf die trockene Haut gedrückt wird und ähnlich wie ein echter ‚Brand' zur örtlichen Vernarbung und Haarausfall führt (Abb. 85). Derart markierte Tiere müssen jedoch in den ersten Tagen nach dem Aufbringen der Paste vor Regen und Nässe geschützt bleiben.

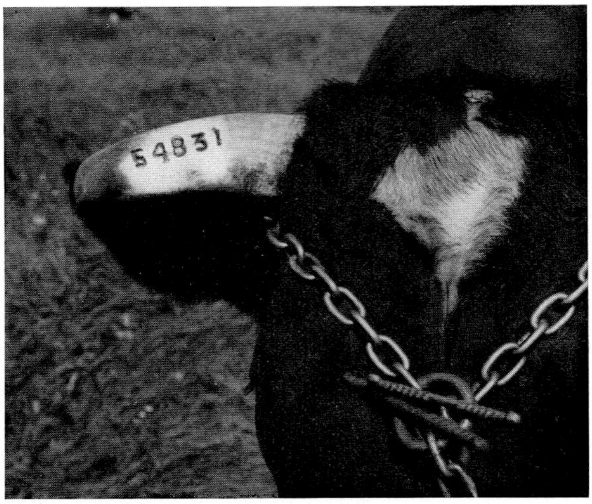

Abb. 83. Hornbrandzeichen (Zahl)

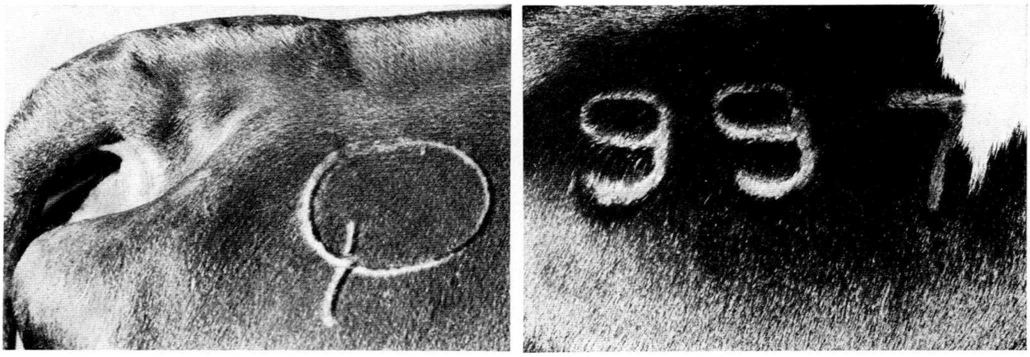

Abb. 84, 85. Links ‚heißer' Hautbrand (Buchstabe); rechts mit Hilfe von Ätzpaste ‚eingebrannte' Kennzeichnungsnummer

Für die *Tätowierung* werden auf der Innen- oder Außenfläche des Ohres mit einer besonderen Zange[2] und 10 bis 15 mm großen, aus spitzen Stiften bestehenden auswechselbaren Ziffern oder Buchstaben entsprechend geformte Hautläsionen gesetzt, die unmittelbar danach kräftig mit salbenförmiger Tätowierfarbe einzureiben sind. So können wertvolle Zuchtrinder einfarbiger Rassen in praktisch unveränderlicher Weise kenntlich gemacht werden. Aus der Deutschen Demokratischen Republik wird über Versuche berichtet, Kühe seitlich am Euter zu tätowieren, was ihre Erkennung im Melkstand erleichtern könnte. (Zum gleichen Zweck werden Rindern hie und da numerierte *Fußbänder* aus Kunststoff[3] am Metakarpus angelegt; sie können sich aber an festen Gegenständen verhaken und verlorengehen.)

[1] Kleerbrand-Kaltmarkierung — Dalton/4421 Alstätte
[2] lieferbar von Hauptner/Solingen oder Arnolds/Reading (England)
[3] Dalton/4421 Alstätte

Flotzmaulabdruck

In besonders gelagerten Fällen bietet der Abdruck des charakteristischen, von den Flotzmauldrüsen und Papillarlinien des Nasenspiegels gebildeten Musters, das *Nasolabiogramm,* ein wertvolles unveränderliches Identitätsmerkmal, das den Fingerabdrükken beim Menschen gleichzusetzen ist. Hierfür wird das Flotzmaul zunächst mit einem Tuch gesäubert und abgetrocknet; danach ist ein entsprechend großes Stempelkissen und anschließend ein Blatt saugfähiges Papier auf fester Unterlage möglichst gleichmäßig an den Nasenspiegel zu drücken (Abb. 86). Durch Photographieren des entsprechend vorbereiteten Flotzmaules läßt sich diese Art der Dokumentation verfeinern.

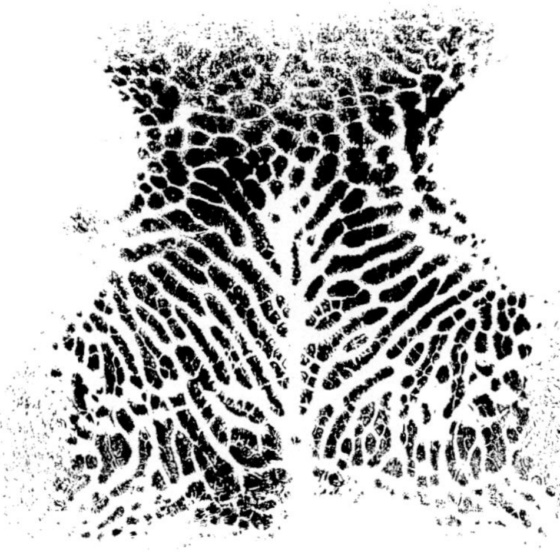

Abb. 86. Flotzmaulabdruck (Nasolabiogramm) einer Kuh

Bluttypbestimmung

Heute wird beim Rind in zunehmendem Maße die Blutgruppenbestimmung als Identitätsnachweis herangezogen; sie ist zum Beispiel für neueinzustellende Besamungsbullen bindend vorgeschrieben. Die für diese Tierart bislang ermittelten 70 antigenen Blutfaktoren sind in 13 Systemen zusammengefaßt, die jeweils einem besonderen Genlokus

Übersicht 5. Blutgruppensysteme, zugehörige Blutfaktoren und Anzahl der bislang bekannten Blutgruppen beim Rind (nach SCHMID, 1967)

Blutgruppensysteme	antigene Blutfaktoren	Anzahl der innerhalb des Systems bekannten Blutgruppen (Faktorenkombinationen)
A	A_1 A_2 D H Z′ a	10
B	B_1 B_2 G_2 K I_1 I_2 O_1 O_2 O_3 O_x P_1 P_2 Q T_1 T_2 Y_1 Y_2 A'_1 A'_2 B′ D′ E'_1 E'_2 E'_3 E'_4 F′ G′ I′ J'_1 J'_2 K′ O′ P′ Q′ Y′ A″ B″ b	300
C	C_1 C_2 R_1 R_2 W X_1 X_2 X_3 E C′ L′ c	35
F/V	F_1 F_2 V_1 V_2	4
J	J_1 J_2 (J^{cs} J^s) j	4
L	L l	2
M	M_1 M_2 M′ m	3
N	N n	2
S	S S° S″ H′ H″ U U′ U″ s	5
Z	Z_1 Z_2 z	2
R′/S′	R′ S′	2
N′	N′ n′	2
T′	T′ t′	2

Übersicht 6. Erbliche Markierungssubstanzen im Blut- und Milchserum sowie hereditäre Serumenzymeigenschaften beim Rind (nach SCHMID, 1967)

Eiweiß oder Enzym:	bislang bekannte Typen
Serumproteine	
Transferrine (Tf):	Tf^{A}, Tf^{B}, Tf^{D1}, Tf^{D2} Tf^{E}, Tf^{F}, Tf^{G}
Hämoglobine (Hb):	Hb^{A}, Hb^{B}, Hb^{C}, Hb^{D}
Postalbumine (Pa):	Pa^{F}, Pa^{S}
Albumine (Alb):	Alb^{A}, Alb^{B}
S-alpha-Globuline (Sα):	Sα^{A}, Sα^{O}
Milchproteine	
Alpha-s-Caseine (s-Cn):	s Cn^{A}, s Cn^{B}, s Cn^{C}
Beta-Caseine (Cn):	Cn$^{A\,(1-3)}$, Cn^{B}, Cn^{C}
Kappa-Caseine (Cn):	Cn^{A}, Cn^{B}
Alpha-Lactalbumin (La):	La^{A}, La^{B}
Beta-Lactoglobulin (Lg):	Lg^{A}, Lg^{B}, Lg^{C}, Lg^{D}
Serumenzyme	
alkalische Phosphatase (F):	F^{A}, F^{O}
Amylase (Am):	Am^{A}, Am^{B}, Am^{C}
Carboanhydrase (Ca):	Ca^{F}, Ca^{S}

entsprechen; innerhalb der einzelnen Systeme sind zwischen 2 und 300 Einzelfaktoren oder Faktorenkombinationen bekannt, die als „Blutgruppen" unabhängig voneinander vererbt werden (Übersicht 5). Die sich hieraus ergebenden zahlreichen Variationsmöglichkeiten machen es in hohem Grade unwahrscheinlich, daß zwei ihrer Identität oder Abstammung nach strittige Rinder den gleichen *Bluttyp* (= Summe der vorhandenen Faktoren sowie des Hämoglobin- und des Transferrintyps) aufweisen. Eine weitere Identifizierungsmöglichkeit besteht in der elektrophoretischen Bestimmung einiger ebenfalls *vererbbarer Serum-* und *Milcheiweiße* sowie bestimmter *hereditärer Enzymeigenschaften* (Übersicht 6); jeder dieser 13 Faktoren entspricht einem weiteren Genlokus. Solche Analysen sind wertvoll bei der Aufklärung der Abstammung (Verwechslung von Kälbern; Doppel- oder Nachbesamungen und -bedeckungen; Bespringen durch

Übersicht 7. Ermittlung der Vaterschaft unter drei den Begleitumständen nach hierfür in Frage kommenden Bullen mit Hilfe der Bluttypenanalyse (nach WEBER, 1969)

Blutprobe	Bluttyp										
	Blutgruppensysteme									Hämoglobintyp	Transferrintyp
	A	B	C	F/V	J	L	M	S	Z		
Bulle R:	A	BO/IY_2I'	CD_1WL'	F/F		L		H′	—/—	AA	DD
Bulle S[1]:	A	GA′/—	WL′	F/F		L		H′	Z/—	AB	DD
Bulle A:	A	GA′/GA′	WL′	F/F		L		$H'U_1$	Z/—	AB	DD
Mutter des Kalbes:	A	OI′/—	WL′	F/F		L		$H'U_2$	Z/—	AB	DD
Kalb:	A	OI′/—	WL′	F/F		L		H′	Z/Z	AB	DD

[1] Aufgrund der Übereinstimmung im B-System kommt nur der Bulle S als Vater des Kalbes in Betracht

ausgebrochenes Vatertier; verlängerte Trächtigkeitsdauer; Nachweis der Monozygotie von Zwillingen). Gegebenenfalls müssen Blutproben mit bestimmten gerinnungshemmendem Zusatz sowohl von dem zu identifizierenden Rind, als auch von allen in Frage kommenden Elterntieren oder von den möglicherweise mit ihm verwechselten Rindern an ein mit solchen Untersuchungen vertrautes Labor eingesandt werden (Tierärztliches Institut der Universität Göttingen oder Blutgruppenlabor der Tierzuchtforschung an der Universität München). Die Auswertung der Befunde erfolgt dann in der auf Übersicht 7 dargestellten Weise.

SCHRIFTTUM

ANONYM (1963): Cattle brands of Texas. Southwestern Vet. *17,* 39-44, 114-118. — ANDREWS, A. H. (1975): The relationship between age and development of the anterior teeth in cattle as determined by the oral examination of 2900 animals between the ages of 12 and 60 months. Brit. Vet. J. *131,* 152-159. — ARBEITSGEMEINSCHAFT DEUTSCHER RINDERZÜCHTER (1960): Farbe und Abzeichen bei den schwarzbunten und rotbunten Rindern. Landw.-Verlag, Hiltrup.

BARCZYK, G., & L. SCHÖN (1965): Vorläufige Untersuchungen zur Altersbestimmung von Schlachttierkörpern bei Rindern. Fleischwirtschaft *45,* 116-118, 121. — BERGE, S., & T. BIHAUG (1958): Die Hörner als Altersmerkmal bei Kühen (norwegisch). Meld. Norg. Landb.-Hogsk 117. — BROWN, W. A., P. V. CHRISTOFFERSON, M. MASSLER & M. B. WEISS (1960): Postnatal tooth development in cattle. Amer. J. Vet. Res. *21,* 7-34 — BURKERT, A. (1970): Die Synonymik gynäkologischer, andrologischer und geburtshilflicher Begriffe beim Rind in den Mundarten der Bundesrepublik. Diss., München. — BUSCHMANN, H., & D. O. SCHMID (1968): Serumgruppen bei Tieren. Paul Parey, Berlin und Hamburg.

DAMM, K. (1960): Kennzeichnung unserer Rinder. Tierzucht *14,* 530-531.

FARRELL, R. K., G. A. LAISNER & TH. S. RUSSELL (1969): An international freeze-mark animal identification system. J. Amer. Vet. Med. Ass. *154,* 1561-1572.

HABERMEHL, K.-H. (1975): Die Altersbestimmung bei Haus- und Labortieren. 2. Aufl.; Paul Parey, Berlin und Hamburg. — HARING, F. (1961): Rassenkunde (Band 3 des Handbuches der Tierzüchtung von HAMMOND, J., I. JOHANSSON & F. HARING). Paul Parey, Hamburg und Berlin. — HENTSCHL, A. F., & LL. D. KONYA (1962): Ear notch code proves practical in identifying brucellosis vaccinated calves. Vet. Med. *57,* 600-601. — HOOVEN, N. W. (1968): Freeze branding for animal identification. J. Dairy Sci. *51,* 146-152. — HUTH, F. W. (1972): Zur Frage der Gewichtsermittlung beim Rind. Tierzüchter *24,* 519-521.

INTRIERI, F. (1971): La marcatura dei bufali con impiego di azoto liquido. Atti Soc. Ital. Sci. Vet. *25,* 331-334.

JOHANSSON, I. (1959): Haustiergenetik (Band 2 des Handbuches der Tierzüchtung von HAMMOND, J., I. JOHANSSON & F. HARING). Paul Parey, Hamburg und Berlin.

KACHEL, S., D. SCHULZE & J. MARTIN (1972): Kennzeichnung der Milchkühe durch Tätowierung am Euter. M.-hefte Vet.-Med. *27,* 59-64. — KAISER, R. (1963): Erfahrungen über die Kennzeichnung von Rindern mit Halsriemen. Tierzucht *17,* 116-119. — KALI, J., S. AMIR & N. SHAPIRA (1973): Fertility in dairy cows in relation to plane of nutrition, milk production and body condition. Agric. Coll., Stockholm, Dep. Animal Husbrandy; Rep. Nr. 26. — KORDTS, E. (1972): Zur Kennzeichnung der Milchkühe. Milchpraxis *8*:4, 34. — KROMAYER, F., & W. WOLLESCHENSKY (1960): Die Kennzeichnung der Rinder im Offenstall. Tierzucht *14,* 261-262.

MACPHERSON, J. W., & P. PENNER (1967): Animal identification — liquid nitrogen branding of cattle. Canad. J. comparat. Med. Vet. Sci. *31,* 271-274. — MAYALI, G. (1938): The identification of cattle. Vet. J. *94,* 227-229. — MILOSAVLJECIĆ, S., & D. PALIĆ (1961): Altersbestimmung beim Simmentaler Rind aufgrund des Schneidezahnwechsels (serbokroatisch). Vet. Glasnik *15,* 569-573, 739-744.

REDFERN, D. M. (1972): An aid to cattle identification. World Animal Review *1,* 23.

SALOMON, S. (1930): Untersuchungen über das Nasolabiogramm des Rindes. Diss., Hannover. — SCHLAMPP, W. (1906): Kennzeichnung der Tiere (in Therapeutische Technik für Tierärzte; Band *1,* S. 121-149). Enke, Stuttgart. — SCHMID, D. O. (1967): Neuere Erkenntnisse auf dem Gebiet der Blutgruppenforschung bei Rindern. Dtsch. Tierärztl. Wschr. *74,* 101-104, 203-206. — SCHMID, D. O., & M. BURGKART (1962): Die Nasolabioskopie als Hilfsmittel bei der Sicherung der Identität und bei der Abstammungskontrolle des Rindes. M.-hefte Tierheilk. *14,* 46-51. — SCHUMANN, H. (1960): Nutzungs- und Lebensdauer beim Rind. Züchtungskunde *32,* 1-44. — SCHWEIZERISCHER FLECKVIEHZUCHTVERBAND (Bern): Anleitung für die Aufnahme des Signalements beim Simmentaler Fleckvieh. 2. Aufl. — STAEHLI, J. (1964): Le marquage du bétail bovin. Schweiz. Arch. Tierheilk. *106,* 673-681.

THÉRET, M., & CL. BERNARD (1969): Étude de l'effet du marquage par congélation de la peau chez les veaux. Rec. Méd. Vét. *145,* 1315-1326. — TOLLE, A. (1960): Die Blutgruppen des Rindes. Schaper, Hannover.

WEBER, W. (1969): Blutgruppenanalysen beim Rind. Schweiz. Arch. Tierheilk. *111,* 108-113.

Allgemeine Untersuchung

Die kurze, aber gründliche Allgemeinuntersuchung soll Aufschluß darüber geben, *in welchem Ausmaß das Allgemeinbefinden des Patienten gestört* ist; dabei ergeben sich unter Mitberücksichtigung des Vorberichts oft weitere wichtige *Anhaltspunkte für den Sitz der Erkrankung.* Auch bei Tieren mit äußerlich leicht zu erkennenden Krankheiten, zum Beispiel einer Lahmheit, ist stets eine Allgemeinuntersuchung durchzuführen, da sich aus ihr Hinweise auf den *Grad des Primärleidens* und auf mitunter vorliegende *komplizierende Begleit- oder Folgekrankheiten* ableiten lassen, welche diagnostisch, prognostisch und therapeutisch mit berücksichtigt werden müssen. So erfordert eine mit infektionsbedingter fieberhafter Störung des Allgemeinbefindens einhergehende Lahmheit neben den örtlichen therapeutischen Maßnahmen in der Regel eine zusätzliche Allgemeinbehandlung (etwa die Verabreichung von Sulfonamiden oder Antibiotika). Andererseits ist die Behandlung einer allein auf Grund der lokalen Veränderungen ganz günstig zu beurteilenden eitrigen Klauenerkrankung zwecklos, wenn bei dem betreffenden Tier eine durch Keimverschleppung bedingte, sich anläßlich der Allgemeinuntersuchung zu erkennen gebende lebensbedrohliche Herz- oder Lungenerkrankung (metastatische Endokarditis oder Pneumonie) vorliegt. Das gleiche gilt sinngemäß für alle anderen Krankheiten.

Im einzelnen werden im Rahmen der Allgemeinuntersuchung *Haltung, Verhalten, Ernährungszustand, Habitus, Atem- und Pulsfrequenz* sowie die *Körpertemperatur* des kranken Rindes der Reihe nach geprüft oder untersucht und die Befunde abschließend in einer kurzen *Zusammenfassung* ausgewertet.

Haltung

Unter dem Begriff Haltung ist der *anatomische Gesamteindruck* des Patienten zu verstehen. Zu seiner Beurteilung prüft der Untersucher nacheinander die Haltung der Ohren (S. 483) sowie diejenige des Kopfes und Halses, der Gliedmaßen und des Schwanzes relativ zum Rumpf des Tieres (S. 425), den Verlauf der Rückenlinie und kontrolliert anschließend die Bauchdeckenspannung (S. 290). Haltungsabweichungen im Stehen oder Liegen sind beim Rind zwar oft nur wenig deutlich ausgeprägt; es gibt aber eine ganze Reihe von *abnormen Haltungen,* die für bestimmte Krankheiten *kennzeichnend* sind: So sind aufgekrümmter Rücken und gespannte Bauchdecken wichtige Symptome der Bauchfellentzündung, insbesondere bei einer Netzmagenverletzung durch spitze Fremdkörper (Abb. 87); ein ähnliches Bild ist indessen auch bei schwerer Gebärmutterentzündung und bei der Knochenerweichung festzustellen. Eine dauerhafte, durch angeborene oder erworbene krankhafte Rückgratsveränderungen bedingte Verkrümmung der Wirbelsäule nach dorsal wird als Kyphose, eine solche nach ventral als Lordose bezeichnet, während Lateralverbiegungen Skoliose genannt werden. Das „Abblatten“ der Vordergliedmaßen ist eine bei Erkrankungen des Herzbeutels und der Lungen zu beobachtende Haltungsanomalie. Die sägebockartige Stellung der Gliedmaßen bei gestrecktem Kopf und abstehendem Schwanz ist typisch für den beim Rind seltenen Wundstarrkrampf. Alleiniges Abhalten des Schwanzes weist auf schmerzhafte Veränderungen im Bereich des Mastdarmes, des Afters oder des Harn- und Geschlechtsapparates hin. Tiere mit nach vorn und unten gestrecktem Hals und Kopf, bei denen unter Umständen auch die Zunge hervortritt, leiden in der Regel an Erkrankungen im Bereich des Rachens, des Schlundes (Schlundverstopfung) oder des Atmungsapparates (Atemnot). Schwerkranke Rinder halten den Kopf dauernd gesenkt oder aufgestützt. Die meisten Lahmheiten und Lähmungen gehen mit charakteristischen Hal-

Abb. 87, 88, 89. Prüfung der Haltung:

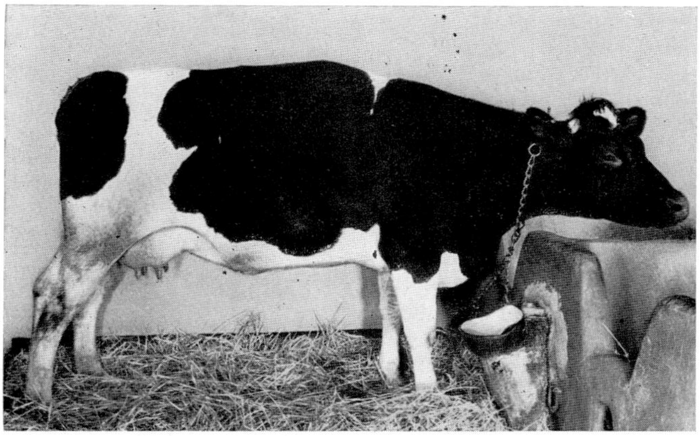

Haltung bei Fremdkörpererkrankung (Reticuloperitonitis traumatica): aufgekrümmter Rücken, sägebockähnliche Gliedmaßenstellung, Bauchdecken aufgeschürzt (gespannt)

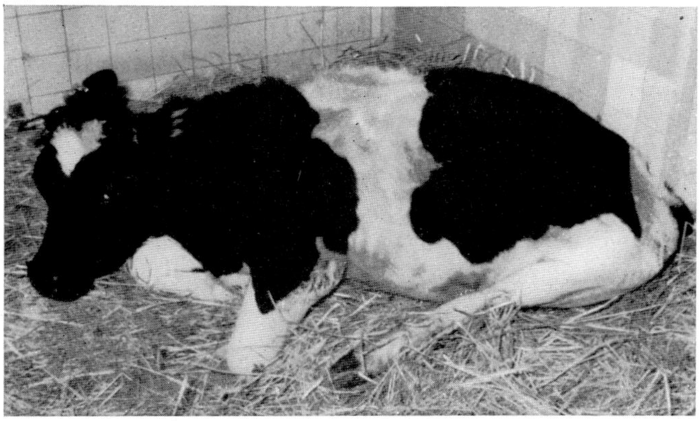

Haltung eines festliegenden Jungrindes mit Lähmung der Nachhand (Paralysis posterior) infolge Schädigung des Rückenmarkes durch im Wirbelkanal wandernde Dassellarven

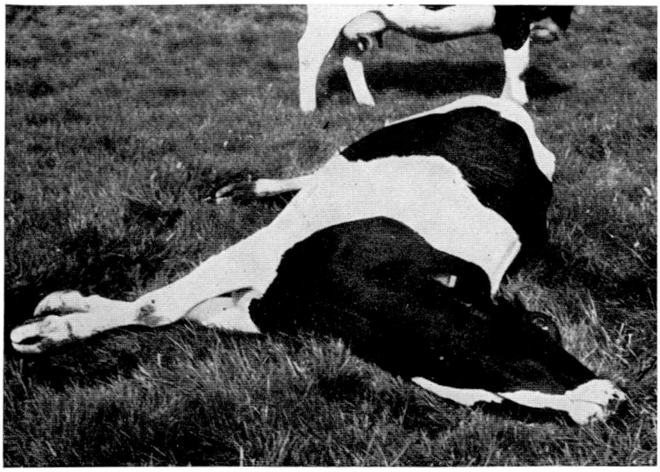

Haltung bei hypomagnesämischer Tetanie (Weidetetanie): Festliegen in Seitenlage mit opisthotonischer Kopfhaltung und tonisch-klonischen Krämpfen der Gliedmaßen (KRUSE, 1960)

tungs- und Stellungsanomalien der betroffenen Gliedmaße einher (Abb. 88; S. 425). Im Liegen ist die seitlich eingerollte Haltung mit zur Brust gewandtem Kopf symptomatisch für komatöse Zustände, insbesondere für die hypokalzämische Gebärlähmung, während flache Seitenlage mit gestreckten Beinen und nach hinten geschlagenem Kopf bei der hypomagnesämischen Tetanie (Abb. 89) und bei Drucksteigerung innerhalb des zentralen Nervensystems zu beobachten ist (Zerebrokortikalnekrose, Meningoenzephalitis und ähnliches mehr).

Verhalten

Das Verhalten oder der *sensomotorische Gesamteindruck* des Patienten umfaßt seine physiologische oder aber pathologisch veränderte Reaktionsweise bei den verschiedenen Lebensäußerungen. Es bedarf längerer gründlicher Erfahrung und guter Beobachtungsgabe, um sicher beurteilen zu können, ob sich ein Rind bei der Annäherung von Menschen oder anderen Tieren, bei der Futter- und Tränkeaufnahme, beim Wiederkauen und Rülpsen, bei Kot- und Harnabsatz, beim Aufstehen, im Gehen und Stehen oder beim Niederlegen, beim Melken oder Säugen, beim Gebären, in der Brunst oder beim Deckakt etc. normal oder krankhaft verhält (S. 460 f.). Nötigenfalls vergleicht man das Benehmen des kranken Tieres mit demjenigen der gesunden Nachbartiere. Normalerweise nehmen Rinder an den Vorgängen in ihrer Umgebung durch entsprechende Bewegungen von Kopf und Hals sowie der Augen und Ohren Anteil; Fliegen werden abgewehrt. Manche Tiere sind dabei von Natur aus lebhafter, unruhiger, angriffslustiger, ängstlicher, störrischer oder unverträglicher als andere; diese angeborenen, oder durch den Umgang mit dem Menschen oder mit der Herde erworbenen Eigenschaften (‚Temperament' oder ‚Charakter') dürfen nicht mit krankheitsbedingten Änderungen des Verhaltens verwechselt werden (genauer Vorbericht). Nach anstrengender Arbeit ist das Benehmen vielfach träger als sonst. Als Beispiele für beim Rinde zu beobachtende *charakteristische Verhaltensstörungen* seien genannt:

Erhöhte sensomotorische Erregbarkeit (= Exzitation): Tobsuchtartige Unruhe, Stoßen, Aufwerfen der Streu mit den Hörnern, Verbeißen in Gegenstände, Pressen und Drängen, zum Festliegen führendes Schwanken der Nachhand sowie heiseres Brüllen bei Tollwut (Abb. 340); örtliche oder allgemeine Muskelzuckungen, tonisch-klonische Krämpfe und Festliegen bei Tetanie (Abb. 89); Zittern, Zähneknirschen, blindes nach vorn Drängen und gelegentlich auch Schlagen bei Bleivergiftung (Abb. 91); Unruhe und hochgradiger Juckreiz bis zur Selbstverstümmelung bei AUJESZKY'scher Krankheit; Kolikerscheinungen, nämlich Hin- und Hertreten, Trippeln, Schlagen nach dem Leib sowie Auf- und Niedergehen, bei akuten schmerzhaften Erkrankungen im Bereich der Bauchhöhle (Verlegung oder Verlagerung von Magen- oder Darmteilen, Verstopfung des Hauptgallenganges, des Harnleiters oder der Harnröhre durch Konkremente oder Steine, Gebärmutterverdrehung).

Verminderte sensomotorische Erregbarkeit (= Depression, Apathie, Somnolenz, Koma; Paresen, Paralysen): Völlig interesseloses Festliegen (das heißt Nichtaufstehenkönnen) bei Gebärparese; schweres Koma (Bewußtseinstrübung) bei ausgeprägter Leber- oder Nierenschädigung mit hierdurch bedingter allgemeiner „Intoxikation"; Lähmung der glatten und quergestreiften Muskulatur bei Botulismus (Abb. 92); Anlehnen oder Aufstützen des Kopfes an Krippe, Freßgatter oder Wand ohne jegliche Anteilnahme an der Umgebung bei zentralnervösen Störungen (Erkrankungen des Gehirns oder der Hirnhäute) und bei Somnolenz im Verlauf anderer Krankheiten. Schwerkranke Rinder wirken schon nach wenigen Tagen träge, teilnahmslos und niedergeschlagen (apathisch). Ihre Futteraufnahme ist weniger gierig oder liegt ganz darnieder; die erfaßten Bissen werden kleiner als normalerweise. Solche Tiere liegen auch viel und stehen nur ungern auf. Insekten werden nicht mehr abgewehrt und sammeln sich deshalb bevorzugt auf dem Patienten an. Die Augen liegen tief und zeigen entweder fiebrigen Glanz oder sind infolge ausbleibenden Lidschlages matt; das Flotzmaul wird seltener abgeleckt und verkrustet rings um die Nasenlöcher herum.

Andere Beispiele für *pathologische Verhaltensweisen* sind: häufiger Husten, Schniefen, Schnarchen, Röcheln, Flankenschlagen (S. 182 ff.), leeres Wiederkauen und andere unphysiologische Kaubewegungen, „Priemen" oder Herausfallenlassen von Futterbissen, Speicheln, Zungenspielen, Erbrechen oder Regurgitation (S. 209 ff.), steifgespannter oder schwankender Gang, die Bewegungsweise bei den verschiedenen Lahmheiten und Lähmungen (S. 425 ff.), Pressen und Drängen auf Harn oder Kot. Schmerzen äußert das Rind durch regelmäßiges langgezogenes Stöhnen (Schmerzen im Bereich der Brusthöhle) oder gelegentliches kurzes Ächzen (Schmerzen im Bereich der Bauchhöhle; siehe Übersicht 24), Zähneknirschen, Muskelzittern und Bewegungsunlust, oder durch Kolikerscheinungen (schwere Leibschmerzen; Übersicht 33); in seltenen Fällen ist dabei auch Schweißausbruch (S. 96) zu beobachten.

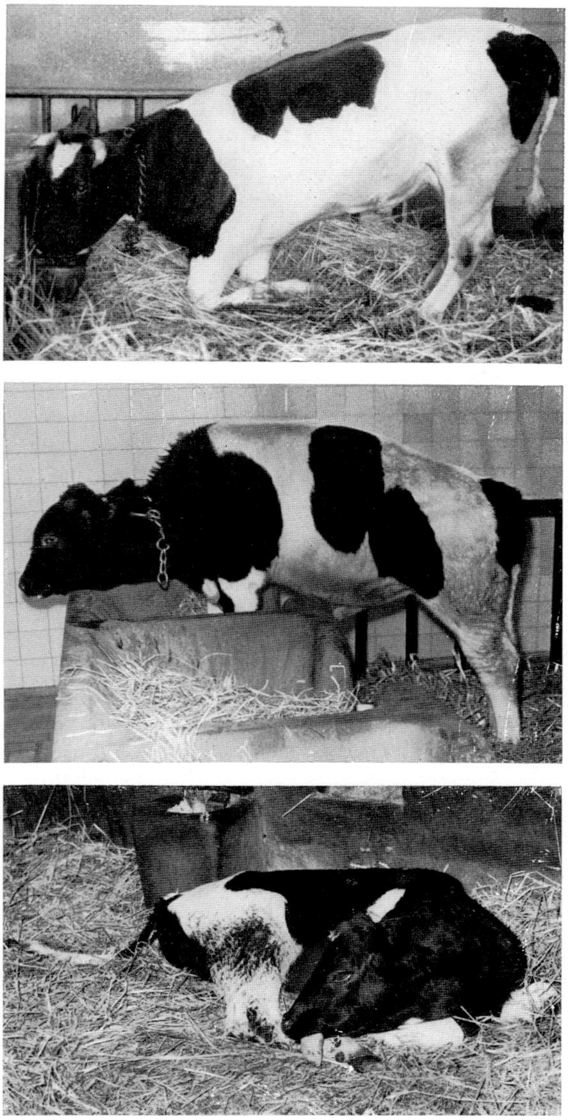

Abb. 90, 91, 92. Prüfung des Verhaltens:

Oben. Verhalten bei Knochenerweichung (Osteomalazie): zögerndes Aufstehen, Verharren auf den Karpalgelenken (Schmerzen im Zehenbereich)

Mitte. Verhalten bei akuter Bleivergiftung: Blindheit, Speicheln, Zähneknirschen, Drängen nach vorn

Unten. Verhalten bei Botulismus: apathisches Festliegen mit Lähmung der gesamten Muskulatur (Gliedmaßen: Unvermögen aufzustehen; Schwanz: nicht an den Leib herangezogen; Kaumuskeln: Absinken des Unterkiefers; Schlingmuskeln: Speicheln, ‚Priemen'; Zungenmuskulatur: Vorfall der Zunge)

Alle bei der Allgemeinuntersuchung festgestellten *Verhaltensabweichungen* geben Anlaß, den betreffenden Organapparat sowie das zentrale Nervensystem im Rahmen der speziellen Untersuchung (S. 91 ff.) besonders eingehend zu prüfen.

Ernährungszustand

Die Beurteilung des Fütterungszustandes erfolgt durch *Besichtigung* und *Betastung* des Patienten, am besten im Vergleich zu den gesunden Tieren derselben Altersgruppe, und unter besonderer Beachtung von Triel, Schulterblatt, Brustwirbeldornfortsätzen, Rippen, Lendenwirbelquerfortsätzen, Hüft- und Sitzbeinhöckern sowie des Schwanzansatzes (sogenannte ‚Schlachtergriffe'). Dabei werden folgende *Grade des Nährzustandes* unterschieden:

— *sehr gut (mastig):* Alle Körperformen abgerundet, kräftige Fettpolster an den eben genannten Körperstellen; bei Masttieren erwünscht, teilweise jedoch als Zeichen geringerer Widerstandskraft angesehen (Abb. 93).
— *gut:* Die einzelnen Körperregionen erscheinen zwar voneinander abgesetzt; es sind jedoch noch deutliche Fettpolster vorhanden.
— *mäßig (mager):* Glatte Körperoberfläche mit den sich abzeichnenden Muskelkonturen, keine Fettpolster, aber auch keine stark hervortretenden Skeletteile, Haut noch leicht abhebbar (Abb. 94).
— *schlecht:* Hervortreten der obengenannten Knochenpartien infolge beginnenden Muskelschwundes, Haut fest mit dem Skelett verbunden (‚lederbündig').
— *sehr schlecht (= kachektisch):* Ausgeprägte Muskelatrophie, tiefliegende Augen, ‚Haut und Knochen', ‚wandelndes Skelett'; besonders bei Jungtieren mit schwerer Parasitose zu beobachten (Abb. 95); Prognose meist aussichtslos.

Bei schlecht genährten Patienten ist zu prüfen, ob es sich um *primäre* oder *sekundäre Unterernährung* handelt: Der *Zustand der Magerkeit* (primäre Inanition) liegt vor, wenn die Fütterung in quantitativer oder qualitativer Hinsicht so unzulänglich ist, daß sie den Bedarf absolut (also für jedes derart ernährte Tier) oder relativ, das heißt in Bezug zur Leistung einzelner Tiere (hohe Milchproduktion, Zwillingsträchtigkeit und anderes mehr), nicht zu decken vermag; von Magerkeit werden somit in der Regel Rinder betroffen, die an sich völlig gesund sind, zum Beispiel gute Milchkühe nach dem Kalben. Der *Vorgang der Abmagerung* (sekundäre Inanition) wird dagegen durch Erkrankungen ausgelöst, welche die Freßlust des Tieres mittelbar beeinträchtigen (etwa fieberhafte Allgemein-Infektionen oder -Intoxikationen), seine Fähigkeit zur Futteraufnahme unmittelbar stören (Zungenaktinobazillose, Schlundkopflähmung), oder die Verdauung und Resorption der aufgenommenen Nahrung behindern: Solche ‚zehrenden' Krankheiten betreffen oft wichtige Abschnitte oder den gesamten Verdauungskanal (funktionelle Vormagenstenose, Magendarmwurmbefall, Tuberkulose, Paratuberkulose, schwere Leberschädigung) und sind meist chronischer Natur; es können aber auch örtlich begrenzte akute Leiden anderer Organe ziemlich rasch zur Abmagerung führen, wie zum Beispiel schwere Nierenerkrankungen mit ständigem symptomatischen Durchfall (und Eiweißverlust über Harn und Kot), oder schmerzhafte Veränderungen an den Klauen, durch welche die Bewegungsfähigkeit und damit die Nahrungssuche des Tieres auf der Weide stark eingeschränkt wird.

Bei längerdauernden Krankheiten des Bewegungsapparates kommt es vielfach zu kennzeichnender *Inaktivitätsatrophie* bestimmter Körperregionen, etwa zur Abmagerung im Bereich des M. triceps brachii nach zentraler Lähmung des N. radialis, oder im Quadrizepsgebiet bei schwerer chronischer Kniegelenkentzündung und so fort.

Habitus

Unter dem Begriff *Habitus* ist der sich bei der Allgemeinuntersuchung ergebende *äußere klinische Gesamteindruck* des Patienten zu verstehen, der einen augenblicklichen Zustand kennzeichnet und nicht nur von Gesundheit oder Krankheit, sondern auch vom Körperbau sowie von Fütterung, Haltungsweise und Pflege des Tieres abhängig ist. Art und Außmaß der äußerlich erkennbaren Veränderungen geben dem aufmerksamen Untersucher dabei aber im Vergleich mit den gesunden Tieren des Bestandes gewisse Anhaltspunkte über *Grad und Dauer der vorliegenden Erkrankung.* So läßt sich, entsprechend den Störungen der Körperhaltung (S. 78) und des Verhaltens (S. 80), der Habitus des *leicht-, mittel oder schwerkranken,* sowie, je nach den Veränderungen am Haarkleid (S. 92) und im Futterzustand (S. 81), derjenige des *akut* oder *chronisch kranken* Rindes von demjenigen gesunder Rinder unterscheiden. Ein stark abgemagerter, steif und unlustig-matt dastehender Patient mit struppigem, langen Haarkleid zeigt zum Beispiel den Habitus eines chronisch schwerkranken Tieres (Abb. 95), während ein noch gut genährtes Tier mit aufgekrümmtem Rükken, gespanntem Leib, und glattem, glänzendem Haar, das mit gesenktem Kopf unbeweglich steht und stöhnt, seinem Habitus nach akut und schwer erkrankt ist (Abb. 87) und so fort.

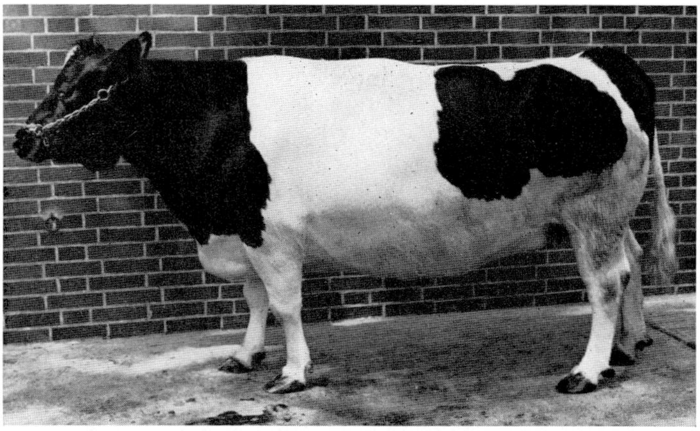

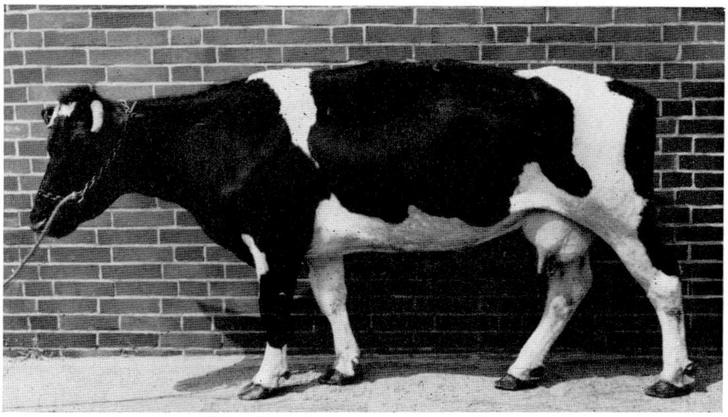

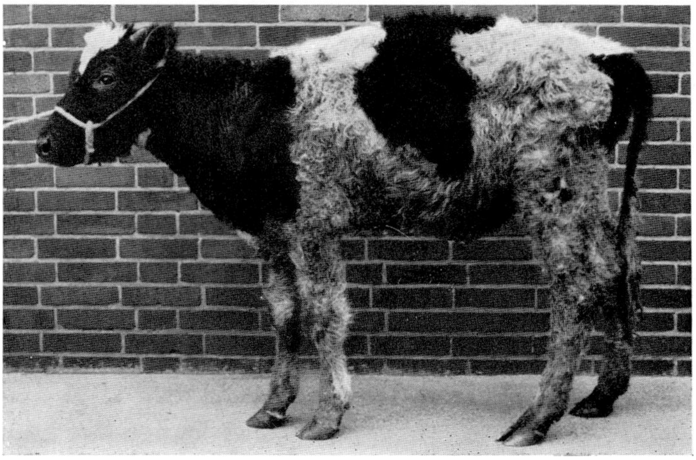

Abb. 93, 94, 95. Prüfung des Nährzustandes:

Oben: sehr fette (mastige) Kuh mit ausgeprägten Fettpolstern

Mitte: mäßig genährte Kuh mit hervortretenden Konturen des Skeletts (ohne Fettpolster)

Unten: in der Entwicklung zurückgebliebenes, hochgradig abgemagertes kachektisches (= kraftloses) Jungrind (Muskelschwund)

Entsprechend der Jahreszeit und dem Aufenthalt der Tiere ist zudem der *Sommer-* oder *Weidehabitus* (straffes, sauberes, eventuell vom Wind zerzaustes Haarkleid; lebhaftes Verhalten; meist recht guter Nährzustand) vom *Winter-* oder *Stallhabitus* (rauheres Winterhaar; Verschmutzung des Hinterkörpers; trägeres Verhalten; Nährzustand der Fütterung entsprechend) zu unterscheiden.

Die in der Tierzucht üblichen Begriffe Kondition und Konstitution dürfen nicht mit dem eben definierten Habitus verwechselt werden: Unter *Kondition* ist die augenblickliche Verfassung des Tieres, seine durch Fütterung und Haltung erzielte und daher auch entsprechend veränderliche Fähigkeit zu bestimmten physiologischen Leistungen zu verstehen; ein Rind befindet sich also zum Beispiel in Zucht-, Arbeits- oder Ausstellungskondition. Dagegen bezeichnet die *Konstitution* die von den Elterntieren ererbte und während der Aufzucht zwar durch Umwelteinflüsse in beschränktem Umfange beeinflußbare, beim erwachsenen Tier aber im wesentlichen beständige und fest umrissene Gesamtkörperverfassung; *tierzüchterisch* werden Milch- (großes Melkmaschineneuter), Mast- (bemerkenswerter Fleisch- und Fettansatz) und Arbeitskonstitution (starker, gut bemuskelter Körperbau) oder -typ unterschieden, während *klinisch* nur eine Unterscheidung zwischen Rindern mit grober, robuster, kräftiger oder starker —, und solchen mit feiner, graziler, zarter oder schwacher Konstitution getroffen wird.

Unter *Disposition* (Anfälligkeit) ist die vermehrte Neigung des Einzeltieres zu gewissen Krankheiten zu verstehen. Mit *Resistenz* (Widerstandsfähigkeit) wird dagegen die individuelle Abwehrkraft bei gleicher Exposition gegenüber krankmachenden Einflüssen bezeichnet, während der durch Impfung oder Überstehen einer Infektions- oder Invasionskrankheit erworbene Schutz vor erneuter Erkrankung *Immunität* genannt wird. Die auf der Anwesenheit einer gewissen, nicht pathogenen Zahl von lebenden mikrobiellen Krankheitserregern oder von Parasiten begründete Immunität heißt *Prämunität.* Klinisch ist die Dispositions- und die Resistenz- oder Immunitätslage eines Patienten jedoch nur schwer oder gar nicht zu beurteilen.

Atemfrequenz

Die *Atembewegungen* des kranken Tieres werden, ohne es durch zu nahes Herantreten zu beunruhigen, am Rippenbogen und in der Flanke *beobachtet* und eine Minute lang gezählt. Hierbei steht der Untersucher am besten etwas seitlich hinter dem Patienten. Die normale Atemfrequenz des erwachsenen Rindes beträgt zwischen 15 und 35, beim Kalb von 20 bis zu 50 Atemzüge pro Minute[1]; sie ist starken individuellen (Bewegung, Aufregung) und umweltbedingten Schwankungen (vor allem durch die Lufttemperatur) unterworfen. Im Sommer oder in dumpfem Stall sowie bei jungen oder bei hochtragenden Tieren liegt sie mitunter wesentlich höher als im Winter oder in frischer Luft und bei älteren männlichen oder nichttragenden weiblichen Tieren. Fressen, Wiederkauen, Pressen und Drängen erschweren die Beobachtung der Atemtätigkeit; dann kann versucht werden, ihre Frequenz durch Auskultation zu ermitteln. Im Zweifelsfalle ist die festgestellte Frequenz mit derjenigen gesunder Tiere des Bestandes zu vergleichen. Eine *krankhaft vermehrte Atemfrequenz (Polypnoe)* wird bei Einengung der Atemoberfläche der Lungen (infolge Erkrankung der Lungen selbst oder durch intrathorakale Tumoren und bei Kranialverdrängung des Zwerchfells infolge Vormagenüberladung, Bauchhöhlen- oder Eihautwassersucht), bei Behinderung der Sauerstoffaufnahmefähigkeit des Blutes (Nitratvergiftung, Milzbrand, schwerwiegende Anämie) und bei Störungen der Wärmeregulation (etwa bei angeborener Langhaarigkeit) beobachtet. Eine *Verringerung der Atemfrequenz (Oligopnoe)* ist gelegentlich im Verlauf solcher Krankheiten festzustellen, die mit einer Lähmung des Gehirns (Atemzentrum) einhergehen (Gebärparese, schwere Leber- oder Nierenschädigungen mit dadurch bedingter allgemeiner Intoxikation, hochgradige Azetonämie, Zerebrokortikalnekrose, agonales Koma). Bezüglich des Einflusses metabolischer Azidosen und Alkalosen auf die Atemtätigkeit wird auf Seite 160 verwiesen.

Eine nennenswerte *Abweichung von der normalen Atemfrequenz* ist als entsprechende Störung im Allgemeinbefinden des Patienten zu werten und gibt, ebenso wie

[1] Bei anämischen Mastkälbern unter Umständen bis 60 pro Minute.

etwaige, schon im Rahmen der Allgemeinuntersuchung auffallende *Atembeschwerden* (= Dyspnoen, S. 184, das sind krankhafte Veränderungen von Intensität, Typ oder Rhythmus der Atembewegungen) und ungewöhnliche, mit der Atmung verbundene *Geräusche* (= Stridores, S. 185) oder *Husten* Anlaß, die Organe des Atmungsapparates im Rahmen der späteren speziellen Untersuchung besonders eingehend zu prüfen (S. 182 ff.).

Pulsfrequenz

Die Pulsfrequenz wird durch *Palpation* einer der hierzu geeigneten peripheren Arterien festgestellt:

— *A. maxillaris externa* (Gesichtsader): unmittelbar nach ihrem Umschlag um den Unterkiefer, seitlich am vorderen Rand des M. masseter.
— *A. mediana* (Ellbogenader): medial am Unterarm, dicht unterhalb und vor dem Ellbogengelenk.
— *A. saphena* (Unterschenkelader): in der Mitte des Unterschenkels, medial, wenig vor dem Fersensehnenstrang.
— *A. coccygica* (Schwanzader): an der Unterseite des Schwanzes, 1 bis 2 Handbreiten distal des Schwanzansatzes.
— *Aortenteilung:* bei der rektalen Untersuchung (S. 265) dorsal, unterhalb der Lendenwirbelsäule (nur in besonders gelagerten Fällen).

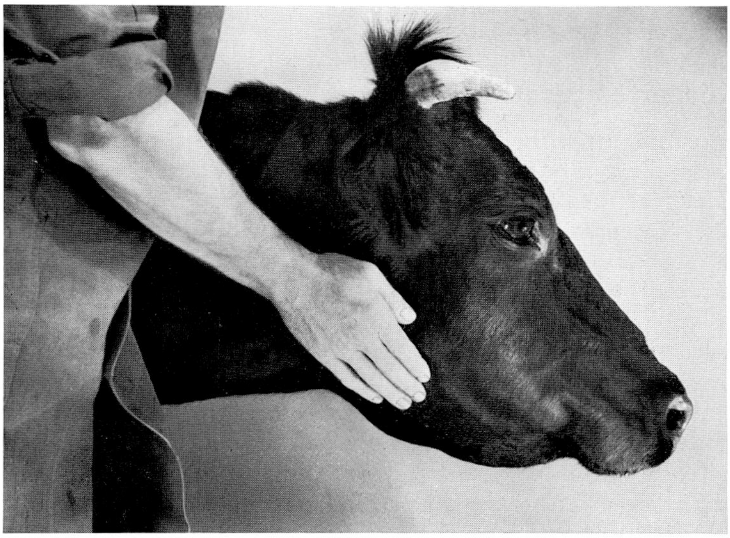

Abb. 96. Pulsprüfung an der A. maxillaris externa mit den auf dem Gefäß liegenden Mittel- und Ringfinger

Wenn die Umstände es nicht anders erfordern, wird der Puls beim Rind an der *A. maxillaris externa* gefühlt, bei der man ihn vorteilhafterweise *auf beiden Seiten gleichzeitig* palpiert (Abb. 96); während der Futteraufnahme und des Wiederkauens kann hier jedoch nicht untersucht werden. Zur Pulsprüfung tritt man möglichst ruhig an das Tier heran, um jede die Pulsfrequenz beeinflussende oder die Palpation erschwerende Unruhe zu vermeiden, und fühlt mit dem auf das Gefäß aufgelegten Mittel- und Ringfinger. Dabei wird die *Frequenz des Pulses* mit der Uhr (!) mindestens 15, besser aber 30 oder 60 Sekunden lang gezählt. Sie schwankt bei Niederungsrindern[1]

---

[1] Bei Höhenrindern sind es im Mittel etwa 10 Pulsschläge pro Minute weniger.

normalerweise je nach Lebensalter, Geschlecht und Gewicht des Tieres zwischen folgenden Grenzen:

Saug- oder Milchkälber	90—110	Pulsschläge pro Minute
‚Fresser' und Jungrinder	70— 90	
nicht- und niedertragende Kühe	65— 80	
hochtragende Kühe	70— 90	
große Bullen und Ochsen	60— 70	

Außerdem ist die Zahl der Pulse von körperlicher Anstrengung, psychischer Erregung und von den Umweltverhältnissen (Temperatur und Feuchtigkeit der Luft) abhängig. Bei *Tachykardie* ist die Pulsfrequenz erhöht *(Pulsus frequens)*, bei *Bradykardie* erniedrigt (*Pulsus rarus*, Abb. 134). Beim erwachsenen Tier sind Werte über 90 —, bei Jungrindern über 100 —, und bei Kälbern[1] solche über 120 Pulsschläge pro Minute als krankhaft anzusehen. Normalerweise stimmen Puls- und Herzfrequenz überein; Unterschiede (Pulsfrequenz niedriger als Herzfrequenz) ergeben sich, wenn einzelne Kammerkontraktionen zu schwach ausfallen (Herzinsuffizienz) oder zu rasch aufeinanderfolgen (Extrasystolie), um genügend Blut für eine tastbare Pulswelle in den Kreislauf zu befördern (*‚Pulsdefizit'*).

Jede nennenswerte *Abweichung von der normalen Pulsfrequenz* ist als entsprechende Störung des Allgemeinbefindens des Tieres zu werten und gibt, ebenso wie etwaige, schon bei der allgemeinen Untersuchung festzustellende *Veränderungen des Rhythmus und der Qualität des Pulses*, Anlaß, die Organe des Kreislaufapparates im Rahmen der späteren speziellen Untersuchung besonders eingehend zu prüfen (S. 114).

Körpertemperatur

Unter ‚Temperatur' wird beim Rind im allgemeinen die *innere Körperwärme* verstanden, die mit einem der üblichen Maximalthermometer innerhalb der auf diesem angegebenen Zeitspanne *rektal* zu messen ist[2]. Das zuvor an seinem quecksilberhaltigen Ende mit Wasser, Seife oder Schleim gleitfähig gemachte Thermometer wird hierzu fast vollständig in den Mastdarm eingeschoben und vorteilhafterweise mit einer am anderen Ende angebundenen Wäscheklammer an der Afterschwanzfalte des Patienten festgeklemmt (Abb. 97). Nur in Fällen, bei denen eine Messung im Mastdarm unmöglich oder nicht ratsam ist, kann sie bei weiblichen Tieren ausnahmsweise auch *vaginal* erfolgen. Der ermittelte Wert ist dann aber als ‚vaginal gemessen' zu vermerken; meist liegt die vaginale Temperatur nämlich etwas niedriger als die rektale. Bei Entzündungen in Mastdarm oder Scheide ergeben sich zu hohe Meßresultate. Bei mangelhaftem Schluß des Afters (infolge Sphinkterenlähmung, oder kurz zuvor erfolgter rektaler Untersuchung) oder der Scheide (während der Hochträchtigkeit, im Puerperium oder nach Verletzungen) ist das Ergebnis der Thermometrie dagegen zu niedrig.

Die *normale Körpertemperatur*, deren Schwankungsbereich beim Rind ziemlich groß ist, wird vor allem von folgenden Faktoren beeinflußt:

— *Lebensalter* (Niederungsrinder[3]): Kälber 38,5 bis 39,5, Jungrinder 38,0 bis 39,5, erwachsene Tiere 38,0 bis 39,0 Grad Celsius. Gelegentlich können auch bei völlig gesunden Tieren Werte gefunden werden, die noch etwas über oder unter diesem Bereich liegen.

— *Tageszeit:* In den Abendstunden liegt die Körpertemperatur meist 0,5 bis 1,0 Grad höher als morgens.

[1] Siehe Fußnote auf Seite 121.
[2] Eine besonders rasche Ablesung gestatten elektronische Thermometer, zum Beispiel das Thermophil M 101 V — Ultrakust/8375 Ruhmannsfelden.
[3] Bei Höhenrindern jeweils ungefähr 0,5 °C weniger.

— *Umweltverhältnisse:* Je höher die Luftfeuchtigkeit ist, um so stärker wirken sich extreme Umgebungstemperaturen auf die Körperwärme aus; so können an heißen Sommertagen im dumpfen Stall oder auf schattenloser Weide bei an sich gesunden Tieren fieberhafte Werte gemessen werden, im Winter oder bei regnerisch-kaltem windigem Wetter dagegen solche an der unteren Grenze der Norm.
— Anstrengende *Arbeit,* lebhafte *Bewegung* sowie die *Fütterung* ziehen durch die damit verbundene Steigerung des Stoffwechsels häufig eine kurzfristige Temperaturerhöhung nach sich; außerdem ist die Körperwärme bei gut genährten Rindern meist etwas höher als bei mageren.
— Bei weiblichen Rindern wirken sich auch die *Geschlechtsfunktionen* temperaturbeeinflussend aus: In den Tagen unmittelbar vor der Brunst und vor dem Kalben ist ein allmählicher leichter Temperaturanstieg zu beobachten, dem in den letzten 24 Stunden vor dem Östrus oder dem Partus ein deutlicher Abfall (um 0,5 bis 1,0 Grad) folgt; während der Brunst selbst ist dann wieder eine Zunahme um rund 0,5 Grad zu beobachten.

Obwohl der beim Rind im Verlauf von Infektionskrankheiten *ermittelte Temperaturwert* mitunter in keinem Verhältnis zu den übrigen Krankheitserscheinungen steht (zum Beispiel nur geringes oder ausbleibendes Fieber bei ausgedehnter infizierter Entzündung des Bauchfells oder des Herzbeutels), kommt der Thermometrie bei dieser Tierart die gleiche *Bedeutung* wie bei den anderen Haustieren und beim Menschen zu. Auch in der Buiatrik ergibt die Messung der Körpertemperatur wertvolle diagnostische und prognostische Hinweise, weshalb sie bei jeder Allgemeinuntersuchung vorgenommen werden sollte.

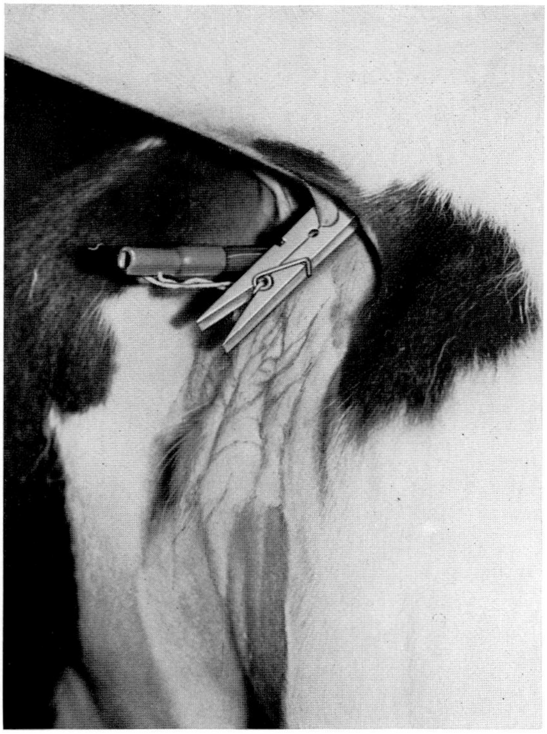

Abb. 97. Messung der inneren Körpertemperatur mit dem in den Mastdarm eingeschobenen und mittels Klammer an der Afterschwanzfalte festgehaltenen Thermometer

Bei *krankhafter Erhöhung der Körpertemperatur* ist je nach der auslösenden Ursache die *endogene Hyperthermie* (Fieber im eigentlichen Sinne) von der allerdings sehr seltenen *exogenen Hyperthermie* (Hitzschlag und Sonnenstich) zu unterscheiden:

Fieber ist ein krankhafter Zustand mit vermehrter Wärmebildung (Intensivierung des Stoffwechsels) und verminderter Wärmeabgabe, welcher zugleich als wichtiger Heil- und Abwehrprozeß des kranken Organismus aufzufassen ist. Er wird in der Regel von Wasserretention, Störung der Verdauung sowie erhöhter Atem- und Herzfrequenz begleitet. Bei fieberhaft erkrankten Rindern ist meist auch die Körperoberflächentemperatur (S. 89) erhöht oder ungleichmäßig verteilt; außerdem sind die Schleimhäute von Nase, Maul und Scheide vielfach pappig-klebrig, das Flotzmaul trocken und die Augen ‚fiebrig'-glänzend; mitunter tritt Schüttelfrost auf. Ausgelöst wird das Fieber durch körperfremde Produkte aus Mikroorganismen oder aus dem Stoffwechsel des Patienten. Bei der *Sepsis* oder *Septikämie* geraten Eitererreger aus einem primär befallenen Körperteil (zum Beispiel einem infizierten Klauengelenk) in den Blutkreislauf des Tieres und bedingen neben dem Fieber schwere Allgemeinstörungen; durch sekundäre Absiedlung in anderen Organen (etwa an den Herzklappen, in den Lungen, den Nieren, der Leber oder in Gelenken und Sehnenscheiden) können sie *Metastasen* verursachen *(Sepsis metastatica* oder *Pyämie).* Die Überschwemmung des Organismus mit anderen mikrobiellen Erregern wird *Bakteriämie* oder *Virämie,* mit den von diesen gebildeten Giften *Toxämie,* bei der Aufnahme vom Darm her *Enterotoxämie* genannt. Nach Resorption solcher Stoffe oder körpereigener Zerfallsprodukte von inneren oder äußeren Verletzungen her entsteht das *Wundfieber.* Gelegentlich werden zur Anregung der Abwehr- und Heilkräfte sterile Bakterienextrakte *(Pyrogene)* eingespritzt, die ein medikamentöses oder Heilfieber auslösen können. Die in der Buiatrik zur unspezifischen Reiztherapie üblichen proteinhaltigen Präparate bewirken jedoch im allgemeinen keinen nennenswerten Anstieg der Körpertemperatur. Dagegen ist nach intravenöser Behandlung mit Jod oder Jodsalzen meist eine vorübergehende Erhöhung der Körperwärme zu beobachten.

Grade des Fiebers: Körpertemperaturen zwischen der oberen Grenze der Norm und 40,0 Grad Celsius werden als *leichtes,* solche von 40,0 bis 41,0 Grad als *mittelgradiges* und von 41,0 bis 42,0 Grad als *hohes Fieber* bezeichnet; noch höhere Temperaturen *(Hyperpyrexie)* sind nur ausnahmsweise einmal festzustellen.

Der *Verlauf des Fiebers* ist beim Rind oft wenig charakteristisch. Die laufende Kontrolle des Verhaltens der Körpertemperatur, mit welcher nötigenfalls der Besitzer beauftragt werden kann, ergibt aber auch bei dieser Tierart bessere Anhaltspunkte für die Beurteilung des Krankheitsgeschehens als einmalige Messungen. Bei Virusinfektionen ist mitunter ein zweiphasiger Verlauf des Fiebers (erster Anstieg: Virämie; zweiter Anstieg: bakterielle Sekundärinfektion) zu beobachten. Die sich ausbreitende Bauchfellent-

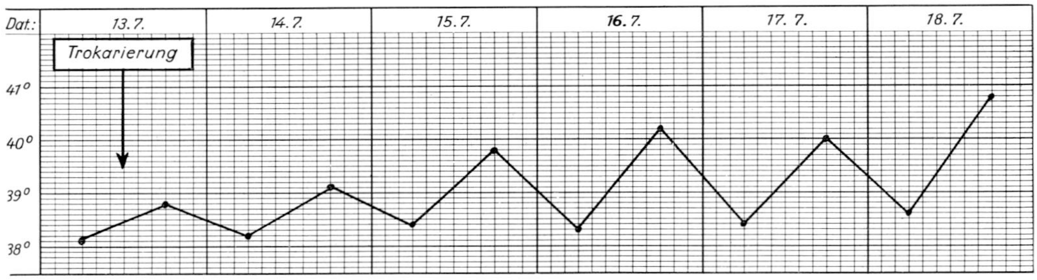

Abb. 98. Sägezackenartig ansteigender Verlauf der Körpertemperaturkurve mit großen Tagesschwankungen bei einem Patienten mit Trokarierungsperitonitis

zündung wird gelegentlich von einem allmählichen Temperaturanstieg mit auffallend großen Tagesschwankungen begleitet, wodurch die Fieberkurve eine sägezackenartige Form erhält (Abb. 98). Besonders hohes und meist auch anhaltendes Fieber ist die Regel bei schwerer akuter Bronchopneumonie, beim bösartigen Katarrhalfieber und bei gewissen Euterentzündungen (E. coli). Eine auf offener Verbindung des eiternden Primärherdes mit dem Kreislauf beruhende Pyämie (zum Beispiel bei einer Endokarditis) gibt sich durch synchron zu den Erregerausschwemmungen auftretende Fieberschübe zu erkennen. Im übrigen kommt der Unterscheidung der verschiedenen Verlaufsformen des Fiebers *(Febris continua, remittens, intermittens, recurrens und atypica)* beim Rind keine allzugroße Bedeutung zu. Der rasche, innerhalb von zwei bis drei Tagen eintretende Fieberabfall wird *Krisis,* die allmähliche Rückkehr zur normalen Körpertemperatur dagegen *Lysis* genannt.

Hitzschlag: In Treibherden, bei beengten Transportverhältnissen oder in besonders dumpfen, überbesetzten Stallungen kann die Körpertemperatur durch Wärmestauung (das heißt durch unzureichende Wärmeabgabe bei vermehrter Wärmebildung infolge Muskelarbeit und Aufregung) *primär* stark ansteigen (bis auf 42,0 Grad) und dann zu schweren Allgemeinerscheinungen infolge Lähmung lebenswichtiger Zentren führen (indirekte Schädigung des Gehirns).

Beim selteneren *Sonnenstich* erhöht sich die Körpertemperatur dagegen erst *sekundär* nach Beeinträchtigung der regulierenden Hirnzentren durch starke Sonneneinstrahlung auf den Schädel des Tieres.

Die *krankhafte Erniedrigung der Körpertemperatur* auf Werte unter 37,5 Grad Celsius, welche durch verminderte Wärmebildung (Stoffwechselhemmung) bei gleichbleibender oder vermehrter Wärmeabgabe (mangelhafte Durchblutung des Körpers, Gefäßerschlaffung) zustande kommt, wird als *Hypothermie* bezeichnet. Dabei ist stets auch die Körperoberfläche merklich kalt. Diese Erscheinung tritt infolge starker Auskühlung (Weidegang oder Transport bei windigem, naßkaltem Wetter), nach starkem Blutverlust oder hochgradigem Durchfall sowie bei komatösen Zuständen (wie der hypokalzämischen Gebärparese) auf. Im Endstadium schwerwiegender Erkrankungen ist beim Rind im Zusammenhang mit dem Versagen des Kreislaufes meist eine deutliche Hypothermie zu beobachten und deshalb als prognostisch ungünstiges Zeichen zu werten. Auch nach kritischem Fieberabfall kommt es gelegentlich zu einem vorübergehenden Absinken der Körpertemperatur unter die Norm; dabei zeigt das Allgemeinbefinden des Patienten aber in der Regel eine deutliche Besserung.

Das Verhalten und die Verteilung der *Körperoberflächentemperatur* werden auch als ‚*Hautwärme*' bezeichnet. Mit Ausnahme lokaler entzündlicher Hautveränderungen und der Unterhautemphyseme ist sie aber vom Gesundheitszustand der Haut weitgehend unabhängig und wird in erster Linie von ihrer Durchblutung und der Wärme der unter ihr gelegenen Körperteile bestimmt. Die Prüfung der Oberflächentemperatur erfolgt durch vergleichendes Betasten des Rumpfes (Hals, Rücken, Brust, Bauch) und der Akren (Kopf, Flotzmaul, Ohren, Horngrund, Gliedmaßen, Zitzen oder Skrotum und Schwanz), am besten mit dem Handrücken. Normalerweise ist die Hautwärme am Rumpf höher als an den Körperenden und fällt von jenem (38° bis 31° C, bei Umgebungstemperaturen von 30° beziehungsweise 5° C) zu diesen (37° bis 11° C, je nach Umgebungswärme) gleichmäßig ab. Bei fieberhafter Erkrankung sind einzelne Körperteile (insbesondere Flotzmaul oder Ohren) häufig deutlich wärmer als bei den gesunden Nachbartieren, oder die Oberflächentemperatur erweist sich als auffallend ungleichmäßig verteilt (warme und kalte Zonen bei Schüttelfrost). Schwere Allgemeinerkrankungen gehen im Endstadium mit einer ausgeprägten Abkühlung der Körperoberfläche, und zwar vor allem der Akren, einher, weshalb diese Erscheinung als prognostisch ungünstig zu bewerten ist (siehe auch Schock: S. 136).

Jede *krankhafte Abweichung der inneren Körperwärme und der Oberflächentemperatur* ist als Symptom einer Allgemeinstörung zu beurteilen; der Ursache muß dann im Rahmen der speziellen Untersuchung des Patienten nachgegangen werden.

Zusammenfassung

Nach Beendigung der Allgemeinuntersuchung werden die bezüglich Haltung, Verhalten, Ernährungszustand, Habitus, Atem- und Pulsfrequenz sowie der Körpertemperatur erhobenen Befunde und die Angaben des Vorberichtes in folgender Weise kurz zusammengefaßt:

1. Das *Allgemeinbefinden* des Tieres ist nicht, gering-, mittel- oder hochgradig gestört.

2. Die Krankheit hat ihren *Sitz* vermutlich in Haut und Unterhaut, im Lymph-, Kreislauf-, Atmungs-, Verdauungs-, Harn-, Geschlechts- oder Bewegungsapparat, oder im zentralen Nervensystem.

Anschließend erfolgt die weitere eingehende Klärung oder Bestätigung von Sitz, Art, Grad, Dauer und Ursache der vorliegenden Erkrankung und etwaiger Komplikationen sowie die Beurteilung ihrer Heilungsaussichten durch die in den nächsten Abschnitten besprochene *spezielle Untersuchung*.

SCHRIFTTUM

Beakley, W. R., & J. D. Findlay (1955): The effect of environmental temperature and humidity on the rectal temperature of calves. J. Agric. Sci. *45*, 339-352. — Boddie, G. F. (1962): Diagnostic methods in veterinary medicine. 5. Aufl. Oliver & Boyd, Edinburgh & London. — Bufe, H. (1970): Elektronische Temperaturmessung — ein Fortschritt in der Praxis. Tierärztl. Umschau *25*, 534-535.

Clavière, M. De, & M. Fontaine (1975): Physiologie de la fièvre et mode d'action des antipyrétiques. Revue Méd. Vet. *126*, 207-218. — Coles, E. H. (1967): Veterinary clinical pathology. Saunders, Philadelphia & New York.

Dieckerhoff, W. (1903): Lehrbuch der speciellen Pathologie und Therapie für Tierärzte. II. Band, 1. Abt.: Die Krankheiten des Rindes. Hirschwald, Berlin.

Eggers, H. (1948): Temperaturmessungen in der Scheide von gesunden, kranken und brünstigen Rindern. Diss., Hannover. — Ewbank, R. (1963): Predicting the time of parturition in the normal cow: a study of the precalving drop in body temperature in relation to the external signs of imminent calving. Vet. Record *75*, 367-371.

Ferney, J. (1965): La courbe thermique chez la vache. Cahiers Méd. Vét. *34*, (*38*), 127-132. — Fredeen, H. T. (1965): Genetic aspects of disease resistance. Animal Breeding Abstr. *33*, 17-26.

Gerosa, G., & Borrelli (1935): Compendio di semiotica per li bovini. Istituto sieroterapico, Milano. — Gibbons, W. J. (1966): Clinical Diagnoses of diseases of large animals. Lea & Febiger, Philadelphia. — Gottwald, J. (1962): Tagesschwankungen der Hauttemperatur beim Rind (polnisch). Med. Weteryn. *18*, 153-157.

Harms, C. (1895): Erfahrungen über Rinderkrankheiten und deren Behandlung. Schoetz, Berlin.

Kaneko, J. J., & C. E. Cornelius (1971): Clinical biochemistry of domestic animals. 2. Aufl., Academic Press, New York & London. — Kelly, W. R. (1967): Veterinary clinical diagnoses. Ballière, Tindall & Cassell, London. — King, J. O. L. (1963): The effect of oestrus on body temperature and milk production in cows. Res. Vet. Sci. *4*, 526-529.

Lagerlöf, N., & S. Hoflund (1948): Kompendium i bujatrisk klinisk diagnostik og obstetrisk-gynaekologisk diagnostik. Mortensen, Kopenhagen.

Malkmus, B., & Th. Oppermann (1949): Grundriß der klinischen Diagnostik der inneren Krankheiten der Haustiere. 15. Aufl. Jänecke, Leipzig. — Marek, J., & J. Mócsy (1960): Lehrbuch der klinischen Diagnostik der inneren Krankheiten der Haustiere. 6. Aufl. Fischer, Jena. — Messieri, A., & B. Moretti (1954): Corso di semiologia e diagnostica medica veterinaria. 4. Aufl. Tinarelli, Bologna. — Miert, A. S. J. P. A. M. Van, & J. Frens (1968): The reaction of different animal species to bacterial pyrogens. Zbl. Vet.-Med. *A 15*, 532-543.

Porterfield, I. D., & N. O. Olson (1957): Vaginal temperature of dairy cows before and after calving. J. Amer. Vet. Med. Ass. *131*, 381-383.

Richter, W., & E. Werner (1963): Untersuchungsgänge bei Haustieren und wichtige physiologische Daten. Fischer, Jena.

Sánchez-Garnica y Montes, C. (1971): Patologia y clinica del ganado bovino. Noticias Neosan No. 161, Barcelona. — Schulz, J. A. (1971): Lehrbuch der Rinderkrankheiten. I. Einführung in die diagnostischen Untersuchungsmethoden beim Rind. Hirzel, Leipzig. — Shrode, R. R., F. R. Quazi, I. W. Rupel & R. E. Leighton (1960): Variation in rectal temperature, respiration rate and pulse rate of cattle related to variation in four environmental variables. J. Dairy Sci. *43*, 1235-1244. — Slanina, L'. (1965): Klinická propedeutika a diagnostika vnútorných chorôb hospodárskych zvierat. Slov. Vydavat. Pôdohospod. Literat., Bratislava. — Spörri, H., & H. Stünzi (1969): Pathophysiologie der Haustiere. Paul Parey, Berlin & Hamburg.

Weber, E. (1928): Die klinische Untersuchung des Rindes. Schoetz, Berlin. — Wirth, D. (1949): Einführung in die klinische Diagnostik der inneren Erkrankungen und Hautkrankheiten der Haustiere. 3. Aufl. Urban & Schwarzenberg, Wien. — Woźniak, F. (1967): Der 24stündige Verlauf der rektalen Temperatur bei Kühen in Haltung mit freiem Auslauf (polnisch). Przeglad Hodowlany *35*, 21-23. — Wrenn, T. R., J. Bitman & J. F. Sykes (1958): Body temperature variations in dairy cattle during the estrous cycle and pregnancy. J. Dairy Sci. *41*, 1071-1076. — Wrenn, T. R., J. Bitman & J. F. Sykes (1961): Diurnal patterns of bovine body temperature. J. Dairy Sci. *44*, 2077-2080.

SPEZIELLE UNTERSUCHUNG

Bei *innerlich kranken* Patienten werden die aufgrund des Vorberichts (S. 58) und der Allgemeinuntersuchung (S. 78) als erkrankt oder vermutlich beteiligt befundenen Organsysteme besonders eingehend untersucht; damit keine wesentlichen Befunde übersehen werden, empfiehlt es sich, alle Organapparate in einer bestimmten Reihenfolge und entsprechend dem in den folgenden Kapiteln zu besprechenden *Untersuchungsgang* vorzunehmen:

Haare, Haut, Unterhaut, sichtbare Schleimhäute und Hörner (S. 91),
Lymphapparat (S. 109),
Kreislauf (S. 114),
Atmungsapparat (S. 182),
Verdauungsapparat (S. 209),
Harnapparat (S. 305),
Geschlechtsapparat (S. 324, 373) und Euter (S. 405),
Bewegungsapparat (S. 420),
Zentrales Nervensystem (S. 460) sowie
Sinnesorgane (S. 470).

Dabei sind möglichst sämtliche zur Aufklärung des Falles geeigneten Untersuchungsverfahren heranzuziehen. Bei rein *äußerlichen Leiden* (zum Beispiel einer Hautkrankheit oder Lahmheit) kann sich die spezielle Untersuchung auf das betroffene Organ oder den erkrankten Apparat beschränken, wenn das Allgemeinbefinden des Tieres offensichtlich ungestört ist.

Nach Abschluß der klinischen Untersuchung ist aufgrund der erhobenen krankhaften Befunde die *Diagnose* zu stellen und die ermittelte Krankheit von anderen Leiden mit ähnlicher Symptomatologie *differentialdiagnostisch abzugrenzen* (S. 486).

Haare, Haut, Unterhaut, sichtbare Schleimhäute und Hörner

Im Rahmen des *Vorberichtes* (S. 58) kommt bei der Vorstellung hautkranker Patienten vor allem Fragen nach früher im Bestand aufgetretenen Krankheiten von Haar und Haut, der Belegungsdichte des Stalles, der Pflege des Haarkleides (regelmäßiges Bürsten, Striegeln, Scheren, Waschen, Baden; Benutzung von Gerätschaften, mit denen Erreger von Hautleiden übertragen werden können), der Einstreu, der Möglichkeit von Hautverletzungen (stößige Tiere, Gabelstich, Stacheldraht) sowie nach der kutanen Anwendung von Medikamenten (Desinfizientien, Antimykotika, Ektoparasitika etc.) Bedeutung zu.

Der schon bei der *Allgemeinuntersuchung* (S. 78) des Patienten zu beachtende Zustand des Haarkleides und die Beschaffenheit der Haut gelten zu Recht als ‚Spiegel der Gesundheit': Ein glattes, glänzendes und farbenkräftiges Fell ist das beste Merkmal guter Haltungs- und Fütterungsbedingungen sowie hoher Leistungsfähigkeit (Abb. 93). Umgekehrt weisen Haut und Haar nicht nur bei *idiopathischer* (das heißt selbständiger) Erkrankung mehr oder weniger kennzeichnende Veränderungen auf, sondern sie erscheinen auch bei schleichend verlaufenden ‚zehrenden' Leiden anderer Organsysteme oft *symptomatisch* beteiligt (Abb. 95, 113). Im letztgenannten Falle können sich aus dem Ausmaß der sekundären kutanen Alterationen gewisse Hinweise auf Grad und Dauer des nicht selten ‚versteckt' gelegenen Primärleidens ergeben. Als Ausgangsmaterial der Lederproduktion besitzt die Haut des Rindes schließlich auch wirtschaftlichen Wert.

Die *Untersuchung* der äußeren Decke erfolgt hauptsächlich durch *Adspektion, Palpation* und *Prüfung des Hautgeruchs,* bei Bedarf auch durch *Perkussion.* Zur ätiologischen Klärung des Leidens kann es außerdem nötig werden, geeignetes *Probematerial* (Haare, Hautgeschabsel, Punktat, Gewebsbiopsie) zu entnehmen und je nach Lage des Falles zur histologischen, bakteriologischen, mykologischen, parasitologischen oder chemischen Untersuchung einzusenden.

Haare

Beschaffenheit: Das Haarkleid gut gepflegter Rinder ist *glatt-anliegend* und *glänzend;* seine Dichte und Länge hängen aber von der Rasse sowie von jahreszeitlich-klimatischen Einflüssen ab. Im Frühjahr und im Herbst wird jeweils ein Teil der Behaarung gewechselt (Ausfallen oder Nachwachsen der Winterhaare). Das *Sommerhaar* ist deshalb normalerweise dünner und kürzer als das dichtere und längere, häufig auch etwas rauhere *Winterhaar.* Da Haltungsweise (Anbinde-, Boxen-, Lauf-, Offenstall, Weidegang) und Fütterung den Zustand des Haarkleides ebenfalls in stärkerem Maße beeinflussen, stützt sich seine Beurteilung am besten auf einen Vergleich mit den gesunden Tieren der Herde. Eine auffallende *Verzögerung des Haarwechsels* einzelner Rinder ist ebenso wie völlig *struppige Behaarung* (Abb. 95) als Zeichen einer Störung des Haarwachstums zu werten; als Ursache hierfür kommen vor allem chronische, oft parasitär bedingte Leiden des Verdauungs- oder Atmungsapparates sowie länger anhaltende Mängel in der Ernährung der Tiere in Frage. Derartige Veränderungen müssen von der erblichen *angeborenen Langhaarigkeit* (Hypertrichose) und der ebenfalls hereditären *Haarkräuselung* (Karakulhaare) unterschieden werden. Zu Beginn der als ‚Sonnenbrand' bezeichneten *Photosensibilitätsreaktion* sind nur die weißen (nicht aber die pigmentierten) Haare der dorsolateralen Körperpartien gesträubt. Gesundes Haar besitzt eine gewisse, auf die Absonderungen der Schweiß- und Talgdrüsen zurückzuführende *Feuchtigkeit* und *Fettigkeit;* sie sind am ‚Glanz' der Behaarung und an den nach dem Betasten an den Fingern haftenden Fettspuren zu erkennen. *Verminderte Hauttalgbildung* (Asteatose) führt zu matt-stumpfer Struktur des Haarkleides. Bei *übermäßiger Talgdrüsenproduktion* (Seborrhoe) sind die Haare dagegen so mit fettigen Flocken durchsetzt, daß sie wie mit Kleie bestreut erscheinen.

Haarfarbe: Die rassenspezifische Färbung des Haarkleides kann infolge mangelhafter Pigmentierung aufhellen. Das trifft für die *‚Hungerhaare'* zu, die bei schwarzbunten Rindern rostbraun erscheinen und wiederum auf einer chronischen, meist symptomatischen Ernährungsstörung der Haare beruhen. Ein ähnliches Fahlwerden des pigmentierten Fells (bräunliche bis mausgraue Färbung bei schwarzbunten, graugelbliche bei rotbunten Rindern) zeigt sich zunächst ‚brillen'-artig um die Augen herum (Abb. 99), später auch symmetrisch-flächenhaft an Backen, Hals und Rumpf, beim *Kupfermangel* und bei der *Molybdänvergiftung.* Im Bereich schwerwiegender Hautschädigungen (Verletzung, Verbrennung, ‚freeze-branding') entwickeln sich nach deren Abheilung mitunter hellgraue oder weiße Flecken *(Leuko-* oder *Achromotrichie)* mit farblosen (statt pigmentierten) Haaren, die bei vereinzeltem Auftreten *‚Stichelhaare'* genannt werden. Auch nach überstandenem Zinkmangel (Parakeratose) erscheinen die ersten nachwachsenden Haare pigmentarm, zum Beispiel silbergrau statt schwarz *(Hypochromotrichie).*

Fehlende oder mangelhafte Behaarung beruht entweder auf *angeborener Störung der Haarentwicklung* (Atrichie, Hypotrichie) oder ist durch *Haarausfall* (Alopezie) bedingt. Sie beschränkt sich meist auf bestimmte Hautbezirke, kann ausnahmsweise aber auch die gesamte Körperfläche betreffen (Atrichosis, Hypotrichosis oder Alopecia *areata* oder *generalisata).* Mehr oder weniger stark ausgebreiteter Verlust des Haarkleides tritt als regelmäßige Erscheinung des Läuse- und Haarlingsbefalls sowie bei Haut- und Haarbalgentzündung durch Parasiten (Räudemilben), Hautpilze (Trichophytie, Abb. 104; Streptotrichose) oder Bakterien (Staphylokokkose) auf. Gewisse Vergiftungen (Quecksilber → lokalisiertes oder generalisiertes Exanthem; Chlornaphthaline → Hyperkeratose, S. 97), Störungen des Fettstoffwechsels (Verfütterung von walfetthaltigen Milchaustauschern an Kälber) und Mangelkrankheiten (Zinkmangel → Parakeratose; Kupfermangel → ‚brillen'-förmiger Haarausfall rings um die Augen, Abb. 99) führen ebenfalls zu *idiopathischer Alopezie* unterschiedlicher Lokali-

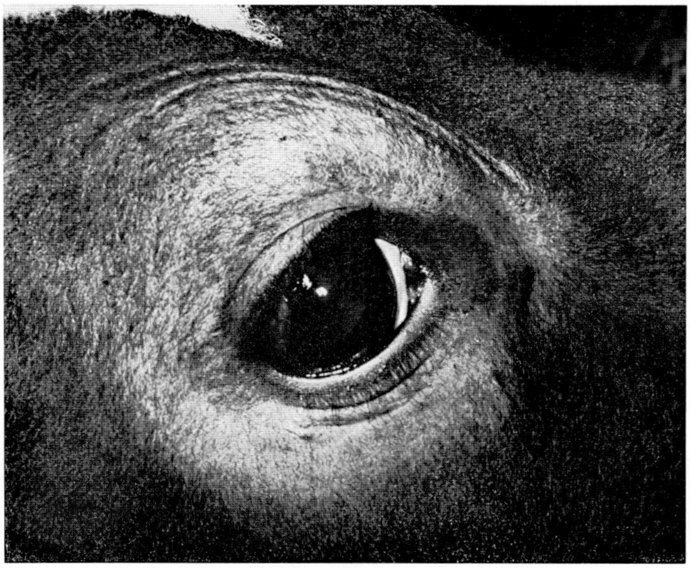

Abb. 99. ‚Brillen'-artiger Pigmentverlust und Haarausfall rings um die Augen bei Kupfermangel

sation und Ausdehnung. Gelegentlich wird beim Rind als Folge einer schwerwiegenden Infektion oder Intoxikation (zum Beispiel nach überstandener Maul- und Klauenseuche oder Enteritis) *symptomatischer Haarverlust* beobachtet. Elektiv auf die weißen Hautbezirke des Rückens und der seitlichen Körperregionen begrenzt bleibender Haarausfall ist kennzeichnend für mittel- bis hochgradige Fälle von *Dermatitis solaris* (photosensibilitätsbedingte Zerstörung der oberen Hautschichten, Abb. 108). Nach erheblicher Schädigung der Haut (Verletzung, Verbrennung) können sich haarlos bleibende *Narben* entwickeln.

Parasiten: An ausgezupften Haarbüscheln sind die zu Juckreiz und Alopezie führenden *Läuse* (kleine, langköpfige und kurzköpfige Rinderlaus: Solenopotes capillatus, Linognathus vituli beziehungsweise Haematopinus eurysternus: dunkelgrau bis schwarz, Kopf spitz und schmaler als der Thorax; Abb. 100) und *Haarlinge* (Damalinia s. Bovicola bovis: gelblich-braun, Kopf stumpf und breiter als der Thorax; Abb. 101) sowie deren *Nissen* (Abb. 102) meist schon mit dem bloßen Auge (Betrachtung im Gegenlicht),

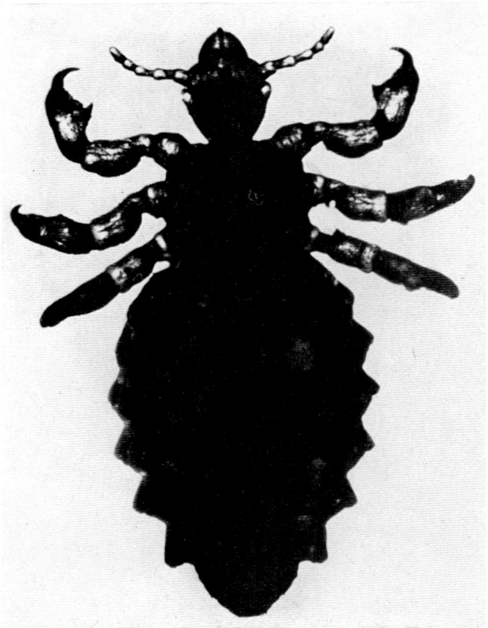

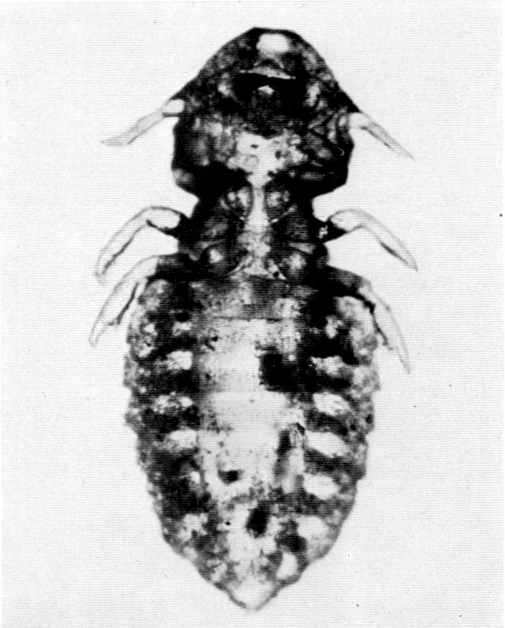

Abb. 100, 101. Links eine Laus (Haematopinus eurysternus), natürliche Größe 2,5 mm bis 3,5 mm/Vergrößerung 25fach; rechts ein Haarling (Damalinia s. Bovicola bovis), natürliche Größe 1,2 bis 1,6 mm/Vergrößerung 50fach

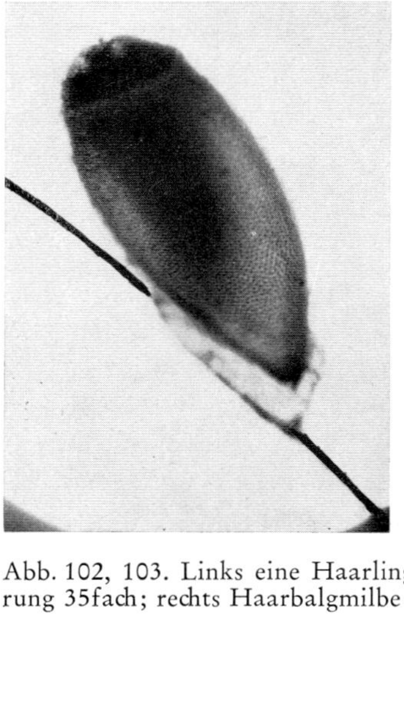

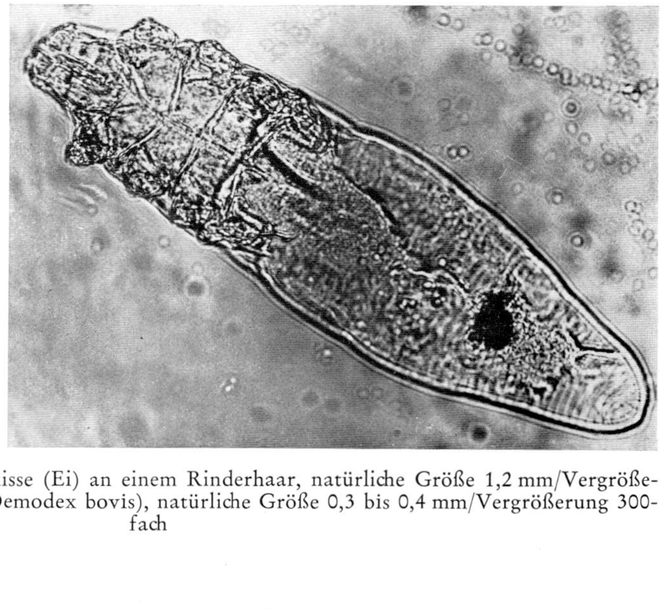

Abb. 102, 103. Links eine Haarlingsnisse (Ei) an einem Rinderhaar, natürliche Größe 1,2 mm/Vergrößerung 35fach; rechts Haarbalgmilbe (Demodex bovis), natürliche Größe 0,3 bis 0,4 mm/Vergrößerung 300-fach

sonst mit der Lupe zu erkennen. Sie leben vorzugsweise in der Tiefe des Haarkleides von Ohr- und Horngrund, im Stirnschopf, Nackenhaar und am Widerrist, wo sie ihre Eier oft in großer Zahl an die Haarschäfte kleben. Die in den Haarbälgen an Hals, Schulter, Vorarm und Unterbrust parasitierenden *Haarbalgmilben* (Demodex bovis; Abb. 103) verursachen multiple stecknadelkopf- bis haselnußgroße Hautknötchen, deren schmieriger Inhalt sich ausdrücken läßt. In diesem sind die Milben nach Versetzen mit einigen Tropfen Paraffinöl oder 10%iger Kalilauge mikroskopisch nachweisbar.

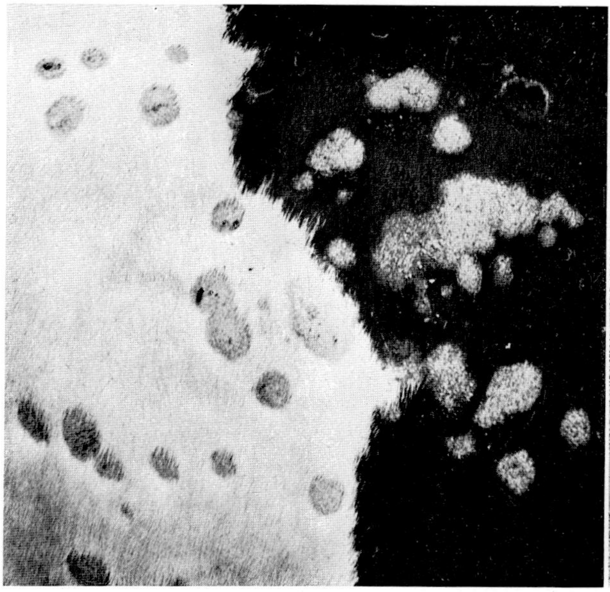

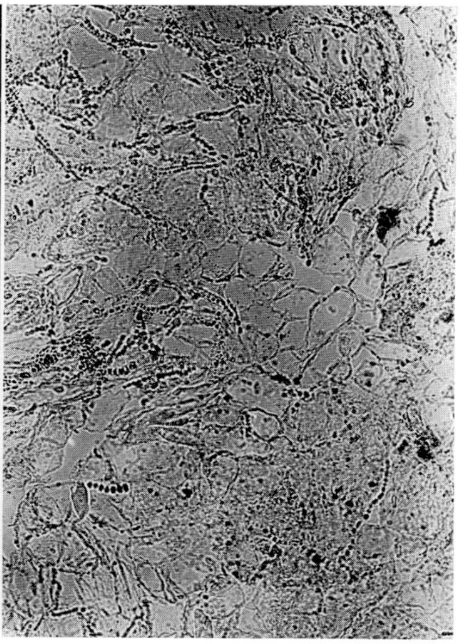

Abb. 104, 105. Links rundlich-ovale haarlose Hautbezirke mit asbestähnlichem Belag: Trichophytie (‚Rinderflechte'); rechts mikroskopischer Ausstrich des Geschabsels von veränderten Hautpartien dieses Tieres: Pilzhyphen (Trichophyton verrucosum)

Mykosen: Unter den Hautpilzinfektionen spielt beim Rind vor allem die *Trichophytie* eine Rolle. Ihr Erreger, Trichophyton verrucosum (Abb. 105), besiedelt die verhornten Epidermisschichten, Haarwurzeln und Haarschäfte, wodurch insbesondere bei Jungtieren charakteristische runde haarlose Stellen mit asbestartigem krustösen oder schuppenden Belag entstehen (Abb. 104). In ähnlicher Weise verursacht Dermatophilus congolense die vor allem in wärmeren Gebieten vorkommende *Streptotrichose* (Dermatophilose), die sich durch besonders dicke, mosaikartige Krusten an Hals, Rücken, Euterspiegel, Skrotum oder Gliedmaßenenden auszeichnet. Der Nachweis pathogener Hautpilze ist durch Anzüchtung aus befallenen Haaren und Borken möglich (4 bis 6 Wochen lang dauernde Kultur auf Spezialnährböden).

Probenentnahme: Zur Prüfung auf Ektoparasitenbefall wird am Lieblingssitz der Schmarotzer ein kleines *Haarbüschel* ausgezupft oder das Haarkleid hier mit dem feinen *Staubkamm* durchfahren. Für die Untersuchung auf Pilzbefall entnimmt man am Rand des veränderten Bezirkes *Haare* und *Borken* mit der Pinzette oder mit dem scharfen Löffel (Abb. 111) und versendet sie in trockenem, luftdurchlässigem Behälter (Papiertüte). Bei Verdacht auf Spurenelementmangel oder Molybdänose ist eine *größere Portion sauberer Haare* seitlich am Rumpf abzuscheren und analysieren zu lassen;

normalerweise sind beim Rind im Haar 6,6 bis 10,4 ppm Kupfer, 90 bis 140 ppm Zink, 8 bis 20 ppm Mangan, > 5 ppm Eisen, > 0,05 ppm Kobalt und < 0,3 ppm Molybdän in der Trockenmasse enthalten[1].

Haut

Beschaffenheit: Außer ihrer noch zu besprechenden elastischen Verschieblichkeit (*Turgor*, S. 101) besitzt die ‚glatte' Haut des gesunden Rindes einen oberflächlichen *Fettfilm*, dessen Stärke von der Sekretion der Talg- und Schweißdrüsen abhängt. Er fehlt bei der als Begleiterscheinung chronisch verlaufender Krankheiten (Endoparasitenbefall, Tuberkulose, Paratuberkulose, Räude, Hyperkeratose etc.) auftretenden *Asteatose*, weshalb die Haut sich dann rauh anfühlt. Die im Gefolge gewisser Stoffwechselstörungen (Mangel an Vitamin A oder essentiellen Fettsäuren, Verabreichung walfetthaltigen Milchaustauschers) und Hautentzündungen zu beobachtende *Seborrhoe* ist dagegen durch schmierige bis schuppenartige Fettauflagerungen gekennzeichnet. Regelrechtes Schwitzen (Hyperidrose) kommt beim Rind nur selten vor. Gegebenenfalls ist ein *Schweißausbruch* daran zu erkennen, daß das Haarkleid, vor allem an Ohrgrund, Hals, Schulter, Flanke und im Inguinalbereich, schaumartig durchnäßt und verklebt erscheint. Dieses Symptom kommt gelegentlich bei hochgradiger Erregung (Tetanie), im Schock (Anaphylaxie), bei ungewöhnlich schmerzhafter Lahmheit sowie, als pathognostisches Merkmal, bei der enzootischen Muskeldystrophie des Kalbes und bei der Menichlopholanvergiftung vor.

Hautfarbe: Beim Rind läßt sich die Eigenfarbe der Haut ihrer dichten Behaarung und rassenspezifischen Pigmentierung wegen nur an schwach oder nicht behaarten und zugleich unpigmentierten Körperteilen beurteilen (Ohrmuschel, Unterbauch, Euter samt Zitzen oder Hodensack, Schenkelinnenfläche). Normalerweise erscheint sie hier hellgraurosa oder gelblichrosa. Krankhafte Farbabweichungen der Haut *(Anämie, Ikterus, Zyanose)* sind an den genannten Stellen allerdings meist nicht so gut zu erkennen wie an den sichtbaren Schleimhäuten (S. 106). Ausnahmen hiervon bilden lediglich die bei schwerer Dermatitis eintretende *entzündliche Rötung* sowie die als *Petechien und Ekchymosen* zu bezeichnenden punkt- oder fleckenförmigen intrakutanen Blutungen. Letztere sind mitunter mit dem Austritt von Blut aus den Hautdrüsen, ‚*Blutschwitzen*' (Hämatidrose) verbunden und als Symptom einer Blutgerinnungsstörung oder abnormer Kapillardurchlässigkeit zu werten. Beim Rind gehen unter anderem die Vergiftungen durch Honigklee, Kumarin, Adlerfarn, Furazolidon sowie trichloräthylenextrahiertes Sojaschrot mit einer solchen krankhaften Blutungsneigung einher (= *hämorrhagische Diathese*, S. 133, 151). Nach der Abheilung von Verletzungen oder Nekrosen der Haut können *pigmentlose Narben* zurückbleiben.

Hauttemperatur: Bezüglich der ‚Hautwärme' wird auf die Ausführungen auf Seite 89 f. verwiesen.

Hautgeruch: Die äußere Decke des Rindes riecht tierartspezifisch; dieser der Körperoberfläche anhaftende ‚*Kuhstallgeruch*' kann jedoch durch im Stall lagernde Futtermittel (Silage, Schlempe) beeinflußt werden. Bei Kühen mit ausgeprägter *Azetonämie* riecht auch die Haut obstartig fad-süßlich, doch sind nicht alle Untersucher befähigt, den Geruch der bei diesem Leiden anfallenden Stoffwechselprodukte (Ketonkörper: Azeton, β-Hydroxybuttersäure, Azetoazetat, Isopropanol) wahrzunehmen. Patienten mit schweren eitrig-nekrotisierenden oder verjauchenden Krankheitsprozessen (Puerperalinfektion, Klauenleiden) fallen vielfach durch ihren *faulig-verweslichen*, solche mit

---

[1] 1 ppm (pars pro million) heißt: 1 Gewichtsteil auf 1 000 000 Gewichtsteile, zum Beispiel 1 mg auf 1 kg.

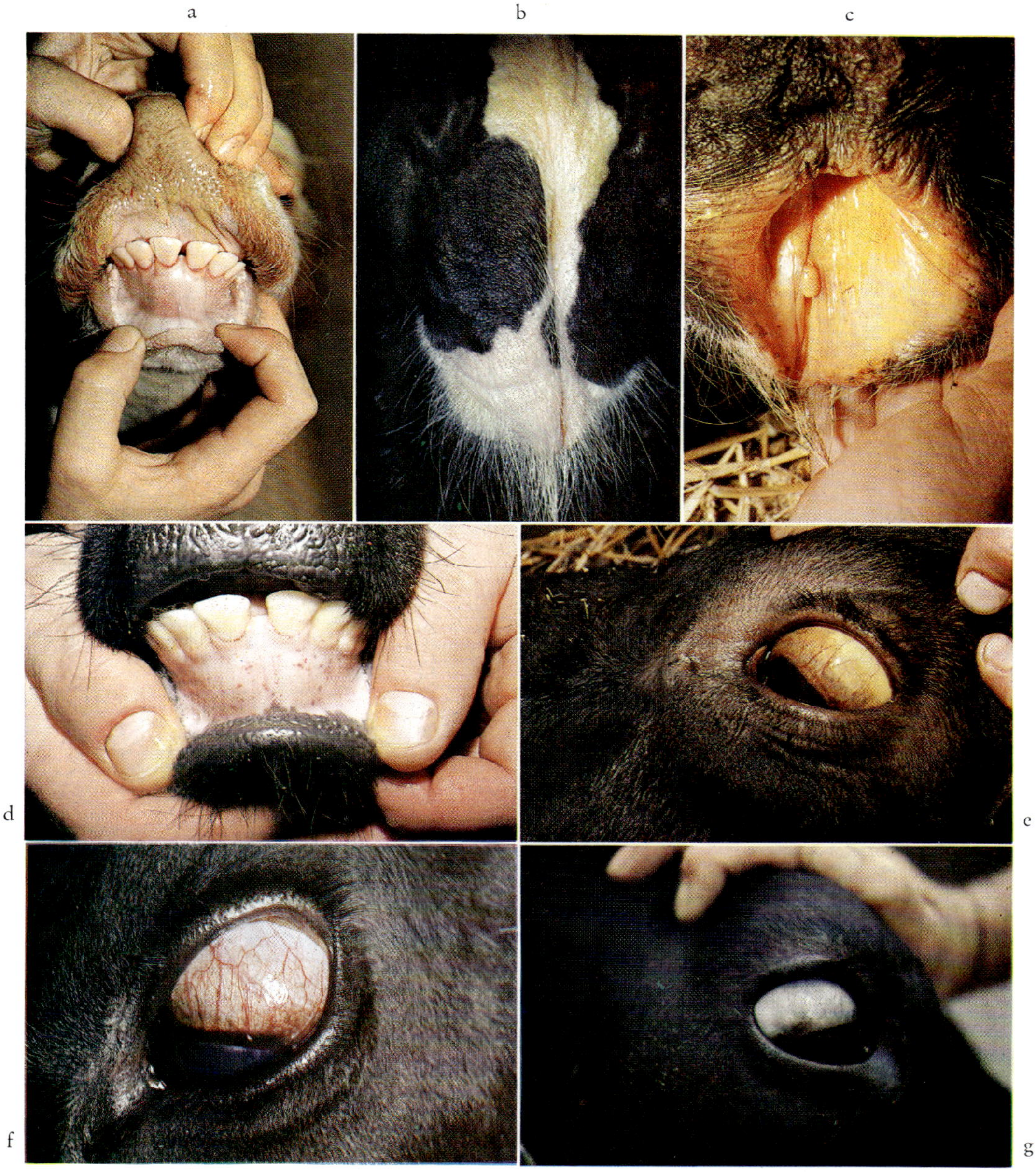

Befunde an Haut, sichtbaren Schleimhäuten und Episkleralgefäßen:

a. Zyanotische Maulschleimhaut eines Kalbes mit hochgradiger Atemnot infolge eitriger Bronchopneumonie
b. Anämische Blässe der Vulva bei einer Kuh mit schwerem Blutverlust aus einem leukosebedingten Labmagengeschwür (2,5 Millionen Erythrozyten/mm³ Blut: hämorrhagische Anämie, S. 147 f.)
c. Ausgeprägte Gelbfärbung der Scheidenschleimhaut bei einer Kuh mit tödlich verlaufener puerperaler Leberdegeneration (Gesamt-Bilirubingehalt im Serum 14 mg/100 ml: parenchymatöser Ikterus, S. 107, 284)
d. Petechiale Zahnfleischblutungen bei einem Kalb mit hämorrhagischer Diathese (S. 151) infolge chronischer Furazolidonvergiftung
e. Normale Zeichnung der Episkleralgefäße (S. 132) bei einer ikterischen Kuh (gleiches Tier wie auf Abb. c)
f. Vermehrt mit Blut gefüllte und daher wie ‚injiziert' aussehende Bindehautgefäße am Augapfel
g. ‚Leere' Episkleralgefäße einer Kuh, die nach einer Stacheldrahtverletzung der Eutervene viel Blut verloren hat

Seborrhoe dagegen durch einen *talgig-ranzigen* Geruch auf. Mitunter sind auch die an den Tieren oder im Stall benutzten Medikamente, Reinigungs- oder Desinfektionsmittel am Hautgeruch wiederzuerkennen.

Juckreiz äußert sich beim Rind durch auffallende Unruhe im Stall, Kratzen und Scheuern mit Hörnern und Klauen oder an festen Gegenständen der Umgebung sowie durch ständiges Belecken oder Benagen bestimmter Hautbezirke. Bei starkem Pruritus stampfen die Patienten auch mit den Gliedmaßen und können durch heftiges Reiben erhebliche Beschädigungen an der Stalleinrichtung, Absperrung oder Einzäunung anrichten. Das Vorliegen von Juckreiz prüft man am besten durch Kratzen der veränderten Hautstelle mit einem *Holzstäbchen.* Dabei zeigt das Tier gegebenenfalls sein Wohlbehagen durch Winden des Schwanzes, Halses oder Kopfes und das Bestreben, mit dem Stöckchen in Kontakt zu bleiben. *Örtlicher Pruritus* stellt eine ziemlich regelmäßige Erscheinung des Ektoparasitenbefalls, insbesondere der Räude, dar, kommt aber auch bei anderweitigen Hautentzündungen vor. Anhaltender hochgradiger *allgemeiner Juckreiz,* der bis zum wilden Rutschen auf dem Hinterteil und zu großen wunden Scheuerstellen führen kann, ist das kennzeichnende Symptom der AUJESZKY'schen Krankheit (‚mad itch'); in vorübergehender Form tritt er auch bei allergischer Sensibilitätsreaktion (Bluttransfusionszwischenfall) auf. Das bloße Belecken der Haut benachbarter Tiere (‚Lecksucht') und die damit verbundene Aufnahme von Haaren ist dagegen als unspezifischer Ausdruck verschiedener Mangelkrankheiten zu werten (Rohfasermangel einstreulos gehaltener Mastkälber; Spurenelement-, Kochsalz- oder Phosphormangel).

Umfangsvermehrungen: Eine Zunahme der Hautdicke kann auf gestörter Keratinisierung der Epidermis, auf Entzündung der Kutis sowie auf epithelialen und/oder bindegewebigen Neubildungen beruhen. Außerdem zeigt die Haut auch bei manchen in der Unterhaut ablaufenden Prozessen (S. 101) eine Verdickung einzelner oder mehrerer Gewebsschichten.

Klinisch erkennbare *Störungen der Verhornung* gehen in der Regel mit örtlichem Haarausfall (S. 93) einher. Bei der *Hyperkeratose* erscheint die verdickte Oberhaut trocken-borkig und von vorwiegend parallel verlaufenden Rissen durchzogen, bei fortgeschrittener *Parakeratose* dagegen krustig, mit mosaikartigen Rhagaden behaftet, oder schmierig. Das histologische Kennzeichen der Hyperkeratose (Ichthyosis congenita, Chlornaphthalinvergiftung, Sarkoptesräude etc.) besteht in abnorm starker Verhornung der Epidermis, bei der Parakeratose (infolge Zinkmangels oder erblicher Störung des Zinkstoffwechsels) dagegen in überschießender Produktion kernhaltig bleibender (also nicht verhornender) Epithelien. Die ‚*Hauthörner*' stellen platten-, krallen- oder hornförmige, hart verhornte Epithelauswüchse von Bohnen- bis Mannskopfgröße dar; sie besitzen zum Teil einen bindegewebigen Kern und pflegen sich an zuvor stark geschädigten Hautstellen (Verbrennungen, ‚Sonnenbrand', Verätzungen, Traumen) zu entwickeln.

Allen *Entzündungen der Haut* sind außer der Gewebsverdickung im *akuten* Stadium auch vermehrte Wärme (S. 89), Rötung (S. 96) und Schmerzhaftigkeit oder Juckreiz, im *chronischen* dagegen eine mehr oder weniger ausgeprägte Induration einzelner oder aller Hautschichten gemeinsam (Abb. 107). Die entzündlichen *Effloreszenzen* der Haut reichen von kleinen Knötchen (Papeln) über lymph- oder eiterhaltige Bläschen (Vesikeln oder Pusteln) sowie MKS-Blasen (Aphthen) bis zur Ausschwitzung serumartiger Flüssigkeit und den beim Eintrocknen solchen Exsudates entstehenden Schuppen, Krusten und Borken. Eine geringfügige Inflammation der Haut wird *Erythem* genannt; der oberflächliche Hautausschlag heißt *Ekzem* (bei Schädigung der Haut durch äußere Reize: Schmutz-, Arzneimittel-, parasitäres, flexuriales Scheuerekzem) oder *Exanthem* (bei toxisch, alimentär oder infektionsbedingter Schadwirkung von innen her: Quecksilber- oder Jodexanthem [Abb. 106], Kartoffelausschlag, Schlempemauke, ‚Hautform' des bösartigen Katarrhalfiebers sowie das auf Photosensibilisierung beruhende Exan-

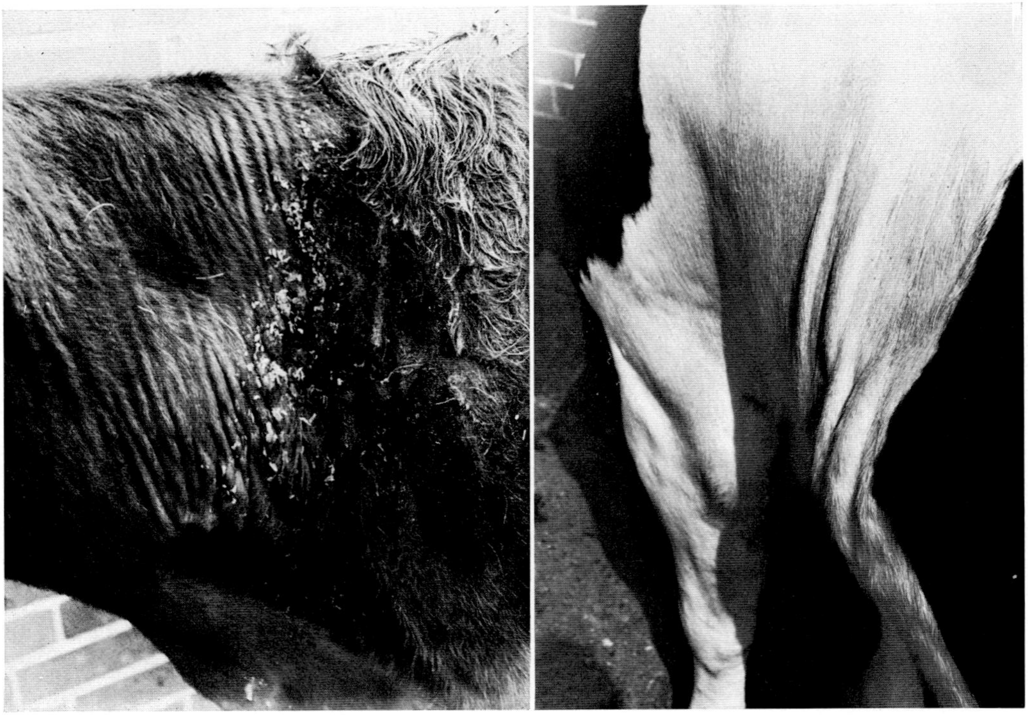

Abb. 106, 107. Links flockige Ausschwitzungen am Hals einer durch intravenöse Gaben von Jodsalzen behandelten Kuh (Arzneimittelexanthem); rechts waschbrettartige Induration der Haut an der seitlichen Brustwand als Folgeerscheinung eines resorbierten Hämatomes (siehe auch Abb. 115)

thema solare); dabei dienen die sichtbaren Veränderungen zur näheren Kennzeichnung: Ekzema oder Exanthema crustosum, squamosum, vesiculosum, madidans oder humidum etc. Beim allergischen Exanthem schießen am Rumpf und in der Umgebung der Körperöffnungen innerhalb kurzer Zeit zahlreiche pfennig- bis handtellergroße rundlichovale beetartige *Quaddeln* auf, die eine teigige Konsistenz (S. 102) besitzen; sie sind das charakteristische Symptom der auf Sensibilisierung gegenüber antigen wirkenden Futterbestandteilen, Arzneimitteln, Blut oder ähnlichem mehr beruhenden *Urtikaria* (‚Nesselfieber'). Die Entzündung sämtlicher Hautschichten wird *Dermatitis* genannt; die damit verbundene Verdickung und die derber werdende Konsistenz sind bei Mitbeteiligung der Unterhaut (S. 101) besonders ausgeprägt. In schweren Fällen geht die Dermatitis mit seröser, blutiger oder eitriger Sekretion einher; der entzündliche Prozeß kann in wellblechähnlicher oder schwieliger Induration enden (Abb. 107), wenn er nicht sogar zum Absterben (*Nekrose:* entweder in Form der *Mumifikation* [= trocken, Abb. 108] oder der *Gangrän* [= feucht]) und damit zur Abstoßung des veränderten Gewebes, also zu Substanzverlusten der Haut (S. 99) führt. Als spezifische Entzündung der Haut sind die meist mit erheblicher örtlicher Umfangsvermehrung und fistelnder Eiterung verbundene *Aktinobazillose* und die durch multiple Knötchen gekennzeichnete *Dermatitis nodosa* zu nennen.

Unter den *Neubildungen der Haut* sind die virusbedingten pilz- oder pinselförmigen *Papillome* (‚Warzen') beim Rind am häufigsten; sie finden sich vor allem an Kopf, Hals, Unterbauch oder Euter (Zitzen) von Jungrindern und können bis zu Kopfgröße erreichen. Andere *gut-* oder *bösartige Hauttumoren* (Fibrome, Sarkome, Karzinome, Mastozytome, lymphatische Hautleukose) kommen bei dieser Tierart nur selten vor und sind, im Gegensatz zu den meist schon makroskopisch eindeutig erkennbaren Papillomen, in der Regel erst aufgrund des histologischen Befundes einer Biopsieprobe (S. 101) diagnostisch klar einzustufen.

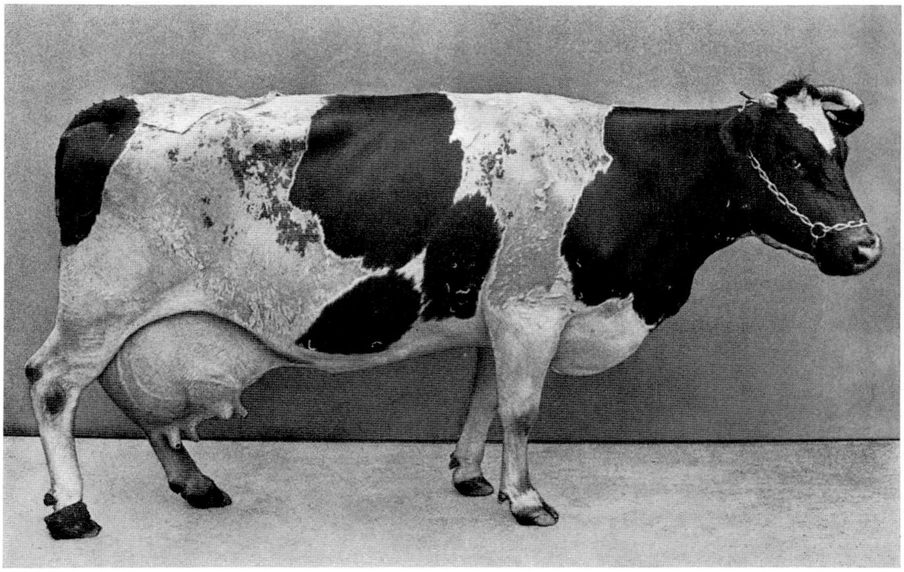

Abb. 108. Auf die weißen Hautstellen begrenzt bleibendes trockenes Absterben (Mumifikation) oberflächlicher Hautschichten, die sich vom Rande her fetzenweise ablösen (Demarkation), als Spätfolge einer schweren Photosensibilitätsreaktion (Dermatitis solaris, ‚Sonnenbrand‘)

Substanzverluste: Örtlich begrenzte oberflächliche Defekte der Haut, bei denen sich nur die Epidermis abgelöst hat, nennt man *Exkoriationen;* sie sind oft traumatisch bedingt und legen den zunächst gerötet erscheinenden, später aber verkrustenden Papillarkörper frei. Tieferreichende, also sämtliche Hautschichten durchtrennende Verletzungen werden als *Wunden,* zur näheren Kennzeichnung ihrer Entstehung und der etwaigen Beteiligung weiterer Gewebe besser als Riß-, Schnitt- oder Stichwunden beziehungsweise als Haut-, Hautmuskel-, Hautsehnen- oder Hautknochenwunden bezeichnet. Das *Absterben* kleinerer oder größerer Hautbezirke ist fast immer die Folge einer schwerwiegenden mechanischen, chemischen, thermischen oder aktinischen Reizeinwirkung; ein solcher Vorgang wird beim Rind zum Beispiel nach längerem Festliegen (Dekubitalstellen über vorstehenden Knochenpunkten), Kettenhang (Strangulation der Blutzufuhr des Gliedmaßenendes), epi- oder subkutaner Anwendung gewebsschädigender Mittel (Scharfsalben oder versehentliche paravenöse Injektion von Kalziumchloridlösung und so fort) und bei der auf die weißen Hautbezirke im dorsolateralen Bereich begrenzt bleibenden ‚Lichtkrankheit‘ (Photosensibilitätsreaktion) beobachtet. Dabei erscheinen die erkrankten Hautstellen nach dem Abklingen der zum Gewebstod führenden Entzündung gefühllos, lederartig-derb und trocken; schließlich demarkieren sie sich von ihrer gesunden Umgebung und lösen sich entweder als flächenhafte *mumifizierte Nekrosen* ab (Abb. 108), oder sie verfallen in Form der *Gangrän* der Verflüssigung. Der zurückbleibende, Blut und Wundsekret absondernde Defekt heißt *Hautgeschwür.* Besonders hartnäckige, erbsen- bis münzengroße Ulzerationen an Euter, Unterbauch, Achseln oder im Bereich der Augenlider stellen die durch Hautwürmer (Stephanofilarien) verursachten *‚Sommerwunden‘* dar.

Parasiten: Von den an und in der Haut des Rindes lebenden Schmarotzern setzen sich die *Zecken* (Ixodes ricinus[1]: Abb. 109) zum Blutsaugen vorzugsweise an schwach behaarten, dünnhäutigen Körperstellen fest (Augenlider, Ohren, Unterseite von Hals, Brust und Bauch, Schenkelinnenflächen, Euter oder Hodensack); hier hinterlassen sie

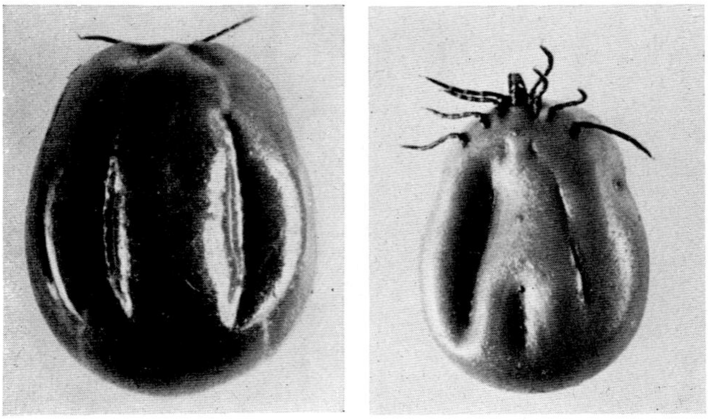

Abb. 109. Zwei Zeckenweibchen (Ixodes ricinus), das linke von der Rücken- das rechte von der Bauchseite her gesehen; normale Größe 3 bis 11 mm/Vergrößerung 5fach

nach dem Abfallen kleine derbe, schmerzhafte und an der Oberfläche verkrustende Knötchen. Als Erreger der Räude parasitieren die Grabmilben (*Sarcoptes bovis:* Abb. 110) vor allem in der Haut von Kopf und Rumpf, die schuppenfressenden *Chorioptesmilben* hauptsächlich an der Schwanzwurzel und im Schenkelspalt, die seltener vorkommenden saugenden *Psoroptesmilben* dagegen vorwiegend an Horngrund, Widerrist und Schwanzwurzel; an den genannten Stellen verursachen sie Juckreiz, in dessen Gefolge sich haarlose, mit hyperkeratotischen Borken bedeckte Hautveränderungen entwickeln. Während die Zecken mit bloßem Auge zu sehen sind und mit den Fingern oder einer Pinzette abgelesen werden können, ist für den Nachweis der Räudemilben ein tiefes Hautgeschabsel erforderlich; die Schmarotzer sind dann nach dem Erwärmen der Krusten bei Lupenbetrachtung oder, nach kurzem Erhitzen der Probe in $10^{0}/_{0}$iger Kalilauge, im Objektträgerausstrich mikroskopisch sichtbar. Die als Ursache der ‚Sommerwunden' bereits genannten *Stephanofilarien* lassen sich in Form juveniler Entwicklungsstadien (Mikrofilarien) allenfalls im Sekret frisch aufgebrochener Ulzerationen nachweisen.

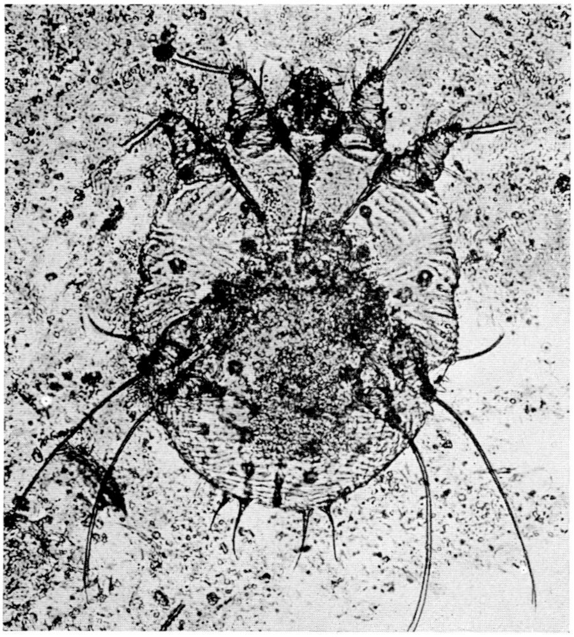

Abb. 110. Grabmilbenweibchen (Sarcoptes bovis), natürliche Größe 0,2 bis 0,5 mm/Vergrößerung 100fach

[1] Besonders in tropischen und subtropischen Gebieten kommt eine große Zahl weiterer Schildzecken (Ixodidae) sowie von Lederzecken (Argasidae) beim Rind vor.

Probenentnahme: Für parasitologische Untersuchungen wird an der Peripherie der erkrankten Hautstelle mit dem scharfen Löffel bis zum Austritt von Blut kräftig gekratzt, also ein bis in die Kutis hineinreichendes *Hautgeschabsel* (Abb. 111) gewonnen und in ein dicht schließendes Versandröhrchen verbracht. Für *histologische* Zwecke ist

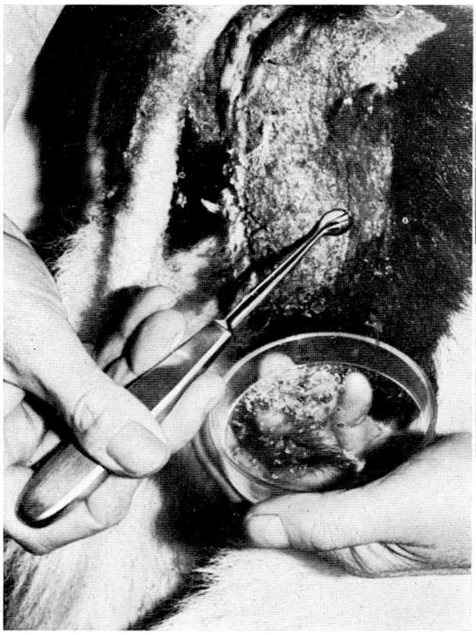

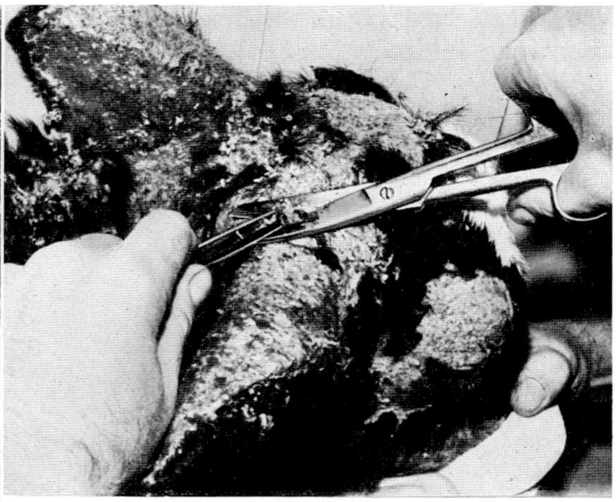

Abb. 111, 112. Links Entnahme eines Hautgeschabsels mit Hilfe des scharfen Löffels und einer PETRI-Schale für die parasitologische oder mykologische Untersuchung bei einer mit starker Schuppung verbundenen Hauterkrankung im Kruppenbereich; rechts Entnahme einer Hautgewebsprobe (Biopsie) am Ohrgrund für histologische Zwecke

unter örtlicher oder Xylazin-Betäubung eine mindestens kirschgroße *Gewebsprobe* am Rand des veränderten Bezirks so zu entnehmen, daß dabei alle Schichten der Haut und auch noch der Übergang zum gesunden Bereich erfaßt werden (Abb. 112). Die Biopsieprobe ist sofort nach der Entnahme in 5%ige Formalinlösung einzulegen und gut verpackt zu versenden.

Unterhaut

Beschaffenheit: Die plastisch-elastische Dehnbarkeit und Verschieblichkeit der Haut wird vor allem vom Zustand der Unterhaut bestimmt. Diese als *Hautturgor* bezeichnete Eigenschaft prüft man durch Aufziehen einer Hautfalte seitlich am Hals oder über der letzten Rippe: Die gesunde Haut erweist sich dabei als geschmeidig und weich, so daß sie leicht abzuheben ist und unmittelbar nach dem Loslassen wieder verstreicht. Bei Erkrankungen, die mit stärkerem Wasserverlust (*Exsikkose;* S. 159) einhergehen, etwa bei anhaltendem schweren Durchfall, geht die Elastizität von Haut und Unterhaut mit zunehmender Dehydration zurück; die aufgezogene Hautfalte bleibt dann längere Zeit bestehen (Abb. 113). Das Schwinden der Fettdepots bei hochgradiger Abmagerung (Abb. 95) bedingt ein festeres Anhaften der dann derb und ‚*lederbündig*' erscheinenden Haut an vorspringenden Knochenpunkten, etwa den Dornfortsätzen der Wirbelsäule, der Schulterblattgräte oder den Rippen (Coriago).

Umfangsvermehrungen: Die im Bindegewebe der Unterhaut ablaufenden krankhaften Prozesse bedingen meist eine unterschiedlich ausgeprägte örtliche Umfangsvermehrung, wobei die normalen Konturen der Körperoberfläche verlorengehen. Die vermehrte Durchtränkung bestimmter Haut- und Unterhautbezirke mit Interzellularflüssigkeit wird als *Ödem* bezeichnet. Die Palpation ergibt hier eine teigige Konsistenz: Durch kräftiges Eindrücken mit den Fingerspitzen läßt sich die Ödemflüssigkeit vorübergehend verdrängen, wobei sich eine für einige Zeit bestehenbleibende dellenförmige Vertiefung bildet (Abb. 114). In Zusammenhang mit der Geburtsvorbereitung tritt

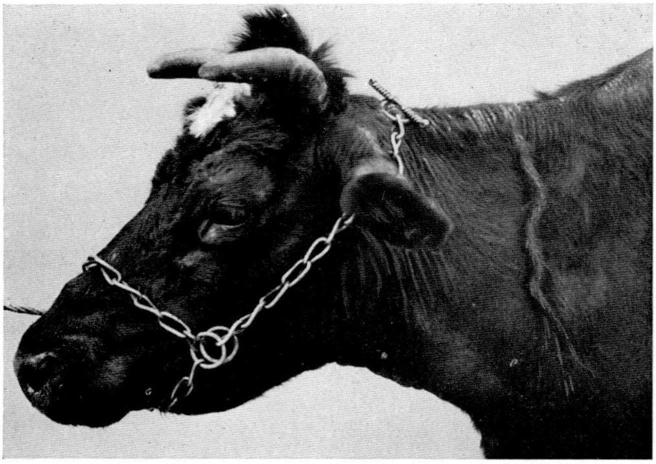

Abb. 113, 114. Palpation der Haut:

Bleibt eine aufgezogene Hautfalte — wie bei diesem Patienten — längere Zeit bestehen, so liegt eine Verminderung des Hautturgors (Exsikkose, Dehydration; hier infolge Amyloidnephrose vor

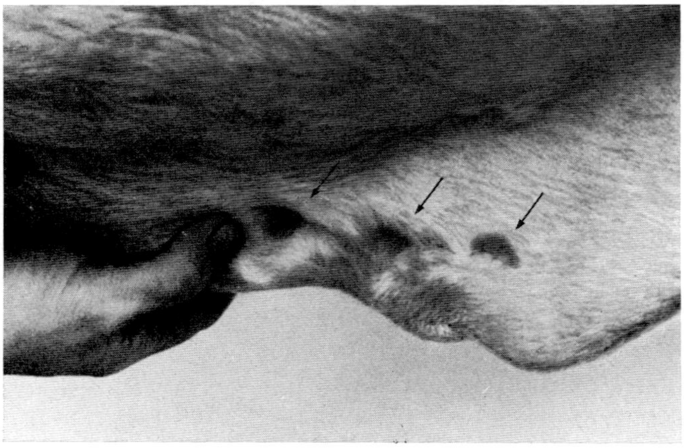

Nach kräftiger Betastung dieser im Voreuterbereich gelegenen Umfangsvermehrung bleiben die Fingereindrücke (Pfeile) noch einige Zeit bestehen: teigige Konsistenz als Merkmal des Ödems

bei weiblichen Rindern ein *physiologisches Ödem* am Euter (‚Aufeutern') und in der Umgebung der Scham auf (Auflockerung des weichen Geburtsweges); bei übermäßigem Umfang und wochenlangem Bestehenbleiben nach dem Kalben ist das ‚Geburtsödem' jedoch als krankhaft anzusehen. *Pathologische Ödeme* können die verschiedensten Körperteile betreffen; dabei ist je nach der Ursache zwischen folgenden Formen der ‚Hautwassersucht' zu unterscheiden: Die *nichtentzündlichen* (Stauungs- und hydrämischen) Ödeme sind weder vermehrt warm, noch gerötet oder schmerzhaft und entwickeln sich meist langsam. *Örtliche Stauungsödeme* entstehen durch Behinderung der Zirkulation in peripheren Lymphgefäßen oder Venen (zum Beispiel durch ‚Kettenhang' oder infolge zu eng angelegten Verbandes am Gliedmaßenende). Das *allgemeine Stauungsödem* tritt bei schwerwiegender Störung des venösen Blutabflusses zum Herzen hin (etwa infolge Einengung des Herzmuskels durch eine traumatisch oder leukotisch bedingte Herzbeutelerkrankung, oder bei Trikuspidalstenose) auf; ein solches kardiales Ödem betrifft vor allem den Triel und die Vorbrust (Abb. 126), kann in fortgeschrittenen Fällen aber zur ‚Wäßrigkeit' des gesamten Tierkörpers führen. Die auf Mangel an wasserbindendem Serumalbumin (Hypoproteinämie, etwa bei hochgradigem Labmagendarmwurmbefall oder fortgeschrittener Amyloidnephrose) beruhenden *‚kachektischen'* oder *‚hydrämischen'* (= renalen) *Ödeme* bleiben beim Rind dagegen meist auf Kehlgang und Triel beschränkt. Die häufiger zu beobachtenden *entzündlichen Ödeme* entstehen in der näheren Umgebung von inflammatorischen Prozessen der Haut und Unterhaut (kollaterales Ödem), wenn die Zirkulation hier durch den Gewebsdruck der Entzündungsprodukte behindert wird; sie entwickeln sich daher in der Regel relativ rasch und erweisen sich bei der Palpation als vermehrt warm sowie etwas schmerzhaft. Beim Rind werden solche entzündlichen Ödeme vor allem in der Nachbarschaft von Phlegmonen (insbesondere am Gliedmaßenende, aber auch an Kopf oder Hals) beobachtet. —

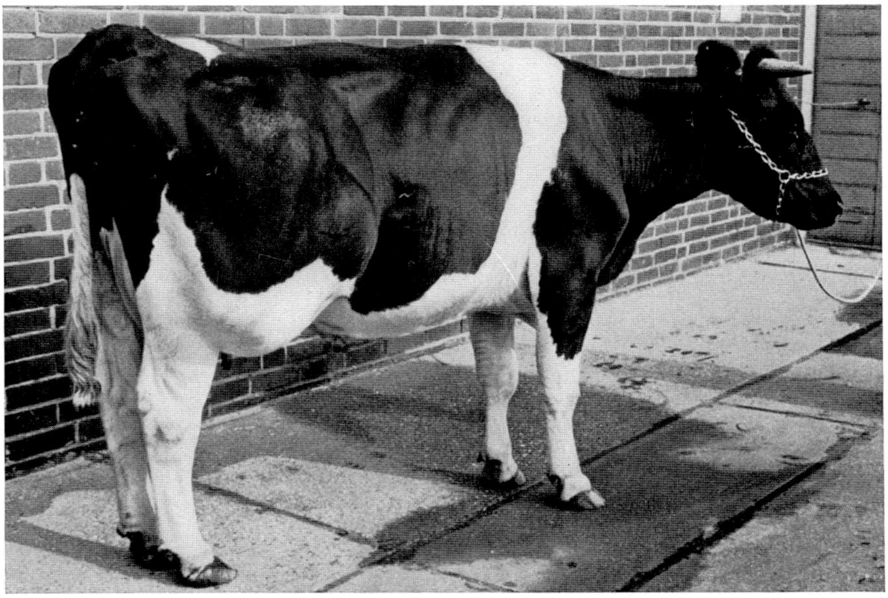

Abb. 115. Erhebliche, nach Hornstoß plötzlich aufgetretene und mäßig prall fluktuierende Umfangsvermehrung im Bereich der rechten Flanke: frischer Bluterguß (Hämatom; siehe auch Abb. 107)

Als *Phlegmone* wird die in Begleitung akuter eitriger, verjauchender oder nekrotisierender Entzündungen auftretende massive zellige Bindegewebsinfiltration der Haut und Unterhaut (gelegentlich auch der daruntergelegenen Muskulatur) bezeichnet; sie gibt sich durch mäßig derbe bis derbelastische Konsistenz, vermehrte Wärme, starke Schmerzhaftigkeit sowie durch Rötung oder blaurote Verfärbung der (nichtpigmentierten) Haut zu erkennen. Im Verlauf der als ‚Reifung' der Phlegmone anzusehenden Demarkation und verflüssigenden Einschmelzung der erkrankten Gewebe kommt es mit der Zeit zu unterschiedlich stark ausgeprägter Fluktuation *(abszedierende Phlegmone)*. — Die durch entzündliche Bindegewebsreaktion abgegrenzte Ansammlung von dünn- bis dickflüssigen Eitermassen in der Unterhaut ist ein *Abszeß* (Abb. 119); er zeigt anfangs neben vermehrter Wärme und Schmerzhaftigkeit eine pralle Fluktuation, die im Zuge der Reifung auf der Kuppe des Abszesses schlaffer wird, bis dieser hier aufbricht und seinen Inhalt entleert. Tief gelegene Abszesse können sich durch starke Zunahmen des umgebenden Bindegewebes völlig abkapseln; sie fühlen sich dann ziemlich derb an und sind nur durch Punktion (S. 105) sicher als Eiterherd zu erkennen. — Die auf subkutaner Ruptur von Blutgefäßen beruhende und daher in der Regel ziemlich rasch entstehende Ansammlung von Blut unter der Haut wird Bluterguß oder *Hämatom* genannt. Diese Veränderung äußert sich ebenfalls als fluktuierende Umfangsvermehrung, doch ist die Fluktuation dabei weicher, mehr schwappend, die Schmerzempfindlichkeit weniger ausgeprägt und die Kapsel dünner als beim Abszeß. Auslösende Ursache der Hämatome sind beim Rind meist Hornstöße oder andere stumpfe Gewalteinwirkungen im Bereich der Brustwand, der Flanke (Abb. 115) oder des Oberschenkels. Eine diagnostische Punktion (S. 105) ist meist nur notwendig, wenn die übrigen Befunde und die Begleitumstände nicht schon eindeutig für einen Bluterguß sprechen; gegebenenfalls hat sie unter sorgfältiger Einhaltung steriler Kautelen zu erfolgen. — Durch die subkutane Ansammlung von Luft oder Gasen wird die Haut mehr oder weniger deutlich von ihrer Unterlage abgehoben (Abb. 116). Ein solches *Emphysem* läßt sich mit der Hand luftkissenartig zusammendrücken, unter der Haut verschieben und fühlt sich dabei knisternd an (= ‚Krepitation'); die Perkussion ergibt hier auffallend lauten, subtympanischen Schall (Übersicht 25). Die Luft kann entweder von äußeren Verletzungen her in die Unterhaut gelangen, und zwar vor allem an lockeren, ständigen Verschiebungen ausgesetzten Stellen (Ansaugemphysem), oder sie wird aus dem Körperinneren, zum Beispiel bei hochgradigen interstitiellen Lungenemphysem über das Mittelfell, in die Subkutis fortgeleitet. Auch nach Trokarierung des geblähten Pansens kann sich infolge vorzeitiger Verklebung des Hautstichkanals ein Emphysem entwickeln, das dann Pansengas enthält. Im Gegensatz hierzu werden die gelegentlich nach Laparo- oder Ruminotomie sowie nach dem Anlegen eines artefiziellen Pneumoperitoneums auftretenden Emphyseme durch die während des Eingriffes in die Bauchhöhle eingedrungene Luft bedingt, die infolge mangelhaften Bauchfellverschlusses später in die Unterhaut vordringt. — In die Subkutis gelangte anaerobe Fäulnis- und Infektionserreger können Anlaß zur Entwicklung von *Gasphlegmonen* geben, die außer den Merkmalen der Phlegmone (S. 103) auch fühlbares Knistern (Krepitation) und lauten Perkussionsschall aufweisen. Dabei ist je nach den dabei beteiligten Keimen und dem klinischen Verlauf zwischen *gutartigen* (Eiter- und Fäulniskeime) und *bösartigen Gasphlegmonen* (Cl. septicum: Pararauschbrand; Cl. feseri: Rauschbrand) zu unterscheiden.

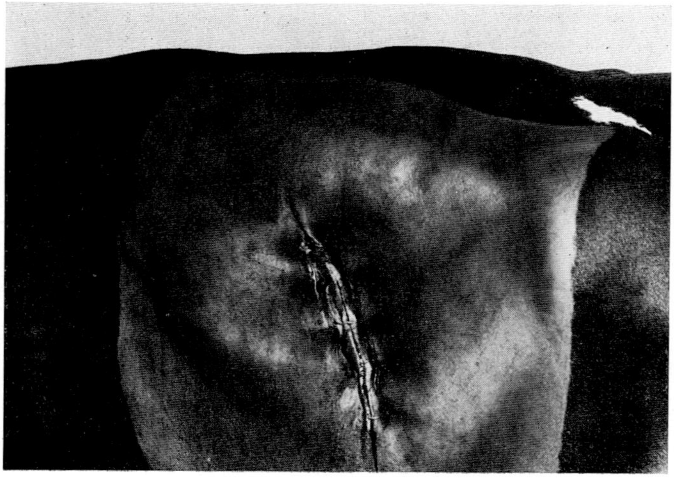

Abb. 116. Rings um den oberen Wundwinkel einer Ruminotomiewunde eingetretene, luftkissenartig verschiebliche und knisternde Umfangsvermehrung: postoperatives Unterhautemphysem

Parasiten: Die im Frühjahr und Sommer in der Subkutis des Rindes schmarotzenden *III. Larven der Dasselfliege* geben sich durch hasel- bis walnußgroße Beulen unter der Haut des Rücken-, Lenden und Kreuzbereichs zu erkennen. An reifen Dasselbeulen weist die Haut in der Mitte der halbkugeligen Vorwölbung ein stecknadelkopfgroßes Loch auf, das dem Parasiten als Atemöffnung dient und durch welches er seinen Wirt verläßt (Abb. 117, 118).

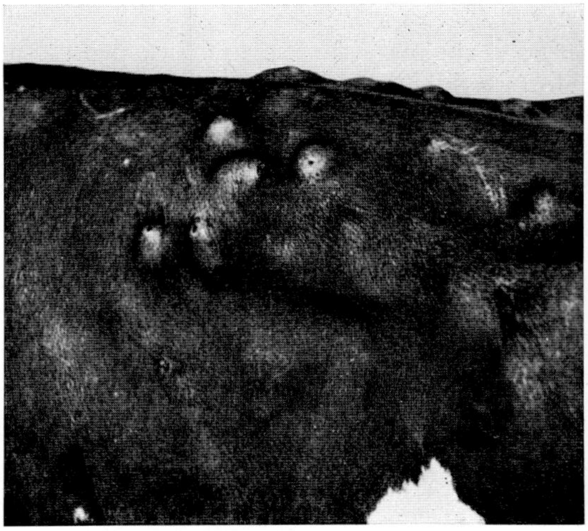

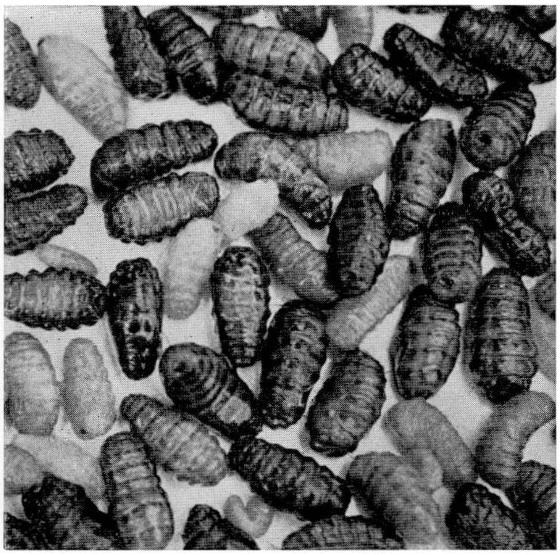

Abb. 117, 118. Links kirschgroße Knoten in der Unterhaut des Lendenbereiches eines Jungrindes mit zentraler Perforation der Haut: Dasselbeulen; rechts die aus solchen Beulen entfernten Dassellarven (Hypoderma bovis), natürliche Größe 20 bis 30 mm/Verkleinerung 2 : 1

Probenentnahme: Zur Klärung des Inhalts fluktuierender subkutaner Umfangsvermehrungen ist die Haut an geeigneter Stelle zu rasieren oder zu scheren, zu reinigen und zu desinfizieren. Dann wird hier nach leichtem Verschieben der Haut eine sterile Kanüle eingestochen und bis in die Unterhaut vorgeschoben. Das *Punktat* kann

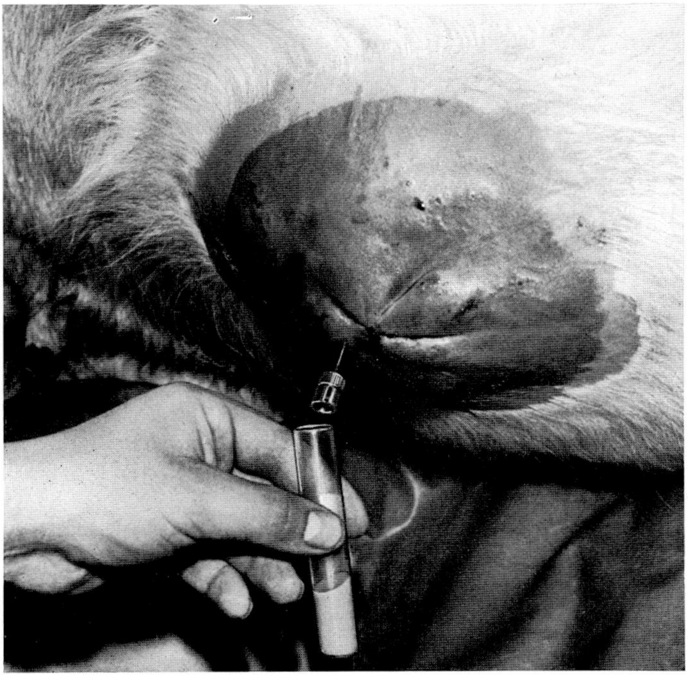

Abb. 119. Probepunktion einer faustgroßen, prall fluktuierenden Umfangsvermehrung am Unterbauch einer Kuh mit Entleerung von graufarbenem übelriechendem Eiter: Abszeß

aufgefangen oder mit einer Spritze angesaugt werden (Abb. 119). Es ist je nach Bedarf grobsinnlich (Farbe, Konsistenz, Geruch, Beimengungen), mikroskopisch (gefärbter Ausstrich) oder kulturell (Anzüchtung von Bakterien) zu untersuchen. Bei Gefahr einer Keimeinschleppung ist der punktierte Hohlraum vor dem Herausziehen der Kanüle antibiotisch zu versorgen und die Einstichstelle danach mit einem Abdeckpflaster zuzukleben.

Sichtbare Schleimhäute

Beschaffenheit und Farbe: Die der Besichtigung zugänglichen Schleimhäute des Flotzmaules, des Naseneinganges, der Maulhöhle (einschließlich der Zungenunterseite und des harten Gaumens), des Auges und der Augenlider (Konjunktiven) sowie des Scheidenvorhofes oder des Präputiums sind beim gesunden Rind feucht-glänzend, glatt und von blaßrosaroter Farbe, falls keine rassenbedingte Pigmentierung vorliegt (Abb. 120, 121). Sie eignen sich wegen der fehlenden Behaarung und des dünneren Epithels besser zur Beurteilung allgemeiner Farbabweichungen als die äußere Haut. Eine *Gelbfärbung* durch Einlagerung von Gallenfarbstoffen (*Ikterus,* Tafel 2/c, e) ist meist die Folge einer Behinderung des Gallenabflusses (*mechanischer,* Stauungs- oder Obstruktionsikterus; in der Regel bedingt durch Verstopfung des Ductus choledochus)

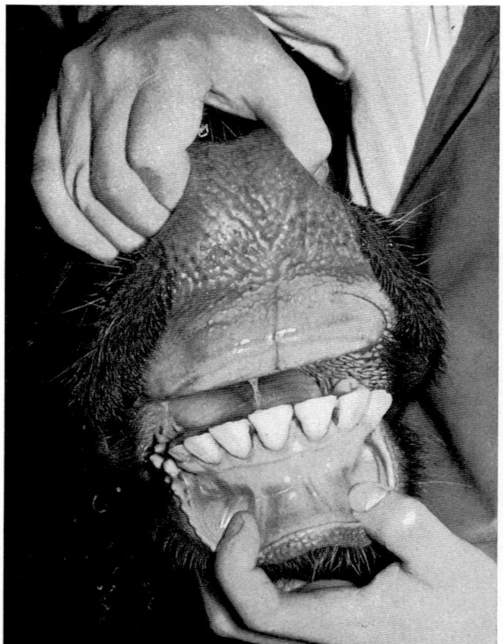

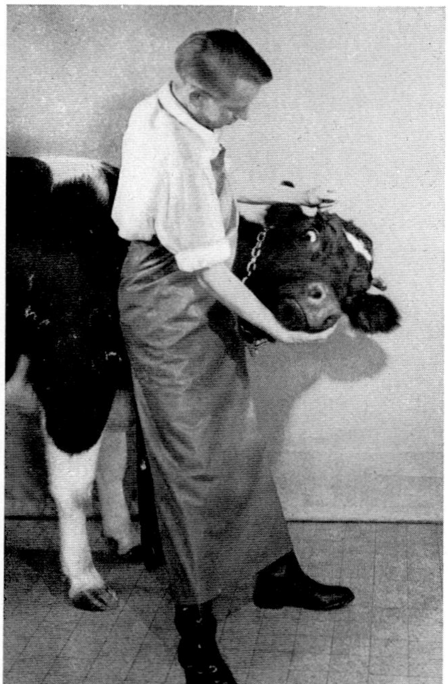

Abb. 120, 121. Links Haltung von Flotzmaul und Unterlippe zur Betrachtung der Maulschleimhaut; rechts Haltung des Kopfes zur Untersuchung der Bindehaut am Auge sowie der Episkleralgefäße

oder des plötzlichen Zerfalls größerer Mengen roter Blutkörperchen (*hämolytischer* oder Superfunktionsikterus bei Hämoglobinurie, S. 148, 284)[1]. Der mechanische und der

[1] Nach dem Ort der auslösenden Störung kann auch zwischen *prä-, intra-* und *posthepatischem* (entsprechend dem hämolytischen, parenchymatösen beziehungsweise mechanischen) *Ikterus* unterschieden werden (S. 284 f.)

seltenere, durch Leberinsuffizienz verursachte *parenchymatöse* (oder hepatozelluläre) Ikterus sind durch eine mehr orangegelbe Farbe der dabei meist gut durchbluteten Schleimhäute gekennzeichnet, während sie beim hämolytischen Ikterus weitgehend blutleer (*hämolytische Anämie,* S. 148) und daher blaßgelb bis graugelb erscheinen (siehe Übersicht 15). Die *nichthämolytischen Anämien* (S. 147) beruhen entweder auf größerem Blutverlust nach außen oder innerhalb des Tierkörpers *(hämorrhagische Anämie),* oder auf unzureichender Produktion von Erythrozyten (*hypoplastische* oder *depressive Anämie*) und äußern sich durch eine auffallende *Blässe* der Schleimhäute, die in schweren Fällen porzellanweiß erscheinen (Tafel 2/b). Eine *bläulich-violette* Verfärbung der Mukosen *(Zyanose)* ist bei Kreislaufstörungen infolge von Herz- oder Gefäßschwäche (venöse Stase, S. 134; Kollaps, Schock, S. 136), bei hochgradiger Erkrankung des Atmungsapparates und bestimmten, den Gasaustausch des Blutes störenden Vergiftungen (Sauerstoffmangel) zu beobachten (Tafel 2/a). *Rötungen* der genannten Schleimhäute werden in der Regel durch eine örtliche oder allgemeine Entzündung (Gefäßerweiterung → stärkere Durchblutung) verursacht. Sie sind je nach Art des zugrunde liegenden Leidens mit *Umfangsvermehrungen* oder *Substanzverlusten* verbunden. Erstere treten als Knötchen (Stomatitis papulosa, Abb. 122), Bläschen (Stomatitis vesiculosa, infektiöse Vulvovaginitis), Aphthen (Maul- und Klauenseuche), letztere als umschriebene Epithelablösung mit stark gerötetem Grund (Erosionen, zum Beispiel bei Rhinotracheitis infectiosa), mehr oder weniger stark ausgebreitetem und fade bis übel riechendem Epithelzerfall (Nekrosen, etwa bei bösartigem Katarrhalfieber und bei Virusdiarrhoe — Mucosal disease), oder als tieferreichende geschwürige Defekte mit aufgeworfenem Rand (Ulzera) in Erscheinung. Bei schwerwiegender Allgemeininfektion oder -intoxikation weisen die Schleimhäute oft eine *schmutzigrote-verwaschene* Färbung und — insbesondere bei gleichzeitiger Exsikkose (S. 159) — eine *stumpfpappige* Oberflächenbeschaffenheit auf, während bei den hämorrhagischen Diathesen (S. 151) nicht nur in der Haut, sondern auch an den verschiedenen Schleimhäuten des Körpers *feine Blutpunkte* (Petechien) zu sehen sind. Bezüglich der Temperatur des Flotzmaules wird auf Seite 89 verwiesen; der *Maulgeruch* wird auf Seite 221 besprochen.

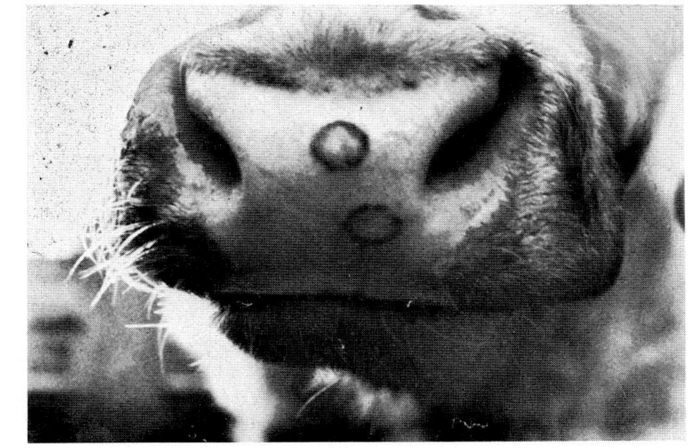

Abb. 122. Zwei pfennigstückgroße leicht erhabene und mit kokardenähnlich gerötetem Rand umgebene Knötchen auf dem Flotzmaul eines an Stamotitis papulosa erkrankten Jungrindes

Probenentnahme: Zum Erregernachweis einer Reihe von bakteriell- oder virusbedingten Schleimhauterkrankungen und Allgemeininfektionen ist die Einsendung von steril entnommenen *Tupferproben* (Nasentupfer, S. 190; Trachealtupfer, S. 194; Zervixtupfer, S. 384) oder von *Spülproben* (Präputialspülprobe, S. 366) an einschlägige Institute nützlich.

Hörner

Von den Anhangsgebilden der Haut werden die *Klauen* beim Untersuchungsgang des Bewegungsapparates (S. 429 ff.) mitbesprochen.

Während die wohlgeformten *Hörner* der großen Wild- und Zoowiederkäuer als Zierde und Trophäe geschätzt sind, kommt ihnen beim Hausrind meist nur untergeordnete praktische Bedeutung zu (Ausnahme: im Stirnjoch gehende Zugtiere). Für die enge Haltung lose laufender Rinder geht man sogar mehr und mehr dazu über, die Hörner zur Verhütung gegenseitiger Stoßverletzungen operativ zu entfernen (‚Enthornung'). Bei horntragenden Tieren stützt sich die Untersuchung des Hornes (abgesehen von der auf S. 66 besprochenen Altersbestimmung anhand der Hornringe) im wesentlichen auf *Adspektion* (Form: normal, ‚Krüppel'-, ‚Senk'-, ‚Knick'-, ‚Henkel'- oder ‚Korkzieher'-Horn; etwaiges Einwachsen der Hornspitze in Richtung auf Stirn, Auge oder Backe des Tieres; Oberflächenbeschaffenheit: glatt, aufgerauht [= abgefeilt] oder ‚schrumpelig' [= nach Verlust der alten Hornscheide nachgewachsenes Horn]; abnorme Umfangsvermehrungen [meist an der Hornbasis] oder Substanzverluste; Austritt von Blut oder Eiter aus etwaigen Defekten), *Palpation* und leichte *Perkussion* mit dem stumpfen Hammerende (Schmerzhaftigkeit und/oder abnorme passive Beweglichkeit mit oder ohne Krepitation: bindegewebig verankerte ‚Wackelhörner' oder Fraktur des knöchernen Hornzapfens); etwaige Verletzungen sind nach gründlicher Reinigung und Desinfektion auf Verbindung mit dem Lumen des Hornzapfens, also mit der Stirnhöhle der betreffenden Seite zu *sondieren.* In jedem Verdachtsfalle sollte auch der zugehörige Sinus frontalis selbst geprüft werden (S. 190).

SCHRIFTTUM

AINSWORTH, G. C., & P. K. C. AUSTWICK (1973): Fungal diseases of animals. 2. Aufl. Commonwealth Agric. Bureaux, Farnham Royal/Slough. — ALLEN, T. E., J. W. BENNET, S. M. DONEGAN & J. C. D. HUTCHINSON (1970): Moisture, its accumulation and site of evaporation in the coats of sweating cattle. J. agric. Sci. *74,* 247-258. — ANKE, M. (1966): Der Mengen- und Spurenelementgehalt des Rinderhaares als Indikator der Calcium-, Magnesium-, Phosphor-, Kalium-, Natrium-, Eisen-, Zink-, Mangan-, Kupfer-, Molybdän- und Kobaltversorgung. Arch. Tierernährung *16,* 57-75. — ARLT, E. (1956): Untersuchungen bezüglich eines Zusammenhanges zwischen Hautstärke und Höhenklima beim Pinzgauer Rind. Diss., Wien. — ARZUMANJAN, E. A., & A. F. VERNIČENKO (1964): Besonderheiten der Haut von Kühen verschiedener Typen innerhalb einer Rasse und die Methode der Hautbiopsie bei Rindern (russisch). Doklady TSchA. Rossijskaja ordena Lenina sel'skochozjajstvennaja Akademija imeni K. A. Timirjazeva, Moskva Nr. 100, 105-108.

BAUMANN, E. I. (1965): Untersuchung der Feinstruktur von Rinderhaaren zur Möglichkeit einer Rassendifferenzierung. Diss., München. — BIANCA, W., & J. R. S. HALES (1970): Sweating, panting and body temperatures of newborn and one-year-old calves at high environmental temperatures. Brit. Vet. J., *126,* 45-52. — BURGKART, M., & D. O. SCHMIDT (1963): Blutgruppen und Vererbung von Farbmerkmalen beim Rind. Züchtungskde. *35,* 49-53.

CLARE, N. T. (1952): Photosensitisation in disease of domestic animals. Commonwealth Agric. Bureaux, Farnham Royal/Bucks.

DANEEL, R. (1969): Die Scheckung der schwarzbunten Niederungsrinder. Umschau Wiss. Technik *69,* 209-210. — DOWLING, D. F., & T. NAY (1960): Cyclic changes in the follicles and hair coat in cattle. Austral. J. agric. Res. *11,* 1064-1071. — DREYER, J. H. (1966): A study of hair morphology in the family bovidae. Onderstepoort J. Vet. Res. *33,* 379-472.

ELDRIDGE, F. E., F. W. ATKESON & H. C. IBSEN (1949): Inheritance of a karakultype curliness in the hair of Ayrshire cattle. J. Heredity *40,* 205-214.

FISCHER, H. (1953): Die Erbleiden des Rindes. Habil.-Schrift, F. U. Berlin.

GRÜNDER, H.-D., & R. MUSCHE (1962): Fütterungsbedingter Haarausfall beim Kalb. Dtsch. Tierärztl. Wschr. *69,* 437-442.

HEAD, K. W. (1970): Pathology of the skin. Vet. Record *87,* 460-471.

JENKINSON, D. MC., & T. NAG (1972): The sweat glands and hair follicles of European cattle. Austral. J. biol. Sci., *25,* 585-595. — JOSHI, B. C., H. B. JOSHI, R. E. MCDOWELL & D. P. SADHU (1968): Composition of skin secretions from three Indian breeds of cattle under thermal stress. J. Dairy Sci. *51,* 917-920.

KOLLER, R. (1965): Haut und Haare in ihrer Beziehung zur Fortpflanzung beim Rind. Fortpflanzg., Besamg., Aufzucht Haustiere *1*, 369—375. — KRAL, F., & R. M. SCHWARTZMAN (1964): Veterinary and comparative dermatology. Lippincott, Philadelphia.

LYNE, A. G., & M. J. HEIDEMAN (1959): The prenatal development of skin and hair in cattle. Austral. J. biol. Sci. *12*, 72-95.

MARTIN, Y. G., W. J. MILLER & D. M. BLACKMON (1969): Wound healing, hair growth and biochemical measures as affected by subnormal protein and energy intake in young cattle. Amer. J. Vet. Res. *30*, 355—364. — MEIJER, W. C. PH. (1966): Pigmentverlust des Integumentes und die dermatologische Diagnose bei der Beurteilung von Pferden und Rindern. Dtsch. Tierärztl. Wschr. *73*, 85-88.

NESENI, R. (1968): Veränderungen im Mineralbestand der Rinderhaare, besonders zur Zeit der Geburt und bei Fruchtbarkeitsstörungen. Wien. Tierärztl. Mschr. *55*, 206-220.

ROOK, A. U., & G. S. WALTON (1965): Comparative physiology and pathology of the skin. Blackwell, Oxford.

SCHIED, R. J., E. H. DOLNICK & C. E. TERRILL (1970): A quick method for taking biopsy samples of the skin. J. Animal Sci. *30*, 771-773. — SCHINDELKA, H. (1908): Hautkrankheiten bei Haustieren. Braumüller, Wien & Leipzig; 2. Aufl. — SCHOTMAN, A. J. H. (1970): De kwantitatieve bepaling van preoedem en oedeem. Tijdschr. Diergeneesk. *95*, 928-932. — STANKIEWICZ, W. (1966): Hautkrankheiten der Nutztiere (polnisch). Państw. Wyd. Naukowe, Warszawa. — STEPHAN, E., & R. REDECKER (1970): Die Rolle der Haut bei der Thermoregulation von Haustieren. Dtsch. Tierärztl. Wschr. *77*, 628-631. — STÖBER, M. (1971): Parakeratose beim schwarzbunten Niederungskalb. 1. Klinisches Bild und Ätiologie. Dtsch. Tierärztl. Wschr. *78*, 257-265. — STÖBER, M., & F. DEERBERG (1964): Beitrag zum klinischen Bild und zur Ätiologie des sogenannten „Sonnenbrandes“ beim Rind in Nordwestdeutschland. Nord. Vet.-Med. *16*: Suppl. 1, 475-484. — STÖBER, M., & G. TRAUTWEIN (1971): Dermographismus (Urticaria factitia) bei einer Kuh. Dtsch. Tierärztl. Wschr. *78*, 55-56.

TANEJA, G. C. (1960): Sweating in cattle. J. agric. Sci. *55*, 109-110. — TULLOH, N. M. (1961): The chemical composition of cattle skin. Austral. J. agric. Res. *12*, 725-732.

WEGENER, W. (1972): Synopsis erblicher Depigmentierungsanomalien. Dtsch. Tierärztl. Wschr. *79*, 64-68. — WESTENDORF, P. (1974): Der Haarwechsel der Haussäugetiere. Diss., Hannover. — WOOD, J. C. (1968): Skin diseases of domestic animals. Vet. Record *82*, 214-220.

ZACHERL, M. K., & M. WEISER (1963): Über den Mineralstoffgehalt von Rinderhaaren. Wien. Tierärztl. Mschr. *50*, 62-69.

Lymphapparat

Die Untersuchung des Lymphsystems ist in mehrfacher Hinsicht von Bedeutung: Einmal können *Lymphknoten* oder *Lymphgefäße* im Rahmen verschiedener infektiöser Leiden, wie Aktinobazillose, Tuberkulose, Eiterungen und mykotischer Lymphgefäßentzündung, insbesondere aber bei der Leukose, *selbst erkranken* und mehr oder weniger charakteristische Veränderungen aufweisen. Zum anderen *beteiligen* sie sich vielfach durch reaktive (oder metastatische) Schwellung, Schmerzhaftigkeit oder Verhärtung am Krankheitsgeschehen innerhalb ihres Einzugsgebietes[1] und gestatten dann entsprechende Rückschlüsse auf Organe, die ihrer versteckten Lage wegen unter Umständen klinisch nicht oder nur schwer zugänglich sind. Schließlich kann die krankhafte Vergrößerung eines Lymphknotens wiederum die *Funktionstüchtigkeit benachbarter Organe* (durch Druck oder Infiltration) *beeinträchtigen.*

Bei Aufnahme des *Vorberichts* (S. 58) sind in diesem Zusammenhang vor allem Fragen nach etwaigen früheren Verlusten durch Erkrankung der ‚Drüsen‘, das heißt nach dem Vorkommen von Leukose, und nach dem Ergebnis der innerhalb der Herde bereits vorgenommenen Blutbildkontrollen sowie nach der Herkunft zugekaufter Tiere (aus amtlich als leukoseunverdächtig anerkannten oder anderen Beständen) von Bedeutung. Nicht selten fällt die krankhafte Vergrößerung eines oder mehrerer Lymphknoten schon bei der *Allgemeinuntersuchung* (S. 78) des Patienten auf.

Die *klinische Prüfung* des Lymphapparates erfolgt durch *Besichtigung* und *Betastung* der erreichbaren *Körperlymphknoten,* gegebenenfalls auch der veränderten

[1] Im anatomischen Sprachgebrauch wird die aus einem oder mehreren Lymphknoten einer bestimmten Körperregion samt den zugehörigen Lymphgefäßen bestehende funktionelle Einheit als *Lymphzentrum* bezeichnet.

Lymphgefäßstränge. Besteht Verdacht auf Leukose, so wird zusätzlich ein *weißes Blutbild* angefertigt oder eine serologische Untersuchung veranlaßt. In anderweitig nicht zu klärenden Fällen ist *bioptisch entnommenes Material* für weiterführende Untersuchungen einzusenden.

Lymphknoten

Bei der *Adspektion* und *Palpation* der normalerweise schlaff- bis prall-elastischen, leicht verschieblichen und nicht unterteilten *Körperlymphknoten* wird auf etwaige Umfangsvermehrung, Schmerzhaftigkeit, derbe Konsistenz oder Knotenbildung und Festhaften an den umgebenden Organen sowie auf das Vorkommen zusätzlicher Lymphknotengebilde geachtet. Zur Betastung der Lymphknoten an Kopf und Schulter umgreift der neben dem Vorderkörper des Tieres stehende Untersucher dessen Hals und palpiert zunächst die im folgenden zuerst genannten 4 Lymphknotenpaare jeweils gleichzeitig (beiderseits und vergleichend); die übrigen Lymphknoten werden anschließend einzeln untersucht:

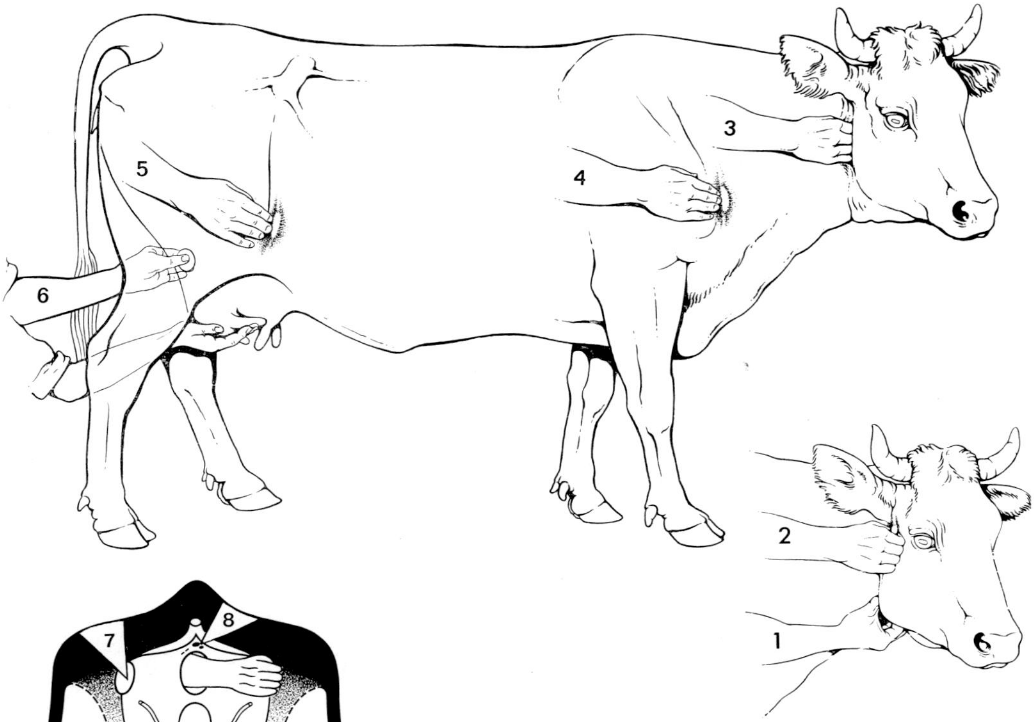

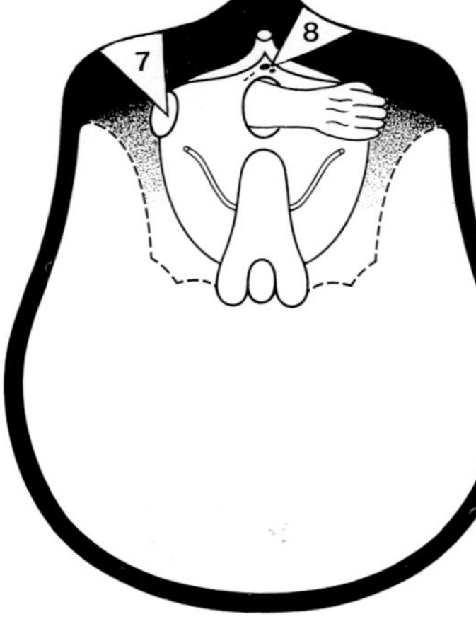

Abb. 123, 124. Oben die palpatorische Untersuchung der äußerlich zugänglichen Körperlymphknoten: 1 = Kehlgangslymphknoten, 2 = Unterohrlymphknoten, 3 = innere Rachenlymphknoten, 4 = Buglymphknoten, 5 = Kniefaltenlymphknoten, 6 = Euterlymphknoten; unten links (Ansicht der Beckenhöhle von kranial) die rektale Betastung der inneren Darmbeinlymphknoten (7) und der Lymphknoten an der Aortenteilung (8)

Kehlgangslymphknoten (Lymphonodi mandibulares): Lateral im Kehlgang zwischen vorderem Ende der Unterkieferspeicheldrüse (Glandula mandibularis) und dem Unterkiefer gelegen; normalerweise etwa hasel- bis knapp walnußgroß; Einzugsgebiet: die untere Kopfhälfte. Palpation durch Krallengriff (Abb. 123/1); dabei nicht mit der feinkörnig-gelappten Unterkieferspeicheldrüse verwechseln; in unverändertem Zustand sind die Lnn. mandibulares nicht palpierbar, das heißt vom umgebenden Fett nicht abzugrenzen.

Unterohrlymphknoten (Lnn. parotidei): Wenig unterhalb des Kiefergelenks medial am ohrwärtigen Ende der Ohrspeicheldrüse (Gl. parotis) gelegen und diese mitunter wenig nach oral überragend; etwa so groß wie die Kehlgangslymphknoten; nehmen die Lymphe der oberen Kopfhälfte auf. Betastung durch krallendes Umgreifen des dorsalen Endes der Ohrspeicheldrüse wenig unterhalb des Ohres mit den Fingerspitzen (Abb. 123/2); dabei ist dieser Lymphknoten in der Regel nur andeutungsweise zu fühlen.

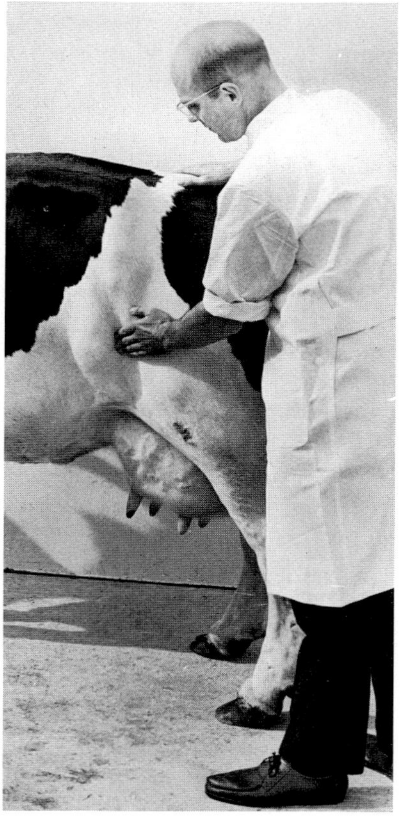
Abb. 125. Palpation des infolge lymphatischer Leukose doppelfaustgroß gewordenen und damit eindeutig tumorös veränderten linken Kniefaltenlymphknotens

Innere Rachenlymphknoten (Lnn. retropharyngei mediales): Kaudodorsal auf dem Rachendach gelegen; normalerweise nicht palpierbar; nehmen die Lymphe aus den inneren Organen des Kopfes einschließlich Schlund- und Kehlkopf auf. Zur Palpation geht man mit den gestreckten Fingern beider Hände rechts und links zwischen Unterkieferast, Kehlkopf und Wirbelsäule ein (Abb. 123/3) und versucht die Fingerspitzen der Gegenseite zu ertasten, wobei weder Atemnot auftritt noch festere Gebilde zwischen den Fingerkuppen durchschnellen, wenn die Lymphknoten nicht vergrößert sind und auch keine andere Umfangsvermehrung am Rachendach (Abszeß, Phlegmone, Fremdkörper, Tumor) oder eine Gaumensegellähmung vorliegt. Die im gesunden Zustand etwa haselnußgroßen *äußeren Rachenlymphknoten* (Lnn. retropharyngei laterales) liegen medial des sie oral zur Hälfte bedeckenden dorsalen Endes der Unterkieferspeicheldrüse (Gl. mandibularis) und sammeln die Lymphe aller Kopflymphknoten; sie sind normaliter nicht fühlbar, können krankhafterweise aber stark anschwellen.

Buglymphknoten (Ln. cervicales superficiales): Von Muskeln bedeckt dicht vor und wenig oberhalb des Schultergelenks gelegen; etwa fingerlang und reichlich fingerdick; regionäres Lymphzentrum für Ohrmuschel, Hals, Brust und Schulter. Betastung durch Vorwärtsschieben der unten am vorderen Schulterrand mäßig kräftig tierkörperwärts eingedrückten Fingerspitzen, wobei der Buglymphknoten deutlich unter der Hand hinwegrutscht (Abb. 123/4).

Kniefaltenlymphknoten (Lnn. subiliaci): Am oberen Ende des unteren Drittels der Verbindungslinie zwischen Hüfthöcker und Kniescheibe gelegen; etwa so groß oder wenig größer als die Buglymphknoten; sammeln die Lymphe aus der hinteren Rumpfhälfte und dem kraniolateralen Teil des Hinterschenkels. Palpation ähnlich wie beim Buglymphknoten durch Eindrücken und Nachvornschieben der Fingerspitzen ein bis zwei Handbreiten oberhalb des Knies (Abb. 123/5, 125).

Euterlymphknoten[1] (Lnn. mammarii): Bei weiblichen Tieren jederseits meist zwei, zwischen knöchernem Beckenboden und kaudalem Euterrand gelegen; einer davon hasel- bis walnußgroß, der andere etwa taschenuhrgroß; Einzugsgebiet: Euter, Schenkelinnen- und -hinterfläche. Zur Untersuchung der linken Euterlymphknoten wird das Euter mit der linken Hand von hinten her angehoben, während die rechte Hand den kaudalen Euteransatz von der Medianebene her tief durchtastet; dabei ist normalerweise der größere (hintere) der beiden Euterlymphknoten zu fühlen. In entsprechender Weise werden dann die Lymphknoten der rechten Euterhälfte palpiert (Abb. 123/6).

Hodensacklymphknoten[1] *(Lnn. scrotales):* Beim männlichen Tier jederseits kaudal der Samenstränge oberhalb des Hodensackhalses unter der Bauchwand; etwa hasel- bis walnußgroß; Lymphzentrum für die äußeren männlichen Geschlechtsorgane (Hoden, Nebenhoden, Samenstränge, Penis und Präputium). Betastung von kaudal her (entsprechend der Palpation der Euterlymphknoten: bei angehobenem Skrotum), wo sie rechts und links der S-förmigen Biegung des Penis innerhalb des Skrotalfettes normalerweise soeben noch palpatorisch feststellbar sind.

Eine Vergrößerung der meist nicht sicht- oder fühlbaren, neben der Luftröhre gelegenen *tiefen Halslymphknoten* (Lnn. cervicales profundi), der in der Hungergrube gelegenen *Flankenlymphknoten* (Lnn. fossae paralumbalis) oder anderer *Hautlymphknoten* auf Bohnen- bis Haselnußgröße braucht nicht immer krankhaft zu sein. Äußerlich erkennbare Umfangsvermehrungen der normalerweise verborgenen *Lymphknoten am Brusteingang* (Lnn. sternales craniales), der *Achsellymphknoten* (Lnn. axillares) oder des *Kniekehllymphknotens* (Ln. popliteus) sind dagegen stets als pathologischer Befund zu werten.

Von den *inneren Lymphknoten* sind bei der rektalen Untersuchung (S. 265) erreichbar:

Innere Darmbeinlymphknoten[2] (Lnn. iliofemorales): Retroperitoneal der Darmbeinsäule kraniomedial anliegend; der größte stark walnuß- bis knapp hühnereigroß; sammeln die Lymphe aus den Kniefalten-, Kniekehl- und Euter- oder Hodensacklymphknoten sowie aus Oberschenkel, Lende und Beckenraum einschließlich der Hoden; mit der flachen Hand jederseits am Beckeneingang kraniomedial am oberen Teil der Darmbeinsäule zu fühlen (Abb. 124/7).

Die ebenfalls vom Mastdarm aus zugänglichen *Lymphknoten im Bereich der Aortenteilung* (Lnn. iliaci mediales und laterales, Abb. 124/8)[3] sind ebenso wie der am hinteren Ende der medialen Pansenfurche gelegene *Pansenlymphknoten* nicht immer zu fühlen; sie können bei gesunden Tieren aber bis reichlich bohnengroß und gut palpabel sein. Dagegen lassen sich die am Nierenhilus befindlichen *Nierenlymphknoten* (Lnn. renales) und die in Nähe des Darmansatzes im Mesenterium liegenden *Gekrös-* oder *Darmlymphknoten* (Lnn. mesenteriales) nur ertasten, wenn sie pathologisch vergrößert sind.

---

[1] Euter- und Hodensacklymphknoten entsprechen als *Schamlymphknoten* den Lnn. inguinales superficiales des Menschen; zusammen mit dem Lnn. subiliaci bilden sie das Lymphocentrum inguinofemorale.

[2] Gleichbedeutend mit Lymphocentrum iliofemorale

[3] Bilden zusammen mit den normalerweise nicht fühlbaren Lnn. sacrales das Lymphocentrum iliosacrale.

Lymphgefäße

Auch die sub- und intrakutan gelegenen *äußeren Lymphgefäße* sind nur dann zu sehen und zu fühlen, wenn sie krankhafterweise vermehrt gefüllt sind oder ihre Wand verändert ist. Sie erscheinen dann als mehr oder weniger deutlich sich abzeichnende, in Richtung auf den regionalen Lymphknoten zu verlaufende gewundene Stränge und können stellenweise Knoten oder Geschwüre aufweisen.

Probenentnahme

Weißes Blutbild: Im Rahmen der klinischen Beurteilung des Lymphapparates interessiert, insbesondere bei leukoseverdächtigen Patienten, die *Gesamtzahl der Lymphozyten pro mm³ Blut;* sie läßt sich aus der Leukozytenzahl und dem Prozentsatz lymphatischer Elemente ermitteln. Bei Kenntnis des Alters des Tieres kann dieser Wert mit den Beurteilungsklassen des *‚Leukoseschlüssels‘* (Übersicht 8) verglichen werden. Er eignet sich vor allem für die Bestandsdiagnostik der Leukose durch regelmäßig zu wiederholende Blutkontrollen aller Herdenmitglieder. Morphologie und Zytochemie der lymphatischen Blutzellen sind gegenüber ihrer quantitativen Erfassung von untergeordneter Bedeutung für die Erkennung der Rinderleukose; immerhin spricht das Vorkommen auffallend unreifer oder in Teilung begriffener Zellen (Lymphoblasten, Mitosen) für das Vorliegen dieses Leidens. Einzelheiten über die Entnahme von Blutproben und das weiße Blutbild werden im Kapitel über die Untersuchung des Kreislaufs besprochen (S. 138, 148).

Übersicht 8. Amtlicher Leukoseschlüssel für die Bundesrepublik Deutschland (EG-Leukoseschlüssel)

Altersgruppe	Beurteilung der Lymphozytenzahl pro mm³ Blut		
	normal	mäßig erhöht	stark erhöht
über 2 bis 3 Jahre:	< 8 500	8 500—10 500	> 10 500
über 3 bis 4 Jahre:	< 7 500	7 500— 9 500	> 9 500
über 4 bis 5 Jahre:	< 6 500	6 500— 8 500	> 8 500
über 5 bis 6 Jahre:	< 6 000	6 000— 8 000	> 8 000
über 6 Jahre:	< 5 500	5 500— 7 500	> 7 500

Serologische Untersuchungen: Seitdem es gelungen ist, bei leukosekranken Rindern *C-Typ-ähnliche Viruspartikel* nachzuweisen, die als onkogenes (= tumorauslösendes) Agens der bovinen Leukose angesehen werden, sind zur Diagnose dieser Krankheit auch serologische Verfahren entwickelt worden. Unter ihnen hat der *Immundiffusionstest* den Vorteil, nicht nur die hämatologisch (also gemäß dem ‚Leukoseschlüssel‘) positiv zu beurteilenden Tiere, sondern auch Rinder mit aleukämisch verlaufender tumoröser Leukose sowie die dem terminalen Geschwulststadium des Leidens voraufgehenden, klinisch unauffälligen Phasen der Rinderleukose zu erfassen. Deshalb steht zu erwarten, daß solche serologischen Methoden — nach Überwindung der damit verbundenen technischen Schwierigkeiten — auch praktische Bedeutung in der Bekämpfung der Krankheit erlangen werden.

Lymphknotenbiopsie: Aus einem infolge Gewebseinschmelzung fluktuierenden Lymphknotenbezirk kann ein *Punktat* des Eiters zur bakteriologischen Untersuchung (Ausstrich, Kultur) entnommen werden (S. 105). Für die histologische Prüfung ist ein

Gewebsstück von mindestens 5 bis 10 mm Durchmesser in 5%igem Formalin einzusenden. Es kann nach entsprechender Vorbereitung der Haut entweder durch Ausstanzen mit Hilfe eines geeigneten Biopsie-Trokars, oder — nach operativer Freilegung des erkrankten Lymphknotens — durch Teilresektion oder Totalexstirpation desselben gewonnen werden. Unmittelbar nach der Entnahme des Gewebes lassen sich von einer frisch angelegten Schnittfläche auch *Tupfpräparate* für zytologische Zwecke anfertigen.

Lymphflüssigkeit: Größere Lymphgefäße des Rindes (Ductus thoracicus, Ductus intestinales, abführender Euterlymphknotengang) sind im Rahmen der Stoffwechsel- und Immunitätsforschung punktiert und auch katheterisiert worden; die durch Heparinzusatz gerinnungsunfähig zu machende *Lymphe* stellt eine leicht opaleszierende wäßrige Flüssigkeit dar. Ihr pH-Wert beträgt 7,2 bis 7,8, der Gesamteiweißgehalt 2,1 bis 5,2 g/100 ml. In der Lymphflüssigkeit sind pro mm^3 zwischen 200 und 4000 (Euterlymphe) bis 20 000 (Duct. thoracicus) Zellen enthalten (vorwiegend Lymphozyten, daneben auch neutrophile Granulozyten und Monozyten).

SCHRIFTTUM

ALBRECHT, A., M. FEIGE, H. HEINERT, E. MITSCHERLICH, F.-W. SCHMIDT & G. VAN DER WALL (1976): Ergebnisse des Immunodiffusionstestes bei der Diagnose der Rinderleukose. Dtsch. Tierärztl. Wschr. *83*, 312-315.

BARONE, R., & H. GRAU (1971): Zur vergleichenden Topographie und zur Nomenklatur der Lymphknoten des Beckens und der Beckengliedmaße. Zbl. Vet.-Med. *A 18*, 39-47.

GEISSLER, A., A. ROJAHN & H. STEIN (1976): Sammlung tierseuchenrechtlicher Vorschriften. (B. 17. 1. Leukose des Rindes). Schulz, München. — GÖTZE, R., G. ROSENBERGER & G. ZIEGENHAGEN (1954): Die Leukose des Rindes — ihre hämatologische und klinische Diagnose. M.-hefte Vet.-Med. *9*, 517-526. — GRAU, H. (1974): Vergleichende Darstellung des Lymphgefäßsystems der Säugetiere. Zbl. Vet.-Med. *21:* Beiheft 19.

HESSELHOLT, M., & H.-J. RIISING (1972): Lymphadenitis in Danish cattle caused by a corynebacterium. 7. Int. Meet. Diseases of Cattle, London; S. 675-680.

LINDNER, H., & E. GUDAT (1967): Eiweißspektrum und Zellgehalt der Euterlymphe des Rindes. Arch. Exp. Vet.-Med. *21*, 1147-1153.

MUSSGAY, M., & O. KAADEN (1976): Neuere Erkenntnisse über die Ätiologie und die serologische Diagnose der enzootischen Leukose des Rindes. Dtsch. Tierärztl. Wschr. *83*, 351-353.

PEETERS, G., G. COCQUYT & A. DE MOOR (1964): Het kollekteren van lymfe van de uier bij de lacterende koe. Vlaams diergeneesk. Tijdschr. *33*, 97-102.

ROMSOS, D. R., & A. D. MCGILLIARD (1970): Flow and composition of lymph in the young bovine. J. Dairy Sci., *53*, 1483-1489. — ROSENBERGER, G. (1961): Studies on bovine leukosis in Germany — haematology. W. H. O. — Conf. comparat. Stud. Leukemias, Philadelphia; Rep. No 18. — ROSENBERGER, G. (1963): Ergebnisse zwölfjähriger Leukose-Untersuchungen an der Rinderklinik Hannover. Dtsch. Tierärztl. Wschr. *70*, 410-417.

SAAR, L. I., & R. GETTY (1962): Nomenclature of the lymph apparatus. Iowa State Univ. Vet. *25:* 1, 23-29. — STÖBER, M. (1965): Zytomorphologische und zytochemische Blutuntersuchungen beim Rind im Hinblick auf ihre Brauchbarkeit für die Diagnose der lymphatischen Leukose. Habil.-Schrift, Hannover. — STÖBER, M., F. SCHERK & H. ANDRESEN (1969): Befundauswertung bei 298 erwachsenen Rindern mit tumoröser lymphatischer Leukose. Zbl. Vet.-Med. *A 16*, 154-168.

TOLLE, A. (1965): Zur Beurteilung quantitativer hämatologischer Befunde im Rahmen der Leukose-Diagnostik beim Rind. Zbl. Vet.-Med. *B 12*, 281-290.

WILKENS, H., & W. MÜNSTER (1972): Eine vergleichende Darstellung des Lymphsystems bei den Haussäugetieren (Hund, Schwein, Rind, Pferd). Dtsch. Tierärztl. Wschr. *79*, 574-581.

ZIETZSCHMANN, O., E. ACKERKNECHT & H. GRAU (1943): ELLENBERGER-BAUM's Handbuch der vergleichenden Anatomie der Haustiere. Springer, Berlin; 18. Aufl., S. 786-794.

Kreislauf

Die Untersuchung des Zirkulationsapparates soll Aufschluß darüber geben, ob er am Krankheitsgeschehen beteiligt ist oder nicht. Gegebenenfalls soll sie des weiteren klären, ob die *Beteiligung primärer* (= idiopathischer) oder *sekundärer* (= symptomatischer) *Natur* ist, das heißt, ob seine Organe dabei von vornherein unmittelbar betroffen waren (zum Beispiel: traumatische Perikarditis durch tiefstechenden Netzmagenfremdkörper), oder ob sie lediglich mittelbar geschädigt wurden (zum Beispiel: Herz- oder Gefäßinsuffizienz im Verlauf einer anderweitig lokalisierten schweren Infektions- oder Intoxikationskrankheit). Das Ergebnis einer solchen Kontrolle ist oft ausschlaggebend für die *Beurteilung der Heilungsaussichten* (S. 489), die sich bei merklichem Nachlassen der Funktionstüchtigkeit der Zirkulationsorgane wesentlich verschlechtern. Deshalb wird der Entschluß zur Notschlachtung eines kranken Rindes vielfach von den Kreislaufbefunden bestimmt, deren gewissenhafte Überwachung den Tierarzt in die Lage versetzt, die nutzbringende Verwertung des kranken Tieres rechtzeitig anzuordnen.

Angaben des *Vorberichtes* (S. 58), welche auf eine Herz- und/oder Gefäßerkrankung hinweisen, sind unter anderem: auffallende Verdickung an der Vorbrust oder am Hals, umfangreicher Bluterguß oder mit größerem Blutverlust verbundene Verletzung, frequente oder pumpende Atmung, rasches Ermüden in der Bewegung, schwerwiegende chronisch-eiternde Prozesse verschiedenster Lokalisation, allgemeine ‚Steifheit', Anschwellen der Sehnenscheiden und Gelenke oder allmähliche Abmagerung (bei neugeborenen Kälbern auch verzögerte körperliche Entwicklung) ohne ersichtlichen Anlaß, ‚kalte' Ohren. Als besonders kreislaufbelastende anamnestische Ereignisse gelten: Festliegen, Verfangen oder Kettenhang, Verkehrsunfall, längerer Transport, Schwergeburt, verschleppte Metritis und ähnliches mehr. Auch bestimmte, *bei der Allgemeinuntersuchung* (S. 78) erhobene Befunde sollten stets Anlaß sein, den Zirkulationsapparat eingehend zu überpüfen, nämlich allgemeine Schwäche, ‚Abblatten' der Schulter, sichtbare Stauung oder fühlbare Verhärtung der Drossel- oder Eutervene, Umfangsvermehrung am Triel, blutige Abgänge aus natürlichen Körperöffnungen, Anomalien des Pulses, fieberhafte Körpertemperatur oder ungleichmäßige Verteilung der Hautwärme. Gleiches gilt für eine etwa bei Kontrolle der sichtbaren Schleimhäute (S. 106) festgestellte Blässe oder Zyanose.

Die *klinische Untersuchung* des Kreislaufes beginnt zweckmäßigerweise mit dem Herzen und schreitet dann — entsprechend dem Blutstrom — über Arterien (Pulsprüfung) und Kapillaren (Episkleralgefäße) zu den großen Venen (V. jugularis, V. subcutanea abdominis) fort. Mitunter ergeben sich weitere entscheidende Informationen aus der zusätzlichen Untersuchung einer Blut-, Plasma- oder Serumprobe auf bestimmte Bestandteile oder Eigenschaften. Demgegenüber bringt die Analyse der zellulären Zusammensetzung des Knochenmarks beim Rind nach bisheriger Kenntnis nur selten pathognostische Befunde. Schließlich ist in Zusammenhang mit den Zirkulationsorganen auch der Gesundheitszustand der Milz zu überprüfen.

Herz

Beim Rind *liegt* das Herz ventral innerhalb des vom 3. bis 6. Rippenpaar begrenzten Brustkorbabschnittes und erreicht mit seiner nach dorsal weisenden Basis etwa die halbe Höhe der Thoraxvertikalen (Tafel 5/b). Die Herzspitze ist leicht nach kaudal und links gerichtet, so daß sich rund drei Fünftel des Herzmuskels links (zwei Fünftel rechts) der Medianebene befinden. Deshalb untersucht man das Herz zunächst stets von links; in Verdachtsfällen (Anämie, schubweise auftretendes Fieber, vergrößerte Herzdämpfung, erhöhte Herzfrequenz, unklare Auskultationsbefunde und ähnliches mehr) ist jedoch eine zusätzliche Prüfung von der rechten Seiter her erforderlich. Die *Herzuntersuchung* umfaßt Adspektion, Palpation, Schall- und Schmerzperkussion sowie Auskultation; gelegentlich ist des weiteren eine Probepunktion des Herzbeutels angezeigt. Dagegen haben phonokardiographische, elektrokardiographische und röntgenologische Herzkontrolle beim Rind bislang noch keine große praktische Bedeutung erlangt.

Adspektion: Zur Besichtigung der *Herzgegend* betrachtet man die Brustwand medial des linken Ellbogenhöckers. Normalerweise ist hier von der Herztätigkeit nichts zu erkennen, da der *Herzstoß* die Thoraxwand nur bei übermäßig stark, also ‚pochend' schlagendem Herzen sichtbar erschüttert. Außerdem besichtigt der Untersucher auch den *Vorbrustbereich* (Triel), wo sich bei schwerer Herzinsuffizienz (S. 136) ein kennzeichnendes Stauungsödem der Haut und Unterhaut entwickelt (S. 102; Abb. 126). Andererseits können größere, am und im Brusteingang gelegene Umfangsvermehrungen (Gasphlegmone, S. 104; Tumoren) die Jugularvenen komprimieren und so den Rückfluß des Blutes zum Herzen behindern.

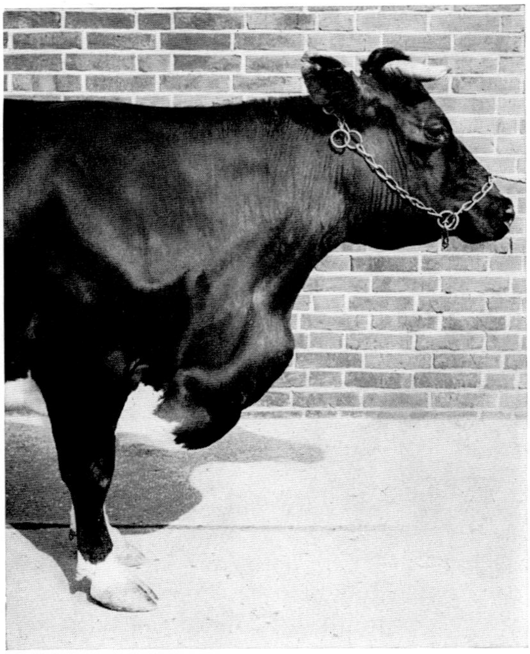

Abb. 126. Adspektorisch erkennbare Stauung der Drosselvene und umfangreiches Stauungsödem am Triel einer an traumatischer Perikarditis leidenden Kuh

Palpation: Zur Betastung der Herzaktion werden die Fingerspitzen der flach gehalten linken Hand medial des linken Ellbogenhöckers mäßig weit eingeschoben und hier — im vierten (erforderlichenfalls auch im dritten und fünften) Interkostalraum ‚suchend' — leicht bis fest angedrückt; die rechte Hand des Untersuchers liegt dabei auf dem Widerrist des Tieres (Abb. 127). Im einzelnen ist auf den *Herzspitzenstoß* (Ictus cordis), anderweitige *Erschütterungen* der Brustwand sowie auf etwaige *Schmerzhaftigkeit* in der Herzgegend zu achten. Der *Herzstoß* beruht auf der mit einer leichten Linksdrehung verbundenen Kontraktion des Herzmuskels, die sich mehr oder weniger deutlich auf die Brustwand überträgt. *Stärke* und *Ort* des Herzstoßes sind abhängig von Größe und Kraft des Herzmuskels, vom Füllungszustand des Herzbeutels, vom Luftgehalt der herznahen Lungenabschnitte sowie von der Dicke der Brustwand: Normalerweise ist der Herzspitzenstoß bei fetten Rindern nicht, bei mageren Tieren, vor allem nach körperlicher Anstrengung oder psychischer Erregung (‚Herzklopfen' oder Palpitation), aber recht deutlich zu fühlen. Jeder etwaigen *Verlagerung, Abschwächung, Verstärkung* oder *Arrhythmie* ist nachzugehen: Bei ausgeprägter, auf die linke Hälfte des Brustfells oder des Herzbeutels begrenzt bleibender Entzündung und bei linksseitigem Pneumothorax ist der Herzstoß unter Umständen rechts (statt links) zu ertasten. Die Kranialverschiebung des Herzstoßes kann Folge einer Verdrängung des Zwerchfells nach vorn (bei Vormagenüberladung, Bauch- oder Eihautwassersucht, Zwillingsträchtigkeit), eines im kaudalen Mittelfellbereich gelegenen raumfordernden Prozesses oder einer Eventration von Vormagenteilen in die Brusthöhle (Zwerchfellsdefekt) sein. Umgekehrt können im vorderen oder subkardialen Mediastinalspalt lokalisierte entzündliche oder tumoröse Veränderungen ausnahmsweise eine Kaudal- beziehungsweise Dorsalverlagerung des Herzstoßes bewirken. Abgeschwächter oder fehlender Herzstoß sind Begleiterscheinungen aller den Abstand zwischen Herz und palpierenden Fingern vergrößernden oder die Herzarbeit einschränkenden Prozesse: Fetteinlagerung, Ödematisierung oder pleuritische Verschwartung der Brustwand, Lungen-

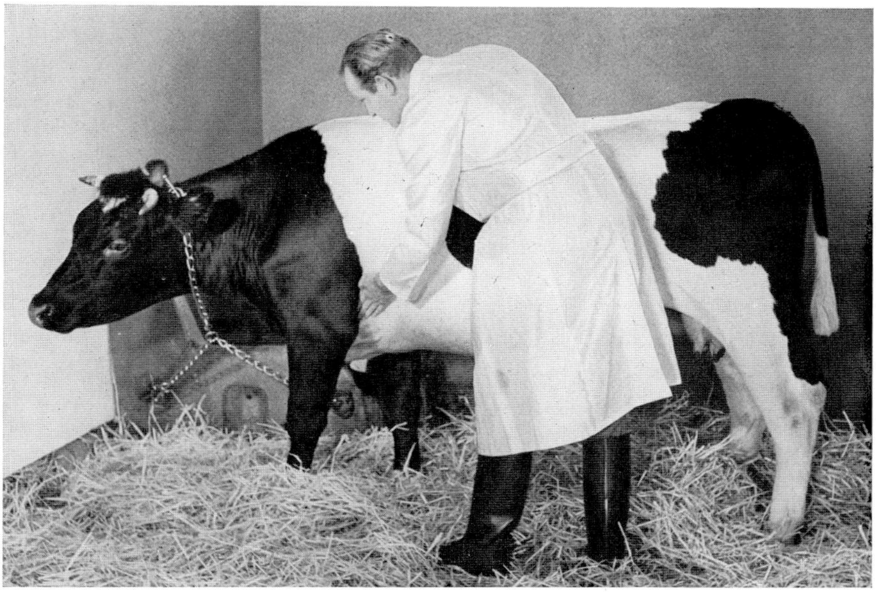

Abb. 127. Palpatorische Prüfung des Herzspitzenstoßes

emphysem beziehungsweise Flüssigkeitsansammlung im Herzbeutel (Hydro-, Ichoro-, Fibrino- oder Hämoperikard), Perikardleukose, Pneumothorax. An mageren Tieren ist die gleiche Erscheinung auch bei schwerer Herzinsuffizienz festzustellen; schlecht genährte Rinder zeigen nämlich normalerweise einen kräftigen Herzstoß. Sonst ist eine ‚pochende' Verstärkung desselben als Zeichen einer beginnenden Herzerkrankung oder einer mangelhaften Durchblutung des Kreislaufes (Blutverlust, Gefäßkollaps) zu werten, wobei das Herz zum Ausgleich der Situation mehr arbeitet als normal (Kompensation). Arrhythmien des Herzstoßes liegt meist eine entsprechende Unregelmäßigkeit der Herzschlagfolge zugrunde. — Mitunter sind in der Herzgegend außer dem Herzstoß noch andere, schwache bis ausgeprägte *Erschütterungen* zu spüren. Ihre Ursache ist bei ‚nahe' zu tastendem Streichen, Schaben oder Kratzen in perikardialen Reibevorgängen (S. 125), bei ‚entfernterem' und meist auch rhythmischerem Schwirren oder Schnurren dagegen in endokardialen Strömungsbehinderungen (S. 123) zu suchen. — Schließlich wird die Herzgegend noch durch kräftige, mit einem oder zwei Fingern ventral im dritten bis fünften Interkostalraum beider Brustseiten erfolgende Druckpalpation auf etwaige *Schmerzhaftigkeit* geprüft. Dabei weichen vor allem Patienten mit frischer traumatischer Perikarditis und solche mit akuter Pleuritis aus oder stöhnen auf.

Perkussion: Die *Klopfschall-Untersuchung* der Herzgegend erfolgt zweckmäßigerweise zugleich mit derjenigen des Lungenfeldes (S. 195 ff.), und zwar ebenfalls mit kleinem gepufferten Hammer und Plessimeter (Abb. 153) oder digitodigital. Hierzu läßt man das Tier mit der Vordergliedmaße der betreffenden Seite etwas vortreten oder diese von einem Gehilfen leicht nach vorn ziehen und halten. Nun perkutiert man gemäß den auf Abbildung 128 mit 1 bis 5 bezeichneten Linien, das heißt zunächst dem kaudalen Rand der Ankonäen entlang von oben nach unten; von der Herzdämpfung aus wird dann nach ventral, kaudoventral, kaudal sowie kaudodorsal weitergeklopft, um die Ausdehnung des Dämpfungsbezirks zu prüfen. Dabei ist dem unmittelbar dahinter gelegenen ‚lufthaltigen Winkel' (DIERNHOFER, 1946) besondere Aufmerksamkeit zu schenken, in dessen Bereich voller Lungenschall zu hören sein sollte. Beim Rind liegt weniger als die Hälfte der Herzmasse (nämlich nur die Spitze) kaudal der die Herzbasis verdeckenden Schultermuskeln. Da die Herzspitze zudem durch die ventral dünner werdenden Lungen von der Brustwand abgedrängt wird, ergibt sich hier, im ventralen Bereich des thorakalen Lungenperkussionsfeldes, normalerweise keine absolute, sondern lediglich eine relative Herzdämpfung (Abb. 128). Sie ist bei gesunden erwachsenen Tieren linkerseits ungefähr handtellergroß, rechts etwas kleiner oder nur angedeutet. Die obere Begrenzung der Herzdämpfung verläuft in ganz schwach gewölbtem, nach kaudoventral gerichtetem Bogen und bildet mit der Horizontalen einen Winkel von 45 Grad. Links beginnt diese dorsale Begrenzungslinie der relativen Herzdämpfung auf einer dicht unterhalb der dritten Zacke des M. serratus ventralis im dritten Interkostalraum befindlichen Delle und erreicht am unteren Ende des fünften Zwischenrippenraumes die hintere Grenze des Lungenfeldes (MIKLAUŠIĆ und VULINEC,

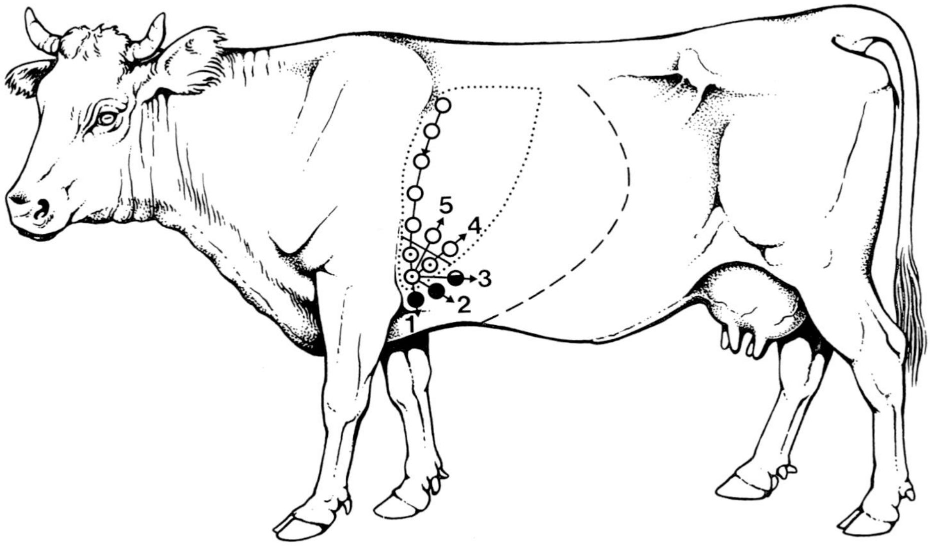

Abb. 128. Schallperkussion des Herzens (siehe auch Übersicht 25): Der Untersuchende perkutiert nacheinander entlang den Linien 1 bis 5, um Ausmaß, Grad und kaudodorsale Begrenzung der Herzdämpfung zu ermitteln; dabei achtet er insbesondere auf den anschließenden ‚lufthaltigen Winkel'

1970). Bei Patienten mit Lungenemphysem ist die Herzdämpfung meist beiderseits kleiner als normal oder fehlt völlig; bei an Pneumothorax leidenden Tieren gilt das gleiche für die betroffene Brusthälfte. Flüssigkeitsansammlungen innerhalb des Herzbeutels (Hydro-, Ichoro-, Pyo-, Fibrino- oder Hämoperikard) führen zu ausgedehnterer und ausgeprägterer (bis absoluter) Dämpfung des Perkussionsschalles der Herzgegend. Die obere Begrenzung des gedämpften Bereichs erweist sich dann als stärker ausgebuchtet, flacher oder sogar horizontal verlaufend, wodurch der ‚lufthaltige Winkel' entsprechend kleiner wird oder ganz verschwindet. Perikarditisbedingte Dämpfungen können nicht nur post-, sondern auch präskapulär erhebliches Ausmaß erreichen; bei Ansammlung von bakteriell bedingten Fäulnisgasen innerhalb des Herzbeutels (Pneumoperikard) geht diese Dämpfung dorsal in subtympanischen bis tympanischen Schall über. Solche Patienten zeigen in der Regel weitere Ausfallerscheinungen seitens des Herzens (Venenstauung, Trielödem, auskultatorische Reibe- und/oder Plätschergeräusche). Dagegen können krankhafte Veränderungen im ventralen Bereich des Brustkorbes (Hydrothorax) oder der Lungen (Anschoppung pneumonischen Exsudates im dabei luftleer werdenden Lungengewebe) eine scheinbare Zunahme der Intensität und des Umfanges der Herzdämpfung bedingen; bei den betreffenden Tieren sind dann jedoch zusätzlich auch respiratorische Krankheitserscheinungen (Dyspnöe, atmungssynchrone Nebengeräusche) festzustellen. In die Brusthöhle vorgefallene Netzmagenabschnitte sind meist nicht gas-, sondern flüssigkeitshaltig und ergeben daher bei der Perkussion eine ihrem Abstand zur Brustwand entsprechende, mehr oder weniger vollständige Dämpfung im postkardialen Bereich. — Beim Beklopfen der Herzgegend ist schließlich auch auf etwaige Sensibilität zu achten. Für die *Schmerzperkussion* ist allerdings der schwerere Hammer (Abb. 152) besser geeignet; er wird in gleicher Weise benutzt, wie bei der Untersuchung des Netzmagens (S. 242) beschrieben. Eine positive Reaktion des Tieres (Ausweichen, Stöhnen, Abwehr) läßt auf das Vorliegen traumatischer und/oder entzündlicher Veränderungen im Herzbereich schließen.

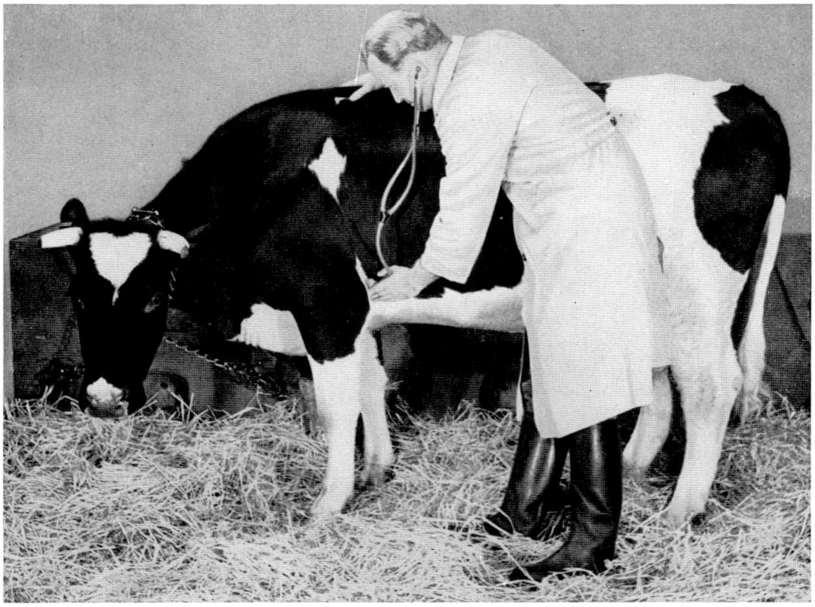

Abb. 129. Herzauskultation mit dem Phonendoskop nach GÖTZE

Auskultation: Das aufschlußreichste Verfahren zur Untersuchung des Herzens ist das Abhorchen der Herzgegend (Abb. 129). Hierzu bedient man sich vorteilhafterweise eines *Schlauchphonendoskopes* mit kurzem rechtwinkligem Ansatz, dessen Kapsel zwischen Oberarm und Brustwand des Tieres genügend weit nach vorn eingeschoben werden kann (Modell nach GÖTZE[1] oder nach RAPPAPORT und SPRAGUE[2]). Die günstigste Stelle für das in einem möglichst ruhigen Raum und unter kräftigem Andrücken der Phonendoskopkapsel erfolgende Auskultieren der Herztätigkeit liegt links, kraniodorsal des Ellbogens im dritten bis vierten Interkostalraum; mitunter ist sie allerdings, wie beim Herzspitzenstoß geschildert, krankhafterweise verlagert. Der mit dem Be-

[1] Hauptner/Solingen Nr. 122. [2] Hewlett-Packard/Waltham (Mass.) USA.

ginn der Kammersystole zusammenfallende *erste* (oder *systolische*) *Herzton* entsteht durch die Schwingungen des sich kontrahierenden Herzmuskels und der sich schließenden Atrioventrikularklappen (*Muskel- und Klappenton*). Er ist länger, tiefer (oder

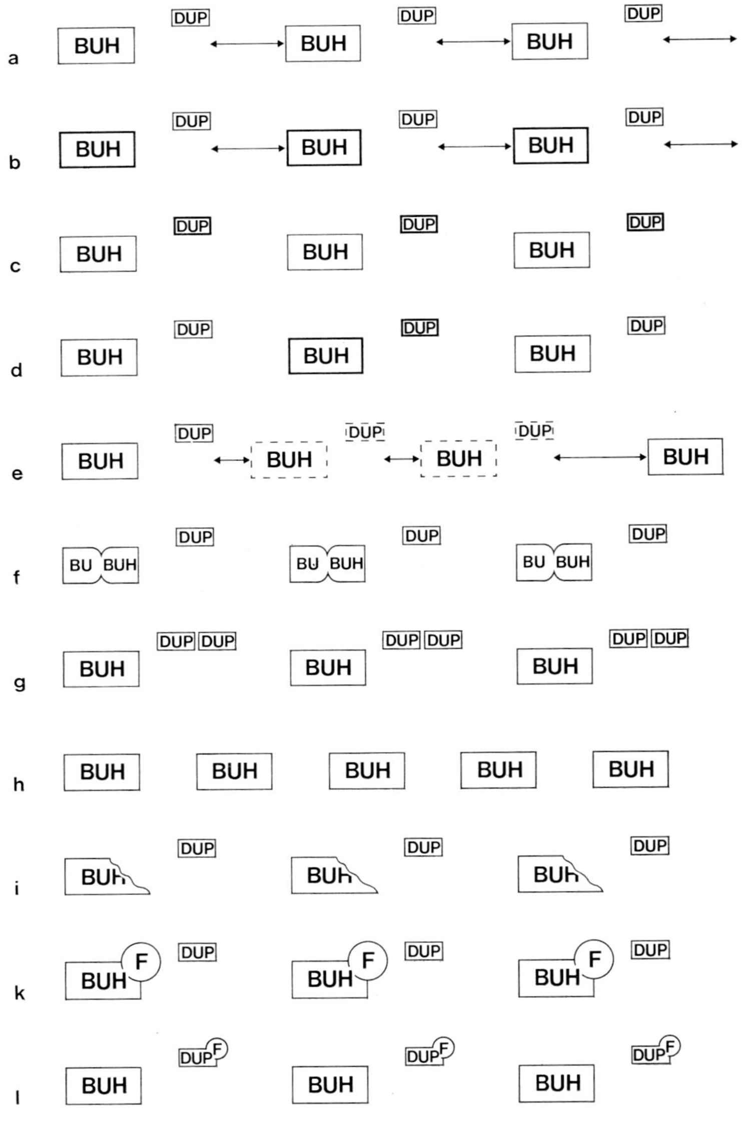

Abb. 130. Schematische Darstellung der wichtigsten Herzauskultationsbefunde: großer Kasten = erster oder systolischer Herzton (lang, tief und laut: *buh*), kleiner Kasten = zweiter oder diastolischer Herzton (kurz, hoch und leiser = *dup*), Pfeil = Herzpause, F = Nebengeräusch; a = normales Herz: mäßig kräftig, gleich- und regelmäßig, gut abgesetzt, keine Nebengeräusche; b = gleich- und regelmäßig schlagendes Herz mit pochendem ersten Herzton (vermehrte Herzarbeit); c = gleich- und regelmäßig schlagendes Herz mit pochendem zweitem Herzton (Strömungswiderstand im großen oder kleinen Kreislauf); d = ungleichmäßig stark, aber regelmäßig schlagendes Herz (im Beispiel ist der zweite Herzschlag pochend, der erste und dritte dagegen normal kräftig); e = ungleichmäßig stark und unregelmäßig schlagendes Herz (zweiter und dritter Herzschlag sind schwächer als der erste und vierte, die Herzpausen sind unterschiedlich lang); f = Spaltung des ersten Herztons; g = Verdoppelung des zweiten Herztones; h = hochfrequent schlagendes (tachykardes) Herz, bei dem der zweite Herzton unhörbar geworden ist; i = ‚unsauber' schlagendes Herz mit schlecht abgesetztem (‚rollendem') ersten Herzton; k = systolisches endokardiales Nebengeräusch; l = diastolisches endokardiales Nebengeräusch

‚dumpfer‘) und etwas lauter als der zweite. Der *zweite Herzton* ist dagegen kürzer, höher (oder ‚heller‘) und leiser; er wird durch den Schluß der Semilunarklappen verursacht (*Klappenton*), fällt also mit dem Beginn der Diastole zusammen (*diastolischer Herzton*). Lautnachahmend werden die beiden Herztöne üblicherweise durch die Silben *buh — dup* wiedergegeben (Abb. 130). In der Regel ist der zeitliche Abstand zwischen erstem und zweitem Herzton deutlich kürzer als die zwischen letzterem und der nächsten Systole gelegene *Herzpause*. Der erste Herzton ist am besten über den Kammern, der zweite über der Herzbasis zu hören. Zur Auskultation der Herzklappen sind beim Rind folgende *Puncta maxima* aufzusuchen (Wagenaar, 1964; Abb. 131):

— *Pulmonalklappen:* linkerseits, bei vorgezogener Gliedmaße in halber Höhe zwischen Schulter- und Ellbogengelenk mit so weit wie möglich nach vorn eingeschobener Phonendoskopkapsel abhören;
— *Aortenklappen:* links, wenig unterhalb der Horizontalen durch das Schultergelenk, Kapsel nicht ganz so weit einschieben wie zuvor;
— *Bikuspidalklappen:* links, ebenfalls wenig unterhalb der Schulterhorizontalen, aber noch etwas weiter kaudal (im fünften Interkostalraum);
— *Trikuspidalklappen:* rechts, Kapsel auf halber Höhe zwischen Schulter- und Ellbogengelenk weitmöglichst vorschieben.

Beim Abhören der Herztätigkeit ist dann im einzelnen zu achten auf: *F*requenz, *I*ntensität, *R*hythmus und *A*bgesetztheit der Herztöne sowie etwaige *N*ebengeräusche (Merkwort: *„F-I-R-A-N“*):

Gewöhnlich entspricht die *Herzfrequenz* derjenigen des Pulses (S. 85). Bei hochgradiger Herzschwäche und Extrasystolie kann sie etwas höher als diese sein (‚Pulsdefizit‘). Beträgt die Herzschlagfolge im Ruhezustand bei erwachsenen Rindern mehr als 90, bei Jungrindern mehr als 100 oder bei Kälbern mehr als 120 pro Minute *(Tachykardie)*[1], so ist dieser Befund als Symptom einer Zirkulationsstörung anzusehen. In solchen Fällen gilt der Kreislauf auch dann als am Krankheitsgeschehen beteiligt, wenn die übrigen Befunde seiner Organe noch normal erscheinen. Bei Herzfrequenzen von mehr als 120 bis 140 pro Minute wird der zweite Herzton fast unhörbar: *bu — bu — bu* (Abb. 130/h). Da ängstliche Tiere auf die untersuchungsbedingte Beunruhigung mit einer vorübergehenden Tachykardie zu reagieren pflegen, sollte man bei solchen Patienten mit dem Zählen der Herzschläge so lange warten, bis deren Frequenz auf den Ruhewert zurückgekehrt ist. Eine Verlangsamung der Herzfrequenz auf weniger als 65 pro Minute (*Bradykardie*) gilt ebenfalls als krankhafter Befund; sie kann durch Vagotonie oder durch Störungen der Reizbildung innerhalb des Herzens bedingt sein. Die Vagus-Bradykardie ist ein Symptom irreversibler Schädigungen des Bauchvagus (S. 225) sowie von Beeinträchtigungen der Hirnzentren bei schwerster Intoxikation (Chol-, Ur-, Ketonämie). Zu ihrer Abgrenzung von der intrakardial bedingten Herzverlangsamung empfehlen Dirksen und Rantze (1968) die subkutane Injektion von 30 mg Atropinsulfat; hierauf steigt die Herzschlagfolge bei Patienten mit Vagus-Bradykardie innerhalb von 15 Minuten um mindestens 16 % der Ausgangsfrequenz an, während sie bei Tieren mit einer Herzverlangsamung anderer Genese unbeeinflußt bleibt oder leicht absinkt.

[1] Bei Beurteilung der Herzfrequenz ist zu berücksichtigen, daß die Normalwerte und damit auch die Grenzen zur Tachykardie bei Höhenrindern jeweils um etwa 10 Herzschläge pro Minute niedriger liegen, als die hier angegebenen, für Niederungsrassen gültigen Zahlen. Kälber können während und einige Zeit nach dem Tränken eine noch als normal anzusehende Steigerung der Herzfrequenz bis auf 150 pro Minute und mehr zeigen; sie ist bei eisenarm ernährten Mastkälbern meist stärker ausgeprägt als bei Nachzuchtkälbern, welche Heuzulagen erhalten.

Normalerweise ist die *Intensität* der Herztöne *kräftig* und *gleichmäßig*, das heißt sie sind auskultatorisch deutlich und in stets gleichbleibender Stärke zu vernehmen. Eine mehr oder weniger ausgeprägte *Verstärkung des ersten Herztones* (pochender

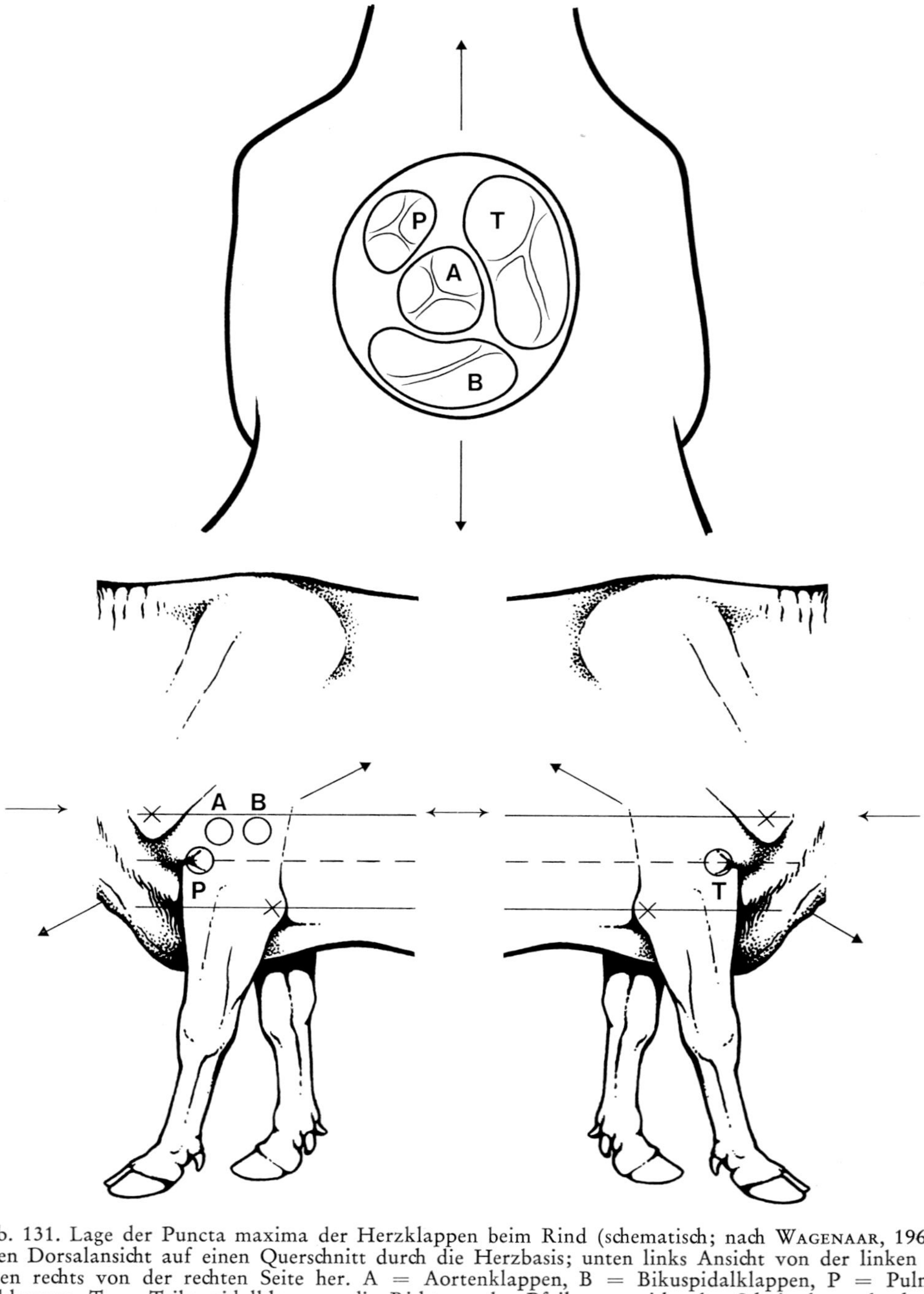

Abb. 131. Lage der Puncta maxima der Herzklappen beim Rind (schematisch; nach WAGENAAR, 1963): Oben Dorsalansicht auf einen Querschnitt durch die Herzbasis; unten links Ansicht von der linken —, unten rechts von der rechten Seite her. A = Aortenklappen, B = Bikuspidalklappen, P = Pulmonalklappen, T = Trikuspidalklappen; die Richtung der Pfeile entspricht der Schnittebene durch die Herzbasis, die Hilfslinien sind Horizontalen durch Schulter- und Ellbogengelegenk (weitere Einzelheiten im Text)

Schlag; Abb. 130/b) ist bei vermehrter Herzarbeit aus physiologischer oder pathologischer Ursache zu beobachten (körperliche Anstrengung, psychische Erregung, Anämie oder Herzinsuffizienz). Einer *Verstärkung des zweiten Herztones*, der dabei kürzer (oder ‚schärfer') und höher klingt (Abb. 130/c), liegen Strömungswiderstände im kleinen oder großen Kreislauf zugrunde (Lungenemphysem, ausgedehnte Bronchopneumonie, Bikuspidalklappenfehler: *verstärkter Pulmonalton;* Aortenstenose: *verstärkter Aortenton).* Veränderungen, welche eine *Abschwächung beider Herztöne* nach sich ziehen, so daß diese ein- oder beiderseits nur noch leise oder gar nicht mehr wahrzunehmen sind, entsprechen denjenigen, welche die Intensität des Herzspitzenstoßes vermindern oder die perkutorische Herzdämpfung zum Verschwinden bringen (S. 116, 118). *Ungleichmäßige Stärke aufeinanderfolgender Herztöne* ist meist mit unregelmäßiger Schlagfolge verbunden (Abb. 130/e).

Der normale *Herzrhythmus* ist dagegen *regelmäßig,* wobei sich die Dauer des ersten und zweiten Herztones sowie von Systole und Diastole bei gleichbleibender Herzfrequenz nicht verändern (Abb. 130/a)[1]. Eine Spaltung oder Verdoppelung des ersten oder zweiten Herztones (Abb. 130/f und g) ist gelegentlich selbst bei klinisch gesund erscheinenden Rindern festzustellen. Als Ursache der *Reduplikation des systolischen Herztones* sind in Betracht zu ziehen: Durch hohen Blutdruck bedingtes Auftreten einer ‚Zeitlücke' zwischen dem Kammermuskelton und dem Anspannungston von Aorta und/oder A. pulmonalis (die sonst synchron zu hören sind), Hörbarwerden der Vorkammersystole oder ungleichzeitige Kontraktion der beiden Herzkammern[2]. Die *Verdoppelung des zweiten Herztones* beruht auf asynchronem Schluß der Semilunarklappen von Aorta und A. pulmonalis (als Folge erhöhten intrapulmonalen Blutdruckes oder ungleichzeitiger Systole der rechten und linken Kammer). Ausgeprägte Arrhythmien des Herzens (tumultuarischer oder aussetzender Herzschlag) lassen auf schwerwiegende Erregungsleitungsstörungen (Dissoziation der Tätigkeit von Vorkammern und Kammern) schließen, was als ‚Herzblock' bezeichnet wird. Grad und Ursache eines solchen Blocks sind nur mit Hilfe des Elektrokardiogrammes näher zu klären (S. 128).

Unter der *‚Abgesetztheit'* der Herztöne ist ihr akzentuiertes Einsetzen und Aufhören zu verstehen. Dieses, in den Schemata der Abbildung 130 durch die rechtwinklig-abgehackte Darstellung angedeutete Merkmal läßt sich allerdings phonokardiographisch (Abb. 132) besser beurteilen als mit dem auskultierenden Ohr. Schlecht abgesetzte und daher ‚verwischt' oder ‚rollend' zu vernehmende Herztöne (Abb. 130/i) können das erste Anzeichen einer beginnenden Klappenendokarditis (Abb. 130/k) sein; bei gleichzeitiger Tachykardie sind sie als Symptom einer sich verschlechternden Herzfunktion zu werten.

Alles, was beim Auskultieren außer dem ersten und zweiten Herzton etwa noch zu hören ist und in Zusammenhang mit der Herztätigkeit steht, wird ohne Rücksicht auf seinen Klangcharakter als *‚Herz-'* oder *‚Nebengeräusch'* (‚murmur', ‚bruit') bezeichnet. Je nach dem Entstehungsort eines solchen, fast immer als krankhaft zu wertenden Geräusches unterscheidet man endokardiale und exokardiale (oder perikardiale) Nebengeräusche:

— *Endokardiale Herzgeräusche* entstehen innerhalb des Herzens, und zwar meist infolge eines Klappenfehlers (Vitium cordis), nämlich bei mangelhaftem Schluß (Insuffizienz) oder Verengerung (Stenose) einer Atrioventrikular- oder Semilunarklappe, was zu entsprechender intrakardialer Turbulenz des Blutstromes führt. Die auslösenden Veränderungen sind in der Regel entzündlich-thrombosierender Natur (Endokarditis

---

[1] An 210 Höhenvieh-Rindern ermittelte SPÖRRI (1954) eine durchschnittliche Herzfrequenz von 67 pro Minute, eine Systolendauer von 0,0397 und eine Diastolendauer von 0,0498 Sekunden.

[2] Führt in schweren Fällen zu ‚Galopp'-Rhythmus *(bu/bu/bu-dup).*

valvularis) und lassen sich oft auf eine metastatische (das heißt von einem anderenorts gelegenen primären Infektionsherd [Klauenerkrankung, Leberabszeß, Metritis] ausgehende) Bakterienabsiedlung, aber nur selten auf ein bis zum Endokard hin vorgedrungenes Fremdkörpertrauma zurückführen. Außer diesen endokarditisch bedingten Geräuschen werden auch die auf einer Hemmungsmißbildung innerhalb des Herzens (etwa einem persistierenden Foramen interventriculare) beruhenden Bruits als *‚organische'* Nebengeräusche bezeichnet. Gleiches gilt für das bei fortgeschrittener Erweiterung der rechten Herzkammer auftretende Insuffizienzgeräusch der Trikuspidalklappen. Endokardiale Geräusche ohne erkennbare organische Ursache werden dagegen *‚funktionelle'* (oder *‚akzidentelle'*) Herzgeräusche genannt; sie können nach einiger Zeit wieder verschwinden. Wegen ihres Vorkommens nach hämorrhagischem oder hämolytischem Blutverlust sowie bei schwerer Inanition heißen sie auch *‚anämische'* Geräusche. Ein weiteres Beispiel für funktionelle Nebengeräusche ist das bei manchen gesunden Rindern über der A. pulmonalis zu hörende leichte systolische Blasen oder Rauschen. Im Gegensatz zu den perikardialen Herzgeräuschen treten die endokardialen Nebengeräusche (lautnachahmend: f) stets streng synchron mit einer bestimmten Phase der Herzaktion auf Abb. 130/k und l):

— *buhf* — *dup* (= systolisches), *buh* — *fdup* (= prädiastolisches), *buh* — *dupf* (= diastolisches), *fbuh* — *dup* (= präsystolisches Geräusch).

Übersicht 9. Unterscheidungsmerkmale peri- und endokardialer Nebengeräusche beim Rind

Ursprung des Nebengeräusches:	*endokardial*	*perikardial*
Klangcharakter des Nebengeräusches:	Brausen, Zischen, Rauschen, Sausen, Summen, Schwirren, Schnurren	Reiben, Schaben, Scharren, Kratzen, Plätschern, Schwappen, Quatschen, Gurgeln
örtliche Bindung des Nebengeräusches an ein Punctum maximum:	+	—
zeitliche Bindung des Nebengeräusches an eine bestimmte Phase der Herztätigkeit:	+	—
Hörbarkeit der Herztöne:	meist deutlich und „aus der Nähe"	„aus der Ferne" und undeutlich („eingepackt")
Hörbarkeit des Nebengeräusches:	„aus der Ferne"	„aus der Nähe"
Ursache des Nebengeräusches:	oft eine thrombosierende Endokarditis (nach Metastasen in stromabwärts gelegenen Organen suchen!); seltener eine angeborene Herz- oder Gefäßmißbildung[1] oder rein funktionell bedingt	meist eine traumatische Perikarditis

[1] Bei ‚kümmernden' Kälbern spricht ein *‚bandförmiges'* systolisches (also mit dem 1. Herzton beginnendes und mit dem 2. Herzton endendes) endokardiales Geräusch gleichbleibender Schallqualität für subaortalen Septumdefekt; ein während der Systole deutlich an- und wieder abschwellendes *‚Crescendo-decrescendo'-Geräusch* ist charakteristisch für Aortenstenose; das nach dem 1. Herzton lediglich leicht an- und dann abschwellende, im übrigen aber während der gesamten Herzrevolution gleichmäßig zu hörende *‚Maschinengeräusch'* ist dagegen typisch für offengebliebenen Ductus arteriosus Botalli (CHRISTL, 1975).

Bei Patienten mit hoher Herzfrequenz macht es unter Umständen gewisse Schwierigkeiten, die Zugehörigkeit eines endokardialen Geräusches zum ersten oder zweiten Herzton auskultatorisch klar zu erkennen; dann bietet die simultane Elektro- und Phonokardiographie (S. 126, 128) diagnostische Vorteile. Die endokardialen Nebengeräusche hören sich von Fall zu Fall unterschiedlich an (Übersicht 9): Am besten sind sie als mehr „aus der Ferne" (das heißt aus dem Herzinnern) zu vernehmendes *Hauchen, Brausen, Zischen, Rauschen, Sausen, Summen, Schwirren* oder *Schnurren* zu beschreiben. Im Gegensatz zu den perikardialen Geräuschen sind sie nicht nur völlig *regelmäßig,* sondern auch bezüglich ihres *Klangcharakters,* der *Intensität* und der *Lokalisation* (Punctum maximum) *gleichbleibend.* Erfahrungsgemäß sprechen *systolische* endokardiale Geräusche für eine Insuffizienz der Atrioventrikularklappen oder für eine meist in Höhe der Semilunarklappen gelegene Stenose der großen Arterienstämme (Aorten-, Pulmonalwurzel); auch die in der Regel nur schwach hörbaren funktionellen Herzgeräusche sind fast immer systolischer Natur. Dagegen werden *diastolische* endokardiale Geräusche bei Insuffizienz der Semilunarklappen sowie (präsystolisch) bei Stenose der Atrioventrikularklappen beobachtet (Übersicht 10). Zur *Lokalisierung* der gelegentlich auch zu mehreren kombiniert auftretenden Klappenfehler auskultiert man vergleichend an den Maximalpunkten der einzelnen Klappen (S. 121; Abb. 131) und prüft des weiteren das Verhalten der großen Blutgefäße (Pulspalpation: S. 130;

Übersicht 10. Ermittlung der den endokardialen Nebengeräuschen zugrundeliegenden Funktionsstörungen der Herzklappen

örtliche Bindung des Nebengeräusches (Punctum maximum)	zeitliche Bindung des Nebengeräusches (Herzphase)	
Atrioventrikularklappen:	systolisch	präsystolisch
Semilunarklappen:	diastolisch	systolisch
zugrundeliegende *Funktionsstörung:*	*Insuffizienz*	*Stenose*

Venenstauprobe: S. 133). Jeder ausgeprägte Klappenfehler führt zu einer Verminderung der Leistung der zugehörigen Herzkammer, das heißt zu geringerem Blutausstoß in die stromabwärts gelegenen Arterienstämme, und zur Abflußbehinderung in den stromaufwärts anschließenden großen Venen. In fortgeschrittenen Fällen kann sich eine Pulmonalvenenstauung auf diese Weise über den kleinen Kreislauf ‚rückwärts' auf die rechte Herzkammer und von hier auf Jugular- sowie Eutervene fortsetzen. Das Fehlen endokardialer Nebengeräusche ist kein sicherer Beweis dafür, daß bei dem betreffenden Tier kein Klappenfehler vorliegt, da diese nur in 75 bis 85 % der Beobachtungen mit einem auskultatorisch wahrnehmbaren Geräusch verbunden sind.

— Die *perikardialen* oder *exokardialen Herzgeräusche* haben ihren Ursprung zwar außerhalb, aber in unmittelbarer Umgebung des Herzens. Sie stehen ebenfalls in Beziehung zur Herztätigkeit, sind jedoch nicht so exakt an eine bestimmte Phase derselben gebunden wie die endokardialen Geräusche (Übersicht 10). Die perikardialen Nebengeräusche sind als mehr ‚aus der Nähe' kommendes (da näher unter der Phonendoskopkapsel entstehendes) und die Herztöne mehr oder weniger stark verdeckendes *Reiben, Wischen, Schaben, Scheuern, Scharren, Kratzen, Plätschern, Schwappen, Quatschen oder Gurgeln* wahrzunehmen, dessen *Klangfarbe, Stärke, Dauer* und *Maximalpunkt wechseln;* zu ihrer Erkennung ist deshalb längeres oder wiederholtes Auskultieren an mehreren Stellen erforderlich. Häufigste Ursache exokardialer Geräusche ist beim Rind die traumatische Perikarditis, bei der sich im Herzbeutel nicht nur Flüssigkeit ansammelt, sondern auch Fibrin ablagert (→ Reiben) und mitunter sogar Fäulnisgase entwickeln (→ Plätschern); ähnliche auskultatorische Befunde sind bei der Perikardtuberkulose, aber nur selten bei Herzbeutelleukose festzustellen. Solche raumfordernden Veränderungen innerhalb des Perikards behindern die diastolische Erweiterung des Herzmuskels, was zur Abschwächung der von den Nebengeräuschen *‚eingepackten'* und deshalb mehr aus der Ferne zu hörenden Herztöne sowie zu venöser Stase im großen Kreislauf führt. Bei Patienten mit einem Zwerchfellsdefekt kann als exokardiales Geräusch das Anstoßen des Herzens an den in die Brusthöhle vorgefallenen Netzmagenabschnitt zu vernehmen sein, das dem Schlagen mit einem nassen Tuch ähnelt; das Plätscherrauschen der Haubenkontraktionen (S. 243) ist dann unmittelbar neben dem Herzen auskultierbar.

— Endo- und perikardiale Nebengeräusche werden nach *körperlicher Anstrengung* (rasches Umherführen des Tieres oder kurzfristige Atemhemmung) deutlicher. Zur Verstärkung etwaiger perikardialer Geräusche dient der *Kompressionsversuch:* Nach etwa 30 Sekunden dauernder Unterbrechung der Atmung (Zuhalten der Nasenlöcher oder Aufsetzen eines Atembeutels; Abb. 155) wird die Luftzufuhr für die Dauer einer Inspiration freigegeben und dann sofort erneut unterbrochen; die nunmehr maximal mit Luft gefüllten Lungen pressen den Herzbeutel zusammen und verdeutlichen so die Reibegeräusche. Das Aufsetzen des Atembeutels empfiehlt sich auch in Fällen, bei denen die Herzauskultation durch krankhafte Atemgeräusche gestört wird.

— Aus den Lungen stammende, aber ebenfalls durch die Herztätigkeit verursachte Nebengeräusche dürfen nicht mit den endo- und perikardialen Nebengeräuschen verwechselt werden. Dabei handelt es sich um das mitunter bei gesunden Rindern und meist postsystolisch zu hörende *kardiovesikuläre Geräusch,* das durch die Kontraktion des Herzmuskels (→ Einströmen von Luft in die Alveolen der herznahen Lungenteile) bedingt wird, während der Inspiration am deutlichsten ist und auch bestehenbleibt, wenn dem Tier die Nase zugehalten wird. Bei Patienten mit bronchopneumonischen Veränderungen ist gelegentlich ein in analoger Weise zustande kommendes *kardiopneumonisches Geräusch* zu vernehmen, das sich als herzsynchrones (nämlich an die Systole gebundenes) feuchtes oder trockenes Rasseln (S. 201) zu erkennen gibt.

Herzbeutelpunktion: Bei Patienten mit hochgradig vergrößerter absoluter Herzdämpfung (S. 117 ff.) kann es zur weiteren Klärung des Falles nützlich sein, die Perikardflüssigkeit zu untersuchen, obwohl beim Rind dann — ohne Rücksicht auf die Beschaffenheit des Ergusses — praktisch keine Heilungsaussichten mehr bestehen. Für eine solche *Perikardiozentese* sticht man nach entsprechender Vorbereitung (Rasur, Desinfektion, örtliche Betäubung) der in einem Interkostalraum am Kaudalrand der perkutorisch ermittelten Herzdämpfung gelegenen Punktionsstelle mit weitlumiger Kanüle (samt eingeschliffenem Mandrin), einer Hohlnadel mit seitlicher Öffnung (und leicht ansaugend aufgesetzter Spritze), oder mit einem dünneren Trokar langsam soweit nach kraniomedial ein, bis sich Perikardflüssigkeit gewinnen läßt. Eine andere Möglichkeit wäre, Haut und Muskulatur im Winkel zwischen Schaufelknorpel und linkem Rippenbogen scharf zu durchtrennen und die 15 bis 20 cm lange Kanüle dann von hier aus unter Führung des in kraniodorsaler Richtung ‚suchend' vordringenden Fingers einzuschieben. Das Punktat wird nach den für die Bauchhöhlenflüssigkeit (S. 293 f.) genannten Kriterien beurteilt. Ist es eitrig oder jauchig, so besteht bei einer Entnahme Gefahr, die Brusthöhle (über den Stichkanal) zu infizieren.

Phonokardiogramm: Die Aufnahme der sowohl Herztöne (S. 120) als auch endo- und perikardiale Nebengeräusche (S. 123 ff.) erfassenden *Herzschallkurve* (Abb. 132) mit Hilfe eines Mikrophones, einer bestimmte Schallfrequenzen selektierenden Filteranlage sowie eines Verstärkers und eines Schreibers bietet zwar (insbesondere bei gleichzeitigem Mitregistrieren des Elektrokardiogrammes) gewisse Vorteile für die diagnostische Klärung von angeborenen Mißbildungen sowie von erworbenen Klappenfehlern, Rhythmusstörungen und Muskelschädigungen des Herzens; die hierfür er-

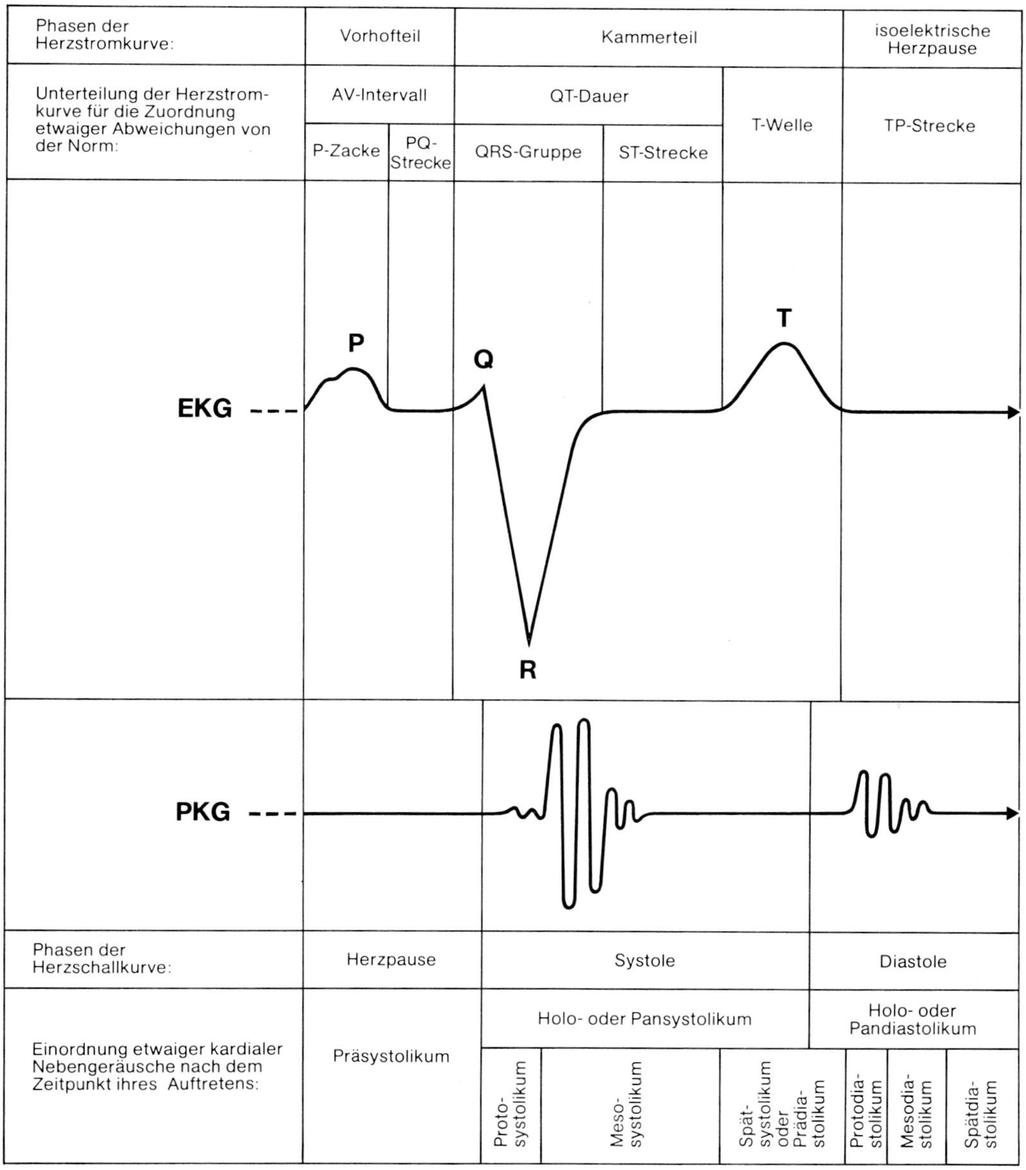

Abb. 132. Elektrokardiogramm (obere Kurve) und Phonokardiogramm (untere Kurve) des Rindes (schematisch, nach SANDER, 1968, sowie BÖRNERT und BÖRNERT, 1971): Vorhofteil = Elektroatriogramm (P-Zacke und PQ-Strecke: entspricht der Ausbreitung der Erregung vom Sinusknoten zu den Vorhöfen und zum Atrioventrikularknoten sowie innerhalb desselben und im Kammerleitungssystem bis zur ersten Kammererregung); Kammerteil = Elektroventrikulogramm (QRS-Gruppe, ST-Strecke und T-Welle: entspricht der Dauer der Kammererregung); TP-Strecke = isoelektrischer (= erregungsfreier) Verlauf der Herzstromkurve. Phonokardiographisch sind zu unterscheiden:

Crescendo-, Decrescendo-, Spindel- und Bandgeräusche

forderliche Apparatur ist jedoch recht kostspielig und ihrer Empfindlichkeit wegen nicht transportabel. Das Verfahren hat deshalb in der Buiatrik bislang noch keine breite Anwendung gefunden.

Elektrokardiogramm: Auch die Aufzeichnung der Herzstromkurve (Abb. 132) ist beim Rind bislang einigen besonders eingerichteten Kliniken und Instituten vorbehalten geblieben, weil der hierfür erforderliche apparative und personelle Aufwand in keinem Verhältnis zu dem im Routinebetrieb zu erwartenden Nutzen steht. Im Gegensatz zu Pferd und Hund ergibt sich bei den großen Wiederkäuern nämlich nur selten die

Übersicht 11. Die wichtigsten beim Rind angewandten Elektrokardiogramm-Ableitungen

Ableitung:	I	II	III
bipolar nach EINTHOVEN:	rechter Unterarm (—): linker Unterarm (+)	rechter Unterarm (—): linker Unterschenkel (+)	linker Unterarm (—): linker Unterschenkel (+)
unipolar nach GOLDBERGER:	aVR	aVL	aVF
bipolar nach SPÖRRI (1954) sowie SANDER (1968):	handbreit vor dem dorsokranialen Winkel des rechten Schulterblattes (—): fünfter Interkostalraum links in Höhe des Ellbogenhöckers (+)	handbreit vor dem dorsokranialen Winkel des rechten Schulterblattes (—): links neben dem Dornfortsatz des letzten Brustwirbels (+)	fünfter Interkostalraum links in Höhe des Ellbogenhöckers (—): links neben dem Dornfortsatz des letzten Brustwirbels (+)

Notwendigkeit, zusätzlich zu den einfacheren Verfahren der Herzuntersuchung auch ein EKG aufzunehmen, das erstere zwar ergänzen, aber nicht ersetzen kann. Die Interpretation des elektrokardiographischen Befundes bedarf zudem großer Erfahrung, da er wegen der vom Füllungszustand der Vormägen beeinflußten Lage der Herzachse nicht ohne weiteres mit solchen anderer Haustierarten oder des Menschen vergleichbar ist. Zur Aufnahme des EKG[1] ist das Rind in ruhiger Umgebung auf einer gut isolierenden Matte aufzustellen. Die drei Elektroden werden entweder mittels breiter Gummibänder auf der geschorenen und leitfähig gemachten Haut aufgesetzt, als Klips angeklemmt oder als Nadelelektroden in die Unterhaut eingestochen. Von den bislang am Rind geprüften Ableitungen scheint sich diejenige nach SPÖRRI sowie SANDER durchzusetzen (Übersicht 11). Die wichtigsten Merkmale des auf diese Weise erhaltenen EKG sind auf Übersicht 12 zusammengestellt. Krankheiten, bei denen es erfahrungsgemäß zu elektrokardiographisch feststellbaren, für das betreffende Leiden aber keineswegs spezifischen Behinderungen der Myokardfunktion (Rhythmusstörungen, Veränderungen von Form, Volumen oder Gewebsintegrität des Herzmuskels) kommen kann, sind: hypokalzämische Gebärparese, hypomagnesämische Tetanie, Kalzinose, enzootische Myodystrophie der Kälber, Schädigungen des N. vagus (HOFLUND'sches Syndrom, traumatische Peri- und Myokarditis sowie leukose-, tuberkulose- oder MKS-bedingte Herzmuskelläsionen. Bei tragenden Kühen kann das fötale EKG Auskunft über Leben oder Absterben (Mumifikation) der Frucht sowie über das etwaige Vorliegen einer Mehrlingsträchtigkeit geben.

RÖNTGEN-*Untersuchung:* Der radiographischen und radioskopischen Kontrolle des Herzens stellen sich beim Rind wegen der dabei zu durchdringenden großen Körper-

[1] Mit einer besonderen Apparatur kann das EKG des Rindes auch telemetrisch aufgenommen werden.

masse gewisse Schwierigkeiten entgegen; bei Mitberücksichtigung der übrigen kardiologischen Befunde sind aber beide Verfahren für entsprechend eingerichtete Kliniken diagnostisch brauchbar. Am stehenden Tier erfassen sie nur den nicht von der Schultergliedmaße verdeckten kaudalen Teil des Herzens und das vormagenwärts davon gelegene kardiophrene Lungendreieck; bei in Rückenlage (mit nach vorn gezogenen Vorderbeinen) erfolgender Untersuchung ist ihnen dagegen das gesamte Herz samt prä- und postkardialem Mediastinalbereich zugänglich. Die *radioskopische Beobachtung* der hier ablaufenden Bewegungsvorgänge (Herzschlag, Zwerchfellsatmung, Vor-

Übersicht 12. Merkmale des Elektrokardiogrammes herzgesunder Rinder (nach SANDER, 1968; siehe auch Abb. 132)

EKG-Abschnitt	Vorkommen (n = 102)	Form und Polarität	Amplitude (mV)	Dauer (s)
P-Zacke:	100 %	positive Zacke, gelegentlich gekerbt	0,20—0,30	0,10—0,12
AV-Intervall:	⁒	⁒	⁒	0,19—0,23
Q-Zacke:	z. T. fehlend	positiv, nicht immer deutlich	0,15—0,25	
QRS-Gruppe:		negative R-Zacke mit bogenförmig aufsteigendem Schenkel		
	100 % { 69 %	Typ 1:	R_I 1,0 R_{II} 0,7 R_{III} 0,4	} 0,08—0,11
	100 % { 17 %	Typ 2:	R_I 1,0 R_{II} 0,5 R_{III} 0,5	} 0,08—0,11
	100 % { 14 %	Typ 3:	R_I 1,0 R_{II} 0,4 R_{III} 0,7	} 0,08—0,11
ST-Strecke:	⁒	⁒	⁒	0,15—0,25
T-Welle:	100 % { 36 % 64 %	diphasisch positiv	wechselnd 0,30—0,50	} 0,10—0,12
QT-Dauer:	⁒	⁒	⁒	$k \cdot \sqrt{RR\text{-Intervall}}$[1]

[1] k = 0,37, 0,38 und 0,42 für Kälber, Jungtiere beziehungsweise erwachsene Rinder (SPÖRRI, 1944)

magentätigkeit, Wellenbildung oder Gasblasenwanderung im entzündlich veränderten infizierten Herzbeutel, Unterscheidung steckender und loser Fremdkörper) bietet gewisse Vorteile gegenüber der nicht immer einfach zu interpretierenden RÖNTGEN-*Aufnahme.* Als wichtigste Indikation zur radiologischen Untersuchung des Herzens ist beim Rind die traumatische Perikarditis zu nennen. Bei solchen Patienten stellt der Herzbeutel keinen senkrechtovalen Sack, sondern ein den Mittelfellspalt vor und hinter dem Herzen weitgehend bis vollständig ausfüllendes Gebilde mit schwacher oder fehlender Pulsation dar, in welchem die Konturen des Herzens allenfalls im Bereich der sich mitunter „oben“ abzeichnenden perikardialen Gaskuppel erkennbar sind. Der Netzmagen zeigt dabei oft eine herzwärts gerichtete trichterförmige Ausziehung und ist weiter vom Zwerchfell sowie von der Bauchwand entfernt als normal. Vielfach, aber nicht immer, ist auf derartigen Aufnahmen auch der steckende Fremdkörper gut erkennbar (Abb. 133). — Die Serien-Radiographie hält aufeinanderfolgende Augenblicksbefunde fest, was — nach Herzkatheterisierung und Injektion radioopaker Kontrastflüssigkeit — die Aufklärung angeborener Herz- und Gefäßmißbildungen beim Kalb erleichtert (Angiokardiographie, Ventrikulographie).

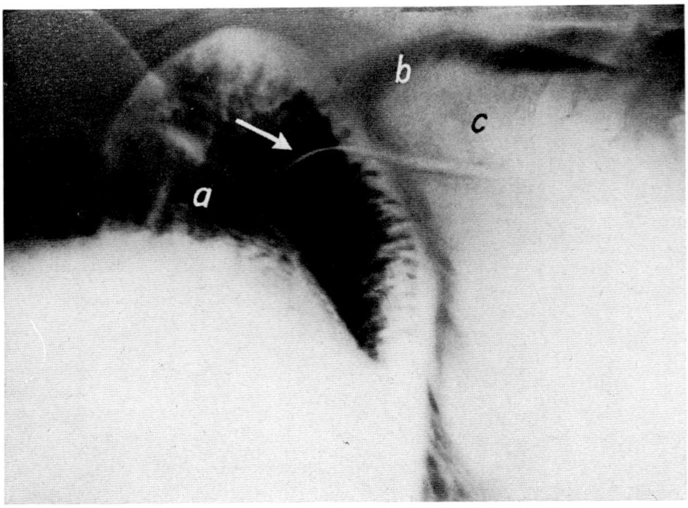

Abb. 133. Röntgen-Aufnahme eines perikarditiskranken Rindes (in Rükkenlage) mit dem bis in den Herzbeutel hinein stechenden Fremdkörper (nach Rapić): a = Netzmagen, b = Herzbeutel (Gaskuppel), c = Herzspitze, Pfeil zeigt auf den stechenden Draht

Arterien

Die Untersuchung der ‚Schlag'-Adern besteht in der *palpatorischen Pulsprüfung*, die — wie bereits beschrieben — in der Regel an der Gesichtsader (A. maxillaris externa) vorgenommen wird (S. 85). Dabei sind außer der schon im Rahmen der Allgemeinuntersuchung näher besprochenen *Frequenz* auch *Rhythmus* und *Qualität des Pulses* zu beachten. Im Sphygmogramm erscheint die Pulswelle zwar unsymmetrisch, doch sind diese Feinheiten mit dem tastenden Finger nicht zu fühlen. Zur Erläuterung der bei der Arterienpalpation zu erhebenden Befunde ist deshalb die vereinfachte schematische Darstellung von Abbildung 134 gewählt worden.

Der *Rhythmus des Pulses* ist normalerweise *regelmäßig*, das heißt die Zeitabstände zwischen den einzelnen Pulswellen des ruhig stehenden Tieres sind gleichlang (Pulsus regularis: Abb. 134/a—h, k—n). *Unregelmäßiger* Puls (P. irregularis) gilt als respiratorisch bedingt, wenn gleichzeitig Dyspnoe besteht und die Pulsfrequenz jeweils während der Inspiration zu-, bei der Expiration aber abnimmt. Kardial bedingte Arrhythmien des Pulses beruhen auf Reizbildungs- und Erregungsleitungsstörungen des Herzens (Extrasystolie, Vorhofflattern oder -flimmern); gegebenenfalls ist neben der Unregelmäßigkeit meist auch eine Ungleichmäßigkeit des Pulsschlags (Abb. 134/i), unter Umständen sogar ein ‚Pulsdefizit', nämlich eine der Herzfrequenz gegenüber verminderte Pulsschlagzahl festzustellen. Während geringfügige Irregularitäten des Pulses bei sonst gesund erscheinenden Rindern von untergeordneter Bedeutung sind, gilt eine im Gefolge schwerwiegender Erkrankung (zum Beispiel an Gebärparese, Weidetetanie, Kalzinose, Myodystrophie, ‚bösartige' Maul- und Klauenseuche) auftretende Pulsarrhythmie als Zeichen einer diagnostisch und prognostisch zu berücksichtigenden Herzmuskelschädigung.

Unter dem Begriff der *‚Qualität' des Pulses* werden Größe, *Stärke* und *Dauer der Pulswelle* sowie der *Füllungszustand der geprüften Arterie* zusammengefaßt. Diese Eigenschaften sind von der Leistungsfähigkeit des Herzens (Kontraktionskraft, Schlagvolumen, Funktionstüchtigkeit der Klappen) sowie vom Blutdruck (verfügbare Blutmenge, Querschnitt und Spannungszustand der Gefäße) abhängig und gestatten bei etwaiger Abweichung von der Norm entsprechende Rückschlüsse. Zur Ermittlung der Pulsqualität ist das jeweilige Gefäß zunächst leicht ‚rollend' unter den tastenden Fin-

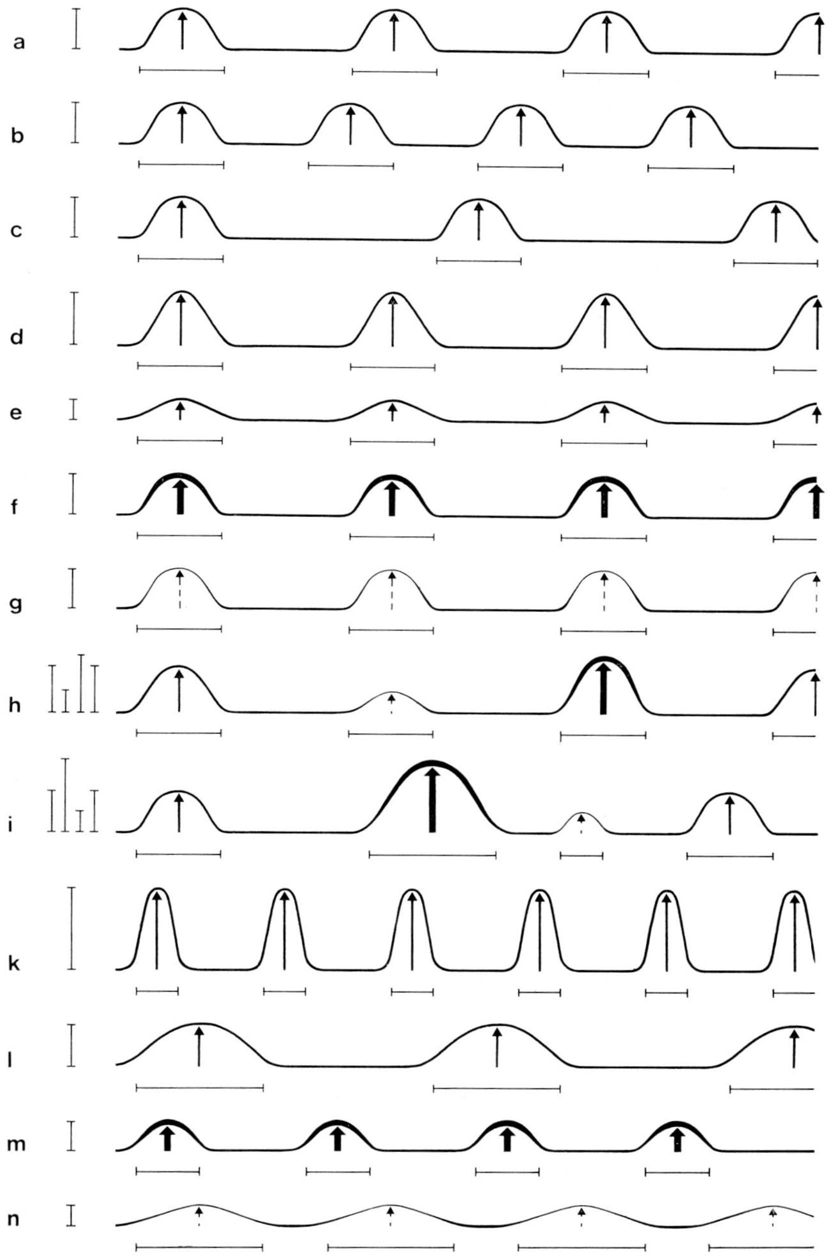

Abb. 134. Schematische Darstellung der Pulsbefunde: a = normaler, gleich- und regelmäßiger mittelkräftiger Puls; b = Puls höherer Frequenz (P. frequens); c = Puls niedrigerer Frequenz (P. rarus); d = Puls bei starker Gefäßfüllung (P. plenus s. magnus); e = Puls bei schwacher Gefäßfüllung (P. vacuus s. parvus); f = besonders kräftiger (pochender) Puls (P. fortis s. durus); g = besonders schwacher Puls (P. debilis s. mollis); h = regelmäßiger, dabei ungleichmäßiger Puls (P. inaequalis); i = unregelmäßiger und ungleichmäßiger Puls (P. irregularis et inaequalis); k = hüpfender Puls (P. celer); l = träger Puls (P. tardus); m = ‚drahtförmiger' Puls (P. contractus); n = ‚fadenförmiger' Puls (P. filiformis)

gerspitzen hin- und herzuschieben; dann drückt man es mit dem Ringfinger allmählich zusammen und prüft gleichzeitig mit dem etwas weiter peripher (das heißt herzferner) lose aufgelegten Mittelfinger, bei welchem Kraftaufwand die Pulswelle verschwindet. Sowohl Größe als auch Stärke und Dauer des Pulsschlages sind meist völlig *gleichmäßig* (P. aequalis: Abb. 134/a bis g und k bis n). *Ungleichmäßigkeit* des Pulses (P. inaequalis: Abb. 134/h und i) ist stets als krankhafter Kreislaufbefund und Zeichen hochgradiger Herzschwäche zu werten.

Die *Größe des Pulses* entspricht der während des Pulsschlages eintretenden Umfangsvermehrung der Arterie. Auf Abbildung 134 wird sie durch die senkrecht abgetragene Strecke am linken Rande des Schemas dargestellt, die wiederum der Höhe entspricht, um welche der palpierende Finger von der Pulswelle angehoben wird. So lassen sich *großer* und *kleiner* Puls von demjenigen normaler Schlaghöhe unterscheiden (P. magnus, parvus beziehungsweise normalis: Abb. 134/d und k; e, m und n; beziehungsweise a bis c, f, g und l).

Die *Stärke des Pulsschlages* ist der zu seiner Unterdrückung erforderlichen Kraft gleich. Sie kann als Maß für die Herzarbeit (*starker* oder *schwacher* Puls) und den Gefäßtonus (*harter* oder *weicher Puls*) angesehen werden. Erstere wird auf Abbildung 134 durch die Dicke des im Zentrum der Pulswelle eingezeichneten Pfeiles (nicht aber durch seine der Pulshöhe entsprechende Länge), letztere durch die der Gefäßwand an dieser Stelle verliehene Dicke symbolisiert (P. fortis oder durus; debilis oder mollis; beziehungsweise normalis: Abb. 134/f und m; g und n; beziehungsweise a bis e, k und l).

Die *Dauer der Pulswelle* wird durch die unter den Kurven von Abbildung 134 abgetragenen waagerechten Strecken wiedergegeben. Bei ihrer Bewertung ist zwischen *trägem, hüpfendem* und normalem Puls zu unterscheiden (P. tardus, celer, beziehungsweise normalis: Abb. 134/l und n; k und m; beziehungsweise a bis h).

Die gemeinsame Beurteilung von *Größe und Dauer der Pulswelle* ergibt ein Maß für die Füllung der Arterie: *voller, leerer* beziehungsweise normaler Puls (P. plenus, vacuus, beziehungsweise normalis: Abb. 134/d; e; beziehungsweise a bis c). Als prognostisch ungünstiges Symptom gelten der kleine, kurze und zugleich harte ‚*drahtförmige*‘ Puls (P. contractus: Abb. 134/m) sowie der kleine, langgezogene und dabei weiche ‚*fadenförmige*‘ Puls (P. filiformis: Abb. 134/n).

Kapillaren

Die Prüfung der kleinsten, mit bloßem Auge soeben noch erkennbaren Blutleiter erfolgt durch *Besichtigung der Episkleralgefäße.* Obwohl es sich bei ihnen, strenggenommen, um feine präkapilläre Arteriolen sowie postkapilläre Venulen handelt (während echte ‚Haar‘-Gefäßchen nur mikroskopisch sichtbar sind), werden die Adern der Bindehaut im klinischen Sprachgebrauch oft als ‚Kapillaren‘ bezeichnet. Zu ihrer Untersuchung ist der Kopf des Tieres in der auf Abbildung 121 gezeigten Weise um seine Längsachse zu drehen; dabei ‚rollt‘ reflektorisch der sklera-wärtige Abschnitt des Augapfels in die Lidspalte. Seine Gefäße werden dann auf *Füllung, Färbung* und *Abgrenzung* sowie auf etwaige *Pulsation* geprüft. Beim Rind sind die genannten Äderchen normalerweise mäßig gefüllt und scharf gezeichnet, das heißt gut von ihrer Umgebung abgesetzt (Tafel 2/e). Die feinen Arterien erscheinen mehr hellrot, die parallel zu ihnen verlaufenden kleinen Venen mehr violett. Eine vermehrte Füllung der Arteriolen, wobei diese plastisch — wie ‚injiziert‘ — hervortreten, wird als Merkmal entzündlicher Reizung des Auges gewertet und ist zum Beispiel beim bösartigen Katarrhalfieber besonders ausgeprägt (Tafel 2/f). Bei Rindern mit hohem Blutdruck sind mitunter wurmartig-rhythmische Krümmungen und Streckungen der arteriellen Episkleralgefäße zu beobachten. Übermäßige Blutfülle der Venulen läßt dagegen auf Behinderung des

Blutabflusses zum Herzen schließen (Venenstauung, siehe unten). Auffallend blutarme („leere") und daher in ihren Umrissen nur undeutlich zu erkennende Bindehautadern sind ein Zeichen ausgeprägter Anämie (Tafel 2/g). Zur weiteren Klärung der peripheren Durchblutung des Tierkörpers schließt sich an die Untersuchung der ‚Kapillaren' zweckmäßigerweise eine Kontrolle der übrigen sichtbaren Schleimhäute an (S. 106). Etwaige ‚verwaschene', das heißt unscharf abgegrenzte rostrote Zeichnung der Episkleralgefäße weist auf Wandundichtigkeit infolge schwerer Intoxikation hin (‚toxische' Kapillaren); bei hämorrhagischer Diathese kann es sogar zu grobsinnlich erkennbarem Blutaustritt unter die Bindehaut des Auges (und andere Mukosen) kommen.

Die *Gefäßpermeabilität* des Patienten kann durch Anlegen einer elastischen Staubinde am Ohrgrund oder an einem Gliedmaßenende geprüft werden; bei krankhafter Blutungsneigung kommt es dann schon nach kurzer Zeit zum ‚Blutschwitzen' aus der Haut des abgebundenen Körperteiles. In solchen Fällen empfiehlt es sich, auch die Gerinnungsfähigkeit des Blutes zu kontrollieren (S. 151).

Venen

Zur Kontrolle der großen Venen, nämlich der *Drosselvene* (V. jugularis) und der *Eutervene* oder ‚Milchader' (V. subcutanea abdominis), werden diese am eben stehenden Tier besichtigt und betastet. Dabei hat der Untersuchende darauf zu achten, daß der freie Blutabfluß in den Halsvenen nicht durch die Anbindevorrichtung behindert wird; dann prüft er die genannten Gefäße mittels der Venenstauprobe (Abb. 135) auf ihren Füllungszustand und etwaige Bewegungsvorgänge (Übersicht 13) sowie, palpatorisch, auf die Beschaffenheit ihrer Wand:

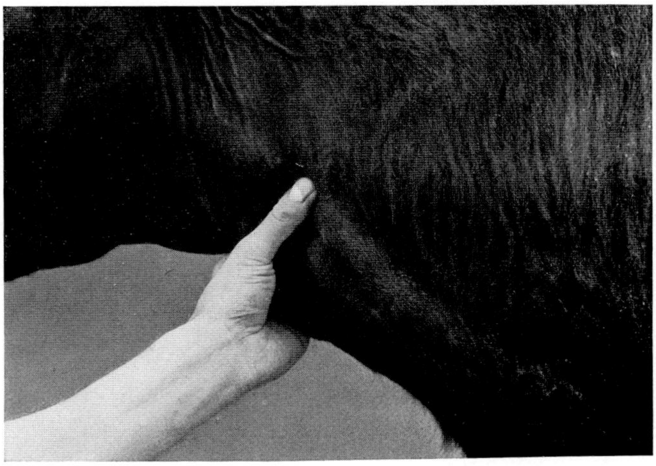

Abb. 135. Venenstauprobe: Bei diesem Tier läuft das Blut im herznahen Abschnitt der Drosselvene nicht ab, ein Hinweis auf unzureichende diastolische Erweiterung des Herzens (Perikarditis, Herzbeutelleukose) oder stenosierende Endokarditis der Trikuspidalklappen

Füllungszustand: Am Unterbauch gutmilchender Kühe ist die *Eutervene* als daumenstarker und leicht geschlängelter Strang deutlich zu erkennen. Sie erscheint nämlich wegen ihrer Lage unterhalb des Herzens und des somit in ihr herrschenden hydrostatischen Druckes schon normalerweise gut gefüllt; aus dem gleichen Grunde läuft beim Zusammendrücken dieses Gefäßes der herzwärts der Kompression gelegene Venenabschnitt nicht leer. Die höher als das Herz gelegene Drosselvene ist dagegen bei gesunden Tieren im ungestauten Zustand nur andeutungsweise zu sehen und zu fühlen; preßt man sie in der Mitte des Halses zusammen, so verdickt sich der oberhalb davon gelegene Gefäßabschnitt durch das in ihm zurückgehaltene Blut, während der herzwärtige Abschnitt beim nächsten Herzschlag leerläuft: ‚*Venenstauprobe negativ*'. Tritt die V. jugularis jedoch bis zu armstark und prall-fluktuierend hervor, so liegt eine krankhaft vermehrte Füllung vor. Beim Rind beruht eine solche Behinderung des venösen Blutabflusses meist auf Einengung der Herztätigkeit durch tuberkulöse, leukotische oder fremdkörperbedingte Perikardveränderungen (so daß sich das Herz in der Diastole nicht mehr genügend ausdehnen kann), mitunter aber auch auf einer Verengerung des Brusteinganges durch phlegmonöse oder tumoröse Prozesse (so daß die Jugularvenen hier ständig komprimiert werden), aber nur selten auf Trikuspidalklappenstenose (was das Einströmen des venösen Blutes in die rechte Herzkammer stört). In ausgeprägten Fällen von venöser Stase kann sich der unterhalb der Kompressionsstelle gelegene Abschnitt der Drosselvene bei der Stauprobe nicht mehr entleeren; er bleibt dann trotz des Zusammendrückens ebenso stark mit Blut gefüllt wie zuvor: *‚Venenstauprobe positiv‘* (Abb. 135). Dieser Befund ist somit als Zeichen einer schwerwiegenden Kreislaufinsuffizienz zu werten.

Übersicht 13. Unterscheidung der an der Drosselvene zu erhebenden adspektorischen und palpatorischen Befunde

Befund	Ursache	Rhythmus	Venenstauprobe[1]
Undulation:	atmungsbedingte intrathorakale Druckschwankungen (vor allem bei dyspnoeischen Patienten)	atmungssynchron	—
negativer Venen-‚Puls‘:	kurzfristiges Anhalten des von der Peripherie her kontinuierlich nachfließenden venösen Blutstromes während der Vorkammersystole (‚Volumenpuls‘)	synchron zur Vorkammersystole	—
positiver Venen-Puls:	Trikuspidalinsuffizienz (das heißt echtes pulsartiges Zurückwerfen von Blut aus der rechten Herzkammer in die großen Venen)	synchron zur Kammersystole	+
Stauung (zudem oft auch Trielödem):	traumatische Perikarditis, Herzbeutelleukose oder -tuberkulose (seltener eine Umfangsvermehrung im Brusteingang oder Trikuspidalstenose)	Vene bleibt ständig vermehrt gefüllt	+

[1] Zeichenerklärung: Befund bleibt bei der Venenstauprobe im herzwärtigen Abschnitt des Gefäßes bestehen (+) oder verschwindet (—)

Bewegungsvorgänge: Die respirationsbedingten Änderungen des intrathorakalen Druckes verursachen eine rhythmische Zu- und Wiederabnahme des Umfanges der V. jugularis unmittelbar vor dem Brusteingang während der Ex- beziehungsweise Inspiration. Diese *Undulation* ist vor allem bei dyspnoeischen Patienten ausgeprägt und weist deshalb auf Erkrankungen im Bereich des Atmungsapparates hin. — Bei den meisten nicht zu stark bemuskelten oder dickhäutigen Rindern ist zur Zeit der Vorkammersystole eine auf der vorübergehenden Unterbrechung des von der Peripherie her kontinuierlich anfließenden venösen Blutstromes beruhende, schwache bis mäßig deutliche Erweiterung des brustnahen Drosselvenenabschnittes zu beobachten, die den Eindruck einer kopfwärts verlaufenden Pulswelle erweckt, in Wirklichkeit aber nur eine retrograde Gefäßerweiterung (ohne Umkehr der Bluttransportrichtung) darstellt. Diese, als *negativer* oder *Vorkammer-Venenpuls* bezeichnete und als Normalbefund zu beurteilende Erscheinung kommt bei der Venenstauprobe mit dem nächsten Herzschlag zum Verschwinden, weil der zwischen komprimierendem Finger und Brusteingang gelegene Gefäßabschnitt leerläuft: *‚Venenstauprobe negativ‘*. (An der Milchader ist der negative Venenpuls aufgrund ihrer Lage unterhalb des Herzens nicht festzustellen.) — Bei Schlußunfähigkeit der Trikuspidalklappen wird dagegen während der Kammersystole ein Teil des in der rechten Herzhälfte befindlichen Blutes aktiv in die großen Venenstämme zurückgeworfen (statt in die A. pulmonalis gepumpt zu werden). In solchen Fällen bleibt der damit als echte Pulsation und als pathologischer Befund anzusprechende Bewegungsvorgang im brustwärtigen Drosselvenenabschnitt auch bei der Venenstauprobe bestehen: *‚positiver oder Kammer-Venenpuls‘*. (Er ist dann zudem an der V. subcutanea abdominis zu beobachten.)

Wandbeschaffenheit: Schließlich werden die großen Venen entlang ihres zugänglichen Verlaufes durch ‚rollende‘ (das heißt quer zur Gefäßachse erfolgende) Palpation auf etwaige *Verdickungen* ihrer normalerweise kaum zu fühlenden Wand kontrolliert, wozu man ähnlich vorgeht, wie bei der Betastung des Schlundes (Abb. 171). Dabei ist auch die freie *Verschieblichkeit* der Venenwand gegenüber den benachbarten Geweben zu prüfen. Auf die Gefäßwand beschränkt bleibende, entzündlich bedingte Indurationen werden als Phlebitis, in das Venenlumen hineinragende und dieses unter Umständen verstopfende als Thrombophlebitis, bei Mitbeteiligung von Nachbargeweben als Peri- oder Para(thrombo)phlebitis bezeichnet. Solche Veränderungen sind oft, aber nicht immer, auf die unsachgemäße (das heißt para- statt intravenös erfolgte) Verabreichung von örtlich reizenden Arzneimitteln zurückzuführen (siehe intravenöse Infusion, S. 511).

Überprüfung der Leistungsfähigkeit des Kreislaufes

Belastungsprobe: Bei Patienten mit verdächtigen Herz- oder Gefäßbefunden empfiehlt es sich, die zuvor geschilderten Untersuchungen nicht nur im Stande der Ruhe vorzunehmen, sondern sie nach vorübergehender körperlicher Anstrengung des Tieres vergleichend zu wiederholen. Hierzu eignen sich rasches Führen (Laufschritt) über 50 bis 100 m, kurzfristige Unterbrechung der Respiration mit dem Atembeutel (S. 199) oder Einsatz zur Zugarbeit. Werden die erhobenen Symptome danach deutlicher, so sind sie als Hinweis auf die unzulängliche Funktionstüchtigkeit des Kreislaufes zu werten. Dabei ist insbesondere auf folgende Abweichungen zu achten: unverhältnismäßig starke Zunahme der Herz- und Pulsfrequenz (um mehr als ein Drittel bis die Hälfte des Ausgangswertes) und verzögerter, das heißt länger als 5 Minuten dauernder Rückgang auf die Ruhefrequenz; Auftreten oder Verstärkung von endo- oder perikardialen Nebengeräuschen, Arrhythmien des Herzschlages, positivem Venenpuls, venöser Stauung oder Zyanose der Schleimhäute; auffällige Ermüdung des kranken Tieres (langsam-schleppender Gang, Niederlegen).

Blutdruckmessung: In der Buiatrik hat die Kontrolle des Blutdruckes wegen des damit verbundenen Aufwandes noch keinen Eingang in die Praxis gefunden. Mit entsprechender Ausrüstung ist es aber, insbesondere zu experimentellen Zwecken, möglich, ihn indirekt (unblutig: Manschettenmethode an Schwanz- oder Zehenarterie) oder direkt (blutig: Einführung eines elastischen Katheters in eine größere Arterie oder Vene) zu ermitteln, wobei die elektromanometrische Aufzeichnung die besten Resultate ergibt. Bei intravasaler Messung läßt sich mit Hilfe des von der V. jugularis oder der A. carotis bis in die rechte beziehungsweise linke Herzkammer vorgeschobenen Katheters auch der intrakardiale Blutdruck feststellen, was die Diagnostik angeborener Herzmißbildungen erleichtert. Auf Herzhöhe umgerechnet beträgt der mittlere systolische Druck in der A. carotis gesunder Rinder 145 (120 bis 190), der diastolische Druck dagegen 90 (70 bis 130) mm Hg; beide sinken bei Herzinsuffizienz (Endo-, Perikarditis) ab. In der V. jugularis herrscht normalerweise nur ein Druck von wenigen mm Hg ober- oder unterhalb des Luftdruckes; bei manifester traumatischer Perikarditis oder Trikuspidalklappenstenose steigt er bis auf 25 mm Hg an.

Ermittlung des Blut- und des Herzminutenvolumens: Die insgesamt im Tierkörper kreisende sowie die pro Herzschlag oder innerhalb einer Minute geförderte Blutmenge läßt sich durch Kontrolle der sukzessiven Verdünnung intravenös verabreichter Farbstoffe (S. 144 f.) oder nach der Thermodilutionsmethode feststellen. Für das Rind werden im Schrifttum als Normalwerte genannt: Blutvolumen 50 bis 85 ml/kg Körpergewicht, Herzschlagvolumen 743 ± 74 ml, Herzminutenvolumen 35 bis 46 l/min oder 100 bis 130 ml/kg KGW/min. Bei Behinderungen der Herztätigkeit (zum Beispiel bei traumatischer Herzbeutelentzündung) sind Schlag- und Minutenvolumen vermindert. Eine verzögerte oder gar abnorme Verteilung des mittels Katheters an bestimmten Stellen des Kreislaufes (vor allem aber innerhalb des Herzens) abgegebenen Farbstoffes läßt Rückschlüsse auf angeborene Mißbildungen oder erworbene Vitien zu.

Mit den genannten Verfahren lassen sich die wichtigsten Funktionsstörungen des Zirkulationsapparates, insbesondere der Zustand der *Herzinsuffizienz* und derjenige des *Kreislaufversagens,* erkennen und unterscheiden. Bei leichterer Insuffizienz ist das Herz nur unter entsprechender Belastung, in schwereren Fällen aber auch schon in Ruhe (latente oder relative beziehungsweise klinisch manifeste oder absolute Herzinsuffizienz) nicht mehr befähigt, die den Anforderungen entsprechende Blutmenge in die großen Arterien auszuwerfen und/oder aus den Venenstämmen aufzunehmen (*‚forward failure‘:* vermindertes Schlagvolumen, schwacher oder unregelmäßiger Puls, Blässe der Schleimhäute; beziehungsweise *‚backward failure‘:* positiver Venenpuls oder Stauung der V. jugularis, Zyanose der Schleimhäute). Als Kreislaufversagen wird das Auftreten eines krankhaften Mißverhältnisses zwischen dem Durchblutungsbedarf der Gewebe und der diesen nicht mehr deckenden Blutvolumenleistung des Herzens bezeichnet (Kollaps, Schock: Kreislaufdysregulation). Dabei versucht der Organismus zunächst, das verfügbare Blut durch sympathikotone Gegenregulation (nämlich durch Engerstellen der Gefäße untergeordneter Organe) auf die lebenswichtigen Organe zu konzentrieren (= Zentralisation des Kreislaufes): kompensierter Kollaps oder Schock (→ anämische Schleimhäute, Extremitäten und Körperoberfläche kühl, frequenter fadenförmiger Puls, Blutdruck leicht erniedrigt). Tritt hiernach keine Normalisierung ein, so kommt es in der zweiten Phase infolge Lähmung der Vasokonstriktoren zur Dekompensation (das heißt zur ungenügenden Sauerstoffversorgung von Herz und Gehirn) und zum ‚Versacken‘ des Blutes in der venösen Peripherie[1]: Entspannungsschock (→ weitere Zunahme der Pulsfrequenz und Abfallen des Blutdruckes bei getrübtem Bewußtsein und motorischer Unruhe). Nach Schädigung der großen Parenchyme wird der Zustand schließlich irreversibel: paralytischer Schock (→ zyanotische Schleimhäute, Puls kaum noch fühlbar und Blutdruck nicht mehr zu messen, hochfrequente oberflächliche Atmung, Koma). Entsprechend den auslösenden Ursachen ist des weiteren zwischen allergisch-anaphylaktischem, anämischem (= hämorrhagischem), bakteriotoxischem (‚septischem‘), elektrischem, hypothermischem, kardialem, neurogenem und traumatischem Schock zu unterscheiden.

Blut

In wertvoller Ergänzung der ohne Laborhilfe ermittelten grobsinnlichen Kreislaufbefunde kommt der näheren Untersuchung des Blutes auf seine verschiedenen Merkmale (hämatologische Parameter) oft entscheidende diagnostische Bedeutung zu. Abweichungen von der beim gesunden Tier innerhalb eines normalen Schwankungsbereiches gehaltenen *zellulären und biochemischen Zusammensetzung* dieser Körperflüssigkeit (= neuroendokrin gesteuerte *Homöostase* des Blutes) können mitunter schon

[1] Beim Rind führt die Tympanie des Pansens durch den damit verbundenen erhöhten intraabdominalen Druck leicht zu einer derartigen Kreislaufdysregulation.

frühzeitig auf das Vorliegen eines krankhaften Zustandes hinweisen. Verfeinerte technische Hilfsmittel und vereinfachte Bestimmungsverfahren (gebrauchsfertige Reagenzienpackungen) ermöglichen es heute auch dem in der Rinderpraxis tätigen Tierarzt, derartige Untersuchungen vorzunehmen und so seine *diagnostischen Möglichkeiten* zu erweitern. Wichtige Voraussetzung für die richtige Beurteilung der erhaltenen Resultate ist allerdings eine genaue Kenntnis der ‚*Normalwerte*' (das heißt Erfahrung mit der Beeinflußbarkeit der Bestandteile und Eigenschaften des Blutes durch physiologische und pathologische Faktoren) sowie der methodisch bedingten Fehlerquellen. Gerade in der hämatologischen Diagnostik kommt es darauf an, stets kritisch zu überprüfen, ob der Laborbefund in das Gesamtbild der übrigen Krankheitserscheinungen ‚hineinpaßt' — und damit entsprechende Aussagekraft erlangt — oder nicht.

Die als ‚normal' geltenden *Schwankungen der quantitativen und qualitativen Zusammensetzung des Rinderblutes* (in den Übersichten 16 und 17 als ‚Streuung' angegeben) sind vor allem von *inneren Faktoren*, wie Rasse, Alter und Geschlecht des einzelnen Tieres, bei weiblichen Rindern des weiteren von Trächtigkeit, Abkalbevorgang und Laktation abhängig. So korreliert die Konzentration bestimmter Blutbestandteile (Hämoglobin-, Albumin- und Globulingehalt) nicht nur mit dem Lebensalter der Probanden, sondern auch mit ihrer Tagesmilchleistung; als verhältnismäßig groß erweisen sich aber — insbesondere bei Jungtieren — die individuellen Unterschiede der Blutzusammensetzung. — An *äußeren Faktoren*, welche sich mehr oder weniger stark auf die einzelnen Blutparameter auswirken, sind Fütterung und Haltung (einschließlich der hieran gekoppelten klima-, jahreszeit- und höhenlagebedingten Einflüsse), prophylaktische und therapeutische Maßnahmen (zum Beispiel Impfungen) sowie die näheren Umstände (Termin, Ort und Technik) der Blutprobenentnahme zu nennen. Tageszeit- und damit fütterungsabhängige Veränderungen der Blutzusammensetzung betragen beim Rind weniger als 5 % der betreffenden Mittelwerte: Morgens ist der Gehalt an Hämoglobin, Gesamteiweiß, Milchsäure, anorganischem Phosphor, Natrium, Kupfer und Eisen am höchsten, während Harnstoff, Blutzucker, Kalzium, Magnesium und Kalium sowie die meisten Serumenzymaktivitäten zum gleichen Zeitpunkt ihr Tagesminimum aufweisen. Bedeutsamer sind jedoch die Folgen des blutentnahmebedingten ‚Stress': Die durch längeres Treiben, das Einfangen und die Fixation der Probanden sowie den Einstichschmerz (insbesondere bei wiederholten Punktionsversuchen) ausgelösten neurohormonalen Reaktionen führen bei manchen Blutbestandteilen zu Konzentrationsveränderungen um 5 bis 15 % und mehr. Außerdem verschiebt sich die Zusammensetzung des Blutes bei länger anhaltender Stauung der anzustechenden Vene: So tritt noch während der Blutgewinnung eine Zunahme des Hämatokritwertes und des Hämoglobingehaltes ein; 20 bis 30 Minuten später fällt die Zahl der eosinophilen Leukozyten ab, und der Blutzuckerspiegel steigt, während die Aktivität der alkalischen Phosphatase und der Laktatdehydrogenase sowie der Gehalt an 11-Hydroxykortikosteroiden schwanken. Daher ist immer anzustreben, die genannten Beunruhigungen möglichst zu vermeiden: Zur *stressfreien Gewinnung* mehrerer Blutproben nacheinander (mit mehrstündigen Entnahmepausen) kann man die mit einem gut passenden Mandrin versehene Kanüle in der Drosselvene belassen, wenn das Tier während dieser Zeit mit einem Halfter (nicht mit der Halskette!) festgebunden bleibt. Für tage- oder gar wochenlang auszudehnende Untersuchungen ist das Blut durch einen in der V. jugularis verbleibenden Schlauchkatheter aus Polyvinylchlorid oder Teflon (50 bis 100 cm lang, 1 bis 2 mm stark)[1] zu entnehmen, der — ähnlich wie bei der Dauertropfinfusion (S. 512) — unter sterilen Kautelen eingeführt und dann an der Körperoberfläche des solange auszubindenden Probanden befestigt wird. Um das Verstopfen des Verweilkatheters durch während der Entnahmeintervalle entstehende Blutgerinnsel zu ver-

[1] Laborhandel

hüten, ist er mit heparinhaltiger physiologischer Kochsalzlösung (50 bis 5000 I. E./ml) zu beschicken. Bei längerem Liegenbleiben eines solchen Katheters nimmt allerdings die Gefahr mechanischer Reizungen der Venenwand mit nachfolgender bakterieller Infektion (→ Endo- und Thrombophlebitis) sowie embolisch-metastasierender Keimverschleppung zu, weshalb vorbeugende Gaben von Antibiotika angezeigt erscheinen.

Die Summe der genannten inneren und äußeren blutparameter-beeinflussenden Faktoren wirkt sich zwar von Fall zu Fall unterschiedlich stark aus; für die Beurteilung der Resultate bleibt dies in praxi aber meist von untergeordneter Bedeutung, weil der ‚*Normalbereich*' der einzelnen Blutbestandteile mit $\bar{x} \pm 2\,s$ üblicherweise ziemlich weit gefaßt ist. Für regelmäßig zu wiederholende Herdenkontrollen (‚metabolische Profile') und wissenschaftliche Versuchsreihen können die Grenzen zwischen den noch als ‚gesund' und den als ‚krankhaft' anzusprechenden Befunden dagegen — nach Vornahme der hierzu erforderlichen Kontrolluntersuchungen — wesentlich enger gezogen werden.

Technik der Blutentnahme

Beim Rind werden Blutproben in der Regel durch Punktieren einer der größeren, leicht zugänglichen Venen, nämlich der *Drosselvene* (V. jugularis) oder der auch *Milchader* genannten *Eutervene* (V. subcutanea abdominis), mittels einer Hohlnadel gewonnen. Bei widersetzlichen Tieren kann hierfür statt dessen die *Schwanzvene* (V. coccygica media) gewählt werden. Aus angeritzten *peripheren Venen,* zum Beispiel denen *des Ohres* (V. auricularis oralis oder aboralis) hervorquellende Blutstropfen eignen sich vor allem zum Nachweis von Blutparasiten. Vor der Blutentnahme muß das Tier sachgemäß *fixiert* (S. 4 ff.) und die Haut an der betreffenden Stelle *desinfiziert* werden (S. 508). Zur Vermeidung der Übertragung von Infektionserregern ist auch bei herdenweise erfolgender Probengewinnung für jedes Tier eine *gesonderte, keimfrei gemachte Kanüle* zu verwenden. Die Spitze der Hohlnadel sollte scharf angeschliffen sein, um das Durchstechen der Haut zu erleichtern. Thrombophlebitisch veränderte Gefäße sind tunlichst nicht zu punktieren (Ausweichen auf eine andere Vene). Statt der zur Blutentnahme aus Drossel- und Eutervene entwickelten besonderen Kanülen[1] können auch die zur intravenösen Injektion üblichen Hohlnadeln[2] benutzt werden. Um die vor allem in Brucellose- und Leukose-Kontrollprogrammen erforderliche Entnahme zahlreicher Blutproben (‚Massentätigkeit') zu vereinfachen und zu verhüten, daß sich der damit beschäftigte Tierarzt ständig mit Blut verunreinigt, sind hülsenförmige Instrumente konstruiert worden, die das zu füllende Blutröhrchen aufnehmen und zum Teil noch mit einem besonderen Kanülenhalter verbunden sind[3]. Bei Kälbern ist die Drosselvene besser mit einer scharfen Hohlnadel der Größe wie für intramuskuläre Injektionen[4] anzustechen.

Zu der in Deutschland bevorzugten *Blutentnahme aus der V. jugularis* wird diese unmittelbar vor der Punktion mit Hilfe eines im unteren Halsbereich anzulegenden Staustrickes (Aderlaßschnur)[5], einer Staukette[6] oder einer Stauzange[7] bis zum prallen Hervortreten des Gefäßes *komprimiert* (Abb. 136, 137); bei Kälbern kann die Jugular-

---

[1] Aesculap/Tuttlingen Nr. SR 906 R; Chiron/Tuttlingen Nr. 507 011, 507 012, 507 015, 507 016, 525 051 bis 525 054, 525 061; Hauptner/Solingen Nr. 18 051-18 060.

[2] Aesculap/Tuttlingen Nr. SR 730, SR 731; Chiron/Tuttlingen Nr. 525021/8 oder 525021/9; Hauptner/Solingen Nr. 17 110.

[3] Chiron/Tuttlingen Nr. 507 026, 507 030, 507 045; Hauptner/Solingen Nr. 18 100, 18 200 a.

[4] Aesculap/Tuttlingen Nr. SR 722; Chiron/Tuttlingen Nr. 525021/4 oder 525021/6; Hauptner/Solingen Nr. 16 950/I-9, 16 970 a.

[5] Chiron/Tuttlingen Nr. 507 300; Hauptner/Solingen Nr. 18 290.

[6] Hauptner/Solingen Nr. 18 580.

[7] Aesculap/Tuttlingen Nr. B 220 N; Hauptner/Solingen Nr. 18 320.

vene auch mit einer den Hals kräftig von unten her umfassenden Hand gestaut werden. Während des im oberen Halsdrittel mit der fest am Konus erfaßten Kanüle und ruckartig, in Richtung auf das gegenüberliegende Ohr des Tieres auszuführenden Einstiches empfiehlt es sich, das Gefäß hier zwischen zwei angelegten Fingern so zu fixieren, daß es in der lockeren Unterhaut nicht ‚wegrollt'. Gewisse Schwierigkeiten (Nichtauffinden der Vene) ergeben sich mitunter bei älteren Bullen und Ochsen mit dicken Haut- oder Fettfalten, bei im Schock befindlichen Patienten oder bei exsikkotischen Kälbern; in solchen Fällen ist der Punktionsversuch an einer anderen Vene zu wiederholen. Nach Entnahme der Blutprobe wird zunächst das Stauinstrument gelöst und erst dann die Hohlnadel aus dem Gefäß herausgezogen.

Bei Kühen läßt sich die ihrer prallen Füllung wegen am Unterbauch deutlich sicht- und palpierbare *Eutervene* (ohne Stauvorrichtung) leicht anstechen. Dazu muß das Tier aber durch geeignete Zwangsmaßnahmen (Kniefalten- und Schwanzgriff, S. 6, 13) am Ausschlagen gehindert werden, damit es nicht nach dem gebückt neben ihm stehenden

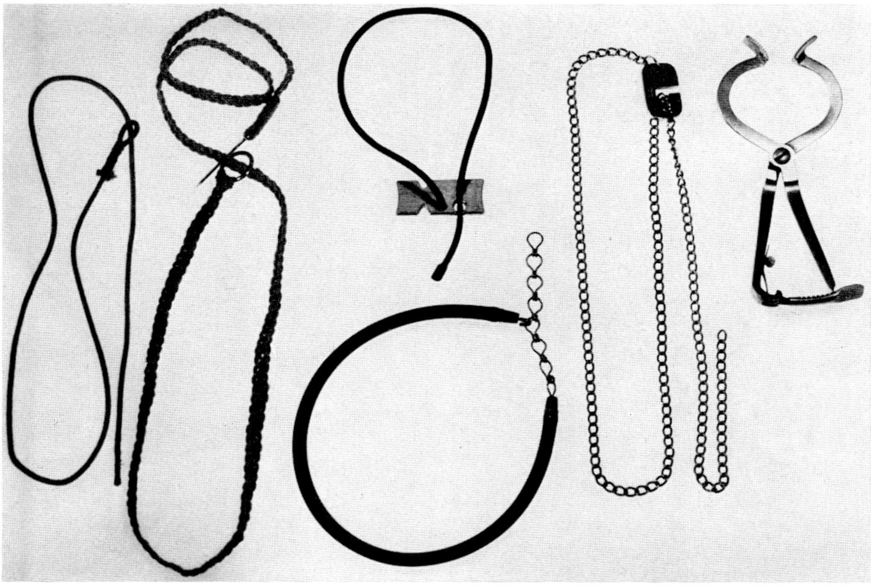

Abb. 136. Instrumente zum Stauen der Drosselvene für die Blutprobenentnahme oder intravenöse Infusion beim Rind (von links nach rechts): Aderlaßschnur mit Öse, geflochtene Aderlaßschnur mit Ring und Dorn, Staugummibinde mit Feststellplatte, Kompressionsschlauch mit Kette und Haken, Staukette nach Witte und Stauzange nach Schecker

Blutprobennehmer oder nach der bereits in die Milchader eingeführten Kanüle treten kann; der Nachteil der Eutervenenpunktion besteht nämlich in der Gefahr, die Einstichstelle an diesem bodennah gelegenen Gefäß zu verschmutzen und zu infizieren. Es sind auch einzelne Unfälle bekannt geworden, bei denen tragende Tiere infolge versehentlichen Anstechens der Gebärmutter abortiert haben.

Die Punktion der *Schwanzvene* ist vor allem dort üblich, wo in großen Milchkuhbetrieben oder Mastrinderherden Reihenblutproben im Melkstand beziehungsweise im Zwangsgang (S. 2 f.) entnommen werden müssen (Nord- und Südamerika). Dabei erfolgt der Einstich an der Unterseite des hierzu von einem Helfer — ähnlich wie bei der ‚Schwanzbremse' (S. 13) — fast senkrecht hochgehaltenen Schwanzes, und zwar zwischen dem 6. und 7. Schwanzwirbel, das heißt etwa dort, wo die Afterschwanzfalten auslaufen. Hier ist eine 15 bis 20 mm lange und 1,2 mm starke Kanüle[1] mit aufgesetzter Spritze wenig rechts der Medianen 8 bis 12 mm tief (bis auf knöchernen Widerstand) senkrecht vorzustoßen; dann wird unter leichtem Zurückziehen des Instrumentes Blut angesaugt. Bei dieser Art der Blutentnahme können bis zu hühnereigroße Hämatome entstehen (Abb. 138). Die versehentliche Punktion der dicht neben der V. coccygica media verlaufenden Schwanzarterie soll ohne Nachteil sein, weil die

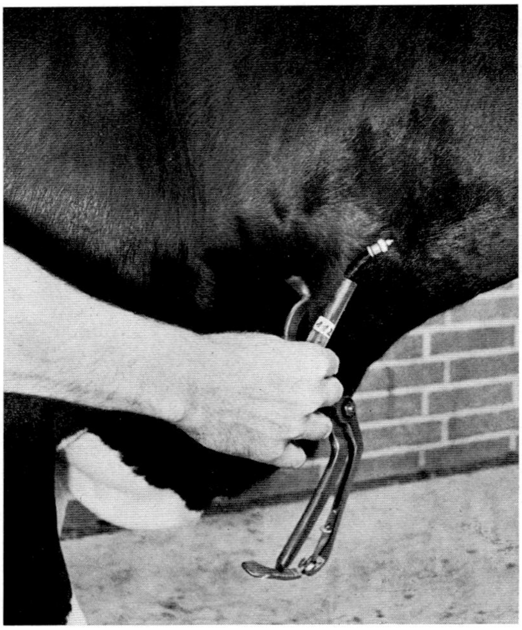

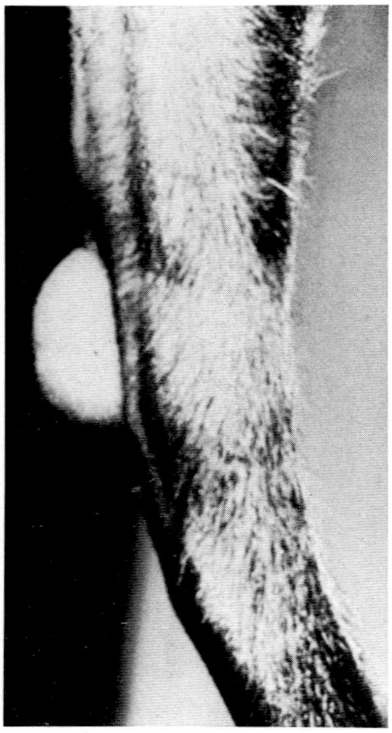

Abb. 137, 138. Links Entnahme einer Blutprobe aus der mittels SCHECKER'scher Stauzange komprimierten V. jugularis; rechts ein bei der Blutentnahme aus der Schwanzvene entstandenes hühnereigroßes Hämatom

Zusammensetzung des arteriellen Blutes am Schwanz weitgehend derjenigen des dort entnommenen Venenblutes entspricht. Letzteres weist jedoch einen deutlich höheren Serumgehalt an anorganischem Phosphor und an Kalium als Jugularvenenblut auf.

Für den Nachweis von Blutparasiten (Babesien, Anaplasmen, Theilerien, Trypanosomen) ritzt man beim Rind am besten einen der *Venenäste an der Außenseite der Ohrmuschel* mit der scharfen Spitze einer Hohlnadel oder einer Lanzette an. Bei ungenügender Füllung dieser Adern ist die Haut des Ohres zuvor gründlich abzureiben (Spiritus-Tupfer) oder eine straffe Ligatur um die Ohrwurzel zu legen. Ein Tropfen des aus der Punktionsstelle hervortretenden Blutes wird dann mit einem Objektträger aufgenommen und in der üblichen Weise ausgestrichen (Abb. 139).

Gewinnung und Aufbewahrung der Blut-, Plasma- und Serumproben

Das im Strahl aus der Punktionskanüle abfließende Venenblut wird in je nach Bedarf 10 bis 50 ml fassenden sauberen, mittels 95 %igem Alkohol oder Äther getrockneten und erforderlichenfalles auch mit einem gerinnungshemmenden oder konservierendem *Zusatz* (Übersicht 14) beschickten Glas- oder Plastikröhrchen so aufgefangen,

[1] Hauptner/Solingen Nr. 16951422

daß es *ohne Wirbel- und Schaumbildung* an der Gefäßwand herabläuft; auf diese Weise läßt sich eine mechanische Zerstörung roter Blutkörperchen (Hämolyse) weitmöglichst vermeiden (Abb. 137). Zur Gewinnung von *umweltkeimfreien Blutproben* für mikrobiologische Untersuchungen ist ein geschlossenes steriles Entnahmesystem (Punktionskanüle mit aufgesetzter Spritze[1] oder Hohlnadel mit Schlauchverbindung zu evakuierter Blutkulturflasche[2]) erforderlich.

Übersicht 14. Gerinnungshemmende Zusätze für die Haltbarmachung von Rinder-Vollblutproben

Zusatz (Antikoagulans)	für 10 ml Blut benötigte Menge	geeignet für	Haltbarkeit der Blutprobe
Heparin[1]	1—2 mg	Hämozytologie, Gewinnung von Blutplasma	16 Stunden
Dinatrium-EDTA (Titriplex III)[2]	10—20 mg	Hämozytologie, Gewinnung von Blutplasma	10 Stunden
EDTA-Formalinlösung (50 g Titriplex III[2] 10 ml Formalin 35 %ig 150 ml aqua dest.)	4 Tropfen (im Röhrchen eintrocknen lassen)	Hämozytologie	3 Tage
Natriumzitrat[3] (als Substanz oder in 3,8 %iger Lösung)	20—40 mg	Hämozytologie, Blutgerinnungsuntersuchungen	10 Stunden
Natriumoxalat[4]	20—40 mg	Hämozytologie, Blutgerinnungsuntersuchungen	10 Stunden

[1] Vetren-Promonta/Hamburg
[2] Merck/Darmstadt Nr. 8418
[3] Merck/Darmstadt Nr. 6447
[4] Merck/Darmstadt Nr. 6556

Die *weitere Behandlung* des derart aufgefangenen Blutes richtet sich danach, welchen Untersuchungen die Probe dienen soll; üblicherweise braucht man:

— *Nativblutausstrich* (auf Objektträger, Abb. 139) für Differentialblutbild und Nachweis von Blutparasiten;
— *Vollblut* (= mit gerinnungshemmendem Zusatz [Übersicht 14] stabilisiertes Nativblut) für Hämozytologie (Hämatokrit, rotes und weißes Blutbild, Hämoglobinbestimmung), Säure-Basen-Status (pH-Wert, Standardbikarbonat), Blutmetaboliten-Bestimmung (Glukose, Ketonkörper, Milchsäure, Ammoniak, Brenztraubensäure) und Ermittlung des Gehaltes an bestimmten Schwermetallen (Blei, Zink, Mangan, Molybdän, Kadmium[3]);
— *Blutplasma* (= der nach dem Abzentrifugieren der Blutzellen übrigbleibende Anteil des Vollblutes) für die Bestimmung der Blutgerinnungsfaktoren (Fibrinogen, Thromboplastin und andere) sowie der auch im Serum nachweisbaren Bestandteile (siehe dort);
— *Blutserum* (= der nach dem Gerinnen des Blutes durch Abgießen oder Zentrifugieren vom Koagulum abgetrennte Anteil des Nativblutes) für folgende Untersuchungen: Serumeiweißbild (Gesamteiweißgehalt, Albumin und Globuline), Elektrolytstatus (Gehalt an Natrium, Kalium, Kalzium, Magnesium, anorganischem Phosphor und Chlorid), Spurenelemente (Konzentration von Eisen, Kup-

[1] Einmalblutentnahmegerät Venex-Aesculap/Tuttlingen Nr. SR 91.
[2] Biotest-Seruminstitut/Frankfurt-Niederrad.
[3] Gegebenenfalls sind zur Blutentnahme besondere, zuvor metallfrei gemachte Gefäße zu verwenden.

fer und Zink[1]), Spiegel der Metaboliten (Glukose, Reststickstoff, Harnstoff, Kreatinin, Bilirubin und andere mehr), Lipidstatus (Gesamtlipide, Triglyzeride, unveresterte Fettsäuren, β-Lipoproteide, Phosphatide, Cholesterin), Serumenzymaktivitäten (Cholinesterasen, Phosphatasen, Dehydrogenasen, Transaminasen und weitere) sowie Immunoserologie (Antikörpernachweis).

Im einzelnen ist hierzu wie folgt vorzugehen:

Für den *Nativblutausstrich* wird ein kleiner, mit Hilfe des Blutröhrchenstopfens auf einen trockenen, entfetteten Objektträger verbrachter Tropfen frisch entnommenen Blutes mit einem geschliffenen Deckgläschen (oder einem zweiten Objektträger) möglichst dünn und gleichmäßig ausgestrichen (Abb. 139). Um das Präparat zu kennzeichnen, werden Ohrmarkennummer oder Name des Tieres mit Bleistift auf dem getrockneten Blutfilm vermerkt. (In gleicher Weise können zwar während der auf Übersicht 14 genannten Haltbarkeitsfristen auch *Vollblut-Ausstriche* angefertigt werden; um beste Voraussetzungen für die spätere Differenzierung der Blutzellen zu schaffen, sollte das Ausstreichen aber stets zum frühestmöglichen Zeitpunkt erfolgen.) Das Anfärben der ausgestrichenen Blutzellen erfolgt entweder auf einer Färbebrücke (durch Überschichten) oder in einer Färbeküvette (durch Eintauchen). Dabei wird der Ausstrich für die Pappenheim-(= May-Grünwald/Giemsa)-Färbung zunächst 2 bis 3 Minuten lang mit alkoholischer Eosin-Methylenblau-Lösung[2] fixiert; die Lösung wird anschließend mit der gleichen Menge neutralisierten destillierten Wassers (oder Weise's Puffergemisch pH 7,2) verdünnt und weitere 1 bis 2 Minuten einwirken gelassen. Hiernach wird sie abgegossen, das Präparat mit frisch hergestellter Giemsa-Gebrauchslösung (10 Tropfen Giemsa-Stammlösung[3] auf 10 ml neutralisiertes aqua dest. oder Weise's Puffergemisch) 15 bis 20 Minuten lang gegengefärbt, gründlich mit neutralisiertem Wasser abgespült und auf einer Trockenbank (senkrecht stehend luftgetrocknet. Nach dieser panoptischen Färbung (Tafel 3) erscheinen die oxyphilen (= reifen oder hämoglobinhaltigen) Erythrozyten rötlichorange, die Zellkerne der weißen sowie der unreifen roten Blutkörperchen und deren Vorläufer blauviolett, die basophilen Anteile des Zytoplasmas der Leukozyten graublau bis blau, die Granula der basophilen Granulozyten dunkelviolett (und – im Gegensatz zu

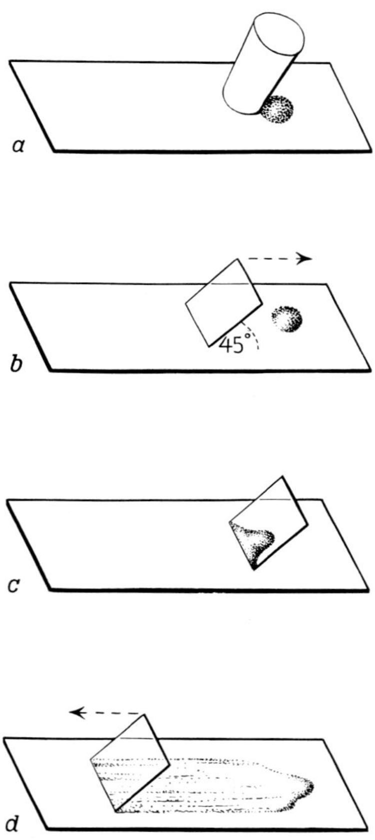

Abb. 139. Anfertigen eines Blutausstriches:

Auftragen des Blutstropfens am Ende des Objektträgers mit Hilfe des Blutröhrchenstopfens (a)

Heranführen des mit einer Kante quer auf dem Objektträger aufgesetzten und im Winkel von 45 Grad zu diesem gehaltenen Deckgläschens an den Blutstropfen (b)

Ausbreiten des Blutstropfens im Winkel zwischen Deckgläschen und Objektträger (c)

Ausziehen des Blutstropfens zum Ausstrich durch vorsichtiges Verschieben des dabei unverändert im Winkel von 45 Grad zum Objektträger gehaltenen Deckgläschens *vor* dem sich zum Film ausbreitenden Blut her (d)

---

[1] Gegebenenfalls sind zur Blutentnahme besondere, zuvor metallfrei gemachte Gefäße zu verwenden.
[2] Merck/Darmstadt Nr. 1352 oder 1424. [3] Merck/Darmstadt Nr. 9203 oder 9204.

den wasserfesten Granula der Gewebsbasophilen oder Gewebsmastzellen — ‚verwaschen'), diejenigen der eosinophilen Granulozyten orangeleuchtend und die der neutrophilen Granulozyten des Rindes grau bis schwärzlich (staubartig). Die azurophile ‚Bestäubung' des Zytoplasmas der Monozyten ist nur in gut ausgestrichenen und mit neutralisiertem aqua dest. behandelten Präparaten deutlich zu erkennen; sie ist dann ebenso wie die in manchen Lymphozyten enthaltenen Azurgranula karmesinrot. Andere panoptische Färbeverfahren (nach WRIGHT, ROMANOWSKI oder GIEMSA) ergeben ähnliche Resultate.

Für die Gewinnung von *Vollblutproben* ist das Nativblut in einem Röhrchen aufzufangen, das einen gerinnungshemmenden Zusatz (in Substanz oder in Form der eingetrockneten Lösung[1]) enthält. Die Wahl des Zusatzes richtet sich nach den geplanten Untersuchungen (Übersicht 14, 16, 17). Zur raschen Auflösung und Verteilung des Antikoagulans sollte das Röhrchen nur zu zwei Dritteln mit Blut gefüllt, anschließend sofort verschlossen und mehrmals vorsichtig gekippt werden (nicht schütteln: → Hämolyse!). Für die Ermittlung des Säure-Basen-Status ist die Blutprobe außerdem unter Luftabschluß zu halten (Entnahme in 2-ml-Plastikspritze für einmaligen Gebrauch). Bei der Bestimmung verschiedener Metaboliten ist es nötig, die im Vollblut auch nach der Entnahme noch weiterlaufenden Stoffwechselvorgänge durch Fluoridierung (2 ml 1 %ige Natriumfluoridlösung pro Röhrchen) oder Enteiweißung (zum Beispiel mit Perchlorsäure) zu blockieren; der abzentrifugierte Überstand bleibt dann einige Tage lang stabil.

Zur Gewinnung von *Blutplasma* wird die betreffende Vollblutprobe etwa 10 Minuten lang bei 3000 bis 5000 Umdrehungen pro Minute zentrifugiert; der danach vorsichtig abzugießende Überstand (= Blutplasma) ist von gelblicher Farbe und oft leicht bis deutlich getrübt; eine rötliche Färbung weist auf den Übertritt von Blutfarbstoff aus den Erythrozyten in das Plasma hin (Hämolyse). Üblicherweise wird Blutplasma nur zur Bestimmung von Blutgerinnungsfaktoren und bestimmten Metaboliten (Übersicht 16, 17) benutzt; in den anglo-amerikanischen Ländern werden aber auch alle übrigen Serumbestandteile im Plasma ermittelt, wobei sich ähnliche Werte wie bei Serumanalysen ergeben.

Grundlage der meisten biochemischen Blutuntersuchungen ist hierzulande das *Blutserum.* Da Zeitpunkt und Art der Abtrennung des Serums vom Nativblut-Koagulum die Konzentration einer Reihe seiner Inhaltsstoffe nennenswert beeinflussen können, sollte die Serumgewinnung stets in derselben Weise und besonders sorgfältig erfolgen, damit die Vergleichbarkeit der Ergebnisse sichergestellt ist. Hierzu gehört, daß das die Nativblutprobe enthaltende, 10 bis 25 ml fassende Glas- oder Plastikröhrchen[2] bis zur vollständigen Gerinnung des Blutes, das heißt mindestens 1 Stunde lang, nicht erschüttert werden darf (kein Autotransport!). Um den Gerinnungsvorgang zu fördern, sind die Blutproben nach der Entnahme am besten ebensolange im Brutschrank (37 °C) oder bei Zimmertemperatur (im Winter in der Nähe eines Heizkörpers) aufzubewahren. Danach können sie zum Untersuchungslabor transportiert werden. Hier wird dann möglichst bald der obere Rand des Blutkuchens mit Hilfe eines rundgeschmolzenen Glasstäbchenendes von der Wand des Probenröhrchens gelöst. Die Abtrennung des Serums vom Koagulum sollte dann zwar möglichst innerhalb von 1 Stunde, und zwar durch 10 bis 30 Minuten dauerndes Zentrifugieren bei 3000 bis 5000 Umdrehungen pro Minute erfolgen; klinisch brauchbare Untersuchungsergebnisse (mit Abweichungen in der Größenordnung von ± 5 bis 10 %) sind aber auch mit Serumproben zu erhalten, die durch 12- bis 24stündiges Stehenlassen (Absetzen des Gerinnsels) gewonnen wurden. Vorsichtig abgegossenes Rinderserum ist fast immer klar und farblos bis gelb-

[1] So wird vermieden, daß sich das Volumen der Blutprobe verändert.
[2] Heute werden bevorzugt Kunststoffröhrchen zur einmaligen Benutzung verwandt.

lich; Rotfärbung zeigt eine schon intra vitam oder erst nach der Blutentnahme eingetretene Hämolyse an. Läßt sich die Rotfärbung durch erneutes Zentrifugieren nicht beseitigen, oder erscheint die Serumprobe getrübt, geleeartig oder geronnen, so sollte sie verworfen werden, da ihre Untersuchung dann meist falsche Resultate ergibt. (Das gilt insbesondere für solche Bestandteile, deren Konzentration in den roten Blutkörperchen höher ist als im Plasma oder Serum, zum Beispiel Kalium und Laktatdehydrogenase). Deshalb sind mit der Post versandte Nativblutproben vom Rind für die meisten biochemischen Untersuchungen ungeeignet. Dagegen kann das sachgemäß vom Blutkuchen abgetrennte Serum ohne weiteres verschickt werden, wenn gewährleistet ist, daß die Probe innerhalb von 2 bis 3 Tagen im Labor eintrifft. Die Konservierungsbedingungen für Serumproben richten sich vor allem nach den an ihnen vorzunehmenden Untersuchungen (Übersicht 17). Falls die Analyse noch am Entnahmetag erfolgt, kann die Probe solange bei Zimmertemperatur aufbewahrt bleiben. Bei Kühlschrankaufbewahrung (4° C) bleibt Rinderblutserum 4 bis 5 Tage, bei Tiefkühlung (unter — 10° C) mehrere Monate lang für die Zwecke klinischer Laboruntersuchungen brauchbar; auch wiederholtes Auftauen und Einfrieren tiefgekühlter Proben beeinflußt die Konzentration der meisten Seruminhaltsstoffe nicht wesentlich.

Untersuchung des Blutes

Die Diagnostik der mannigfaltigen krankhaften Veränderungen der einzelnen Bestandteile und Aufgaben des Blutes benötigt eine entsprechende Zahl besonderer Untersuchungsverfahren. Unter ihnen kommen neben der grobsinnlichen und physikalischen Prüfung der Beschaffenheit des Blutes vor allem der Hämozytologie (quantitative und morphologische Untersuchung der roten und weißen Blutkörperchen), der Hämobiochemie (Bestimmung der Blutmetaboliten, des Serumeiweißbildes, des Elektrolytstatus und ähnlichem mehr) sowie mikrobiologischen Untersuchungen (Nachweis von Infektionserregern und Antikörpern) praktische Bedeutung zu.

Grobsinnliche und physikalische Blutuntersuchung

Adspektorisch oder palpatorisch feststellbare Veränderungen der *Beschaffenheit (Farbe und Viskosität)* des Rinderblutes treten nur bei schwerster Erkrankung auf und geben sich dann meist schon während der Blutprobenentnahme oder anläßlich einer intravenösen Behandlung zu erkennen: Normalerweise erscheint Rinderblut kräftig rotgefärbt und fühlt sich mäßig dickflüssig-klebrig an; bei fortgeschrittener Blutarmut ist es auffallend hellrot-dünnflüssig, bei schwerer Hämoglobinämie (Blutauflösungskrankheit) aber kaffeebraun-wäßrig und bei Methämoglobinämie (zum Beispiel infolge Nitratvergiftung) schokoladebraun. Nach starkem Flüssigkeitsverlust (Exsikkose, Dehydration) ist dagegen ebenso wie bei schwerer Allgemeininfektion oder -intoxikation und im Stadium der Agonie oft eine dunkel- bis schwarzrote Färbung und eine auffallend dickflüssige Beschaffenheit des Blutes zu beobachten.

Die *Blutmenge* beträgt beim Rind etwa $^1/_{15}$ (oder 7 %) des Körpergewichtes. Die genaue Bestimmung des Blutvolumens stützt sich auf die intravenöse Injektion radioaktiv markierter Substanzen oder bestimmter Farbstoffe (Bromsulfophthalein[1] oder EVANS-Blau[2]: 0,1 bis 0,2 ml der 1- bis 2%igen Lösung pro kg KGW) und Bestimmung des Gehaltes einer 10 Minuten später entnommenen Kontrollblutprobe an dem betreffenden Mittel. Dabei bedient man sich folgender Formeln:

[1] Bromthalein-Merck/Darmstadt. [2] Merck/Darmstadt Nr. 3169.

a b c

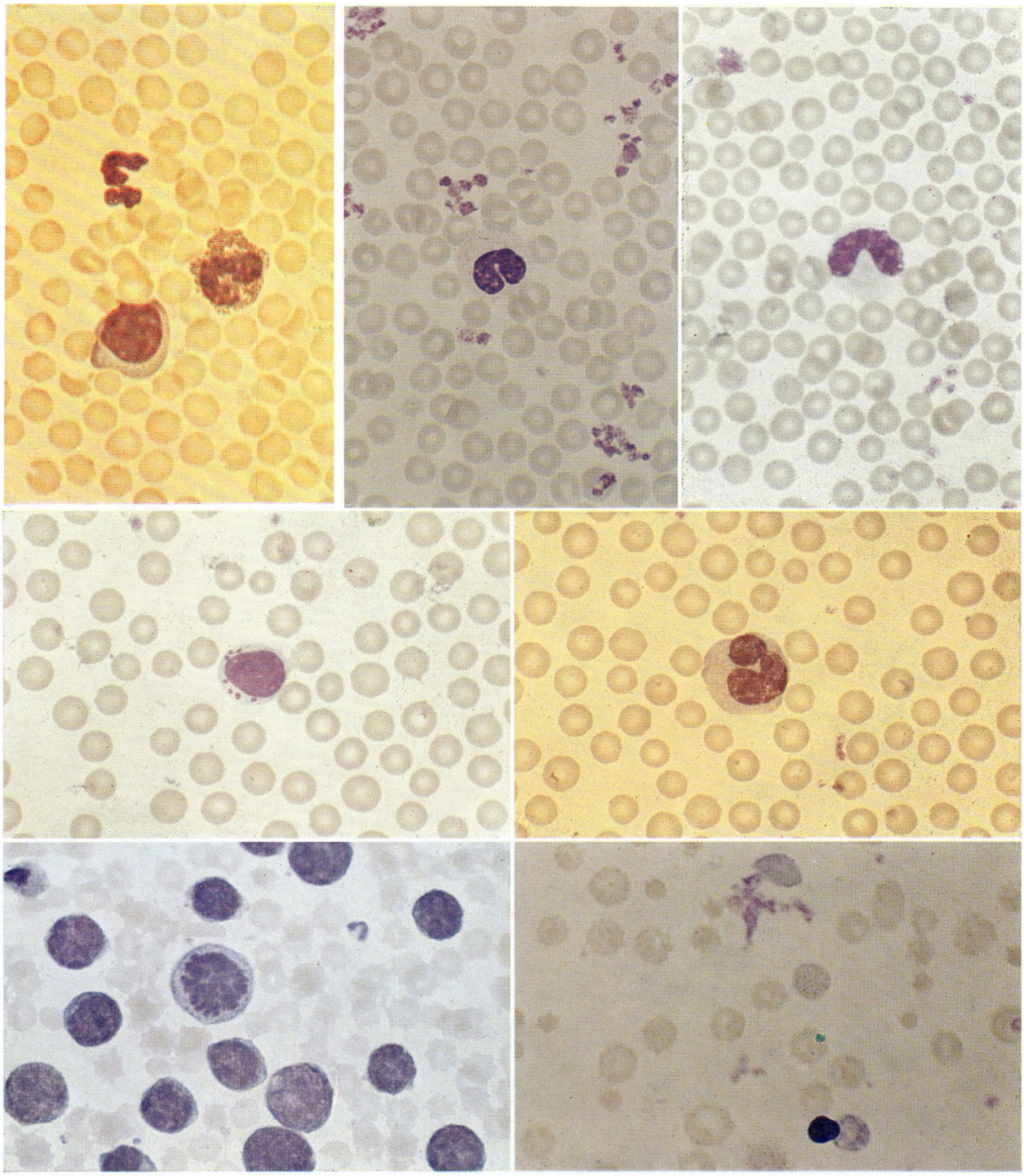

d e f g

Blutzellen des Rindes (MAY-GRÜNWALD/GIEMSA-Färbung, Vergrößerung 1000fach):

a. neutrophiler segmentkerniger Granulozyt (oben links), großer Lymphozyt mit breitem Zytoplasmasaum (unten links), eosinophiler Granulozyt (Mitte rechts)
b. stabkerniger neutrophiler Granulozyt mit ‚toxischer' Granulation (Kuh mit Coli-Mastitis)
c. ‚jugendlicher' neutrophiler Granulozyt (Metamyelozyt) eines sepsiskranken Patienten (‚pyämischer Schub')
d. Lymphozyt mit Azurgranula
e. Monozyt mit azurophiler ‚Bestäubung' des Zytoplasmas
f. Blutbild einer leukosekranken Kuh (34 000 Leukozyten/mm^3 Blut, davon 87 % lymphatische Zellen): massenhaft unreife Lymphozyten (Lymphoblasten), die zum Teil in Mitose begriffen sind (Bildmitte)
g. anämisches Blutbild einer Kuh mit schwerer puerperaler Hämoglobinurie (2,3 Millionen Erythrozyten/mm^3 Blut): ungleiche Größe, Form und Färbung der roten Blutkörperchen (Anisozytose, Poikilozytose, Polychromasie), basophile Tüpfelung der Erythrozyten sowie ein in Entkernung begriffener Erythroblast (Mitte des unteren Bildrandes)

$$\text{Plasmavolumen (ml)} = \frac{\text{injizierte Farbstoffmenge (mg)}}{\text{ermittelte Farbstoffkonzentration (mg/ml venöses Blut)}}$$

$$\text{Blutvolumen (ml)} = \frac{\text{Plasmavolumen (ml)} \times 100}{[100 - \text{Hämatokritwert des Venenblutes (\%)}]}$$

Normalerweise ist das relative Blutvolumen beim neugeborenen Kalb am höchsten (etwa 115 ml/kg KGW); später sinkt es in Korrelation mit zunehmendem Alter und Körpergewicht auf Werte von 50 bis 85 ml/kg KGW bei erwachsenen Rindern ab; dabei beträgt das Plasmavolumen 35 bis 45 ml/kg KGW. Nach Blutverlust, Wasserhaushaltsstörung sowie Transfusion einer größeren Blut- oder Infusion einer nennenswerten Flüssigkeitsmenge verändert sich das Blutvolumen nur für kurze Zeit, weil es bei Hypovolämie innerhalb weniger Minuten durch Freisetzen von Reserven aus den Blutzellspeichern (Milz) und/oder interstitiell gelagerten Flüssigkeitsdepots wieder aufgefüllt —, im Falle einer Hypervolämie dagegen ebenso rasch durch Ableiten des Überschusses in andere Gewebsräume normalisiert wird.

Die Ermittlung der Senkungsgeschwindigkeit der Blutzellen ist in der Buiatrik von geringem Interesse, weil die *‚Blutsenkung'* beim Rind verhältnismäßig langsam abläuft, von Krankheitsvorgängen nur unwesentlich beeinflußt wird und zudem in enger (negativer) Korrelation zum wesentlich einfacher festzustellenden Hämatokrit-Wert sowie zur Erythrozytenzahl pro mm^3 steht Blut (S. 146). Änderungen der Untersuchungstechnik, wie Verdünnen des Blutes mit Natriumzitrat-Lösung oder Schrägstellen der Blutsenkungspipette, konnten die diagnostische Brauchbarkeit des Verfahrens nicht wesentlich verbessern[1]. Für klinische Zwecke kommt daher der unten geschilderten Bestimmung des *Hämatokrit-Wertes* (das ist der prozentuale Anteil der Erythrozyten am Blutvolumen) größere diagnostische Bedeutung zu. Weitere physikalische Untersuchungsmethoden, etwa die Messung des spezifischen Gewichtes oder der Viskosität von Vollblut, Blutplasma oder Serum, sowie die Ermittlung der osmotischen Resistenz der Erythrozyten, haben in der Diagnostik am kranken Rind ebenfalls keinen Eingang gefunden, weil sie — ähnlich wie die Eiweißlabilitätsproben (S. 165) — nur unspezifische Hinweise geben.

Untersuchung des Blutbildes (Hämozytologie)

Viele Rinderkrankheiten gehen mit bestimmten, mehr oder weniger pathognostischen Veränderungen quantitativer und/oder morphologischer Eigenschaften der *roten* und/oder *weißen Blutkörperchen* einher, so daß einer klinischen Überprüfung derselben entsprechende diagnostische Aussagekraft zukommt. Bezüglich der *Blutplättchen* (Thrombozyten) wird auf den Abschnitt über die Untersuchung der Blutgerinnungsfähigkeit verwiesen (S. 151).

Rotes Blutbild

Das rote Blutbild umfaßt außer dem Hämatokrit-Wert und dem Hämoglobingehalt pro 100 ml Blut Angaben über Zahl, Größe, Gestalt, Reifegrad und Farbstoffgehalt der roten Blutkörperchen (Übersicht 16):

Die Bestimmung des *Hämatokrit-Wertes* stützt sich auf einfache Hilfsmittel und ist daher auch im Praxislabor leicht zu bewerkstelligen. Der prozentuale Anteil der roten Blutkörperchen am Blutvolumen wird durch Zentrifugieren einer Vollblutprobe bei 2300 g ermittelt (HEDIN oder VAN ALLEN). Hierzu ist sie beim Makroverfahren 1 Stunde lang in einem WINTROBE-Röhrchen[2] (Tafel 4/a) bei 4000 Umdrehungen pro Minute —, bei der genaueren Mikrohämatokrit-Methode dagegen $7^1/_2$ Minuten lang in einem

[1] Bei einer Röhrchenneigung von 45° und einem Hämatokrit von 30 % beträgt die Blutsenkungsgeschwindigkeit des Rindes zum Beispiel 3,6 mm in 24 Stunden.
[2] Laborhandel.

besonderen Kapillarröhrchen[1] bei 5000 bis 10 000 Umdrehungen pro Minute auszuschleudern (Abb. 140). Hiernach wird festgestellt, wieviel Prozent der Gesamtblutsäule auf die unterhalb der grau-rötlich erscheinenden ‚Speckhaut' des Leukozytensaumes endende Erythrozytensäule entfällt. Der auch ‚packed cell volume' (PCV) genannte Hämatokritwert korreliert (positiv) mit der Zahl der roten Blutkörperchen und mit dem Hämoglobinhalt im Blut des betreffenden Tieres. Im peripheren Blut liegt der Hämatokritwert etwas höher als im Blut der Jugular- oder Eutervenen. Bei anämischen Patienten sinkt der Hämatokrit bis auf Werte unter 25 % ab, während bei ausgeprägter Dehydration (Exsikkose, S. 159) solche von 40 bis 45 % und mehr gemessen werden (= ‚Hämokonzentration'). Beim Ablesen des Hämatokrits kann gleichzeitig auch das über der Leukozytenschicht gelegene Blutplasma grobsinnlich in bezug auf Farbe (rot bei Hämoglobinämie) und Durchsichtigkeit beurteilt werden. Der Leukozytensaum wird nur bei extremer Vermehrung der weißen Blutkörperchen so dick, daß er zur semiquantitativen Schätzung herangezogen werden kann.

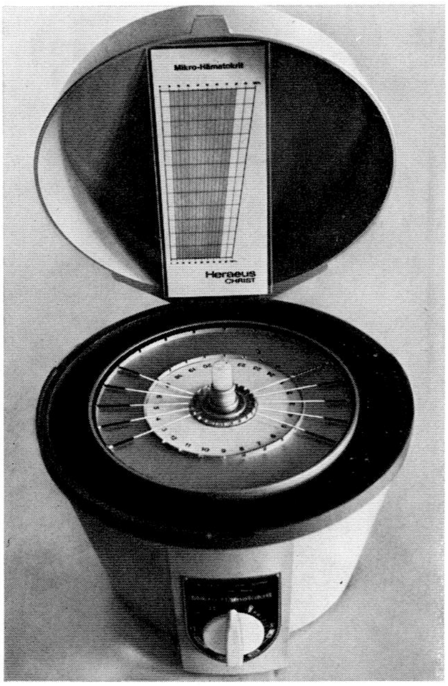

Abb. 140. Mikrohämatokrit-Zentrifuge mit 10 eingelegten Hämatokritröhrchen

Der *Hämoglobingehalt* des Blutes steht ebenso wie der Hämatokrit-Wert in enger Beziehung zur Erythrozytenzahl, so daß man unter Praxisbedingungen auf die gleichzeitige Untersuchung aller drei Parameter meist verzichten kann (Ausnahmen: Patienten mit Veränderungen im roten Blutbild!). Die Bestimmung des Hämoglobinspiegels erfolgt nach Hämolysierung einer abgemessenen Blutmenge und Zyanidzusatz durch photometrisches Vermessen der Konzentration des dabei entstandenen Zyanmethämoglobins (Hämoglobinzyanid-Methode). Dieses, mit einfachen Testreagenzkombinationen[2] durchführbare Verfahren liefert zuverlässige Ergebnisse und hat die älteren Bestimmungsmethoden (zum Beispiel diejenige nach Sahli) völlig verdrängt. — Der Hämoglobingehalt im Blut von Rinderföten beträgt während der zweiten Hälfte der intrauterinen Entwicklung bereits 8 bis 10 g pro 100 ml. Zum Zeitpunkt der Geburt macht der elektrophoretisch nachweisbare Anteil fötalen Blutfarbstoffes am Gesamthämoglobingehalt etwa 80 % aus; er wird dann innerhalb der ersten 2 bis 3 Lebensmonate durch Erwachsenen-Hämoglobin ersetzt. Kälber weisen einen höheren Hb-Gehalt im Blut auf als erwachsene Rinder (Übersicht 16), bei denen Werte unter 7 g pro 100 ml als leicht, und solche unter 4 g pro 100 ml als hochgradig anämisch zu beurteilen sind. In Kälbermastbetrieben sollte der Bestandsdurchschnitt des Blutfarbstoffspiegels bei artgemäßer Haltung und Fütterung der Tiere nicht unter 6 g Hämoglobin pro 100 ml Blut absinken (‚Kälbergutachten', 1973).

Die *Zahl der pro mm³ Blut enthaltenen Erythrozyten* kann mittels Kammerzählung (Genauigkeit: ± 10 bis 20 %) oder mit Hilfe eines elektronischen Blutkörperchenzählgerätes[3] (Genauigkeit: ± 5 %) ermittelt werden; letztere werden vor allem für Reihen-

[1] Laborhandel.
[2] Boehringer/Mannheim Nr. 15 927.
[3] Zum Beispiel Coulter Counter — Coulter Electronics/Krefeld oder Fisher Autocytometer — Fisher Scientific/Dortmund.

blutuntersuchungen eingesetzt. Für die Kammerzählung ist in einer Erythrozytenmischpipette[1] zunächst Vollblut (bis zur Marke 0,5) und dann HAYEM'sche Lösung[2] (bis zur Marke 101) aufzunehmen (= Verdünnung 1 : 200). Nach gründlichem Durchmischen des Pipetteninhaltes und Ausblasen des zellfrei gebliebenen englumigen Pipettenabschnittes wird eine bereits mit Deckglas versehene Blutzählkammer[1] vorsichtig mit dem Gemisch gefüllt. Nach Auszählen der in fünf Netzquadraten zweiter Ordnung befindlichen roten Blutkörperchen ergibt sich durch Multiplikation mit dem Faktor 10 000 die Zahl der Erythrozyten pro mm^3 Blut. — Beim Rinderfötus nimmt der Gehalt des Blutes an roten Blutkörperchen in der zweiten Hälfte des intrauterinen Lebens allmählich bis auf Werte von 6 bis 7 Millionen pro mm^3 zu. Nach der Geburt setzt in den ersten 2 bis 3 Wochen eine zunehmende Aktivität der knochenmarksständigen Erythropoese ein, während alternde rote Blutkörperchen nun in vermehrtem Maße abgebaut werden (‚Mauserung' des Blutes). In den folgenden Wochen und Monaten wird die Neubildung von Erythrozyten durch die vor allem bei reiner Milchnahrung knappe Eisenversorgung begrenzt (→ ‚weißes' Kalbfleisch); daher zeigen Milchmastkälber häufig eine mehr oder wenig stark ausgeprägte ferriprive Anämie. Trotzdem liegt die Zahl der roten Blutkörperchen pro mm^3 Blut bei Kälbern und Jungrindern meist noch etwas höher als bei gesunden erwachsenen Tieren (Übersicht 16); außerdem weisen geschlechtsreife Bullen normalerweise etwas höhere Erythrozytenwerte auf als gleichaltrige weibliche Rinder. Bei letzteren nimmt die Zahl der roten Blutkörperchen im Verlauf der Trächtigkeit leicht ab, um beim Kalben plötzlich stark anzusteigen und sich innerhalb der nächsten 10 Tage wieder zu normalisieren. Hochlaktierende Milchkühe können ebenfalls einen fütterungsbedingten Abfall der Erythrozytenzahl bis auf leicht anämische Werte zeigen (etwa infolge mangelhafter Versorgung mit Eiweiß, Eisen, Kupfer oder Kobalt). Beim Rind ist eine *Anämie,* je nach der ermittelten Erythrozytenzahl, als leicht (3,5 bis 5 Millionen/mm^3), mäßig (2,5 bis 3,5 Millionen/mm^3) oder schwer (unter 2,5 Millionen/mm^3) zu bezeichnen. Das Absinken der Zahl der roten Blutkörperchen auf Werte unter 1,5 Millionen/mm^3 Blut ist als prognostisch ungünstiges, lebensbedrohliches Symptom zu werten. Je nach der im Einzelfall vorliegenden Pathogenese der Blutarmut ist zwischen *hämorrhagischer* (das heißt auf akutem oder chronischem Blutverlust beruhender), *hämolytischer* (also durch intravasale Auflösung roter Blutkörperchen bedingter) und *hypoplastischer Anämie* (bei unzureichender Fähigkeit des roten Knochenmarks, Erythrozyten zu bilden) zu unterscheiden (Übersicht 15), von denen jede wiederum verschiedenste Ursachen haben kann. (Einzelheiten über diese sind dem Band über die Krankheiten des Rindes zu entnehmen).

Das *mittlere Volumen der roten Blutkörperchen* (‚mean corpuscular volume' = MCV) ergibt sich durch Teilung des Erythrozytengesamtvolumens (= Hämatokrit-Wert, S. 145) durch die Zahl der roten Blutkörperchen pro mm^3 Blut und beträgt beim Rind zwischen 40 und 60 μm^3. Mit Hilfe dieses Wertes lassen sich die Anämien je nach der Erythrozytengröße in *normozytäre, mikro-* und *makrozytäre Formen* unterteilen.

Der *mittlere Hämoglobingehalt des einzelnen Erythrozyten* (‚mean corpuscular hemoglobin' = MCH oder HbE) ist durch Teilung des Gesamt-Hämoglobingehaltes durch die Zahl der Erythrozyten pro mm^3 zu errechnen und bewegt sich beim Rind zwischen 14 und 24 pg. In ähnlicher Weise läßt sich auch die *mittlere Hämoglobinkonzentration der roten Blutkörperchen* (‚mean corpuscular hemoglobin concentration' = MCHC) ausrechnen, indem man den Gesamt-Hämoglobingehalt durch den Hämatokrit-Wert teilt; sie beträgt normalerweise zwischen 26 und 34 % und gestattet ebenso wie der HbE-Wert die Unterscheidung *normo-* und *hypochromer Anämien.*

[1] Laborhandel.
[2] Merck/Darmstadt Nr. 7260.

Übersicht 15. Unterscheidungsmerkmale der Anämien

Anämie	sichtbare Schleimhäute	Harn		Serum	Blutausstrich	Besondere Befunde
		Hämoglobin	Sterkobilinogen	hämolytisch	unreife Erythrozytenvorläufer	
(post) hämorrhagische Anämie:	blaß bis porzellanfarben	—	—	—	+	Hinweise auf akuten oder chronischen äußeren oder innerlichen Blutverlust (Trauma, Ulkus, Tumor, operativer Eingriff)
hämolytische Anämie:	blaßgelb (anämisch und ikterisch)	+	+	+	+	Hinweise auf das Vorliegen einer zu intravasaler Hämolyse führenden (alimentär-toxischen, parasitären oder infektiösen) Erkrankung
hypoplastische Anämie:	blaß	—	—	—	—[1]	Hinweis auf das Vorliegen eines knochenmarksschädigenden (tumorös, infektiös, parasitär, mangel- oder toxisch bedingten) Krankheitsprozesses

[1] vielfach auch Leukozyto- und Thrombozytopenie

Weitere, krankhafterweise auftretende *Veränderungen von Größe, Gestalt und Färbeverhalten der Erythrozyten* sind bei der mikroskopischen Betrachtung eines panoptisch gefärbten Blutausstriches zu erkennen (Tafel 3/g). Dabei kommt vor allem dem morphologischen Vergleich der roten Blutzellen untereinander (Normo-, Mikro-, Iso-, Aniso-, Poikilozytose) sowie etwaigen Innenstrukturen derselben, das heißt dem Nachweis unreifer Erythrozyten oder ihrer Vorläufer (Polychromasie, basophile Tüpfelung, Retikulozyten, HEINZ'sche Innenkörper, Erythroblasten) diagnostische Bedeutung zu. Die kennzeichnende netzartige Substancia filamentosa der Retikulozyten läßt sich allerdings nur durch Supravitalfärbung mit Brilliant-Kresylblau[1] (nach VACHA) sichtbar machen. Beim Mustern des roten Blutbildes wird dann die Zahl der auf 1000 Erythrozyten anzutreffenden Retikulozyten festgestellt und (in ‰) angegeben. Im peripheren Blut über 2jähriger gesunder Rinder kommen keine Retikulozyten vor. Bei jüngeren Tieren sind solche Zellen vereinzelt, bei bis zu 2 Tage alten Kälbern unregelmäßig und in geringer Zahl (1 bis 10 ‰) zu finden. Bei anämischen Rindern zeigt sich das Ausmaß der reparatorischen erythropoetischen Reaktion des Knochenmarks im Ansteigen des Retikulozytengehaltes auf 1 bis 50 ‰. Das Blut gesunder Kälber enthält in den ersten 3 Lebensmonaten normalerweise mehr (im Mittel 20 ‰) innenkörperhaltige Erythrozyten als das älterer Rinder; bei infektiös- oder toxisch-anämischen Leiden kann der Prozentsatz solcher Zellen weiter zunehmen. Wegen der Inkonstanz derartiger Befunde ist die diagnostische und prognostische Bewertung der Zahl der Retikulozyten und der mit HEINZ'schen Innenkörperchen behafteten Erythrozyten allerdings schwierig.

Weißes Blutbild

Das weiße Blutbild (Übersicht 16) umfaßt die Gesamtleukozytenzahl und die durch mikroskopische Musterung von 100 (oder 200) weißen Blutkörperchen im panoptischen

[1] Merck/Darmstadt Nr. 1280.

Ausstrich ermittelten prozentualen (oder absoluten) Anteile der einzelnen Leukozytenarten (neutro-, eosino- und basophile Granulozyten, Lymphozyten und Monozyten) hieran (= Differentialblutbild); dabei ist auch auf das etwaige Vorkommen unreifer Vorläufer der weißen Blutzellen zu achten (stabkernige und jugendliche neutrophile Granulozyten, Prolymphozyten oder Lymphoblasten).

Die *Zahl der pro mm³ Blut enthaltenen Leukozyten* kann durch Kammerzählung oder mit einem elektronischen Blutkörperchenzählgerät[1] (Reihenuntersuchungen) ermittelt werden. Zur Kammerzählung wird zunächst in einer Leukozytenmischpipette[2] bis zur Marke 0,5 Vollblut und dann bis zur Marke 11 TÜRK'sche Lösung[3] (Eisessig- 3,0 ml, 1 %ige Gentianaviolett-Lösung 2,0 ml, aqua dest. ad 100,0 ml) aufgezogen (= Verdünnung 1 : 20). Beim gründlichen Durchmischen des Pipetteninhaltes werden die roten Blutkörperchen zerstört und die Kerne der Leukozyten angefärbt. Hiernach ist der zellfrei gebliebene englumige Pipettenabschnitt leerzublasen und die mit einem Deckglas versehene Zählkammer[2] mit der Lösung zu beschicken. Nach Auszählen der in 4 Netzquadraten erster Ordnung enthaltenen weißen Blutkörperchen erhält man durch Multiplikation mit dem Faktor 50 die Gesamtleukozytenzahl pro mm³ Blut. (Falls im Blutausstrich auch kernhaltige Erythrozytenvorläufer enthalten sind, muß die ermittelte Zahl um einen entsprechenden Betrag vermindert werden.) Verfahren zur semiquantitativen Bestimmung der Leukozytenzahl (Hämatokrit, S. 145; SCHALM-Test, S. 414) haben sich wegen ihrer Ungenauigkeit und des seltenen Vorkommens ausgeprägter Leukozytosen beim Rind nicht als brauchbar erwiesen. — Die elektive Auszählung der *eosinophilen Leukozyten* erfolgt in ähnlicher Weise wie das Zählen der Leukozyten, doch wird zum Verdünnen des Blutes DUNGER'sche Lösung (2%ige wäßrige Eosinlösung[4] 10 ml, Azeton 10 ml, aqua dest. ad 100 ml; Verdünnungsgrad 1 : 10) verwendet und die gesamte Kammer (= alle 9 Netzquadrate erster Ordnung) ausgezählt (Umrechnungsfaktor: 11.1).

Beim Rind steigt die *Leukozytenzahl* des Fötalblutes während der zweiten Hälfte der intrauterinen Entwicklung annähernd kontinuierlich an und erreicht bei der Geburt 6000 bis 12 000 pro mm³ Blut. Postnatal nimmt die Zahl der weißen Blutkörperchen dann bis zur 7. oder 8. Lebenswoche wieder bis auf Werte zwischen 5000 und 6000 pro mm³ ab und bleibt hiernach bei Mastkälbern bis zum Erreichen der Schlachtreife auf diesem niedrigen Niveau; wiederkäuergerecht (das heißt schon frühzeitig mit Rauhfutter) ernährte Aufzuchtkälber erreichen dagegen mit etwa 15 Wochen wieder die schon zum Zeitpunkt ihrer Geburt vorhandenen Werte. Jungrinder haben dann bis zu einem Alter von 3 Jahren höhere Leukozytenzahlen als ältere Rinder. Beim Einzeltier kann die Gesamtzahl der weißen Blutkörperchen von Tag zu Tag erheblichen Schwankungen unterliegen und außerdem auch jahreszeitliche oder haltungsbedingte Unterschiede (mit Minimalwerten im Winter) zeigen.

Ein Absinken der Leukozytenzahl auf Werte unter 5000 pro mm³ Blut gilt als *Leukozytopenie*. Eine solche Reaktion kommt beim Rind als Folge verschiedenartiger Belastungen (‚Stress') ziemlich häufig vor, hält aber meist nur wenige Stunden oder einige Tage an, um dann in reaktive Leukozytose überzugehen. So wird vor allem im Anfangsstadium schwerer Intoxikations- oder Infektionskrankheiten (insbesondere virusbedingter Leiden) eine vorübergehende Leukozytopenie beobachtet; tritt die reaktive Vermehrung der weißen Blutkörperchen hiernach nur verzögert ein oder bleibt sie gar völlig aus, so ist dies als prognostisch ungünstiges Zeichen (Störung der zellulären Abwehrmechanismen) zu werten.

[1] Zum Beispiel Coulter Counter — Coulter Electronics/Krefeld oder Fisher Autocytometer — Fisher Scientific/Dortmund.
[2] Laborhandel. [3] Merck/Darmstadt Nr. 9277. [4] Merck/Darmstadt Nr. 1342, 1343.

Eine nennenswerte *Leukozytose* kann beim Rind zwar unter Umständen schon nach stärkerer körperlicher Anstrengung (wie Treiben, Zwangsmaßnahmen, Brunst, Kalbevorgang) eintreten; meist ist sie aber die reaktive Folge einer akuten viralen oder bakteriellen Lokal- oder Allgemeininfektion. Dabei bleibt das Ausmaß der Leukozytenvermehrung in der Regel auf Werte unter 20 000 Zellen pro mm^3 Blut begrenzt; mitunter ist sogar trotz Vorliegens schwerer eitriger Prozesse (purulent-jauchige Bauchfellentzündung, abszedierende Lungenentzündung) nur eine geringfügige Leukozytenreaktion (mit oder ohne Kernlinksverschiebung) festzustellen. Dagegen scheint das Ausschwemmen bakterieller Erreger in die Blutbahn ziemlich regelmäßig mit ausgeprägter leukozytärer Reaktion einherzugehen.

Zur Ermittlung des *Differentialblutbildes* (Übersicht 16) werden auf einem sachgemäß angefertigten und panoptisch gefärbten Blutausstrich 100 bis 200 weiße Blutkörperchen mikroskopisch (Ölimmersion) nach ihren auf Seite 142 geschilderten morphologischen und färberischen Eigenschaften gemustert (Tafel 3) und die auf die einzelnen Leukozytenarten entfallenden prozentualen Anteile errechnet (= Relativwerte). Aus diesen läßt sich unter Zuhilfenahme der Gesamtleukozytenzahl die Zahl der pro mm^3 Blut enthaltenen neutro-, eosino- und basophilen Granulozyten, Lymphozyten sowie Monozyten errechnen (= Absolutwerte). Letztere sind für die Beurteilung des Blutbefundes mitunter aussagekräftiger als erstere. Im Rinderblutausstrich kann die Unterscheidung größerer ‚atypischer' Lymphozyten von den Monozyten gewisse Schwierigkeiten bereiten. Die Leukozyten-Differenzierung sollte daher im dünneren Teil des Ausstriches erfolgen, wo die Blutzellen gut ausgebreitet nebeneinander (nicht übereinander) liegen. Hier geben sich die Monozyten durch ihren tiefer gelappten Kern, dessen gefelderte Chromatinstruktur und den relativ breiten Zytoplasmasaum besser zu erkennen. Neben segmentkernigen neutrophilen Granulozyten kommen im Blut gesunder Rinder vereinzelt auch jüngere neutrophile Leukozyten vor (höchstens 3 %), deren Kern nicht oder nur andeutungsweise (das heißt zu weniger als der Hälfte seiner Breite) eingekerbt (= segmentiert) ist. Das vermehrte Auftreten solcher ‚stabkerniger' und noch unreiferer, nämlich ‚jugendlicher', normalerweise nur im Knochenmark anzutreffender neutrophiler Leukozyten (= Metamyelozyten oder gar Myelozyten mit ‚wurst'-förmigem beziehungsweise rundlich-ovalem Kern) wird als ‚Kernlinksverschiebung' bezeichnet; ein solcher Befund geht meist mit ausgeprägter Leukozytose einher und zeigt die vermehrte Ausschwemmung von weißen Blutkörperchen aus ihren Bildungsstätten an. Eine isolierte Zunahme der segmentkernigen neutrophilen Granulozyten wird dagegen ‚Kernrechtsverschiebung' genannt. Das Ausmaß der Veränderung kann in Form des Kernverschiebungsindex (KVI = Anzahl der nichtsegmentierten -: Anzahl der segmentierten neutrophilen Granulozyten) zahlenmäßig erfaßt werden. — Im Vergleich zu anderen Haustierarten ist das Differentialblutbild des Rindes durch einen hohen Anteil lymphozytärer Elemente gekennzeichnet (sogenanntes ‚lymphatisches' Blutbild). Er beträgt im 4. bis 6. Fötalmonat 70 bis 80 % und fällt dann bis zur Geburt auf rund 50 % ab; der Anteil der segmentkernigen neutrophilen Granulozyten nimmt in der zweiten Hälfte der intrauterinen Entwicklung umgekehrt von 10 auf 40 % zu, während sich der Prozentsatz der übrigen Leukozytenarten während des fötalen Lebens nur geringfügig ändert. Postnatal vermehrt sich der relative Anteil der Lymphozyten und Monozyten im peripheren Blut mit steigendem Körpergewicht etwas; die absolute Zahl der Lymphozyten pro mm^3 Blut sinkt jedoch bis zum 5. Lebensjahr kontinuierlich ab, was zum Beispiel in der altersmäßigen Aufgliederung des ‚Leukoseschlüssels' (Übersicht 8) berücksichtigt worden ist. — Die fortschreitende Trächtigkeit wirkt sich beim Rind nicht in *Veränderungen des Differentialblutbildes* aus; einige Tage vor dem Kalbetermin steigt lediglich die Zahl der eosinophilen Granulozyten etwas an. Als Ausdruck des Geburtsstress zeigen sowohl Muttertier als Kalb neben einer Zunahme der

Leukozytengesamtzahl und des Anteiles der neutrophilen Granulozyten eine ausgeprägte Eosinopenie mit Normalisierung der Befunde innerhalb einer Woche. (Als Nachweis einer allgemeinen Stress-Reaktion gilt eine um 50 % von den Ausgangswerten abweichende Leukozytose und Eosinopenie.) Unter den krankheitsbedingten Abnahmen der Leukozytenzahl pro mm^3 Blut (*Leukozytopenie*) ist je nach der hierbei in erster Linie betroffenen Blutzellart zwischen *Neutropenie* und *Lymphozytopenie* zu unterscheiden, die zum Teil von einer *Eosinopenie* begleitet werden. Die gleichzeitige starke Abnahme aller Granulozytenformen einschließlich ihrer unreifen Vorläufer im peripheren Blut (= *Granulozytopenie*[1]) deutet auf eine infekt- oder toxisch bedingte Blockierung der zellulären Abwehr, oder eine Schädigung der myelopoetischen Funktion des Knochenmarkes (zum Beispiel bei chronischer Furazolidonvergiftung) hin. Bei akuten Infektionskrankheiten und Entzündungsvorgängen ist die der anfänglichen Verminderung weißer Blutzellen folgende Leukozytose meist durch vermehrtes Auftreten stabkerniger und jugendlicher neutrophiler Granulozyten gekennzeichnet; in späteren Stadien der Erkrankung überwiegt dagegen der Anteil reifer, das heißt segmentkerniger neutrophiler Granulozyten, während chronische Leiden mit anhaltender *Lympho-* oder *Monozytose* einhergehen können. Strenge, krankheitsphasengebundene Verschiebungen innerhalb des weißen Blutbildes sind beim Rind aber nur selten festzustellen. — Eine gutartige (benigne) dauerhafte *Lymphozytose* ist bei dieser Tierart gelegentlich im Gefolge chronischer Eiterungen (Leberabszeß, fremdkörperbedingte Bauchfell- oder Herzbeutelentzündung, abszedierende Pneumonie), aber auch bei chronischer Parasitose (Babesiose) und nach größerem Blutverlust zu beobachten. Eine solche Lymphozytenvermehrung muß (unter Berücksichtigung der Palpationsbefunde des Lymphapparates, S. 110) von der malignen (bösartigen) persistierenden Lymphozytose der Rinderleukose unterschieden werden (siehe auch Leukoseschlüssel, S. 113). Hierzu bieten morphologische und zytochemische Merkmale der lymphatischen Blutzellen allerdings wenig diagnostische Hilfe. — Das vermehrte Auftreten eosinophiler Granulozyten im Blut (*Eosinophilie*) läßt auf das Vorliegen einer allergischen Reaktion oder einer parasitären Invasion schließen. — Weitergehende Untersuchungen der weißen Blutkörperchen, zum Beispiel die Überprüfung ihrer Phagozytosefähigkeit, haben beim Rind keine praktisch-diagnostische Bedeutung erlangt.

Untersuchung der Blutgerinnungsfähigkeit

Die laboratoriumsmäßige Kontrolle der Blutgerinnung wird beim Rind nur selten, und zwar insbesondere zur ätiologischen Aufklärung einer krankhaften *Blutungsneigung (hämorrhagische Diathese)*[2] erforderlich. Die klinische Bedeutung der mehr als 10 am Blutgerinnungsvorgang beteiligten Faktoren ist in der Buiatrik zudem erst teilweise erforscht. Je nach der Pathogenese der verschiedenen *Blutungsübel* oder *Hämostaseopathien* ist zwischen *Störungen der Durchlässigkeit der Kapillaren* (Angiolopathie), *Verminderung der Zahl oder Hemmung der Funktionstüchtigkeit der Blutplättchen* (Thrombozytopenie beziehungsweise Thrombopathie) oder *gestörtem Ablauf des Gerinnungsvorganges* selbst (Koagulopathie) zu unterscheiden. Ihre differentialdiagnostische Abgrenzung stützt sich auf die Ermittlung der Thrombozytenzahl pro

[1] Der für diesen Befund ebenfalls übliche Begriff ‚*Agranulozytose*‘ bedeutet strenggenommen eine Vermehrung von ungranulierten Leukozyten.

[2] Folgende, größtenteils mit einer Schädigung des Knochenmarks einhergehende Rinderkrankheiten sind durch eine Störung der Blutgerinnungsfähigkeit gekennzeichnet: Vergiftungen durch Furazolidon, Adlerfarn, Kumarin, Indandione, trichloräthylenextrahiertes Sojaschrot, Stein- oder Honigklee; bestimmte Mykotoxikosen (“moldy corn poisoning”, Stachybotriotoxikose, Fusariotoxikose), Kälberleukose, Giftschlangenbiß, Strahlensyndrom.

mm^3 Blut, die Bestimmung der Blutungs- sowie der Blutgerinnungszeit, nötigenfalls auch auf die Messung des Plasmafibrinogehaltes.

Die direkte *Zählung der Blutplättchen* in der Zählkammer (Phasenkontrastmikroskop, Untersuchung binnen 30 Minuten nach der Entnahme) oder mit Hilfe eines elektronischen Partikelzählgerätes[1] ist für praktische Belange zu aufwendig, weshalb man sich meist mit dem weniger genauen indirekten Zählverfahren nach Fonio begnügt. Hierzu wird die Haut auf der Außenfläche eines Ohres des Patienten in der Umgebung eines venösen Blutgefäßes auf einem münzengroßen Bereich geschoren, gründlich gereinigt sowie desinfiziert (Äther, Brennspiritus) und die benutzte Flüssigkeit verdunsten gelassen; danach wird 1 Tropfen einer 14 %igen Magnesiumsulfatlösung auf das durch Fingerdruck gestaute Gefäß aufgebracht und die Haut hier mit der Spitze einer Kanüle oder Lanzette so durchstochen, daß sich der austretende Blutstropfen sofort mit der $MgSO_4$-Lösung vermischt. Auf diese Weise läßt sich das Verklumpen der Blutplättchen verhüten. Nach Abnahme des Mischtropfens mit dem Ende eines Objektträgers und Anfertigung eines anschließend panoptisch (S. 142) zu färbenden Blutausstriches können auf diesem die bei der Musterung von 1000 Erythrozyten anzutreffenden Thrombozyten ausgezählt werden (Lochblendenokular benutzen). Aus dem erhaltenen Wert ergibt sich durch Multiplikation mit der Zahl der pro mm^3 Blut enthaltenen roten Blutkörperchen und Division durch 1000 die absolute Thrombozytenzahl. Diese hat bei gesunden Rindern einen ziemlich großen physiologischen Schwankungsbereich (Übersicht 16). Als krankhaft ist erst das Absinken der Blutplättchenzahl auf Werte unter 100 000 pro mm^3 Blut zu beurteilen; ein solcher thrombozytopenischer Befund gilt als Hinweis auf eine ‚radiomimetische' Schädigung des roten Knochenmarks.

Die *Blutungszeit* nach Duke läßt sich durch in Abständen von 15 bis 20 Sekunden erfolgendes vorsichtiges Abtupfen des aus einer (mittels Hohlnadel, Lanzette oder Skalpell) an Flotzmaul oder Ohrmuskel frisch gesetzten kleinen Stichwunde hervortretenden Blutes bestimmen; dabei sollte die Wunde selbst möglichst nicht berührt werden. Normalerweise setzt die Blutgerinnung dann nach 3 bis 5 Minuten ein, während bei krankhafter Blutungsneigung mit dieser, zur raschen praxisnahen Orientierung geeigneten Methode Blutungszeiten von 10 bis 20 Minuten und mehr zu ermitteln sind. Solche Patienten fallen vielfach schon deshalb auf, weil sie aus geringfügigen oberflächlichen Verletzungen (Injektionsstelle, Ohrmarkeneinziehen, Nasengriff) anhaltend bluten; sie können nach einem chirurgischen Eingriff (Enthornung, Kastration) sogar verbluten, weshalb man jegliche Operation an ihnen bis zur Wiedererlangung der normalen Koagulationsfähigkeit des Blutes tunlichst vermeiden sollte.

Die Ermittlung der *Blutgerinnungszeit* erlaubt eine grobe Beurteilung des Koagulationsvermögens. Hierzu wird ein frisch entnommener Tropfen Nativblut auf durchsichtiger Unterlage (Uhrglasschälchen, Objektträger) alle 30 Sekunden mit der Spitze einer feinen Nadel oder mit einem Haar durchfahren und geprüft, nach welcher Zeit sich die ersten daran anhaftenden Fibrinfädchen zeigen. Das Ergebnis dieser Probe ist zwar stark temperaturabhängig; im Falle einer Koagulopathie erweist sich die Blutgerinnungszeit aber stets länger als 2 bis 5 Minuten.

Genauere Untersuchungen des Blutgerinnungsvorganges sind laborgebunden (Zentrifuge, Thermostat). In diesem Zusammenhang wird beim Rind vor allem die *Prothrombin-* oder Quick-*Zeit* (im Vollblut oder Plasma) mit dem Koagulometer nach Schnittker-Gross[2] bestimmt, die bei gesunden Tieren 10 bis 15 Sekunden beträgt. Dabei ist zu beachten, daß normales Rinderserum nach abgeschlossener Gerinnung noch einen Rückstand von 10 bis 15 % Prothrombin enthält. Der Prothrombinspiegel der großen

---

[1] Coulter Counter — Coulter Electronics/Krefeld oder Fisher Autocytometer — Fisher Scientific/Dortmund.

[2] Laborhandel.

Hauswiederkäuer wird durch Fütterung, Haltung, Jahreszeit und Alter wenig beeinflußt; Leberschädigungen führen jedoch zu einem der Schwere der Erkrankung entsprechenden Abfall des Prothrombingehaltes im Blut (S. 282 f.). Etwaige Blutgerinnungsstörungen beruhen bei den Boviden meist auf Hemmung der Prothrombin-Synthese oder auf Vitamin K-Mangel infolge Aufnahme von verdorbener mykotoxinhaltiger Silage, von Kumarin oder Indandionen („Süßklee"- oder Rodentizidvergiftung). Liegt der hämorrhagischen Diathese dagegen eine Gefäßwandschädigung oder Thrombozytopenie zugrunde, so kann sich die Blutgerinnung selbst dabei noch als weitgehend normal erweisen. Blutgerinnungsstörungen infolge Fibrinogenmangels sind beim Rind bislang nicht bekannt geworden, da sein Plasmafibrinogengehalt wesentlich höher ist als derjenige anderer Tierarten und des Menschen. In der Buiatrik kommt der Fibrinogenbestimmung jedoch für den Nachweis akuter oder chronischer entzündlicher Prozesse (insbesondere auch solchen der Leber, S. 278) Bedeutung zu, weil diese zu einer erheblichen Steigerung des Fibrinogenspiegels im Blut führen können.

Bezüglich der Prüfung der *Kapillarpermeabilität* wird auf Seite 133 verwiesen.

Biochemische Blutuntersuchung

Seit Mitte der sechziger Jahre haben die in der Biochemie und in der Laboratoriumsmedizin erzielten Fortschritte die diagnostischen Möglichkeiten nicht nur der Klinik, sondern auch der Landpraxis erheblich erweitert. Die derzeit üblichen Untersuchungsverfahren lassen sich je nach der anzuwendenden Technik in folgende 4 Gruppen aufgliedern:

1. *Schnellteste,* die schon innerhalb weniger Minuten nach der Blutentnahme, das heißt *am Patienten oder im Untersuchungsraum selbst* durchführbar sind; dabei werden Teststreifen in eine Nativblutprobe eingetaucht, etwa zur semiquantitativen Bestimmung des Blutzuckergehaltes[1] oder des Blut-Harnstoffspiegels[2].

2. *Schnellteste,* welche zwar die Gewinnung des *Blutserums* (S. 143) und das Abwarten einer gewissen *Reaktionszeit* erfordern, aber ebenfalls ohne besondere Meßgeräte in jedem tierärztlichen Labor vorgenommen werden können, zum Beispiel die semiquantitative Serumharnstoffbestimmung[3] oder die SGOT-Bestimmung[4].

3. *Photometrische Schnellmethoden* in Form handelsüblicher *Testkombinationen*[5] (Fertigpackungen), welche bei ausreichender Genauigkeit sowie minimalem Zeitaufwand quantitative Bestimmungen der verschiedenen Blutbestandteile ermöglichen. Dabei beschränkt sich der Untersuchungsgang auf die Serumgewinnung, das Abmessen einer bestimmten Serummenge und das Zupipettieren von ein oder zwei Reagenzlösungen. Bei der anschließenden photometrischen Vermessung der Intensität der eingetretenen Farbreaktion kann das Ergebnis unmittelbar an der Geräteskala abgelesen werden. (Einige im Handel befindliche vollautomatisch arbeitende Apparaturen dieser Art eignen sich für Reihenkontrollen; sie dürften aber für die tierärztliche Praxis in der Regel zu teuer sein.)

4. Untersuchungsverfahren, welche sich *besonderer Meßinstrumente,* wie *Flammenphotometer, Spektralphotometer* oder *Atomabsorptionsspektrometer,* bedienen. Diese analytischen Methoden arbeiten zwar prinzipiell einfach, rasch und zuverlässig; ihre Anwendung lohnt sich wegen des damit verbundenen apparativen Aufwandes aber nur für Laboratorien, in denen entsprechend große Probenzahlen (Reihenuntersuchungen) anfallen.

---

[1] Hämoglukotest-Boehringer/Mannheim, Dextrostix-Ames/Laborhandel.
[2] Azostix-Ames/Laborhandel, Merckognost: Harnstoff-Merck/Darmstadt.
[3] Urastrat-Warner & Chilcott/Gödecke-Freiburg, Merckognost: Harnstoff-Merck/Darmstadt.
[4] SGOT Screeningtest-Dade/München.
[5] Küvettentest-Dr. Lange/Berlin, Unitest-Biodynamics/Hamburg, Monotest-Boehringer/Mannheim.

Übersicht 16. Normalwerte der Zellmerkmale und Inhaltsstoffe im Vollblut und im Blutplasma des Rindes sowie diagnostische Bedeutung etwaiger Abweichungen [1]

Bestandteil	Parameter	Behandlung der Blutprobe		Haltbarkeit	Mittelwert für klinisch gesunde Rinder (Streuung)	Bedeutung eines höheren ↑ oder niedrigeren ↓ Wertes
		Zusatz[2] (weitere Maßnahmen)	Aufbewahrungstemperatur			
rotes Blutbild	Anteil der Erythrozyten am Blutvolumen (Hämatokrit, PCV):	gerinnungshemmender Zusatz	20 °C	1 Tag	36 (30—40) %	
	Hämoglobingehalt (Hb):	gerinnungshemmender Zusatz	20 °C	5 Tage	10,0 (8,0—12,0) g/100 ml (Kälber bis 14,0 g/100 ml)	↑ Hämokonzentration oder Polyglobulie ↓ Hydrämie oder Anämie
	Erythrozytenzahl:	EDTA-Formalin-Lösung	20 °C	3 Tage	7,0 (5,0—8,0) 10^6/mm³ (Kälber bis 10,0 10^6/mm³)	
	mittleres Erythrozytenvolumen (MCV):	EDTA-Formalin-Lösung	20 °C	5 Tage	50 (40—60) μm^3	↑ Makrozytose ↓ Mikrozytose
	mittlerer Hämoglobingehalt der Erythrozyten (Hb_E, MCH):	EDTA-Formalin-Lösung	20 °C	3 Tage	19 (14—24) pg	↓ Hypochromasie
	mittlerer Anteil des Hämoglobins am Erythrozytenvolumen (MCHC):	EDTA-Formalin-Lösung	20 °C	3 Tage	30 (26—34) %	↓ Hypochromasie
weißes Blutbild / Zahl der weißen Blutkörperchen	Leukozyten (gesamt):	EDTA-Formalin-Lösung	20 °C	3 Tage	7,5 (5,0—10,0) · 10^3/mm³ (Kälber bis 12,0 · 10^3/mm³)	↑ Leukozytose (Abwehrreaktion) ↓ Leukozytopenie (vorübergehend = Belastungszeichen; anhaltend = Abwehrschwäche)
	Lymphozyten (gesamt):	EDTA-Formalin-Lösung	20 °C	3 Tage	4,0 (2,5—5,5) · 10^3/mm³ (Jungrinder bis 10,0 · 10^3/mm³)	↑ absolute Lymphozytose (chronisch entzündliche Prozesse oder lymphatische Leukose) ↓ absolute Lymphozytopenie
	eosinophile Granulozyten (gesamt):	EDTA-Formalin-Lösung	20 °C	3 Tage	6,0 (3,0—9,0) · 10^2/mm³	↑ absolute Eosinophilie (Parasitenbefall, allergische Reaktion) ↓ absolute Eosinopenie

weißes Blutbild	Differentialblutbild	Anteil der eosinophilen Granulozyten:	(Blutausstrich)	20 °C	unbegrenzt	5 (1—10) %	↑ relative Eosinophilie ↓ relative Eosinopenie
		Anteil der basophilen Granulozyten:	(Blutausstrich)	20 °C	unbegrenzt	0,5 (0—2) %	↑ relative Basophilie
		Anteil der stabkernigen neutrophilen Granulozyten:	(Blutausstrich)	20 °C	unbegrenzt	0—3 %	↑ ‚Kernlinksverschiebung' (akute Abwehrphase)
		Anteil der segmentkernigen neutrophilen Granulozyten:	(Blutausstrich)	20 °C	unbegrenzt	33 (25—45) %	↑ relative Neutrophilie ↓ relative Neutropenie
		Anteil der Lymphozyten:	(Blutausstrich)	20 °C	unbegrenzt	55 (45—65) %	↑ relative Lymphozytose ↓ relative Lymphzytopenie
		Anteil der Monozyten:	(Blutausstrich)	20 °C	unbegrenzt	5 (2—8) %	↑ relative Monozytose
Blutgerinnungsfaktoren		Thrombozyten:	EDTA	20 °C	1 Stunde	500 (200—800) · $10^3/\mu l$	↓ Thrombopenie, hämorrhagische Diathese, Verbrauchskoagulopathie
		Rekalzifizierungszeit:	Natriumzitrat	20 °C	2 Stunden	110 (50—160) sec	↑ Blutgerinnungsstörung, hämorrhagische Diathese, Verbrauchskoagulopathie
		partielle Plasma-Thromboplastinzeit:	Natriumzitrat	20 °C	2 Stunden	45 (20—70) sec	↑ Koagulopathie (Gruppentest: Faktor XII, XI, IX, VIII, X, II, V) weitgehend thrombozytenunabhängig
		Plasma-Thromboplastinzeit:	Natriumzitrat	20 °C	2 Stunden	14 (10—18) sec	↑ Koagulopathie (Gruppentest: Faktor IV, V, VII, X) extrinsic System, Leberschäden
		Plasma-Thrombinzeit:	Natriumzitrat	20 °C	2 Stunden	11 (9—13) sec	↑ Koagulopathie (Gruppentest: Fibrinogenmangel), Überwachung der Heparintherapie
		Plasma-Fibrinogen:	Natriumzitrat	20 °C	2 Stunden	6 (5—7) g/l	↑ Hyperfibrinogenämie ↓ Fibrinogenopenie
						12 (8—16) sec	↑ Fibrinogenopenie ↓ Hyperfibrinogenämie
		Thrombelastogramm — Reaktionszeit (r):	Natriumzitrat	20 °C	$^1/_2$ Stunde	10 (5—15) min	↑ Koagulopathie, Verbrauchskoagulopathie

[1] Bezüglich des Ausmaßes physiologischer Schwankungen sowie des Einflusses der Entnahme- und Untersuchungstechnik wird auf die Ausführungen im Text (S. 136 ff.) verwiesen. [2] siehe Übersicht 14.

Übersicht 16 (Fortsetzung). Normalwerte der Merkmale und Inhaltsstoffe im Vollblut und Blutplasma des Rindes sowie diagnostische Bedeutung etwaiger Abweichungen[1]

Bestandteil	Parameter	Behandlung der Blutprobe: Zusatz[2] (weitere Maßnahmen)	Behandlung der Blutprobe: Aufbewahrungstemperatur	Haltbarkeit	Mittelwert für klinisch gesunde Rinder (Streuung)	Bedeutung eines höheren ↑ oder niedrigeren ↓ Wertes
Blutgerinnungsfaktoren	Gerinnselbildungszeit (k_t):	Natriumzitrat	20 °C	1/2 Stunde	4,5 (2—7) min	↑ Thrombozytopenie, Fibrinogenopenie, Hyperfibrinolyse
	Maximalamplitude (m_a):	Natriumzitrat	20 °C	1/2 Stunde	73 (62—84)mm	↓ Thrombozytopenie, Fibrinogenopenie, verminderte Thrombuselastizität, (auch: Hyperfibrinolyse)
Säure-Basen-Gleichgewicht	Blut-pH:	Heparin (Luftabschluß)	4 °C	6 Stunden	pH 7,43 (7,40—7,46)	↑ Alkalose ↓ Azidose siehe Übersicht 19
	CO_2-Partialdruck:	Heparin (Luftabschluß)	4 °C	2 Stunden	44 (35—53) mm Hg	↑ respiratorische Azidose oder kompensierte metabolische Alkalose ↓ respiratorische Alkalose oder kompensierte metabolische Azidose
Blutmetaboliten	Blutzucker (Glukose im Vollblut):	ohne (Enteiweißung)	4 °C	1 Tag	50 (45—60) mg/100 ml (Milchkälber bis 110 mg/100 ml)	↑ Hyperglykämie ↓ Hypoglykämie (Ketose)
	Ketonkörper (als Azeton im Vollblut):	ohne (Enteiweißung)	4 °C	2 Stunden	5 (1—10) mg/100 ml	↑ Azetonämie (Ketose)
	L-Milchsäure (im Vollblut oder Plasma):	ohne (Enteiweißung)	4 °C	1 Stunde	8 (4—12) mg/100 ml (Milchkälber bis 20 mg/100 ml)	↑ Hyperlaktazidämie (Stress, Pansenazidose, Leberschäden)
	Ammoniak (als NH_3-Stickstoff im Vollblut):	Heparin (Eisbad)	4 °C	1/2 Stunde	0,05 (0,04—0,06) mg/100 ml	↑ Hyperammoniämie (Harnstoffvergiftung)
	Brenztraubensäure (im Vollblut):	2 ml Natriumfluorid 1 %ig	20 °C	1 Stunde	0,5 (0,2—0,8) mg/100 ml	↑ Azetonämie, Leberverfettung

[1] Bezüglich des Ausmaßes physiologischer Schwankungen sowie des Einflusses der Entnahme- und Untersuchungstechnik wird auf die Ausführungen im Text (S. 136 ff.) verwiesen. [2] siehe Übersicht 14.

Übersicht 17. Normalgehalte der Seruminhaltsstoffe des Rindes und Bedeutung etwaiger Abweichungen[1]

Inhaltsstoff-gruppe	Bestandteil	Haltbarkeit und Untersuchbarkeit bei Aufbewahrung des Serums: im Kühlschrank (+ 4 °C)	im Tiefkühlschrank (unter — 10 °C)	Mittelwert für klinisch gesunde erwachsene Rinder (Streuung)	Abweichungen mit vermehrtem ↑ bzw. vermindertem ↓ Gehalt an diesem Bestandteil (Vorkommen bei . . . oder diagnostischer Hinweis auf . . .)
Elektrolytstatus	Natrium:	5 Tage	wochenlang	145 (140—150) mval/l ~ 340 (310—360) mg/100 ml	↓ Hyponatriämie (zur Beurteilung der Kochsalzversorgung empfiehlt sich die Untersuchung des Speichels)
Elektrolytstatus	Kalium:	5 Tage	wochenlang	4,4 (4,0—5,0) mval/l ~ 18 (16—22) mg/100 ml	↓ Hypokaliämie (bei Kälbern mit enteritisbedingter Azidose)
Elektrolytstatus	Kalzium:	5 Tage	wochenlang	5,0 (4,0—6,0) mval/l ~ 10 (8,0—12,0) mg/100 ml	↓ Hypokalzämie (Gebärparese, Tetanie)
Elektrolytstatus	Magnesium:	5 Tage	wochenlang	2,0 (1,3—2,5) mval/l ~ 2,2 (1,7—3,0) mg/100 ml	↓ Hypomagnesämie (Tetanie)
Elektrolytstatus	anorgan. Phosphat:	5 Tage	wochenlang	3,1 (2,3—4,0) mval/l ~ 5,5 (4,0—7,0) mg/100 ml (Kälber: 4,5 [4,0—5,2] mval/l ~ 8,0 [7,0—9,0] mg/100 ml)	↑ Hyperphosphatämie (hämolytisches Serum?, Hämokonzentration, Kalzinose) ↓ Hypophosphorose (Knochenweiche = Rachitis, Knochenerweichung = Osteomalazie)
Elektrolytstatus	Chlorid:	5 Tage	wochenlang	95 (90—100) mval/l	↓ Hypochlorämie (Sequestration von Salzsäure in Labmagen und Vormägen)
Serummetaboliten – Leberfunktion	Serumglukose:	1½ Tage	wochenlang	70 (60—80) mg/100 ml (Milchkälber bis 150 mg/100 ml)	↑ Hyperglykämie ↓ Hypoglykämie (mangelhafte Energieversorgung, Ketose)
Serummetaboliten – Leberfunktion	Gesamt-Bilirubin:	½ Tag (bei Dunkelheit bis zu 4 Tage)	wochenlang	0,2 (0,05—0,4) mg/100 ml	↑ Hyperbilirubinämie (Ikterus)
Serummetaboliten – Leberfunktion	direktes Bilirubin:	½ Tag (bei Dunkelheit bis zu 4 Tage)	wochenlang	0,06 (0,02—0,2) mg/100 ml	↑ (hepatischer und posthepatischer Ikterus)
Serummetaboliten – Nierenfunktion	Reststickstoff (Rest-N):	5 Tage	wochenlang	25 (15—40) mg/100 ml	↑ Azotämie (Hämokonzentration, Niereninsuffizienz)
Serummetaboliten – Nierenfunktion	Harnstoff:	1½ Tage	wochenlang	25 (10—40) mg/100 ml	↑ Urämie, ‚Harnstoffvergiftung' (Niereninsuffizienz)
Serummetaboliten – Nierenfunktion	Kreatinin:	1½ Tage	wochenlang	1,2 (1,0—1,5) mg/100 ml	↑ Hyperkreatininämie (Niereninsuffizienz)
Serummetaboliten – Lipidstatus	Gesamtlipide:	3 Tage	wochenlang	300 (150—450) mg/100 ml	↓ (fettige Leberdegeneration)
Serummetaboliten – Lipidstatus	Triglyzeride:	2 Tage	wochenlang	30 (15—45) mg/100 ml	
Serummetaboliten – Lipidstatus	unveresterte Fettsäuren:	2 Tage	wochenlang	0,36 (0,1—0,5) mval/l (Milchkälber < 0,1 mval/l)	↑ (Ketose, fettige Leberdegeneration)
Serummetaboliten – Lipidstatus	β-Lipoproteide:	2 Tage	wochenlang	80 (30—150) mg/100 ml	
Serummetaboliten – Lipidstatus	Phosphatide:	5 Tage	wochenlang	150 (50—250) mg/100 ml	
Serummetaboliten – Lipidstatus	Gesamt-Cholesterin:	5 Tage	wochenlang	100 (50—150) mg/100 ml (neugeborene Kälber 40 mg/100 ml)	↑ Hypercholesterinämie (Grünfütterung)
Serummetaboliten – Lipidstatus	freies Cholesterin:	5 Tage	wochenlang	40 mg/100 ml	↓ Hypocholesterinämie (Hochlaktation, Leberfunktionsstörung)
Serumeiweißbild	Gesamteiweiß:	5 Tage	wochenlang	7,0 (6,0—8,0) g/100 ml (Kälber 5,5 [5,0—6,0] g/100 ml)	↑ Hyperproteinämie (Hämokonzentration) ↓ Hypoproteinämie (Hydrämie, Eiweißverlust über Nieren oder Darm oder infolge größerer Blutung, mangelhafte Eiweißversorgung)
Serumeiweißbild	Albumin:	1½ Tage	wochenlang	3,5 (3,0—4,0) g/100 ml ~ 50 (45—55) rel. % (Kälber bis 3,6 g/100 ml oder 60 rel. %)	↓ Hypalbuminämie (Eiweißverlust über Nieren oder Darm oder infolge größerer Blutung, bakterielle Infektionen)
Serumeiweißbild	Gesamt-Globulin:	1½ Tage	wochenlang	3,5 (3,0—4,0) g/100 ml ~ 50 (45—55) rel. %	↑ Hyperglobulinämie (schwerwiegende eitrig/septisch-entzündliche Prozesse) ↓ Hypoglobulinämie (lebensschwache Kälber)
Serumeiweißbild	α-Globuline:	1½ Tage	wochenlang	1,0 (0,7—1,3) g/100 ml ~ 15 (10—20) rel. %	
Serumeiweißbild	β-Globuline:	1½ Tage	wochenlang	0,6 (0,5—1,0) g/100 ml ~ 10 (5—20) rel. %	
Serumeiweißbild	γ-Globuline:	1½ Tage	wochenlang	2,0 (1,9—2,5) g/100 ml ~ 25 (20—45) rel. % (Kälber 1,4 g/100 ml)	↑ Hypergammaglobulinämie (schwerwiegende eitrig/septisch-entzündliche Prozesse) ↓ Agammaglobulinämie (infektionsgefährdete neugeborene Kälber, E. Coli-Ruhr/Sepsis)

[1] Bezüglich des Ausmaßes physiologischer Schwankungen sowie des Einflusses der Entnahme- und Untersuchungstechnik wird auf die Ausführungen im Text (S. 136 ff.) verwiesen.

Übersicht 17 (Fortsetzung). Normalgehalte der Seruminhaltsstoffe des Rindes und Bedeutung etwaiger Abweichungen[1]

Inhaltsstoff-gruppe	Bestandteil	Haltbarkeit und Untersuchbarkeit bei Aufbewahrung des Serums: im Kühlschrank (+ 4 °C)	im Tiefkühlschrank (unter — 10 °C)	Mittelwert für klinisch gesunde erwachsene Rinder (Streuung)	Abweichung mit vermehrtem ↑ bzw. vermindertem ↓ Gehalt an diesem Bestandteil (Vorkommen bei ... oder diagnostischer Hinweis auf ...)
Spurenelemente	Eisen:	2 Stunden	wochenlang	150 (70—250) μg/100 ml	↓ Hyposiderämie (Eisenmangelanämie der Milchkälber, Begleiterscheinung vieler Allgemeinerkrankungen)
	Kupfer:	2 Stunden	wochenlang	150 (50—250) μg/100 ml	↑ Hyperkuprämie (Begleiterscheinung vieler Allgemeinerkrankungen) ↓ Hypokuprämie (Kupfermangel)
	Zink:	5 Tage	wochenlang	1,0 (0,7—1,3) ppm	↓ Hypozinkämie (Zinkversorgungsstörung, erblich bedingte Parakeratose)
	Mangan:	5 Tage	wochenlang	(0,25—0,4) ppm[2]	↓ Hypomanganämie (Manganmangel)
	Selen:	5 Tage	wochenlang	(0,1—0,2) ppm[2]	↑ Hyperselenämie (über 1 ppm = Selenvergiftung) ↓ Hyposelenämie (Selenmangel, enzootische Myodystrophie)
	Jod:			3,5 (2,5—5,5) μg/100 ml[3]	↓ Hypojodämie (Jodmangel)
Schwermetalle	Blei:	5 Tage	wochenlang	(0,05—0,25) ppm[2]	↑ Hyperplumbämie (über 1,5 ppm = Bleivergiftung)
	Molybdän:	5 Tage	wochenlang	< 0,1 ppm[2]	↑ Hypermolybdänämie (über 0,7 ppm = Molybdänvergiftung)
Serumenzyme[4]	α-Amylase:	5 Tage	wochenlang	1000 (800—1200) mU/ml	↑ Aktivitätssteigerung (Ketose; von geringer diagnostischer Bedeutung)
	Aldolase (FDP/SALD):	1 Tag	wochenlang	20 (10—30) mU/ml	↑ Aktivitätssteigerung (nekrotisierende und degenerative Leberparenchymschädigungen; geringe diagnostische Bedeutung)
	Aspartataminotransferase = Glutamat-Oxalazetat-Transaminase (GOT):	5 Tage	wochenlang	30 (10—50) mU/ml	↑ Aktivitätssteigerung (Hochträchtigkeit, Puerperium; akute nekrotisierende und degenerative Leberschädigungen, akute Herz- und Skelettmuskelschäden)
	Alaninaminotransferase = Glutamat-Pyruvat-Transaminase (GPT):	5 Tage	wochenlang	8 (5—20) mU/ml	↑ Aktivitätssteigerung (Herz- und Skelettmuskelschäden, schwere Leberzellnekrosen; geringe diagnostische Bedeutung)
	unspezifische Cholinesterase (USCHE):	7 Tage	wochenlang	80 (50—100) mU/ml	↓ Aktivitätsminderung (Phosphorsäureester-Vergiftung, Ketose)
	Creatinphosphokinase (CPK):	5 Tage	wochenlang	25 (10—50) mU/ml	↑ Aktivitätssteigerung (Muskelschädigung infolge von Stress, Festliegen, Krämpfen oder fibrillärer Zerreißung)
	Glutamatdehydrogenase (GLDH):	1 Tag	wochenlang	5,0 (3,5—10,0) mU/ml	↑ Aktivitätssteigerung (nekrotisierende und degenerative Leberparenchymschäden)
	Glutamyltranspeptidase (γ-GT):	5 Tage	wochenlang	15 (10—20) mU/ml	↑ Aktivitätssteigerung (hepatobiliäre Erkrankungen, insbesondere Gallenstauung)
	Isocitratdehydrogenase (ICDH):	12 Tage	wochenlang	15 (18—25) mU/ml	↑ Aktivitätssteigerung (hochakute Leberschäden; von geringer diagnostischer Bedeutung)
	Laktatdehydrogenase (LDH):	5 Tage	wochenlang	1000 (500—1500) mU/ml	↑ Aktivitätssteigerung (Trächtigkeit, Leber- und Skelettmuskelschäden, tumoröse Leukose; von geringer diagnostischer Bedeutung)
	Lipase:	1 Tag	wochenlang	5 (2—8) mU/l (Milchkälber um 2 mU/l)	↑ Aktivitätssteigerung (Nieren- und Leberfunktionsstörungen; von geringer diagnostischer Bedeutung)
	Malatdehydrogenase (MDH):	1 Tag	wochenlang	350 (200—500) mU/ml	↑ Aktivitätssteigerung (Leber- und Skelettmuskelschäden; von geringer diagnostischer Bedeutung)
	Ornithin-Carbamyl-Transferase (OCT):	5 Tage	wochenlang	8 (1—20) mU/ml	↑ Aktivitätssteigerung (akute Leberschädigung)
	saure Phosphatase (SP):	1 Tag	wochenlang	2,5 (1,0—5,0) mU/ml	↑ Aktivitätssteigerung (bei vielen Allgemeinerkrankungen; ohne diagnostische Bedeutung)
	alkalische Phosphatase (AP):	5 Tage	wochenlang	20 (10—30) mU/ml (Kälber 50 [30—70] mU/ml)	↑ Aktivitätssteigerung (gesteigertes Knochenwachstum, Skeletterkrankung, Trächtigkeit; diagnostische Bedeutung wegen großer individueller, genetisch bedingter Aktivitätsunterschiede gering)

[1] Bezüglich des Ausmaßes physiologischer Schwankungen sowie des Einflusses der Entnahme- und Untersuchungstechnik wird auf die Ausführungen im Text (S. 136 ff.) verwiesen; weitere Angaben über „leberspezifische" Enzyme sind der Übersicht 35 zu entnehmen.
[2] im Vollblut [3] als proteingebundenes Jod im Plasma [4] mU/ml = Mikromol/min/ml = I. E.

Wegen der sich hieraus ergebenden mannigfaltigen Möglichkeiten, solche Untersuchungen selbst durchzuführen oder die Blutproben an ein hiermit vertrautes Labor einzusenden, wird in den folgenden Abschnitten auf eine Schilderung der Bestimmungsverfahren verzichtet. Wertvolle Angaben hierzu sind den Anweisungen[1] der Hersteller der unter 3. genannten Testkombinationen zu entnehmen.

Flüssigkeitshaushalt, Säure-Basen-Gleichgewicht, Elektrolyt-Status und Serummineralstoffe

Störungen des *Wasserhaushaltes* wirken sich beim Rind wegen des in den Vormägen enthaltenen Flüssigkeitsvorrates nicht von vornherein im gleichen Maße aus wie bei Tieren mit einhöhligem Magen. Unzureichende Tränkeversorgung, anhaltender Speichelfluß, Durchfall oder Polyurie bedingen aber auch bei den großen Hauswiederkäuern ein beträchtliches Flüssigkeitsdefizit, das sich zunächst auf den intravaskulären und interstitiellen Raum, in fortgeschrittenen Fällen zudem auf das intrazelluläre Wasserreservoir erstreckt und vielfach mit Verschiebungen der Konzentration solcher Elektrolyte verbunden ist, welche in den einzelnen Wasserabteilungen den Hauptanteil der Ionen ausmachen (Übersicht 18). Auf diese Weise versucht der Organismus, Normoionie und pH-Wert der verschiedenen Körperflüssigkeiten aufrechtzuerhalten. Klinisch gibt sich der Verlust an intravaskulärem und interstitiellem Wasser durch *Bluteindikkung* (Zunahme des Hämatokrit-Wertes und der Serumeiweißkonzentration, S. 145, 164) beziehungsweise durch die *Exsikkose* des Patienten (Gewichtsrückgang, herabgesetzter Hautturgor, eingefallene Augen, trockene Schleimhäute) zu erkennen; außer diesen Symptomen ist bei Verlust von intrazellulärem Wasser noch zunehmende Muskel-

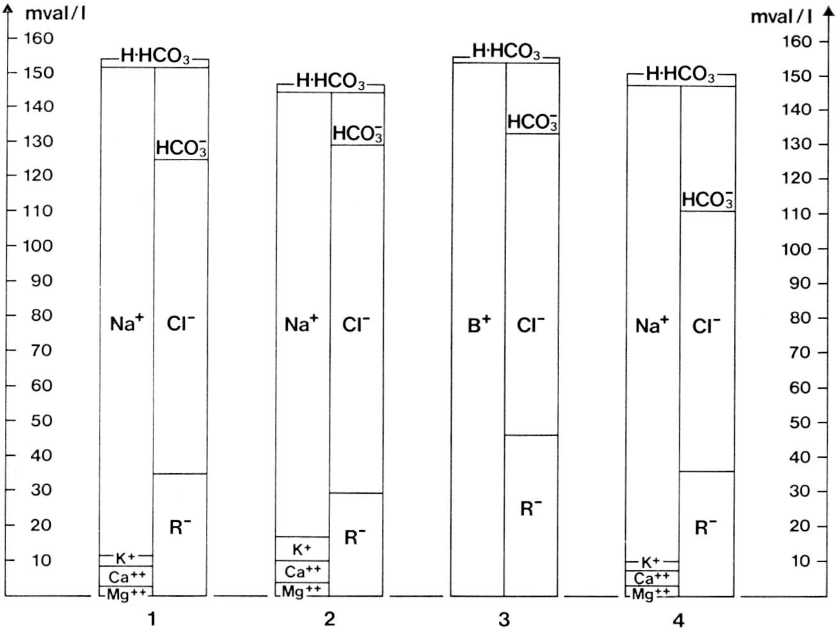

Abb. 141. Blutserum-Ionogramme: 1 = gesundes Tier (Normoionie); 2 = durchfälliges Kalb (metabolische hyperchlorämische Azidose mit Abnahme des Na^+- und Zunahme des K^+-Gehaltes; Gesamtelektrolytgehalt wegen Dehydration vermindert); 3 = Patient mit Überladung der Vormägen durch leicht verdauliche Kohlenhydrate oder ‚Pansenazidose' (metabolische Azidose mit Zunahme der organischen Säuren [Milchsäure]); 4 = Kuh mit rechtsseitiger Verlagerung und Verdrehung des Labmagens (metabolische hypochlorämische Alkalose); B^+ = Gesamtkationen (Na^+, K^+, Ca^{++} und Mg^{++}); R^- = Anionen außer HCO_3^- und Cl^- (nämlich HPO_4^{--}, SO_4^{--}, organische Säuren und Protein)

[1] Biochemica Testfibel-Boehringer/Mannheim, Klinisches Labor-Merck/Darmstadt.

schwäche festzustellen. Ein Flüssigkeitsdefizit von mehr als 10 bis 15 % des Körperwassers führt fast immer zum Tode. Da es sehr aufwendig ist, das Ausmaß der *Dehydration* der im Einzelfall betroffenen Flüssigkeitsräume exakt zu ermitteln, beschränkt man sich im klinischen Labor meist auf die Bestimmung der im Blutplasma, also am intravaskulären Wasser eingetretenen Veränderungen (Hämatokrit, Serumproteingehalt); einen weiteren Anhaltspunkt bietet die Kontrolle des spezifischen Harngewichtes (S. 317).

Der für die Aufrechterhaltung des *normalen Blut-pH*[1] wichtigste Puffer ist das Bikarbonat-Kohlensäure-System[2], dessen beide Komponenten normalerweise in einem Konzentrationsverhältnis von 25 mval/l HCO_3^- zu 1,25 mval/l H_2CO_3 vorliegen (Abb. 141).

Übersicht 18. Quantitative Verteilung der Gesamtwassermenge auf die einzelnen Flüssigkeitsräume des erwachsenen Rindes samt der wichtigsten darin vorkommenden Kationen und Anionen

Flüssigkeitsraum	ungefährer Anteil an der Körpermasse	wichtigste Kationen	wichtigste Anionen
Gesamtwasser:	60 %	⁒	⁒
intrazelluläres Wasser:	35 %	K^+, Mg^{++}	HPO_4^{--}, Eiweiß
extrazelluläres Wasser: interstitielles Wasser (samt Lymphwasser):	3 %	Na^+	Cl^-, HCO_3^-,
extrazelluläres Wasser: intravaskuläres Wasser: (= Blutplasmawasser):	5 %	Na^+, Ca^{++}	Cl^-, HCO_3^- Eiweiß
extrazelluläres Wasser: transzelluläres Wasser: Inhalt des Vormagen-Labmagen-Darmtraktes:	15 %	Na^+, K^+	HCO_3^-
extrazelluläres Wasser: transzelluläres Wasser: übrige Hohlräume (Körperhöhlenflüssigkeit, Synovia, Liquor, Lungen etc):	1—2 %	⁒	⁒

Unter Zugrundelegung der Henderson-Hasselbalch-Gleichung pH = 6,1[3] + log HCO_3^-/H_2CO_3 ergibt sich hieraus ein normaler Blut-pH von wenig über 7,4. Von den beiden Faktoren des Quotienten der Gleichung wird der Gehalt des Plasmas an Kohlensäure respiratorisch, derjenige an Bikarbonat renal geregelt, solange Atmung und Nieren funktionstüchtig sind. So nimmt die Atemfrequenz bei starkem H_2CO_3-Anfall zu, wodurch vermehrt Kohlendioxyd abgeatmet wird ($H_2CO_3 \rightarrow H_2O + CO_2 \uparrow$), — bei etwaigem Rückgang des H_2CO_3-Gehaltes im Plasma dagegen ab (Ansammlung von CO_2). In den Nieren werden dem Blut HCO_3^--Ionen in einer der jeweiligen tubulären Sekretion von H^+-Ionen entsprechenden Menge zugeführt, was wiederum zur Konstanz des Blut-pH beiträgt.

Bikarbonat und Kohlensäure enthalten zusammen das gesamte Kohlendioxyd des Plasmas; als *Kohlendioxyd-Partialdruck* (pCO_2) wird derjenige Anteil des Blutgasdruckes bezeichnet, der auf das im Plasma enthaltene CO_2 entfällt. Aus diesem mit Hilfe eines Blutgas-Meßgerätes (‚Analyzers') bestimmten Wert läßt sich der Kohlensäuregehalt des Plasmas nach folgender Formel ermitteln: $[H_2CO_3] = 0{,}03 \cdot pCO_2$.

[1] Der pH-Wert des arteriellen Blutes ist etwas höher als der des venösen.

[2] Innerhalb dieses Systems bewirkt die Zugabe einer stärkeren Säure die Bildung von Kohlensäure ($H^+ + HCO_3^- \rightarrow H_2CO_3$), die Zugabe einer Base die Bildung von Bikarbonat und Wasser ($OH^- + H_2CO_3 \rightarrow H_2O + HCO_3^-$), wodurch die tatsächlich eintretenden pH-Änderungen niedrig gehalten werden.

[3] 6,1 = pK = negativer Logarithmus der Dissoziationskonstanten der Kohlensäure

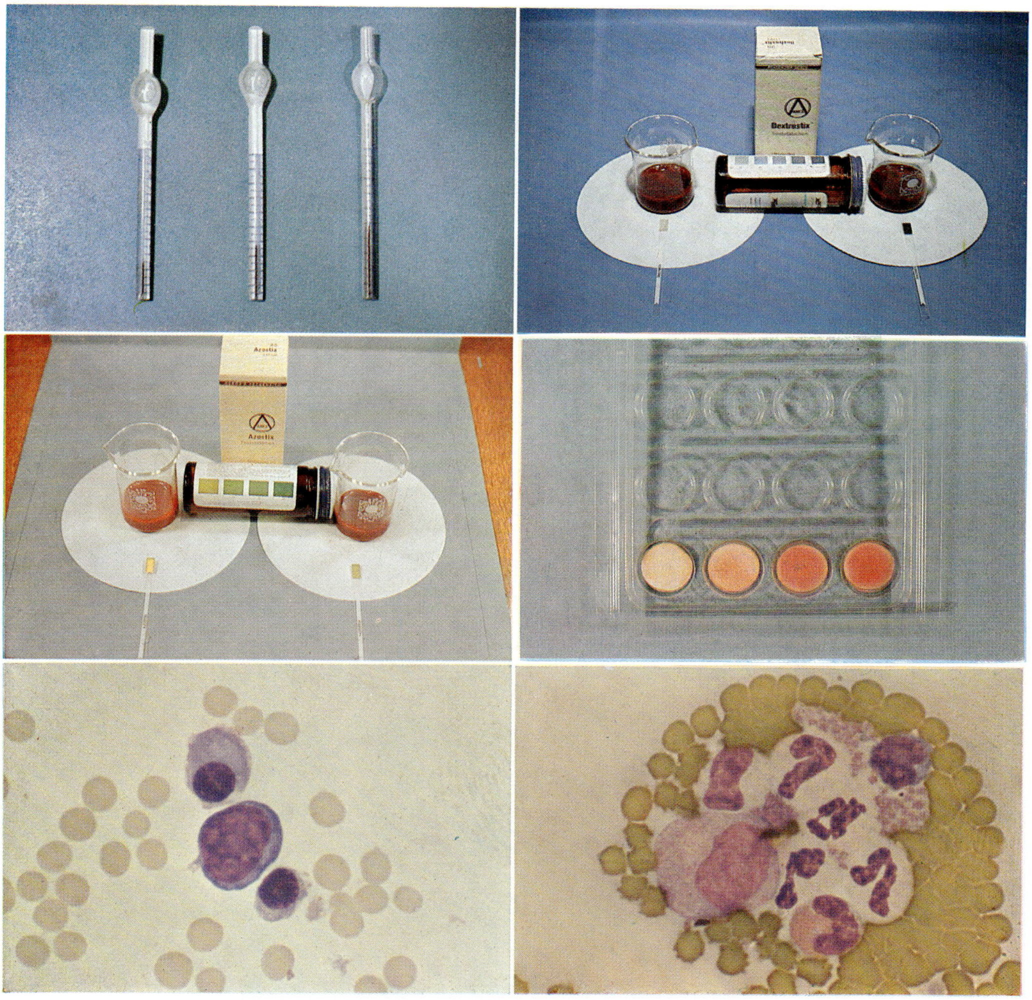

a b c d e f

Blut- und Knochenmarksuntersuchung:

a. Drei Mikrohämatokrit-Röhrchen nach dem Zentrifugieren (siehe auch Abb. 140)

b. Semiquantitative Blutzuckerbestimmung mit Hilfe des Dextrostix-Tests (Beurteilung durch Vergleich des Reaktionsausfalles mit Farbskala)

c. Semiquantitative Bestimmung des Blutharnstoffgehaltes mit Azostix-Teststreifen (Beurteilung gemäß Farbskalavergleiches)

d. Semiquantitative Bestimmung der Aktivität der Serum-Glutamat-Oxalazetat-Transaminase (SGOT-Screening Test; von links nach rechts): Testblättchen ohne Serumzusatz, mit normalem Serum, mit Serum von leicht erhöhter und solchem von stark erhöhter SGOT-Aktivität (100 beziehungsweise 300 mU/ml)

e, f. Knochenmarksausstriche (LEPEHNE/MAY-GRÜNWALD/GIEMSA-Färbung, Vergrößerung 1000fach): Auf dem linken Bild Plasmazelle (oben), basophiler Erythroblast (Mitte), polychromatischer Erythroblast (unten); auf dem rechten Bild ‚myelopoetisches Nest‘ mit Promyelozyt (unten links), neutrophilem Metamyelozyt und stabkernigem neutrophilen Granulozyt (darüber), drei neutrophilen segmentkernigen Granulozyten (rechts davon), eosinophilem stabkernigen Granulozyt (unten rechts) und einem Monozyt (oben rechts)

Metabolische Azidosen und Alkalosen wirken sich in einer Ab- beziehungsweise Zunahme des Standard-Bikarbonates[1], *respiratorische Azidosen und Alkalosen* dagegen in einer Zu- beziehungsweise Abnahme des Kohlendioxydpartialdruckes im Plasma aus (Übersicht 19). Solange sich der pH-Wert des Blutes dabei infolge der geschilderten Gegenregulationen noch im Bereich der Norm hält, spricht man von kompensierter (sonst von dekompensierter) Azidose oder Alkalose. Die wichtigsten, zu solchen Verschiebungen der Normoionie und des pH-Wertes des Blutes führenden Krankheiten des Rindes sind in Übersicht 20 zusammengestellt. Solange die Nieren funktionstüchtig sind, gehen Azidosen in der Regel mit Ausscheidung sauren —, Alkalosen dagegen mit der Exkretion alkalischen Harnes einher; Ausnahmen hiervon werden vor allem bei der metabolischen Alkalose des Rindes beobachtet (Gingerich, 1974).

Übersicht 19. Zusammenstellung der kennzeichnenden Blutveränderungen bei dekompensierter und kompensierter metabolischer sowie respiratorischer Azidose und Alkalose (siehe auch Abb. 141)

Zustand des Blutes:	Normoionie	Azidose				Alkalose			
		metabolische		respiratorische		metabolische		respiratorische	
Blut-pH:	7,43 (7,40—7,46)	↓	(n)	↓	(n)	↑	(n)	↑	(n)
Standardbikarbonat[1] (HCO_3^- [mval/l]):	25 (22—28)	↓	(↓)	n	(↑)	↑	(↑)	**n**	(↓)
Kohlendioxydpartialdruck (pCO_2 [mmHg]):	44 (35—53)	**n**	(↓)	↑	(↑)	**n**	(↑)	↓	(↓)

↑ = höher als normal; ↓ = niedriger als normal; n = im Normalbereich; fettgedruckte Zeichen = dekompensierte Form; (eingeklammerte Zeichen) = kompensierte Form; [1] auch als Alkalireserve oder CO_2-Bindungsvermögen bezeichnet

Übersicht 20. Krankheitsbilder, die beim Rind zu metabolischer oder respiratorischer Azidose oder Alkalose führen

metabolische Azidose: Hunger und Dehydration[1] Ketose[1] anhaltender Speichelfluß[2] Überladung der Vormägen mit leicht verdaulichen Kohlenhydraten (Milchsäuregärung, „Pansenazidose“)[1] anhaltender Durchfall[2]	*respiratorische Azidose:* Hypoventilation[5] „Asphyxie“ neugeborener Kälber, schwere Bronchopneumonie und hochgradiges Lungenemphysem
metabolische Alkalose: Behinderungen der Labmagen-Darm-Passage mit Sequestration von Labmagensaft[3, 4] (anatomische oder funktionelle Pylorusstenose, Ileus)	*respiratorische Alkalose:* Hyperventilation[6] (spielt beim Rind keine Rolle)

[1] Säuregewinn; [2] Basenverlust; [3] Basengewinn; [4] Säureverlust; [5] pCO_2-Zunahme; [6] pCO_2-Abnahme

Der vollständige *Elektrolytstatus* des Blutes umfaßt die quantitative Bestimmung aller im Plasma enthaltenen Anionen und Kationen (Übersicht 17, Abb. 141), was exakte photometrische (Ca, Mg, K, Na, anorganischer P, Cl), flammenphotometrische (Na, K, Ca) oder atomabsorptionsspektrometrische Untersuchungen (Ca, Mg) erfordert. Klinisch ermittelt man allerdings meist nur den Gehalt an Cl^-, HCO_3^- sowie

[1] Das heißt des auf einen CO_2-Druck von 40 mm Hg bezogenen HCO_3^--Gehaltes.

Na^+ (eventuell auch an K^+, Ca^{++}, Mg^{++}) und schließt hieraus auf das Verhalten der Gesamtheit der restlichen Anionen (HPO_4^{--}, SO_4^{--}, organische Säuren, Eiweiß). Dem Ionogramm kommt vor allem im Zusammenhang mit der Beurteilung des Wasserhaushaltes und des Säure-Basengleichgewichtes Bedeutung zu:

Neugeborene Kälber weisen eine *hypoxiebedingte Azidose* des Blutes mit pH-Werten unter 7,2 sowie relativ niedrigen Plasmakonzentrationen an K, Cl und anorganischem P, außerdem höhere Plasmagehalte an Ca und Mg auf als erwachsene Tiere; erstere normalisieren sich innerhalb der ersten Lebenstage, während letztere bis zum Alter von 3 Monaten leicht absinken. Mehrtägiges Hungern führt beim Rind zur Zunahme des Serumspiegels von Na und Cl sowie zur Abnahme des Gehaltes an Ca, Mg und K. Während der Hochträchtigkeit ist die Konzentration von Ca und Mg im Serum erhöht; beim Kalben fallen der Gehalt an Ca und P normalerweise bis auf Werte von 7 beziehungsweise 3 mg/100 ml Serum ab (physiologische Hypokalzämie und Hypophosphatämie), um sich innerhalb der ersten 2 bis 4 Wochen post partum wieder zu normalisieren. Das Absinken des Ca-Wertes auf weniger als 7 mg/100 ml geht mit einer Lähmung der quergestreiften und glatten Muskulatur (Festliegen in Brustlage mit seitlich eingeschlagenem aufgestütztem Kopf = ‚Milchfieberhaltung') sowie komatöser Trübung des Bewußtseins einher. Typisches Beispiel einer solchen krankhaften *Hypokalzämie* ist die Gebärphase der Milchkühe (‚Kalbefieber'); weniger schwerwiegende hypokalzämische Befunde werden aber auch bei längerem Hungern, schwerer Pansenazidose und -alkalose sowie bei chronischer Niereninsuffizienz beobachtet. Der Rückgang des Serum-Mg-Gehaltes auf Werte unter 1,5 mg/100 ml hat Schreckhaftigkeit und erhöhte Erregbarkeit (= latente Tetanie), bei stärkerem, von Hypokalzämie begleitetem Abfall aber tonisch-klonische Krämpfe und Festliegen in Seitenlage zur Folge (manifeste Tetanie, Abb. 89). Die Ursachen der je nach den Begleitumständen als *Weide-, Stall-, Transport-* oder *Kälbertetanie* bezeichneten Syndrome liegen in einer fütterungsbedingten Störung der Magnesiumversorgung. Die gegenseitige Abhängigkeit des Stoffwechsels von Ca, Mg und P bedingt, daß stärkere Hypokalzämien oder Hypomagnesämien oft mit einer Verminderung des Serumspiegels an anorganischem Phosphor einhergehen. Bei fütterungsbedingter *Hypophosphorose* kommt es auf die Dauer zu Skelettschädigungen, welche beim Jungtier als *Knochenweiche* (Rachitis), beim geschlechtsreifen Rind dagegen als *Knochenerweichung* (Osteomalazie) bezeichnet werden; dabei sinkt der Gehalt des Serums an anorganischem P bis auf weniger als 4 mg/100 ml (Jungtiere) beziehungsweise weniger als 3 mg/100 ml (erwachsene Rinder) ab. Umgekehrt ist bei der auf Überdosierung mit Vitamin D oder längerer Aufnahme von Goldhafer (Trisetum flavescens) beruhenden und durch Verkalkungen der Blutgefäße sowie anderer Gewebe gekennzeichneten *Kalzinose* eine ausgeprägte Hyperphosphorämie festzustellen.

Blut- und Serummetaboliten

Den in ihrer Transport- oder Ausscheidungsform im Blut kreisenden Produkten des intermediären Stoffwechsels fällt für die Erkennung und Unterscheidung metabolischer Störungen sowie von Leber- und Nierenschädigungen große klinische Bedeutung zu. Den zu ihrem quantitativen Nachweis im Vollblut oder Blutplasma vorzunehmenden Untersuchungen haftet jedoch der für die tierärztliche Praxis schwerwiegende Nachteil an, daß die betreffenden Blutproben sofort nach der Entnahme enteiweißt werden müssen, um die andernfalls auch in vitro noch weiterlaufenden Umsetzungsvorgänge zu blockieren (Übersicht 16); deshalb werden bevorzugt solche Metaboliten kontrolliert, deren Bestimmung im Blutserum erfolgen kann (Übersicht 17):

Zur Kontrolle des *Kohlenhydrathaushaltes* wird beim Rind vor allem der Blutzuckerspiegel (als Glukose im Vollblut oder Serum) und der Gehalt an Ketonkörpern

(Azetoazetat, β-Hydroxybutyrat und Azeton; gemessen als Azeton im Vollblut), an L-Milchsäure (im Vollblut oder Plasma) sowie an Brenztraubensäure (als Pyruvat im Vollblut) herangezogen. Der Blutzuckergehalt kann im Vollblut mit Teststäbchen[1] semiquantitativ, in Vollblut oder Serum mit der 0-Toluidinmethode[2] oder dem enzymatischen Glukoseoxydaseverfahren auch photometrisch bestimmt werden[3]. Da die Zellen des Blutes praktisch keine Glukose enthalten, wird neuerdings empfohlen, den Blutzuckerspiegel im Serum zu messen; dabei erhält man allerdings Werte, die um etwa 30 % höher als im Vollblut liegen.

Bei Rindern mit voll entwickelter Vormagenfunktion sind *Blut-* und *Serumzuckergehalt* (Übersicht 16, 17) wesentlich niedriger als bei anderen Tierarten, dem Menschen und als bei ausschließlich mit Vollmilch oder Milchaustauschern ernährten Kälbern. Beim neugeborenen Kalb schwankt der zunächst noch niedrige Blutzuckerspiegel während der ersten 24 Stunden stark, und zwar in Abhängigkeit von der Tränkeaufnahme. Auch bei älteren Rindern unterliegt er ungesetzmäßigen Tagesschwankungen; außerdem wird er von der Fütterung, sowie durch das Trächtigkeits- oder Laktationsstadium beeinflußt. Ein krankhaft erniedrigter Blutzuckergehalt (*Hypoglykämie*) ist vor allem bei Kälbern mit starkem Durchfall sowie bei der Azetonämie hochleistender Milchkühe zu beobachten (Energiemangel); *Hyperglykämien* treten dagegen meist im Gefolge einer Stress-Reaktion (Kalbevorgang, Transportbelastung, Anwendung von Zwangsmaßnahmen), nach Infusion einer glukosehaltigen Lösung oder schwerer Milchsäure-Azidose des Panseninhaltes auf. Da sich die genannten Faktoren nicht selten überlagern, ist die diagnostische Aussagekraft der Blutzuckerbestimmung beim Rind begrenzt.

Der *Ketonkörperspiegel* im Vollblut (Übersicht 16) wird beim Rind klinisch nur selten bestimmt, weil sich die Azetonämie durch die Prüfung einer Harn- oder Milchprobe (S. 318, 412) einfacher feststellen läßt.

Der diagnostische Wert des *Blutmilchsäuregehaltes* wird durch seine Abhängigkeit von Stress-Belastungen stark eingeengt; so sind die Blutmilchsäurewerte bei Jungtieren schon normalerweise ziemlich hoch und außerdem jeweils nach der Futteraufnahme sowie nach körperlicher Anstrengung (Treiben, Einfangen, Transport) erhöht. Der Überprüfung des *Fettstoffwechsels* des Rindes kommt nach bisheriger Kenntnis keine klinische Bedeutung zu, weshalb sich die Bestimmung der Serumlipide und ihrer Fraktionen bislang auf spezielle Fragestellungen beschränkt (Übersicht 17: Lipidstatus). Der häufiger untersuchte *Serumcholesterinspiegel* unterliegt beim Rind erheblichen alters-, fütterungs-, trächtigkeits- und laktationsbedingten Schwankungen, die seine Verwertbarkeit als Diagnostikum von Leberfunktionsstörungen stark einschränken.

Der *Eiweißstoffwechsel* kann durch Bestimmen des Reststickstoffgehaltes (Rest-N), der Harnstoffkonzentration und/oder des Kreatininspiegels im Blutserum überprüft werden. Die beiden erstgenannten Parameter hängen beim Rind in gewissem Grade vom Rohproteingehalt der Nahrung und — insbesondere bei Verfütterung von Harnstoff — von der Ammoniakkonzentration im Pansen ab. Bei gesunden Rindern entfällt etwa die Hälfte des Reststickstoffes im Serum auf Harnstoff-Stickstoff. Zur klinisch-diagnostischen Kontrolle der Nierenfunktionstüchtigkeit (S. 306) bietet sich vor allem die Messung des *Serum-Harnstoffgehaltes* an, die in Form eines einfachen Schnelltestes[4] oder photometrisch erfolgen kann. Der von der Ernährung weitgehend unabhängige *Serum-Kreatininspiegel* steigt während der zweiten Hälfte der Trächtig-

[1] Dextrostix-Ames/Laborhandel, Hämoglukotest-Boehringer/Mannheim.
[2] Merckotest: Blutzucker-Merck/Darmstadt.
[3] Ältere Blutzucker-Bestimmungsmethoden, wie diejenigen nach HAGEDORN-JENSEN oder KRESELIUS-SEIFERT sollten ihrer ungenügenden Spezifität und Genauigkeit wegen nicht mehr angewandt werden.
[4] Azostix-Ames/Laborhandel, Merckognost: Harnstoff-Merck/Darmstadt, Urastrat-Warner & Chilcott/Gödecke-Freiburg

keit an und steht nach dem Kalben in negativer Korrelation zur Milchleistung; krankhafte Zunahmen dieses Parameters sind insbesondere bei schwerer Nierenerkrankung (S. 305) oder bei Darmentzündung festzustellen.

Weitere im Blut oder Serum nachzuweisende Metaboliten (Ammoniak, Bilirubin) weisen engere Beziehungen zum *Leberstoffwechsel* auf. Für die Prüfung der Leberfunktionstüchtigkeit des Rindes (S. 278 ff.) ist vor allem der *Gesamtbilirubingehalt* im Serum bedeutsam (Übersicht 17); er kann bei lebergesunden Tieren im Hungerzustand und im Puerperium bis auf 0,4 mg/100 ml ansteigen.

Serumeiweißbild

Unter dem Serumeiweißstatus im engeren Sinne sind der *Gesamtproteingehalt* des Blutserums sowie der auf die einzelnen *Eiweißfraktionen* (Albumine, α-, β- und γ-Globuline) entfallende relative oder absolute Anteil an diesem zu verstehen (Übersicht 17); zum Serumeiweißbild im weiteren Sinne gehört auch das Resultat der sogenannten ‚*Eiweißlabilitätsproben*'.

Der *Gesamtproteingehalt* des Serums wird nach der Kjeldahl-Methode oder dem Biuret-Verfahren bestimmt. Die Abhängigkeit dieses Wertes vom Wasserhaushalt führt dazu, daß der Serumeiweißspiegel bei Exsikkose oder Hydrämie (S. 159) zu- beziehungsweise abzunehmen scheint; eine derartige Fehlinterpretation des Resultates läßt sich durch Vergleich mit dem Hämatokrit-Wert (S. 145) vermeiden. Normalerweise steigen Gesamteiweiß- und γ-Globulinkonzentration im Blutserum des Rindes mit fortschreitendem Lebensalter an (Übersicht 17). Der Serum-Albumingehalt fällt bei Milchkühen zur Zeit des Kalbens ab und erreicht erst innerhalb der folgenden 3 Monate in linearer Korrelation zur Laktation wieder seinen Ausgangswert. Durch Haltung und Fütterung wird das Serumeiweißbild des Rindes dagegen nur wenig beeinflußt.

Krankheitsbedingte *Zu- oder Abnahmen des Gesamteiweißgehaltes* im Blutserum gehen meist mit Veränderungen in der Konzentration der Serumproteinfraktionen einher. So ist bei Kälbern und Jungrindern in Zusammenhang mit schwerem Durchfall oder gastrointestinaler Parasitose (Magendarmwurmbefall) oft eine mit Hypalbuminämie verbundene *Hypoproteinämie* zu beobachten, weil solche Patienten größere Eiweißmengen über den Labmagendarmtrakt verlieren. Bei Milchkühen kommen Hypoproteinämien meist in Zusammenhang mit ausgeprägter Anämie (und zwar unabhängig von deren Pathogenese, S. 147), als Begleiterscheinung eines Leberleidens (→ Störung der hepatogenen Proteinsynthese) oder im Gefolge einer Nierenerkrankung (→ Proteinurie) vor; bei Patienten mit Amyloidnephrose wird die sich ziemlich rasch entwickelnde hochgradige Hypoproteinämie durch den gleichzeitigen Eiweißverlust über Nieren (Harn) und Darm (Kot) bedingt. Die als *Hyperproteinämie* bezeichnete Vermehrung des Gesamtproteingehaltes im Serum ist beim Rind vielfach mit einer Hyper-γ-Globulinämie verbunden und in der Regel Ausdruck eines schwerwiegenden, akut- oder chronisch-entzündlichen, eiternden oder pyämisch-metastasierenden Krankheitsprozesses, der innerhalb des Tierkörpers versteckt sein kann und dessen Sitz dann mit Hilfe anderer Untersuchungsverfahren nachgegangen werden sollte. Von den vorgenannten Krankheitsbildern abgesehen, hat die zum Nachweis von Dysproteinämien erfolgende elektrophoretische Auftrennung des Serumeiweißes in Albumin sowie α-, β- und γ-Globuline beim Rind bisher nur wenig praktische Bedeutung erlangt. Das liegt zum einen daran, daß sich die einzelnen Serumproteinfraktionen der großen Wiederkäuer in sämtlichen hierfür üblichen Verfahren (Mikro-, Papier- und Membranfolienelektrophorese) weniger scharf voneinander abgrenzen las-

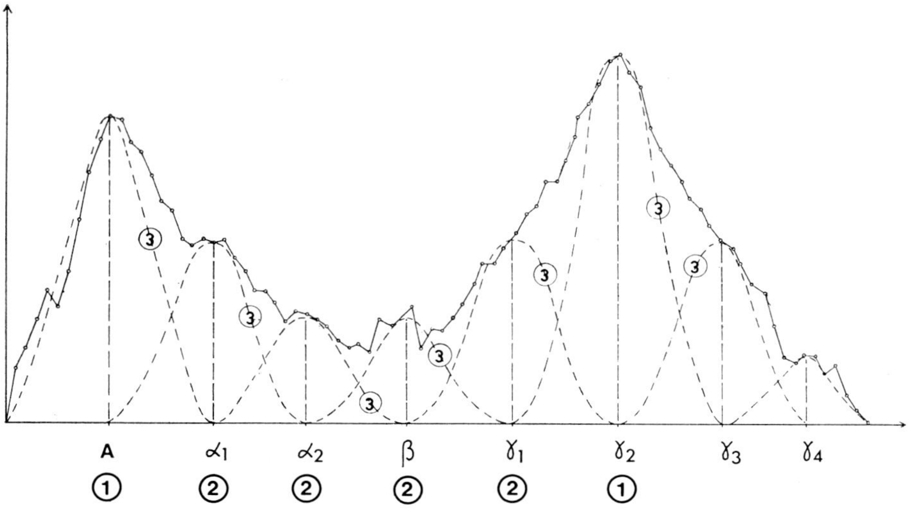

Abb. 142. Analyseschema für das Serumeiweiß-Elektrophoresediagramm einer Kuh mit eitriger Klauengelenksentzündung und hochgradiger Phlegmone der Zehe: 1 = Aufsuchen der Maxima der Albumin- und der γ_2-Globulinfraktion; 2 = Unterteilen der Strecke A—γ_2 entsprechend der Anzahl der zu erwartenden Proteinfraktionen; 3 = Einzeichnen der auf die einzelnen Fraktionen entfallenden GAUSSschen Verteilungskurven (gestrichelte Linien), deren Kreuzungspunkte jeweils halb so weit von der Abszisse entfernt sind wie die Elektrophoresekurve selbst (ausgezogene Linie). Gesamteiweißgehalt 8,53 g/100 ml; Albumine 23,7 rel %, α-Globuline 18,0 rel %, β-Globuline 7,0 rel %, γ-Globuline 51,3 rel %

sen als bei den übrigen Haustierarten und beim Menschen (Abb. 142); zum anderen sind etwaige Verschiebungen in den Konzentrationen der Serumeiweißfraktionen bei vielen Leiden gleichsinnig und außerdem nicht immer deutlich ausgeprägt.

Der Wert der weitgehend dem γ-Globulingehalt des Serums entsprechenden *Eiweiß-Labilitätsreaktionen* ist beim Rind zwar durch das häufige Vorkommen subklinischer oder chronischer, traumatisch, infekt- oder parasitär bedingter *entzündlicher Prozesse* ebenfalls stark eingeschränkt; die meisten Eiweißlabilitätsproben sind jedoch in Form einfacher Schnelltests auch unter Praxisbedingungen ohne weiteres anwendbar. Als besonders geeignet haben sich die *Formolgel-Probe* nach GATÉ und PAPACOSTAS[1] und die LUGOL-*Probe* nach MALLEN[2] erwiesen. Beide Proben fallen bei gesunden Kälbern und Jungtieren fast immer negativ aus, weil diese einen niedrigen γ-Globulinspiegel haben; dagegen zeigen erwachsene Rinder mit fortschreitendem Alter einen zunehmenden Anteil positiver Reaktionen.

Spurenelemente

In Verdachtsfällen, das heißt wenn Krankheitsbild und bestandsweise gehäuftes Auftreten eines Leidens begründeten Anlaß dazu geben, kann die Lage der Versorgung der Tiere mit bestimmten Spurenelementen durch die Analyse von Serum- oder Vollblutproben (Fe, Cu beziehungsweise Zn, Mn, Se) überprüft werden. Da der Gehalt an diesen Elementen schon normalerweise sehr gering ist (Übersicht 17), muß darauf geachtet werden, jede entnahme- oder bearbeitungsbedingte Verunreinigung der Probe zu vermeiden.

---

[1] Zu 1 ml Serum werden 2 Tropfen neutralisiertes 40 %iges Formaldehyd zugefügt; im positiven Falle tritt mehr oder weniger rasch (wenige Minuten bis mehrere Stunden) Gelbildung ein.

[2] Auf einem Objektträger wird 1 Tropfen Serum mit 1 Tropfen LUGOL'scher Lösung vermengt, wonach sich bei positiver Reaktion Flocken bilden.

Schwermetalle

Zur Aufklärung von Vergiftungen werden zwar meist Organproben verendeter oder notgeschlachteter Tiere (Leber, Niere, Vormagen-, Labmagen- oder Darminhalt) vorgezogen. Gegebenenfalls kann aber auch das Serum (Cu) oder Vollblut (Pb, Mo) typisch erkrankter Patienten analysiert werden (Übersicht 17).

Serumenzyme

Auch in der Buiatrik findet die Enzym- oder Fermentdiagnostik in zunehmendem Maße Eingang. Serumenzyme sind hochmolekulare Eiweißkörper, welche — im Sinne eines *Bio-Katalysators* — jeweils eine bestimmte organochemische Reaktion steuern. Sie gehören 6 verschiedenen Klassen (Oxidoreduktasen, Transferasen, Hydrolasen, Lyasen, Isomerasen und Synthetasen) an und lassen sich ihrer Herkunft und Funktion nach in exkretorische (α-Amylase, Lipase, alkalische Phosphatase), zellständige (Transaminasen, Milchsäuredehydrogenase, Sorbitdehydrogenase, Glutamatdehydrogenase) und plasmaspezifische Enzyme (Serumcholinesterase, Blutgerinnungsenzyme) einteilen. Jedes Organ besitzt zwar eine bestimmte, vielfach tierartspezifische Verteilung der Konzentration seiner Fermente, ein sogenanntes ‚*Enzymmuster*', es gibt jedoch nur wenige Enzyme, die völlig oder weitgehend organspezifisch sind. Abhängig vom Grad der Schädigung eines Parenchymes treten die in den Zellen des betreffenden Organes enthaltenen Fermente in vermehrtem Maße in das Blut über, wo sie mittels photometrischer Aktivitätsbestimmung quantitativ erfaßt werden können. Zu diesem Zweck gibt es heute gebrauchsfertige standardisierte Testkombinationen für alle diagnostisch bedeutsamen Serumenzyme[1]. Die ermittelte Enzymaktivität wird in Milli-Einheiten pro ml Serum (mU/ml) angegeben; diese Einheit entspricht derjenigen Enzymmenge, die unter optimalen Bedingungen ein Mikromol des enzymspezifischen Substrates pro Minute umsetzt. (Von den bislang verfügbaren Enzymschnelltests ist nur der SGOT-Screening-Test[2] brauchbar; andere funktionieren entweder im Rinderserum nicht[3] oder sind bei dieser Tierart diagnostisch nicht verwertbar[4].) Die krankhafte Steigerung der Serumaktivität eines Enzymes kann auf Permeabilitätsstörung der Zellwände (zum Beispiel Zellnekrose bei Hepatopathien, Myokarditis oder Skelettmuskeldegeneration), auf vermehrter Enzymbildung (etwa der alkalischen Phosphatase bei gesteigerter Osteoblastentätigkeit), bei exkretorischen Enzymen auch auf Abflußbehinderung (Pankreasamylase) beruhen. Da die Bestimmung ganzer ‚Enzymmuster' in der Veterinärmedizin zu kostspielig ist, beschränkt sich diese Art der Diagnostik und Verlaufs-Kontrolle von Organschäden beim Rind auf einige ‚*Leitenzyme*'. Bei ihrer Wahl ist zu bedenken, daß der Aussagewert einer Enzymbestimmung davon abhängt, wie ‚organspezifisch' das betreffende Ferment erfahrungsgemäß ist und ob es schon bei leichterer oder örtlich begrenzter Parenchymschädigung innerhalb weniger Stunden eine merkliche Steigerung seiner Serumaktivität erfährt (‚Empfindlichkeit' des Enzymes), die dann noch einige Tage lang nachweisbar bleibt (‚Persistenz' der Aktivitätszunahme). Für die klinische Beurteilung von Serumenzymwerten ist ferner die Kenntnis ihres normalen Aktivitätsbereiches wichtig. Dabei kann für das Rind davon ausgegangen werden, daß der Gehalt seines Serums an den diagnostisch bedeutsamen Fermenten von Rasse, Geschlecht, Fütterung und Haltungsbedingungen weitgehend unabhängig

[1] Unitest-Biodynamics/Hamburg; Monotest-Boehringer/Mannheim.
[2] Dade/München
[3] Acholest-Lentia/München; Zymotest ChE-Gebr. Bayer/Augsburg (zum Nachweis der Serum-Cholinesterase.
[4] Phosphatabs-Warner & Chilcott/Gödecke-Freiburg (zum Nachweis der alkalischen und sauren Phosphatase).

ist. Dagegen können sich bei Kälbern und Jungtieren sowie während der Trächtigkeit, beim Kalben, im Puerperium und in der Hochlaktation stärkere Abweichungen von den ‚Normalwerten' ergeben; so sind vor allem bei älteren Kühen in der Zeitspanne von 10 Tagen vor bis 10 Tage nach dem komplikationslosen Kalben häufig mehr oder weniger stark ausgeprägte Verschiebungen im ‚Serumenzymprofil' festzustellen. Neugeborene Kälber weisen dagegen meist ausgesprochen niedrige Enzymwerte auf; die bei erwachsenen Rindern üblichen Serumaktivitäten werden von ihnen erst nach Kolostrumaufnahme, und zwar in den folgenden Lebenstagen und -wochen erreicht. Eine Ausnahme von dieser Regel machen die Serumphosphatasen, deren Aktivität — abhängig vom Wachstum und von der Intensität der Fütterung — mit fortschreitendem Alter der Jungtiere abnimmt. Vorübergehende leichte bis mäßige Steigerungen der Serumaktivität einzelner Enzyme sind insbesondere im Gefolge eines ‚Stress' (Transport, Anwendung von Zwangsmitteln, operative Eingriffe), nach intramuskulärer Gabe von Arzneimitteln oder Ruhigstellung durch Neuroleptika zu beobachten.

Übersicht 17 enthält eine Zusammenstellung der Normalbereiche von 15 beim Rind klinisch eingehend untersuchten Serumfermenten und Angaben über ihre diagnostische Verwertbarkeit. Die meisten dieser Enzyme sind im Tierkörper ubiquitär vertreten (Aldolase, Isozitratdehydrogenase, Milchsäuredehydrogenase, Malatdehydrogenase, Transaminasen); nur wenige von ihnen können als leber- oder muskelspezifisch angesehen werden (Sorbitdehydrogenase, Glutamatdehydrogenase, Ornithincarbamyltransferase beziehungsweise Kreatinphosphokinase). In der Buiatrik kommt der Enzymdiagnostik vor allem bei der Erkennung und prognostischen Beurteilung von akuten oder chronisch-rezidivierenden Leber- und Skelettmuskelschäden Bedeutung zu, wie sie im Verlauf verschiedenster Krankheiten auftreten. Um Leberparenchymerkrankungen (S. 282) von Myopathien der Skelettmuskulatur abgrenzen zu können, ist es nötig, mehrere Fermente zugleich zu bestimmen. Hierfür haben sich beim Rind folgende ‚Enzymprofile' bewährt:

— Serum-Glutamat-Oxalazetat-Transaminase, Serum-γ-Glutamyltranspeptidase sowie Gesamtbilirubin;
— Serum-Glutamat-Oxalazetat-Transaminase, Serum-Kreatinphosphokinase und Serum-Sorbitdehydrogenase (oder Serum-Glutamatdehydrogenase);
— Serum-Glutamat-Oxalazetat-Transaminase und Serum-γ-Glutamyltranspeptidase.

Bei der Beurteilung der Ergebnisse weist eine unterschiedliche Aktivitätszunahme leber- und muskel-‚spezifischer' Parameter auf das in erster Linie betroffene Parenchym hin. Bezieht sich die Steigerung auf muskelständige Enzyme, so läßt sich aus ihrem Ausmaß auch auf den Grad der Zellzerstörung, nicht aber auf die Art der vorliegenden Myopathie (einfache stressbedingte Überanstrengung einzelner Muskeln oder Muskelgruppen bei Krämpfen, Paresen oder ‚Festliegen'; partielle oder vollständige Zerreißung bestimmter Muskeln) schließen; für die Unterscheidung letzterer bedarf es meist zusätzlicher klinischer Untersuchungen (S. 446 ff.), doch läßt ein stark erhöhter Kreatinphosphokinasewert im Serum ($>$ 2000 mU/ml) stets auf umfangreiche Myorrhexis schließen.

Die Enzymdiagnostik der Erkrankungen *anderer Organe* (Herz, Nieren, Gehirn, Pankreas) des Rindes hat bislang klinisch wenig Beachtung gefunden, weil diese wegen ihres verhältnismäßig kleinen Volumens selbst bei schwerer Schädigung meist nur relativ geringfügige und damit auch nicht sicher zu beurteilende Steigerungen der Aktivitäten ihrer zellständigen Enzyme auslösen. Spezielle diagnostische Bedeutung kommt nach derzeitiger Kenntnis lediglich der *Serum-Cholinesterase* zu, deren Aktivität bei Vorliegen einer Phosphorsäureester-Vergiftung um mehr als 50 % abfällt.

Mikrobiologische und immunserologische Blutuntersuchung

Obwohl der *Einsendung steril entnommener Blutproben* (S. 138) für den *kulturellen Nachweis* pathogener *Virusarten, Bakterien oder Pilze* auch in der Buiatrik große Bedeutung zukommt, wird von dieser Möglichkeit in praxi noch zu wenig Gebrauch gemacht. Das ist zum einen auf die damit verbundenen Kosten, zum anderen aber darauf zurückzuführen, daß das Ergebnis einer solchen, in einem entsprechend ausgesuchten Laboratorium vorzunehmenden Untersuchung erst nach Anzüchtung der Erreger, also nach einigen Tagen, zu erwarten ist; es kann deshalb im Falle der Erkrankung einzelner Tiere bei der Wahl der therapeutisch einzusetzenden Mittel nicht mehr berücksichtigt werden. In Großbeständen können solche Untersuchungen aber zur ätiologischen Aufklärung gehäuft auftretender Kälberinfektionen sehr nützlich sein, wenn die Blutproben vor Beginn einer etwaigen Behandlung in der virämischen oder bakteriämischen Phase des Leidens genommen wurden. Gleiches gilt für die Ermittlung der einem septikämisch oder pyämisch verlaufenden Krankheitsprozeß (Endocarditis bacterica, pyogene Thrombose der hinteren Hohlvene oder anderweitiger, kryptogen ‚streuender' Herd) eines wertvollen Zuchttieres zugrunde liegenden Keime. Die unter entsprechenden Kautelen (S. 138 ff.) zu gewinnende Blutprobe sollte dabei vorzugsweise während eines Fieberschubes entnommen werden. Sie kann auch zur Prüfung der *Resistenz* der ermitttelten Erreger gegenüber den verschiedenen Antibiotika und Chemotherapeutika herangezogen werden.

Die Untersuchung des Blutes auf *protozoäre Parasiten* erfolgt durch eingehende mikroskopische Betrachtung eines panoptisch gefärbten *Ohrvenenblutausstriches* (S. 140). Näheres über die Morphologie und Biologie dieser Krankheitserreger ist dem Band über die Krankheiten des Rindes zu entnehmen.

Für *immunserologische Untersuchungen,* etwa zur Aufklärung enzootisch einsetzender virusbedingter Enteritiden oder Bronchopneumonien sind von mehreren Patienten je eine zu Beginn der Erkrankung und 3 bis 5 Wochen später gewonnene Serumprobe einzusenden. Ein in der Mehrzahl der Serumpaare festzustellender Anstieg des Antikörpertiters gegenüber einem bestimmten Virus gilt dann als beweisend für das Vorliegen einer Infektion mit diesem Erreger, wenn die Ausgangswerte dabei um das Vierfache oder mehr überschritten werden (S. 205).

Knochenmark

In der Buiatrik hat die Untersuchung des Knochenmarkausstriches bislang fast nur zu wissenschaftlichen Zwecken Anwendung gefunden. Das liegt nicht nur an dem hierfür — im Vergleich zur Blutbildbeurteilung — nötigen hohen Zeitaufwand und in der zur sachgemäßen Differenzierung des *Hämomyelogrammes* erforderlichen Erfahrung, sondern auch daran, daß beim Rind (einschließlich der Leukose) noch keine Krankheiten bekannt sind, die mit spezifischen (das heißt diagnostisch zuverlässig verwertbaren) Veränderungen der zellulären Zusammensetzung des Knochenmarks einhergehen, also auf diesem Wege einfacher und sicherer zu erkennen wären als durch andere Untersuchungsverfahren. Immerhin ist das normale Zellbild des bovinen Knochenmarks durch eine Reihe von Arbeiten bereits gut erforscht, und es liegen erste Resultate von experimentellen Funktionsprüfungen vor (= Ermittlung der granulozytopoetischen Knochenmarksreserve mit Hilfe parenteral verabreichten Pyrogens).

Probenentnahme: Für die bioptische *Aspiration* von Knochenmark wird beim Rind im allgemeinen das Brustbein, von manchen Untersuchern aber auch eine Rippe, der Hüfthöcker oder ein Dornfortsatz (beim Kalb) bevorzugt. Zur Sternalpunktion bedient man sich meist einer 8 bis 12 cm langen kräftigen Kanüle (Außendurchmesser 2,5 mm, Lumen 1,7 mm) mit eingeschliffenem Mandrin. Diese wird am stehenden, gut fixierten Tier von kranioventral her unter sterilen Kautelen zunächst durch die Haut bis zum Knochen vorgeschoben (wo man bei Bedarf das Periost anästhesieren kann) und dann durch einen kurzen Schlag mit der Handkante oder einem kleinen Hammer in die Markhöhle eines Sternebrums eingetrieben, wobei meist ein kennzeichnendes ‚einbrechendes' Geräusch zu vernehmen ist. Nun wird der Mandrin sofort entfernt und eine 5-ml-Rekordspritze aufgesetzt, deren Inneres zuvor mit einigen Tropfen einer gerinnungshemmenden Lösung (S. 141) benetzt worden ist. Das Ansaugen erfolgt mit kurzem kräftigen Ruck (cave: plötzliche Schmerzreaktion und Abwehr!), wobei möglichst nicht mehr als 0,1 bis 0,5 ml Marksflüssigkeit zu aspirieren sind. Das Punktat wird unmittelbar darauf in ein Uhrglasschälchen entleert. Es besteht aus Blut und mehr oder weniger vielen, etwa mohnkorngroßen Knochenmarksbröckelchen. Letztere sind mit Hilfe einer feinen Pipette oder eines spitzen Hölzchens möglichst isoliert (das heißt frei von Blutbeimengungen) auf einen Objektträger zu verbringen, wo sie entweder in Art eines Blutausstriches mit einem Deckgläschen ausgestrichen oder mit dem Hölzchen vorsichtig ‚ausgerollt' werden; je besser solch ein Präparat gelungen ist, um so mehr Schleifspuren von Marksbröckelchen enthält es. — Zur *Stanzpunktion* des Knochenmarks bedient man sich einer besonders kräftigen Kanüle (zum Beispiel nach HEITMANN: 7 cm lang, Außendurchmesser 4 mm, Innendurchmesser 3 mm), die mittels Hammerschlages in den betreffenden Knochen eingetrieben und zusammen mit dem in ihrem Lumen eingekeilten kräftigen Marksstückchen wieder herausgezogen wird; das Punktat wird dann unter Zuhilfenahme von homologem Serum ausgestrichen oder ausgerollt. — Mit einem geeigneten *Trepan* können schließlich Knochenmarkszylinder bis zu 5 mm Stärke und 2 bis 4 cm Länge *herausgebohrt* wer-

Übersicht 21. Zelluläre Zusammensetzung von Knochenmarksausstrichen (Hämomyelogramm) gesunder erwachsener Rinder

Zellart	WINQUIST (1954)	WILDE (1964)
Stammzellen:	4,3 (2—8)	./.
Proerythroblasten:	12,3 (6—17)	23 (8—72)
basophile Erythroblasten:	} 257,3 (163—308)	90 (34—122)
polychromatische Erythroblasten:		} 403 (246—552)
orthochromatische Erythroblasten:	232,8 (104—353)	
Myeloblasten:	./.	23 (6—74)
Promyelozyten:	7,9 (2—14)	15 (2—40)
neutrophile Myelozyten:	29,0 (10—50)	} 65 (28—124)
neutrophile Metamyelozyten:	41,4 (13—74)	
neutrophile Stabkernige:	82,0 (50—128)	97 (44—216)
neutrophile Segmentkernige:	114,6 (49—190)	62 (12—140)
eosinophile Myelozyten:	7,3 (1—14)	} 49 (6—122)
eosinophile Metamyelozyten:	20,9 (7—34)	
eosinophile Stabkernige:	} 56,7 (24—108)	30 (6—74)
eosinophile Segmentkernige:		4 (0—10)
basophile Granulozyten:	1,9 (0—8)	3 (0—10)
Lymphozyten:	106,9 (56—163)	72 (24—174)
Monozyten:	1,6 (0—4)	4 (0—20)
Retikulumzellen:	12,7 (2—29)	9 (0—24)
Plasmazellen:	9,9 (4—23)	2 (0—10)
Megakaryozyten:	0,5 (0—2)	1 (0—8)
nicht differenzierbare Zellen:	./.	4 (0—12)
zerstörte Zellen:	./.	42 (1—132)
erythropoetische Mitosen:	18,7	} 2 (0—8)
myelopoetische Mitosen:	2,4	
myelo-/erythropoetischer Quotient:	0,79	0,71 (0,31—1,85)

den, die sich für die Anfertigung von blutfreien Tupfpräparaten oder zur histologischen Untersuchung eignen. —

Die *Färbung* der Knochenmarksausstriche erfolgt durch Überschichten des Objektträgers mit Eosin-Methylenblau-Lösung nach MAY-GRÜNWALD[1] (3 Minuten), langsames Abspülen mit WEISE's Puffergemisch (pH 7,2), Überschichten mit Azur-Eosin-Methylenblau-Lösung nach GIEMSA[2] (25 bis 35 Minuten), erneutes Abspülen mit WEISE's Puffer und Lufttrocknen.

Zelldifferenzierung: Die bei Ölimmersionsvergrößerung vorzunehmende Musterung und Klassifizierung der verschiedenen knochenmarksansässigen Zellarten gibt erst nach längerer gründlicher Einarbeitung reproduzierbare Ergebnisse. Hierzu sind pro Ausstrich mindestens 500 (besser 1000) Zellen zu prüfen, das heißt nach den im einschlägigen Schrifttum geschilderten zytologischen Merkmalen einzustufen (siehe BAUER-SIČ, HEITMANN, WILDE, WINQUIST). Als Anhaltspunkte für die zahlenmäßige Zusammensetzung des normalen Hämomyelogrammes erwachsener Rinder können die in Übersicht 21 zusammengestellten Zahlen dienen (siehe auch Tafel 4/e, f).

Milz

Beim erwachsenen Rind ist die Milz normalerweise etwa doppeltspannenlang, handbreit und ein bis zwei Finger dick. Das zungenförmig-platte Organ *liegt* links, mit seiner Parietalfläche dem kaudalen Bereich der Zwerchfellskuppel an, mit seiner Viszeralfläche dorsolateral auf Netzmagen und Pansen. Es reicht hier vom oberen Ende der beiden letzten Rippen bis zur Knochen-Knorpelgrenze der 7. und 8. Rippe (Abb. 143); bei starker Blutfülle kann sich das freie Ventralende der Milz aber (insbesondere bei Bullen) bis in die Schaufelknorpelgegend hinein erstrecken.

Palpation: Aufgrund ihrer versteckten intrathorakalen Lage ist die gesunde Milz weder der Betastung von außen noch der rektalen Untersuchung zugänglich; bei

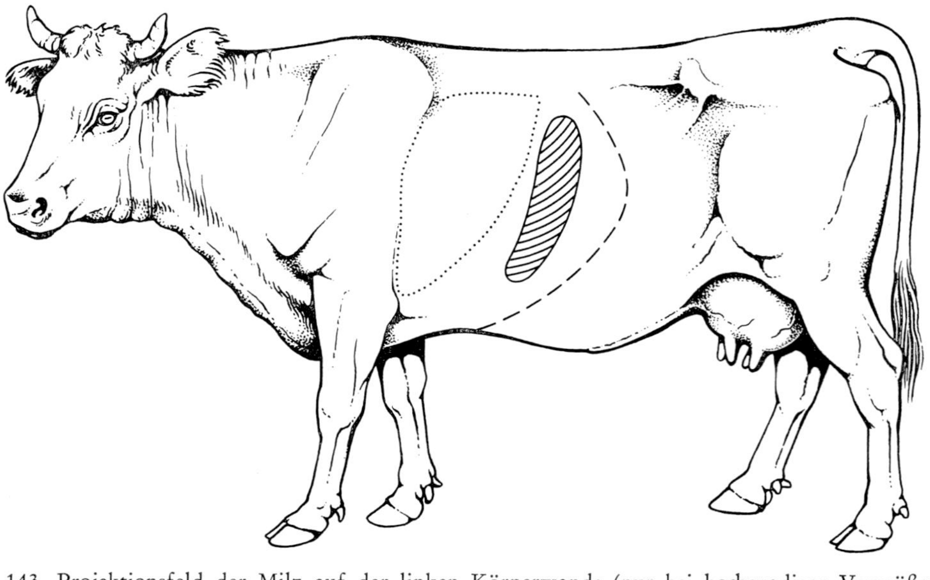

Abb. 143. Projektionsfeld der Milz auf der linken Körperwand; (nur bei hochgradiger Vergrößerung der Milz ist im dorsalen Bereich dieses Feldes perkutorisch eine Dämpfung zu ermitteln): . . . = Grenzen des thorakalen Lungenperkussionsfeldes; - - - = Rippenbogen

[1] Merck/Darmstadt Nr. 1352 oder 1424.
[2] Merck/Darmstadt Nr. 9203 oder 9204.

schmerzhafter Erkrankung der Milz löst der in den Zwischenrippenräumen ihres Projektionsfeldes ausgeübte Palpationsdruck allerdings Stöhnen und/oder Abwehr aus. Nur in seltenen Fällen von extremer Vergrößerung der Milz (Splenomegalie) kann man ihren verdickten dorsokaudalen Rand im Winkel zwischen letzter linker Rippe und Lendenwirbelquerfortsätzen mit tiefem ‚Krallengriff' soeben fühlen. Bei *explorativer Laparo-* oder *Ruminotomie* (S. 242, 296) läßt sich die Milz jedoch von der Bauchhöhle aus beziehungsweise von den Vormägen her (mit der linken beziehungsweise rechten Hand) recht gut palpatorisch beurteilen. Dabei ist auf ihre Größe, die Lage und Verschieblichkeit des (krankhafterweise gelegentlich ‚umgeklappten') ventralen Milzendes, die Oberflächenbeschaffenheit (glatt, ohne peritonitische Adhäsionen) und Konsistenz (schwammig-elastisch, nicht knotig oder fluktuierend), beim Betasten vom Netzmagen aus auch auf Fremdkörper zu achten, die in Richtung zur Milz hin stecken; gegebenenfalls ist dann zu prüfen, ob lediglich ihre Kapsel in die entzündlichen Veränderungen miteinbezogen ist (Perisplenitis traumatica), oder ob auch das Milzparenchym mit angestochen und infiziert worden ist (Lienitis apostematosa).

Endoskopie: Zur intraabdominalen Betrachtung der Milz wird zunächst ein künstliches Pneumoperitoneum (S. 260) angelegt und das Laparoskop (Abb. 146) dann mit kranioventraler Blickrichtung in der linken Flanke eingeschoben; dabei ist allerdings nur das dorsale Milzdrittel zu sehen, das sich als schieferfarbenes Gebilde deutlich von den rosagelben Vormägen (medial) und von der Körperwand (lateral) abhebt (Tafel 9/a).

Schall- und Schmerzperkussion: Die unveränderte Milz des Rindes ist zu dünn, um — bei horizontal verlaufender Perkussion — zwischen dem kaudalen Rand des linken Lungenfeldes (S. 195) und dem dorsalen Bereich der Vormägen (S. 230 f., Abb. 181) eine erkennbare Dämpfung des Klopfschalles zu ergeben. Deshalb ist hier normalerweise ein fließender Übergang zwischen vollem Lungenschall und subtympanischem Eingeweideschall festzustellen. Jeder perkutorisch eindeutig nachweisbaren Milzdämpfung liegt beim Rind erfahrungsgemäß eine Vergrößerung dieses Organes auf mindestens das Dreifache seines normalen Umfanges zugrunde; eine solche Splenomegalie beruht meist auf leukotischer Geschwulstbildung oder auf fremdkörperbedingter intralienaler Eiteransammlung, seltener auf Milzbrand. Gegebenenfalls empfiehlt es sich, die anschließende Schmerzperkussion nicht zu robust vorzunehmen, da die Kapsel der Milz sonst unter Umständen zerreißen könnte (→ Gefahr des Verblutens in die Bauchhöhle). Ihr Projektionsfeld (Abb. 143) erweist sich nicht nur bei Patienten mit krankhaft vergrößerter Milz, sondern auch bei Tieren mit umgeknicktem ventralem Milzende oft als deutlich klopfempfindlich.

Milzbedingte Blutbildveränderungen: Das weiße Blutbild (S. 148) zeigt bei Milzleukose fast immer eine hochgradige Lymphozytose mit mehr als 20 000 Leukozyten pro mm^3 Blut und oft über 80 % vorwiegend unreifen lymphatischen Zellen (Tafel 3/f). Die eitrig-abszedierende Milzentzündung ist dagegen durch mehr oder weniger stark ausgeprägte und vielfach mit Kernlinksverschiebung verbundene neutrophile Granulozytose gekennzeichnet. Im Blutausstrich (Ohrvenenblut) milzbrandkranker Rinder sind die GRAM-positiven Anthrax-Erreger als 5 bis 6 μ lange, in Kurzketten angeordnete stäbchenförmige Gebilde mit rechteckig ‚abgestutzten' Enden zu erkennen.

SCHRIFTTUM

Allgemeines

CORNELIUS, CH. E., & J. J. KANEKO (1963): Clinical biochemistry of domestic animals. Academic Press, New York & London.

GRAUWILER, J. (1965): Herz und Kreislauf der Säugetiere — vergleichende funktionelle Daten. Birkhäuser, Basel & Stuttgart.

Lagerlöf, N., & S. Hoflund (1948): Kompendium i bujatrisk klinisk diagnostik og obstetrisk-klinisk diagnostik. Mortensen, Kopenhagen.

Marek, J., & J. Mócsy (1960): Lehrbuch der klinischen Diagnostik der inneren Krankheiten der Haustiere. 6. Aufl. Fischer, Jena.

Weber, E. (1928): Die klinische Untersuchung des Rindes. Schoetz, Berlin.

Herz

Anonym: Elektrokardiographische Untersuchungen an leukoseverdächtigen Rindern im Vergleich zu leukoseunverdächtigen Rindern. Plan Nr. 4503; Tierklinik, Halle-Wittenberg.

Balbo, T., & U. Dotta (1966): Gli effetti dell'età sull'elettrocardiogramma del bovino. Nuova Vet. *42,* 307-355. — Blood, D. C., & R. D. Hutchins (1955): Traumatic pericarditis of cattle. Austral. Vet. J. *31,* 229-232. — Börnert, D., H. Seidel, D. Maiwald & G. Börnert (1964): Drahtlos übertragene EKG-Ableitungen vom freibeweglichen Rind. Arch. Exp. Vet.-Med. *18,* 701-712. — Börnert, G., & D. Börnert (1971): Untersuchungen zur Phonokardiographie in der Veterinärmedizin. 3. Methode und Gerätetechnik der Phonokardiographie. 4. Das Elektrophonokardiogramm des Rindes. Arch. Exp. Vet.-Med. *25,* 619-634, 635-650. — Brooymans, A. W. M. (1957): Electrocardiography in horses and cattle. Proefschr., Utrecht.

Christl, H. jun. (1975): Klinische und pathologisch-anatomische Beobachtungen an Kälbern mit konnatalen Herz- und Gefäßmißbildungen. Tierärztl. Praxis *3,* 293-302.

Diernhofer, K. (1946): Zur Frühdiagnose der traumatischen Herzbeutelentzündung beim Rind. Wien. Tierärztl. Mschr. *33,* 131-133. — Diernhofer, M. (1960): Elektrokardiographische Untersuchungen am Rind unter besonderer Berücksichtigung der unipolaren Brustwandableitungen. Diss., Wien. — Dirksen, G., & H. Rantze (1968): Untersuchungen über die Brauchbarkeit der Atropinprobe für die Differentialdiagnose der Bradykardie beim Rind. Berl. Münch. Tierärztl. Wschr. *81,* 171-174.

Fisher, E. W., & H. M. Pirie (1965): Traumatic pericarditis in cattle: a clinical, physiological and pathological study. Brit. Vet. J. *121,* 552-567.

Gabraschansky, P., St. Dimitrow, I. Simow & N. Lalow (1958): Untersuchungen über die Herzkrankheiten hochproduktiver Kühe. M.-hefte Vet.-Med. *13,* 756—758. — Gereš, V. (1963): Röntgendiagnostik bei intrathorakalen Komplikationen der traumatischen Indigestion der Rinder. Ber. 17. Welt-Tierärztekongr., Hannover; *2,* 1339-1340.

Junge, G. (1965): Über das EKG des herzgesunden Rindes. Diss., Leipzig. — Junge, G. (1969): Demonstration einiger elektrokardiographischer Befunde von an Pericarditis traumatica, Endokarditis und Pneumonie erkrankten Rindern. Arch. Exp. Vet.-Med. *23,* 297-309.

Karge, E., & E. Werner (1963): Elektrokardiographische Untersuchungen bei leukosekranken Rindern. M.-hefte Vet.-Med. *18,* 849-852. — Kroneman, J. (1970): Endocarditis als probleem. Tijdschr. Diergeneesk. *95,* 862-870.

Lindahl, I. L., P. J. Reynolds & K. E. Allman (1968): Fetal electrocardiograms in dairy cattle. J. Animal Sci. *27,* 1414-1417.

Miklaušić, B., & M. Vulinec (1970): Ein neuer topographischer Orientierungspunkt zur Grenzbestimmung der Herzdämpfung bei Pferd und Rind. Zbl. Vet.-Med. *A 17,* 592-597. — Moraillon, R. (1975): Sémiologie cardiaque clinique. Rec. Méd. Vét. *151,* 631-644. — Moussu, G. (1901): De l'intervention dans les péricardites exsudatives du boeuf. Rec. Méd. Vét. *8,* 465-477.

Northoff, G. (1953): Beiträge zur Elektrokardiographie der Haustiere unter besonderer Berücksichtigung des an MKS erkrankten Rindes. Diss., Hannover.

Pointer, S. (1958): Der „Kompressionsversuch" (modifizierter Valsalva'scher Versuch) bei der Frühdiagnose der Herztamponade beim Rind und bei der Pericarditis traumatica des Rindes. Wien. Tierärztl. Mschr. *45,* 364-377.

Pozzi, L. (1970): Valutazione delle condizioni cliniche cardiache negli animali mediante rilievi dimesionale su radiografie. Atti Soc. Ital. Sci. Vet. *24,* 255-257.

Rapić, S., & V. Gereš (1961): Die Röntgendiagnostik der traumatischen Pericarditis des Rindes. M.-hefte Vet.-Med. *16,* 799-804.

Sander, W. (1968): Das Elektrokardiogramm des Rindes. Zbl. Vet.-Med. *A 15,* 587-643. — Sattler, H.-G. (1968): Die Röntgenuntersuchung der Pericarditis traumatica des Rindes unter besonderer Berücksichtigung der Aufnahmetechnik. Arch. Exp. Vet.-Med. *22,* 443-476. — Sattler, H.-G. (1968): Zur Diagnose, Differentialdiagnose und Prophylaxe der Pericarditis traumatica des Rindes. M.-hefte Vet.-Med. *23,* 377-381. — Scharabrin, J. G. (1950): Die traumatische Perikarditis des Rindes im Röntgenbild (russisch). Veterinarjia *26*:2, 50. — Schleiter, H., J. Gruner & O. Dietz (1958): Zur Diagnostik der Perikarditis des Rindes. Schweizer Arch. Tierheilk. *100,* 123-134. — Slanina, L., & T. Gdovin (1963): Neue Erkenntnisse in der Diagnostik der Vormagenkrankheiten beim Rind. Ber. 17. Welt-Tierärztekongr., Hannover *2,* 1269-1276. — Spörri, H. (1954): Untersuchungen über die Systolen- und Diastolendauer des Herzens bei den verschiedenen Haustierarten und ihre Bedeutung für die Klinik und Beurteilungslehre. Schweizer Arch. Tierheilk. *96,* 593-604. — Spörri, H. (1975): Elektrokardiographie. Tierärztliche Praxis *3,* 1-6; 139-147; 263-269.

THIELSCHER, H.-H., & D. FLOCK: (1968): Elektro- und phonokardiographische Untersuchungen an herzgesunden Rindern verschiedenen Alters. Zbl. Vet.-Med. *A 15*, 401-412.

VACIRCA, G. (1953): Contributo allo studio della fonocardiografia in medicina veterinaria. Il Progresso Vet. *8*, 814. — VACIRCA, G. (1964): Contribution clinico-radiologique à l'étude des cardiopathies congénitales des bovins. Nord. Vet.-Med. *16:* Suppl. 1, 396-400.

WAGENAAR, G. (1963): De diagnostiek van de endocarditis bij het rund. Tijdschr. Diergeneesk. *88*, 1760-1787. — WAGENAAR, G. (1964): Murmurs in cases of endocarditis in cattle. Nord. Vet.-Med. *16:* Suppl. 1, 389-395. — WAGENAAR, G. (1972): Diagnose door handoplegging. Tijdschr. Diergeneesk. *97*, 663-666.

Venen

BAUMANN, H. (1942): Untersuchungen über die diagnostische Bedeutung der Venenstauprobe beim Rind. Diss., Berlin.

Funktionsprüfung

BOUCKAERT, J. H., & A. DE MOOR (1967): Shock: actuele opvattiningen inzake pathogenese en terapie. Vlaams Diergeneesk. Tijdschr. *36*, 100-108. — BREUKING, H. J. (1967): Bloedvolume- en hartminuutvolumebepalingen bij runderen met behulp van broomsulfaleine. Proefschr., Utrecht.

COSTARDI, G., & A. TRIANI (1971): Lo shock: aspetti clinici, patogenetici e terapeutici, con particolare riferimento allo shock infettivo. Clin. Vet. *94*, 102-112.

FISHER, E. W., & R. G. DALTON (1959): Cardiac output in cattle. Nature *183*, 829. — FISHER, E. W., H. M. PIRIE & A. HECTOR (1962): An EISENMENGER complex in an Ayrshire heifer. Vet. Record *74*, 447-453. — FISHER, E. W., & H. M. PIRIE (1964): Malformations of the ventricular septal complex in cattle. Brit. Vet. J. *120*, 253-272. — FISHER, E. W. (1966): Specialised techniques in the investigation of cardiovascular disease in cattle. Ber. 4. Int. Tagung Rinderkrankheiten, Zürich; S. 384-394.

GÖTZE, R. (1920): Über indirekte Blutdruckmessungen an Haustieren, insbesondere an Rindern. Berl. Tierärztl. Wschr. *36*, 293-298, 307-311. — GRAUWILER, J., H. SPÖRRI & H. WEGMANN (1958): Zur graphischen Ermittlung des systolischen und diastolischen Blutdruckes bei Haustieren mittels des Infratonmikrophons und Druckmarkengebers von BRECHT und BOUCKE. Schweizer Arch. Tierheilk. *100*, 297-318.

HAPKE, H. J. (1971): Schock und Kollaps in neuerer Sicht. Dtsch. Tierärztl. Wschr. *78*, 663-666.
HOLMES, J. R. (1962): Some examples of secondary circulatory dysfunction in cattle. Vet. Record *74*, 569-573.

MANOHAR, M., R. KUMAR, A. K. BHARGAVA, J. M. NIGAM & R. P. S. TYAGI: Cardiac catheterization in unanesthetized cattle. J. Amer. Vet. Med. Ass. *163*, 351-354.

OLSEN, J. D., & G. D. BOOTH (1972): Normal values for aortic blood pressures and heart rates of cattle in a controlled environment. Cornell Vet. *62*, 85-100.

PABST, K. (1971): Begriff und Definition der Herzinsuffizienz. Münch. Med. Wschr. *113*, 1701-1708. — PICHAICHARNARONG, A. (1963): Oxygen and carbon dioxide contents of the blood in the right atrium and the right ventricle of the bovine. Cornell Vet. *53*, 11-16. — PLUME, C. (1966/67): Les moyens actuels d'étude de la pression artérielle. Ann. Méd. Vét. *111*, 317-325; *112*, 276-286.

RECUM, A. v., J. P. POIRSON, H. SKLASCHUS, E. TRAUTVETTER & J. WERNER (1972): Über Fehlerquellen der Thermodilutionsmethode in der Herzdiagnostik. Wien. Tierärztl. Mschr. *59*, 197-209. — ROOT, CH., & R. J. TASHIJAN (1971): Ventriculography in calves. Amer. J. Vet. Res. *32*, 1563-1582.

SPÖRRI, H., M. DENAC & R. FURUKAWA (1969): Kombinierte Stenose und Insuffizienz der Trikuspidalklappe ohne Herzgeräusche und positiven Venenpuls bei einem Bullen. Tierärztl. Umschau *24*, 473-476, 479-480, 483.

WALDERN, D. E., V. L. JOHNSON & T. H. BLOSSER (1963): Cardiac output in the bovine and its relationship to rumen and portal volatile fatty acid concentration. J. Dairy Sci. *46*, 327-332. — WELS, A. & V. HORN (1966): Die Entwicklung des Blutvolumens beim Rind während des ersten Lebensjahres. Berl. Münch. Tierärztl. Wschr. *79*, 181-183.

ZELLER, R. (1963): Pathogenese und Therapie der Schockzustände bei Tympanien. Berl. Münch. Tierärztl. Wschr. *76*, 141-143.

Blut (Allgemeines)

BARAHAT, M. Z., & R. R. HASSANCIN (1969): Biochemical analysis and seasonal variation of certain cow blood constituents. Zbl. Vet.-Med. *A 16*, 220-228. — BEGEMANN, H. (1970): Klinische Hämatologie. Thieme, Stuttgart. — BOSTEDT, H., F. WAGENSEIL & M. GARHAMMER (1974): Untersuchungen über den Eisen- und Kupfergehalt im Blutserum sowie über das rote Blutbild des Rindes während der Gravidität und in der Zeit um die Geburt. Zuchthyg. *9*, 49-57.

CHRISTOPH, H.-J., & H. MEYER (1971): Klinisches Laboratorium. Hirzel, Leipzig.

DEMAAR, R. E. (1971): Klinisch bloedonderzoek volgens de Unitest methode. Tijdschr. Diergeneesk. *96*, 1031-1041.

GRÜNDER, H.-D. (1971): Praxisnahe Testverfahren zur Diagnose von Rinderkrankheiten. Prakt. Tierarzt *52,* 587-589.

HAGEMEISTER, H., & J. UNSHELM (1968/70): Individuelle, tages- und tageszeitabhängige Schwankungen von Blutbestandteilen beim Rind (2. & 8. Mitt.). Zbl. Vet.-Med. *A 15,* 399-509; *A 17,* 13-26.

KANEKO, J. J., & C. E. CORNELIUS (1970/71): Clinical biochemistry of domestic animals. 2. Aufl.; Acad. Press, New York & London. — KITSCHENHAM, B. A., G. J. ROWLANDS & H. SHORBAGI (1975): Relationships of concentrations of certain blood constituents with milk yield and age of cows in dairy herds. Res. Vet. Sci. *18,* 249-252.

MANSTON, R., A. M. RUSSELL, S. M. DEW & G. M. PAYNE (1975): The influence of dietary protein upon blood composition in dairy cows. Vet. Record *96,* 497-502. — MATTELIB, A. H., E. M. SAYONS, S. EL-GIBALI & T. A. A. EL ALLAWY (1975): Changes in blood picture of cattle and calves following vaccination with Brucella Abortus (Strain 45/20) vaccine. Zbl. Vet.-Med. *B 22,* 381-385. — MAY, J., A. MARSCHANG & V. ACIOCIRLÁNAIE (1974): Untersuchungen über den Einfluß der Blutentnahme auf einige Blutwerte beim Rind. Zbl. Vet.-Med. *A 21,* 8-14.

NIEPAGE, H. (1974): Methoden der praktischen Hämatologie für Tierärzte. Paul Parey, Berlin und Hamburg.

SCHALM, O. W., N. C. JAIN & E. J. CARROLL (1975): Veterinary hematology. 3. Aufl.; Lea & Febiger, Philadelphia.

UNSHELM, J. (1968/69): Individuelle, tages- und tageszeitabhängige Schwankungen von Blutbestandteilen beim Rind. (3., 4., 5. & 6. Mitt.). Zbl. Vet.-Med. *A 15,* 664-672; *A 16,* 145-153, 703-711, 808-819. — UNSHELM, J., & H. HAGEMEISTER (1969): Individuelle, tages- und tageszeitabhängige Schwankungen von Blutbestandteilen beim Rind (7. Mitt.). Zbl. Vet.-Med. *A 16,* 916-926. — UNSHELM, J., & W. W. RAPPEN (1968): Individuelle, tages- und tageszeitabhängige Schwankungen von Blutbestandteilen beim Rind (1. Mitt.). Zbl. Vet.-Med. *A 15,* 418-437.

WINTROBE, M. M. (1967): Clinical haematology. 6. Aufl.; Lea & Febiger, Philadelphia. — WIRTH, D. (1950): Grundlagen der klinischen Hämatologie der Haustiere. 2. Aufl.; Urban & Schwarzenberg, Wien.

Technik der Blutentnahme

ANDRES, J. (1937): Technik der Blutentnahme und der intravenösen Injektion beim Rindvieh und beim Schwein. Schweiz. Arch. Tierhk. *73,* 383-387.

BARDET, R., J. SEVESTRE & R. BOIVIN (1967): Prise de sang aux vaisseaux coccygiens chez les bovins. Rec. Méd. Vét. *143,* 945-951. — BOLLE, W. (1953): Neue Geräte zur Kompression von Venen. Dtsch. Tierärztl. Wschr. *60,* 171. — BROWN, R., & R. CARROW (1963): Vascular anatomy of the bovine tail. J. Amer. Vet. Med. Ass. *143,* 1214-1215.

GHOSHAL, N. G., & R. GETTY (1967): Applied anatomy of the sacrococcygeal region of the ox as related to tail-bleeding. Vet. Med. *62,* 255-264.

HEINE, W. (1959): Beitrag zur Erleichterung der Blutentnahme für das Brucellose-Tilgungsverfahren. Dtsch. Tierärztl. Wschr. *66,* 304-305. — HELL, K. A. (1957): Zur Blutentnahmetechnik beim Rind. Dtsch. Tierärztl. Wschr. *64,* 592-594. — HELL, K. A. (1957): Ein neuer in der Praxis bewährter Hohlnadelhalter zur Blutentnahme bei Rindern. Prakt. Tierarzt *38,* 141-142, 164. — HOLE, N. H. (1953): Blood sampling large numbers of cattle. Vet. Record *65,* 279.

KRÄHENMANN, A. (1966): Die V. coccygica des Rindes und ihre Eignung für Blutentnahmen und intravenöse Injektionen. Schweiz. Arch. Tierhk. *108,* 472-478. — KRAMER, J. W. (1962): A tail-bleeding technique for cattle. New Zealand Vet. J. *10,* 41.

PARKER, B. N. J., & R. W. BLOWEY (1974): A comparison of blood from the jugular vein and coccygeal artery and vein of cows. Vet. Record *95,* 14-18. — POLLAND, H. P. (1959): Kritische Betrachtung von vier Blutentnahmegeräten für Rinder. Wien. Tierärztl. Wschr. *46,* 918-923. — POLLAND, H. P. (1971): Blutentnahme und intravenöse Injektion beim Rind. Wien. Tierärztl. Wschr. *58,* 351-352.

RIETSCHEL, W. (1973): Untersuchungen über den Einfluß der Blutentnahme durch Punktion der Vena jugularis auf Parameter des Blutes bei Kälbern. Diss., Gießen. — RIETSCHEL, W., B. SENFT, F. MEYER & U. v. MANTEUFFEL (1975): Die Blutentnahme bei Rindern mit Hilfe von Langschlauchkathetern. Berl. Münch. Tierärztl. Wschr. *88,* 161-163. — RUSCH, K. (1970): Blutentnahme beim Rind aus der Vena caudalis mediana. Dtsch. Tierärztl. Wschr. *77,* 210-211.

SCHAUMANN (1955): Blutstauer für das Rind. Tierärztl. Umschau *10,* 452.— SCHECKER, H. (1957): Ein Beitrag zur Blutentnahmetechnik beim Rind. Dtsch. Tierärztl. Wschr. *64,* 450-452.

UNSHELM, J. (1963): Ein Beitrag zur Methodik wiederholter Blutprobenentnahmen beim Rind mit Hilfe von Dauerkanülen. Berl. Münch. Tierärztl. Wschr. *76,* 449-451.

WEISS, R. (1959): Ein Beitrag zur Technik der Blutentnahme aus der Halsvene des Rindes. Prakt. Tierarzt *40,* 352-354. — WITTE, J. (1957): Ein neues Gerät zum Stauen der Vena jugularis bei Großtieren. Tierärztl. Umschau *12,* 191-192. — WITTE, J. (1958): Beitrag zur Blutentnahmetechnik beim Rind. Tierärztl. Umschau *13,* 395-397.

Gewinnung und Aufbewahrung der Blut-, Plasma- und Serumproben

BACH, S. J., & K. G. HIBBITT (1958): The influence of storage conditions of blood samples on the analysis of serum. Vet. Record *70,* 1-8. — BEIER, D., A. ANDERS & K. MIETH (1975): Vergleichende Untersuchungen mit verschiedenen Antikoagulanz-Stabilisator-Kombinationen zur Haltbarmachung von Blutproben für die Leukosediagnostik. Arch. Exp. Vet.-Med. *29,* 143-146, 147-151. — BENTEN, CH. v. (1972): Untersuchungen über die Veränderungen des Gehaltes an GOT, Gesamtcholesterin, „wahrer“ Glukose und Gesamtbilirubin im Blutserum und -plasma von Rindern bei verschiedener Lagerung und Konservierung. Diss., Hannover.

KOSSMANN, K. T., J. VIERING & M. NEUMANN (1975): Haltbarkeit von Serumbestandteilen unter thermischer und thermisch-mechanischer Belastung. Ärztl. Lab. *21,* 129-135.

LAPOSSY, G. (1964): Konservierung von Blutproben zu klinisch-laboratorischen Unterrichtszwecken von Rindern, Pferden und Hunden. Diss., München.

MANTEUFFEL, U. v., B. SENFT & F. MEYER (1973): Der Einfluß von wiederholtem Auftauen und Einfrieren auf die Proteinfraktionen des Blutserums von Rindern. Berl. Münch. Tierärztl. Wschr. *86,* 465-466.

POHLE, R., & H. GÜRTLER (1975): Zur Stabilität der Glukosekonzentration in Rinderblutproben bzw. deren Fraktionen bei der Aufbewahrung. M.-hefte Vet.-Med. *30,* 353-359.

SENFT, B., U. v. MANTEUFFEL & F. MEYER (1975): Der Einfluß einer 2jährigen Lagerung von Kälberblutseren bei − 20 °C auf den Gehalt an Gesamtprotein und den Proteinfraktionen. Berl. Münch. Tierärztl. Wschr. *88,* 5-6. — STEINBACH, G., W. ERLER, H. MEYER & D. SCHIMMEL (1965): Zur Abhängigkeit der Konzentration einiger Serumbestandteile vom Abstand zwischen Blutentnahme und Untersuchungszeitpunkt. M.-hefte Vet.-Med. *20,* 611-614.

TOLLERSRUD, S. (1969): Stability of some serum enzymes in sheep, cattle and swine during storage at different temperatures. Acta Vet. Scand. *10,* 359-371.

Grobsinnliche und physikalische Blutuntersuchung

BEUTLER, M. (1955): Die Blutkörperchensenkung beim Rind. Schweizer Arch. Tierhk. *97,* 465-492. — BIANCA, W. (1973): Korrektur der Erythrozyten-Senkungsgeschwindigkeit von Rinderblut bezüglich des Hämatokritwertes. Schweizer Arch. Tierhk. *115,* 130-134. — BREUKINK, H. J. (1968): Blodvolume — en hartminuutvolumebepalingen bij runderen met beholp van broomsulfaleine. Tijdschr. Diergeneesk. *93,* 1538-1546. — BUSCH, B. (1962): Die Blutkörperchensenkungsreaktion in senkrechten und in um 60 °C geneigten WESTERGREN-Röhrchen bei Milchkühen. M.-hefte Vet.-Med. *17,* 702-703.

HAXTON, J. A., M. D. SCHNEIDER & M. P. KAYE (1974): Blood volume of the male Holstein-Friesian calf. Amer. J. Vet. Res. *35,* 835-837.

MÖLLERBERG, L., L. EKMAN & ST.-O. JACOBSSON (1975): Plasma and blood volume in the calf from birth till 90 days of age. Acta Vet. Scand *16,* 178-185.

OLSEN, R. E. (1966): Determining the erythrocyt sedimentation rate of cattle. J. Amer. Vet. Med. Ass. *148,* 801-803.

PAYNE, E., J. W. RYLEY & R. J. W. GARTNER (1967): Plasma, blood and extracellular fluid volumes in grazing Hereford cattle. Res. Vet. Sci. *8,* 20-26.

STAMATOVIĆ, S. M., M. J. JOVANOVIĆ & D. JOVANOVIĆ (1972): Study of colloidal-osmotic pressure (cop) of blood serum proteins in cattle and pigs (by indirect method by KEYS; serbokroatisch). Vet. Glasnik *26,* 159-166. — STEEL, E. G. (1974): Micromethod for erythrocyt osmotic fragility determination. Amer. J. Vet. Res. *35,* 1597-1598. — STRÖHL, E. (1950): Die Blutkörperchensenkungsreaktion beim Rind und ihre klinische Verwendbarkeit. Diss., München.

WELS, A., & V. HORN (1966): Die Entwicklung des Blutvolumens beim Rind während des ersten Lebensjahres. Berl. Münch. Tierärztl. Wschr. *79,* 181-183.

Untersuchung des Blutbildes (Hämozytologie)

ABT, D. A., J. IPSEN, W. C. D. HARE, R. R. MARSHAK & J. SAHL (1966): Circadien and seasonal variations in the hemogram of mature dairy cattle. Cornell Vet. *56,* 479-520. — ANDRESEN, H. (1970): Evaluation of leukopenia in cattle. J. Amer. Vet. Med. Ass. *156,* 858-867.

BHANNASIRI, T., R. BOGART & H. KRÜGER (1961): Hemoglobin and blood cells of growing beef cattle. J. Animal Sci. *20,* 18-21. — BREMNER, K. C. (1966): The reticulocyte response in calves made anaemic by phlebotomy. Austral. J. Exp. Biol. Med. Sci. *44,* 251-258. — BUSCH, B. (1961): Vergleich zweier Methoden zur Hämoglobinbestimmung beim Rind. M.-hefte Vet.-Med. *16,* 930-932.

CARLSON, G. P., & J. J. KANEKO (1975): Intravascular granulocyte kinetics in developing calves. Amer. J. Vet. Res. *36,* 421-425.

FISCHER, E. W. (1962): Observations on the bovine haematocrit. Brit. Vet. J. *118,* 513-521. — FRERKING, H. (1975): Entwicklung des Blutbildes beim Rinderfetus während der zweiten Hälfte der Tragezeit. Berl. Münch. Tierärztl. Wschr. *88,* 264-269.

GRONIG, G. (1975): Untersuchungen über die physiologischen Blutwerte der Pinzgauer Rinderrasse mit Berücksichtigung der Leukosediagnostik in Kärnten. Diss., Wien. GRAUERHOLZ, H. (1969): Spontanes Auftreten und experimentelle Erzeugung HEINZ'scher Innenkörper in Erythrozyten von Kälbern. Diss., Gießen. — GREATOREX, J. C. (1957): Observations on the haematology of calves and various breeds of adult dairy cattle. Brit. Vet. J. *113*, 29-33, 65-70, 469-481.

HAECKEL, E. (1960): Das rote Blutbild des Kalbes und seine Beeinflussung durch parenterale Injektion eines Eisen-Dextran-Komplexes (Myofer). Diss., Gießen. — HOLMAN, H. H. (1955): The blood picture of the cow. Brit. Vet. J. *111*, 440-457. — HOLMAN, H. H. (1956): Changes associated with age in the blood picture of calves and heifers. Brit. Vet. J. *112*, 91-104.

KLINGER, Y., M. FRANK & D. HADASH (1973): Comparative haematocrit values of bovine blood taken from jugular vein and from and ear capillary. Refuah Vet. *30*, 27-28. — KRAFT, W. (1964): Die Systeme der roten Blutzellen beim Rinderfetus. Diss., Gießen. — KRAFT, H. (1964): Der modifizierte SCHALM-Test zur Blutuntersuchung. Tierärztl. Umschau *19*, 559—560.

KUPFERSCHMIED, H. (1957): Untersuchungen über den Hämoglobin- und Erythrozytengehalt des Rinderblutes (mit besonderer Berücksichtigung verschiedener Altersklassen). Zbl. Vet.-Med. *4*, 983-1004.

MARCILESE, N. A., H. D. FIGUEIRAS, R. M. VALSECCHI & H. R. CAMBEROS (1966): Blood volumes and body: Venous hematocrit ratio in cattle. Cornell Vet. *56*, 142-150. — MAY, J., J. MANOIN & C. DONTA (1975): Untersuchungen über das Adaptationssyndrom beim Rind. Zbl. Vet.-Med. *A 22*, 224-247. — MAYRHOFER, G. (1975): Statistische Untersuchungen über einige Blutwerte bei Rinderzwillingen. Wien. Tierärztl. Mschr. *62*, 96-100. — MEDER, H.-D. (1966): Kernmessungen an Erythrozytenvorstufen des Rindes. Diss., F. U. Berlin. — MEGER, H., & W. WEGNER (1964): Vorkommen und Verteilung der Hämoglobin-Typen in deutschen Rinderrassen. Dtsch. Tierärztl. Wschr. *71*, 123-126. — MÖLLERBERG, L. (1975): A hematologic and blood chemical study of Swedish purchased calves. Acta Vet. Scand. *16*, 170-177.

NIEPAGE, H. (1960): Die diagnostische Verwertung des Blutbildes in der Großtierpraxis. Zbl. Vet.-Med. *7*, 148-151. — NIEPAGE, H. (1961): Untersuchungen über das Differentialblutbild des Rindes. Zbl. Vet.-Med. *8*, 282-301, 305-322. — NIEPAGE, H. (1961): Zum Hämatokrit. Berl. Münch. Tierärztl. Wschr. *74*, 475-478.

PERK, K., & D. DANON (1965): Comparative structure analysis of foetal and adult type red cells in newborn and adult cattle. Res. Vet. Sci. *6*, 442-446.

RICHERT, A. (1962): Vergleichende Bestimmungen des Hämoglobingehaltes im Blut des Rindes als Hämatin mit dem Hämometer nach SAHLI bzw. ZEISS und als Zyanhämoglobin mit dem Unicam-Spektralphotometer. Diss., Hannover.

SCHAARSCHMIDT, V. (1964): Die Reticulocytenzahl im Blute gesunder Rinder. Diss., Hannover. — SCHEIDEGGER, H. R., H. GERBER & J. MARTIG (1974): Das weiße Blutbild von Aufzucht- und Milchmastkälbern. Schweiz. Arch. Tierhk. *116*, 87-94. — SCHNAPPAUF, H., D. D. JOEL & E. P. CRONKITE (1966): Bestimmung des Gesamterythrozytenvolumens und der scheinbaren Lebensdauer der Erythrozyten mit Chrom^{51} beim Rind. Zbl. Vet.-Med. *A 13*, 231-238. — SCHÜLKE, B. (1963): Zur Zählung der eosinophilen Granulozyten. M.-hefte Vet.-Med. *18*, 788-792. — SCHÜTZLER, G., & M. SIEGERT (1964): Methoden und Ergebnisse der Hämoglobinbestimmung im Serum und Plasma. Berl. Münch. Tierärztl. Wschr. *77*, 422-425. — SEILS, H. (1962): Der Einfluß von Ernährung und Haltungshygiene auf das Blutbild des Rindes. M.-hefte Vet.-Med. *17*, 118-121. — STAMATOVIĆ, S. M. (1966): Zur Phagozytosefähigkeit der neutrophilen Granulozyten aus dem Blut gesunder und kranker Rinder mit besonderer Berücksichtigung der Leukose. Zbl. Vet.-Med. *A 13*, 487-500. — STIRNIMANN, J., G. STÄMPFLI & H. GERBER (1974): Eisen- und Kupfergehalt des Serum und rotes Blutbild der Simmentaler Kuh während der Trächtigkeit und im Puerperium. Schweiz. Arch. Tierhk. *116*, 231-243. — STÖBER, M. (1965): Zytomorphologische und zytochemische Blutuntersuchungen beim Rind im Hinblick auf ihre Brauchbarkeit für die Diagnose der lymphatischen Leukose des Rindes. Habil.-Schrift, Hannover. — STÖBER, M., & D. HEUBNER (1967): Beitrag zur Unterscheidung der Monozyten von Lymphozyten im Blutausstrich vom Rind. Zbl. Vet.-Med. *A 14*, 554-569.

TALOS, V., G. ROTH, P. POP & A. TRIF (1975): Der Verlauf des Blutzuckerspiegels und die Eosinophilenzahl während der Trächtigkeit bei Rindern. Dtsch. Tierärztl. Wschr. *82*, 286-288. — TENNANT, B., D. HARROLD, M. REINA-GUERRA, J. W. KENDRICK & R. C. LABEN (1974): Hematology of the neonatal calf: Erythrocyte and leukocyte values of normal calves. Cornell Vet. *64*, 516-532. — THIELSCHER, H.-H. (1964): Versuche zur Ermittlung der Leukozytenzahl beim Rind mit Hilfe des Hämatokritverfahrens. Dtsch. Tierärztl. Wschr. *71*, 346-348. — THIJN, J. W. (1965): The development of the red blood-picture in calves. Tijdschr. Diergeneesk. 90, 1382—1400.

VANSCHOUBROCK, F. (1974): Hematologie van het mestkalf. Vlaams Diergenees. Tijdschr. *43*, 14-29. — VERTER, W., & H. MORSK (1963): Untersuchungen zum Blutbild der Rinder der Gruppen Bos primigenius taurus, Bos indicus, Bubalus avena bubalis und Bos mulus grumilens L. M.-hefte Vet.-Med. *18*, 22-26.

WALSER, K., D. BERNER, H. BOGNER, J. GROPP, J. KALICH, H. KRAFT, J. KRIPPL, F. MEYER, M. MÜLLING, W. RÜPRICH, H. H. SAMBRAUS, L. SCHÖN, H. SIEGNER, E. STEPHAN & E. WEISS (1973): Gutachten über die tierschutzgerechte Haltung von Kälbern in Aufzucht und Mast. Bonn. — WEISMAN, J., J. C. VAN DAM & H. W. ANTONISSE (1970): Directe telling van de eosinofiele leukocyten bij het rund volgens de method van RANDOLPH. Tijdschr. Diergeneesk. *35*, 1069—1083. — WELS, A., & V. HORN (1966): Die Verwendung von Nomogrammen zur Beurteilung des roten Blutbildes von Pferd, Rind, Schaf und Ziege, Zbl. Vet.-Med. *A 13,* 477-486. — WHITLOCK, R. H., W. LITTLE & G. J. ROWLANDS (1974): The incidence of anaemia in dairy cows in relation to season, milk yield and age. Res. Vet. Sci. *16,* 122-124.

Untersuchung der Blutgerinnungsfähigkeit

DAHLGREN, R. R., & D. E. WILLIAMS (1972): Hemorrhagic syndrome in feedlot cattle. Bov. Pract. *7,* 52-53.

EICHNER, P. (1976): Untersuchungen über den diagnostischen und prognostischen Wert der Fibrinogen-Bestimmung im Blutplasma des Rindes. Diss., Hannover. — EK, N. (1972): The quantitative determination of fibrinogen in normal bovine plasma and in cows with inflammatory conditions. Acta Vet. Scand. *13,* 175-184.

FLORIO, R., P. H. COTTERA, CL. MARIE & F. MARIE (1959): Sur le temps de QUICK normal de quelques animaux domestiques. Bull. Soc. Sci. Vét. Méd. Comp. *61,* 129—137.

GENTRY, P. A., S. CRANE & FL. LOTZ (1975): Factor XI (Plasma thromboplastin antecedent) deficiency in cattle. Canad. Vet. J. *16,* 160-163.

HEYER, S. (1962): Untersuchungen über den Fibrinogengehalt im Blutplasma bei chirurgischen Erkrankungen des Rindes. Diss., Hannover. — HOFMANN, W., S. AL AMROUSI & H. SCHULTZE (1964): Blutgerinnungsuntersuchungen beim gesunden Rind. Münch. Tierärztl. Wschr. *77,* 70-72. — HOFMANN, W. (1976): Untersuchungen zur Ursachenklärung eines hämorrhagischen Syndroms bei Mastkälbern (chronische Furazolidon-Vergiftung). Habil.-schrift, Gießen.

JONES, W. G., C. D. HUGHES, M. J. SWENSON & G. K. L. UNDERBJERG (1956): Plasma prothrombin time and hematocrit values of blood of dairy cattle. Proc. Soc. Exp. Biol. Med. *91,* 14-18.

SCHACHT, P. (1962): Untersuchungen über den Fibrinogengehalt im Blut bei inneren Erkrankungen des Rindes. Diss., Hannover. — STEEL, E. G. (1974): Evaluation of electronic blood platelet counting in sheep and cattle. Amer. J. Vet. Res. *35,* 1465-1467.

THOMSON, G. W., B. J. MCSHERRY & V. E. D. VALLI (1974): Evaluation of a rapid method of determination of plasma fibrinogen. Canad. J. Comp. Med. *38,* 266-270.

UR, A. (1974): The blood coagulation curve of some mammals. Res. Vet. Sci. *16,* 204-207.

VONNAHME, W. (1965): Plasma- und Serumprothrombinbestimmungen bei gesunden und kranken Rindern. Diss., Hannover.

Säure-Basen-Gleichgewicht, Flüssigkeitshaushalt, Elektrolytstatus und Serummineralstoffe

BÄR, H.-J., H. SEIDEL & I. MÜLLER (1970): Mineralstoffkonzentrationen im Serum klinisch gesunder Rinder. Arch. Exp. Vet.-Med. *24,* 889-892. — BLUM, J. W., & U. ZUBER (1975): Iron stores of liver, spleen and bovine marrow and serum iron concentrations in female dairy cattle in relationship to age. Res. Vet. Sci. *18,* 294-298. — BOSTEDT, H. (1974): Blutserumuntersuchungen bei festliegenden Rindern in der frühpuerperalen Periode. Berl. Münch. Tierärztl. Wschr. *87,* 107-109. — BROBST, D. (1975): Evaluation of clinical disorders of acid-base balance. J. Amer. Vet. Med. Ass. *166,* 359-364. — BUTTER, D. G., R. A. WILLOUGHBY & B. J. MCSHERRY (1971): Studies on diarrhea in neonatal calves. 3. Acid-base and serum electrolyte values in normal calves from birth to ten days of age. Canad. J. comp. Med. *35,* 36-39.

COLES, E. H. (1974): Water, electrolytes, and acid-base balance. In: Veterinary clinical pathology. Saunders, Philadelphia, London & Toronto; 2. Aufl., S. 332-351.

DIRKSEN, G., P. PLANK, K. DÄMMRICH & T. HÄNICHEN (1971): Das klinische und pathologisch-anatomische Bild einer enzootischen Kalzinose beim Rind. Vet.-Med. Nachr. *1971,* 199-214. — DONOWICK, W. J., & A. E. BAUE (1968): Blood gases, acid-base balance and alveolar arterial oxygen gradient in calves. Amer. J. Vet. Res. *29,* 561-567.

EHRENTRAUT, W., H. SEIDEL & H.-J. BÄR (1970): Tagesschwankungen der Kalium-, Kalzium- und Magnesiumkonzentrationen im Serum des klinisch gesunden Rindes. Arch. Exp. Vet.-Med. *24,* 883-887. — ELIZONDO VAZQUEZ, C. A. (1975): Untersuchungen des Pansensaftes bei gesunden sowie an Indigestionen unterschiedlicher Ursache erkrankten Rindern. Diss., Hannover.

FAYET, J. C. (1968): Recherches sur le metabolisme hydrominéral chez le veau normal ou en état de diarrhée. Rech. Vét. *1968,* 99-126. — FISCHER, E. W., & G. H. DE LA FUENTE (1972): Water and electrolyte studies in newborn calves with particular reference to the effects of diarrhea. Res. Vet. Sci. *13,* 315-322. — FISCHER, W., & R. BUTTE (1974): Vergleichende Untersuchungen des Elektrolyt- und Blutstatus bei gesunden und an Enteritis erkrankten Kälbern. Dtsch. Tierärztl. Wschr. *81,* 567-570.

GENTRY, P. A., & W. D. BLACK (1975): Evaluation of HARLECO CO_2 apparatus: Comparison with the VAN SLYKE method. J. Amer. Vet. Med. Ass. *167,* 156-157. — GINGERICH, D. A. (1974): Practical fluid and electrolyte therapy and its pathophysiological basis. Proc. 7. Ann. Conv. Amer. Ass. Bovine Pract., S. 72-80. — GINGERICH, D. A. (1975): Paradoxic aciduria in bovine metabolic alkalosis. J. Amer. Vet. Med. Ass. *166,* 227-230. — GRAMBOW, H. (1971): Untersuchungen über den Eisen- und Kupfergehalt im Serum gesunder und kranker Rinder. Diss., Hannover. — GREEN, U. (1975): Untersuchungen über den Elektrolythaushalt bei klinisch kranken Kühen. Diss., Hannover.

HARRY, K.-P. (1973): Untersuchungen zur Bestimmung des Kalziumgehaltes im Blutserum und im Harn des Rindes mit Hilfe von Schnelltesten. Diss., Hannover. — HIRNER, P. (1963): Untersuchungen über das Verhalten der Blutelektrolyte des Rindes bei einigen massiven Einwirkungen. Diss., Wien.

JACOBSEN, D. R., R. W. HEMKEN, F. S. BUTTON & R. H. HALTON (1972): Mineral nutrition, calcium, phosphorus, magnesium and potassium interrelationships. J. Dairy Sci. *55*, 935-944.

LÖLLERBERG, L., L. EKMAN & ST.-O. JACOBSSON (1975): Ferrokinetic studies in normal and iron deficiency anemic calves. Acta Vet. Scand. *16*, 205-217 — LOMBA, F., G. CHAUVAUX & V. BIENFET (1972): Changes in blood calcium and magnesium in fasted cows. Zbl. Vet.-Med. *A 19*, 138-141.

MAACK, H.-R. (1968): Untersuchungen über den Säure-Basen-Zustand des Blutes bei gesunden und kranken Rindern mit Hilfe der Blut-pH-Messung. Diss., Hannover. — MARTIG, J., H. GERBER & M. BERGER (1974): Untersuchungen über die Zuverlässigkeit eines Stalltestes zur Bestimmung des Kalziumgehaltes im Blut von Kühen. Dtsch. Tierärztl. Wschr. *81*, 129-152. — MAYER, G. P., F. RAGGI & C. F. RAMBERG (1965): A rapid semiquantitative test for serum calcium suitable for field use. J. Amer. Vet. Med. Ass. *146*, 839-842. — MCSHERRY, B. J., & I. GRINYER (1954): Disturbance in acid-base balance and electrolyte in calf diarrhea and their treatment. Amer. J. Vet. Res. *15*, 535-541. — MCSHERRY, B. J., & I. GRINYER (1954): The pH values, carbon dioxide content and the levels of sodium, potassium, calcium, chloride and inorganic phosphorus in the blood serum of normal cattle. Amer. J. Vet. Res. *15*, 509-510. — MIKULEC, K., A. RAKO, Z. VINOVRSKI & I. KARADJOLE (1975): Levels of calcium and inorganic phosphorus in blood serum and in milk of Friesian cows during lactation (serbo-kroatisch). Vet. Archiv *45*, 133-146. — MIX, H. U., & H.-J. BREITER (1971): Zur Bestimmung des Kohlensäurebindungsvermögens beim Rind. M.-hefte Vet.-Med. *26*, 584-587. — MOOR, J. R., H. GERBER, J. MARTIG & G. STÄMPFLI (1975): Normale Serumkonzentrationen von Calcium, Magnesium und anorganischem Phosphor beim Simmentalerrind. Schweizer Arch. Tierhk. *117*, 365-381. — MOORE, W. E. (1969): Acid-base and electrolyte changes in normal calves during the neonatal period. Amer. J. Vet. Res. *30*, 1133-1138. — MÜLLING, M., H.-J. HENNING & CH. MARCKS (1972): Aktuelle pH-Werte im Blut neugeborener Kälber. Tierärztl. Umschau *27*, 180-181. — MYLREA, P. J., & R. F. BAYFIELD (1969): Concentration of some compounds in the blood and serum of apparantly healthy dairy cattle. 1. Electrolytes and minerals. Austral. Vet. J. *44*, 565-573.

PHILLIPS, G. D. (1970): The assessment of blood acid-base parameters in ruminants. Brit. Vet. J. *126*, 325-332. — PHILLIPS, G. D. (1970): Plasma standard bicarbonate and chloride concentrations in cattle and sheep. Brit. Vet. J. *126*, 409-419.

REECE, W. O., & J. D. WAHLSTROM (1972): Variations in plasma composition of calves: Relationship of acid-base status to calf age, ration and feeding time. Amer. J. Vet. Res. *33*, 2169-2183.

SCHOTMAN, A. J. H. (1970): The acid-base balance in healthy and sick cattle. Netherl. J. Vet. Sci. *4*, 5-23. — SEIDEL, H., & J. SCHRÖTER (1970): Das Verhalten der Natrium-, Kalium-, Kalzium-, Magnesium- und Phosphorkonzentrationen im Serum des graviden und laktierenden Rindes. Arch. Exp. Vet.-Med. *24*, 873-882. — STÖCKL, W., B. LUSCHIN, M. K. ZACHERL & M. WEISER (1965): Vergleichende Serumuntersuchungen bei Kühen vor und nach der Geburt und deren Kälbern. Zbl. Vet.-Med. *A 12*, 400-404. — SVENDSEN, P. (1969): Evidence of a potassium shift from the extracellular to the intracellular fluid space during metabolic alkalosis in cattle. Nord. Vet.-Med. *21*, 660-663.

TASKER, J. B. (1969): Fluid, electrolyte and acid-base abnormalities in cattle. J. Amer. Vet. Med. Ass. *155*, 1906-1909.

WARD, G. M., R. C. LINDSAY & C. A. VAIR (1960): Calcium and magnesium determination in bovine blood by EDTA titration. J. Dairy Sci. *43*, 1014-1015.

Blut- und Serummetaboliten

AGUAYO-VAZQUES, R. C. (1970): Prüfung des Glukose- und des Ketonkörpergehaltes im Blut azetonämiekranker Kühe im Vergleich zum klinischen Bild. Diss., Hannover.

BOGIN, E., M. N. EGYED, B. ISRAELI, A. EILAT, Y. DANIELI, R. COHEN & G. FRANCOS (1974): Levels of enzymes, metabolites and electrolytes in the blood of healthy Israeli-Friesian dairy cows. Refuah Vet. *31*, 80-83.

DANIELS, L. B., J. L. PERKINS, D. KRIEDER, D. TUJWELL & D. CARPENTER (1974): Blood glucose and fructose in the newborn ruminant. J. Dairy Sci. *57*, 1196-1200. — DEMSKI, K. (1967): Untersuchungen über den Gehalt an L(+)-Milchsäure im Blutplasma gesunder Rinder. Diss., Hannover. — DIEDRICH, H.-P. (1968): Untersuchungen über den Blutserumspiegel von Kreatin und Kreatinin bei gesunden und kranken Rindern. Diss., Hannover. — DUNCAN, W. R. H., & G. A. GARTON (1963): Blood Lipids, 3. Plasma lipids of the cow during pregnancy and lactation. Biochem. J. *89*, 414-419.

FREITAG, H. (1964): Untersuchungen über den Cholesteringehalt im Blutserum klinisch gesunder Rinder unter Berücksichtigung von Alter, Geschlecht, Fütterung und Milchleistung. Diss., Hannover.

GERDES, W. (1975): Untersuchungen über den L(+)-Milchsäuregehalt im Vollblut gesunder und kranker Rinder. Diss., Hannover. — GRAUL, CH., & M. STEINHARDT (1970): Zur Bedeutung des Hämatokrits für Bestimmungen des Blutzuckerspiegels im Vollblut. Arch. Exp. Vet. Med. *25*, 49-64.

IBRAHIM, H. (1975): Vergleichende Bestimmung des Harnstoffgehaltes im Vollblut und Blutserum mit dem Merckognost-Harnstoff-Test und der Biochemica Testkombination Harnstoff bei gesunden und kranken Rindern. Diss., Hannover.

KWAKWA, U. (1974): Untersuchungen über den Blutserumgehalt an Cholesterin, Neutralfetten und Phosphatiden bei gesunden und kranken Rindern. Diss., Hannover.

LEWIS, L. D., R. W. PHILLIPS & C. D. ELLIOTT (1975): Changes in plasma glucose and lactate concentrations and enzyme activities in the neonatal calf with diarrhea. Amer. J. Vet. Res. *36*, 413-416.

MÜLLING, M. (1966): Das Verhalten der Glucosewerte im Blut von Kälbern. Zbl. Vet.-Med. *13*, 42-52.

PETERS, K. (1969): Untersuchungen über den Ammoniakgehalt im Venenblut gesunder und kranker Rinder. Diss., Hannover.

REENTS, R. (1971): Vergleichende Untersuchungen des Glukosegehaltes im Vollblut und Serum mit der Glukoseoxydase und der 0-Toluidin-Methode bei gesunden und kranken Rindern. Diss., Hannover. — RICHTER-REICHHELM, H.-B. (1974): Untersuchungen über den Blutserumgehalt an Gesamtlipiden, unveresterten Fettsäuren und β-Lipoproteiden bei gesunden und kranken Rindern. Diss., Hannover.

SCHMID, S. (1975): Über das Verhalten einiger Metabolite in der Puerperalphase des Rindes. Diss., Wien. — SCHUMACHER, A. (1971): Schnellmethode zur Blutharnstoffbestimmung mittels Teststreifen für die Praxis. Wien. Tierärztl. Mschr. *58*, 347-349. — SOMMER, H. (1969): Bestimmung, physiologischer Bereich und Beurteilung des Blutserum-Gesamt-Bilirubins beim Rind. Prakt. Tierarzt *50*, 551-552. — SOMMER, A., M. PAJTAS & P. FLAK (1971): Einfluß des Proteinniveaus in der Maisfutterration bei verschiedenen Harnstoffgaben in der Jungbullenmast. Arch. Tierernährung *21*, 297-307. — STEGER, H., & J. VOIGT (1970): Bestimmung von Ketonkörpern in Blut und Milch. Arch. Tierernährung *20*, 631 bis 639.

TETTENBORN, D. (1963): Blutzuckerbestimmungen bei gesunden und kranken Rindern mit der Glukoseoxydasemethode. Diss., Hannover. — TIROKE, H. (1961): Die qualitative und die quantitative Bilirubinbestimmung im Blutserum gesunder und kranker Rinder und ihre diagnostische Bedeutung. Diss., Hannover.

VENTUROLI, M., R. GRUARIN & L. GIORDANI (1974): Sulla steatosi epatica in bovine gravide di importazione — componenti lipidiche del siero. 8. Kongr. Welt-Ges. Buiatrik, Mailand (Riassunti), S. 248.

WRIEDT, J. (1964): Untersuchungen über den Cholesteringehalt im Blutserum bei inneren und chirurgischen Erkrankungen des Rindes. Diss., Hannover.

Serumeiweißbild

AALUND, O. (1961): A rapid test for the estimation of the gamma-globulin levels in bovine serum. Nord. Vet.-Med. *13*, 96-103.

BOGUTH, W. (1954): Papierelektrophoretische Serumuntersuchungen bei Haussäugetieren. Zbl. Vet.-Med. *1*, 168-187, 311-329.

CZERNICKI, B. (1957): Elektrophoretische Untersuchungen an Rinderserum: Ein Beitrag zu der Frage, ob Normalwerte für die Serum-Eiweißfraktionen des Rindes aufgestellt werden dürfen und ob es zu charakteristischen Abweichungen im Verlauf der Gravidität kommt. Zbl. Vet.-Med. *4*, 588-602.

EMDE, H. (1963): Untersuchungen über die diagnostische Verwertbarkeit der LUGOL-Probe beim Rind. Diss., Hannover.

GÖTZ, H., & A. HEINEBRODT (1969): Die Serumproteine des Tieres: Biochemische und immunoelektrophoretische Analysen des Rinderserums. Zbl. Vet.-Med. *A 16*, 691-702. — GORIŠEK, J., V. SERTIĆ & F. ZDELAR (1964): Serumlabilitätsreaktionen und Serumeiweißzusammensetzung bei verschiedenen Krankheiten des Rindes. Eine Schnellmethode zur γ-Globulinbestimmung im Rinderserum. Dtsch. Tierärztl. Wschr. *71*, 313-321. — GRÄNZER, W. (1974): Die Serumproteine des Kalbes, ihre elektrophoretische Bestimmung und ihr Verhalten nach Haltungsumstellung und Transport. Berl. Münch. Tierärztl. Wschr. *87*, 5-9.

KØNA, E., & K. BODA (1957/58): Vergleich der Kadmiumsulfat-Trübungsreaktion mit dem pathologisch-anatomischen Befund und ihre Abhängigkeit von den relativen Werten der Eiweißfraktionen im Blutserum beim Rind (slowakisch). Folia Vet. *2*, 253-258. — KUBIN, G. (1956): Zur Anwendung der GROS'schen Probe beim Rind. Wien. Tierärztl. Mschr. *42*, 554-564.

LIBERG, P. (1973): The formol-gel reaction in cattle. Acta. Vet. Scand. *14*, 712-722. — LITTLE, W. (1974): An effect of the stage of lactation on the concentrations of albumin in the serum of dairy cows. Res. Vet. Sci. *17*, 193-199.

MAŠEK, J., & J. TRUNKAT (1961): Trübungs- und Flockungsreaktionen in der Veterinärmedizin (tschechisch). Vet. Časopis *10*, 248-257. — MERIČ, I. (1959): Die Formolgelreaktion beim Rind und ihr Wert für die Diagnostik. Diss., Hannover. — MICLAÛS, J., G. ESPERSEN & P. HJORTH (1973): Plasma protein composition in cattle affected with acute peritonitis. Nord. Vet.-Med. *25*, 570-574. — MICLAÛS, J., & E. BRUMMERSTEDT (1975): Plasma protein alterations in cattle suffering from acute peritonitis. Nord. Vet.-Med. *27*, 203-207.

OSBALDISTON, G. W. (1972): Serum protein fractions in domestic animals. Brit. Vet. J. *128*, 386-393.

PATTERSON, D. S. P. (1967): Simple laboratory tests for γ-globulins in calf sera. Vet. Record *80*, 260-261. — PENHOLE, W. J., & G. CHRISTIE (1969): Quantitative studies on bovine immunoglobulins. Res. Vet. Sci. *10*, 493-501. — PIRCHNER, F., W. STÖCKL & M. WEISER (1975): Einflüsse auf den Plasma-Aminosäuregehalt bei Kälbern. Wien. Tierärztl. Wschr. *62*, 277-282.

ROESTI, R., & H. FEY (1975): Messung der Serum-Immunoglobulinklassen IgG, IgM und IgA des Simmentaler Rindes. Schweiz. Arch. Tierhk. *117*, 65-84.

SANDHOLM, M. (1974): Die Feststellung der Hyper-γ-Globulinämie beim Rind unter Praxisbedingungen. Tierärztl. Praxis *2*, 237-240. — SCHOTMAN, A. J. H. (1962): Het serumeiwitspectrum van normale en zieke runderen bepaald met behulp van de papierelektroforese. Tijdschr. Diergeneesk. *87*, 804-825.

TIMM, D. (1969): Mikroelektrophoretische Serumeiweißuntersuchungen an Rindern mit entzündlich-infizierten Krankheitsprozessen. Diss., Hannover. — THORNTON, J. R., R. A. WILLOUGHBY & B. J. McSHERRY (1972): Studies on diarrhea in neonatal calves: The plasma proteins of normal and diarrheic calves during the first ten days of age. Canad. J. Comp. Med. Vet. Sci. *36*, 17-25.

WEBER, TH. B. (1964): Electrophoretic analysis of bovine serum by vertical and horizontal types of apparatus. Amer. J. Vet. Res. *25*, 386.

Serumenzyme

BADE, U. (1969): Die Bedeutung der Transaminasen für die klinische Diagnostik in der Veterinärmedizin und Humanmedizin. Diss., Hannover. — BÖLLING, W. (1972): Untersuchungen über die Aktivität der Ornithin-Carbamyl-Transferase im Serum gesunder und kranker Rinder. Diss., Hannover. — BOOTS, L. R., & T. M. LÛDWICK (1970): Plasma glutamic-oxaloacetic and glutamic pyruvic transaminase activities in Holstein cattle. J. Dairy Sci. *53*, 449-452. — BOSTEDT, H. (1974): Enzymaktivitäten im Blutserum von Rindern in der Zeit um die Geburt. Berl. Münch. Tierärztl. Wschr. *87*, 365-371. — BRAUER, I. (1974): Untersuchungen über die Creatin-Phosphokinase-Aktivität im Serum von gesunden und kranken Rindern. Diss., Hannover. — BUITKAMP, J. (1972): Übersicht über die 10 derzeit wichtigsten Serumenzyme des Rindes (Auswertung des Schrifttums bis Ende 1971). Diss., Hannover.

ELAMROUSI, S., & W. HOFMANN (1972): Activity of some serum enzymes in downer cows. Zbl. Vet.-Med. *A 19*, 133-137. — ELSABBAN, F. F., H. ROTHENBACKER, T. A. LONG & B. R. BAUMGARDT (1971): Certain blood constituents and serum transaminases in Hereford steers fed high energy rations. Amer. J. Vet. Res. *32*, 1027-1032.

FINDEISEN, R. (1972): Untersuchungen über die Aktivität der γ-Glutamyltranspeptidase im Serum gesunder und kranker Rinder. Diss., Hannover. — FORENBACHER, S. (1972): Experimental and clinical contributions to the diagnostic significance of serum transaminases in domestic animals (serbo-kroatisch). Vet. Archiv *42*, 171-208.

GERBER, H. (1963): Aktivitätsbestimmungen von Serumenzymen in der Veterinärmedizin. Schweizer Arch. Tierheilk. *105*, 529-550. — GERBER, H. (1964): Aktivitätsbestimmungen von Serumenzymen in der Veterinärmedizin. Schweizer Arch. Tierheilk. *106*, 85-124. — GERBER, H., J. MARTIG & R. STRAUB (1972): Enzymuntersuchungen im Serum von Großtieren im Hinblick auf Diagnose und Prognose. Tierärztl. Prax. *1*, 5-18. — GRÜN, E., & M. KLÖTZER (1973): Serumenzyme bei neugeborenen Tieren. 1. Verhalten bei neugeborenen Kälbern. M.-hefte Vet.-Med. *28*, 651-656.

KAISER, H. (1967): Untersuchungen über den Serumgehalt der Laktatdehydrogenase von Rindern in Leukosebeständen. Diss., Hannover. — KAMANN, H. A. (1964): Bestimmung der Milchsäuredehydrogenase und der Sorbitdehydrogenase im Serum gesunder und kranker Rinder. Diss., Hannover. — KELLER, P. (1971): Serumenzyme beim Rind: Organanalysen und Normalwerte. Schweizer Arch. Tierheilk. *113*, 615-626. — KELLER, P. (1974): Lactate dehydrogenase isoenzymes in normal bovine serum and during experimental liver and muscle damage. Res. Vet. Sci. *17*, 49-58. — KELLER, P., H. GERBER & J. MARTIG (1971): Zum Verhalten von Serumenzymen bei Muskelschäden des Rindes. Schweizer Arch. Tierheilk. *113*, 627-636. — KELLER, P., & T. A. STANBRIDGE (1972): Die Verteilung der Lactat-Dehydrogenase-Isoenzyme in einigen Rinderorganen. Schweizer Arch. Tierheilk. *115*, 35-48. — KELLER, P., J. MARTIG, H. GERBER & B. PAULI (1972): Beitrag zum Verhalten einiger Serumenzyme bei stoffwechselbedingten Geburtsfolgekrankheiten des Rindes. Schweizer Arch. Tierheilk. *114*, 157-166. — KLOENE, A. (1974): Untersuchungen über die Aktivität der Glutamat-Dehydrogenase im Serum gesunder und kranker Rinder. Diss., Hannover. — KLOENE, H.-R. (1974): Untersuchungen über die Aktivität der Isozitrat-Dehydrogenase im Serum gesunder und kranker Rinder. Diss., Hannover. — KOLB, E. (1957): Untersuchungen über das Vorkommen von Cholinesterase im Blut und Serum von Haustieren (Rind, Schaf, Ziege, Pferd, Schwein, Hund). Zbl. Vet.-Med. *4*, 967-982. — KRAFT, H. (1974): Intramuskuläre Injektion und Enzym-Diagnostik. Tierärztl. Umschau *29*, 656-658.

LISCHKA, K.-U. (1972): Untersuchungen über den Blutserumspiegel der Lipase bei gesunden und kranken Rindern. Diss., Hannover. — LUKANC, A., & L. KRÜGER (1968): Über das Verhalten der Aktivität der alkalischen Phosphatase im Blutserum von Rindern bei der Aufbewahrung unter niedrigen Temperaturen. Z. Tierphys. Tierernährung *24*, 129-133.

MADELLA-AMADEI, D., & L. GIORDANI (1966): Researches about the lactic dehydrogenase activity in sera of healthy cattle (italienisch). Nuova Vet. *41*, 260-264. — MANTEUFFEL, U. v. (1972): Untersuchungen über den Einfluß verschiedener Fütterungs- und Haltungsfaktoren auf die Aktivität der alkalischen und sauren Phosphomonoesterasen im Blutserum von Kälbern und Bullen sowie deren individuelle Veranlagung. Gießener Schriften-R. Tierzucht *32*, 1-92. — MANTEUFFEL, U. v. (1975): Untersuchungen über den Einfluß des Alters und der Fütterung auf die alkalische und saure Phosphatase im Blutserum von Kälbern. Zbl. Vet.-Med. *A 22*, 209-214. — MÜLLER, G. (1974): Untersuchungen über die Aktivität der Cholinesterase im Serum gesunder und kranker Rinder. Diss., Hannover. — MULLEN, P. A. (1973): Barley beef: Serum enzyme activity during barley feeding and particularily during the introduction of the ration. Brit. Vet. J. *129*, 439-446. — MYLERA, P. J., & P. J. HEALY (1968): Concentrations of some components in the blood and serum of apparently healthy dairy cattle. 2. Serum proteins, enzymes, bilirubin and creatinin. Austral. Vet. J. *44,* 570-573.

PRASSE, K. W. (1969): Lactic dehydrogenase activity and isoenzyme distribution in serum of normal cattle. Amer. J. Vet. Res. *30,* 2181-2184.

RICH, L. J., & M. L. DUNAVANT (1972): Serum enzymes in bovine practice. Bov. Pract. *1972*:*7,* 8-12. — RICO, A. G., J. C. GODFRAIN, J. P. BRAUN, P. BENARD & V. BURGAT-SUCAZE (1975): Dosages enzymatiques en clinique bovine. Rev. Méd. Vét. *126,* 53-68. — ROE, R. T. (1969): Whole blood cholinesterase and serum enzyme levels in cattle as indicators of exposure to organo-phosphorus compounds. Austral. Vet. J. *45,* 411-413.

SEREN, E., & A. LEOPOLD (1969): Il comportamento della pseudocolinesterasi sierica nei bovini in funzione dell'eta e della gravidanza. Nuovo Vet. *45,* 230-237. — SHAW, F. D. (1974): Sorbital dehydrogenase in the diagnosis of liver disease of ruminants. Austral. Vet. J. *50,* 277-278. — SIMESEN, M. G., & P. STORM (1973): The diagnostic value of γ-GT-estimations on blood sample collected in conjunction with exsanguination of cattle. Acta Vet. Scand. *14,* 758-760. — SOMMER, H. (1968): Methodisch bedingte Schwankungen der Enzymaktivität bei Untersuchungen im Blutserum von Rindern. Prakt. Tierarzt *49,* 55-59. — SOMMER, H. (1969): Bestimmung und physiologischer Bereich der Blutserum-Glutamat-Oxalacetat-Transaminase (GOT) und der Lactat-Dehydrogenase (LDH) beim Rind. Prakt. Tierarzt *50,* 451-452. — STUHR, C. H., A. HERZOG & K. H. FINGER (1968): Untersuchungen an Serumenzymen von neugeborenen Kälbern. Züchtungskd. *40,* 214-227.

TOLLERSRUD, S. (1970): Heat stability of serum lactate dehydrogenase and its isoenzymes in young and adult cattle and sheep. Acta Vet. Scand. *11,* 510-524. — TOLLERSRUD, S., & B. BAUSTAD (1970): Serum enzyme activity of newborn calves, pigs and lambs. Acta Vet. Scand. *11,* 525-535. — TOLLERSRUD, S., & I. W. GEDDE-DAHL (1971): Diurnal and seasonal variations of serum enzyme activity in cattle and sheep. Acta Vet. Scand. *12,* 393-401.

WINKELHAUS, F. (1964): Vergleichende Untersuchungen der alkalischen und sauren Phosphatase sowie der α-Amylase im Serum gesunder und kranker Rinder mit kolorimetrischen und Schnelltestmethoden. Diss., Hannover.

Knochenmark

ARCHER, R. K. (1964): A new type of needle for bone marrow biopsy in the larger animals. Vet. Record *76,* 465-466.

BAUER-SIČ, P. (1963): Zur Zytochemie der Leukozyten des Rindes. Zbl. Vet.-Med. *A 10,* 365-380 — BRINKMANN, G. (1966): Einfluß der Punktatmenge auf die Zusammensetzung des Myelogrammes. Diss., Hannover.

CALHOUN, M. L. (1954): A cytological study of costal bone marrow in the adult cow. Amer. J. Vet. Res. *15,* 395-404. — CLARKE, W. J., E. B. HOWARD & P. L. HACKETT (1971): Myeloproliferative disorders of animal and man. Vet. Record *88,* 431-432.

DEPELCHIN, A. (1956): Le myélogramme normal des espèces bovines, ovine et canine. Ann. Méd. Vét. *100,* 325-345.

HEITMANN, H. H. (1967): Die altersabhängige Veränderung der zellulären Zusammensetzung des Knochenmarkes beim Rind von der Geburt bis zum Alter von 6 Monaten. Diss., Gießen. — HEITMANN, H. H., V. HORN & A. WELS (1968): Die Morphologie der Knochenmarkszellen des Rindes. Vet.-Med. Nachr. *1968,* 179-200. — HÖLZEL, E. (1939): Über die Knochenmarkspunktion beim Rind. Diss., Berlin. — HOFÍREK, B. (1967): Entnahme des Knochenmarkes und sein zytologisches Bild bei einigen inneren Krankheiten des Rindes (tschechisch). Vet. Med. *12,* 631-641. — HOFÍREK, B. (1969): Die Bedeutung der Knochenmarkzytologie für die Diagnostik der Leukose des Rindes unter besonderer Berücksichtigung der lympholeukämoiden Reaktionen. M.-hefte Vet.-Med. *24,* 230-233.

LUMSDEN, J. H., V. E. O. VALLI, B. J. MCSHERRY & R. A. WILLOUGHBY (1974): The piromen test as an assay of bone marrow granulocyte reserves in the calf. 1. Studies on bone marrow and peripheral blood leukocytes. Canad. J. Comparat. Med. Vet. Sci. *38,* 56-64.

MARCATO, A. (1941): Midollo osseo normale nella spezie bovina. Nuova Vet. *19,* 173-179. — MEDER, H. O. (1966): Kernmessungen an Erythrozytenvorstufen des Rindes. Diss., F. U. Berlin.

NIEPAGE, H. (1952): Das Zellbild im Sternalpunktat des Rindes. M.-hefte Vet.-Med. *7,* 121-125.

REDDY, V. K., P. S. P. RAO, P. R. NARSIMHALU & G. R. RAO (1965): Bone marrow cytology in male buffalo calves. Indian Vet. *42,* 483-487.

SIMONJAN, G. A., & G. S. PETROVSKIJ (1964): Eine Methode der Knochenmarkspunktion beim Rind (russisch). Trudy Vsesosj. Inst. Eksper. Vet. (Moskau) *30,* 179-184. — SMIRNOV, S. I. (1970): Intravitale Untersuchung des Knochenmarkes bei Tieren (russisch). Veterinarija *46*:4, 90-92.

WILDE, J. K. H. (1961): A technique of bone marrow biopsy in cattle. Res. Vet. Sci. *2,* 315-319. — WILDE, J. K. H. (1964): The cellular elements of the bovine bone marrow. Res. Vet. Sci. *5,* 213-217. — WILDE, J. K. H. (1966): Changes in bovine bone marrow during the course of east coast fever. Res. Vet. Sci. *7,* 213-224. — WILDE, J. K. H. (1966): Observations on the bone marrow of cattle treated with some therapeutic substances. Res. Vet. Sci. *7,* 225-229. — WINQUIST, G. (1954): Morphology of the blood and hemopoietic organs in cattle under normal and experimental conditions. Acta anat. *22*: Suppl. 21.

Milz

BLOOD, D. C., & D. R. HUTCHINS (1955): Traumatic splenitis and hepatitis of cattle. Austral. Vet. J. *31*, 233-237. — BRIET, J. (1958): Contribution à l'étude de la rupture de la rate chez les animaux. Thèse, Lyon.

GROOTEN, H. H. G., & H. L. C. LOGTENBERG (1970): Een toevalstreffen bij een fautieve diagnose. Tijdschr. Diergeneesk. *95*, 302.

KÜNG, W. (1922): Über eitrige Milzentzündung beim Rinde. Diss., Bern.

NATSCHEFF, B., & IW. SIMOFF (1968): Beitrag zur traumatischen Milz- und Leberentzündung beim Rinde. Dtsch. Tierärztl. Wschr. *75*, 506-508.

PADBERG, W. (1955): Maße und Gewichte von Herz, Leber, Milz und Nieren des Rindes. Diss., Gießen. — PAVAUX, CL., & G. GELLY (1973): Sur les variations de la topographie splénique dans quelques espèces de mammifères domestiques. Acta Vet. *23*: Suppl., 55-63.

SCHAUMBURG, B. (1966): Erkrankungen der Milz bei Haustieren. Diss., Gießen. — SCHULZ, P. (1956): Maße und Gewichte der Milzen unserer Schlachttiere. Dtsch. Schlacht- & Viehhof-Ztg. *56*, 86-88. — SÖDERLIND, O. (1958): Die pathologische Anatomie der traumatischen Splenitiden des Rindes. M.-hefte Vet.-Med. *13*, 737-741.

Atmungsapparat

Im Rahmen des *Vorberichts* (S. 58) sind vor allem Angaben über etwaigen Nasenausfluß, Husten, atmungsbedingte Geräusche, langgezogenes Stöhnen, Atemnot oder ‚Pumpen', rasches Ermüden und Ansteigen der Frequenz der Atembewegungen beim Treiben der Herde (‚Kurzatmigkeit'), fieberhafte Körpertemperatur, Zukauf von atmungskranken Tieren oder Kontakt des Patienten mit solchen (im Stall oder auf der Weide) als Hinweis auf das Vorliegen einer respiratorischen Erkrankung zu werten. Umgekehrt sollte man gezielt nach den genannten Erscheinungen fragen und sich in noch nicht von Rindertuberkulose[1] sanierten Gebieten auch nach dem Vorkommen dieses Leidens im Bestand erkundigen, wenn sich bei der *Allgemeinuntersuchung* (S. 78) Anhaltspunkte dafür ergeben, daß der Sitz der Erkrankung im Atmungsapparat gelegen ist.

Wo die bovine Tuberkulose getilgt ist, erlangen die enzootisch auftretenden infektiösen Bronchopneumonien der Kälber und Jungtiere sowie der erwachsenen Rinder zunehmende Bedeutung. Derartige Massenerkrankungen befallen meist frisch zusammengekaufte Tiergruppen (→ Virulenzsteigerung der ubiquitären Erreger[2]). Zustandekommen und Verlauf solcher Bestandsinfektionen werden von bestimmten Umweltfaktoren entscheidend beeinflußt. In betroffenen Betrieben gehört es deshalb zu den Aufgaben des untersuchenden Tierarztes zu prüfen, ob die Stallungen normal temperiert, gut und zugluftfrei belüftet, trocken, sauber, hell und nicht überbelegt sind. Anhaltspunkte für die Beurteilung des *Stallklimas* geben die auf Übersicht 22 aufgeführten Richtwerte.

Bei der *Untersuchung der Atmungsorgane* sind wiederum gewisse Eigenheiten des Rindes zu berücksichtigen: Zunächst wird die Atemtätigkeit aus der Umgebung des Tieres (vom Futtergang oder von der Stallgasse her) beobachtet, wobei zugleich auf etwaige, mit bloßem Ohr wahrnehmbare atmungssynchrone Geräusche zu achten ist. Anschließend werden die einzelnen Abschnitte des Respirationsapparates in der dem Strom der eingeatmeten Luft entsprechenden Reihenfolge am Tier selbst eingehend geprüft: Atemluft, Flotzmaul, Nase und Nasennebenhöhlen, Rachen und Kehlkopf, Luftröhre und Lungen. Dabei wird auch die Brustwand auf das Vorliegen krankhafter Veränderungen kontrolliert.

---

[1] In von Lungenseuche (Pleuropneumonie) befallenen Regionen gilt für jene sinngemäß das gleiche.

[2] Bakterien (Diplokokken, Pasteurellen, Eiter- und Nekrose-Erreger), Virus-Arten (Virus der Infektiösen Bovinen Rhinotracheitis und der Parainfluenza 3, bovine Rhino-, Adeno- und REO-Viren, ECBO-Viren, Respiratorisches Synzytial-Virus), Chlamydien und Mykoplasmen.

Übersicht 22. Zusammenstellung der im Hinblick auf bestandsweise gehäuft auftretende respiratorische Erkrankungen an das Stallklima zu stellenden Anforderungen

Klimafaktor	Richtwerte		
	Aufzuchtkälber (bis 150 kg KGW) Mastkälber (bis 220 kg KGW)	Jungrinder und erwachsene Tiere	Kontrollgeräte
Tierbesatz			
Belegungsdichte*:	$\geqq$ 0,8—1,4 m^2/Kalb je nach KGW	2—3 m^2/GVE	Zollstock, Bandmaß
Raumbedarf:	$\geqq$ 2 m^3/ 100 kg KGW[1]	15—20 m^3/GVE	
Stalluft			
Lufttemperatur**:	optimal: 10—20 °C (je nach Alter, Fütterung und Aufstallung) minimal: 0 °C bei Haltung mit Einstreu ohne Anbindung, oder 8 °C ohne Einstreu mit Anbindung; maximal: 30 °C[1]	optimal: 0—18 °C (Masttiere) 10—15 °C (Milchtiere)	Maximum-Minimum-Thermometer[2]
Luftfeuchtigkeit**:	optimal: 60—80 rel % (bei minimaler Lufttemperatur: $\leqq$ 90—95 rel %; bei maximaler Lufttemperatur: 30—60 rel %)[1]	optimal: 60—80 rel %	Hygrometer[2] Gasspürgerät[4]
Luftverunreinigungen**:	Ammoniak: $\leqq$ 100 ppm Schwefelwasserstoff: $\leqq$ 20 ppm Kohlendioxyd: $\leqq$ 3500 ppm		Gasspürgerät[4]
Lufterneuerungsrate:	20—150 m^3/Tier und Stunde	130—320 m^3/GVE und Stunde	Warnanlage in mechanisch belüfteten Stallungen
	Bedarf richtete sich im Winter nach der Feuchtigkeit, im Sommer nach der Temperatur der Stalluft (= „Wasserdampf“- beziehungsweise „Wärmemaßstab“)		
Luftbewegung**:	bei minimaler Lufttemperatur: $\leqq$ 0,2 m/sec; bei maximaler Lufttemperatur und -feuchtigkeit: $\leqq$ 0,4 m/sec[1]	in Tiernähe: $\leqq$ 0,2 m/sec	Hitzdrahtanemometer[2] Katathermometer mit Zusatztafel[3]
Beleuchtung:	$\geqq$ 8 Stunden/Tag bei künstlicher Beleuchtung mit $\geqq$ 20 Lux; während der Fütterung und der täglichen Kontrollbeobachtung aber 30—60 Lux[1]	30—120 Lux (Relation Fensterfläche : Bodenfläche im Mastrinderstall $\geqq$ 1 : 20, im Milch- und Zuchtrinderstall $\geqq$ 1 : 15)	Photometer, Zollstock, Bandmaß

Zeichenerklärung: GVE = Großvieheinheit (~ 500 kg KGW); KGW = Körpergewicht; * = Standfläche der Tiere (ohne Verkehrsflächen des Stalles); ** = 0,5 m über der Liegefläche der Tiere an mehreren Stellen des Stalles messen (bei Vollspaltenboden auch auf Zugluft von unten her achten!); $\leqq$ = höchstens; $\geqq$ = mindestens; [1] = Mindestwerte der Tierschutzgesetzgebung; [2] = Laborhandel; [3] = Lambrecht/Göttingen; [4] = Dräger/Lübeck

Atembewegungen

Zur Prüfung der Atemtätigkeit wird diese am besten von kaudolateral her beobachtet, ohne das Tier zu beunruhigen. Dabei ist am Rippenbogen und in der Flanke außer auf die bereits im Rahmen der Allgemeinuntersuchung besprochene *Atemfrequenz*[1] auch auf Intensität, Typ und Rhythmus der Atmung zu achten. (Bezüglich der Beeinflussung der Atemfrequenz durch metabolische Azidosen und Alkalosen wird auf S. 160 verwiesen.)

Die *Intensität der Atmung* ist beim Rind normalerweise *mäßig kräftig*, so daß die Atembewegungen an der Brust- und Bauchwand so eben gut erkennbar sind. Das Atemvolumen erwachsener Tiere beträgt 3 bis 8 Liter Luft pro Atemzug; das Minutenvolumen schwankt zwischen 40 und 120 Litern. Nach Arbeit, Bewegung oder Atemhemmungsprobe (S. 199 f.) ist die Tiefe der Atemzüge gesunder Rinder nur vorübergehend, etwa 1 bis 2 Minuten lang, deutlich verstärkt. Atembeschwerden werden dagegen meist von einer anhaltenden Intensivierung der dadurch mehr ‚pumpend' erscheinenden Atemtätigkeit begleitet. Bei Patienten mit in der Brusthöhle oder im vorderen Bauchraum lokalisierten schmerzhaften Zuständen kann die Atemtiefe indessen, ebenso wie bei zentralnervös gestörten, komatösen Tieren mehr oder weniger abgeflacht sein.

Der *Atemtyp* des gesunden Rindes ist *kostoabdominal*, das heißt Brustkorb und Bauchdecken nehmen etwa in gleichem Maße an den Atembewegungen teil. Vermehrt oder rein *kostale Atmung* tritt bei Behinderung der Zwerchfellstätigkeit (raumfordernde Veränderungen innerhalb der Bauchhöhle, entzündliche Reaktionen am Diaphragma) und bei Reduktion der Atemoberfläche der Lungen auf, während der *abdominale Atemtyp* bei Störungen der Exspiration (schmerzhafte Prozesse an der Brustwand, Lungenemphysem) zu beobachten ist.

Beim normalen *Atemrhythmus* verhalten sich Inspirations- und Exspirationsdauer etwa wie *1,0 zu 1,2;* auf die Ausatmung folgt dann die kurze Atempause. Starke Abweichungen im Atemrhythmus (wechselnde Dauer und Intensität der Atembewegungen) sind gelegentlich bei zentralnervös erkrankten Rindern zu beobachten.

Die bezüglich Frequenz, Intensität, Typ und Rhythmus ungestört verlaufende Atmung wird als *Eupnoe* bezeichnet, während respiratorische Erkrankungen, die mit erkennbaren Veränderungen dieser vier Merkmale verbunden sind, *Atembeschwerden* oder *Dyspnoen* genannt werden: Die *inspiratorische Dyspnoe* ist durch Frequenzsteigerung, vorwiegend kostale Atemtätigkeit (kräftige Auswärtsbewegungen des Brustkorbes), sowie Verstärkung und deutliche relative Verlängerung der Inspiration gekennzeichnet. Dieser Symptomenkomplex begleitet die Verengerungen der oberen Luftwege und (wegen der Reduktion der respiratorischen Oberfläche der Lungen) auch die nicht mit einem Lungenemphysem verbundenen Bronchopneumonien. Bei schwerer Erkrankung zeigen solche Tiere als Anzeichen der Atemnot außerdem gestreckte Haltung von Kopf und Hals, starke inspiratorische Erweiterung der Nasenlöcher, mehr oder weniger deutliches ‚Abblatten' der Schulter, schlaffe (eingefallene) Flanken sowie weiche Bauchdecken; mitunter sind in ihrer Umgebung auch Stenosengeräusche zu hören (Übersicht 23). — Bei Behinderung der Ausatmung, und zwar insbesondere beim Lungenemphysem, kommt es dagegen zur *exspiratorischen Dyspnoe* mit vorwiegend abdominaler Atemtätigkeit sowie intensivierter und im Verhältnis zur Einatmung verlängerter Ausatmung; dabei wird die Exspiration ‚doppelschlägig', weil sie in zwei, nunmehr deutlich voneinander abgesetzten Phasen erfolgt, nämlich dem (durch die elastische Retraktionskraft der Lungen bedingten und deshalb im emphysematösen Zustand

[1] Im Experiment können Atemfrequenz und atmungsbedingte Stenosengeräusche auch telemetrisch überwacht und registriert werden.

insuffizient werdenden) passiven Zusammenfallen des Brustkorbes und der danach, mehr ruckartig, einsetzenden aktiven Kontraktion der Abdominalmuskulatur (Bauchpresse). Am lungenemphysemkranken Rind tritt die zwischen sich anspannendem M. obliquus abdominis externus und Rippenbogen entstehende ‚Dampfrinne' dabei wegen der Last der Baucheingeweide allerdings weit weniger deutlich in Erscheinung als am ‚dämpfigen' Pferd. Indessen werden Flanken und After auch bei an exspiratorischer Dyspnoe leidenden großen Wiederkäuern während der forcierten Ausatmung mehr oder weniger stark vorgewölbt; außerdem lassen sie meist bei jeder Ausatmung ein langgezogenes Stöhnen vernehmen (siehe Übersicht 24). Weitere Symptome hochgradiger exspiratorischer Dyspnoe sind das ‚Backenblasen' (atmungssynchrones Einfallen und Aufblähen der Backen) sowie das Atmen bei geöffnetem Maul und vorgestreckter Zunge. — Bei länger dauernder respiratorischer Erkrankung zeigen Rinder allerdings vielfach *gemischte Dyspnoe,* das heißt eine sowohl die In- als auch die Exspiration betreffende Atembeschwerde, da sie bei schwerwiegender Bronchopneumonie (infolge der übermäßigen Inspirationen) zur Entwicklung eines ‚vikariierenden' Emphysems, bei primärem Lungenemphysem dagegen zur pulmonalen Infektion, also zu bronchopneumonischen Komplikationen neigen. — Bei Kreislaufstörungen (Herzinsuffizienz, Klappenfehler, Perikarditis oder Anämie)[1] und bei manchen Allgemeininfektionen oder -intoxikationen (Leber- oder Nierenversagen) kommt es zwar vielfach zu frequenterer, aber nur selten (oder erst im Endstadium) auch zu dyspnoeischer Atmung. Hyperventilation der Lungen führt zu *respiratorischer Alkalose,* Erschwerung der CO_2-Abatmung (Stenose der oberen Luftwege, Lungenemphysem, zentralbedingte Hypopnoe) dagegen zu *respiratorischer Azidose* (S. 161).

Äußerlich wahrnehmbare atmungsbedingte Geräusche

In der Umgebung des zu untersuchenden Rindes ist von seiner Atmung normalerweise nichts zu hören. Bei manchen Atembeschwerden treten jedoch bestimmte, mit bloßem Ohr feststellbare Geräusche auf, deren Herkunft und Ursache es dann zu klären gilt:

Ein niesenähnliches *Prusten,* nämlich ein kurzes, kräftig-schnaubendes Ausatmen durch die Nase, ist gelegentlich bei Reizungen der Nasenschleimhaut durch angesammeltes Sekret und Exsudat (Rhinitis catarrhalis bis fibrinosa) oder durch in der Nase befindliche Fremdkörper (Spreu, andere Pflanzenteile oder ähnliches mehr) zu beobachten.

Stenosengeräusche (Übersicht 23): Einengungen im Bereich der oberen Luftwege können atmungssynchrone Geräusche (*Stridores*) verursachen, die je nach dem Grad und dem Sitz der Behinderung des Luftstromes unterschiedlichen *Klangcharakter* haben; die Klangfarbe jedes Stridors wird des weiteren von der An- und Abwesenheit flottierender Exsudatschichten (zäher Schleim, Eiter oder Fibrin) in den Atemwegen beeinflußt, welche ihm mehr Tongepräge (flötendes, pfeifendes, sägendes Geräusch) verleihen können: Das *nasale Stenosengeräusch* oder *Schniefen* beruht auf raumfordernden Veränderungen innerhalb der Nasengänge (Schleimhautschwellung, Ansammlung von Sekret oder Exsudat, insbesondere beim bösartigen Katarrhalfieber; Einengung durch Fremdkörper oder Tumoren); es ist während der Inspiration lauter als bei der Exspiration und läßt sich durch abwechselndes Zuhalten eines Nasenloches (der gesunden beziehungsweise der kranken Seite) sowie durch Einführen einer Sonde lokalisieren (S. 189, 499). — Beengungen im Rachenbereich und Schlottern des Gaumensegels äußern sich durch *Schnarchen (pharyngeales Stenosengeräusch)*, etwa bei Vergrößerung der retropharyngealen Lymphknoten, peripharyngealer Phlegmone, Rachenwandabszess

[1] 1 g Hämoglobin bindet im Mittel 1,34 ml Sauerstoff.

oder bei komatösen Patienten; ein solcher pharyngealer Stridor ist meist während der Exspiration am deutlichsten und verstärkt sich bei seitlichem Zusammendrücken des Rachens. — Das als Ausdruck einer *laryngealen Stenose,* mitunter allerdings erst nach körperlicher Anstrengung vernehmbar werdende *Röcheln* kommt beim Rind ziemlich häufig vor; unter den Ursachen spielen eitrig-nekrotisierende Prozesse (Kälber-Diphtheroid) und entzündlich-ödematöse Verschwellungen der Kehlkopfschleimhaut, gegendweise auch Kehlkopf-Tuberkulose oder -Aktinobazillose die Hauptrolle. Der laryngeale Stridor wird schon bei mäßigem Druck auf den Kehlkopf lauter, beim Zuhalten eines Nasenloches dagegen etwas leiser. — Stenosen der Luftröhre und der großen

Übersicht 23: Klangcharakter der äußerlich wahrnehmbaren Stenosengeräusche im Bereich der oberen Luftwege und Möglichkeiten ihrer Lokalisation

Stenosengeräusch	Klangcharakter*	in der Regel am stärksten während der	Verhalten des Geräusches			
			beim Zuhalten eines Nasenloches	bei Kompression des Rachens	bei Kompression des Kehlkopfes	bei Kompression der Luftröhre
Stridor						
nasalis						
einseitig:	Schniefen	Inspiration	↑ bzw. ↓	↓	(↓)	(↓)
beidseitig:	Schniefen	Inspiration	↑ bzw. ↑	↓	(↓)	(↓)
pharyngealis:	Schnarchen	Exspiration	→	↑	↓ z. T. ↑	(↓)
laryngealis:	Röcheln	Inspiration	↓	↓	↑	(↓)
trachealis:	Brummen	Inspiration	↓	↓	↓	↓

Zeichenerklärung: ↑ = Geräusch verstärkt sich; ↓ = Geräusch wird schwächer; → = Geräusch bleibt unverändert; * = Unabhängig von der Lokalisation des Engpasses kann das Stenosengeräusch flötenden bis pfeifenden oder ‚sägenden' Charakter annehmen, wenn sich an dieser Stelle zähe Schleim-, Eiter- oder Fibrinmassen befinden, welche der Schleimhaut nur teilweise anhaften, im übrigen aber frei im Atemluftstrom schwingen oder flattern

Bronchen sind beim Rind äußerst selten; gegebenenfalls ist der *tracheale Stridor* durch ein mehr *brummendes Geräusch* gekennzeichnet, das sich bei Kompression oder Auskultation entlang der Luftröhre lokalisieren läßt, wenn die auslösende Veränderung (aktinobazilläre oder anderweitige Umfangsvermehrung der Schleimhaut, örtlich umschriebener Kollaps der Knorpelspangen) im Halsteil der Trachea gelegen ist.

Der *Husten* des Rindes ist, im Gegensatz zu dem anderer Tierarten, eher *klanglos-fauchend,* weil seine Stimmritze bei der damit verbundenen plötzlichen kräftigeren Exspiration offenbleibt. Längerdauernde Hustenanfälle und wiederholter spontaner Husten, der nicht rein zufällig (etwa beim Verabreichen staubenden Kraftfutters) einsetzt, sind stets als krankhaftes Symptom zu werten. Die Ursache des Hustens ist meist in Reizungen der oberen Luftwege (durch aerogen [Rauch, Staub, Nebel], hämatogen [Keimeinschleppung aus dem venösen Einzugsbereich des großen Kreislaufes] oder parasitär [durch Lungenwurmbefall] bedingte Entzündung der Atemschleimhäute) oder in einer Inflammation des Brustfells zu suchen. Nach der Beschaffenheit des Hustens sind gewisse Rückschlüsse auf den Sitz der auslösenden Veränderungen möglich: Er ist relativ *trocken* und *kräftig,* wenn die Erkrankung in den oberen Luftwegen (Rachen, Kehlkopf, Trachea, Bronchen) lokalisiert ist, bei tiefergelegener Bronchopneumonie, Lungenemphysem oder Pleuritis dagegen mehr *feucht* und *matt.* Die künstliche Auslösung des Hustens erfolgt beim Rind am besten mit Hilfe des *Atembeutels* (Atemhemmung: S. 199 f., Abb. 155); bei schwerer Lungenerkrankung bewirkt aber mitunter auch schon die kräftige Perkussion der Brustwand Hustenreiz.

Rinder mit ausgeprägtem akuten Lungenemphysem oder einem anderen, im Brustraum lokalisierten schmerzhaften (Mediastinalphlegmone) oder raumfordernden Zustand (Pneumothorax) lassen meist ein fast jede Exspiration begleitendes langgezogenes, ‚gequältes' stimmhaftes *Stöhnen* vernehmen.

Bezüglich weiterer Lautäußerungen des Rindes sei auf die Untersuchung des Kehlkopfes (S. 191, Übersicht 24), für die bei der Auskultation der Lungen zu hörenden normalen Atem- und krankhaften Nebengeräusche auf die Untersuchung der Lungen (S. 195) verwiesen.

Atemluft

Durch Vorhalten beider Handrücken vor die Nasenlöcher (Abb. 144) wird zunächst geprüft, ob der *Strom der ausgeatmeten Luft* rechts und links gleich stark ist; (beim erwachsenen Rind fließt er normalerweise inspiratorisch mit einer Geschwindigkeit von 290 bis 460 l/min, exspiratorisch mit einer solchen von 290 bis 540 l/min). Ungleichmäßige Verteilung des exspiratorischen Luftstromes auf die beiden Nasenlöcher läßt auf Passagestörungen innerhalb der Nase schließen, was durch abwechselndes Zuhalten der einen und der anderen Nasenhälfte, sowie durch Sondieren des ventralen Nasenganges auf der enger erscheinenden Seite überprüft werden kann (S. 189).

Die *Geruchsprüfung des Exspiriums* erfolgt von der Seite her, wobei man sich den Luftstrom in der auf Abbildung 145 gezeigten Weise mit der gekrümmten Hohlhand zuleitet; so wird verhindert, daß der Untersuchende das Sputum unver-

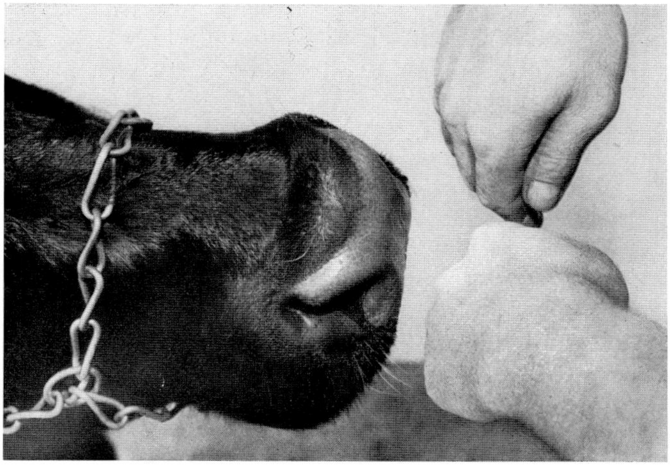

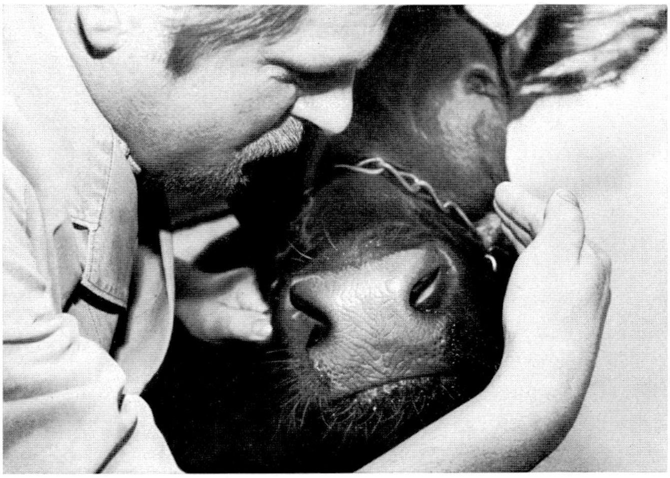

Abb. 144, 145. Untersuchung der Atemluft (Exspirium):

Oben: Kontrolle der Stärke des exspiratorischen Luftstromes mit den beiden ‚vergleichend' vor die Nasenlöcher des Patienten gehaltenen Handrücken

Unten: Prüfung des Geruchs der mit der hohlen Hand ‚umgeleiteten' Atemluft mutet hustender Tiere ins Gesicht geschleudert bekommt. Die Atemluft gesunder Rinder hat keinen oder allenfalls einen leicht süßlichen, tierartspezifischen Geruch (‚nach Rind'). Fader, faulig-eitriger oder gar aashafter Zersetzungsgeruch ist krankhaft. Kommt dieser nur aus einem Nasenloch, so ist die Ursache in der betreffenden Nasenhälfte samt gleichseitiger Stirn- und Kieferhöhle, sonst auch im Maul (Zahnfachvereiterung, fortgeschrittene Stomatitis), in Rachen und Kehlkopf (eiternde Schleimhautdefekte, Nekrobazillose) oder in den Lungen (‚Einguß'-Pneumonie, Gangrän) zu suchen. Obstähnlicher, fade-süßlicher bis leicht stechender Geruch der Atemluft ist ein kennzeichnendes Symptom der Azetonämie der Milchkühe. Die hierbei auch über den Harn, die Hautdrüsen und die Milch ausgeschiedenen Ketonkörper (S. 96) geben sich dem geschulten Untersucher schon beim Betreten des Stalles zu erkennen; in der unmittelbaren Umgebung des Patienten ist ihre Konzentration am höchsten. (Das ‚Erriechen' der Ketonkörper kann bei einiger Übung auch von manchem Unerfahrenen ‚erlernt' werden.) Bei Patienten mit Niereninsuffizienz riechen Atemluft und Maulhöhle mehr oder weniger stark urinös bis ammoniakalisch.

Flotzmaul

Normalerweise sind Flotzmaul und Naseneingang des Rindes *feucht-glänzend,* von klarer, seröser Flüssigkeit (dem Produkt der Flotzmauldrüsen) bedeckt; es fühlt sich daher *mäßig kühl* an. Ein trockener und vermehrt warmer Nasenspiegel (etwa bei fieberhafter Allgemeinstörung) ist ebenso wie ein auffallend kalter (verminderte Körperoberflächentemperatur bei Kreislaufversagen) krankhaft. Die nichtpigmentierten Anteile des Flotzmaules und die Schleimhaut des Naseneinganges sind im gesunden Zustand *blaßrosarot* gefärbt (S. 106); Rötungen und Epithelverluste solcher Stellen weisen auf eine Photosensibilitätsreaktion (S. 97 f.), Erosionen und Nekrosen im Bereich der Nasenlöcher dagegen auf groben Nasengriff, bösartiges Katarrhalfieber oder Virusdiarrhoe-Mucosal disease, und Blasen (Aphthen) auf Maul- und Klauenseuche hin. Bei Nesselfieber (Urtikaria) können Flotzmaul und Lippen unförmig ödematös anschwellen (‚Nilpferdkopf').

Rings um die Nasenlöcher herum eintrocknendes *Nasensekret* findet sich bei den zuletzt genannten Krankheiten und beim Nasenkatarrh. Gleiches wird aber auch bei schwerer Störung des Allgemeinbefindens (Somnolenz) und bei jeglicher Zungenlähmung beobachtet, weil sich das kranke Tier die Nase nicht mehr leckt. Umgekehrt ist *abnormer Nasenausfluß* (der auch aus den tiefer gelegenen Abschnitten des Atmungsapparates stammen kann) am Rind oft nur bei eingehender Beobachtung festzustellen (Naseneingang einige Zeit mit der Taschenlampe kontrollieren), weil die hier austretenden Absonderungen im allgemeinen regelmäßig mit der Zunge entfernt und abgeschluckt werden. Vermehrte Sekretion und Blutungen aus der Nase lassen auf eine Verletzung (roher Nasengriff, falsch eingeführte Nasenschlundsonde), auf Entzündung, Neubildung oder einen Fremdkörper in der Nasenhöhle oder deren Nebenhöhlen schließen. Gegebenenfalls ist darauf zu achten, ob der Nasenausfluß ein- oder beidseitig ist: Unilaterale, mehr schubweise erfolgende Eiterentleerungen werden mitunter beim Stirnhöhlenempyem beobachtet; einseitiger Blutaustritt spricht für Nasen-, beidseitige (insbesondere aber mit Hustenanfällen einhergehende) Hämorrhagie eher für Lungenbluten. Das abfließende Sekret oder Exsudat ist am besten auf einer Glasplatte (Objektträger) zu prüfen auf: *Menge* (relativ viel beim bösartigen Katarrhalfieber oder beim Empyem einer Nasennebenhöhle), *Farbe* (normal: wasserklar-serös; sonst weißlich-trübe: katarrhalisch bis eitrig; rot bis rostbraun: blutig; grünlich-grau: futterhaltig), *Konsistenz* (normal: wäßrig; sonst schleimig bis flockig: katarrhalisch bis eitrig; klumpig oder brockenhaltig: nekrotisierend), *Geruch* (normal: geruchlos; sonst fade: Epithelzerfall; faulig bis aashaft: tiefreichende Gewebsschädigung) und *Beimengungen* (normal: keine; sonst feinblasiger, leicht geröteter Schaum: Lungenödem; grobblasiger, farbloser, zum Teil auch futterhaltiger Schaum: Speichel; Blutgerinnsel oder frisches Blut: Nasen- oder Lungenbluten; Futterteilchen: Regurgitation; Lungenwürmer: Lungenwurmbefall). In ähnlicher Weise wie der Nasenausfluß wird auch etwaiger, beim Husten aus Maul oder Nase herausbeförderter und stets als krankhaft zu wertender *Auswurf* geprüft und beurteilt. Da solches Sputum wegen seiner zwangsläufigen Verunreinigung mit ubiquitären Keimen des Rachenraumes und/oder der Umwelt für virologische, bakteriologische oder mykologische Untersuchungen ungeeignet ist, sind für diese Zwecke besondere Techniken zur Gewinnung von Nasen- oder Luftröhrensekret entwickelt worden (S. 190, 194).

Nase und Nasennebenhöhlen

Die Untersuchung der Nase umfaßt die Besichtigung des gesamten Nasen-, Stirn- und Oberkieferbereiches sowie seine Palpation von außen. Das Naseninnere kann sondiert und endoskopiert werden; mitunter ist es auch nützlich, Nasensekret zu entnehmen und für eingehendere Untersuchungen einzusenden. Stirn- und Kieferhöhle werden perkutiert, nötigenfalls auch diagnostisch eröffnet.

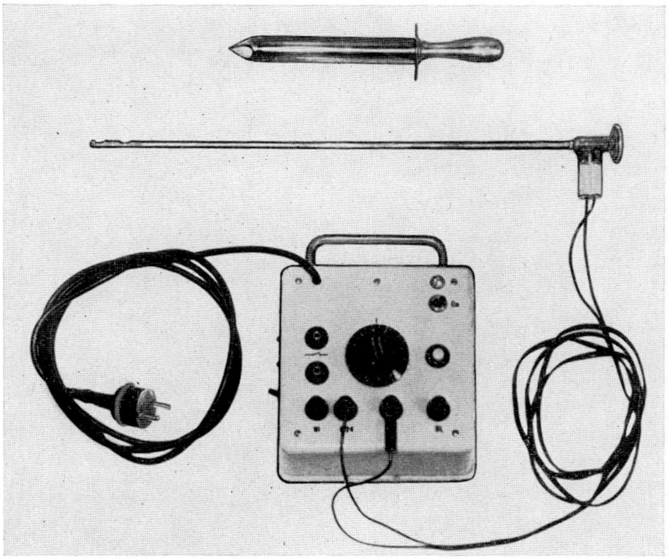

Abb. 146. Endoskop nach LIESS mit Transformator und Spannungsregler für die innere Betrachtung der Körperhöhlen (Rhino-, Pharyngo-, Laryngo-, Laparo- oder Zystoskopie); zur Einführung des Instrumentes in die Bauchhöhle ist ein Trokar entsprechender Weite und das vorherige Anlegen eines Pneumoperitoneums erforderlich

Bei der *äußeren Besichtigung* ist auf Verletzungen (die gegebenenfalls zu sondieren sind) und Auftreibungen (Aktinomykom, Osteofibrom oder -sarkom der Knochen, Sinusempyem, Koenurusblasen oder ähnliches mehr) im Nasenbereich zu achten. Etwaige Umfangsvermehrungen werden der *Betastung* auf Konsistenz, Verschieblichkeit und Schmerzhaftigkeit unterzogen. — Die Durchgängigkeit der Nase wird durch *Sondieren* mit der Nasenschlundsonde für Rinder geprüft, die weicher und dünner (Durchmesser 16 mm) ist als diejenige für Pferde. Hierzu wird das abgerundete Ende der Sonde eingeschleimt und in der auf Abbildung 374 dargestellten Weise langsam 30 bis 40 cm weit in den ventralen Nasengang eingeschoben; dabei ist normalerweise kein nennenswerter Widerstand festzustellen. — *Inspektorisch* ist vom Naseninneren mit bloßem Auge und Taschenlampenbeleuchtung nur etwa das vordere Viertel zu übersehen; Aufschluß über weiter pharynxwärts gelegene Veränderungen ergibt die *Rhinoskopie* mit einem geeigneten Endoskop (Abb. 146), mit dessen Hilfe auch Rachen und Kehlkopf betrachtet werden können. Das Instrument wird am gut sedierten und fixierten Tier in den zuvor mittels Tupferdraht oberflächen-anästhesierten unteren Nasengang bis zum Rachenraum eingeschoben und während der endoskopischen Untersuchung dann nach Bedarf zurück- oder vorbewegt sowie um seine Längsachse gedreht. Dabei ist auf Rötungen, Schwellung, Knötchen, Pusteln, Erosionen, Geschwüre, Granulome, Verletzungen oder Narben der Schleimhaut sowie auf eine etwaige Ansammlung von Sekret, Exsudat oder Blut und auf Fremdkörper zu achten. — Zur Gewinnung von *Nasenschleim* für virologische Zwecke führt man nach trockener Reinigung des Flotzmaules und des Nasenloches (mit Zellstoff oder einem frischen Handtuch) ein handelsübliches steriles Tupferstäbchen (oder einen elastischen Tupferdraht) so in den ventralen Nasengang ein, daß der Tupfer die Schleimhaut nur im Naseninneren berührt; nachdem er sich vollgesogen hat, werden Stäbchen oder Draht in gleicher Weise zurückgezogen und der Tupfer in ein Probenröhrchen überführt. Er kann noch zuverlässiger vor akzidenteller Verunreinigung geschützt werden, wenn man ihn innerhalb eines keimfrei gemachten Weichplastikschlauches entsprechender Weite (1,0 bis 1,5 cm) ‚kaschiert' in die Nase einbringt[1] und — nach kurzfristigem Vorschieben — ebenso wieder aus ihr entfernt. Für serologische Untersuchungen wird relativ viel Nasensekret benötigt, das sich durch vorübergehendes Austamponieren der Nasenhöhle, anschließendes Auspressen der Tampons (steriles Polyurethanschwämmchen von 10 bis 15 cm Länge und 2 bis 3 cm Durchmesser) und Zentrifugieren der dabei anfallenden Flüssigkeit (als Überstand) gewinnen läßt.

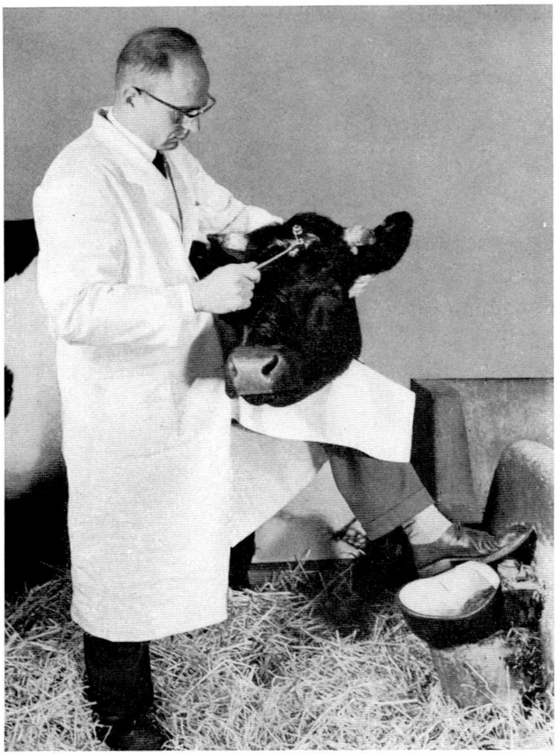

Abb. 147. Schallperkussion der Stirnhöhlen am normal gehaltenen (nicht angehobenen) Kopf

Die *Perkussion* der beiden Nasenhöhlen und ihrer Nebenhöhlen (Stirn- und Kieferhöhlen) erfolgt mit dem stumpfen Ende des kleinen Perkussionshammers in der auf Abbildung 147 dargestellten Weise, und zwar stets vergleichend rechts und links. Normalerweise ist über den genannten, von dünnen Knochen umgebenen Hohlräumen mäßig lauter (lufthaltiger, ‚hohler') Schall und keine auffallende Schmerzhaftigkeit festzustellen. Die Anfüllung eines Sinus mit Eiter (Empyem) gibt sich durch Dämpfung des Klopfschalles, oft auch durch hochgradige perkutorische Empfindlichkeit zu erkennen. — In Verdachtsfällen kann es nötig werden, Stirn- oder Kieferhöhle an geeigneter Stelle (Tafel 5/a) chirurgisch zu eröffnen. Dafür eignet sich bei der Stirnhöhle das

[1] Zum Beispiel Cervifix-Albrecht/Aulendorf.

Absetzen des Hornes der betreffenden Seite und bei beiden Sinus die *Trepanation.* Hierzu wird nach Vorbereitung des Operationsfeldes (Rasur, Reinigung, Desinfektion, Lokalanästhesie) Haut, Unterhaut und Periost gespalten und abpräpariert, der Trepan eingedreht und das von ihm losgesägte Stück der Stirn- oder Kieferhöhlenwand vorsichtig herausgebrochen. (Bei negativem Befund ist die Wunde wieder zu verschließen; andernfalls dient sie als Zugang für die Behandlungsmaßnahmen.)

Rachen und Kehlkopf

Die Untersuchung von Pharynx und Larynx stützt sich auf äußere sowie innere Besichtigung, Palpation und Exploration; außerdem wird die Stimme des Tieres beurteilt.

Durch die *Betrachtung von außen* sind nur bei schwerwiegenden, im Rachen- oder Kehlkopfbereich gelegenen pathologisch-anatomischen Veränderungen Anhaltspunkte für diese zu gewinnen, weil geringfügigere Umfangsvermehrungen oder Asymmetrien dabei nicht ins Auge fallen. Die verhältnismäßig aufwendige endoskopische Besichtigung von Pharynx und Larynx (S. 190) läßt sich in praxi meist durch Benutzung eines bis über den Zungenrückenwulst hinweg in das Maul einzuschiebenden weitlumigen *Röhrenspekulums*[1] umgehen, das ebenfalls gute Beobachtungsmöglichkeiten bietet (Abb. 148, 149). Bei manchen Rindern bedarf es allerdings einiger Geschicklichkeit und

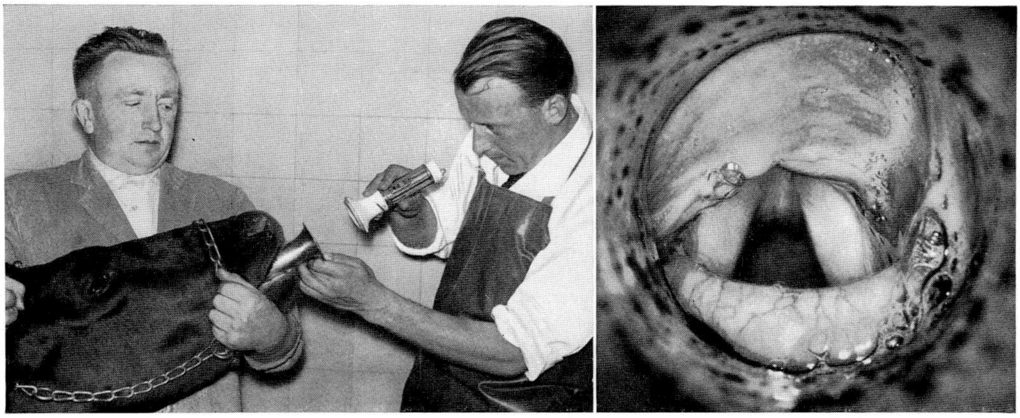

Abb. 148, 149. Pharyngo- und Laryngoskopie mit dem Röhrenspekulum: Links Fixation des Tieres und Ausrichten des Spekulums sowie des Lichtstrahles auf den zu betrachtenden Schleimhautabschnitt; rechts das endoskopische Bild des normalen Kehlkopfes (oben der Kaudalrand des Gaumensegels, in der Mitte der Kehlkopfeingang, unten der Kehldeckel)

Geduld, um alle vier Achsen (Kopf des Patienten, Spekulum, Lichtstrahl, Blickrichtung des Untersuchers) genau aufeinander auszurichten; in solchen Fällen ist die vorherige Sedation des Tieres (S. 32) und die zusätzliche Anwendung eines Maulkeiles (etwa desjenigen nach Drinkwater; S. 219, Abb. 166/e) ratsam. Während der Untersuchung durch das nach Bedarf leicht vor- oder zurückzuverlagernde Spekulum ist im einzelnen zu achten auf: Schleimhautveränderungen (Rötung, Schwellung, Erosion, Ulzeration, Eiterung, fibrinoide Beläge), insbesondere auch Asymmetrie oder Umfangsvermehrungen am Pharynxdach (abszedierende Prozesse, Rachenlymphknoten) oder im Kehlkopfeingang (entzündlich oder allergisch bedingte Ödeme, tuberkulöse, aktinobazilläre oder

[1] Aesculap/Tuttlingen Nr. VF 451, 452; Chiron/Tuttlingen Nr. 527 270/71.

diphtheroide Veränderungen). Im Bedarfsfalle können mit Hilfe einer durch das Röhrenspekulum einzuführenden langen Kornzange kleine *Schleimhautgewebsproben* unter Sicht entnommen und für weitergehende Untersuchungen eingesandt werden; in gleicher Weise lassen sich auch aus den Tonsillen Biopsiestückchen für histologische oder mikrobiologische Zwecke gewinnen.

Übersicht 24. Zusammenstellung der wichtigsten normalen und krankhaften vokalen Reaktionen des Rindes sowie deren Bedeutung

Lautäußerung	Begleitumstände	Bedeutung
Blöken (Kalb):	Maul geöffnet, Kopf und Hals oft (aber nicht immer) gestreckt oder erhoben	Ruf nach dem Muttertier oder der Tränke
lautes *Muhen* (Kuh):	Maul geöffnet, Kopf vorgestreckt oder erhoben	Ruf nach dem Kalb, dem Melker (volles Euter), dem Futter oder der Tränke (Hunger, Durst), dem Stall oder der Weide (schlechtes, schönes Wetter), nach Herdenmitgliedern (Kontaktaufnahme und -unterhaltung) oder Brunstlaut
Brummen (Bulle):	gesenkter Kopf, scharrende Vordergliedmaßen; Lautäußerung teils durch die Nase, teils durch das Maul	Droh- oder Aggressionslaut gegenüber Geschlechtsgenossen oder dem Menschen
kurzes lautes *Aufbrüllen:*	unmittelbar nach dem auslösenden Ereignis (Türenschlagen, Verletzung) Maul geöffnet, Kopf meist angehoben	Schreck- oder Schmerzlaut
anfallsweise *wiederkehrendes lautes Brüllen:*	bei zentralnervös gesunden geschlechtsreifen weiblichen Tieren	Hinweis auf Nymphomanie (Entartung der Eierstöcke)
	bei Rindern aller Altersstufen in Verbindung mit zentralnervösen Erscheinungen (zeitweilige Angriffslust, Aufwühlen der Streu, fehlende Wasseraufnahme, Pressen und Drängen auf Mastdarm und Blase, ‚Überschlagen' der Stimme, zunehmende Parese der Nachhand)	Tollwut-Symptom
kurz-abgehacktes, stimmhaft-ächzendes, *‚Bauchhöhlenschmerz-Stöhnen':*	spontan (beim Aufstehen, Bergabgehen, nach dem Fressen synchron zu den Netzmagenkontraktionen) oder als Reaktion auf die Fremdkörper-Schmerzproben	Anzeichen für schmerzhafte Veränderungen in der Bauchhöhle (bei Lokalisation in der Schaufelknorpelgegend: Hinweis auf traumatische Retikuloperitonitis)
langgezogenes atmungssynchrones (jede Exspiration begleitendes) stimmhaftes *‚Brusthöhlenschmerz-Stöhnen':*	spontan (oder nach leichter körperlicher Anstrengung), Kopf und Hals gestreckt, exspiratorische Dyspnoe	Symptom eines schmerzhaften raumfordernden Prozesses in der Brusthöhle (Lungenemphysem, Mediastinalphlegmone etc.)
atmungssynchrones *Schniefen, Schnarchen, Röcheln* oder *Brummen:*	mehr oder weniger deutlich ausgeprägte Atembeschwerde	Hinweis auf Stenosen in den oberen Luftwegen (siehe Übersicht 23)
Husten:	nur bei Verabreichung staubhaltigen Futters oder ähnlichem	meist ohne klinische Bedeutung
	auch außerhalb der Futterzeiten, und zwar: trocken und kräftig	Hinweis auf Erkrankung der oberen Luftwege
	feucht und/oder matt	Hinweis auf Pneumonie oder Pleuritis
klagendes *‚Anken':*	bei angebunden aufgestallten oder anderweitig am Ausweichen verhinderten geschlechtsreifen weiblichen Rindern, ausgelöst durch die nahe Anwesenheit einer sich mit dem Tier beschäftigenden Person	ohne klinische Bedeutung, Anzeichen von ängstlich-scheuem, wehleidigem und unterwürfigem Wesen

Die *Palpation von außen* berücksichtigt etwaige Umfangsvermehrungen, Asymmetrien sowie Druckempfindlichkeit im Bereich von Rachen und Kehlkopf; des weiteren ist darauf zu achten, ob durch diese Betastung Stenosengeräusche ausgelöst, oder ein bereits zuvor hörbarer Stridor (S. 185, Übersicht 23) verstärkt wird. Die zugehörigen Lymphknoten sind ebenfalls palpatorisch zu kontrollieren (S. 110). Die anschließende *manuelle Exploration* der Rachenhöhle von innen her gibt Aufschluß über Größe und Konsistenz der Veränderungen und die Tiefe etwaiger Schleimhautdefekte; sie erlaubt auch, das Innere des Kehlkopfes mit der Spitze des Zeige- oder Mittelfingers auszutasten. Bezüglich der Fixation des zu untersuchenden Tieres sowie der anzuwendenden Zwangsmittel und Handgriffe gilt das gleiche wie für die Maulhöhlenexploration (S. 219, Abb. 170).

Normalerweise lassen erwachsene weibliche Rinder ihre *Stimme* nur selten, und zwar vor allem zu den üblichen Fütterungs- oder Melkzeiten, aber auch während der Brunst oder nach dem Wegnehmen des Kalbes ertönen (*Muhen*). Die sich auf das Muttertier oder das Tränken richtenden vokalen Reaktionen gesunder Kälber klingen durchdringender (*Blöken*), während geschlechtsreife Bullen bei Annäherung von Personen oder eines Artgenossen vielfach drohende Laute äußern (*Brummen*). Sich ständig wiederholendes, besonders *lautes Rufen* zeigen Kühe, die infolge zystischer Entartung der Eierstöcke an Nymphomanie leiden (stiersüchtige ‚Brüller'). Das *Brüllen* tollwutkranker Rinder (Abb. 340) steigert sich dagegen bald zu regelrechten Anfällen, die das Tier erschöpfen; dabei kann sich die zunehmend heiserer werdende Stimme des Patienten auch überschlagen. Klinisch bedeutungsvoll ist ferner die richtige Deutung spontaner oder provozierter Schmerzäußerungen, insbesondere des *Stöhnens;* seine Ursache ist nämlich — je nach den akustischen Merkmalen (langgezogen oder kurz-abgehackt) und Begleitumständen (regelmäßige, an die Exspiration gebundene Äußerung oder Auslösung durch kräftige Perkussion der Bauchwand) — in schmerzhaften Prozessen innerhalb der Brust- oder der Bauchhöhle zu suchen (siehe Übersicht 24). Zur Feststellung des Stöhnens ist außer dem Horchen (mit bloßem Ohr) auch das Betasten des Kehlkopfes oder der Luftröhre (mit den flach aufgelegten Fingern → positivenfalls fühlbare Vibration) geeignet. Das bei Annäherung des Menschen an bestimmte, angebunden aufgestallte Rinder einsetzende klagende ‚Anken' ist als Anzeichen ängstlich-scheuer Unterordnung zu werten. Erkrankungen des Kehlkopfes können nicht nur zu *laryngealem Stridor* (Übersicht 23), sondern auch zur *Beeinträchtigung* oder sogar zum *Verlust der Stimme* führen.

Luftröhre

Die Trachea ist der näheren Untersuchung nur in ihrem Halsteil zugänglich, der zunächst durch *Adspektion* und *Palpation* von außen geprüft wird. Die Betastung erfolgt in gleicher Weise wie beim Schlund beschrieben (S. 222, Abb. 171); dabei gibt sich die Luftröhre nicht allzustark bemuskelter Tiere durch ihre Knorpelspangen zu erkennen. Im einzelnen ist auf Umfangsvermehrungen, Verschieblichkeit gegenüber den benachbarten Organen (Haut, Halsmuskeln, Schlund), etwaige Verengerungen (Trachealkollaps), Druckempfindlichkeit und darauf zu achten, ob bei mäßig kräftiger, dem Verlauf der Luftröhre folgender Palpation Stridor auftritt, oder ob ein etwa schon zuvor hörbar gewesenes Stenosengeräusch dadurch verstärkt wird (Übersicht 23). Da sich Kompressions- und Obstruktionsstenosen auf diese Weise sowie durch ‚suchendes' *Auskultieren* entlang der Trachea (bis zum Auffinden der Stelle mit dem lautesten Stridor) meist gut lokalisieren lassen, ist die *Sondierung* der Luftröhre (mit Hilfe einer unter Führung der Hand vom Maul her, oder aber durch die Nase eingeführten weichen Gummisonde) beim Rind kaum gebräuchlich.

Die früher in der Diagnostik der bovinen Tuberkulose übliche Entnahme von *Trachealschleimproben* hat nach Entwicklung der Tuberkulinprobe (S. 203) zwar an praktischer Bedeutung verloren; zur Aufklärung bestandsweise gehäuft auftretender bronchopneumonischer Erkrankungen kann die mykologische, bakteriologische oder virologische Untersuchung des aus der Luftröhre gewonnenen Sekrets aber mitunter auch in tuberkulosefreien Herden von Nutzen sein. Hierzu bedient man sich entweder der oralen *Trachealsonde* nach Müller[1] oder einer weitlumigen gebogenen *Trachealkanüle*[2]: Erstere wird am gut fixierten stehenden Tier bei mäßig hoch gestrecktem Kopf und Hals zunächst rasch am Gaumen entlang über den Zungenwulst hinweg bis in den Rachen eingeführt. Hierauf erfaßt der die Probe Entnehmende den Kehlkopf des Patienten mit der freien Hand und schiebt das ‚suchende' Ende der Sonde (mit dem er erst, ‚von oben kommend', den Kehldeckel niederdrückt) in den Larynx ein. Das Eindringen des Instrumentes in die Luftröhre ist dann am ‚rubbelnden' Hinweggleiten über die Trachealringe zu erkennen; außerdem zeigt das Tier den richtigen Sitz der Sonde meist auch durch sofortiges Husten an. Nun wird der verdeckt eingeführte Tupferdraht etwas aus der Sonde hervorgeschoben und mehrmals in der Luftröhre vor- und zurückbewegt.

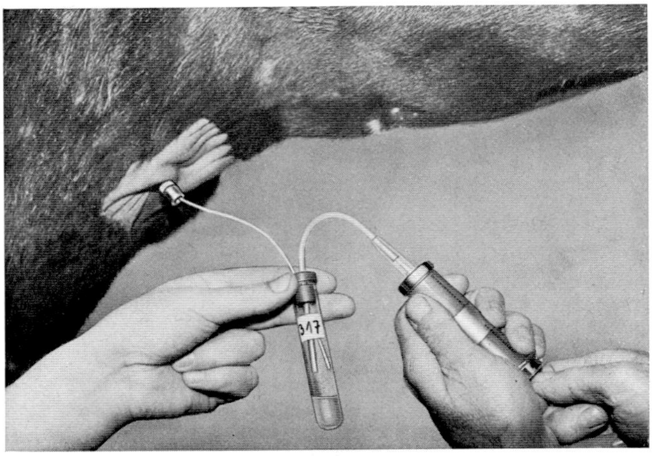

Abb. 150. Absaugen von Bronchialsekret mit Hilfe eines durch die eingestochene Trachealkanüle eingeführten dünnen Plastikschlauches: So gelangt der Schleim unmittelbar in das Probenröhrchen

Hierdurch wird kräftiger Hustenreiz ausgelöst, so daß sich der Tupfer mit trachealem Sekret oder Exsudat durchtränkt. Danach ist der Draht in den Becher der Sonde zurückzuziehen und der Tupfer — wiederum in der Sonde ‚kaschiert' — aus dem Tier herauszunehmen; er wird dann unter sterilen Kautelen in ein Probenröhrchen überführt. — Die mit Stilett versehene, also trokarähnliche Luftröhrenkanüle[2] wird am gleicherweise festgehaltenen Patienten nach vorheriger Rasur, Entkeimung und örtlicher Betäubung der ein bis zwei Handbreiten brustwärts des Kehlkopfes gelegenen Punktionsstelle von kranioventral her in die mit der anderen Hand (im ‚Krallengriff') stramm fixierte Trachea eingestoßen (am besten zwischen zwei benachbarten Knorpelspangen hindurch). Der richtige Sitz des Instrumentes gibt sich dann durch das nach dem Herausziehen des Stiletts vernehmbar werdende atmungssynchrone Ein- und Ausströmen von Luft zu erkennen. Nun wird entweder ein elastischer Tupferdraht eingeführt, einige Male in der Luftröhre vor- und zurückbewegt und — innerhalb des Trokars ‚kaschiert' — wieder aus dem Tier entfernt (→ Überführen des Tupfers in ein Probenröhrchen), oder man schiebt durch die Kanüle einen 70 bis 100 cm langen keim-

[1] Hauptner/Solingen.
[2] Hauptner/Solingen Nr. 3384 a, 3384 n.

freien Weichplastikschlauch von 2 bis 3 mm äußerem (und 1,5 bis 2 mm innerem) Durchmesser[1] etwa bis zur Bifurkation in die Trachea ein, um dann (und zwar nötigenfalls erst nach Einspritzen von 10 bis 20 ml steriler physiologischer Kochsalzlösung) mit Hilfe eines vorgeschalteten Vakuumröhrchens und einer Spritze oder Pumpe[2] Bronchialsekret abzusaugen (Abb. 150). Beim anschließenden Zurückziehen des Instrumentariums ist darauf zu achten, daß das in der Luftröhre befindliche Katheterende nicht von der scharfen Spitze der Kanüle abgeschnitten wird. Die Aspirationsmethode hat gegenüber der Tupfertechnik den Vorteil, häufiger blutfreie Schleimproben zu liefern.

Lungen und Brustfell

Zur Untersuchung der Lungen und der Pleura gehören neben der bereits besprochenen adspektorischen Prüfung der Atembewegungen (S. 84, 184) vor allem die Schall- und Schmerzperkussion sowie die Auskultation des Lungenfeldes; letztere ergibt nach vor-

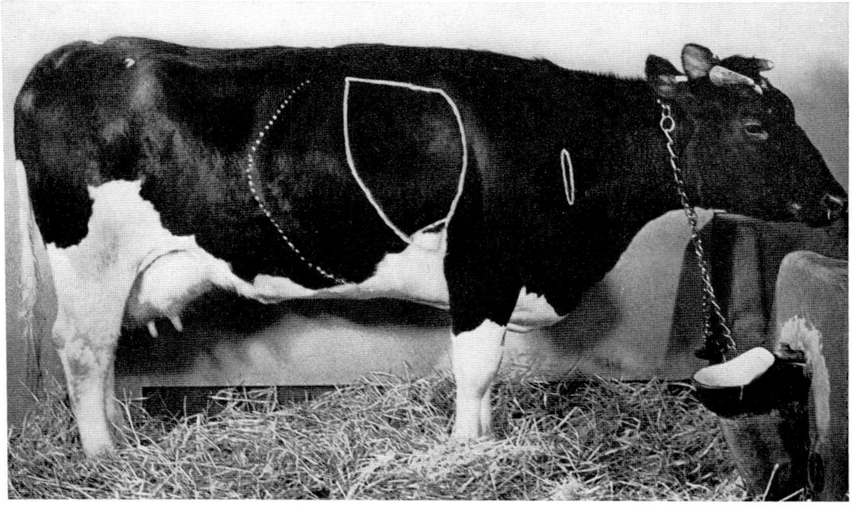

Abb. 151. Lage und Ausdehnung des präskapulären sowie des thorakalen Lungenfeldes der rechten Körperseite beim Rind (= ausgezogene Linie); ventral im thorakalen Lungenfeld der Bereich der relativen Herzdämpfung (gepunktete Linie = Rippenbogen)

heriger Atemhemmung meist eindeutigere Befunde. Zur ätiologischen Differenzierung etwa vorliegender Lungenerkrankungen sind von Fall zu Fall zusätzliche Untersuchungen, etwa des Kotes auf Lungenwurmlarven, die intrakutane Tuberkulinprobe, serologische Kontrollen, die Entnahme einer Trachealschleimprobe (S. 194) oder eine Brusthöhlenpunktion erforderlich. Demgegenüber blieben aufwendigere diagnostische Verfahren, wie Lungenfunktionsprüfungen, die bioptische Entnahme von Lungengewebe oder die Röntgenuntersuchung des Brustkorbes, in der buiatrischen Praxis bislang von untergeordneter Bedeutung.

Lungenfeld: Perkutorisch läßt sich beim Rind außer dem thorakalen auch ein präskapuläres Lungenfeld ermitteln (Abb. 151). Letzteres liegt kranial der Schultermuskulatur,

[1] Laborhandel; Rüsch/Rommelshausen Nr. 475000.
[2] Saug- und Druckpumpe nach VELMELAGE — Hauptner/Solingen oder Aesculap/Tuttlingen; Infusionspumpe nach PFIZENMAYER — Hauptner/Solingen; Saug- und Druckapparat nach ANDRES — Junghans/Zürich.

wo es vom Buggelenk bis etwa zur halben Höhe des Schulterblattes reicht und je nach dem Nährzustand oder der Bemuskelung des Tieres zwei bis fünf Finger breit ist; für die klinische Untersuchung spielt es allerdings nur eine untergeordnete Rolle. Das thorakale Lungenfeld ist wegen der dem Rind eigenen geringen Rippenzahl (nur 13; Pferd 18) und der damit verbundenen steilen Stellung seines Zwerchfells relativ klein. Es wird dorsal vom palpatorisch leicht zu ermittelnden lateralen Rand der Stammmuskulatur begrenzt. Die kraniale Grenze wird im oberen Bereich von der Hinterkante des Schulterblattes und im unteren Abschnitt vom Ankonäenwulst gebildet; sie stellt deshalb, je nach Nutritionszustand und Muskelstärke des Patienten, eine nach kranial ausgebuchtete oder aber mehr senkrecht verlaufende Linie dar, die bei besonders fetten oder kräftigen Tieren auch in leicht nach kaudal gewölbtem Bogen verlaufen kann. Die kaudale Grenze des Lungenfeldes zieht, ausgehend vom Schnittpunkt des vorletzten (= 11.) Interkostalraumes mit der Dorsalgrenze, über die Mitte der 9. Rippe und erreicht bei vorgestellter Vordergliedmaße etwa zwei Fingerbreiten oberhalb des Ellbogengelenks die vordere Begrenzungslinie (Abb. 128, 151, 154). Rechterseits liegt die hintere Lungenfeldgrenze dorsal meist ein (bis zwei) Fingerbreiten weiter kaudal (also etwa auf der 12. Rippe) als links, wo sie durch die Masse der Vormägen leicht nach kranial (etwa auf die 11. Rippe) gedrängt wird. Im ventralen Bereich des thorakalen Lungenfeldes befindet sich das beim erwachsenen Rind ungefähr handtellergroße Feld der relativen Herzdämpfung, dessen genaue Abgrenzung auf Seite 118 geschildert ist.

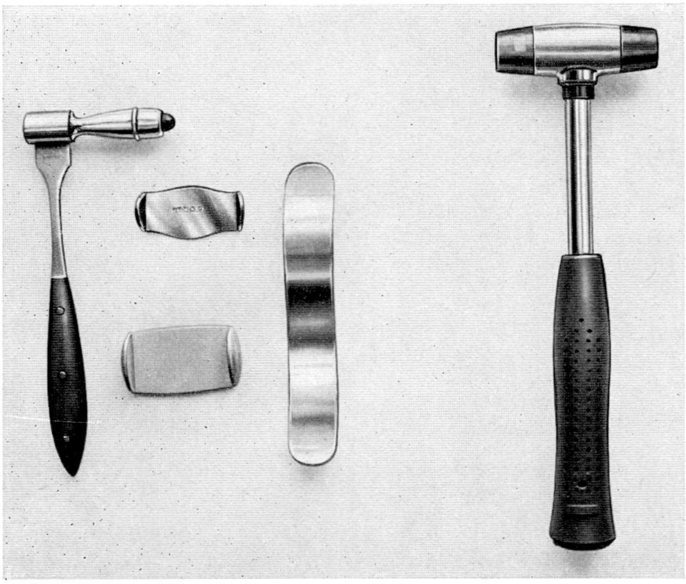

Abb. 152. Instrumentarium für die Schall- und Schmerzperkussion (von links nach rechts): kleiner oder Schallperkussionshammer, zwei mit den Spitzen von Daumen und Zeigefinger zu haltende kleinere Plessimeter, spatelförmiges Plessimeter sowie großer oder Schmerzperkussionshammer

Schallperkussion: Voraussetzungen für *sachgemäßes Perkutieren* sind ruhige Umgebung (möglichst ein geschlossener Raum) sowie geeignetes Instrumentarium (kleiner gepufferter Perkussionshammer, Plessimeter mit einer die Breite der Zwischenrippenräume möglichst nicht überschreitenden Auflagefläche; Abb. 152); der Geübte erzielt besonders gute Resultate mit Hilfe der Finger-Finger-Perkussion, weil er die klopfbedingten Schallschwingungen hierbei nicht nur hören, sondern mit dem der Körperoberfläche des Tieres aufgelegten, das Plessimeter ersetzenden Finger auch fühlen kann. Die sichere Beurteilung der verschiedenen, auf Übersicht 25 näher erläuterten Klopfschallqualitäten erfordert Übung und Erfahrung. Hierzu sind die Schläge bei Benutzung eines Perkussionshammers mit dem locker zwischen Zeigefinger und Daumen der perkutierenden Hand schwingenden Instrument leicht auf das kräftig und nach Möglichkeit innerhalb der Interkostalräume anzudrückende Plessimeter zu führen (Abb. 153).

Übersicht 25. Zusammenstellung der perkutorisch zu ermittelnden Schallqualitäten (zugleich Erläuterung der in den Perkussionsschemata auf Abb. 128, 154, 181, 200 und 206 benutzten Symbole)

Symbol	*Schallqualität*	Merkmale des jeweiligen Klopfschalles (Beispiele für sein Vorkommen beim Rind)
○	*tympanischer Schall:*	trommelartig dröhnend, überlaut (im Bereich abnorm stark, das heißt prall mit Gas gefüllter Eingeweide: ‚tympanischer' Pansen, verlagerter Labmagen oder Blinddarm)
⊙	*subtympanischer Schall:*	schwach dröhnend, laut (im dorsalen Bereich des normal gefüllten Pansens, über den ihres Gasgehaltes wegen obenauf schwimmenden Darmteilen, über emphysemhaltigen Lungenabschnitten)
○	*‚voller' Lungenschall:*	gute Resonanz, aber nicht dröhnend (an der Brustwand: Lungengewebe mit normalem Luftgehalt)
⊙	*‚relative'* oder *unvollständige Dämpfung:*	weniger ‚voll' klingend als der normale Lungenschall, weil die perkutierten Strukturen weniger Luft enthalten als die gesunde Lunge (normaler Befund im Herzperkussionsfeld oder im Bereich der festeren Futtermassenschicht des Pansens)
◒	*weitgehende,* aber noch *unvollständige Dämpfung:*	ähnelt bis auf schwache Resonanz dem ‚leeren' Muskelschall (im ventralen Eingeweidebereich [Vormägen, Darm], wo die Ingesta mit feinsten Gasbläschen durchsetzt sind)
●	*‚leerer' Muskelschall* oder *‚absolute' Dämpfung:*	vollständige Dämpfung ohne Resonanz (im Bereich größerer Muskelpakete und des Leberperkussionsfeldes, also luft- und gasfreier Parenchyme; ebenso auch über mehr als faustgroßen, völlig mit Exsudat oder ähnlichem gefüllten Lungenbezirken, als Befund der Herzperkussion bei Perikarditis, oder über dem mit Sand angeschoppten Labmagen)

Mit festgehaltenem Hammer und nur aus dem Hand- oder Ellbogengelenk heraus erfolgende, ruckartige Schläge verhindern nämlich das federnde Zurückschwingen des Instrumentes und ‚erdrücken' somit den Perkussionsschall. Zur eindeutigen Festlegung einer zwischen zwei Bereichen unterschiedlichen Klopfschalles verlaufenden Grenzlinie ist diese perkutierenderweise mehrmals (und möglichst rechtwinklig) zu überschreiten. Die Reichweite der Schallperkussion in die Tiefe des Thorax beträgt nur etwa 7 cm; tiefergelegene Veränderungen sind perkutorisch kaum feststellbar. Luftleer gewordene Verdichtungen des Lungengewebes (nämlich entzündliche ‚Anschoppungen', umschriebene Flüssigkeitsansammlung oder Tumoren) müssen zudem mindestens hühnerei- bis faustgroß sein, um sicher als Dämpfung erfaßt zu werden.

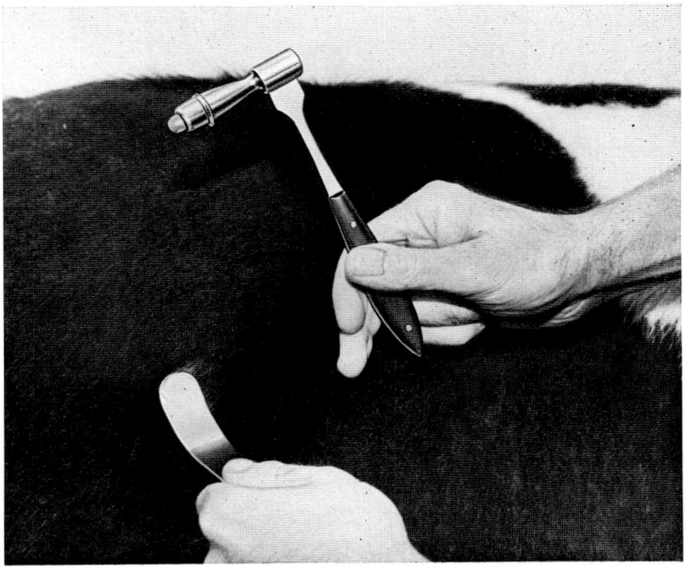

Abb. 153. Sachgemäße Handhabung der Instrumente bei der Schallperkussion des Brustkorbes: Plessimeter fest und flach angedrückt, Hammer locker (= ‚federnd') zwischen Daumen und Zeigefinger schwingend

Zunächst ist durch *Waagerechtperkussion* (Abb. 154: Perkussionslinien 1 bis 6) der Verlauf der kaudalen Lungengrenze zu überprüfen. Diese ist auf der rechten Körperseite wegen der anschließenden leber- und psalterbedingten Dämpfung (Abb. 194, 223) sicherer zu ermitteln als links, wo im dorsalen Bereich des Pansens normalerweise ein dem Lungenschall bis auf schwaches Dröhnen ähnelnder sonorer Klopfschall zu vernehmen ist (Abb. 181). Erweiterungen des thorakalen Lungenfeldes nach kaudal sind beim Lungenemphysem und beim Pneumothorax festzustellen. Einengungen von kaudal her können durch Vormagenüberladung, vergrößerte Leber, rechtsseitige Labmagenverlagerung, hochgradige Dilatation und Dislokation des Blinddarmes, Bauch- oder Eihautwassersucht, gelegentlich auch durch die hochtragende Gebärmutter bedingt sein.

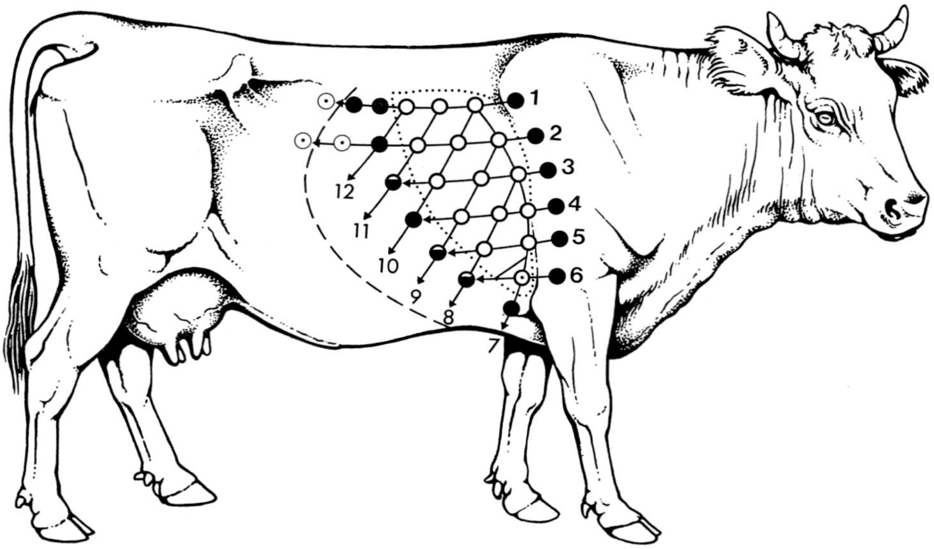

Abb. 154. Schallperkussion im thorakalen Lungenfeld (siehe auch Übersicht 25): Nach Ermittlung des Verlaufs der kaudalen Lungengrenze durch Waagrechtperkussion (Linien 1 bis 6) wird bei der Senkrechtperkussion (Linien 7 bis 12) vor allem auf etwaige Dämpfungsbezirke, die relative Herzdämpfung (Abb. 128) und den kaudal davon gelegenen ‚lufthaltigen Winkel' geachtet

Die anschließende, von oben nach unten erfolgende *Senkrechtperkussion* beginnt entlang der kranialen Grenze des thorakalen Lungenfeldes (Abb. 154: Linie 7) und schreitet dann, jeweils in den Zwischenrippenräumen, nach kaudal fort (Linien 8 bis 12). Sie dient der Feststellung etwaiger Veränderungen des normalen Lungenklopfschalles. Dabei ist dem unmittelbar hinter der Herzdämpfung (Abb. 128) gelegenen ‚lufthaltigen Winkel' besondere Aufmerksamkeit zu schenken, der bei perikarditischer Vergrößerung des Herzbeutels einer deutlich ausgeprägten Dämpfung weicht. Ziemlich lauter, subtympanischer Schall ergibt sich über emphysemhaltigen Bezirken, die von Fall zu Fall mehr oder weniger umschrieben sind, über luftgefüllten Kavernen (lokalisiert) und beim Pneumothorax (gesamtes Lungenfeld). Umschriebene Dämpfungen weisen auf luftleere pneumonische Herde, Abszesse, Geschwülste, vergrößerte Lymphknoten, Vorfall ingestagefüllter Eingeweideteile aus der Bauch- in die Brusthöhle, oder auf eine hochgradige Pleuraverdickung hin. Ansammlungen von seröser Flüssigkeit (Hydrothorax) oder entzündlichem Exsudat (‚feuchte' Pleuritis) bedingen eine perkutorische Dämpfung im ventralen Bereich des Lungenfeldes, deren dorsale Grenze auch nach dem Hochstellen des Vorder- oder Hinterkörpers des Patienten stets waagerecht verläuft.

Zur *Schmerzperkussion* bedient man sich eines schweren Gummi- oder Kunststoffhammers[1] (Abb. 152) und verfährt wie bei den Fremdkörper-Schmerzproben (S. 243) angegeben. Innerhalb des Lungenfeldes lokalisierte Sensibilität (Stöhnen, Ausweichen, Abwehr) ist vor allem bei Patienten mit schwerer Pleuritis, aber auch bei solchen mit akutem Lungenemphysem festzustellen, in beiden Fällen löst die kräftige Perkussion der Brustwand vielfach auch Husten (S. 186) aus. Reine Bronchopneumonien sind dagegen meist weniger klopfempfindlich.

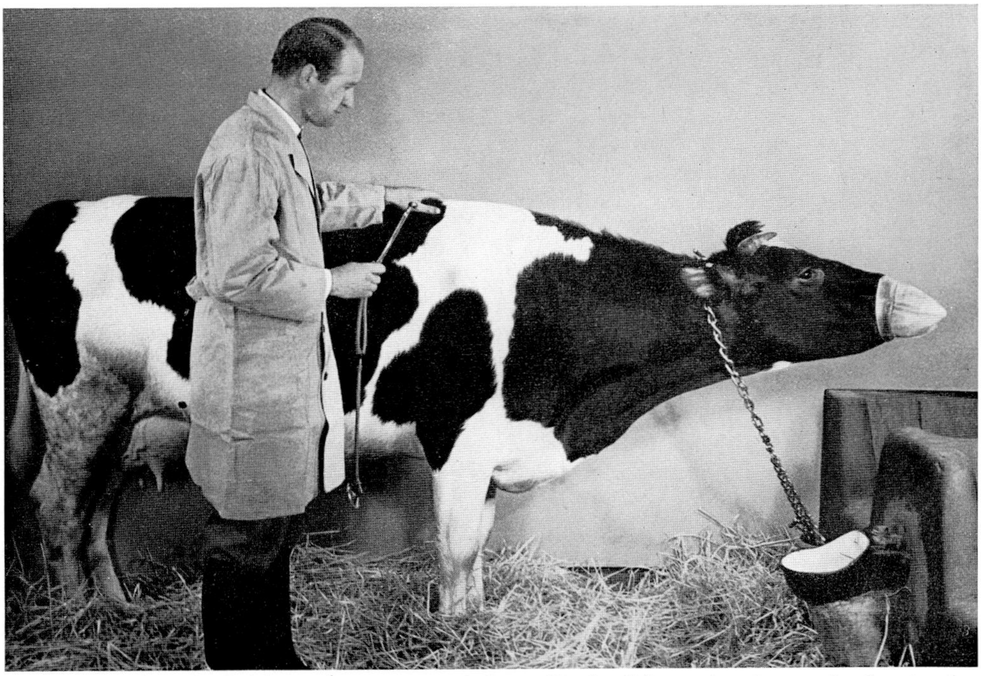

Abb. 155. Vor dem Auskultieren der Lungen wird zur Verdeutlichung der Atemgeräusche eine kurzfristige Atemhemmung mit dem Gummibeutel vorgenommen

Auskultation: Zum mittelbaren Abhorchen der Lungenatmung benutzt man ein für Großtiere geeignetes Phonendoskop (mit kurzwinkliger Abknickung zwischen Kapsel und Schlauch), etwa das nach GÖTZE[2] oder jenes nach RAPPAPORT und SPRAGUE[3]; die unmittelbare Auskultation auf der mit einem Handtuch abgedeckten Brustwand des Tieres erbringt ebenfalls wertvolle Befunde. Da die höheren Schallfrequenzen von den Kapselphonendoskopen schlechter übertragen werden als die niedrigen, empfiehlt DIERNHOFER (1963), bei Vorliegen abnormer respiratorischer Befunde auf jeden Fall auch mit dem bloßen Ohr zu auskultieren. Bei Anwendung des Phonendoskopes ist dessen Kapsel stets gleichmäßig aufzusetzen. So prüft man, im dorsokranialen Bereich beginnend und in Abständen von jeweils drei Fingerbreiten nach kaudal und dann zeilenartig nach ventral fortschreitend, beiderseits das gesamte thorakale Lungenfeld durch, indem man an jeder Stelle mindestens ein bis zwei Atemzüge lang auskultiert. Dabei ruht die andere Hand des Untersuchers auf dem Rücken des Patienten. Zur Verdeutlichung etwaiger krankhafter Atemgeräusche empfiehlt es sich, eine vorübergehende *Atemhemmung* vorzunehmen. Hierzu wird dem Tier ein Atembeutel aus Gummi[4] über Nase und Maul gezogen und bis zum Auftreten von Unruheerscheinungen

[1] Werkzeug- oder Campingbedarf-Handel.
[2] Hauptner/Solingen Nr. 122.
[3] Hewlett-Packard/Waltham (Mass.) USA.
[4] Gummi-Bertram/Hannover Nr. 10030.

sitzen gelassen (Abb. 155), oder seine Nase ebensolange mit einem feuchten Tuch zugehalten. Falls zuvor perkutorisch ein Lungenemphysem festgestellt worden ist, sollte die Atemhemmung unterbleiben, um den Krankheitsprozeß nicht zu verschlimmern (Sorgfaltspflicht!). Während der Auskultation, für welche vor allem die ersten, nach Unterbrechung der Respiration einsetzenden tiefen Atemzüge zu nutzen sind, ist auf folgende Symptome zu achten: Anzahl etwaiger Hustenstöße und Merkmale derselben (S. 186), Verschärfung der normalen Atemgeräusche, Auftreten krankhafter Atemgeräusche und Dauer bis zur Wiederberuhigung der Atemtätigkeit. (Wegen der Gefahr einer Übertragung von Infektionserregern muß der Atembeutel nach jedem Gebrauch gereinigt und desinfiziert werden).

Normale Atemgeräusche: Abbildung 156 zeigt die Verteilung der über dem Lungenfeld gesunder Rinder zu auskultierenden Geräusche. Danach ist vorwiegend *vesikuläres Atmen* nur im kaudodorsalen Drittel des thorakalen Feldes zu vernehmen; im übrigen Bereich dieses Feldes sowie im präskapulären Feld ist dagegen ein *gemischtes Atemgeräusch* zu hören, das sich aus Vesikuläratmen und dem dieses überlagernden *bronchialen Atmen* zusammensetzt. Das Vesikuläratmen ist ein inspiratorisches Geräusch, das einem in Einatmung gesprochenen W oder V ähnelt; es entsteht durch die vielfältige Spaltung des bronchialen Luftstromes an den Kanten des Alveolarbaumes. Dagegen ist das bronchiale Atmen ein im verhältnismäßig starren (knorpeligen) Röhrensystem von Kehlkopf, Luftröhre und Bronchen weitergeleitetes Stenosengeräusch von der Klangfarbe eines in Ausatmung gesprochenen Ch; es ist auf inspiratorische Luftwirbelbildung an den natürlichen Engpässen der oberen Luftwege zurückzuführen. Normalerweise ist sowohl das vesikuläre als auch das gemischte Atmen des Rindes nach der Atemhemmung vorübergehend (etwa ein bis zwei Minuten lang) mäßig bis deutlich verstärkt hörbar.

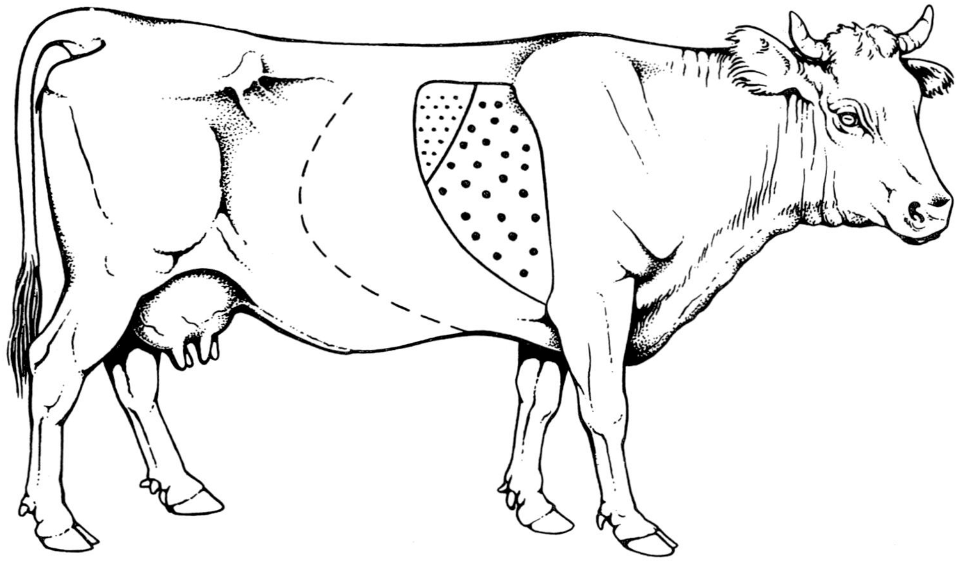

Abb. 156. Verteilung der normalen Atemgeräusche über dem thorakalen Lungenfeld: • = vesikuläres Atmen, ● = gemischtes (das heißt vesikuläres und bronchiales) Atmen, — — — = Rippenbogen

Krankhafte Atemgeräusche: Bei besonders gut genährten Tieren oder solchen mit pleuritischen Auflagerungen im Inneren des Thorax klingt das *vesikuläre Atmen* infolge der dicken Brustwand *abgeschwächt;* über Bereichen, in denen das Lungengewebe luftleer geworden ist (pneumonische Herde, Lungenödem, große Abszesse, Geschwülste oder Echinokokkenblasen) *fehlt* es ganz. Dagegen ist *verstärktes* Vesikuläratmen bei dyspnoeisch vertiefter Inspiration sowie über emphysemhaltigen Lungenbezirken zu vernehmen. Das *bronchiale Atmen* ist bei allen Stenosen der oberen Luftwege, sowie bei Laryngitis, Tracheitis und Bronchitis *kräftiger* als normal; unter Umständen verdeckt es das vesikuläre Geräusch völlig. Auch über größeren pneumonischen Herden ist das Bronchialatmen — wegen der besseren Schalleitungsfähigkeit des luftleeren Gewebes — deutlicher wahrzunehmen als in deren Umgebung (sogenanntes ‚*Röhrenatmen*').

Außer den ebengenannten Veränderungen der physiologischen Atemgeräusche sind alle mit der Atmung zusammenhängenden (also atmungssynchron auftretenden) Nebengeräusche ebenfalls als pathologisch zu beurteilen: *Knistern* (= feinste hörbare Krepitation oder besonders feinblasiges Rasseln) entsteht beim Aufreißen der Alveolarspalten und der kleinsten Bronchen durch die einströmende Luft beim Lungenemphysem. Es klingt wie das Zerspringen von Salzkristallen in einer Flamme oder wie leichtes Rascheln von Seidenpapier. *Feuchtes Rasseln* ist dann zu auskultieren, wenn die Bronchen viel vorwiegend dünnflüssiges Sekret oder Exsudat enthalten, an welchem die Atemluft entlangperlt (Lungenödem, frische Lungenblutung, beginnende katarrhalische Bronchopneumonie, kürzlich manifest gewordener Lungenwurmbefall oder Eingußpneumonie). Dieses Geräusch hört sich wie Brodeln, Schaumschlagen oder Zerspringen von Blasen an, so daß zwischen grob- und feinblasigem feuchten Rasseln (‚Kochtopf' oder ‚Sprudelflasche') unterschieden werden kann. Die im Atmungsapparat des Rindes anfallenden Entzündungsprodukte erlangen jedoch oft schon bald eine zähere Konsistenz (dicker Schleim, Eiter, Fibrinfetzen) und können dann innerhalb des Bronchiallumens quersehnen- und plattenartige Vorsprünge bilden, welche beim Vorbeistreichen der Atemluft in Vibration geraten, also klangartige bis tonähnliche *trockene Rasselgeräusche* verursachen. Diese, von Fall zu Fall wie Sägen, Schnurren, Brummen, Knarren, Quietschen, Giemen, Piepen oder regelrechtes Pfeifen klingende Geräusche (‚music box') sind meist einige Zeit lang an derselben Stelle in gleicher Art und Stärke zu hören; sie begleiten die fortgeschrittene katarrhalische Bronchopneumonie sowie krupöse und eitrige Lungenentzündungen. Die Bewegung der entzündlich veränderten Blätter des Brustfells aufeinander löst beim Rind nur selten deutliche *Reibegeräusche* (Streifen, Schaben, Kratzen) aus, weil das Brusthöhlenexsudat die Friktion vermindert (seröse Ausschwitzungen) oder aufhebt (fibrinöse Verklebungen von Pleura costalis und Pleura pulmonalis); gelegentlich ist bei ausgeprägtem Lungenemphysem leichtes Reiben zu vernehmen, das auf Unebenheiten des serösen Überzuges der Lungen beruht. — Folgende, bei der pulmonalen Auskultation gelegentlich zu hörende Geräusche dürfen nicht mit den eben geschilderten normalen und krankhaften Atemgeräuschen verwechselt werden, was sich — bei Beachtung des Atemrhythmus — in der Regel auch leicht vermeiden läßt: Muskelzittern (erschüttert die Phonendoskopkapsel), Haareknistern (Phonendoskop kräftiger andrücken), Zähneknirschen, Schlucken, Ruktus, Rejektion des Wiederkaubissens, mahlendes Wiederkauen oder kräftige Vormagenmotorik sowie schmerzhaftes Stöhnen. Das einseitige *Fehlen von Atemgeräuschen* kann auf Pneumothorax beruhen; gegebenenfalls erbringt die Perkussions- und Schwingauskultation (S. 257) *metallisches Klingen,* bei Vorliegen einer Flüssigkeitsansammlung auch *Plätschern* im ventralen Bereich. Bezüglich der *kardiorespiratorischen* und *kardiopneumonischen Geräusche* wird auf Seite 126 verwiesen.

Wiederberuhigung der Atmung: Nach der Atemhemmung dauert es normalerweise etwa ein bis zwei Minuten, bis das Rind seine vorherige Atemfrequenz und Atemtiefe wiedererlangt; nennenswerte Verzögerungen der Wiederberuhigung sind als krankhafter respiratorischer Befund zu werten und sollten stets auch Anlaß sein, das Herz des Patienten eingehender zu untersuchen (S. 115 ff.).

Lungenfunktionsprüfung: Im Gegensatz zur Atemhemmprobe mit anschließender Auskultation hat eine Reihe weiterer, vor allem zur Kontrolle der pulmonalen Leistungsfähigkeit des Pferdes entwickelter moderner Untersuchungsverfahren beim Rind bislang allenfalls experimentelle Anwendung gefunden, nämlich die Spirographie (d. h. die Ermittlung von Respirationsvolumen, in- und exspiratorischer Reserveluft, Vitalkapazität und Residualluft), die laufende Aufzeichnung des CO_2-Gehaltes der Atemluft (Kapnographie) und ihrer Strömungsgeschwindigkeit (Pneumotachographie), die Überwachung des Intrathorakaldruckes, der Stickstoffeinwaschungstest, die Prüfung der dynamischen Elastance und Compliance sowie des viskösen Widerstandes der Lungenventilation und die telemetrische Beobachtung der Atemtätigkeit. Ihrem breiteren diagnostischen Einsatz steht bei den Wirtschaftstierarten der mit diesen Verfahren verbundene apparative und arbeitsmäßige Aufwand entgegen.

Lungengewebsbiopsie: Beim Rind ist es möglich, am lebenden Tier Proben des Lungengewebes für histologische Zwecke zu entnehmen; eine solche Biopsie ist aber nur dann angezeigt, wenn die übrigen diagnostischen Hilfsmittel zur Klärung nicht ausreichen. Gegebenenfalls wird eine 15 cm lange, 5 bis 6 mm starke Trephine (=kanülenartiges Instrument mit kreisförmiger Schneide an einem und Spritzenkonus am anderen Ende, sowie eingeschliffenem Stilett mit vorstehender Spitze) an der durch Rasur, Desinfektion und Lokalanästhesie sachgemäß vorbereiteten Punktionsstelle (im 8. oder 9. Interkostalraum, auf der Grenze zwischen mittlerem und oberem Drittel des Brustkorbes) nach Setzen eines kleinen Hautschnittes bis an die Pleura eingestochen. Nach Entfernen des Stiletts ist die Trephine dann mit Hilfe einer Bohrmaschine 5 cm weiter (also in das Lungengewebe) schneidend einzudrehen (2400 U/min). Nun wird mit Hilfe einer 50 ml fassenden Spritze (die 5 ml Na-zitrat-Lösung enthält) kräftig angesaugt und das Instrumentarium dabei zurückgezogen. Der gewonnene Gewebszylinder (1 bis 3 cm lang, 1,5 bis 3 mm stark) ist sofort in Fixationslösung zu überführen. Diese Methode scheint gefahrlos, wenn man das Instrument vor dem Entfernen des Stiletts nicht zu tief einsticht (→ Pneumothorax) und es auch nachher nicht tiefer als angegeben einbohrt (→ Bronchusverletzungen, Lungenemphysem).

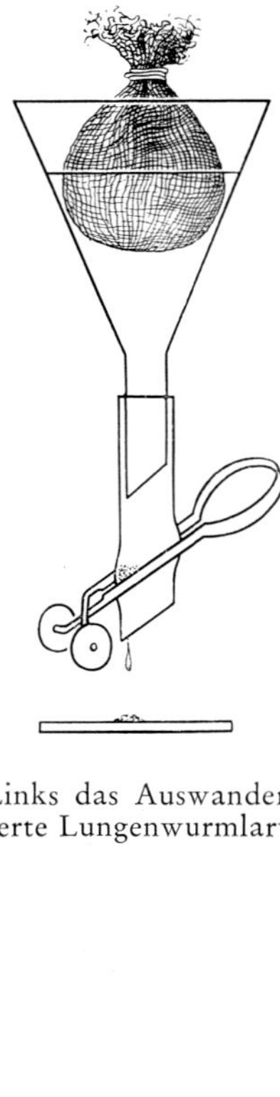

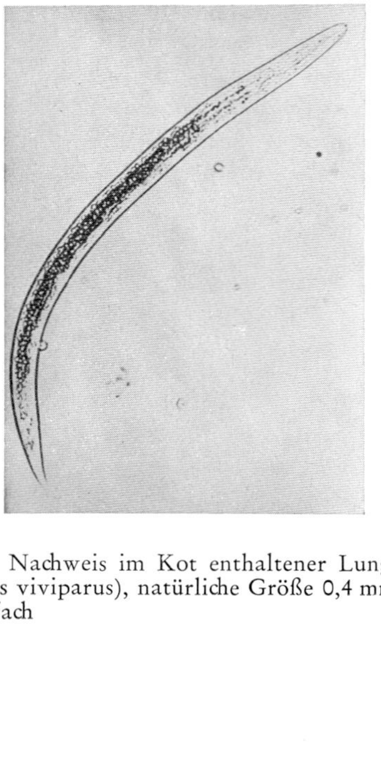

Abb. 157, 158. Links das Auswanderverfahren zum Nachweis im Kot enthaltener Lungenwurmlarven; rechts ausgewanderte Lungenwurmlarve (Dictyocaulus viviparus), natürliche Größe 0,4 mm/Vergrößerung 200fach

Kotuntersuchung auf Lungenwurmlarven: Zum Nachweis etwaiger, in den Fäzes enthaltenen Larven von Dictyocaulus viviparus, dem Lungenwurm des Rindes, dient das Auswanderverfahren. Hierfür wird eine etwa apfelgroße Kotportion in ein Gazetuch gebunden und in einen entsprechend großen, zur Hälfte mit Wasser gefüllten Trichter gelegt; am Auslauf des Trichters befindet sich ein Schlauchstück mit schräg aufgesetzter Quetsche (Abb. 157). Nach 24stündigem Stehenlassen der Probe werden unter vorsichtigem Lösen der Klemme die ersten drei bis fünf Wassertropfen mit einem Objektträger aufgefangen und mikroskopisch untersucht. Lungenwurmlarven (Abb. 158) sind leicht mit Erdnematoden oder mit Trichostrongylidenlarven zu verwechseln, wie sie in vom Boden aufgenommenen Kotproben oder in Fäzes vorkommen, die schon länger aufbewahrt worden sind.

Übersicht 26. Beurteilung der intrakutanen Tuberkulinprobe beim Rind

innerhalb von mindestens 72, höchstens aber 96 Stunden nach der Tuberkulinisierung eingetretene Veränderungen der Injektionsstelle		Beurteilung (gemäß § 3, Abs. 2, Anl. 3 der Tuberkulose-Verordnung vom 16. 6. 1972)
Hautdickenzunahme (gemessen mit dem Federkutimeter)	Schmerz, teigige Konsistenz, Exsudation, Nekrose, Mitentzündung regionaler Lymphgefäße oder Lymphknoten (Adspektion, Palpation)	
$<$ 2 mm:	fehlen	negativ
	vorhanden	fraglich
$>$ 2 mm:	fehlen	
	vorhanden	positiv

Intrakutane Tuberkulinprobe: In der Bundesrepublik Deutschland werden sämtliche Rinder in regelmäßigen Zeitabständen tuberkulinisiert, um ein Neuaufflammen der seit 1962 getilgten Rindertuberkulose zu verhüten. In Gebieten, in denen diese noch vorkommt, ist es in jedem Verdachtsfalle, insbesondere aber bei respiratorischen Erkrankungen, von Wichtigkeit, sofort eine Tuberkulinprobe anzusetzen, weil das betreffende Tier das Leiden sonst unter Umständen rasch weiterverbreitet. Gemäß der Tuberkulose-Verordnung von 1972 erfolgt die Tuberkulinisierung mit dem auf Abbildung 159 dargestellten Instrumentarium. Hierzu wird handbreit vor der Mitte der Schulterblattgräte zunächst eine etwa streichholzschachtelgroße Hautstelle geschoren. Dann wird hier eine Hautfalte aufgezogen und mit Hilfe des Federkutimeters[1] die Hautdicke gemessen (Abb. 160). Anschließend erfolgt die intrakutane Einspritzung (tangentialer Einstich: Abb. 161) von 0,1 ml bovinem Tuberkulin in die Kuppe der Hautfalte mit Hilfe der automatisch dosierenden Spritze[2]; als Merkmal für den richtigen Sitz der Injektion dient die danach zu fühlende linsengroße Quaddel. Die Reaktion des Tieres auf das eingespritzte Tuberkulin ist frühestens 3 Tage (spätestens 4 Tage) nach dem Tuberkulinisieren abzulesen. Zu diesem Zweck muß die Hautdicke an der Injektionsstelle erneut gemessen und, durch Subtraktion des ursprünglichen vom jetzigen Meßwert, die Hautdickenzunahme (in mm) errechnet werden; außerdem ist der betreffende Bereich adspektorisch und palpatorisch auf das Vorliegen weiterer Veränderungen zu prüfen. Die Beurteilung der Tuberkulinprobe erfolgt dann entsprechend den auf Übersicht 26 angeführten Kriterien. (Bei angezweifeltem Resultat darf die Tuberkulinprobe nicht vor Ablauf von 6 Wochen wiederholt werden).[3]

[1] Aesculap/Tuttlingen Nr. VA 110, Hauptner/Solingen Nr. 3386.
[2] Hauptner/Solingen Nr. 3389.
[3] Auf der Weide vorgenommene Tuberkulinisierungen können umweltbedingt (Fliegenbefall, Sonneneinwirkung) fälschlich „positiv“ ausfallen.

Zur Abgrenzung der beim Rind mitunter zu beobachtenden *aspezifischen* (also durch Mykobacterium tuberculosis avium, M. paratuberculosis oder apathogene Mykobakterien verursachten) von den *spezifischen* (nämlich durch Infektion mit M. tuberculosis bovis oder M. hominis ausgelösten) positiven Tuberkulinreaktionen eignet sich die *simultane intrakutane Tuberkulinisierung* mit bovinem und aviärem Tuberkulin. Sie erfolgt gleichzeitig an zwei verschiedenen Stellen, etwa vor der rechten und der linken Schulter (bovine beziehungsweise aviäre Probe). Eine aspezifische Reaktion ist anzunehmen, wenn bei negativer oder fraglicher Reaktion auf bovines Tuberkulin die Hautdickenzunahme an der Injektionsstelle des aviären Tuber-

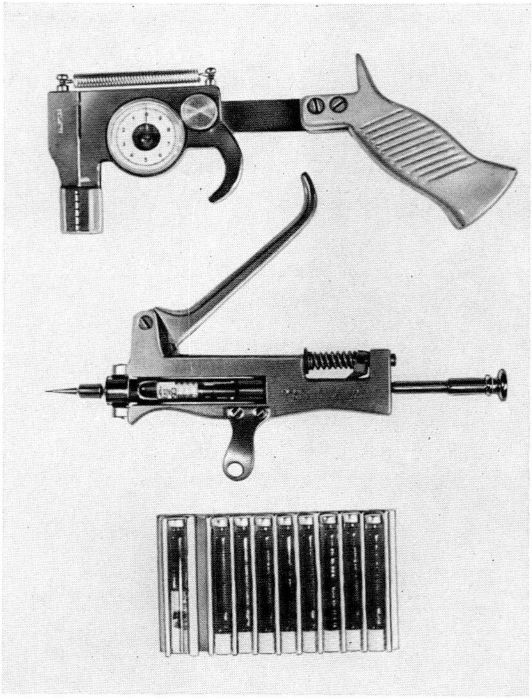

Abb. 159, 160, 161. Intrakutane Tuberkulinprobe: Links (von oben nach unten) Federkutimeter, automatisch dosierende Tuberkulinspritze, Tuberkulinampullen; unten links die Hautdickenmessung kranial der Schulterblattgräte mit Hilfe des Kutimeters (vor dem Ansetzen der Probe); unten rechts die Haltung der Hautfalte und der automatischen Injektionsspritze beim Setzen der Tuberkulinprobe (tangentialer Einstich → intrakutane Injektion)

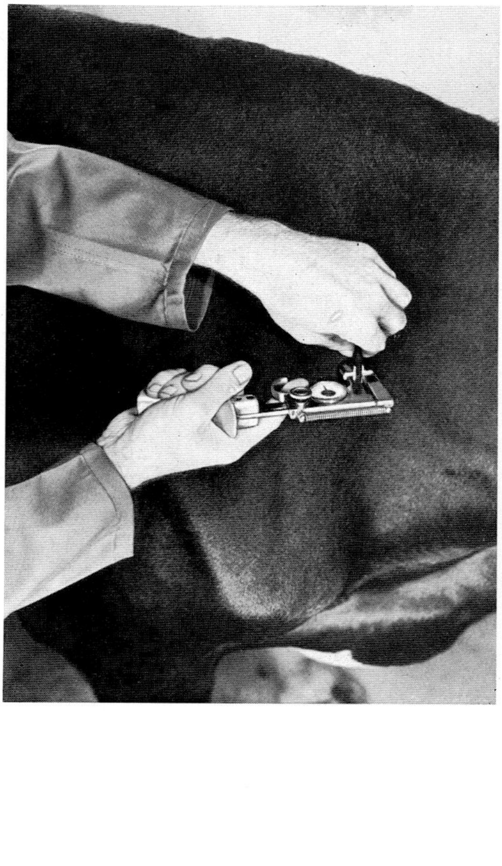

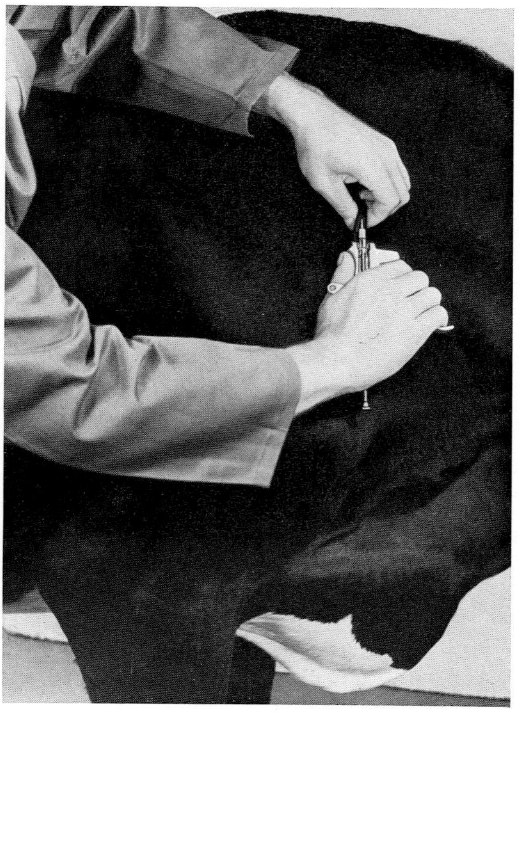

kulins 3,0 mm und mehr beträgt, oder wenn bei positiver boviner Tuberkulinreaktion die Hautdickenzunahme auf aviäres Tuberkulin noch um mindestens 3,0 mm stärker ausfällt.

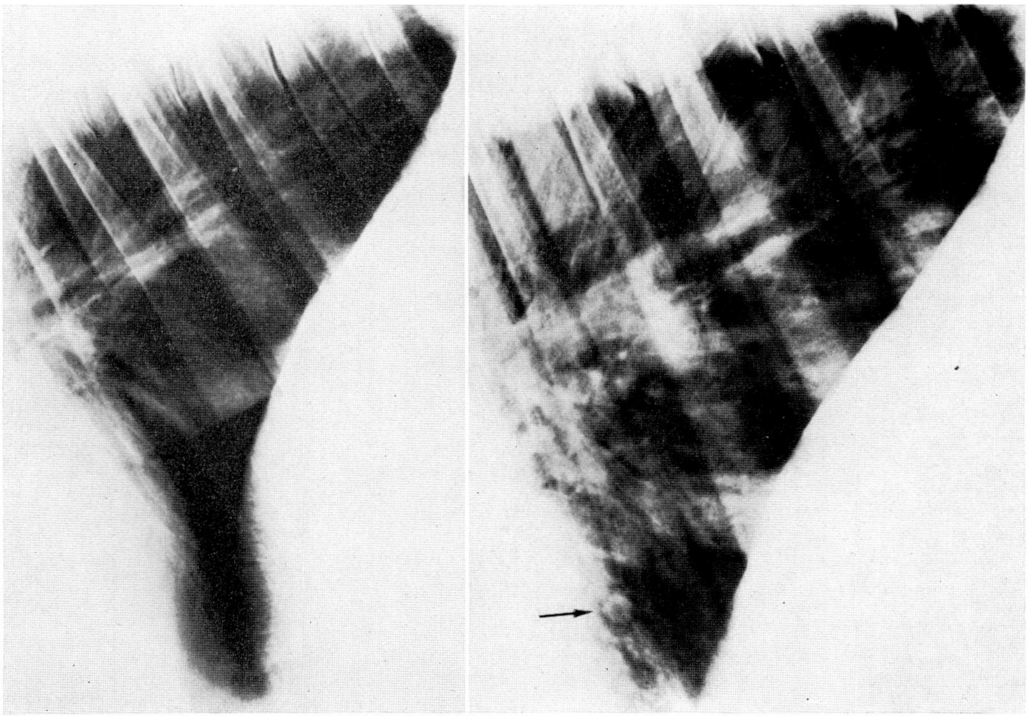

Abb. 162, 163. RÖNTGEN-Aufnahmen der Lungen (Ansicht von links, nach VERSCHOOTEN, OYAERT und DRUBBEL, 1974): Links die Lungen eines atmungsgesunden Jungrindes; die letzte im Lungenfeld zu sehende Rippe ist die zehnte, unten — unmittelbar hinter dem Zwerchfell — Andeutungen der Netzmagenstruktur. Rechts die Lungen einer Kuh mit hämatogen entstandener (von Nekrobazillose der Leber ausgehender) interstitieller Pneumonie, die sich durch knotige Verdichtungen kaudal des Herzschattens (Pfeil) und die betonte Zeichnung des Bronchialbaumes zu erkennen gibt

Serologische Untersuchungen: Die vor allem in Kälbermast- und Abmelkbetrieben mit häufigem Tierumsatz (Zu- und Verkauf) vorkommenden virusbedingten *enzootischen Bronchopneumonien* lassen sich selbst bei Nachweis der Anwesenheit einer oder mehrerer hierfür in Frage kommender Virusarten (Infektiöse Bovine Rhinotracheitis, Parainfluenza 3, Rhino-, Adeno-, REO- und ECBO-Viren, Respiratorisches Synzytial-Virus) bezüglich ihres krankmachenden Erregers nicht sicher klären, da diese Keime auch im Respirationstrakt klinisch gesunder Tiere vorkommen können. Aussagekräftiger ist die Untersuchung jeweils zweier, von mehreren typisch erkrankten Tieren unmittelbar zu Beginn der Bronchopneumonie und 3 bis 5 Wochen später gewonnener Serumproben auf spezifische (virusneutralisierende, hämagglutinierende, hämagglutinationshemmende oder komplementbindende) Antikörper. Bei diesem Vorgehen gilt der Nachweis einer Infektion durch ein bestimmtes Virus für erbracht, wenn die Mehrzahl der zu Erkrankungsbeginn gesammelten Serumproben dieser Virusart gegenüber ein negatives, die später entnommenen dagegen ein positives serologisches Resultat erbringen; gleiches gilt, wenn von der ersten zur zweiten Serumprobe ein Titeranstieg um mindestens das Vierfache des Ausgangswertes zu verzeichnen ist.

Brusthöhlenpunktion: Da größere intrathorakale Flüssigkeitsansammlungen beim Rind nur selten vorkommen, hat die Untersuchung von Pleuralpunktaten bei dieser

Übersicht 27. Zusammenstellung der wichtigsten differentialdiagnostischen Befunde für die Unterscheidung von innerhalb der Brusthöhle gelegenen krankhaften Veränderungen (in Anlehnung an WAGENAAR, 1966)

	Atemfrequenz	Dyspnoe	Husten	exspiratorisches Stöhnen	Perkussionsschall*	Lungenperkussionsfeld vergrößert	Schmerzperkussion der Brustwand	Vesikuläratmen	Rasselgeräusche*	andere Geräusche*	lokales Fehlen der normalen Atemgeräusche*	Brusthöhlenpunktion	fieberhafte Körpertemperatur
Bronchitis mit wenig Sekret oder Exsudat:	(↑)	(i)	l	—	⁒	—	—	(↑)	(+)	(Rö)	—	—	(+)
Bronchopneumonie mit viel flüssigem Sekret oder Exsudat (= serös oder dünnschleimig):	↑	i	+	—	(g)	—	—	↓	f	(Rö)	(+)	—	(+)
Bronchopneumonie mit viel zähem oder ‚trockenem' Sekret oder Exsudat (= dickschleimig, fibrinös oder eitrig):	↑	i	+	—	(g)	—	—	↓	f	(Rö)	(+)	—	(+)
umfangreiche Verdichtungen des Lungengewebes (bei ausgedehnter Pneumonie, ‚Einguß', Geschwulst oder Atelektase) mit offenem Bronchus:	↑	i (→) g	+	(+)	g	—	(+)	↑↓	(f) (→) (t)	Rö	—	—	+
mit geschlossenem Bronchus:	↑	i	+	(+)	g	—	(+)	↑↓	—	—	+	—	+
größerer eiter- (und gas-)haltiger Lungenabszeß:	↑	i	+	(+)	(g)	—	(+)	↑↓	—	Kl	+	—	(+)
thrombotisch-embolische Pneumonie:	+	(→) i e	↑	(+)	(g)	(+)	(+)	↑↓	(t)	—	(+)	—	+
akutes Lungenemphysem (oft mit Lungenödem verbunden):	↑	e	+	+	l	+	+	↑	—	Kn	+	—	—
chronisches Lungenemphysem (oft in Bronchopneumonie übergehend, siehe deshalb auch dort):	↑	e (→) g	s	—	l	+	(+)	↑	(+)	(Kn)	+	—	—
Pneumothorax:	↑	g	—	—	l	+	—	↓	—	—	+	—	—
Hydrothorax:	↑	g	—	—	g	—	—	↓	—	(Rö)	+	+	—
akute Pleuritis mit wenig Exsudat:	↑	—	(+)	—	⁒	—	(+)	⁒	—	(Rei)	—	—	(+)
akute Pleuritis mit viel Exsudat:	↑	g	(+)	(+)	g	—	(+)	↓	—	(Rei)	(+)	+	(+)
chronische Pleuritis mit Verdickung der Brustwand:	↑	—	(+)	—	(g)	—	(+)	↓	—	—	—/+	(+)	—
Geschwulst in der Brusthöhle:	↑	g	(+)	(+)	(g)	—	—	⁒	—	—	+	(+)	—

Zeichenerklärung:

e = exspiratorisch; f = ‚feucht'; g = gemischt (Dyspnoe), oder gedämpft (Perkussionsschall); i = inspiratorisch; Kl = Klick; Kn = Knistern; l = laut oder subtympanisch; Rei = Reiben; Rö = Röhrenatmen; s = schwach; t = ‚trocken'; ⁒ = unbeeinflußt; * = im Bereich der krankhaften Veränderungen, soweit diese genügend ausgedehnt und nicht zu weit von der Brustwand entfernt sind; + = vorhanden, zutreffend, positive Reaktion; — = fehlend, nicht zutreffend, negative Reaktion; ↑ = vermehrt, verstärkt; ↓ = vermindert, abgeschwächt; ↓↑ = im gesunden Bereich vermehrt, im kranken Bereich vermindert; → = später; ( ) = mitunter, nicht regelmäßig zu erhebender Befund

Tierart keine besondere praktische Bedeutung erlangt. Erforderlichenfalls sticht man nach Rasur und Desinfektion der hierfür etwas zu verschiebenden Haut in einem Interkostalraum im ventralen Bereich des Lungenfeldes mit einer 10 cm langen kräftigen Kanüle und aufgesetzter, ansaugender Spritze langsam in Richtung auf den Brusteingang vor (Thorakozentese). Wegen der den Boviden eigenen Tendenz zur Fibrinexsudation ist allerdings selbst bei manifester Brustfellentzündung oft kein oder nur wenig Pleuralflüssigkeit zu gewinnen (Verklebung der Brustfellblätter miteinander, Verstopfung der Hohlnadel), während die Punktion bei Patienten mit einem Hydrothorax meist ergiebig ist. Wenn nötig, kann der Einstich wenig daneben wiederholt werden, wozu dann besser eine noch stärkere Kanüle (3 bis 5 mm Durchmesser) mit eingeschliffenem Mandrin oder eine Hohlnadel mit seitlicher Öffnung zu verwenden ist. Die Beurteilung des auch zur bakteriologischen Untersuchung geeigneten Punktates erfolgt nach den gleichen Merkmalen wie bei der Bauchhöhlenflüssigkeit (S. 293).

RÖNTGEN-*Untersuchung:* Beim Rind erfordert die sachgemäße radiographische Kontrolle des Brustraumes Aufnahmen (gegen Ende der Inspiration) am stehenden und in Rücken- oder Seitenlage (mit vorgezogenen Vorderbeinen) verbrachten Tier, die mit einer recht aufwendigen Apparatur transversal (und zwar für erwachsene Rinder von rechts und von links) zu schießen sind. Dabei läßt sich an Kälbern der gesamte Thorax, bei älteren Tieren dagegen nur der nicht von der Schultergliedmaße verdeckte Abschnitt des Herzlappens und der Zwerchfellslappen der Lunge sichtbar machen (Abb. 162, 163). Gegebenenfalls können gute RÖNTGEN-Aufnahmen des Thorax wertvolle Hinweise auf tuberkulose Herde (Zootiere), Lungenabszesse, Echinokokkenblasen, bis in das Lungengewebe vordringende Netzmagenfremdkörper, eine Brustbeinfraktur, lobäre, interstitielle oder verminöse Bronchopneumonie, Lungenemphysem, Pneumothorax oder Pleuritis geben (siehe VERSCHOOTEN, OYAERT und DRUBBEL, 1974).

Brustwand

Während der Untersuchung des Atmungsapparates ist die Thoraxwand adspektorisch und palpatorisch auf etwaige, in ihrem Bereich gelegene Umfangsvermehrungen oder Substanzverluste (Unterhautemphysem, Ödem, Phlegmone, Abszeß, Hämatom, Verletzungen; S. 97, 99) zu prüfen. Dabei ist vor allem solchen Veränderungen Beachtung zu schenken (Punktion, Sondierung), die offensichtlich oder möglicherweise mit einer respiratorischen Erkrankung in ursächlichem Zusammenhang stehen (Rippenbruch, Brustbeinfistel und ähnliches mehr).

SCHRIFTTUM

ANONYM (1973): Verordnung über den Schutz vor Schäden durch Röntgenstrahlen vom 1. März 1973. Dtsch. Tierärztebl. *21,* 161-177. — ALLEN, G. W. (1962/63): General auscultation of large animals. Iowa State Univ. Vet. *25*:2, 67-72.

BARONE, R. (1961): La projection pariétale des plèvres et des poumons chez les bovins. Rev. Méd. Vét. *112,* 691-698. — BARTENBACH, K.-H. (1954): Vergleichende Untersuchungen über verschiedene Methoden zur Entnahme von Lungenschleimproben beim Rind zum Nachweis von Tuberkulose-Bakterien. Diss., München. — BEIJERS, J. A. (1962): Abnormal sounds during respiration. Tijdschr. Diergeneesk. *87,* 620-628. — BIRZA, H. & I. MARGINEAU (1957): Date noi asupra ariei pulmonare. Lucrarilor stiint. *1956/57,* 145-151. — BODUROV, B., & I. SIMOV (1964): Die Röntgendiagnostik der Lungenechinokokkose beim Rind (bulgarisch). Naučni trud., Visš. vet.-med. Inst. Prof. Dr. Pavlov (Sofija) *12,* 211-218. — BUHL (1944): Untersuchungen über die Brusthöhlenflüssigkeit von Rindern unter Berücksichtigung der Brusthöhlenpunktion. Diss., Berlin.

CHRISTENSON, I. (1937): Eine Methode für eine wirksame Atemhemmung bei der Untersuchung auf Lungentuberkulose des Rindes, Wien. tierärztl. Mschr. *24,* 194-197. — COMBERG, G., & J. K. HINRICHSEN (1973): Tierhaltungslehre. Ulmer, Stuttgart.

DALHOFF, E. (1934): Zur Technik der Rhino-Laryngoskopie beim Rinde. Diss., Hannover. — DEUTSCHER NORMENAUSSCHUSS (1973): Klima in geschlossenen Ställen. DIN 18910. — DIERNHOFER, K. (1942): Zur klinischen Diagnose einiger Kriegstierseuchen der Wiederkäuer. Wien. tierärztl. Mschr. *29,* 337-348. — DIERNHOFER, K. (1963): Versuche über die praktische Verwendbarkeit der Simultanprobe mit verschiedenen Tuberkulinen in der Bekämpfung der Rindertuberkulose. Wien. tierärztl. Mschr. *50,* 18-37. — DIERNHOFER, K. (1963): Elektroakustische Versuche mit Stethoskopen. Ber. 17. Welt-Tierärztekongr., Hannover *2,* 1235-1238. — DIRKSEN, G. (1962): Einfache Pharyngo- und Laryngoskopie beim Rind. Dtsch. Tierärztl. Wschr. *69,* 592-593. — DOUGLAS, S. W., & H. D. WILLIAMSON (1971): Principles of veterinary radiography. Baillière & Tindall, London; 2. Aufl. — DUNGWORTH, D. L., & M. N. HOARE (1970): Trephine lung biopsy in cattle and horses. Res. vet. Sci. *11,* 244-246.

EGGERT-GREBENSTEIN (1965): Die Ka-We-Trichterstethoskope Multiphon und Supra-Bell. Tierärztl. Umschau *20,* 384.

FINDLAY, J. D. (1955): The respiratory behaviour of calves exposed to increasing thermal stress. J. Physiol. *130,* 16 P-17 P.

GABRIOLAVIČUS, V. I. (1963): Die Betrachtung der Glottis und des Kehlkopfes der Rinder mit Hilfe von Spateln (russisch). Veterinarija *40*:*7,* 54-55. — GABRIOLAVIČUS, V. I. (1964): Die Gewinnung von Sputum aus der Lunge bei Rindern (russisch). Veterinarija *41*:*7,* 67-69. — GABRIOLAVIČUS, V. I. (1969): Makroskopische, zytologische und helminthovoskopische Untersuchung des Bronchial- und Lungenschleimes bei bronchopneumoniekranken Rindern (russisch). Trudy Litov. veter. Akad (Kaunas) *9,* 189-198. — GEISSLER, A., A. ROJAHN & H. STEIN (1974): Sammlung tierseuchenrechtlicher Vorschriften. Schulz, Percha. — GÖTZE, R. (1950): Die intrakutane Tuberkulinisierung beim Rinde. In WEYL, A.: Neue Wege zur Bekämpfung der Tuberkulose des Rindes. Schaper, Hannover. — GÖTZE, R. (1951): Über die Sicherheit und Sorgfalt bei der Tuberkulinisierung der Rinder. Dtsch. tierärztl. Wschr. *58,* 33-36. — GÖTZE, R. (1951): Differentialdiagnostisches zur intrakutanen Tuberkulinprobe beim Rinde. Dtsch. Tierärztl. Wschr. *58,* 113-116. — GROTHUES, J.-P. (1973): Vergleichende Prüfung einiger Zwangsmittel für die Inspektion und Exploration von Maulhöhle, Rachen und Kehlkopf beim Rind. Diss. Hannover. — GRUNER, J., & H. SIEGERT (1955): Zur Röntgendiagnostik am Thorax des Großtieres. Tierärztl. Umschau *10,* 356-359.

HAHN & HORNBOGEN (1951): Lungenschleimentnahme mit Fänger oder Kanüle? Tierärztl. Umschau *6,* 175-176. — HÁMORI, D. (1934): Über die Änderungen der Lage der Leberdämpfung und der hinteren Lungengrenze des Rindes unter gesunden und krankhaften Verhältnissen (ungarisch). Allatorv. Lapok *57,* *228-229.* — HARBOURNE, J. F. (1966): Survey of bovine respiratory diseases with special reference to the serological examination of paired serum samples. Vet. Record *78,* *749-752.* — HARTUNG, K. (1973): Welche Konsequenzen hat die neue Röntgenverordnung für den praktischen Tierarzt? Prakt. Tierarzt *54,* 514-516. — HÖNE, H. VON (1928): Eine unblutige Methode zur Entnahme von Lungenschleimproben aus der Trachea. Tierärztl. Rundschau *34,* 390.

KAMPIK, H. (1935): Kann durch Perkussion der Interkostalräume mit einem Spezialplessimeter zur Diagnose der Lungentuberkulose des Rindes beigetragen werden? Diss., Berlin. — KANEKO, J. J., & C. E. CORNELIUS (1970): Clinical biochemistry of domestic animals. Academic Press, New York & London; 2. Aufl. — MCKERCHER, D. G., J. J. KANEKO, R. J. MILLS & E. M. WADA (1973): A simple method for obtaining undiluted nasal secretions from cattle. Amer. J. Vet. Res. *34,* 837-838. — KERBFOOT, E., & E. DOMEIER (1973): Pulmonary function measurements of large animals using the capacitance respirometer. Vet. Bull. *43,* 300. — KLEIBER, M., & W. REGAN (1935): Influence of temperature on respiration of cows. Proc. Soc. exp. Biol. Med. *33,* 10-14. — KOOPMAN, J. J. (1967): Enkele oorzaken van hoesten bij rundvee. Tijdschr. Diergeneesk. *92,* 39-44. — KOVALČIK, K., & J. DRIENKA (1972): Telemetrische Untersuchungen der Atemfrequenz von Kühen bei verschiedenen Aktivitätsäußerungen (tschechisch). Živočišná Výroba (Praha) *17 (45),* 873-881. — KUMANOMIDO, T., & Y. AKIYAMA (1974): A simple method for collection of nasal secretion in horses. Exp. Rep. Equine Health Lab. *1974,* 128-132. — KUNTZE, A. (1964): Leistungsfähigkeit und Grenzen der Röntgenuntersuchung bei der Lungentuberkulose der Zootiere. Berl. Münch. Tierärztl. Wschr. *77,* 279-283.

LAGERLÖF, N., & S. HOFLUND (1948): Kompendium i bujatrisk klinisk diagnostik og obstetriskgynaekologisk diagnostik. Mortensen, Kopenhagen. — LANGNER, H. (1939): Über die Schmerzperkussion der Brusthöhle beim Rinde. Diss., Berlin. — LAUTERBACH, D. (1953): Abgrenzung der Tuberkulinreaktionen gegen aspezifische Reaktionen. Mh. Tierheilk.: Sonderteil Rindertuberkulose *2,* 1-6. — LIESS, J. (1936): Die Endoskopie beim Rinde — ihre klinische Bedeutung und praktische Ausführung. Schaper, Hannover.

MAGWOOD, S. E., D. A. BARNUM & R. G. THOMSON (1969): Nasal bacterial flora of calves in healthy and pneumonia-prone herds. Canad. J. Comp. Med. Vet. Sci. *33,* 237-243. MAJEWSKI (1931): Der Atmungshemmer. Tierärztl. Rundschau *40,* 64. — MAREK, J., & J. MÓCSY (1960): Lehrbuch der klinischen Diagnostik der inneren Krankheiten der Haustiere, 6. Aufl. Fischer, Jena. — MIKLAUŠIČ, B., & M. VULINEC (1970): Ein neuer topographischer Orientierungspunkt zur Grenzbestimmung der Herzdämpfung bei Pferd und Rind. Zbl. Vet.-Med. *A 17,* 592-597. — MILL, J., & H. PRANGE (1968): Das Röntgenbild, ein diagnostisches Hilfsmittel bei Erkrankungen im Bereich des Brustraumes und seine Bedeutung in der Großtierklinik. M.-hefte Vet.-Med. *23,* 382-389. — MÓCSY, J. (1930): Die Entstehung des Vesikuläratmens. Arch. wiss. prakt. Tierheilk. *61,* 405-422. — MÜLLER, J. (1932): Die Entnahme von Trachealschleim auf oralem Wege beim Rinde. Dtsch. Tierärztl. Wschr. *40,* 438-441. — MUSTIKAMOV, R. G. (1971): Fluorographische Kontrolle des Behandlungserfolges bei Bronchopneumonien (russisch). Veterinarija *48*:10, 86-89.

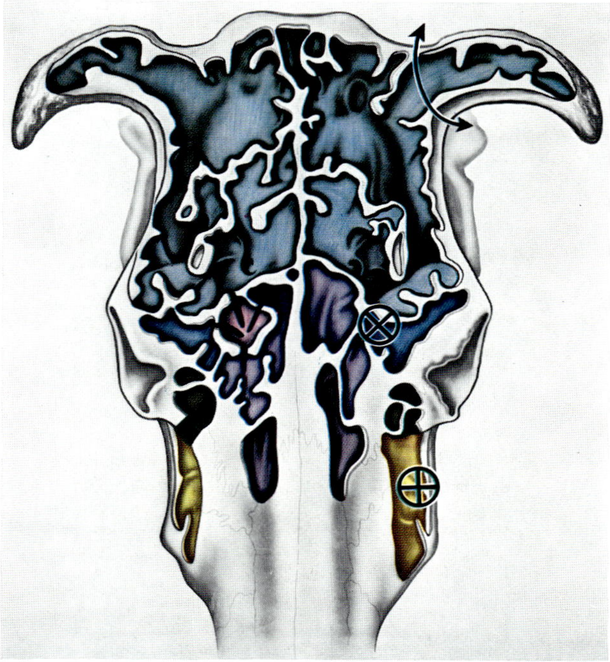

a

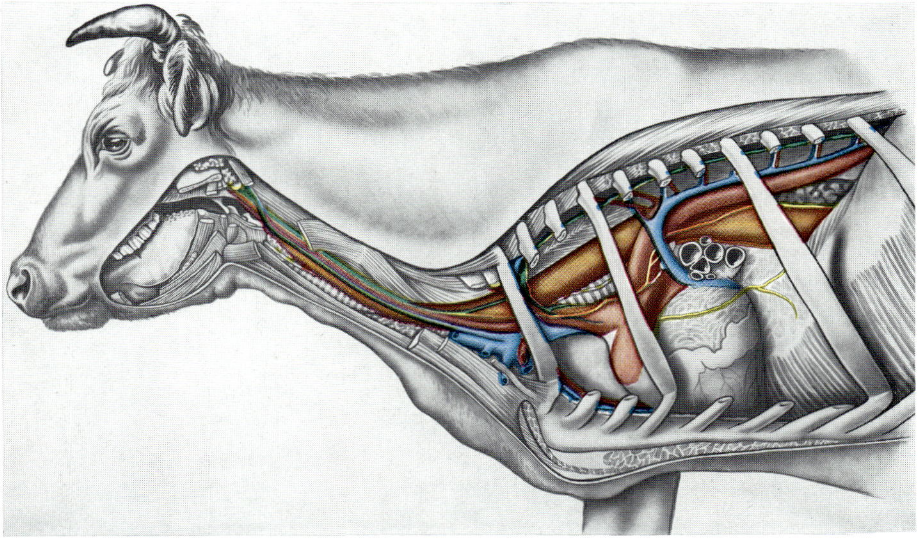

b

a. *Nasennebenhöhlen des Rindes:* aborale Abteilung der Stirnhöhle (blau), orale Abteilungen der Stirnhöhle (dunkelblau, lila und violett); Kieferhöhle (gelb); dorsale Muschelhöhle (braun); *Trepanationsstellen:* ⤻ Eröffnung der Stirnhöhle durch Absetzen des Hornes; ⊗ Trepanation des Sinus frontalis wenig aboral einer Verbindungslinie zwischen den beiden temporalen Augenwinkeln und zwar etwa auf halbem Wege zwischen Schädelmitte und -rand; ⊕ Trepanation des Sinus maxillaris auf der Mitte einer Verbindungslinie zwischen medialem Augenwinkel und Tuber malare (Wilkens, 1958)

b. *Lage und Verlauf des Schlundes* (braun) sowie topographische Beziehungen des Herzens (grau), der großen Gefäßstämme (Arterien = rot, Venen = blau) und des N. vagus (gelb) beim Rind (Wilkens, 1957)

PIGNAL-JACQUARD, R. (1958): Le syndrome cornage chez les bovins. Thèse, Alfort. — POMMER, A. (1955): Erkrankungen der Atmungsorgane bei Groß- und Kleintieren im Röntgenbild. Wien. Tierärztl. Mschr. *42*, 401-420. — POPESKO, P. (1956): Die individuelle unterschiedliche Caudalgrenze der Pleuralhöhle des Rindes in der Rippenregion (tschechisch). Folia Vet. *1*, 155-162. — PURCHASE, I. F. H. (1965): Some respiratory parameters in horses and cattle. Vet. Record *77*, 859-860.

RIEGER, TH. (1954): Über die klinische Verwendbarkeit der Lungenspülprobe nach VON DER OHE zur Gewinnung von Sputum beim Rind. Diss., Hannover. — ROUSE, B. T., & A. B. ANGULO (1970): A method for the collection of nasal secretions from the horse and cow. Res. vet. Sci. *11*, 98-99.

SCHATZMANN, U., R. STRAUB & H. GERBER (1972): Bronchialsekretaspiration beim Pferd. Schweiz. Arch. Tierheilk. *114*, 395-403. — SCHIEL, O. (1931): Die Technik der Bronchialschleimentnahme beim Rind. Dtsch. Tierärztl. Wschr. *39*, 49-51. — SCHMIDT-TREPTOW, W. A. (1965): Das Stethoskop Supra-Bell. Prakt. Tierarzt *46*, 348. — SMITMANS, H. (1932): Untersuchungen über die mittelbare Auskultation beim Rinde. Diss., Hannover. — SPÖRRI, H., & W. LEEMANN (1964): Zur Untersuchung der Lungenmechanik bei Großtieren. Schweiz. Arch. Tierheilk. *106*, 699-714. — SPÖRRI, H., & K. ZEROBIN (1964): Zur Physiologie und Methodik der Lungenfunktionsprüfung. Tierärztl. Umschau *19*, 285-292. — SPÖRRI, H., & M. DENAC (1966): Lungenfunktionsprüfungen bei Großtieren. Ber. 4. Tag. Welt-Ges. Buiatrik, Zürich; p. 357-364. — SSUCHODOLSKAJA, J. I. (1960): Rhinographie bei Rind und Pferd (russisch). Veterinarija *37*:9, 60-63. — STECK, W. (1960): Technik und Ergebnisse der Finger-Finger-Perkussion am Thorax bei Großtieren. Schweiz. Arch. Tierheilk. *102*, 641-650. — STECK, W. (1961): Studien über perkutorische Grenzen am Thorax bei Großtieren. Schweiz. Arch. Tierheilk. *103*, 285-292. — STÖBER, M. (1961): Die Betastung der Luftröhre als einfaches Hilfsmittel zur Feststellung des schmerzhaften Stöhnens bei den Fremdkörperproben. Dtsch. Tierärztl. Wschr. *68*, 497-498. — STÖBER, M., & J.-F. GEIGER (1975): Untersuchungen über das klagende ‚Anken' beim Hausrind. Dtsch. Tierärztl. Wschr. *82*, 10-13. — SUTHER, D. E., CH. E. FRANTI & H. H. PAGE (1974): Evaluation of a comparative intradermal tuberculin test in California dairy cattle. Amer. J. Vet. Res. *35*, 379-387. — SWEAT, R. L., O. D. GRACE & G. A. YOUNG (1963): A bovine tonsil biopsy technique. J. Amer. Vet. Med. Ass. *142*, 485-490.

THOMAS, L. H., & E. J. STOTT (1975): Comparison of three methods for sampling the bovine upper respiratory tract for viruses. Res. Vet. Sci. *18*, 227-229. — TILLKORN, B. (1936): Auskultationsversuche mit dem Stethophon beim Rind. Diss., Hannover. — TORRANCE, H. L. (1936): Thoughts on the auscultation of the bovine chest. Vet. Record *46*, 491-494. — TOUTAIN, P.-L., L. BUENO & J.-P. MAGNOL (1973): Aspects fonctionnels du mufle chez les bovins. Cahiers Méd. Vét. *42 (46)*, 41-48.

VERSCHOOTEN, F., W. OYAERT & R. DRUBBEL (1974): Radiographic diagnosis of lung diseases in cattle. J. Amer. Vet. Radiol. Soc. *15*, 49-59. — VODEL, W. (1930): Mikroskopische Nasensekretuntersuchungen beim Rind. Diss., Leipzig.

WAGENAAR, G. (1966): De diagnostiek van longafwijkingen. Tijdschr. Diergeneesk. *91*, 1637-1648. — WALSER, K., D. BERNER, H. BOGNER, J. GROPP, J. KALICH, H. KRAFT, J. KRIPPL, F. MEYER, M. MÜLLING, W. RÜPRICH, H. H. SAMBRAUS, L. SCHÖN, H. SIEGNER, E. STEPHAN & E. WEISS (1973): Gutachten über die tierschutzgerechte Haltung von Kälbern in Aufzucht und Mast. Bonn. — WILKENS, H. (1958): Zur Topographie der Nasenhöhle und der Nasennebenhöhlen beim Rind. Dtsch. Tierärztl. Wschr. *65*, 580-585. — WILLOUGHBY, R. A. (1975): Increased work of breathing due to pneumonia in cattle. Ber. 20. Welt-Tierärztekongr., Thessaloniki (Zusammenfassungen) *2*, 811-812. — WITTKE, G. (1955): Messungen der Ventilationsgröße einiger Rinder. Zbl. Vet. Med. *2*, 165-172. —

ŽEŠKOV, B. (1961): Beitrag zur Röntgenologie des Brustkorbes beim Rind (serbokroatisch). Vet. Archiv *31*, 81-85. — ZÜGE, H.-J. (1946): Klinische und pathologisch-anatomische Untersuchungen der Lunge des Rindes und Vergleich ihrer Ergebnisse. Diss., Hannover.

Verdauungsapparat

Die klinische Sonderstellung des Rindes liegt vor allem in den Eigenheiten seiner Digestionsorgane begründet. Zum Verständnis der vielfältigen Verdauungsstörungen, insbesondere aber der Krankheiten des Vormagen-Labmagen-Komplexes sind *gründliche Kenntnisse der topographischen Anatomie des Digestionsapparates, der Physiologie der Verdauungsvorgänge sowie der sachgemäßen Fütterung* Voraussetzung. — Hinweise auf das Vorliegen eines im Digestionstrakt selbst lokalisierten (idiopathischen) Leidens oder auf eine sekundäre (symptomatische) Beeinträchtigung der Verdauungsorgane ergeben sich vielfach schon aus dem *Vorbericht:* Die dabei zu stellenden Fragen richten sich, vor allem bei bestandsweise gehäuft auftretender Digestionsstörung, zunächst auf Art, Menge und Beschaffenheit des Futters sowie auf die Zusammensetzung der Ration (bei Kälbern auf die pro Mahlzeit und pro Tag gereichte Tränkemenge und, falls es sich um Austauschmilch handelt, auch auf deren Art und

Konzentration). Außerdem holt man Auskünfte über folgende, bei der anschließenden *Allgemeinuntersuchung* näher zu überprüfenden Funktionen ein: Freßlust und Futteraufnahme, Durst und Tränkeaufnahme, Wiederkauen, Rülpsen (Aufblähen), etwaiges Auswürgen aufgenommener Nahrung oder Erbrechen von Vormageninhalt sowie Art und Weise des Kotabsatzes. — Danach werden im Rahmen der speziellen Untersuchung, entsprechend dem Durchgang der Nahrung durch den Verdauungskanal, folgende Organe nacheinander eingehend kontrolliert: Maulhöhle, Rachen, Schlund, Pansen, Netzmagen, Psalter, Labmagen und Darm; des weiteren sind Leber, Bauchhöhle (rektale Palpation) und Bauchwand zu prüfen. Die zusätzliche Untersuchung von Futter-, Pansensaft-, Blut- und/oder Kotproben erweist sich in der Erkennung und Abgrenzung von Erkrankungen der Digestionsorgane oft von großem Nutzen. In gewissen Fällen ist schließlich eine Bauchhöhlenpunktion, Laparoskopie, RÖNTGEN-Untersuchung, oder eine diagnostische Eröffnung und Exploration der Bauchhöhle oder der Vormägen angezeigt und aufschlußreich.

Beurteilung der Fütterung

Die dem Halter oder Betreuer von Kälbern, Mast- und Zuchtrindern gesetzlich auferlegte Gewährung angemessener, artgemäßer (das heißt wiederkäuergerechter) Nahrung ist nicht nur eine berechtigte Forderung des Tierschutzes[1], sondern auch unabdingbare Voraussetzung für die nutzbringende Haltung solcher Tiere[2]. Die in diesem Zusammenhang erfolgende Beratung gilt daher als wichtiger Bestandteil der tierärztlichen Bestandsbetreuung. Sie erlangt bei gehäuft auftretender Verdauungsstörung besondere praktische Bedeutung und umfaßt die Prüfung von *Art, Menge und Beschaffenheit des Futters* sowie der *Zusammensetzung der Ration* (Übersicht 28): Der für Erhaltung, Wachstum, Milch- oder Mastleistung erforderliche *Gehalt an Nährstoffen* (Trockenmasse, verdauliches Eiweiß, Stärkeeinheiten; bei Kälbern: Milchmenge oder Konzentration der Austauschmilch) sind ebenso wie der Bedarf an *Mengen-* (Ca, Mg, Na, K, P, Cl, S) und *Spurenelementen* (Fe, Cu, Co, Se, Mn, Mo, Zn) in den Lehrbüchern der Tierernährung und in einschlägigen Bedarfstabellen der DLG angegeben (siehe Schrifttumsverzeichnis). Bei Wiederkäuern mit abgeschlossener Vormagenentwicklung ist außerdem zu berücksichtigen, in welchem *Mengenverhältnis* die verschiedenen Futtermittel (Rauh-, Kraft-, Saftfutter) und die Grundnährstoffe (leicht- und schwerverdauliche Kohlenhydrate, Fett, Eiweiß) in der Ration enthalten sind. Nicht zuletzt spielt auch die physikalische Struktur der Nahrung insofern eine Rolle, als für den ungestörten Ablauf der Verdauungsvorgänge ein *Minimum an rauhfaserig-sperrigen* (= ‚strukturierten‘) *Futterbestandteilen* notwendig ist, das gegenwärtig durch den Rohfasergehalt in der Trockensubstanz ausgedrückt wird. Zur Verhütung eines Übermaßes an leichtverdaulichen Rationsbestandteilen sowie der hieraus erwachsenden Digestions- und Stoffwechselstörungen wird empfohlen, unter den üblichen Fütterungsbedingungen bei Mastrindern einen Rohfaseranteil von 12 % — und bei Milchkühen einen solchen von 18 % in der Trockenmasse der Gesamtration nicht zu unterschreiten; mindestens zwei Drittel des Rohfaseranteiles sollten gute Struktur aufweisen.

So lassen sich oftmals schon aus der *quantitativen Zusammensetzung* der Ration Rückschlüsse darauf ziehen, ob und welche Störung der Vormagendigestion vorliegen kann. Da die dem Einzeltier zugeteilten Futtermengen vom Tierbesitzer aber erfahrungsgemäß häufig nur ungenau angegeben werden, empfiehlt es sich, die üblicherweise pro Mahlzeit verabreichten Portionen in Gegenwart des Tierarztes vorlegen

[1] Gemäß § 2 des Tierschutzgesetzes vom 24. 7. 1972.
[2] Siehe auch Beurteilung des *Stallklimas* (S. 183) und Beurteilung der *Aufstallung* (S. 423).

und, falls erforderlich, auch nachwiegen zu lassen. In diesem Zusammenhang ist zudem etwaigen, in den letzten 8 bis 14 Tagen erfolgten *Änderungen der Fütterung* nachzugehen.

Übersicht 28. Auswirkungen der Rationszusammensetzung und von Fütterungsfehlern auf Pansenverdauung und Körperstoffwechsel des Rindes (schematisiert)

schwerverdauliche (strukturreiche) Kohlenhydrate (Zellulose etc.)	leichtverdauliche (strukturarme) Kohlenhydrate (Stärke, Zucker)	Eiweiß (auch Harnstoff und verwandte Substanzen)	Fett	Auswirkungen auf	
				Pansenverdauung	Körperstoffwechsel und Gesundheit
n[1]	n[2]	n[2]	n[3]	pH: 6,0—7,0 flüchtige Fettsäuren: 60—120 mmol/l Essigsäure: 50—65 mol % Propionsäure: 20—25 mol % Buttersäure: 10—20 mol%	gute Leistung und ungestörte Gesundheit
⇑[4]	↓	↓	↓	pH: 6,2—7,0 flüchtige Fettsäuren: ↓ Essigsäure: ↑ mikrobielle Aktivität: ↓	geringe Leistung Gefahren: Leistungsabfall, Ketose, Inaktivität der Vormagenflora und -fauna, Mangelerscheinungen, Pansenfäulnis
↓	↑	n[2]	n[3]	pH: 5,5—6,5 flüchtige Fettsäuren: ↑ Propionsäure: ↑ Buttersäure: ↑ mikrobielle Aktivität: ↑	gute Leistung, Fettansatz Gefahren: Rückgang des Milchfettgehalts, latente Pansenazidose, fütterungsbedingte Ketose, Pansenparakeratose, Klauenrehe
↓	⇑	n[2]	n[3]	pH: 5,5—3,8 flüchtige Fettsäuren: ↓ Milchsäure: ↑	akute Milchsäureazidose des Vormageninhaltes und des Blutes
↑	↓	⇑	n[3]	pH: 6,2—7,0 flüchtige Fettsäuren: ↓ Ammoniak: ↑	Gefahr der Pansenalkalose (Leberschädigungen?)
n[1]	n[2]	n[2]	⇑	pH: 6,2—7,0 Essigsäure: ↓ Ammoniak: ↑	Gefahr des Absinkens des Milchfettgehaltes, fütterungsbedingte Ketose

Zeichenerklärung:
1 Rohfaser: für Kühe > 18 % TS, für Mastrinder > 12 % TS;
2 gemäß dem Bedarf für Erhaltung und Leistung des Tieres;
3 < 800 g Rohfett oder < 600 g verdauliches Fett pro GVE und Tag;
4 qualitativ unzureichendes Langheu oder Stroh;

n = normal;
↓ = relativ zu wenig (bedingter Mangel);
↑ = relativ zu viel (bedingter Überschuß);
⇑ = absolut zu viel (unbedingter Überschuß)

Bei Milchkälbern ist zu ermitteln, welche *Milchmenge* auf wieviel Mahlzeiten pro Tag verteilt und in welcher *Tränkeweise* (Eimer, Sauger, Saugen an der Mutter, einer Amme oder am Automaten) verabreicht und aufgenommen wird. Wird Milchaustauschertränke gegeben, so ist auf deren Konzentration und *Zubereitung* zu achten. Nötigenfalls läßt man sich letztere vom Stallpersonal schrittweise vorführen und kontrolliert dabei Temperatur, etwaige Sedimentbildung oder Verklumpung, Aufschwimmen des Fettes oder von Arzneimitteln, die Sauberkeit des verwendeten Wassers und der Gerätschaften sowie den Geruch des Milchaustauscherpulvers und der fertigen Tränke.

Gewisse Hinweise auf die *Qualität* des gereichten Rauh-, Saft- und Kraftfutters sind oft schon durch die grobsinnliche Untersuchung zu gewinnen. Bei *Heu* oder *Grummet* (Öhmd) lassen Farbe, Geruch und Verholzungsgrad auf die Erntebedingungen und damit auf den Nährstoffgehalt schließen, wogegen makroskopisch erkennbare Verschimmelung und muffiger Geruch (ebenso wie beim *Futterstroh)* Verderbnis anzeigen. Verdorbene *Silage, Rüben* und andere *Saftfuttermittel* weisen ebenso wie verdorbene *Knollenfrüchte* eine auffällige, oftmals schwarzgrüne Verfärbung, schmierige Oberfläche, feuchtweiche Konsistenz, starke Beimengung von Erde (oder Sand), fauligen oder stechenden Geruch sowie einen hohen, unter Umständen sogar alkalischen pH-Wert auf. In havariertem *Getreideschrot* oder handelsfertig gemischtem *Kraftfutter* können Klumpen mit sichtbarem Schimmelbesatz den Verdacht auf eine gesundheitsschädigende Wirkung lenken. Pulverige Konsistenz, Verklumpung, graue Verfärbung und muffiger Geruch von Getreideschrot deuten auf starken Milbenbefall hin, der sich manchmal schon makroskopisch (Auswandern der Milben an der Wand eines verschlossenen, leicht erwärmten Proberöhrchens), sonst aber mikroskopisch leicht nachweisen läßt. — Dagegen liefert die grobsinnliche Überprüfung von *Milchaustauscherpulver* nur selten klaren Aufschluß über seine Qualität oder etwaige Schädlichkeit. Ein Verdacht auf Verderbnis kann sich allenfalls auf das Überschreiten der garantierten Brauchbarkeitsdauer, Art und Dauer der Lagerung oder auf Beschädigungen der Verpackung gründen. Mitunter geht aber aus der Deklaration des Inhaltes (Aufdruck, Anhänger) eine von der Norm abweichende Zusammensetzung des Milchaustauschers hervor, deren Bedeutung als mögliche Krankheitsursache dann weiter nachzugehen ist (Literaturstudium, kontrollierter Fütterungsversuch). Besteht die an Ort und Stelle nicht zu klärende Vermutung, daß die Nahrung qualitativ unzureichend oder gar schädlich sei, so empfiehlt es sich, eine *Futterprobe* (je 1 bis 2 kg des betreffenden oder aller zur fraglichen Zeit verabreichten Futtermittel, jeweils getrennt verpackt) an ein mit solchen Untersuchungen vertrautes Institut einzusenden (Anschriften solcher Prüfstellen bei ZUCKER, 1963). Im Begleitschreiben ist außer den aufgetretenen Krankheitserscheinungen (und Zerlegungsbefunden) auch anzugeben, welche Mengen der einzelnen Bestandteile die Tiere täglich erhielten und auf welchen Mangel oder welches Gift sich der Verdacht des Einsenders richtet.

Futter- und Tränkeaufnahme, Wiederkau- und Rülpsvorgang sowie Kotabsatz

Die Kenntnis der normalen Vorgänge beim Aufnehmen, Zerkleinern, Abschlucken, Zurückbefördern und Wiederkauen der Nahrung, beim Trinken sowie beim Ausscheiden des Kotes sind nicht nur für die Beurteilung der Gesundheit des Verdauungsapparates und die Erkennung von Digestionsstörungen bedeutungsvoll; gewisse Behinderungen dieser Funktionen lassen darüber hinaus auf eine Beteiligung des zentralen Nervensystems (S. 460 ff.) am Krankheitsgeschehen schließen.

Freßlust

Der Trieb zur Nahrungsaufnahme gilt mit Recht als ein wichtiger Anhaltspunkt für die Beurteilung des Wohlbefindens von Tieren. Normalerweise wird vorgelegtes Futter von nicht unmittelbar zuvor schon gesättigten Rindern mit lebhaftem Appetit zügig und ohne Unterbrechung vollständig verzehrt, vorausgesetzt, daß es schmackhaft und ihnen ‚bekannt' ist; manche Rinder nehmen zum Beispiel ‚fremdes' Kraftfutter einwandfreier Beschaffenheit trotz guter Freßlust zunächst nicht an. Deshalb wird man zur Kontrolle des Appetits nach Möglichkeit mehrere Futtermittel nebeneinander anbieten (Gras, Heu, Silage, Rüben, Schnitzel und Schrot); dann zeigt sich auch, welche davon bevorzugt aufgenommen werden. Diese Prüfung läßt sich nicht ohne weiteres durch Befragen des Besitzers ersetzen; so kann die Krippe des Patienten zum Beispiel von den Nachbartieren leergefressen worden sein, ohne daß dies vom Tierhalter bemerkt worden ist. Außerdem ist es für den Tierarzt mitunter wichtig, die Vorgänge bei der Nahrungsaufnahme selbst zu beobachten (siehe unten):

Fehlende oder *verminderte Freßlust* kann in der Qualität des Futters (verdorben, faulig, schimmelig, gefroren, verunreinigt: *scheinbare Inappetenz)* oder in Erkrankungen des Verdauungsapparates begründet sein, welche die Aufnahme oder Verwertung der Nahrung behindern (echte, *primäre* [idiopathische] *Inappetenz*). Mangelnde Freßlust wird aber nicht selten auch infolge unbedeutender Nebenumstände (ungewohnte Futtermittel, Brunst, fremde Umgebung), bei Erkrankung anderer, nicht unmittelbar mit dem Digestionsapparat in Verbindung stehender Organe sowie bei den verschiedensten Allgemeinkrankheiten beobachtet (*sekundäre* [symptomatische] *Inappetenz*). Im einzelnen sind folgende Grade der Appetitstörung zu unterscheiden:

Verminderte Freßlust: Bei weniger schwerwiegender Erkrankung frißt das Tier ‚lose', das heißt zögernd und langsamer als die gesunden Nachbartiere, oder es verzehrt nur einen Teil seiner Ration.

Wechselnder Appetit deutet auf wechselnden Krankheitsverlauf oder eine rezidivierende Erkrankung hin (zum Beispiel linksseitige Labmagenverlagerung, oberflächlich steckender Netzmagenfremdkörper).

Völlige Inappetenz (Anorexie) ist bei anhaltend schwerer Krankheit festzustellen.

Freßlust, die nur auf *bestimmte Futtermittel* gerichtet ist, weist ebenso wie *abnormer Appetit* (Lecksucht, Allotriophagie, Pica) *nach nahrungsfremden Stoffen* auf Stoffwechselstörungen und Mangelkrankheiten hin, ohne aber für eine von ihnen spezifisch zu sein. So werden Belecken und Benagen der Krippen, der Stallwand, des Körpers benachbarter Tiere (Ohren, Nabel, Vorhaut, Schwanz, Haarefressen), von Kleidungsstücken und allen erdenklichen Gegenständen, Jauchesaufen, Fressen von Mist, Erde, Holz und anderem mehr bei unzureichender Versorgung mit Mineralsalzen (Kochsalz, Phosphate) oder mit Spurenelementen (Eisen, Kupfer, Kobalt), bei rauhfutterarm ernährten Kälbern und Jungrindern sowie bei der Azetonämie beobachtet. Außerdem sind differentialdiagnostisch auch Tollwut und AUJESZKY'sche Krankheit zu berücksichtigen.

Umgekehrt ist die *Wiederkehr des Appetites* stets als prognostisch günstiges Zeichen zu werten.

Futteraufnahme

Die Beobachtung des Tieres beim Fressen soll nach Möglichkeit an seinem gewohnten Platz erfolgen, wobei das Verhalten mit dem der gesunden Nachbartiere verglichen und im einzelnen auf folgende Vorgänge geachtet wird:

Erfassen des Futters: Rinder ergreifen ihre Nahrung vorwiegend mit der Zunge, zerkleinerte Bestandteile aber auch mit den Lippen. Die sonst lebhaft-gierige Futteraufnahme ist gestört oder behindert bei Schmerzen im Bereich der Maulhöhle (Verletzung, Entzündung oder Infektion der Zunge, Kieferfraktur, Fremdkörper), bei anhaltendem Krampf der Kaumuskulatur (= Trismus, etwa bei Tetanus), bei zeitweiligen Krampfanfällen (Bleivergiftung, Abb. 91) sowie bei Lähmungen (zum Beispiel Tollwut, Abb. 340); bei fortgeschrittenem Botulismus hängt die gelähmte Zunge schlaff aus dem Maul heraus (Abb. 92).

Kauen des Futters: Die Zerkleinerung der Nahrung erfolgt beim Rind mehr mahlend als beißend und während der Nahrungsaufnahme oberflächlicher als beim Wiederkauen (S. 215). Kaustörungen können bedingt sein durch die verschiedensten schmerzhaften, entzündlichen und nichtentzündlichen Veränderungen an Zunge (Aktinobazillose, Maul- und Klauenseuche, bösartiges Katarrhalfieber), Zähnen (Zahnfachentzündung, abnorme Zahnstellung, reitender Backenzahn), Kiefer oder Backen (Aktinomykose, Abszeß, Fraktur, eingekeilter Fremdkörper). Auch die bereits genannten Krämpfe und Lähmungen der Kaumuskeln erschweren oder behindern das Kaugeschäft; bei letzteren (etwa beim Botulismus oder bei Lähmung des N. hypoglossus) kann das Futter sogar aus der Maulhöhle herausfallen. Anhaltendes leeres Kauen ist ein Symptom vieler Gehirnerkrankungen, wie es beispielsweise bei Patienten mit Bleivergiftung (mehr hackende Kaubewegungen = ‚Gaffelkrankheit'), ‚nervöser' Azetonämie oder einem Gehirnabszeß vorkommt.

Abschlucken des Futters: Der Transport des Futterbissens läßt sich an der linken Halsseite als magenwärts verlaufende peristaltische Welle gut verfolgen. Der Schluckvorgang kann bei Erkrankungen im Bereich von Rachen oder Schlund erschwert oder unmöglich sein; in solchen Fällen handelt es sich meist um eine Verlegung durch stumpfe Fremdkörper (Schlundverstopfung), um eine Verletzung, Ödem, Phlegmone, Abszeß oder um vergrößerte Lymphknoten, gelegentlich aber auch um Krämpfe oder Lähmungen. Derartige Schluckstörungen äußern sich durch Speicheln, Würgen, Stöhnen, Husten und Ansammeln von Futter in der Backentasche oder im Pharynx (sogenanntes ‚Wickelkauen', ‚Priemen'). Unter Umständen fällt das aufgenommene Futter dabei wieder aus der Maulhöhle heraus, oder es wird teilweise durch die Nase ausgeschnaubt. Bei Rindern mit einer Schlingbeschwerde ist stets auch an Tollwut zu denken (S. 217 f., 460 ff.).

Werden bei einem Patienten irgendwelche der genannten Störungen der Futteraufnahme festgestellt, so sollte anschließend versucht werden, ihre Ursache durch Untersuchung von Maulhöhle und Rachen (S. 218) sowie des Schlundes (S. 221) zu ermitteln. Bei etwaigem Tollwutverdacht muß eine solche Kontrolle unterbleiben, wenn keine geeignete Schutzkleidung (kräftige Gummi- oder Plastikhandschuhe) vorhanden ist oder keine Möglichkeiten bestehen, das Tier ohne Gefährdung von Menschen sicher zu fixieren.

Durst

Erwachsene Rinder brauchen unter gemäßigten Klimaverhältnissen bei Trockenfütterung 50 bis 80 Liter, bei Grünfütterung nur 25 bis 40 Liter Wasser pro Tag, bei hoher Umgebungstemperatur, insbesondere an sonnigen, heißen Tagen auf der Weide, aber mitunter erheblich mehr. Vermehrter Durst ist bei Tieren mit hoher Milchleistung, Durchfall oder fieberhaft-exsudativen Leiden sowie bei Patienten mit Niereninsuffizienz zu beobachten. (Vergleich mit den unter denselben Haltungs- und Fütterungsbedingungen stehenden übrigen Tieren des Bestandes.) Da die Wasserversorgung im Stall meist durch Selbsttränken erfolgt, sind exakte Angaben über die aufgenommene Wassermenge oft nicht zu erhalten; nötigenfalls läßt man die Selbsttränke vorübergehend abstellen und den Patienten solange aus dem Eimer tränken.

Tränkeaufnahme

Die Prüfung erfolgt am besten mit dem Eimer (klares, leicht verschlagenes Wasser). Neu eingestellte Tiere sind manchmal mit der Benutzung der Selbsttränke nicht vertraut und müssen angelernt werden; Bullen können beim Trinken aus Selbsttränken durch den (neu eingezogenen) Nasenring behindert sein. Die Aufnahme weicher oder flüssiger Nahrung ist meist erst im fortgeschrittenen Stadium der mit Schluckstörung einhergehenden Krankheiten erschwert (Herausfließen aus dem Maul), weshalb man solchen Patienten vorzugsweise eingeweichtes Schlappfutter reicht. Bei manchen schmerzhaften Maulhöhlenerkrankungen, etwa Maul- und Klauenseuche oder Zahnleiden, nehmen die Tiere gelegentlich längere Zeit überhaupt kein Wasser auf, um dann, wenn der Durst größer geworden ist als der Schmerz, plötzlich eine unmäßig große Menge auf einmal zu trinken. Hierdurch kann eine Tränke-Hämoglobinurie (‚Wasserintoxikation‘) hervorgerufen werden. Das gleiche ist zu beobachten, wenn das Tränkewasser geschmacklich nicht einwandfrei ist (brackiges Moorwasser, Verunreinigung mit Jauche oder ähnlichem). Tollwutkranke Rinder können beim Anblick von Wasser schmerzhafte Schlingkrämpfe und allgemeine Erregung zeigen (‚Wasserfurcht‘, Hydrophobie). Bei Milchkälbern ist verminderte Tränkeaufnahme oft das erste Anzeichen einer beginnenden Organ- oder Allgemeinerkrankung; im fortgeschrittenen Stadium solcher Leiden ist die Tränkeverweigerung besonders ausgeprägt.

Weg der abgeschluckten Nahrung und Tränke

Beim jungen Kalb werden sowohl aufgenommene *Milch* als auch *Wasser* durch reflektorischen Schluß der Speiserinne direkt in den Labmagen geleitet. Bei Verabreichung übergroßer Flüssigkeitsmengen pro Mahlzeit kann es allerdings zum Rückfluß von Tränke in die kaum entwickelten Vormägen kommen. Während die Reflexerregbarkeit der Magenrinne für Wasser mit Beginn der Rauhfutteraufnahme verlorengeht, bleibt sie für Milch und bestimmte Salzlösungen noch etwa bis zum Alter von zwei Jahren erhalten. (Diese Tatsache kann beim Verabreichen flüssiger Arzneimittel ausgenutzt werden [S. 496 f.].)

Feste Nahrung gelangt dagegen immer in den Hauben-Pansenraum, aus dem sie erst nach hinreichender Zerkleinerung und Aufschließung über die Hauben-Psalteröffnung entlassen wird. (Den gleichen Weg nehmen auch die in Pillen- oder in Kapselform eingegebenen Arzneimittel [S. 496 f.].)

Wiederkauen (Rumination)

Die Rumination ist beim Rind ebenso wie bei den anderen Wiederkäuern von entscheidender Bedeutung für den optimalen Ablauf der Vormagenverdauung. Der Wiederkauvorgang dient nämlich nicht nur der weiteren Zerkleinerung des grobfaserigen Futters, sondern — über den Karbonat- und Phosphatgehalt des Speichels — auch der Regulation des pH-Wertes im Pansen. Diese Steuerwirkung beruht darauf, daß während der Rumination wesentlich mehr Speichel abgesondert wird als bei der Futteraufnahme oder im Ruhezustand. — Regelmäßigkeit und Intensität des bei

Rauhfutterzugang bereits im Alter von 2 bis 3 Wochen einsetzenden Wiederkauens stellen einen besonders empfindlichen Gradmesser für das Wohlbefinden des Rindes dar und lassen Rückschlüsse auf die motorische Aktivität der Vormägen zu, an welche es gekoppelt ist. Jede anhaltende Störung dieses tierartspezifischen Vorganges ist daher als schwerwiegendes Krankheitssymptom, sein Wiedereinsetzen umgekehrt als prognostisch günstiges Zeichen zu werten. — Vor der *Rejektion* des Wiederkaubissens ist eine tiefere Inspiration festzustellen, die plötzlich durch einen leichten Flankenschlag unterbrochen wird; dann wandert der Bolus die Speiseröhre aufwärts, und unmittelbar danach setzt das Kauen ein. Nach dem Abschlucken des wiedergekauten Bissens folgt nur eine kurze ‚erwartende' Pause, worauf sich der Vorgang wiederholt. Die *Prüfung des Wiederkauens* sollte in ruhiger, dem Tier vertrauter Umgebung und mit der nötigen Geduld erfolgen. Dabei wird geachtet auf:

Beginn des Wiederkauens: Normal eine halbe bis anderthalb Stunden nach der Futteraufnahme.

Zahl und Dauer der Wiederkauperioden hängen von der Struktur (Rohfasergehalt, Faserigkeit und Partikelgröße), der Anzahl der Mahlzeiten und der Menge des aufgenommenen Futters ab. So können pro Tag 4 bis zu 24 Wiederkauperioden zu je 10 bis 60 Minuten beobachtet werden, so daß auf die Rumination bis zu 7 von 24 Stunden entfallen können. Bei sehr fein zerkleinertem Futter (Partikelgröße < 20 mm) kann die Rumination dagegen ganz ausbleiben, oder die Tiere zeigen unregelmäßiges, ‚leeres' Wiederkauen. Setzt man die sich im Verlauf von 24 Stunden insgesamt ergebende Ruminationszeit in Beziehung zur aufgenommenen Futtertrockenmasse, so erhält man Werte zwischen 33 Minuten/kg TS bei Kraftfutter und 133 Minuten/kg TS bei Haferstroh (Balch, 1971).

Anzahl der ruminierten Bissen: 360 bis 790 pro Tag.

Größe der Wiederkaubissen: Etwa 80 bis 120 Gramm; sie können unmittelbar nach der Rejektion mit raschem Griff aus der Maulhöhle entnommen werden.

Anzahl der Kieferschläge und Kauzeit pro Bissen: Je nach Zusammensetzung des Futters 40 bis 70 innerhalb von 45 bis 60 Sekunden.

Das Wiederkauen soll stets gleich- und regelmäßig, ohne Unterbrechung, sozusagen ‚behaglich' vor sich gehen. *Störungen des Wiederkauens* haben ihre Ursache entweder in krankhaften Veränderungen im Bereich von Maul, Schlund oder Vormägen (Fremdkörpertrauma, funktionelle Magenstenose), oder sie begleiten außerhalb der Verdauungsorgane lokalisierte, mit Beeinträchtigung des Allgemeinbefindens einhergehende schwere Krankheiten; dementsprechend sind primäre (idiopathische) und sekundäre (symptomatische) Ruminationsstörungen zu unterscheiden. Dabei sind zu beobachten: Spätes Einsetzen des Wiederkauens nach der Futteraufnahme; zu geringe Zahl oder Dauer der Wiederkauperioden: zu wenig Kauschläge pro Bissen; zu kurze oder zu lange Kaudauer pro Bissen; oberflächliches, aussetzendes oder völlig fehlendes Wiederkauen; selten auch ‚Priemen' oder Herausfallen des Bolus; krankhaft gesteigertes sowie anhaltendes leeres Wiederkauen, unter Umständen verbunden mit Speicheln, Schmatzen oder Zähneknirschen (bei Gehirnerkrankung, Bleivergiftung oder ‚nervöser' Azetonämie). Es ist jedoch zu berücksichtigen, daß bei extrem kraftfutterreicher, das heißt strukturarmer Ration (Getreideschrot, gemahlenes oder sehr kurz gehäckseltes Heu) das Wiederkauen auch ohne Vorliegen einer organischen Störung reduziert oder sogar vollständig aufgehoben sein kann.

Rülpsen (Ruktation)

Das hörbare Ausstoßen der bei den fermentativen Vorgängen in den Vormägen anfallenden Gase (normalerweise etwa 600 Liter täglich; davon ungefähr 66 % CO_2,

26 % CH_4, 6 % N_2, 0,1 % H_2S und weniger als 1 % O_2) ist für Wiederkäuer ebenfalls lebenswichtig. Die Ruktusfrequenz ist je nach Fütterung und Gasentwicklung verschieden: Bei reiner Heunahrung etwa 15- bis 20mal pro Stunde, bei ‚treibendem' Grünfutter (junges Gras, Leguminosen) oft wesentlich mehr (60 bis 90 Ruktationen pro Stunde). Das Rülpsen ist dagegen seltener oder fehlt bei Stenosen und Obstruktionen des Schlundes (S. 222) sowie bei primären oder sekundären Störungen der Vormagendynamik (akute Reticuloperitonitis traumatica, funktionelle Magenstenose, Tetanus, Bauchfellreizung nach Enukleation eines Gelbkörpers und so fort), wobei es zu vermehrter Ansammlung von freiem Gas in den Vormägen kommt *(Tympanie mit dorsaler Gasblase)*. Ebenso wird der Ruktus behindert und der Pansen überdehnt, wenn das Gas infolge Änderung der kolloidchemischen Beschaffenheit des flüssigen Vormageninhaltes in feinen Bläschen eingeschlossen bleibt und deshalb nicht mehr ausgestoßen werden kann *(Tympanie infolge schaumiger Durchmischung des Vormageninhaltes)*. — Für das Ansammeln größerer Gasmengen im noch nicht entwickelten Vormagensystem von Milchkälbern dürften dagegen folgende Ursachen in Frage kommen: Abschlucken von Luft, entzündliche Reizung im Kardiabereich, in die Vormägen zurückgeflossene und dort gärende oder faulende Milch, Übertreten von Labmagensaft in die Vormägen (chemische Reaktion zwischen Salzsäure und Speichelkarbonat).

Auswürgen (Regurgitation) und Erbrechen (Vomitus)

Die aktive Entleerung von Mageninhalt durch Kontraktion der Vormägen und gleichzeitige Bauchpresse ist beim Rind ziemlich selten. Dabei wird das Tier unruhig, tritt zurück und stöhnt bei gestrecktem Kopf und Hals; manchmal ragt die Zunge aus dem Maul heraus. Dann werden plötzlich größere Futtermassen (5 bis 20 Liter) im Schwall aus dem Maul, gelegentlich gleichzeitig auch aus der Nase entleert. Die Prüfung des Erbrochenen klärt, ob dieses wirklich aus den Vormägen stammt (breiartig-flüssige Konsistenz, weitgehend zerkleinerte Bestandteile, Geruch und Farbe von Panseninhalt), oder ob es aus dem Schlund zurückgeworfen wurde (mit klarem Speichel vermengte und wenig zerkaute, noch ‚frisch' erscheinende Futterballen) und ob ihm etwa Blut, Eiter oder Gewebsfetzen beigemengt sind, welche auf eine Schlundverletzung schließen lassen. Nur in ersterem Falle handelt es sich um *echtes Erbrechen* (Vomitus), in letzterem dagegen um die meist mehr unter Würgen ablaufende *Regurgitation, (‚scheinbares Erbrechen')*, wie sie mitunter bei Reizung, Erweiterung, Stenose oder Geschwulstbildung in Rachen oder Schlund auftritt. Als Ursachen für das weit seltenere echte Erbrechen kommen verschiedene Krankheitszustände in Betracht, wie entzündliche oder tumoröse Prozesse im Mediastinum, an der Schlundeinpflanzung oder der Kardia, Pansenüberladung oder funktionelle Magenstenose (‚Überlaufen' der Vormägen), Netzmagentumor, verdorbener oder giftiger Mageninhalt (Alpenrosen, Brechwurz, abnorm saure Silage und anderes mehr) und die ‚nervöse' Azetonämie, seltener eine atypische Reticuloperitonitis traumatica. Zur sicheren Klärung der zugrunde liegenden Veränderung ist stets eine Schlundsondierung (S. 222) und die Untersuchung einer Pansensaftprobe (S. 231), nötigenfalls auch eine explorative Ruminotomie (S. 242) heranzuziehen.

Kotabsatz (Defäkation)

Das Rind setzt 10- bis 24mal am Tage, und zwar vor allem unmittelbar nach dem Aufstehen und während der Futteraufnahme Fäzes ab. Dabei wird der Rücken mäßig aufgekrümmt und der Schwanz leicht angehoben. Erwachsene Tiere scheiden pro Tag etwa 30 bis 50 kg Kot von breiiger Beschaffenheit aus. Bei erschwerter Darmentleerung zeigt der Patient häufiges Drängen unter Einsatz der Bauchpresse (Tenesmus), manchmal sogar Kolikerscheinungen; im Mastdarm sind dann mitunter große Kotmengen festzustellen. Wird der Schwanz dabei ständig abgehalten, so ist die Ursache in einer Mastdarmentzündung oder einem schmerzhaften Prozeß innerhalb der Beckenhöhle zu suchen (aber auch an Tollwut zu denken!), während der Schwanz von Rindern mit einer After-Schwanzlähmung bei sonst gleichen Symptomen völlig schlaff herabhängt und meist auch stark durch Exkremente verschmutzt ist. Völlig fehlender Kotabsatz ist ein Symptom der schweren Psalterparese, der Gallenkolik, des Darmverschlusses (mechanischer Ileus) und der Darmlähmung (paralytischer Ileus). Häufige Entleerungen von dünnbreiigem oder flüssigem Kot in bogenförmigem Strahl weisen bei bestandsweisem Auftreten des Leidens auf alimentär (Fütterungsfehler), parasitär (Wurmbefall) oder infektiös bedingte Entzündungen von Labmagen und Darm (E. Coli-Ruhr, Virusdiarrhoe-Mucosal disease, Paratuberkulose und anderes mehr) hin; bei gleichartiger Erkrankung eines einzelnen Tieres ist dagegen eher eine außerhalb des Magen-Darmkanals gelegene Primärerkrankung, das heißt eine sekundäre Diarrhoe (S. 262) in Betracht zu ziehen. Ansaugen und Auspressen von Luft kommt bei Reizungen des Enddarmes oder des weiblichen Geschlechtsapparates, sowie bei Lähmungszuständen, etwa bei der Tollwut, vor. Einzelheiten über Beschaffenheit und Untersuchung des Kotes sind auf Seite 270 ff. beschrieben.

Maulhöhle und Rachen

Die Untersuchung der Maulhöhle muß bei tollwutverdächtigen Patienten wegen der damit für den Tierarzt und seine Helfer verbundenen Infektionsgefahr bis zur Entkräftung einer solchen Vermutung unterbleiben; sonst erfolgt sie durch äußere und innere Besichtigung und Betastung, nötigenfalls nach vorheriger Gabe eines Neuroleptikums (S. 32 f.), sowie durch Prüfung des Maulhöhlengeruches.

Bei der *Adspektion* und *Palpation von außen* wird auf Speicheln, Umfangsvermehrungen und Verletzungen im Bereich von Backen, Kiefer und Kehlgang geachtet. Normalerweise werden vom Rind pro Tag 100 bis 190 Liter klaren, leicht viskösen *Speichels* gebildet, der laufend abgeschluckt wird. Profuse Salivation (Ptyalismus) kann durch abnorm gesteigerte Speichelproduktion oder eine Störung des Schluckvorganges bedingt sein. Ersteres ist bei allen selbständigen und symptomatischen Entzündungen der Maulschleimhaut (Maul- und Klauenseuche, bösartiges Katarrhalfieber, Virusdiarrhoe-Mucosal disease etc.) sowie bei bestimmten Vergiftungen (etwa durch Phosphorsäureester), letzteres bei den bereits genannten Schluckbeschwerden (S. 214), insbesondere aber bei der Schlundverstopfung der Fall. Der Speichel wird auf Konsistenz, Beimengung von Futter, Blut, Eiter und Gewebsteilen sowie auf abweichenden Geruch geprüft. Normaler Rinderspeichel enthält ungefähr 160 mval/l Na^+, 6 mval/l K^+, 125 mval/l HCO_3^-, 25 mval/l HPO_4^{--} sowie 7 mval/l Cl^- und hat einen pH-Wert von 7,9 bis 8,5; Speichelproben werden vor allem zur Kontrolle der Kochsalzversorgung entnommen, und zwar mit Hilfe eines etwa 5 Minuten lang in die vorher ausgespülte Backentasche eingelegten kleinen Kunststoffschwammes, der anschließend durch Zentrifugieren ausgepreßt wird. Umfangsvermehrungen der genannten Organe werden bezüglich ihrer Konsistenz (Ödem, Phlegmone, Gasphlegmone, Abszeß, Aktinomykom, Knochenauftreibung) —, äußere Verletzungen auf etwaige Kommunikation mit der Maul- oder Rachenhöhle untersucht.

Zur *Inspektion des vorderen Teiles der Maulhöhle* öffnet man die Maulspalte des Tieres durch seitliches Einschieben der flachen Hände am zahnlosen Kieferrand und Hochdrücken des Oberkiefers mit den aufgestellten Fingern; auch bei seitlich hervor-

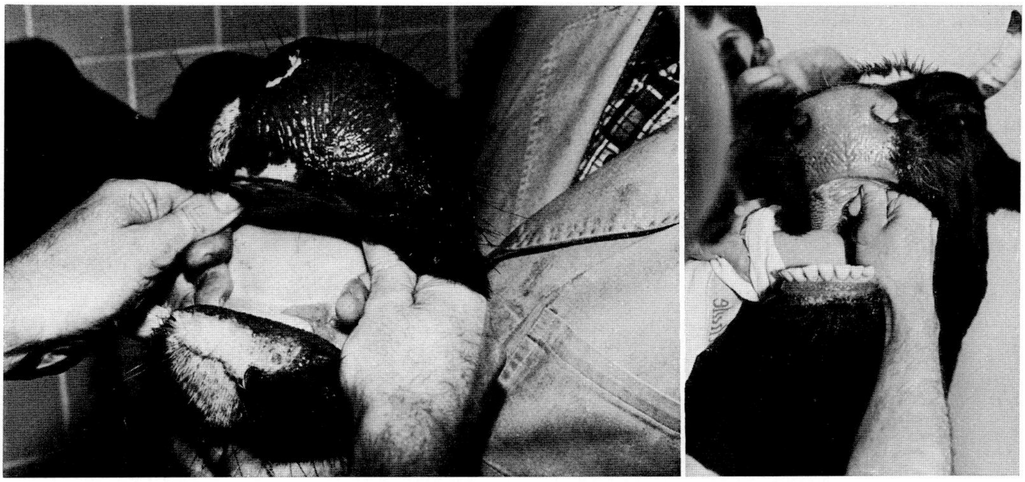

Abb. 164, 165. Manuelles Öffnen des Maules zur Inspektion der Maulhöhle: Links Offenhalten der Maulspalte durch die seitlich eingeführten und dann bei hochgehaltenem Daumen senkrecht gestellten Hände; rechts Erweiterung des Gesichtsfeldes durch Hervorziehen der Zunge aus dem Maulwinkel (unter Benutzung eines Tuches)

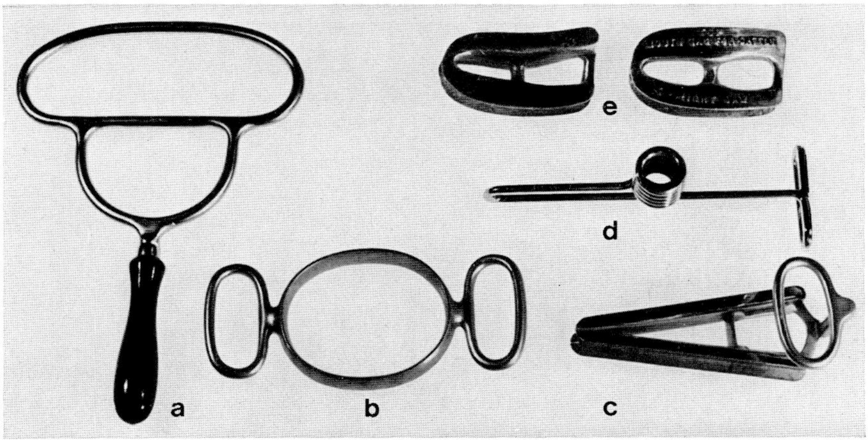

Abb. 166. Instrumente zum Offenhalten des Maules (siehe auch Abb. 172): a = Maulgatter nach Schulze; b = Maulring nach Christoph; c = Maulkeil nach Bayer; d = Maulöffner nach Schoupé; e = Maulkeile nach Drinkwater (für rechte und linke Seite)

gezogener Zunge läßt sich jeweils eine Hälfte der Maulhöhle betrachten (Abb. 164, 165). Die *Besichtigung des aboralen Teiles der Maulhöhle* wird durch Einschieben eines Maulkeiles[1] zwischen die Backenzähne oder Einsetzen eines Maulringes[2] oder Maulgatters[3] zwischen Unter- und Oberkiefer des dabei gut zu fixierenden Tieres ermöglicht (Abb. 166, 167, 168, 169). Da der Zungenwulst den Einblick in den Rachenraum oft stark behindert, empfiehlt es sich, hierzu, ebenso wie zur Laryngoskopie (Abb. 148), ein Röhrenspekulum zu verwenden. Für die *palpatorische Exploration* der Maul- und Rachenhöhle ist die Zuhilfenahme eines der genannten Instrumente

[1] Aesculap/Tuttlingen VB 210 R, VB 226 N; Chiron/Tuttlingen 533 035; Eisenhut/Basel 10 960.
[2] Hauptner/Solingen 03 750.
[3] Aesculap/Tuttlingen VB 215 N; Chiron/Tuttlingen 533 011; Eisenhut/Basel 10 962; Hauptner/Solingen 03 110.

zum Offenhalten des Maules unerläßlich. Das Tier muß außerdem von zwei Helfern gut im Unter- oder Nasengriff festgehalten werden, von denen einer zudem die Zunge mit einem Tuch seitlich aus der Maulspalte etwas hervorzieht (Abb. 168). Die Hand des

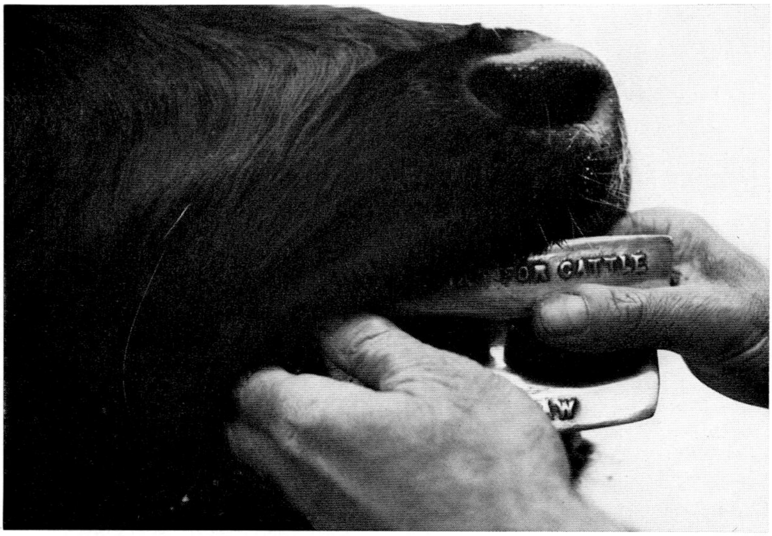

Abb. 167. Einschieben des DRINKWATER-Maulkeiles zwischen die Backenzahnreihen der rechten Seite

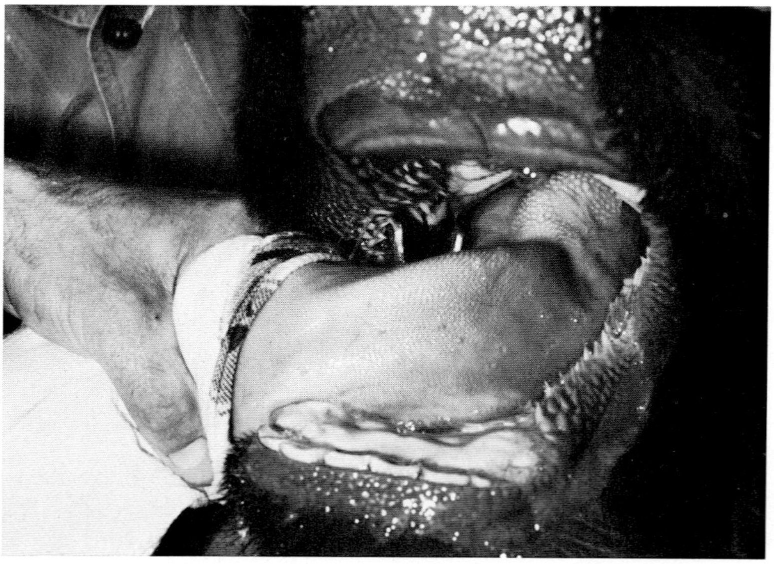

Abb. 168. Fixation des eingeschobenen Maulkeiles (nach DRINKWATER) durch die unmittelbar davor quer aus der Maulspalte hervorgezogene Zunge

Untersuchers wird dann, um Verletzungen zu vermeiden, in ‚Geburtshelferstellung' (das heißt nicht flach-horizontal und breit, sondern vertikal und keilförmig-schmal) zwischen den scharfkantigen Backenzahnreihen eingeführt. Beim Austasten der Maul- und Rachenhöhle werden im einzelnen geprüft: Kieferschluß (normalerweise mäßig kräftig; nur schwer oder gar nicht zu öffnen bei Krämpfen der Kaumuskeln [S. 214];

auffallend schlaff bei Lähmungen [S. 214]), Schleimhaut (Rötung, Schwellung, Verletzung, Geschwür, Blasen, Schmerzhaftigkeit), Zähne und Kiefer (abweichende Stellung, anomale Abnutzung oder Färbung, abnorme Zahnstellung, reitender Milchbackenzahn, Zahnfraktur, Zahnfachveränderung, Kieferauftreibung), Zunge (Verletzung, Geschwüre, Blasen, abnorme Beweglichkeit oder Konsistenz) sowie Speicheldrüsen und Lymphknoten (Schwellung, Abszedierung). Auf nicht abgeschlucktes Futter (‚Priem' in der Backentasche, vor oder hinter dem Zungenwulst) und eingekeilte oder eingespießte Fremdkörper ist besonders zu achten. Knochen- und Zahnveränderungen kann man zusätzlich *röntgen,* wobei der in einer Plastikkassette befindliche Film innerhalb des Maules an die aufzunehmenden Teile angedrückt wird.

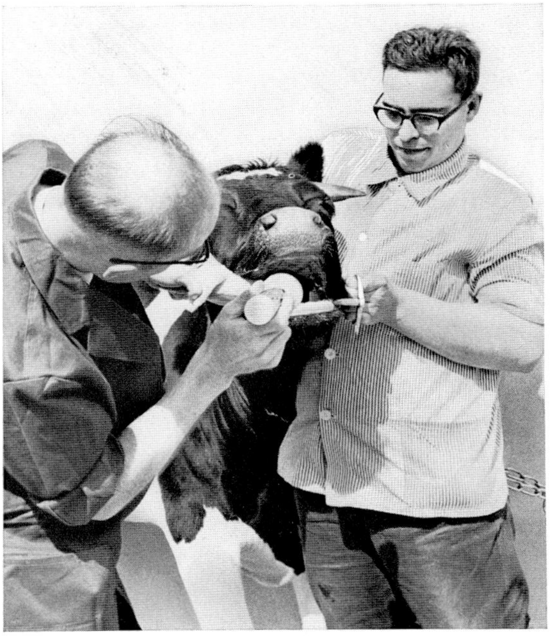

Abb. 169. Besichtigung der Maulhöhle unter Zuhilfenahme des Maulkeiles nach BAYER (siehe Abb. 166/c) und einer Taschenlampe bei seitlich hervorgezogener Zunge

Der *Maulhöhlengeruch* gesunder Rinder ist leicht süßlich-fade; faulig-jauchiger Foetor ex ore ist krankhaft und kann aus Maul (Zahnfachvereiterung, Schleimhautnekrosen), Rachen oder Schlund (Eiterungen, Nekrosen), aus den Vormägen (verdorbener Inhalt) oder den Lungen (Gangrän) stammen. Patienten mit klinisch manifester Niereninsuffizienz weisen einen ammoniakalisch-urämischen Maulgeruch auf. Bei Azetonämie riecht auch die Maulhöhle aromatisch nach Ketonkörpern (S. 96).

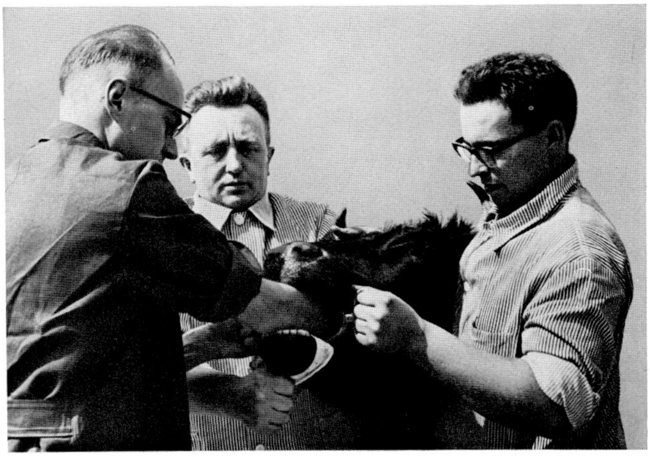

Abb. 170. Manuelle Exploration der Maul- und Rachenhöhle unter Benutzung des Maulringes nach CRISTOPH (siehe Abb. 166/b)

Schlund

Der 110 bis 125 cm lange Ösophagus des Rindes enthält nur quergestreifte Muskulatur und verläuft im Halsteil zunächst dorsal, dann links und schließlich wieder dorsal der Trachea; auch der gesamte Brustteil liegt oberhalb der Luftröhre. In seinem Verlauf weist der Schlund je eine durch Streckung von Kopf und Hals zu beeinflussende Kopfhals- und Halsbrustkrümmung sowie eine auf diese Weise nicht beeinflußbare Biegung dorsal der Lungenwurzel auf (Tafel 5/b). Der Adspektion und Palpation von außen ist nur der Halsteil, der Sondierung dagegen die ganze Speiseröhre zugänglich. Die Untersuchung des Ösophagus ist bei allen Störungen des Abschluckens, Wiederkauens und Rülpsens (Tympanie) sowie bei Würgen und Erbrechen wichtig.

Bei der *Besichtigung von außen* wird die linke Halsseite im Bereich der Drosselrinne beobachtet und der Weg der abgeschluckten Futterbissen verfolgt. Dabei ist auf Würgen sowie etwaige Umfangsvermehrungen oder Verletzungen zu achten. Zur *Palpation* wird der Hals beiderseits von dorsal her umfaßt und, am Pharynx beginnend, oberhalb der Luftröhre entlang der Drosselrinne systematisch abgetastet (Abb. 171). Normalerweise ist dabei vom Schlund nichts zu fühlen. Der Untersuchende achtet auf Umfangsvermehrungen innerhalb des Lumens (Fremdkörper, Tumor), in der Wand (altes Trauma, Abszeß, Dassellarven) oder in der unmittelbaren Umgebung des Schlundes (Ödem, Emphysem, Phlegmone, leukotische Geschwulst; S. 102, 110) sowie auf etwaige Schmerzhaftigkeit dieses Bereiches. Zur *Sondierung* werden Nasenschlundsonden[1], Maulsonden aus Gummi[2] oder Plastikmaterial[3], oder Schlundrohre aus Stahldraht[4] (Abb. 173) benutzt, die vorsichtig und ohne Gewalt einzuführen und vorzuschieben sind; um das Zerbeißen der elastischen Maulsonden zu vermeiden, bedient man sich eines Maulholzes[5], einer Maulkugel[6] oder eines besonderen Maulöffners[7] (Abb. 172). Eine beim Sondieren festzustellende, auf teilweiser oder vollständiger Verstopfung des Schlundes (Obstruktionsstenose) oder einem raumfordernden Prozeß in seiner Umgebung (Kompressionsstenose, etwa durch vergrößerte mediastinale Lymphknoten) beruhende Passagestörung kann lokalisiert werden, indem man den bis zu dieser Stelle einführbaren Sondenteil entsprechend dem Verlauf des Ösophagus neben das Tier hält. Schlundstrikturen sind mitunter daran zu erkennen, daß sich

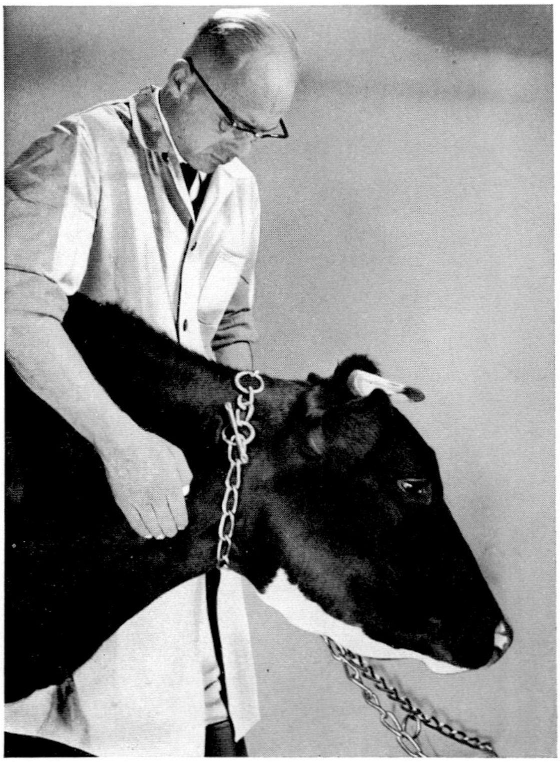

Abb. 171. Palpatorische Untersuchung des Halsteiles des Schlundes

[1] Aesculap/Tuttlingen VC 780, VC 781; Gummi-Bertram/Hannover M 11 082,.
[2] Gummi-Bertram/Hannover M 11 087.
[3] Gummi-Bertram/Hannover M 11 045, M 11 046.
[4] Aesculap/Tuttlingen VC 710—VC 713, VC 735 N; Chiron/Tuttlingen 513 480, 513 481, 513 490; Eisenhut/Basel 10 706, 10 708; Hauptner/Solingen 34 551, 34 561, 34 571, 34 700, 34 920.
[5] Aesculap/Tuttlingen VC 700, VC 702; Chiron/Tuttlingen 513 460; Hauptner/Solingen 34 760, 34 770.
[6] Eisenhut/Basel 10 705.
[7] Eisenhut/Basel 10 965; Gummi-Bertram/Hannover M 10 810.

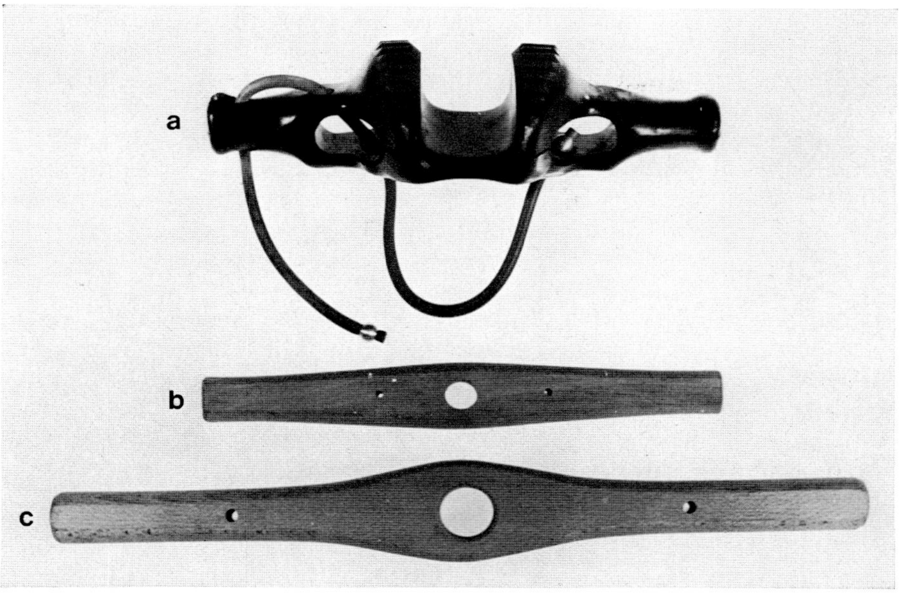

Abb. 172. Instrumente zum Aufsperren des Maules für oral einzuführende elastische Sonden (Gummi, Plastik): a = Maulöffner nach EISENHUT; b = Maulholz für Kälber; c = Maulholz für erwachsene Rinder

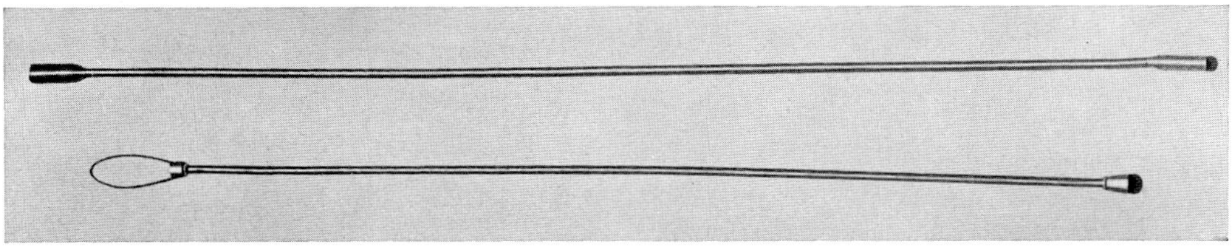

Abb. 173. Schlundrohre (elastische Stahldrahtspiralen) nach THIRO (oben) und THYGESEN (unten)

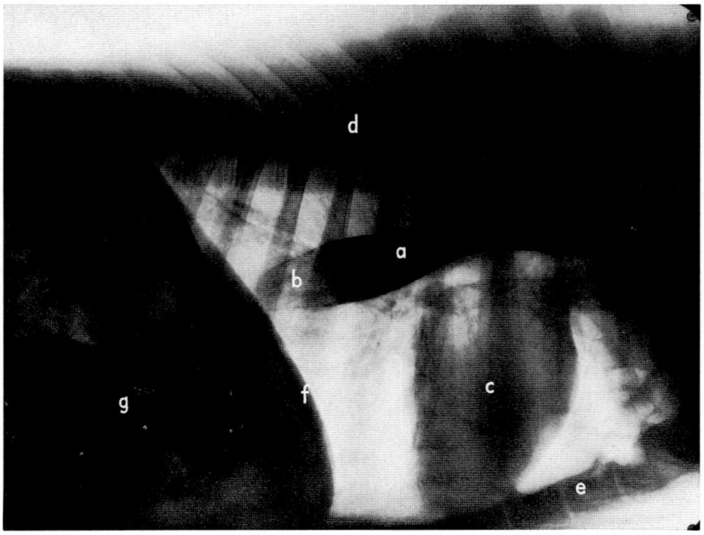

Abb. 174. RÖNTGEN-Aufnahme einer Schlundverstopfung beim Kalb: a = passierbarer Teil des Schlundes am Übergang zu einer unmittelbar kranial der Obstruktion gelegenen Erweiterung; b = mit verfilzten Pflanzenfasern angeschoppter verstopfter Teil des Schlundes; c = Herz; d = Wirbelsäule; e = Brustbein; f = Zwerchfell; g = Vormagen-Labmagen-Konvolut

eine dünne Sonde ohne Schwierigkeiten bis in die Vormägen einschieben läßt, während eine dickere Sonde die Verengung nicht mehr passiert. In sehr seltenen Fällen kann das Einführen der Sonde durch den magenwärtigen Ösophagusabschnitt und die Kardia auch aus funktionellen Gründen, nämlich infolge einer präkardial oder zentral gelegenen Lähmung des N. vagus erschwert sein (SLANINA, 1963). Bei Schlunderweiterung (Divertikel, Ektasie) stößt die Sonde im betreffenden Bereich gelegentlich auf elastischen Widerstand und löst Würgen aus; nach leichtem Zurückziehen und erneutem Vorschieben läßt sie sich dann in vielen Fällen ohne Schwierigkeiten bis in den Magen einführen. Etwaiges, durch das Sondieren ausgelöstes Erbrechen deutet auf eine Entzündung der Schlundschleimhaut hin. Nach dem Herausziehen wird das (hierfür zuvor mit Gaze umwickelte) Sondenende auf anhaftendes Blut, Eiter, Gewebsfetzen und jauchigen Geruch (= Hinweis auf ältere Schlundverletzung) geprüft. In besonders gelagerten Fällen kann der Anfangsteil des Schlundes von der Maulhöhle her, sein Endabschnitt vom Pansen aus *manuell oder digital exploriert* werden (S. 219, 242). Bei Verdacht auf Erweiterung des Ösophagus sowie bei der rezividierenden Schlundverstopfung des Kalbes kann eine RÖNTGEN-Untersuchung nach Kontrastmittelgabe aufschlußreich sein (Abb. 174).

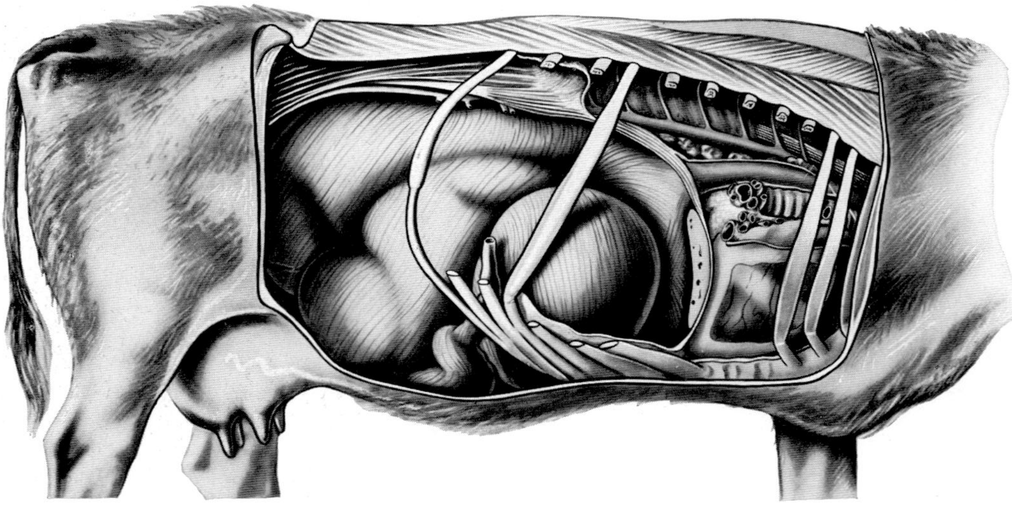

Abb. 175. Lagebeziehungen der Vormägen des Rindes (Ansicht von rechts; NICKEL und WILKENS, 1955)

Vormägen

Entwicklung: Beim neugeborenen Kalb ist das Vormagensystem zunächst wenig entwickelt. Mit Einsetzen der bei Einstreuhaltung schon im Alter von 1 bis 2 Wochen festzustellenden Rauhfutteraufnahme beginnt es jedoch allmählich, seine Funktion aufzunehmen und vergleichsweise stärker als andere Eingeweideorgane zu wachsen. Pansen- und Labmagenvolumen verhalten sich im Alter von 4 Wochen wie 0,5 : 1, nach 8 Wochen wie 1 : 1, nach 12 Wochen wie 2 : 1 und beim erwachsenen Rind wie 9 : 1 (Abb. 195). Wird die Rauhfutteraufnahme jedoch verhindert, wie zum Beispiel bei der Milchmast, so bleiben die Vormägen in der Entwicklung zurück. Nach experimentellen Untersuchungen scheint der mechanische Reiz der faserigen Nahrung für die Größenzunahme der Vormägen und für die Ausbildung ihrer Muskulatur verantwortlich zu sein, während die Vormagenschleimhäute durch chemische Reize (Propion- und Buttersäure) zum Wachstum angeregt werden.

Topographie (Abb. 175, 176): Von den beim erwachsenen Tier maximal bis zu 150 Liter fassenden Vormägen des Rindes nehmen dorsaler und ventraler Pansensack fast die gesamte linke Hälfte der Bauchhöhle ein; letzterer ragt, je nach Füllungszustand, mit seinem kaudoventralen Endblindsack auch mehr oder weniger weit nach rechts hinüber (Abb. 209/a). Der vor dem Pansen gelegene Netzmagen füllt zusammen mit den ventralen Teilen der Leber und Milz die untere Hälfte der Zwerchfellskuppel aus; die Haube liegt zu etwa zwei Drittel ihres Volumens links und zu einem Drittel rechts der Mittellinie. Der durch Speiserinne und Haubenpsalteröffnung mit dem Netzmagen verbundene Psalter liegt rechts vorn etwa in halber Höhe der Bauchhöhle zwischen Leber, Brustwand, Labmagen und den beiden vorderen Endblindsäcken des Pansens.

Physiologie: Die für ihre verschiedenen Funktionen mit bestimmten Schleimhautgebilden ausgestatteten Vormagenabteilungen (Pansen: Zotten; Haube: netzförmig angeordnete Leisten oder ‚Waben'; Psalter: Blätter) kontrahieren sich normalerweise

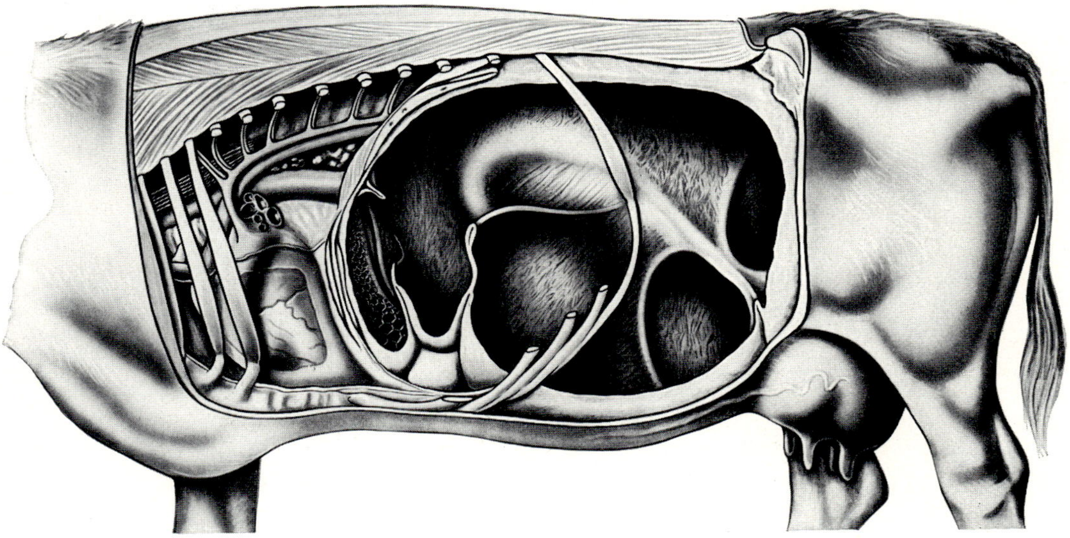

Abb. 176. Lagebeziehungen der Vormägen des Rindes (Ansicht von links; NICKEL und WILKENS, 1955)

in einem weitgehend regelmäßigen und periodisch koordinierten Rhythmus (Abb. 177). Dabei werden die Futtermassen durchmischt und je nach Zerkleinerungsgrad zum Wiederkauen rejiziert oder in den Psalter weitertransportiert; das anfallende Gas wird eruktiert. Das motorische Zusammenspiel der Vormägen wird in erster Linie vom N. vagus gesteuert; sympathische Fasern strahlen vom Ganglion coeliacum her ein. Der linke (= dorsale) Bauchvagus innerviert im wesentlichen den Pansen und gibt nur kleinere Zweige an Netzmagen, Psalter und Labmagen ab, während der rechte (= ventrale) Abdominalvagus vor allem Haube, Buch- und Labmagen versorgt (Abb. 178). — Da der Speichel des erwachsenen Rindes keine Enzyme enthält und die Vormägen keine Drüsen besitzen, vollzieht sich der Abbau ihres Inhaltes vor allem auf bakteriell-fermentativem Wege. Dabei spielt die Zerlegung der Kohlenhydrate (Zellulose, Stärke, Zucker) in niedere Fettsäuren (Essig-, Butter-, Propion-, Valeriansäure)

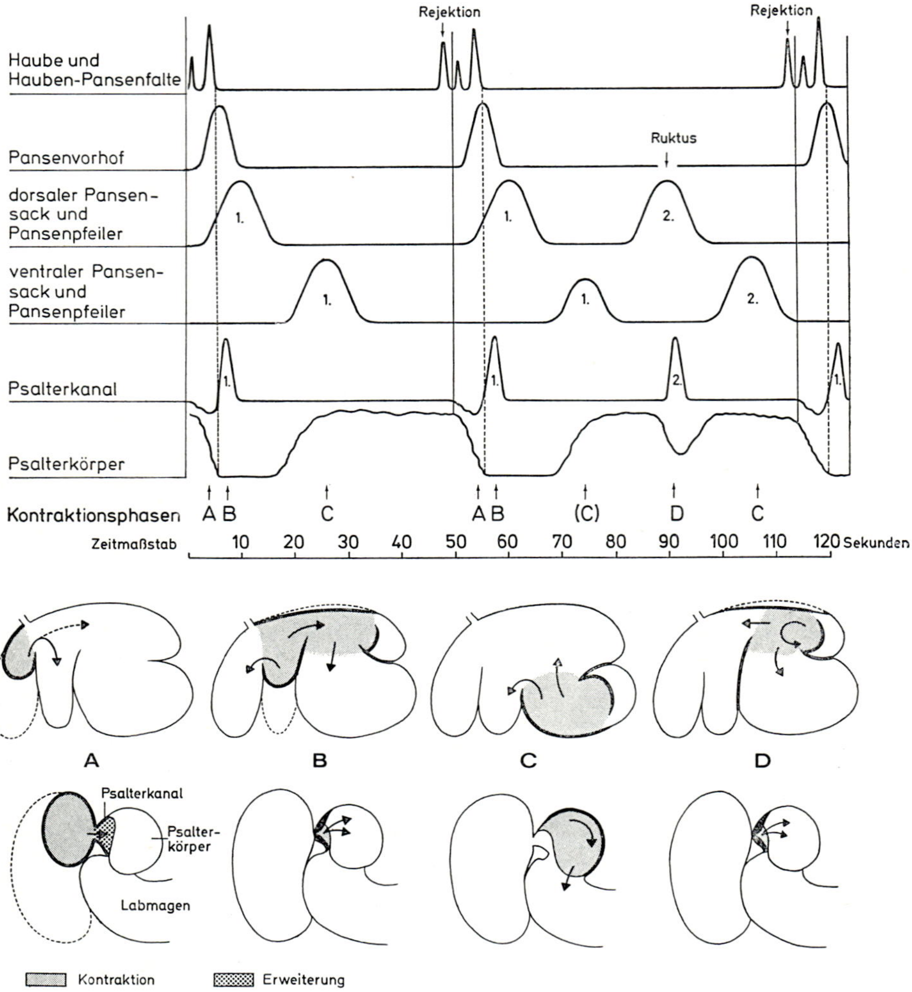

Abb. 177. *Schematische Darstellung der Vormagenmotorik* (nach EHRLEIN, unveröffentlicht): Bei den Kurven bedeutet ein Ausschlag nach oben Kontraktion, ein Ausschlag unter die Basislinie dagegen Erweiterung (Psalterkanal). In der bildlichen Darstellung sind Kontraktion oder Erweiterung der einzelnen Vormagenabschnitte durch verdickte Konturen und unterschiedliche Grautönung gekennzeichnet. Die Größenverhältnisse der einzelnen Vormagenabteilungen sind nicht maßstabsgerecht und die Kontraktionen der Pansenendblindsäcke wurden in der Darstellung nicht berücksichtigt. — *Kontraktionsphase A:* Zweiphasige Kontraktion der Haube und der Hauben-Pansenfalte (Aufwärtsbewegung), Erweiterung des Psalterkanales. (Haube: Entleerung des Haubeninhaltes über die Hauben-Pansenfalte in den Pansen und Pansenvorhof. Psalter: Nahrungseinstrom von der Haube in den Psalterkanal). — *Kontraktionsphase B:* Kontraktion des Pansenvorhofes, des dorsalen Pansensackes und der Pansenpfeiler sowie des Psalterkanales. (Pansenvorhof: Rückfluß von flüssigem Inhalt über die Hauben-Pansenfalte in die erschlaffende Haube; langsamer Weitertransport der spezifisch leichteren, groben Nahrungspartikel über den kranialen Pansenpfeiler in den dorsalen Pansensack. Dorsaler Pansensack: Auspressen des festen Inhaltes und Durchmischen [auskultierbares Geräusch]. Psalter: Weitertransport der Ingesta vom Psalterkanal in den Psalterkörper). — *Kontraktionsphase C:* Kontraktion des ventralen Pansensackes und der Pansenpfeiler (Aufwärtsbewegung) bei gleichzeitiger Erschlaffung des dorsalen Pansensackes; Kontraktion des Psalterkörpers. (Ventraler Pansensack: Rückfluß des flüssigen, ventral befindlichen Panseninhaltes in den dorsalen Pansensack und Pansenvorhof, dabei Durchspülung des Fasergeflechtes [auskultierbares Geräusch]. Psalterkörper: Auspressen des Inhaltes und langsamer Weitertransport in den Labmagen). — *Kontraktionsphase D:* Kontraktion des dorsalen Pansensackes, der Pansenpfeiler und des Psalterkanales. (Dorsaler Pansensack: Entweichen der dorsalen Gasblase zur Kardia *[Ruktus]*; Psalter: Nochmalige Entleerung des Psalterkanales). — Die Rejektion des *Wiederkaubissens* setzt unmittelbar vor Beginn des skizzierten Vormagenzyklus, und zwar in Verbindung mit einer zusätzlichen Kontraktion der Haube ein

die Hauptrolle (‚Pansengärung'). Daneben wird auch Eiweiß abgebaut, und es werden Aminosäuren, Eiweiß sowie Vitamine (B-Komplex, K) synthetisiert, ein Vorgang, an dem sich die Panseninfusorien beteiligen. Schließlich kommt es in den Vormägen neben der Spaltung von Fetten durch mikrobielle Lipasen zu einer weitgehenden Hydrierung der ungesättigten Fettsäuren und — in den Mikroorganismen der Vormagenflora und -fauna — zur Synthese von Fetten und Lipoiden aus anderen Ausgangsstoffen. Die dabei anfallenden Verdauungsprodukte werden teilweise in den Vormägen selbst (niedere Fettsäuren), zum Teil aber erst in Labmagen und Darm resorbiert (Eiweiß, Fette).

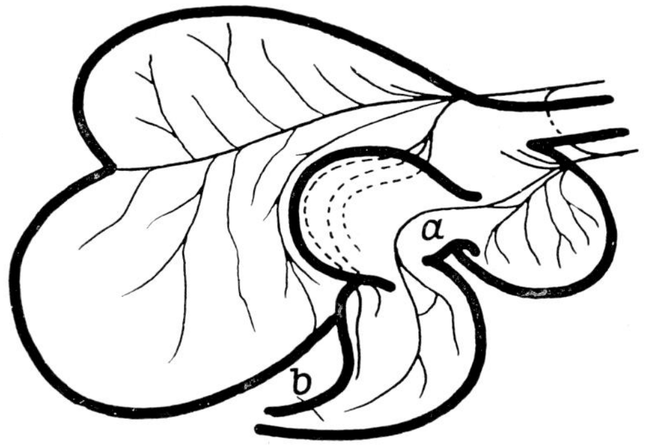

Abb. 178. Schematische Darstellung von Verlauf und Aufteilung des Bauchteiles des N. vagus im Bereich der Vormägen und des Labmagens (im Bild rechts = am Tier kranial): a = Haubenpsalteröffnung; b = Pylorus

Pathologie: Die auf Erkrankung der Vormägen beruhenden Verdauungsstörungen werden herkömmlicherweise als ‚Indigestionen' bezeichnet. Solange die Ursachen dieser Leiden nur unzulänglich bekannt waren, wurden sie vorwiegend nach den jeweils zu

Übersicht 29. Ätiologische Gliederung der wichtigsten Indigestionen (= Krankheiten von Haube und Pansen) des Rindes

PRIMÄRE INDIGESTIONEN (Haube und Pansen idiopathisch erkrankt):

Krankheiten der Hauben-Pansenwand, Störungen der nervalen Regulation der Vormagenmotorik, mechanische Passagebehinderungen (Krankheiten mit vorwiegender Beeinträchtigung der Vormagenmechanik):
- Insufficientia motorica reticuli et ruminis sine tympania
- Insufficientia motorica reticuli et ruminis cum tympania acuta
- Reticuloperitonitis traumatica
- Reticulitis aut/et Ruminitis nontraumatica
- Paralysis partis abdominalis nervi vagi (Insufficientia motorica reticuli et ruminis sine/aut cum tympania chronica = funktionelle Vormagenstenose)
- Eventratio diaphragmatica reticuli
- Obstructio cardiae aut ostii reticulo-omasici
- Vomitus

Störungen der biochemischen Digestion (vom Hauben-Panseninhalt ausgehende Krankheiten):
- mit *hohem pH-Wert* des Pansensaftes:
  - Insufficientia biochimica simplex ingestorum ruminis
  - Alcalosis ingestorum ruminis (Ammoniak)
  - Putrefactio ingestorum ruminis
- mit *tiefem pH-Wert* des Pansensaftes:
  - Acidosis ingestorum ruminis latens (flüchtige Fettsäuren und/oder Milchsäure)
  - Acidosis ingestorum ruminis acuta (Milchsäure)
- mit *physiologischem oder erniedrigtem pH-Wert* des Pansensaftes:
  - Fermentatio spumosa ingestorum ruminis cum tympania acuta (schaumige Gärung)

SEKUNDÄRE INDIGESTIONEN (Haube und Pansen symptomatisch in Mitleidenschaft gezogen):
- Insufficientia motorica reticuli et ruminis secundaria
- Insufficientia biochimica simplex ingestorum ruminis secundaria
- Hyperaciditas hydrochlorica ingestorum ruminis (Rückstau von salzsäurehaltigem Labmagensaft in den Hauben-Pansenraum)

beobachtenden Erscheinungen benannt (zum Beispiel ‚akute Indigestion mit Überladung der Vormägen und Ansammlung einer dorsalen Gasblase' etc.). Diese *symptomatologische Klassifizierung* der Indigestionen wird in zunehmendem Maße durch ihre *ätiologische Einteilung* abgelöst. Es gibt nämlich Symptome, die für mehr als eine Indigestionsform zutreffen; außerdem sollte sich auch die Therapie der Indigestionen möglichst auf deren Ursachen und nicht allein gegen die damit jeweils verbundenen Erscheinungen richten. Voraussetzung hierfür ist die diagnostische Klärung von Ätiologie und Pathogenese der im Einzelfall vorliegenden Vormagenkrankheit. Die hierfür geeigneten Untersuchungsverfahren werden im folgenden besprochen.

Pansen

Die Untersuchung des Pansens (Rumen) erfolgt durch Besichtigung der linken Flanke, Palpation (durch die Bauchdecken und vom Mastdarm aus), Auskultation und Perkussion sowie durch Entnahme und Prüfung einer Pansensaftprobe; in besonderen Fällen können auch Laparoskopie, Ruminographie, Telemetrie, bei Kälbern zudem die RÖNTGEN-Untersuchung herangezogen werden. Mitunter läßt sich die sichere Klärung aber nur durch eine diagnostische Laparo-Ruminotomie erzielen.

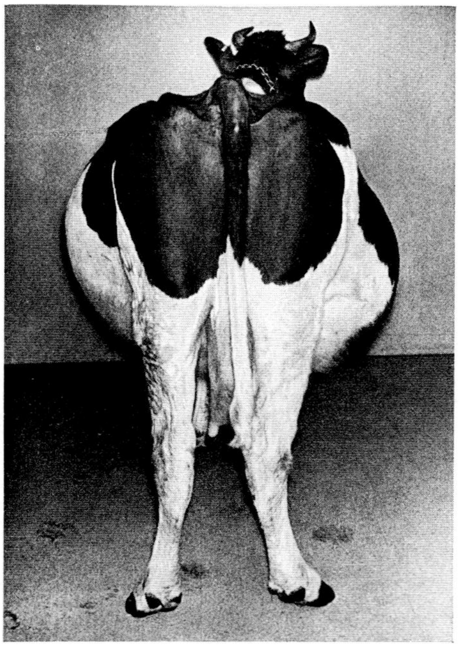

Bei der *Adspektion* wird in der linken Hungergrube auf den Füllungszustand des Pansens (eingefallen: wenig —, verstrichen: gut —, hervorgewölbt: übermäßig gefüllt) und auf die an ihm ablaufenden Bewegungsvorgänge geachtet, welche aber nur bei Tieren mit dünner Bauchwand deutlich sichtbar sind. Der laparoskopischen Betrachtung des Pansens (Abb. 205) von der linken Flanke oder von der Regio xiphoidea aus wird oft die diagnostische Eröffnung der Bauchhöhle (S. 296) vorgezogen.

Abb. 179. Überladung der Vormägen mit vorwiegend flüssigen bis schaumig durchmischten Futtermassen bei vorderer funktioneller Magenstenose nach HOFLUND (siehe auch Abb. 228/e)

Zur *Palpation* der Pansenkontraktionen wird die flache Hand in der linken Flanke aufgelegt, während die Prüfung seiner Konsistenz durch Eindrücken mit den Fingerspitzen erfolgt. Normalerweise fühlt sich der Pansen durch das in ihm enthaltene Rauhfutter in der Mitte mäßig weich bis knetbar-teigig (Futterbrei), ventral dagegen fluktuierend (flüssiger Inhalt) an und erscheint nur auf der Höhe seiner Kontraktionen fest gespannt. Bei krankhafter Füllung mit Gas oder schaumigen Futtermassen (Tympanie) ist er prall-elastisch gespannt und wölbt sich links dorsal mehr oder weniger weit vor (Abb. 228/c, d). Überladungen des Pansens mit festem Futter sowie Versandungen bedingen eine derbere, kaum eindrückbare Konsistenz. Bei funktioneller Magenstenose ist der Pansen atonisch erweitert und meist mit mehr suppigen bis schaumigen Futtermassen überladen (Abb. 179, 228/e), welche bei der Erschütterung fluktuieren und plätschern. Auch bei fortgeschrittener Pansenazidose (Milchsäure) ist der Vormageninhalt weitgehend verflüssigt. Noch besser als durch die Bauchwand läßt sich der Pansen bei der rektalen Untersuchung (S. 265) palpieren, wobei der ganze dorsale und (bei Anheben des Bauches, Abb. 208) auch Teile des ventralen kaudalen Endblindsackes zugänglich sind. Bei Kälbern können größere, in den Vormägen befindliche Bezoare (Pflanzen- oder Tierhaarballen) oder Kaseinklumpen durch tiefe bimanuelle Palpation von außen her ertastet werden.

Beim *Auskultieren* der durch die Pansenkontraktionen hervorgerufenen Geräusche wird das Phonendoskop stets zweimal angesetzt, und zwar zunächst in der Mitte der linken Hungergrube (Abb. 180) und sodann (zum Ausschluß einer möglicherweise vorliegenden Labmagenverlagerung, einer Dilatatio et dislocatio caeci oder eines peritonealen Abszesses) etwa in gleicher Höhe auch über dem vorletzten Interkostalraum (Abb. 201, 202). Dabei wird auf Art, Stärke und Frequenz der Pansengeräusche geachtet, die beim gesunden Tier als periodisch wiederkehrendes, brausend anschwellendes und wieder abklingendes ‚Knisterrauschen' zu vernehmen sind (Durchmischen der Rauhfutterbestandteile, die an der zottigen Pansenwand entlangstreichen).

Normalerweise *arbeiten die beiden Pansensäcke im Wechselspiel:* Bereits während der zweiten Haubenkontraktion beginnt sich der vordere Pansenhauptpfeiler kräftig zusammenzuziehen, um damit eine hohe Barriere zwischen Pansen und Pansenvorhof

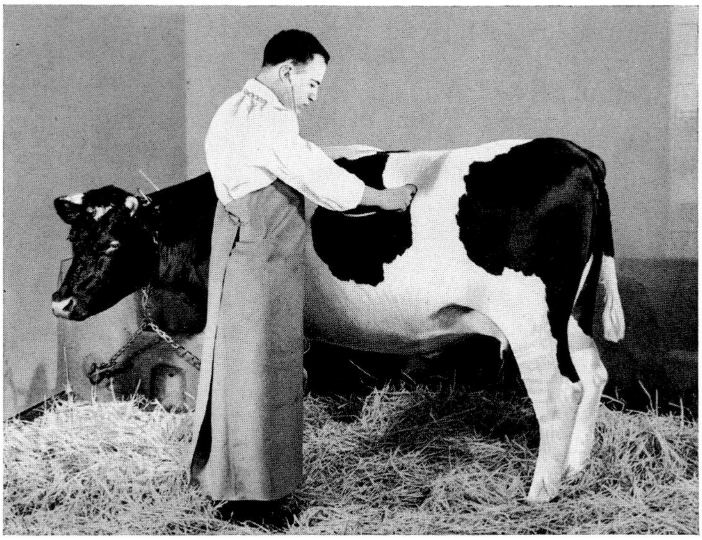

Abb. 180. Auskultation der Pansenmotorik: Um eine etwa vorliegende linksseitige Labmagenverlagerung ausschließen zu können, ist es erforderlich, das Phonendoskop nicht nur — wie im Bild — in der linken Flanke, sondern auch über den letzten 2 bis 3 Rippen anzulegen (‚Doppelauskultation'); normalerweise sind die Pansengeräusche auch an der rippengestützten Bauchwand auskultierbar, bei dislocatio abomasi sinistra dagegen nicht (siehe auch Abb. 201, 202)

zu bilden (Abb. 177 A). Vom vorderen Hauptpfeiler wandert die Kontraktionswelle unter Einbeziehung der dorsalen Pansenmuskulatur synchron über beide Längspfeiler zum kaudalen Hauptpfeiler und den beiden hinteren dorsalen Kranzpfeilern, so daß sich nun der gesamte dorsale Pansensack von kranial nach kaudal zusammenzieht und die Ingesta nach hinten und in den gleichzeitig erschlafften ventralen Pansensack drückt (Abb. 177 B). Die nun folgende Zusammenziehung des ventralen Pansensackes läuft vom ventralen Kranzpfeiler aus in kaudokranialer Richtung und übt damit ihre Preßwirkung in kraniodorsaler Richtung zum erschlaffenden dorsalen Pansensack hin aus

(Abb. 177 C). Dieser primären Pansenkontraktion folgt nach kurzer Pause gewöhnlich — aber nicht immer — und zwar ohne vorausgehende Haubenaktion, eine zweite (sekundäre) Zusammenziehung des dorsalen und ventralen Pansensackes (Abb. 177 D), mit welcher in der Regel das Ausstoßen von Pansengasen verbunden ist. Damit endet der reguläre Hauben-Pansenzyklus. Unter besonderen Bedingungen (hoher Gasdruck) kann sich der dorsale Pansensack aber zur Ruktation auch allein von kaudal nach kranial kontrahieren. Außerdem sind vor der Rejektion des Wiederkaubissens Einzelkontraktionen der Haube festzustellen.

Die normale *Frequenz der Pansengeräusche* beträgt beim Rind 7 bis 12 innerhalb von 5 Minuten. In praxi wird meist nur kürzere Zeit auskultiert, wobei 2 bis 3 kräftige Kontraktionen in 2 Minuten als Maßstab für eine normale Pansentätigkeit gelten. Unmittelbar nach der Aufnahme von Rauhfutter und während des Wiederkauens sind die Pansengeräusche am häufigsten und kräftigsten, später werden sie seltener und schwächer; nach 48stündigem Hungern ruht der Pansen fast völlig.

Bei beginnender Tympanie mit schaumiger Gärung, bei funktioneller Magenstenose infolge Vagusläsion (mit zentripetaler Vagusreizung) sowie bei Vagotonie anderer Ätiologie ist die Frequenz der Pansenbewegungen erhöht *(Hypermotorik)*; dagegen ist die Motorik bei Verabreichung von strukturarmem Futter, bei körperlicher Arbeit sowie bei den übrigen Vormagenkrankheiten (Reticuloperitonitis traumatica, Pansenazidose und anderes mehr) vermindert *(Hypomotorik, Atonie)*. Auch bei Erkrankungen, die außerhalb der Vormägen lokalisiert sind und mit Beeinträchtigung des Allgemeinbefindens einhergehen, kann die Pansentätigkeit herabgesetzt sein; demgemäß werden *primäre* (idiopathische) und *sekundäre* (symptomatische) *Störungen der Hauben-Pansentätigkeit* (oder ‚Indigestionen'; Übersicht 29) unterschieden.

Die in solchen Fällen zu auskultierenden Pansengeräusche sind auch *qualitativ* mehr oder weniger stark verändert: leises Knistern, Gurgeln, Knurren, Brodeln, Rauschen, Plätschern. Bei Lähmung des Bauchvagus (funktionelle Magenstenose) sind an Stelle des normalen Knisterrauschens oft mehr bullernd-polternde oder brodelnde Geräusche zu vernehmen (= wechselnde, unphysiologische Anspannung und Entspannung der Pansenwand und Verschieben der dorsalen Gasblase ohne eigentlichen Futtertransport). Bei weitgehend leerem oder vorwiegend mit Flüssigkeit gefülltem Pansen (fehlende Schichtung bei inaktivem oder verdorbenem Inhalt) hört man plätschernde, wenn seine Wand dabei gespannt ist, nicht selten auch mehr klingende Töne, die denen bei der linksseitigen Labmagenverlagerung (S. 257) ähneln. In diesem Fall und auch, wenn Pansengeräusche nur in der Hungergrube, jedoch nicht im Bereich der rippengestützten Bauchwand auskultiert werden können, ist an Dislocatio abomasi sinistra zu denken und entsprechend den Angaben in Übersicht 31 zu versuchen, eine Klärung herbeizuführen.

Die metrische Kontrolle der Pansenbewegungen — *Ruminographie* — ist mit Hilfe eines Spezialgerätes (Ruminograph) möglich, das mittels eines um den Rumpf geführten Gurtes in der linken Fossa paralumbalis fixiert wird (SLANINA). Der mit dem Tastkörper verbundene Schreiber zeichnet in Form eines ‚Ruminogrammes' Frequenz, Stärke und Rhythmus der Bewegungen des dorsalen Pansensackes auf, soweit diese durch die Bauchdecke hindurch registrierbar sind. Auf solche Weise können Beeinträchtigungen der Vormagenmotorik sichtbar gemacht und Verlaufsuntersuchungen durchgeführt werden. Eine andere Möglichkeit, Ruminogramme aufzunehmen, besteht im Einführen eines elastischen Ballons in den Pansen, der die durch die Vormagenmotorik bedingten Druckschwankungen auf einen außerhalb des Tieres befindlichen Schreiber überträgt.

Die *Schallperkussion* des Pansens an der linken Bauchwand ergibt normalerweise im dorsalen Bereich einen subtympanischen Schall; ventral davon folgt eine im wesentlichen horizontal verlaufende, kaudal leicht ansteigende Zone von etwa Handbreite mit allmählich zunehmender relativer Dämpfung des Perkussionsschalles, während die untere Pansenhälfte einen weitgehend, aber nicht vollständig gedämpften Schall wiedergibt (Abb. 181). Bei Überladung oder bei Zusammenballung fester Futtermassen, insbesondere aber bei Pansenversandung, ist am Pansenboden ein Bereich mit völliger Dämpfung zu ermitteln. Dagegen wird der Perkussionsschall im dorsalen Pansenfeld von Tympanie-Patienten trommelartig dröhnend und überlaut (‚Trommelsucht'). Ebenso ist bei linksseitiger Labmagenverlagerung im Bereich der rippengestützten Bauchwand oft ein schräg-ovaler Bezirk mit tympanischem Schall perkutierbar (Abb. 200). Gelegentlich läßt sich unter dem Pansen, oft am Übergang zur Regio xiphoidea, ein auffallend überlauter Schall, der sogenannte ‚Schachtelton', perkutieren; er wird vor allem bei frischer traumatischer Retikuloperitonitis beobachtet und verschwindet im Verlauf einiger Tage nach kaudal fortschreitend (Ekelund und Stålfors, Nikow); die Ursache dieses Phänomens ist ungeklärt.

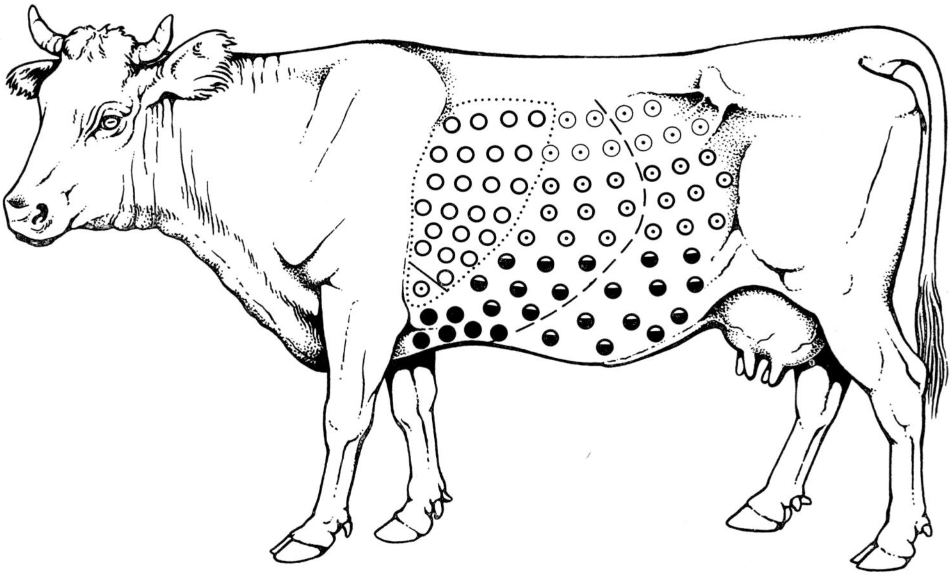

Abb. 181. Verteilung der bei Schallperkussion des Pansens normalerweise zu ermittelnden Schallqualitäten (siehe auch Übersicht 25): ⊙ = subtympanischer Schall (dorsale Gasblase); ⊙ = horizontale Zone mit von oben nach unten zunehmender relativer Dämpfung (entspricht der auf dem ‚Pansensee' schwimmenden Schicht faseriger Futtermassen, die sich beim Betasten breiig bis knetbar anfühlen); ◒ = ventraler Bereich mit weitgehender, aber nicht vollständiger Dämpfung (dem flüssigen, das heißt bei Palpation fluktuierendem Pansensee entsprechend, in welchem zahlreiche feinste Gasbläschen dispergiert sind)

Die *Schmerzperkussion* des Pansens erfolgt wie beim Netzmagen (S. 245) angegeben; sie fällt bei Ruminitis und bei größerem Pansenabszeß positiv aus.

Seit den fünfziger Jahren hat die *Untersuchung des Pansensaftes* Eingang in die klinische Diagnostik beim Rind gefunden (Hoflund, Holtenius, Björck). Einige der nachfolgend aufgeführten Proben sind auch in der Praxis ohne besonderen Aufwand durchführbar; sie erlauben oft, Störungen der biochemischen Vormagenverdauung schon am Tier sicher zu erkennen oder auszuschließen. Hierzu werden etwa 500 ml flüssigen Panseninhaltes mit einer geeigneten *Sonde,* zum Beispiel derjenigen nach Sörensen und Schambye[1], oder, besser, mit einem längeren, lenkbaren Modell (van Adrichem, Dirk-

[1] Hauptner/Solingen 34 950.

SEN[1]) durch Abpumpen entnommen und möglichst umgehend geprüft (Abb. 182, 183). Wenn die Probe bei Zimmertemperatur (20 bis 22 °C) aufbewahrt wird, sollten zwischen Entnahme und Untersuchung keinesfalls mehr als 9 Stunden, bei Aufbewahrung im Kühlschrank (4 bis 5 °C) nicht mehr als 24 Stunden verstreichen. Bei nicht unmittelbar nach der Entnahme zur Untersuchung kommenden Proben müssen zur Beurteilung der Untersuchungsergebnisse auch die in der Zwischenzeit abgelaufenen Veränderungen (Aktivitätsverlust, pH-Verschiebung etc.) berücksichtigt werden.

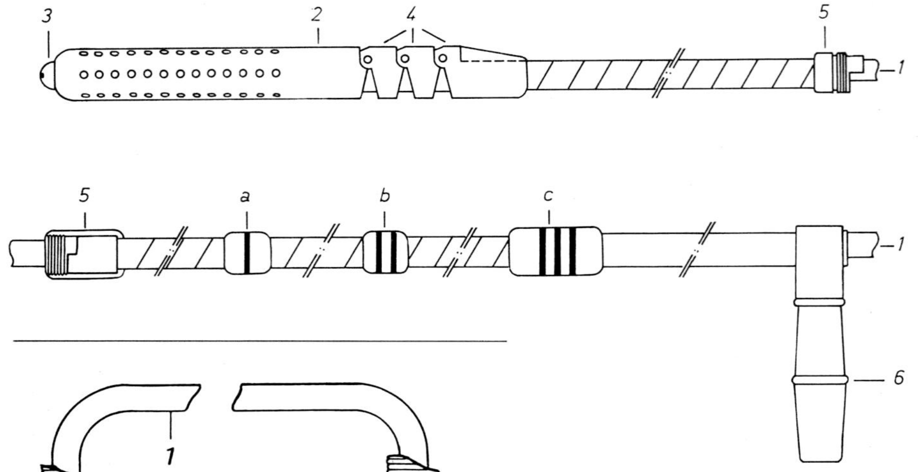

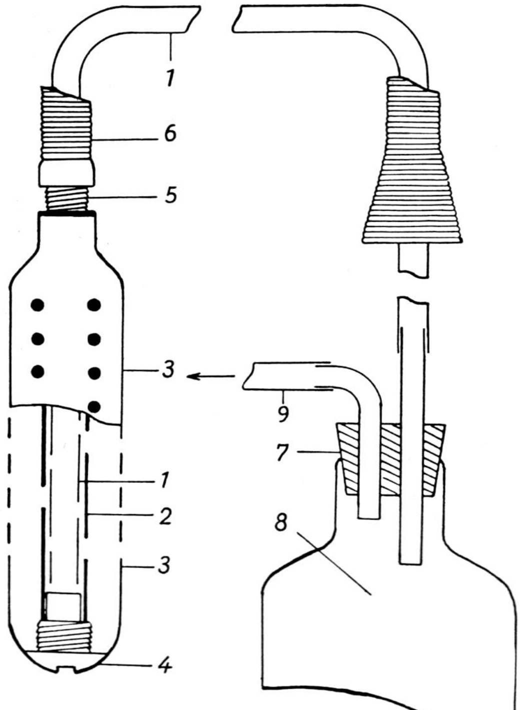

Abb. 182. Pansensaftentnahme-Sonden (schematisch): Links das Instrument nach SØRENSEN und SCHAMBYE: 1 = Saugschlauch (Plastik, durchlöchert); 2 = Filterschlauch (Plastik, durchlöchert); 3 = Saugkopf (durchlöchert); 4 = Schraube (zum Öffnen und Reinigen des Saugkopfes); 5 = Gewinde (zum Anschrauben des Saugkopfes an das Schlundrohr); 6 = Schlundrohr nach THYGESEN (siehe Abb. 173); 7 = Gummistopfen; 8 = Sammelflasche; 9 = Stutzen zum Anschluß der Saugpumpe (Uteruspumpe nach VELMELAGE oder Melkmaschine). Oben die lenkbare Pansensaftsonde nach DIRKSEN: 1 = Saugschlauch (Plastik); 2 = Saugkopf (durchlöchert); 3 = Schraube (zum Öffnen und Reinigen des Saugkopfes); 4 = Gelenke (zum Abknicken des Saugkopfes nach ventral); 5 = Gewinde (zur Verbindung der beiden, beim Transport auseinanderzunehmenden Sondenteile). 6 = Handgriff (mit dessen Hilfe der gelenkig angebrachte Saugkopf nach ventral gedreht wird); a, b und c = Markierungen (sobald Markierung a die Schneidezähne des zu sondierenden erwachsenen Rindes erreicht, befindet sich die Spitze des Saugkopfes in der Kardia; wenn Markierung b in Höhe der Inzisiven liegt, hat der Saugkopf den vorderen Pansenhauptpfeiler erreicht; nun wird das Instrument am Handgriff um 180 Grad gedreht und dann noch soweit vorgeschoben, bis sich Markierung c gerade im Mauleingang befindet; dann kann Saft aus dem kranioventralen Pansenblindsack abgepumpt werden)

[1] Eisenhut/Basel 10 730.

a b c d e

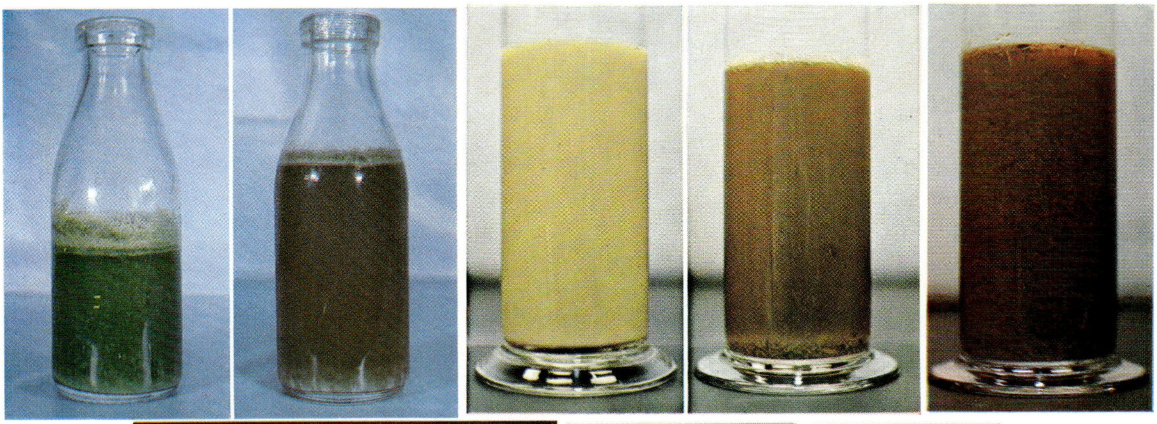

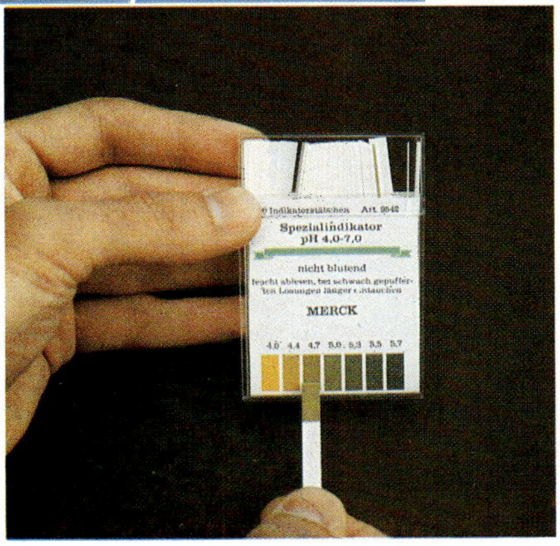

f

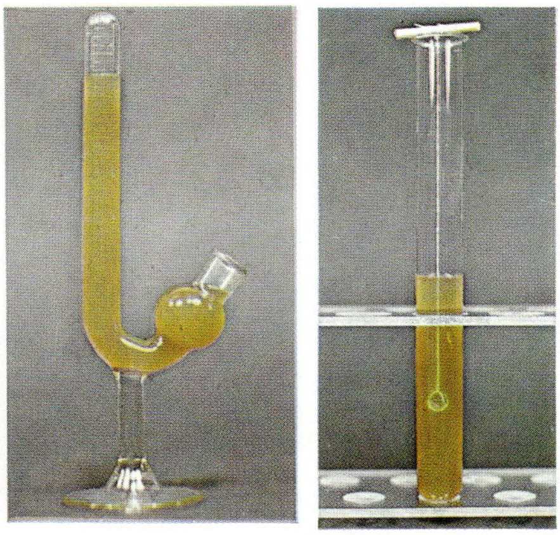

g/h

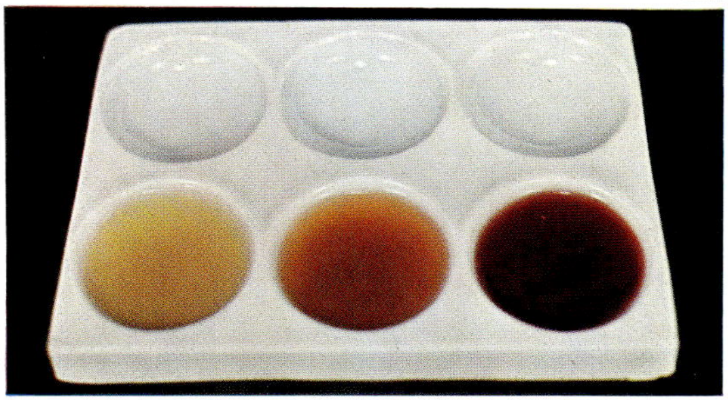

i

Pansensaftuntersuchung I:

a. Frisch entnommene Pansensaftprobe eines Rindes mit Grünfütterung (Weidegang): grünlicholive Farbe, deutliches Infusoriensediment (biologisch ‚aktiver' Pansensaft)

b. Frisch entnommene Pansensaftprobe eines Rindes mit Stallfütterung: braunolive Farbe, deutliches Infusoriensediment (biologisch ‚aktiv')

c, d, e. Sedimentations- und Flotationsprobe (Zustand nach 8 Minuten):

- c. Milchig-trüber, wäßriger Pansensaft ohne Gasbildung bei ‚Pansenazidose' infolge übermäßiger Aufnahme von Kraftfutter (leichtverdauliche Kohlenhydrate, überschießende Milchsäuregärung)
- d. Bräunlicher wäßriger Pansensaft mit rascher Sedimentation und fast ausbleibender Flotation bei einfacher Inaktivität der Vormagenmikroflora und -fauna
- e. Dunkelbrauner Pansensaft mit Durchmischung der festeren Bestandteile und der flüssigen Phase sowie geringfügiger Sedimentation und Flotation bei Fäulnis des Vormageninhaltes

f. Messen des pH-Wertes des Pansensaftes mit Spezial-Indikatorpapier

g. Glukose-Gärprobe: Kontrolle der Gasbildung im blind endenden Schenkel des Gärkölbchens nach einer Stunde

h. Zellulosedigestionsprobe: Baumwollfaden noch nicht verdaut

i. Nitritreduktionsprobe (Ablesung nach fünf Minuten, von links nach rechts): Nitritreduktion beendet (= Probe aus Röhrchen 1), Nitritreduktion fortgeschritten (= Probe aus Röhrchen 2), noch keine nennenswerte Nitritreduktion (Probe aus Röhrchen 3)

Kleinere Pansensaftmengen (für die pH-Messung und die mikroskopische Untersuchung) lassen sich notfalls auch durch *Punktion* des Pansens gewinnen. Hierzu wird eine nicht zu dünne Kanüle (Stärke wie zur intravenösen Injektion) am besten kranial der linken Kniefalte eingestochen; dann wird mit einer 20 ml fassenden Spritze versucht, einige Milliliter Vormagenflüssigkeit abzusaugen. — Bei der Untersuchung der Pansensaftprobe sind folgende Merkmale zu überprüfen (Übersicht 28, 30; Tafel 6 und 7):

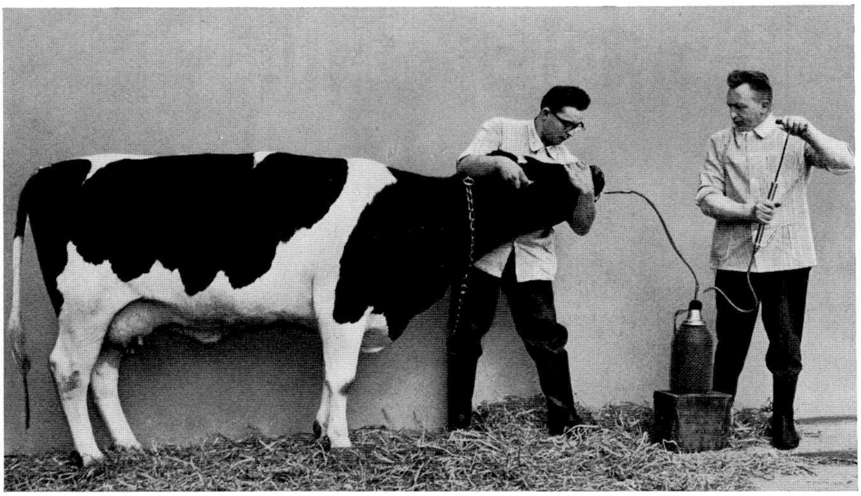

Abb. 183. Entnahme einer Pansensaftprobe mit dem Instrument nach SØRENSEN und SCHAMBYE

Farbe (Tafel 6/a bis e): Normalerweise, je nach Fütterung, mehr grau-, oliv- oder braun-grün, bei Weidegang rein grün, nach Verabreichung von Rübenschnitzeln grau; gelbbraun bei vorwiegender Gabe von Maissilage oder Stroh; völlig milchig-grauer Pansensaft (Azidose) oder grün-schwarze Farbe (lange Stase und Fäulnis des Futters in den Vormägen) sind pathologisch.

Konsistenz: Beim vormagengesunden Tier leicht viskös; wäßriger Pansensaft ist inaktiv. Bei Patienten mit schaumiger Gärung ist die Probe stark schaumhaltig. Auffallend visköse Proben bestehen möglicherweise vorwiegend aus Speichel; dann muß zur Klärung erneut Pansensaft entnommen werden.

Geruch: Normalerweise ‚aromatisch', das heißt nicht abstoßend, sondern an die Nahrungsbestandteile erinnernd, da stark von der Fütterung (Heu, Gras, Rüben, Kohl, Silage und so fort) beeinflußt. ‚Optimal' (das heißt würzig) riecht — von Mangelzeiten abgesehen — der Waidsackinhalt europäischer Wildwiederkäuer. Widerlich-muffigfauler Geruch (Eiweißfäulnis) und sauerstechender Geruch (Milchsäurebildung nach Überfressen an leichtverdaulichen Kohlenhydraten) sind, ebenso wie fade-indifferenter Geruch (inaktiver Pansensaft) oder Geruch ‚nach Labmageninhalt' (Störung der Pyloruspassage) krankhaft.

pH-Wert: Messung mittels Spezialindikatorpapier mit möglichst kleinen pH-Stufen[1] (0,2 pH; Tafel 6/f) oder, besser, mit dem elektrischen pH-Meter. Bei voll entwickelter Vormagenfunktion schwankt der physiologische pH-Wert des Panseninhaltes je nach Art der gereichten Nahrung und dem zeitlichen Abstand von der letzten Fütterung zwischen pH 5,5 und 7,0 (Abb. 184). Beim Bestimmen der Wasserstoffionenkonzentration in mittels Sonde entnommenen Proben ist zu berücksichtigen, daß beim Absaugen

[1] Merck/Darmstadt Nr. 156 a.

Übersicht 30. Zusammenstellung der wichtigsten Pansensaftbefunde des Rindes und deren Bedeutung

Farbe	Geruch	Viskosität	Flotation/ Sedimentation	pH	Methylenblaureduktion	Glukosegärprobe	Nitritreduktion	Infusoriengehalt[1]	Verteilung der Bakterienflora[2]	Diagnose
graubraun oder grün[3]	aromatisch	leicht viskös	4′—8′	5,5—6,8	< 3′	1—2 ml/h	1 < 10′ 2 < 20′ 3 < 30′	+++	GRAM — > GRAM +	*hochaktive Vormagendigestion*
dunkelbraun/ grün	fade-muffig	wäßrig	fehlt/ rasch	6,8—7,5	> 6′	↓	↓	—/+	GRAM — > GRAM +	*einfache Inaktivität der Mikroflora und -fauna*
dunkelbraun/ grün	leicht ammoniakalisch	leicht viskös/ wäßrig	unterschiedlich	6,8—8,5	?	↓	↑	+/+++	GRAM — > GRAM +	*Pansenalkalose* (Ammoniakbildung, Harnstoffvergiftung)
schwarzgrün	ammoniakalisch/ jauchig	wäßrig/ schaumig durchmischt	mitunter keine Trennung	7,5—8,5	?	↓	↑	—/(+)	GRAM — > GRAM +	*Pansenfäulnis* (E. coli, B. proteus)
leicht milchigbraun	säuerlich	leicht viskös	fehlt/ rasch	6,2—5,3	< 3′	n/↑	n	+++	GRAM — > GRAM +[4]	*latente Pansenazidose* (→ Senkung des Milchfettgehaltes, chronisch-hyperplastische Ruminitis, Leberabszesse, Ketose, chronische Klauenrehe)
milchiggrün	sauerstechend	wäßrig	fehlt/ rasch	5,2—3,8	> 5′	↓	↓	—	GRAM + > GRAM —	*manifeste Pansenazidose*[5] (Milchsäuregärung)
oft relativ dunkel	fade säuerlich (nach Labmageninhalt)	wäßrig (mitunter schaumig)	langsam/ rasch	6,8—4,4	> 5′	↓	↓	—/++	GRAM — > GRAM +	*Rückstau von salzsäurehaltigem Labmagensaft in die Vormägen*[6] (bei hinterer funktioneller oder anatomischer Magenstenose, bei linksseitiger Labmagenverlagerung und Ileus)

Zeichenerklärung:
[1] Infusoriengehalt: — keine, + wenige, ++ mäßige viele, +++ massenhaft;
[2] Verteilung der Bakterienflora: Überwiegen der GRAM-negativen oder der GRAM-positiven Keime;
[3] bei Stallfütterung oder Weidegang;
[4] bei absoluter Zunahme der GRAM-positiven Keime;
[5] Milchsäuregehalt des Pansensaftes > 30 mg/100 ml;
[6] Chloridgehalt des Pansensaftes > 30 mval/l;

n = normal;
→ = führt zu;
↓ = vermindert oder verlängert;
↑ = vermehrt oder verkürzt

mit den derzeit gebräuchlichen Instrumenten regelmäßig eine Speichelbeimischung eintritt, durch die der pH-Wert mehr oder weniger stark angehoben wird. Um den wirklich im Pansen vorliegenden Wert zu ermitteln, muß daher jeweils ein entsprechender Abzug von dem gemessenen pH gemacht werden.

Fließt der Pansensaft nach dem Einführen der Sonde schon spontan oder sogleich nach dem Ansaugen in reichlicher Menge ab, empfiehlt es sich, die ersten 200 Milliliter zu verwerfen und die dann folgende Flüssigkeit zum Messen zu benutzen. Der pH-Wert solcher Proben ist gewöhnlich um etwa 0,2 bis 0,3 Einheiten höher als im Pansen. Gelingt es dagegen nur unter Schwierigkeiten (längeres Ansaugen, mehrfache Lageänderung der Sonde), eine kleine Pansensaftmenge zu gewinnen, so kann die pH-Differenz zwischen Probe und Panseninhalt 0,5 bis 1,0 betragen.

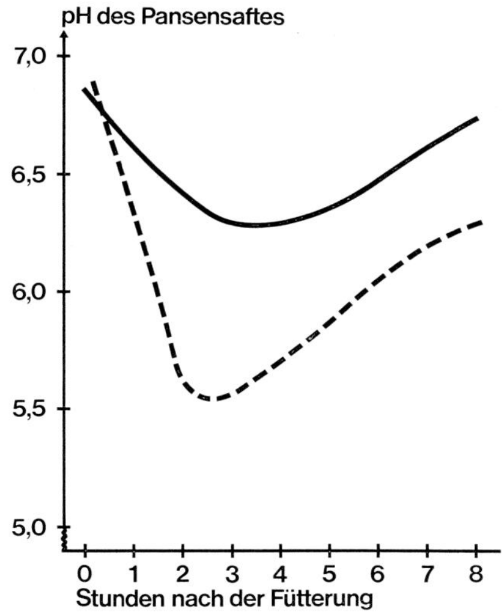

Abb. 184. Verlauf des pH-Wertes im Panseninhalt in Abhängigkeit von Fütterungszeitpunkt und der Zusammensetzung der Ration (nach KAUFMANN, 1972): ——— = rauhfutterreiche Ration; — — — = kraftfutterreiche Ration

Nach KAUFMANN (1972) wird der pH-Wert innerhalb der Vormägen des Rindes vor allem durch folgende Fütterungsfaktoren beeinflußt (Abb. 185):

— *Rohfaserreiche Ration* (60 bis 100 % Rauhfutter[1], also viel Zellulose): → längeres, pro kg Trockenmasse 45 bis 70 Minuten dauerndes Wiederkauen und entsprechend hohe Speichelproduktion (etwa 12 bis 14 Liter pro kg Trockenmasse): → Aufrechterhaltung eines relativ hohen pH-Wertes (pH 6,0 bis 6,8) sowie einer verhältnismäßig niedrigen Konzentration flüchtiger Fettsäuren (vorwiegend Essigsäure) in den Vormägen, welche langsam resorbiert werden: → *günstige Verhältnisse für zellulosespaltende Keime.*

— *Kraftfutterreiche Ration* (35 bis 60 % Rauhfutter[1], also viel Stärke): → kürzeres, pro kg Trockenmasse nur 35 bis 45 Minuten dauerndes Wiederkauen und entsprechend geringere Speichelproduktion (etwa 10 bis 12 Liter pro kg Trockenmasse): → Absinken des pH-Wertes (auf pH 6,0 bis 5,4) sowie Auftreten von flüchtigen Fettsäuren (mit zunehmendem Anteil an Propionsäure) in verhältnismäßig hoher Konzentration, die ziemlich rasch resorbiert werden: → *günstige Verhältnisse für stärkespaltende Keime.*

Die *futterabhängigen physiologischen pH-Schwankungen* des Pansensaftes bewegen sich also bei gutstrukturiertem rohfaser- und/oder eiweißreichem Futter in einem höheren Bereich als bei stärke- oder zuckerreicher Ration (Abb. 185). Bis in den alkalischen Bereich — maximal bis pH 8,5 — steigt der pH-Wert bei mehr als 24stündigem Futterentzug, oder wenn die Vormagenflora aus anderer Ursache inaktiviert worden ist, ferner bei Harnstoffvergiftung oder bei Fäulnisvorgängen (Pansenalkalose, Pansenfäulnis). Auffallend tiefe Werte — im Extremfall bis unter pH 4,0 — werden bei Überfütterung mit leichtverdaulichen Kohlenhydraten (Getreideschrote, Zuckerrüben und dergleichen) gemessen (Pansenazidose infolge Milchsäuregärung), oder wenn ein

[1] Rauhfutter = Heu = Anwelksilage (mit 40 % Trockenmasse) = Naßsilage + 2 bis 4 kg Heu oder Stroh; untere Grenze = 35 % Rauhfutter (weniger führt zu abnehmendem Regulationsvermögen, beginnender Milchsäuregärung und Abfall des Fettgehaltes der Milch).

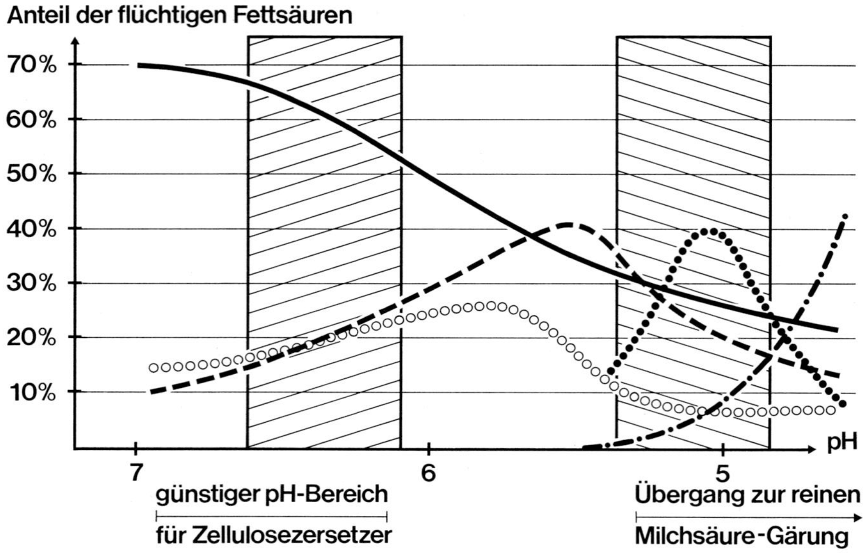

Abb. 185. Schematische Darstellung des Kohlenhydratabbaues im Pansen (nach KAUFMANN und ROHR, 1967): ▬▬ = Essigsäure; ▬ ▬ ▬ = Buttersäure; ○○○ = Propionsäure; ●●● = aus Milchsäureabbau stammende Propionsäure; ▬ • ▬ = Milchsäure; ▨ = pH-Bereich bei Einhaltung eines Rohfasergehaltes in der Trockensubstanz der Gesamtration von 20 %; ▧ = pH-Bereich des Abbaues von Milchsäure zu Propionsäure mit Rückgang der Kraftfutteraufnahme

Rückfluß von Labmagensaft eingetreten ist (Labmagenleukose, anatomische oder funktionelle Pylorusstenosen, Abomasitis, Labmagenulzeration).

Sedimentation und *Flotation:* Frisch entnommener und nötigenfalls grob durch Gaze geseihter Panseninhalt wird in einem Standglas beobachtet. Normalerweise beginnt alsbald der größere Teil der feinen schwebenden Futterpartikel (einschließlich der Infusorien) allmählich abzusinken, während die gröberen und faserigen Bestandteile mit den bei der Gärung entstehenden Gasbläschen nach oben getragen werden und sich hier in einer unterschiedlich breiten schaumigen Schicht ansammeln (Tafel 6/a—e). Die bis zum Abschluß dieser ersten Sedimentations- und Flotationsphase nach dem Eingießen in den Standzylinder verstreichende Zeit wird gemessen: Die Sedimentaktivitätszeit (SAT; NICHOLS und PENN) dauert bei ungestörter Vormagendigestion je nach Fütterung und Zeitpunkt der letzten Nahrungsaufnahme etwa zwischen 4 und 8 Minuten. Später beginnen in aktivem Pansensaft auch die zunächst abgesunkenen Partikel aufzusteigen und sich der Oberflächenschicht anzulagern. Bei inaktivem, wäßrigen Pansensaft (einfache Inaktivität infolge Hungers, gehaltlosen Futters, Inappetenz oder anderem) ist eine schnelle Sedimentation mit verzögerter oder ausbleibender Flotation zu beobachten; besonders ausgeprägt sind diese Abweichungen bei Pansenazidose (Tafel 6/c). Dagegen tritt die Flotation bei Fäulnis des Vormageninhaltes oder bei schaumiger Gärung besonders rasch und unter starker Schaumbildung ein; mitunter bleiben fester und flüssiger Inhalt dann auch längere Zeit durchmischt.

Protozoen (Tafel 7/e): Die im Pansensaft vorkommenden Protozoen gehören zu den Ziliaten und Flagellaten, wovon jedoch nur erstere ihrer Zahl und Masse nach von physiologischer Bedeutung sind. Unter ihnen sind wiederum hauptsächlich die Unterklassen Holotricha (mit den Gattungen Isotricha und Dasytricha) sowie Spirotricha (mit den Gattungen Entodinium, Diplodinium und Ophryoscolex) vertreten. Die Mehrheit der im Hauben-Pansenraum lebenden Protozoen gehört zur Familie der Ophryoscolecidae, der bisher etwa 200 verschiedene Spezies zugeordnet werden. Obgleich die domestizierten Wiederkäuer insgesamt eine sehr artenreiche Vormagen-Mikrofauna beherbergen, kommen beim Einzeltier in der Regel nicht mehr als 10 bis 20 verschiedene Arten gleichzeitig vor (HARMEYER). Die Pansenziliaten gedeihen nur unter streng anaeroben Bedingungen. Ihre Aufgaben im Rahmen der Vormagenverdauung sowie ihre Bedeutung für den Wirtsorganismus sind erst teilweise geklärt. Offenbar sind die Protozoen für die Entwicklung der Vormagendigestion und für das Leben des Tieres nicht unbedingt notwendig. Andererseits vermögen sie jedoch einen gewissen Anteil der mikrobiellen Verdauungsarbeit zu übernehmen. So sind sie in der Lage, lösliche Zucker und eine Reihe von Polysacchariden (Stärke, Hemizellulose, Xylane, Pektine) abzubauen oder in Polysaccharidform zu speichern. Ob auch Zellulose von Protozoen verwertet werden kann, ist bislang umstritten. Als Hauptendprodukte des protozoären Kohlenhydratstoffwechsels entstehen niedere Fettsäuren sowie Laktat, CO_2, H_2 und geringe Mengen Methan (HARMEYER). Indem die Infusorien dem bakteriellen Abbau im Pansen einen Teil der Stärke entziehen, tragen sie bei kraftfutterreichen Rationen dazu bei, einen zu starken pH-Abfall zu verhindern, wodurch die bakteriellen Verdauungsvorgänge stabilisiert werden (EADIE und MANN). Die Protozoen sind ferner dazu befähigt, das pflanzliche Protein des Futters und der von ihnen verdauten Bakterien in arteigenes und wahrscheinlich biologisch wertvolleres Infusorieneiweiß zu überführen. Im Rahmen der klinischen Pansensaftuntersuchung sind die Protozoen insofern von Interesse, als sich aus ihrer Zahl und Größenverteilung auch gewisse Rückschlüsse auf die bakterielle Aktivität innerhalb des Vormageninhaltes ziehen lassen.

Der normale *Gehalt des Pansensaftes an Protozoen schwankt* in Abhängigkeit von Rationszusammensetzung, Fütterungszeit und Entnahmeort innerhalb des Pansens; er liegt bei gemischten Rationen in der Größenordnung von 10^5 pro ml, bei hohen Kraftfuttergaben bei 10^6 pro ml. Je nach ihrer Größe (20 bis 230 μ) werden kleine, mittelgroße und große Infusorien unterschieden. Oft sind Dichte und Bewegungsintensität der Protozoen am frisch entnommenen Pansensaft schon mit bloßem Auge zu erkennen: So können sie bei seitlicher Betrachtung des Standglases oder eines Tropfens Pansensaft auf einem angewärmten Objektträger als (unabhängig von den aufsteigenden Gasbläschen) schnell durcheinanderwirbelnde helle Partikel grobsinnlich wahrgenommen werden. Nach abgeschlossener Sedimentation bilden die Protozoen oftmals unterhalb der Futterteilchen einen mehr oder weniger breiten grauen Saum (Tafel 6/a). Aufschlußreicher ist die mikroskopische Untersuchung (1 Tropfen Pansensaft auf dem Objektträger mit Deckglas abdecken) bei etwa 30 °C oder nach kurzer Erwärmung über kleiner Flamme (Streichholz) und 80- bis 100facher Vergrößerung. Dabei wird die Gesamtmenge (Dichte: $+++$ massenhaft, $++$ mäßig, $+$ wenig, $-$ keine) der Protozoen geschätzt und zugleich der Anteil an großen, mittleren und kleinen sowie das Verhältnis von lebenden (= beweglichen) und toten Infusorien berücksichtigt.

Um die *Protozoenzahl* genauer zu bestimmen, müssen sie in einer Zählkammer ausgezählt werden, etwa derjenigen nach FUCHS-ROSENTHAL (Kammertiefe 200 μ) oder in einer modifizierten MAC-MASTER-Kammer (HARMEYER), die zur Aufnahme der großen Infusorien (230 μ) besser geeignet ist. Hierzu wird der frisch entnommene, gut durchmischte und durch eine Gazelage geseihte Pansensaft in einer Leukozytenpipette im Verhältnis 1 : 5 oder 1 : 10 mit physiologischer Kochsalzlösung (mit einigen Tropfen Methylenblaulösung; SLANINA und ROSSOW) oder mit 1 %igem Formalin verdünnt und in die Zählkammer verbracht. — Bei Störungen der Vormagenverdauung verschwinden zuerst die großen Infusorien-Arten, dann die mittleren und zuletzt auch die kleinen. Schwere Digestionsstörungen, insbesondere das Absinken des pH-Wertes unter 5,0, haben das Absterben der gesamten Vormagen-Mikrofauna zur Folge. Bei frischer mäßiger Indigestion können dagegen, neben lebenden, relativ viele tote Protozoen zu beobachten sein.

Bakterien: Die Bakterienflora der Vormägen ist für die Wiederkäuer unentbehrlich und daher von lebenswichtiger Bedeutung. Die Angaben über den Bakteriengehalt schwanken zwischen 10^7 und 10^{12} Keimen pro ml beziehungsweise pro g, je nachdem, ob sie im flüssigen oder festen Panseninhalt ermittelt wurden. Nach ORTH und KAUFMANN enthält der Pansensaft nur 12 % bis höchstens 25 % der Gesamtbakterienzahl des Haubenpansenraumes. Sie ist bei zellulose- (= rohfaser-) reicher Fütterung deutlich niedriger (etwa 3 kg Bakterien pro Pansen) als bei stärkereicher Ernährung (5 bis 6 kg). Die Bakterienflora des Pansens besteht aus einer großen Zahl verschiedenster Arten, die zum Teil nur in den Vormägen vorkommen und von denen viele wegen der schwierigen Isolierung und Züchtung noch nicht näher bestimmt worden sind. Nach ihren Aufgaben kann man eine Reihe von physiologischen Gruppen (Zellulosezersetzer, Stärke und Zucker abbauende sowie Propion-, Butter- oder Milchsäure entwickelnde, Methanbildner, Proteolyten und andere mehr) unterscheiden. In jeder dieser Gruppen ist eine Vielzahl an morphologischen Formen vertreten. Die Artenverteilung ist wechselnd und hängt wesentlich von der Nährstoffzusammensetzung des Futters ab.

In der klinischen Pansensaftdiagnostik haben die bei wissenschaftlichen bakteriologischen Untersuchungen gebräuchlichen Methoden wie die direkte Keimzählung (nach BREED) oder Kulturverfahren zum Zwecke des Nachweises, der Differenzierung und der Zählung bestimmter Arten oder Gruppen bislang keine praktische Bedeutung erlangt. Eine brauchbare, bei der Aufklärung von Pansenazidosen mitunter sogar entscheidende diagnostische Hilfe kann indessen die *mikroskopische Betrachtung der Vormagen-Mikroflora* bieten: Für klinische Zwecke eignet sich der lufttrocken nach GRAM gefärbte *Pansensaftausstrich* gut; zusätzlich können auch andere Färbemethoden (etwa mit Jod, Perjodsäure-SCHIFF = PAS, Nigrosin, Kongorot oder nach GIEMSA in der Modifikation ROBINOW) an nativem oder fixiertem Material sowie die Phasenkontrastmikroskopie herangezogen werden. Als Kriterien zur Beurteilung des Ausstriches dienen das Vorkommen oder Fehlen morphologisch unterscheidbarer, für die physiologische Vormagenflora charakteristischer Bakterienarten, der sogenannten *Leitbakterien* (gemäß dem zwar für die Verhältnisse beim Schaf erstellten, im wesentlichen aber auch für das Rind zutreffenden Klassifikationsschema von MOIR und MASSON), die *Vielfalt* oder *Einheitlichkeit der Formen* sowie das *Verhältnis des Anteiles an* GRAM-*positiven* und GRAM-*negativen Bakterien* (Übersicht 30).

Nach dem bisherigen Stand der Kenntnisse ergeben sich aus dem mikroskopischen Bild des Pansensaftausstriches bezüglich der *im physiologischen oder alkalischen pH-Bereich ablaufenden Störungen der Vormagendigestion* nur bei entsprechender Erfahrung gewisse, mit Vorbehalt zu beurteilende Hinweise; auf diesem Wege können jedoch die auf Überfütterung mit leichtverdaulichen Kohlenhydraten (Milchsäure-Gärung) beruhenden Indigestionen sicher ausgeschlossen werden. Anhaltspunkte für Abweichungen des mikroskopischen Befundes im erstgenannten Sinne ergeben sich aus dem Vergleich mit den bei etwa gleicher Fütterung an gesunden Tieren erhaltenen Resultaten. Dabei ist zugrundezulegen, daß der Anteil GRAM-negativer Keime im Ausstrich innerhalb des normalen pH-Bereiches sowohl bei gesunden als auch bei kranken Tieren überwiegt. Kennzeichnend für rauhfutterreiche (stark heuhaltige) Rationen und für Grasfütterung ist ein komplexes Bild mit relativ hohem Anteil großer Formen (große Streptokokken, Rosetten, große nierenförmige Kokken, Sarzinen, Spirillen, große Stäbchen, Selenomonaden, Oscillospira). Eine noch größere Formenvielfalt, aber mit einem höheren Anteil an kleineren kokkenförmigen (GRAM-negativen) Elementen und Sarzinen sowie GRAM-positiven Kokken und Stäbchen, die zum Teil in Kettenform vorliegen, ist bei gemischter Heu-Kraftfutter-Ration festzustellen (Tafel 7/b). Dagegen bietet sich nach hoher Stärkegabe (zum Beispiel bei Getreidemast) ein wesentlich einheitlicheres Bild (Tafel 7/c), wobei eine vorwiegend aus Kokken, kurzen und langen

Stäbchen sowie Selenomonaden bestehende GRAM-negative Mikroflora einen vergleichsweise hohen Anteil an GRAM-positiven Kokken und Stäbchen enthält. Für das Vorliegen einer Störung der Vormagendigestion — etwa im Sinne einer Inaktivität oder einer Fäulnis — spricht das Fehlen von bei der betreffenden Ration zu erwartenden Leitbakterien und/oder eine auffällige Uniformität der Mikroflora sowie das Auftreten anderer, sonst nicht zu beobachtender Formen.

Die *mit übermäßiger Milchsäurebildung (‚Pansenazidose') einhergehenden Verdauungsstörungen* lassen sich aus dem mikroskopischen Bild jedoch ohne besondere Vorkenntnisse und mit großer Sicherheit diagnostizieren. Gegebenenfalls überwuchern GRAM-positive Kokken und Stäbchen die GRAM-negativen Bakterien, die unter Umständen sogar völlig verschwinden. Unter bestimmten Bedingungen, und zwar vornehmlich bei Überfütterung mit zuckerreicher Nahrung (Di- und/oder Monosaccharide), vermehren sich zuerst GRAM-positive Kokken (Str. bovis; Tafel 7/c). In der folgenden Phase beherrschen dann, ebenso wie bei Überladung mit stärkereichem Futter, GRAM-positive Kurzstäbchen, später GRAM-positive Langstäbchen (Laktobazillen) das mikroskopische Bild (Tafel 7/d); daneben können manchmal zahlreiche GRAM-labile große ovale Formen (Sarzinen, QUIN's oval), die auch als ‚hefeähnliche Zellen' bezeichnet worden sind, festzustellen sein. Die Bedeutung dieses Befundes läßt sich allerdings noch nicht eindeutig beurteilen (Selbstheilungsvorgang?).

Pilze: Über die Aufgaben und diagnostische Aussagekraft der im Vormageninhalt konstant anzutreffenden Hefen (zum Beispiel Candida-Arten) besteht noch keine Klarheit. Sie sollen an der Synthese von Aminosäuren und von Vitaminen beteiligt sein; auch wird ihnen Bedeutung bei der Schaffung der für die Zellulosevergärung notwendigen anaeroben Verhältnisse beigemessen. Die vor allem im Schafpansen vertretenen ovalen Organismen (QUIN's oval; Keim No. 3 nach MOIR und MASSON; Tafel 7/b), die zunächst den Eumyzeten zugerechnet und auch als ‚hefeähnliche Zellen' bezeichnet wurden, werden heute als Bakterien angesprochen. Derartige Mikroben sind (neben Laktobazillen) mitunter in auffälliger Zahl bei Pansenazidose zu finden (KROGH, DIRKSEN).

Zellulosedigestion (Tafel 6/h): Um die zellulolytische Aktivität der Vormagenmikroflora zu prüfen, wird in ein mit 10 ml Pansensaft und 0,3 ml einer 16 %igen Glukoselösung beschicktes Reagenzglas ein genormter, nur aus Zellulose bestehender (also nicht mit Kunstfaser vermischter oder präparierter) Baumwollfaden (Nr. 40) gehängt, der an seinem unteren Ende mit einer Glasperle oder einem anderen Gewicht beschwert ist. Bei Aufbewahrung der Probe im Brutschrank bei 39 °C wird der Faden unter den genannten Bedingungen von einer vollaktiven Mikroflora innerhalb von 48 bis 54 Stunden soweit ‚verdaut', daß das Gewicht herunterfällt; bei reduzierter Aktivität der Zellulosespalter zerreißt der Faden dagegen erst später oder gar nicht. Dieser von HOFLUND, CLARK und QUIN (1948) entwickelte Test wird heute wegen der langen, für die Beurteilung erforderlichen Beobachtungsdauer und der damit verbundenen Ungenauigkeit meist in modifizierter Form ausgeführt oder durch die Glukosegärprobe ersetzt.

Glukosevergärung (Tafel 6/g): Die Fähigkeit der Mikroflora zum Abbau (Vergären) von Glukose wird indirekt anhand der damit verbundenen Gasbildung gemessen: 10 ml Pansensaft werden mit 0,5 ml einer 16 %igen Glukoselösung in ein Gärungssaccharometer gegeben und bei 39 °C gehalten; Ablesung nach 30 und 60 Minuten (QUIN, 1948). Normalerweise entstehen 1 bis 2 ml Gas pro Stunde; bei mikrobieller Inaktivität entwickelt sich weniger oder gar kein Gas, bei schaumiger Gärung dagegen wesentlich mehr und meist auch unter auffallender Schaumbildung.

Nitritreduktion (Tafel 6/i): Über die Aktivität der Mikroben, die am Ab- und Aufbau von stickstoffhaltigen Verbindungen beteiligt sind, gibt die Nitritreduktionsprobe nach HOLTENIUS (1957) Aufschluß. Sie wird heute anstelle der früher gebräuchlichen Nitratabbau- und Nitritbildungsprobe von SAPIRO, HOFLUND, CLARK und QUIN (1949) ausgeführt: Drei Reagenzröhrchen werden mit je 10 ml gesiebtem Pansensaft und 0,2, 0,5 beziehungsweise 0,7 ml einer 0,025 %igen Kaliumnitritlösung gefüllt; Aufbewahrung im Wasserbad bei 39 °C. Alle fünf Minuten wird auf einer Tüpfelplatte ein Tropfen jedes Röhrchens mit jeweils zwei Tropfen Reagenz I (Acidum sulfanilicum 2,0, Acidum aceticum 30 % ad 200 ml) und Reagenz II (α-Naphthylamin 0,6, Acidum aceticum concentratum 16,0, Aqua dest. 140 ml) zusammengegeben. Solange die Probe noch Nitrit enthält, tritt dabei Rotfärbung ein. Sie soll im Pansensaft von Tieren mit gemischter Ration bei Röhrchen 1 nach 5 bis 10 Minuten, bei den Röhrchen 2 und 3 etwa nach 20 und nach 30 Minuten verschwinden; bei Grünfütterung, Fäulnis oder Blähsucht verläuft die Reduktion rascher, bei Mangelfütterung und Inappetenz dagegen langsamer.

Redox-Potential: In Abhängigkeit von der nur unter anaeroben Bedingungen gedeihenden Vormagenflora besteht im Pansensaft ein starkes konstantes Redox-Potential, aus dessen Höhe somit zu einem gewissen Grade Rückschlüsse auf die mikrobielle Aktivität im Pansensaft gezogen werden können. Die Messung des Redox-Potentials erfolgt potentiometrisch (Platin-Kalomel-Elektroden); in vivo wurde im Schafpansen eine Spannung von — 350 bis — 500 (durchschnittlich — 400) mV ermittelt (BROBERG, 1957/58). Mit Hilfe der in der Milchuntersuchung gebräuchlichen Redox-Farbstoffe ist auch die indirekte Bestimmung des Redox-Potentiales möglich (Tafel 7/a): 1 ml einer 0,03%igen Methylenblaulösung wird in einem Reagenzglas mit 20 ml frisch entnommenem körperwarmen Pansensaft vermischt; durch Vergleich mit einer in einem zweiten Röhrchen enthaltenen Pansensaftprobe (ohne Farbzusatz) wird der in der Folge eintretende Farbwechsel kontrolliert und die Zeitdauer bis zum Abschluß der Entfärbung gemessen (DIRKSEN, 1969). Bei hochaktiver Mikroflora (gemischte Heu-Kraftfutter-Ration) tritt die Methylenblau-Reduktion innerhalb von 3 Minuten, bei kraftfutterreicher Fütterung mitunter sogar schon nach 1 Minute ein; bei mäßiger Aktivität des Vormageninhaltes, etwa bei reiner Heufütterung, erfolgt die Entfärbung nach 3 bis 6 Minuten. Dagegen verlängert sich die Reduktionszeit bei einfacher Inaktivität der Vormagenmikroflora und -fauna (gehaltloses Futter, Inappetenz und so fort) bis auf mehr als 15 Minuten. Bei pH-Werten unter 5,0 (Pansenazidose) tritt ebenfalls eine deutliche Verzögerung ein. Die gleiche Probe läßt sich auch mit Resazurin oder Tetrazoliumchlorid durchführen (HOFIREK): Im Schnelltest wird in Analogie zur Methylenblauprobe 1 ml einer 0,01 %igen Resazurinlösung mit 20 ml Pansensaft vermischt und dann die Zeit bestimmt, innerhalb welcher die Rotfärbung verschwindet; unter diesen Bedingungen dauert die Reduktion etwa halb so lange wie bei der Methylenblauprobe (RACKOW, 1975).

Flüchtige Fettsäuren, Milchsäure: Die bei der mikrobiellen Vergärung der Kohlenhydrate in den Vormägen entstehenden niederen beziehungsweise (im Wasserdampf) flüchtigen Fettsäuren[1] sind die Hauptenergielieferanten des Wiederkäuers und daher ernährungsphysiologisch von außerordentlicher Bedeutung. Die tägliche Fettsäureproduktion wird bei Verabreichung einer ausgeglichenen Ration für hohe Milchleistung auf 4 bis 6 kg geschätzt. An der Gesamtkonzentration der flüchtigen Fettsäuren, die etwa 60 bis 120 mmol pro Liter Pansensaft beträgt, ist normalerweise *Essigsäure* mit 50 bis 65 mol %, *Propionsäure* mit 20 bis 25 mol % und *Buttersäure* mit 10 bis 20 mol % beteiligt (Abb. 185), während *Ameisen-*, *Valerian-*, *Kapron-* und *höhere Fettsäuren* zusammen nur bis 5 mol % ausmachen. Ebenso ist *Milchsäure* unter physiologischen Bedingungen im Pansensaft nur in Spuren vertreten (unter 20 bis 30 mg pro

[1] Abgekürzt FFS (flüchtige Fettsäuren) oder VFA (volatile fatty acids).

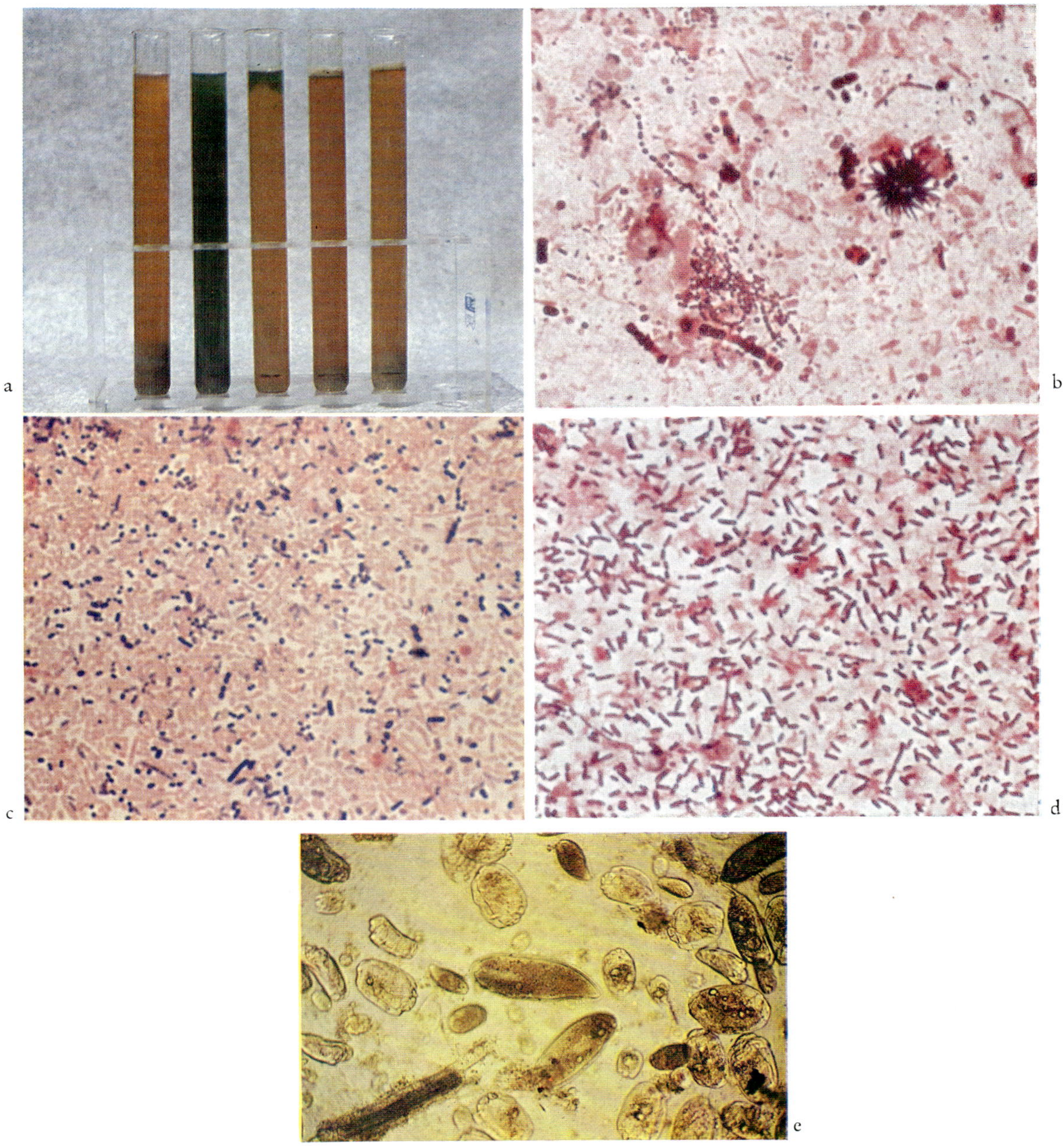

Pansensaftuntersuchung II:

a. Methylenblau- und Resazurinprobe (von links nach rechts): Kontrollröhrchen mit Pansensaft ohne Farblösungszusatz; Röhrchen mit 20 ml Pansensaft und (frisch zugemischt) 1 ml 0,03 %ige Methylenblaulösung (diffuse Verfärbung); eine ebensolche, aber 10 Minuten zuvor angesetzte Pansensaft-Methylenblaumischung mit abgeschlossener Methylenblaureduktion: der breite blaue Ring weist auf ein geringes Redoxpotential hin (‚inaktiver' Pansensaft); Röhrchen mit frisch angesetzter Resazurinprobe: 20 ml Pansensaft und 1 ml 0,01 %ige Resazurinlösung (vermischt); Röhrchen mit 3 Minuten zuvor angesetzter, inzwischen vollständig abgelaufener Resazurinreduktionsprobe (‚aktiver' Pansensaft)

b, c, d. Pansensaftausstriche (Gram-Färbung, Vergrößerung 1500fach):

- b. Pansenmikroflora bei gemischter Heu-Kraftfutterration: überwiegend Gram-negative Kokken und Stäbchen; als Leitbakterien Gram-positive Rosette, große Gram-positive Streptokokken, Gram-labile und Gram-positive ovale Formen, Gram-labile Selenomonaden und andere mehr
- c. Pansenmikroflora bei hohen Stärkegaben: überwiegend Gram-negative und relativ uniforme Mikroflora aus Stäbchen (kurze und lange), Kokken und Selenomonaden bei vergleichsweise hohem Anteil an Gram-positiven Kokken und Stäbchen
- d. Pansenmikroflora bei akuter ‚Pansenazidose' infolge übermäßiger Kraftfutteraufnahme (Milchsäuregärung): Gram-negative Mikroflora weitgehend von den Gram-positiven Keimen (Laktobazillen) überwuchert

e. Infusoriengehalt (Tropfen unter Deckglas, Vergrößerung 80fach): kleine, mittlere und große Infusorien in mäßiger Dichte

100 ml). Die Bestimmung der Gesamtfettsäuremenge und des Verteilungsmusters erfolgt am genauesten gaschromatographisch; hierzu wird die (etwa mit 1 ml gesättigter Sublimatlösung auf 20 ml Pansensaft) konservierte Probe an ein entsprechendes Untersuchungsinstitut eingesandt.

Die Fettsäuremenge pro Liter Pansensaft schwankt mit der Verdauungsintensität; sie ist etwa 3 bis 5 Stunden nach der Futteraufnahme am höchsten und nimmt mit auslaufender Gärung (in etwa parallel zum Anstieg des pH-Wertes des Pansensaftes) ab. Bei Inappetenz, gehaltlosem Futter, einfacher Inaktivität der Vormagenmikroflora und -fauna und anderen Indigestionen ist die Fettsäurenkonzentration gering (unter 80 mmol/l); kraftfutterreiche Rationen bedingen dagegen einen hohen Gehalt an flüchtigen Fettsäuren.

Die Bestimmung des *Fettsäuremusters* kann insofern aufschlußreich sein, als sich mit steigendem Angebot an leichtverdaulichen Kohlenhydraten und sinkendem pH (infolge höherer Fettsäureproduktion) die prozentualen Anteile der einzelnen Säuren an der Gesamtmenge verschieben. Dabei hängt es von der Art der leichtlöslichen Kohlenhydrate ab, zugunsten welcher Säure sich das Fettsäuremuster ändert. Verschiebungen wie in dem auf Abbildung 185 dargestellten Schema von KAUFMANN und ROHR (1967) können bei zuckerreicher Ration beobachtet werden: Bei Überangebot an leichtverdaulichen Kohlenhydraten beziehungsweise relativem Rauhfuttermangel wird mit fallendem pH — etwa ab pH 5,5 — in zunehmendem Maße Milchsäure gebildet *(latente Pansenazidose)* und — etwa bei pH 5,0 — geht die Kohlenhydratfermentation in reine Milchsäuregärung über *(akute Pansenazidose)*. Im Extremfall kann der Milchsäuregehalt des Pansensaftes 3 g pro 100 ml erreichen: er besteht dann zu etwa gleichen Teilen aus L- und D-Milchsäure (BOND, 1959).

Chloridgehalt: Anhaltende Behinderungen der Labmagen-Darmpassage führen beim Rind zum Rückstau von salzsäurehaltigem Labmageninhalt in die Vormägen und geben sich daher durch eine dauerhafte Zunahme des normalerweise zwischen 15 und 25 mval/l betragenden Chloridgehaltes des Pansensaftes auf mehr als 30 (bis 100) mval/l zu erkennen. Wenn andere Ursachen für einen ständig erhöhten Pansensaft-Chloridgehalt (Kochsalzbeifütterung) auszuschließen sind, erlaubt die Chloridbestimmung[1] somit Rückschlüsse auf das Vorliegen einer solchen Störung (funktionelle oder anatomische Pylorusstenose, Abomasitis, Labmagenulzeration, Labmagen-Darmversandung, Labmagenverlagerung, Phlegmone im Ansatzbereich des großen oder kleinen Netzes am Labmagen, Ileus); außerdem lassen sich auf diese Weise derartige *Salzsäure-‚Pansenazidosen‘* von der ebenfalls mit Absinken des pH-Wertes und Ansteigen der Gesamtazidität des Pansensaftes einhergehenden, aber auf überschießender Vergärung leichtverdaulicher Kohlenhydrate beruhenden *Milchsäure-‚Pansenazidose‘* abgrenzen; schließlich kann auf Grund des Chloridgehaltes des Pansensaftes zwischen vorderer und hinterer funktioneller Magenstenose unterschieden werden.

Gesamt-(= Titrations-)Azidität: Ähnlich, wie die Azidität des Magensaftes einhöhliger Mägen oder des Labmagensaftes bestimmt wird, läßt sich auch die Gesamtazidität des Pansensaftes messen (JONOV, 1958; SLANINA und ROSSOW, 1964): Zu 10 ml Pansensaft werden 1 bis 2 Tropfen Phenolphthalein gegeben und mit n/10 NaOH bis zum Auftreten eines fleischfarbenen Umschlages titriert. Die hierzu benötigte, in Millilitern gemessene NaOH-Menge ergibt durch Multiplikation mit dem Faktor 10 die Gesamtazidität in klinischen Einheiten. Die normale Gesamtazidität des Pansensaftes beträgt 8 bis 25 klinische Einheiten, bei Hyperazidität (Milchsäuregärung oder Rückstau von salzsäurehaltigem Labmageninhalt in die Vormägen) dagegen bis zu 70 klinische Einheiten.

---

[1] Testkombination Haury/München.

Die *explorative Ruminotomie* (auch diagnostische oder Proberuminotomie genannt; Tafel 12/a, c) gestattet eine gründliche Überprüfung des Panseninhaltes (achten auf Menge, Zusammensetzung, Schichtung, Zerkleinerungsgrad, Geruch und Farbe), die Besichtigung eines Teiles der Pansenwand (entzündliche Rötung und Epithelverluste bei Ruminitis) und — nach dem Ausräumen etwa störenden Inhaltes — die eingehende Palpation des gesamten Pansens (einschließlich Kardia und Hauben-Psalteröffnung) sowie seiner Nachbarorgane (Netzmagen, Psalter, Labmagen, Milz, Leber und Gallenblase, rechte und linke Niere, Zwerchfell sowie die rektal nicht erreichbaren Abschnitte des Darmes und der tragenden Gebärmutter). In vielen, anderweitig nicht sicher zu klärenden Fällen läßt sich auf Grund der hierbei an den genannten Organen ermittelten Lage-, Umfangs- oder Konsistenzveränderungen, Verwachsungen oder lokalisierter Schmerzempfindlichkeit eine exakte Diagnose stellen. Außerdem können dann gegebenenfalls von den Vormägen her geeignete therapeutische Maßnahmen eingeleitet werden (Ausräumen und Ersatz des verdorbenen Inhaltes, Psaltermassage und/oder -spülung, Abszeßspaltung, Eingeben größerer Arzneimittelmengen in den Pansen oder — mittels Sonde durch die Hauben-Psalteröffnung — direkt in den Labmagen und anderes mehr.) Die diagnostische Eröffnung des Pansens setzt sich daher bei entsprechender Indikation auch in der Praxis in zunehmendem Maße durch.

Netzmagen (Reticulum)

Der seiner Funktion wegen auch als *Rejektionsmagen* bezeichnete Netzmagen (= Haube) ist der Besichtigung und Palpation von außen wegen seiner vorwiegend intrathorakalen Lage und der in der Schaufelknorpelgegend herrschenden Bauchdekkenspannung nicht zugänglich (Abb. 186). Bei seiner Untersuchung sind Schallperkussion und Auskultation von geringerer Bedeutung als die sogenannten ‚Schmerz-' oder ‚Fremdkörperproben'. Wertvolle Dienste leisten auch das Metallsuchgerät und die explorative Ruminotomie. In Zweifelsfällen können Röntgen-Untersuchung des Netzmagens und Retikulographie zwar brauchbare diagnostische Hilfen bieten, sie sind jedoch vorerst den entsprechend ausgestatteten Kliniken vorbehalten. Die laparoskopische Betrachtung des Netzmagens hat keine praktische Bedeutung erlangt.

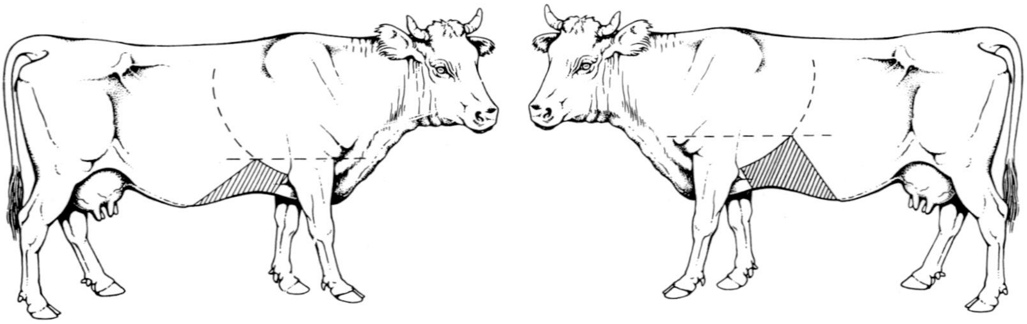

Abb. 186. Haubenprojektionsfeld nach Liess (schraffiert); Begrenzung: dorsal durch den kaudalen Rand des Lungenfeldes; kranial durch eine Verbindungslinie zwischen Ellbogenhöcker und Schaufelknorpelansatz; kaudal durch eine Verbindungslinie vom Nabel zum Schnittpunkt zwischen kaudoventralem Rand des Lungenfeldes und einer Horizontalen durch das Buggelenk (linke Seite) beziehungsweise einer Waagerechten eine Handbreit unterhalb des Buggelenkes (rechte Seite); ——— Hilfslinien

Bei der *Schallperkussion* ergibt die Haube linkerseits ventral hinter dem Lungenfeld in Höhe der 6. bis 8. Rippe einen weitgehend gedämpften Schall ähnlich demjenigen im unteren Pansenbereich (Abb. 181). Vollständige Dämpfung in diesem Bezirk läßt auf ausgedehnte dicke Verwachsungen, einen größeren Abszeß, einen Tumor oder auf hochgradige Versandung des Netzmagens schließen. Im ventralen Übergangsbereich zwischen Haube und Pansen ist bei akut fremdkörperkranken Patienten mitunter tympanischer Schall (= sogenannter ‚Schachtelton') zu perkutieren.

Die *Auskultation* der Haube erfolgt linkerseits am ventralen Ende der 6. oder 7. Rippe. Hier können die Bewegungen des Netzmagens als knurrendes Gluckern gehört werden, das je nach der Konsistenz seines Inhaltes von gießendem Rauschen begleitet oder gefolgt wird. Außerdem sind hier die mit dem Schlucken, Rülpsen und Wiederkauen verbundenen Geräusche zu hören. Normalerweise kontrahiert sich die Haube alle 40 bis 60 Sekunden in zwei durch eine kurze Pause unterbrochenen Phasen (erst teilweise, dann vollständig), die auskultatorisch aber nicht zu trennen sind; sie bestimmt damit Anfang und Ende des Vormagenzyklus (Abb. 177). Die Rejektion des Wiederkaubissens fällt stets mit der ersten Phase der Netzmagenkontraktion zusammen. Im allgemeinen sind die Netzmagenbewegungen nach der Fütterung und während des Wiederkauens am kräftigsten und häufigsten; Störungen der Vormagenmotorik wirken sich auf Pansen und Haube meist in gleicher Weise aus. Rinder mit einem Netzmagentrauma zeigen mitunter ein synchron zu den Haubenkontraktionen erfolgendes schmerzhaftes Stöhnen (Lagerlöf, Götze, Williams). Dieses ‚reticular grunt' läßt sich durch Palpation des sich unmittelbar nach dem Netzmagen kontrahierenden Pansens und gleichzeitige Auskultation der Trachea, oder durch simultane Netzmagenauskultation und Luftröhren- oder Kehlkopfbetastung feststellen.

Die sogenannten *‚Fremdkörperschmerzproben'* dienen dazu, eine am parietalen Peritoneum des Haubenbereiches vorhandene erhöhte Schmerzempfindlichkeit nachzuweisen, die erfahrungsgemäß meist durch eine traumatische Retikuloperitonitis bedingt ist. Gleiche oder ähnliche Schmerzreaktionen können allerdings auch durch Leber-, Psalter-, Labmagen- oder Lungenerkrankungen ausgelöst werden. Das im positiven Falle zu vernehmende charakteristische ‚Bauchhöhlenschmerz'-Stöhnen ist ein stimmhafter, kurzer, ächzender Klagelaut (Übersicht 24). Er ist bei in diesem Bereich ablaufenden frischen Krankheitsprozessen meist deutlicher als bei älteren Zuständen, bei welchen die Schmerzhaftigkeit so weit abgeklungen sein kann, daß das Stöhnen nur andeutungsweise (Anhalten der Atmung) oder gar nicht mehr in Erscheinung tritt. Andererseits darf es auch nicht mit den Atemgeräuschen verwechselt werden. Deshalb wird diese Reaktion in praxi meist von einem am Kopf des Tieres stehenden Helfer überwacht. Besser ist es aber, wenn der Tierarzt das bei den Schmerzproben ausgelöste Stöhnen vermittels des der Trachea angelegten Phonendoskopes selbst prüft und beurteilt (Liess, 1937); ebenso kann es auch mit der dem Kehlkopf flach aufgelegten Hand als deutliche Vibration gefühlt werden, was die Untersuchung in geräuschvoller Umgebung erleichtert (Stöber, 1961). Zweckmäßigerweise erfolgt die Kontrolle der Sensibilität des Netzmagenbereiches (Abb. 186) nach vorheriger Atemhemmung (siehe Untersuchung der Lungen, S. 199), weil die hierdurch erzwungenen starken Zwerchfellskontraktionen eine etwaige Empfindlichkeit steigern. — Im einzelnen sind folgende Schmerzproben zu unterscheiden, von denen bei Verdacht einer Fremdkörpererkrankung vor allem die drei erstgenannten stets vorgenommen werden sollten:

— *Rückengriff:* Hierzu wird über dem Widerrist, und zwar möglichst gegen Ende der Inspiration, eine Hautfalte aufgezogen und dadurch der Rücken des Tieres niedergedrückt (Abb. 187). Dabei treten in der Regio xiphoidea Organverschiebungen und schmerzhafte Zerrungen an etwa vorhandenen fibrinösen Verklebungen oder

Abb. 187, 188, 189. Fremdkörper-Schmerzproben:

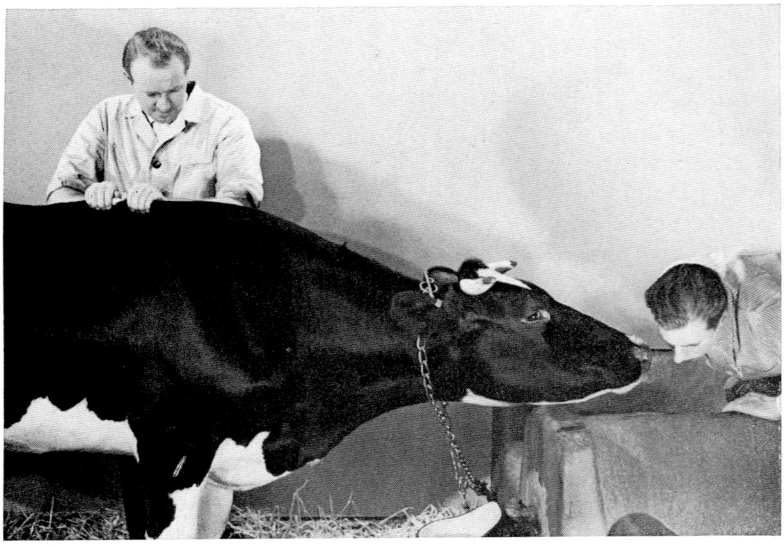

Rückengriff

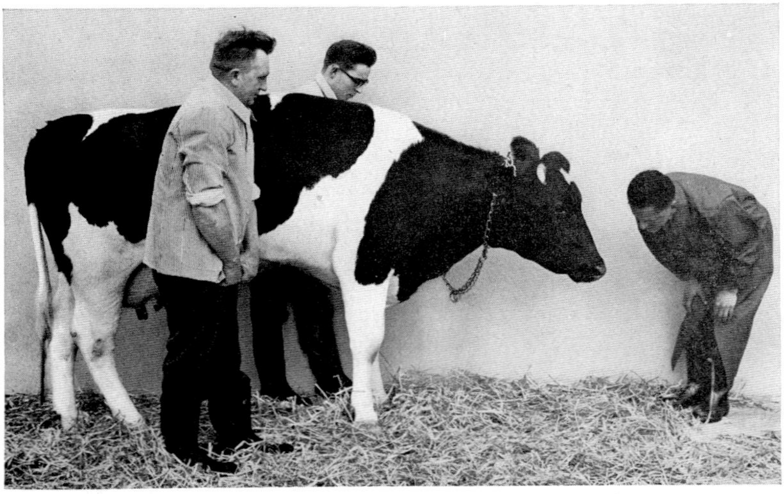

Stabprobe

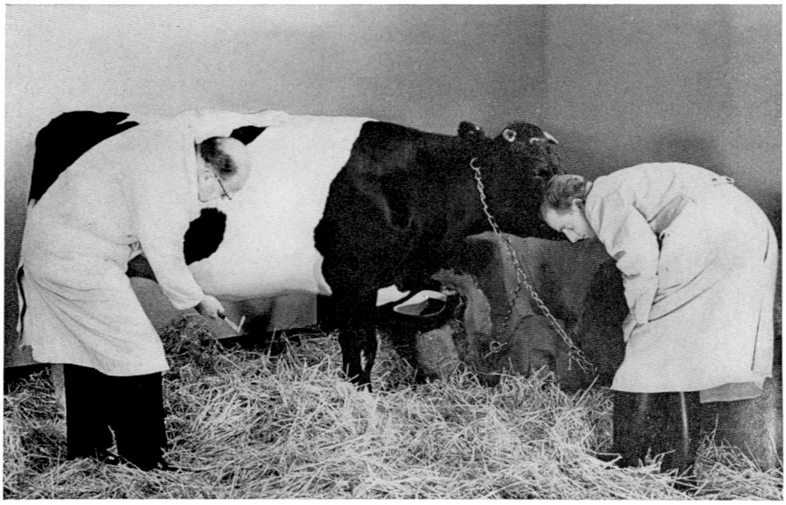

Schmerzperkussion

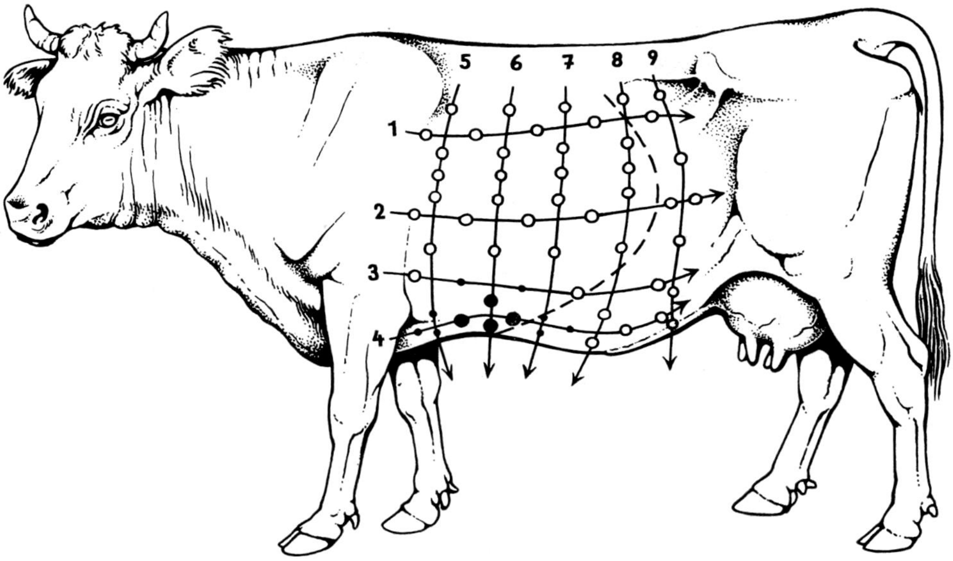

Abb. 190. Schematisches Beispiel der Schmerzperkussion: Bei kräftigem Klopfen entlang den Horizontalen 1 bis 4 wurde Empfindlichkeit in der Regio xiphoidea ermittelt; der schmerzhafte Bezirk wird anschließend durch Perkussion entlang den Vertikalen 5 bis 9 näher lokalisiert; Schmerzreaktion: ○ = fehlend, ● = leicht, ● = deutlich, ——— = Rippenbogen

fibrösen Verwachsungen auf. Zunächst wird der Rückengriff leicht, dann kräftiger ausgeführt, um den Grad der Empfindlichkeit zu ermitteln. Bei großen, kräftigen Tieren kann es nötig sein, den Rückengriff mit einem gepolsterten Stab in Form einer ‚Rückenstabprobe' vorzunehmen.

— *Stabprobe:* Mit Hilfe eines quer unter dem Tier durchgeführten 1 bis $1^1/_2$ Meter langen und etwa armdicken Rundstabes wird der Leib des Patienten, in der Schaufelknorpelgegend beginnend und von hier in handbreiten Abständen nach hinten fortschreitend (bei männlichen Tieren den Penis, bei hochtragenden weiblichen Rindern die Gebärmutter schonen!), von zwei Gehilfen langsam kräftig angehoben und dann plötzlich wieder sinken gelassen (Abb. 188). Da die Tiere dabei Rücken und Leib bald aufgekrümmt lassen, ist es ratsam, von Zeit zu Zeit einen Rückengriff vorzunehmen. Etwaige, im Bereich zwischen Schaufelknorpel und Nabel festzustellende umschriebene Schmerzhaftigkeit spricht für einfache Fremdkörpererkrankung, ausgedehnte Sensibilität dagegen für Komplikationen oder anderweitig lokalisierte Veränderungen.

— *Schmerzperkussion:* Die Prüfung des Perkussionsschmerzes erfolgt mit einem schweren gummigepufferten Hammer[1] (Abb. 152 rechts) durch kurze, zunächst leichtere, dann auch kräftigere Schläge (Abb. 189). Diese werden unter möglichster Schonung der Rippen (schmerzhaft) und der Eutervene (Klopfhämatome!) jederseits entlang von drei bis vier waagerecht über die gesamte Brust- und Bauchwand verlaufenden Geraden einschließlich der ventralen Mittellinie geführt (Abb. 190, Linien 1 bis 4); danach wird zur besseren Abgrenzung etwaiger schmerzhafter Bezirke in gleicher Weise auch in senkrechter Richtung perkutiert (Abb. 190, Linien 5 bis 9). Besondere Beachtung ist dabei dem Vergleich der Schmerzhaftigkeit im Haubenprojektionsfeld (Abb. 186) und den übrigen Körperregionen zu schenken, von denen vor allem die Bereiche von Leber (Abb. 223), Milz (Abb. 143), Lungen (Abb. 151),

[1] Aesculap/Tuttlingen AC 12 C; Chiron/Tuttlingen 510 055; Hauptner/Solingen 00 540; Camping-Handel

Herz (Abb. 128), Psalter (Abb. 194) und Labmagen (Abb. 195) durch wiederholte Kontrollperkussion bezüglich einer örtlich erhöhten Sensibilität abzugrenzen sind. Auf diese Weise läßt sich der schmerzhafte Bezirk oft recht deutlich lokalisieren und auch der Grad der hier vorhandenen Empfindlichkeit beurteilen. Es ist jedoch zu berücksichtigen, daß die Gegend des Zwerchfellansatzes (das ist ein etwa handbreiter Streifen hinter der kaudalen Grenze des Lungenperkussionsfeldes) bei Patienten mit einer traumatischen Retikuloperitonitis mitunter, infolge Fortleitung der Erschütterung durch das Zwerchfell in den Netzmagenbereich, ebenfalls schmerzhaft ist. Bei kräftiger Schmerzperkussion ist am Unterbauch gelegentlich der auf Seite 231 erwähnte auffallend laute ‚Schachtelton' zu vernehmen, der für einen frisch stechenden Fremdkörper spricht.

— *Schmerzpalpation:* Weniger gebräuchliche Probe, die in der Ausübung eines kräftigen Druckes mit der Faust oder mit dem Handballen innerhalb des Haubenfeldes (Abb. 186) besteht; zur Verstärkung des Druckes kann der Untersuchende den Arm mit dem Ellbogen auf sein Knie stemmen.

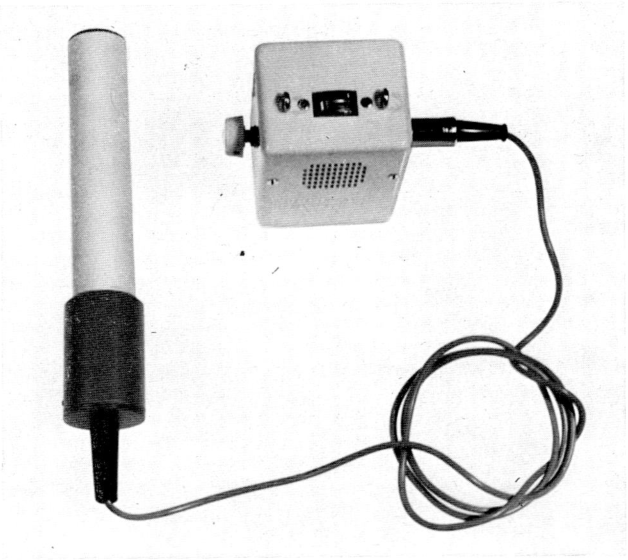

Abb. 191. Elektromagnetisches Fremdkörper-Suchgerät (mit akustischer und optischer Anzeige) nach Liersch

— *Bergauf- und -abführen:* Schon beim Aufstehen äußern Rinder mit schmerzhaften Netzmagenleiden infolge des dabei auf dem Zwerchfell lastenden Eingeweidedruckes oft spontanes Stöhnen. In Gebirgsgegenden wird dieses Symptom deshalb durch abwechselndes Auf- und Abwärtsführenlassen des Tieres ausgelöst und geprüft, eine Probe, die im allgemeinen aber entbehrlich ist.

— *Zonenprobe:* Diese vor allem von Kalchschmidt (1954) bearbeitete Untersuchungsmethode geht von der zu Recht umstrittenen Annahme aus, daß es auch beim Rind im Verlauf schmerzhafter innerer Erkrankungen über viszerokutane Reflexbögen zur Ausbildung umschriebener und diagnostisch auswertbarer hyperalgetischer Hautbezirke kommt. Sie sollen von den gleichen (durch den Eingeweideschmerz sensibilisierten) Rückenmarkssegmenten innerviert werden wie der im Tierkörper gelegene Krankheitsherd selbst: sogenannte ‚Head'sche Zonen'. Die ‚Netzmagenzone' soll im kaudalen Widerristbereich liegen und sich von hier aus, je nach dem Grad und der Dauer der örtlichen Veränderungen an der Haube und am Bauchfell, nach kaudal bis zu den ersten Lendenwirbelquerfortsätzen und nach lateral auf die seitliche und ventrale Brust- und Bauchwand hin ausdehnen. Die Prüfung der Sensibilität in dieser Region erfolgt durch Berühren, Verschieben und Aufziehen der Haut oder leichtes Zupfen an den Haaren; dabei festzustellende Schmerzäußerungen des Patienten (ächzendes Stöhnen oder kurzes Anhalten der Atmung) werden einer erhöhten Empfindlichkeit der Haut innerhalb der ‚Netzmagenzonen' zugeschrieben und als positiver Befund gewertet. In praxi läßt sich bei dieser Untersuchung aber nur selten vermeiden, daß das Tier dabei auch den Rücken durchbiegt, woraus sich fließende Übergänge zwischen der Zonenprobe und dem Rückengriff ergeben, dessen Ergebnis nicht die Hautsensibilität, sondern die Empfindlichkeit im Bereich des Krankheitsherdes selbst anzeigt (S. 243). Ein positives Resultat der ‚Zonenprobe' ist zudem, ebenso wie eine beim Rückengriff festzustellende Reaktion, nicht spezifisch für die Reticuloperitonitis traumatica, sondern nicht selten auch bei anderen in der Brusthöhle (wie Perikarditis, Pleuritis) oder im Bauchraum (etwa Darminvagination, Hepatitis, Nephritis, Metritis, Torsio uteri etc.) lokalisierten schmerzhaften Leiden festzustellen. Aus diesem Grunde sollten die beiden Proben nie allein, sondern stets in Verbindung mit der Stabprobe und der Schmerzperkussion angewandt und beurteilt werden.

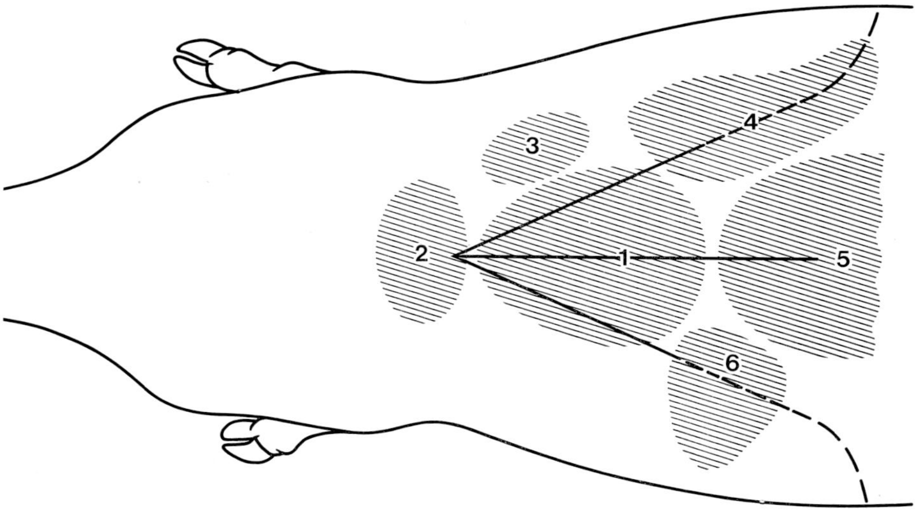

Abb. 192. Dorsoventrale Projektion der Regio xiphoidea mit Linea alba (———) sowie rechtem und linkem Rippenbogen (— — —) als Schemazeichnung zum Eintragen des Metallsuchgerät-Befundes: Ein Ansprechen des Instrumentes innerhalb der Zone 1 spricht für Anwesenheit eines Fremdkörpers im Netzmagen, in Zone 2 für Mitbeteiligung von Zwerchfell und Herz (oder Lungen), in Zone 3 für Traumen im Leberbereich, in Zone 4 für Fremdkörper im Labmagen, in Zone 5 für solche im Pansen und in Zone 6 für eine möglicherweise vorliegende Milzbeteiligung

Ferroskopie: Das Absuchen der ventralen und ventrolateralen Brust- und Bauchwand mit einem Metallsuchgerät[1] (Metalldetektor, Endometalloskop, Ferroskop; Abb. 191) gibt Aufschluß über die Anwesenheit ferromagnetischer Fremdkörper (Eisen, Stahl, Nickel) innerhalb seines Anzeigebereiches; Hochfrequenzfeldgeräte weisen auch nichtferromagnetische Metalle (wie Aluminium und Kupfer) nach. Vor Anschaffung eines Metalldetektors empfiehlt es sich, seinen Wirkungsbereich mit einer Stahlstecknadel zu prüfen; er sollte mindestens 8 bis 12 cm betragen. Es ist zu beachten, daß innerhalb der Mägen liegende nichttraumatisierende Eisenteile oder eisenhaltige Steinchen ebenfalls einen positiven Suchgerätbefund ergeben, und daß eine traumatische Retikuloperitonitis auch durch spitze Gegenstände aus nichtmagnetischem Material (Messing, Kupfer, Aluminium, Holz und so fort), oder aber durch einen eisenhaltigen Fremdkörper verursacht sein kann, der außerhalb des Anzeigebereiches des Apparates

[1] Zum Beispiel dem Metallsplittersuchgerät nach Ing. Liersch — Elektrogerätebau Bavaria/8018 Oberelkofen

in der Magenwand steckt. Deshalb darf der ermittelte Befund nur in Zusammenhang mit dem Ergebnis der Schmerzproben (S. 243) beurteilt werden. Bei der Prüfung wird der Suchkopf des Gerätes in möglichst eisenfreier Umgebung (achten auf Anbindekette, Selbsttränke und anderes) zunächst in Längsrichtung unmittelbar unter dem Tier entlanggeführt und dann, beim Ansprechen des Zeigers, Kopfhörers oder Lautsprechers, auch in der betreffenden Querebene so lange hin- und herbewegt, bis die Stelle der deutlichsten Anzeige ermittelt ist. Diese kann auf einer Schemazeichnung der Regio xiphoidea eingetragen werden (Abb. 192); sie entspricht aber, insbesondere bei großen und gekrümmten Gegenständen, nicht immer ganz dem Ort, an welchem der Fremdkörper später im Tier zu finden ist. Um zu ermitteln, ob die Magenwand bereits mit dem Peritoneum parietale verklebt ist, wird der Tastkörper des Suchgerätes an der Stelle des Anzeigemaximums angelegt und abgewartet, ob der Ton oder Galvanometerausschlag konstant bleibt, oder abschwillt und dann wiederkehrt. Letzteres läßt bei erhaltener Pansenmotorik auf Beweglichkeit des betreffenden Magenwandabschnittes mitsamt dem eingestochenen oder frei liegenden Fremdkörper schließen. Ob der Fremdkörper fixiert ist oder frei beweglich in der Haube liegt, läßt sich feststellen, indem man das Tier in Rückenlage bringt: Ein freier Fremdkörper ist dann meist nicht mehr im Haubenfeld, mitunter jedoch in Rückennähe nachweisbar.

Die im Rahmen einer explorativen Ruminotomie (S. 242) erfolgende *Endopalpation der Haube* ergibt in allen nicht anderweitig zu klärenden Fällen einen eindeutigen Befund über den Gesundheitszustand des Netzmagens. Die am häufigsten vorkommenden Erkrankungen des Netzmagens geben sich dabei durch folgende Veränderungen zu erkennen:

— Einfache Netzmagenentzündung (Reticulitis simplex): Haubenleisten und -wand umschrieben oder in ganzer Ausdehnung verdickt, Netzmagenwand aber noch beweglich, Mukosa mit schleimigem Belag bedeckt und stellenweise ohne Epithel, eventuell oberflächlich steckender Fremdkörper.

— Fremdkörperbedingte Entzündung der Netzmagenwand und des parietalen Bauchfelles (Reticuloperitonitis traumatica): Haubenwand lokal oder diffus an Bauchwand oder Zwerchfell fixiert, dort Haubenleisten geschwollen und glatt, oftmals Sand in den Waben, eventuell im Zentrum der Verklebung ein steckender Fremdkörper.

— Abszeß in oder an der Netzmagenwand (Abscessus reticuli): Umfangreiche Verwachsung der Haubenwand mit mehr oder weniger deutlich fluktuierender Vorwölbung in das Netzmagenlumen.

— Verlagerung eines unterschiedlich großen Teiles der Haube in die Brusthöhle (Eventratio reticuli diaphragmatica): An der kranialen Haubenwand trichterförmige Einziehung, durch welche der tastende Finger in die Ausbuchtung gelangt.

Zur *Laparoskopie des Netzmagens* muß das Tier in Rückenlage gebracht werden. Das Einführen des Endoskopes erfolgt nach Einschnitt in der Regio xiphoidea und Eintreten des Druckausgleichs (Pneumoperitoneum). Zur Milz reichende Hauben-Bauchfellentzündungen lassen sich unter Umständen auch am stehenden Tier von der linken Hungergrube aus laparoskopisch feststellen. In der Fremdkörperdiagnostik hat die Laparoskopie jedoch keine praktische Bedeutung erlangt.

Durch die RÖNTGEN-*Untersuchung der Haube* läßt sich bei nicht allzu voluminösen Tieren Gestalt und Größe der vorhandenen Fremdkörper ermitteln und vielfach auch feststellen, ob diese in der Netzmagenwand stecken (oder nicht), oder ob schon eine traumatische Perikarditis vorliegt (Abb. 133, 193). Verwachsungen sind jedoch mitunter erst nach dem Anlegen eines Pneumoperitoneums nachweisbar. Auch die Eventratio reticuli diaphragmatica ist nicht selten auf radiologischem Wege gut zu erkennen. Technische Einzelheiten hierzu sind bei RAPIĆ und ILIJAS sowie bei FREDERIK und WINTZER nachzulesen.

Bei der *Retikulographie* (Holtenius, Jacobsson und Jonson, 1971) wird eine wassergefüllte Sonde so weit durch Nase und Schlund eingeführt, bis ihr mit einem Gewicht versehenes Ende die Haube erreicht. Die von den Haubenkontraktionen in der Sonde ausgelösten Druckschwankungen werden mit Hilfe eines Kymographen registriert. Im Falle der Retikuloperitonitis traumatica erfolgt die zweite Haubenkontraktion schwächer und länger als sonst, und die Intervalle sind größer.

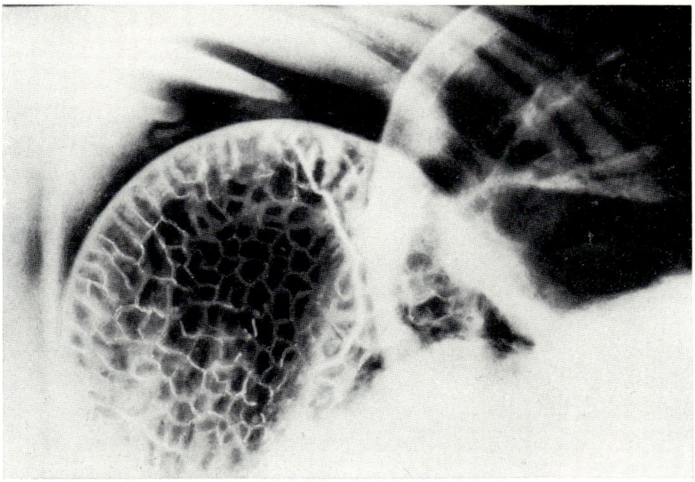

Abb. 193. Röntgen-Aufnahme (latero-lateraler Strahlengang) einer in Rückenlage befindlichen Kuh mit oberflächlich im Netzmagen (Wabenstruktur) steckendem Fremdkörper (nach Rapić)

Blättermagen (Omasus)

Über die Funktionen des Psalters wird zwar heute noch diskutiert, doch besteht insofern Übereinstimmung, daß er in erster Linie als *Resorptionsorgan* für Wasser und darin gelöste Mineralien sowie für niedere Fettsäuren und möglicherweise auch noch für andere Stoffe dient. Der *Nahrungstransport* von der Haube zum Labmagen erfolgt in zwei Phasen: Die erste beginnt mit der Erschlaffung des Psaltervorhofes und -körpers bei gleichzeitiger Freigabe des Ostium reticuloomasicum im Augenblick der zweiten Haubenkontraktion (Abb. 177 A). Dadurch wird Netzmageninhalt in den Psaltervorhof oder -kanal, ein Teil davon vermutlich auch schon zwischen die Blätter gesaugt. Während sich die Haubenpsalteröffnung wieder schließt, kontrahiert sich die Psalterbrücke und preßt die Ingesta zwischen die Blätter in den Körper des Buchmagens hinein (Abb. 177 B). Darauf wird das Futter in der zweiten Phase durch Zusammenziehung der Magenwand (Abb. 177 C), eventuell unterstützt durch Sekundärkontraktionen der Brücke (Abb. 177 D), in den Labmagen weitertransportiert, wobei sich sein Flüssigkeitsgehalt stark vermindert. Der Psalter arbeitet somit nach Art einer Saug- und Druckpumpe. Die Menge des jeweils einströmenden Netzmageninhaltes beträgt etwa 80 ml, wobei pro Tag mehr als 100 l die Hauben-Psalteröffnung passieren. Davon fließt nur ein kleiner Teil über die Psalterbrücke direkt in den Labmagen. Der Blättermagen kann Sitz selbständiger Erkrankungen sein und ist häufig sekundär am Krankheitsgeschehen des Magen-Darmtraktes (zum Beispiel im Gefolge einer Darminvagination) sowie bei Allgemeinerkrankungen (etwa an Botulismus, Virusdiarrhoe-Mucosal disease, Hämoglobinurie etc.) beteiligt. Wahrscheinlich fällt ihm im Rahmen solcher Indigestionen die Aufgabe zu, den Weitertransport von Nahrungsbrei in den Labmagen-Darmtrakt reflektorisch zu bremsen oder zu verhindern, wenn die dem Buchmagen nachgeschalteten Organe zu dessen Aufnahme und Verarbeitung nicht in der Lage sind; das trifft vor allem für Ileuszustände zu.

Wegen seiner Lage innerhalb des intrathorakalen Bereiches der Bauchhöhle entzieht sich der Blättermagen den üblichen Untersuchungsmethoden, wie Druckpalpation, Perkussion und Auskultation, weitgehend. Sichere Anhaltspunkte über eine etwaige Erkrankung sind nur durch die explorative Laparo- oder Ruminotomie zu erlangen, denen deshalb besondere Bedeutung für die Untersuchung des Psalters zukommt.

Das *Projektionsfeld* des Psalters liegt rechts ventrolateral in Höhe der 7. bis 9. Rippe und wird kranial vom kaudalen Rand des Lungenfeldes begrenzt; in diesem Bereich berührt der Blättermagen in unterschiedlicher Ausdehnung (ein bis drei Handflächen) das Zwerchfell und die seitliche Brustwand (Abb. 194). Durch kräftige *Druckpalpation* mit den Fingerknöcheln oder dem Handballen ist hier bei Psaltererkrankungen gelegentlich eine lokalisierbare Druckempfindlichkeit, bei mehr schwingender Palpation unter Umständen sogar der Gegenstoß des krankhaft verhärteten Organs (‚Psalterparese', Psalteranschoppung oder -austrocknung) festzustellen. Bei der Stabprobe (S. 245) kann der stark vergrößerte und indurierte Buchmagen in der Regio xiphoidea manchmal ebenfalls einen spürbaren Stoß oder Schlag verursachen, wenn diese mehr wippend ausgeführt wird, wobei das Tier gleichzeitig stöhnt. Die *Schmerzperkussion* (S. 245) des Buchmagens ergibt im allgemeinen deutlichere Resultate als die tiefe Palpation. Bei der *Schallperkussion* ist über dem Projektionsfeld des Psalters normalerweise gedämpfter Schall zu ermitteln (Abb. 206), dessen klare Abgrenzung vom Perkussionsschall der Nachbarorgane (Leber, S. 279; Lungen, S. 196; Labmagen, S. 255; Darm, S. 263) recht schwierig sein kann. Bei krankhafter Vergrößerung des Blättermagens nehmen sowohl der Umfang seines Dämpfungsbezirks als auch die Intensität der Dämpfung zu, während das Dämpfungsfeld bei verkleinertem oder von der Brustwand abgedrängtem Psalter fehlt.

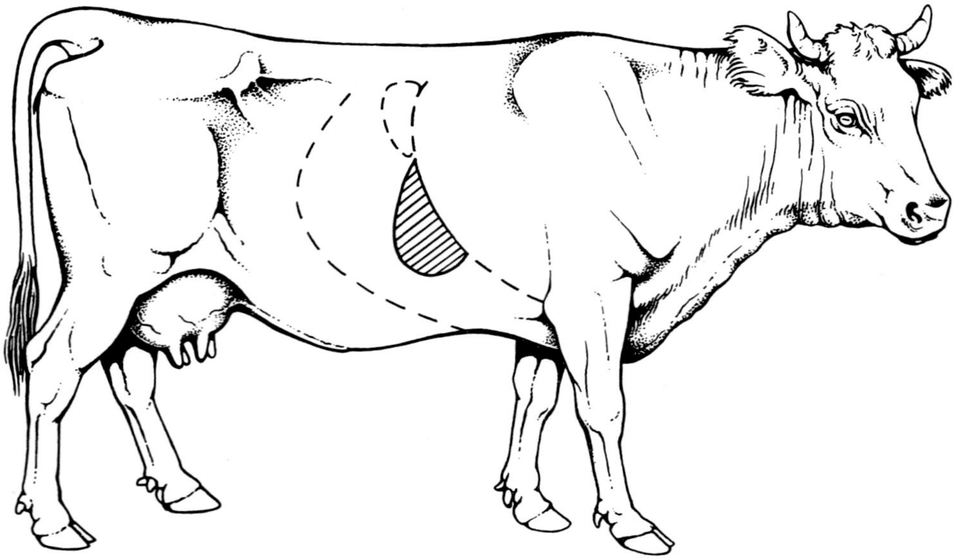

Abb. 194. Perkussionsfeld des Psalters (schraffiert); die unterbrochenen Hilfslinien zeigen die kaudale Grenze des Lungenfeldes, den Bereich der Leberdämpfung sowie den rechten Rippenbogen an

Die im Rhythmus mit den Netzmagenkontraktionen auftretenden knisternden Psaltergeräusche sind bei der *Auskultation* im Zentrum des Buchmagenfeldes nicht immer deutlich zu vernehmen oder sicher von den kräftigeren Geräuschen der anderen Vormägen zu unterscheiden. Bei vorderer funktioneller Magenstenose ist im Blättermagenbereich an Stelle des Knisterns mitunter ein Flüssigkeitsrauschen zu hören. Alle am Psalter erhobenen Auskultationsbefunde sind nach dem derzeitigen Stand der Erfahrungen jedoch nur mit Vorsicht diagnostisch verwertbar.

Entsprechendes gilt auch für die *Funktionsprüfung von Schlundrinne, Psalteröffnung und -brücke* durch Eingeben von 1 bis 2 l eines Reflexstimulans (S. 496 f.) und Auskultation der dabei über Blätter- und Labmagen hörbaren glucksenden Geräusche. Diese Probe gewinnt an Aussagekraft, wenn der Salzlösung ein Farbstoff oder Kohlepulver beigemengt und der Übertritt der Flüssigkeit 2 bis 3 Minuten später durch Labmagenpunktion (S. 257) geprüft wird (SLANINA und GDOVIN, 1963). Da der Schlundrinnenschluß aber bei kranken und älteren Tieren nicht immer auslösbar ist, kann aus einem negativen Punktionsergebnis auch nicht mit Sicherheit darauf geschlossen werden, daß Psaltereingang und -brücke nicht mehr funktionsfähig sind.

Für die *Psalterpunktion* wird eine 15 bis 18 cm lange Kanüle im 9. Interkostalraum, und zwar in Höhe des Buggelenkes, etwa 10 bis 15 cm tief eingestochen. Normalerweise führt die Nadel dann unregelmäßig-rotierende Bewegungen aus, welche bei gestörter Psaltermotorik vermindert sind oder fehlen (SLANINA und ROSSOW, 1964). Ferner kann der Druck gemessen werden, der erforderlich ist, um durch diese Kanüle Flüssigkeit in den Psalter zu injizieren. In Experimenten von KOVAĆS, SZOKOLOCZY und FEHER (1968) mußte bei gesunden Tieren ein Druck von 2,6 kp, bei Patienten mit Psalterverstopfung dagegen ein solcher von 8 bis 12 kp ausgeübt werden.

Im Rahmen einer *explorativen Ruminotomie* (S. 242) ist der Psalter vom Netzmagen und von den beiden vorderen Pansenblindsäcken aus etwa zur Hälfte seiner Oberfläche palpierbar. Nach *rechtsseitiger Laparotomie* (Abb. 231) können drei Viertel des Blättermagens, teils vom Recessus supraomentalis aus, teils durch Eingehen zwischen Netz und rechter Bauchwand abgetastet werden. Hierbei wird auf seine Größe, Konsistenz, Empfindlichkeit und etwaige Verhaftungen (Verklebungen, Verwachsungen) mit der Umgebung geachtet. Der gesunde Psalter ist kopf- bis fußballgroß, derb-teigig, ohne besonderen Kraftaufwand eindrückbar und unempfindlich. Mäßige Größenabweichungen sind ohne besondere Bedeutung, wenn sie nicht mit einer merklichen Konsistenzveränderung einhergehen. Bei der sogenannten ‚Psalterparese' ist der Blättermagen hart (spastisch kontrahiert?), nicht oder kaum eindrückbar und sehr schmerzhaft; bei vorderer funktioneller Magenstenose erscheint er dagegen mitunter auffallend schlaff, klein und weich. Im Falle einer primären (?) Dilatation sowie nach retrograder Anschoppung bei funktioneller Pylorusstenose kann der Psalter die Größe eines Medizinballes erreichen. Bei der Dislokation des Labmagens ist der Psalter gewöhnlich weicher als sonst, länglich deformiert und oft in die Verlagerung oder Drehung mit einbezogen. Eine außergewöhnliche Seltenheit ist die Blättermagentympanie; hierbei ist dieser Magen dilatiert, ballonartig gespannt und mit Gas gefüllt.

Blättermageninhalt kann anläßlich der Ruminotomie durch Eingehen in die Haubenpsalteröffnung mit zwei bis drei Fingern und vorsichtiges Herauslösen zwischen den Blättern gewonnen und dann außerhalb des Tieres näher geprüft werden; normalerweise ist er dunkelbraun-grün und fast trocken-krümelig; grobe, unverdaute Futterteile sowie pastöse bis flüssige Massen im Buchmagen sind krankhafte Befunde. Sofern es gelingt, Psalterinhalt ohne Beimengung von Pansensaft zu gewinnen, kann auch die Bestimmung des Trockensubstanzgehaltes diagnostische Hinweise geben; er beträgt normalerweise 15 bis 33 % (SWARBRICK und WILKINS, 1967), im Durchschnitt 19,9 % (KOVACS und Mitarbeiter, 1968), bei Psalteraustrocknung (‚Löserdürre') dagegen durchschnittlich 37,7 %.

Labmagen (Abomasus)

Die klinische Untersuchung des *Drüsenmagens* des Rindes hat mit zunehmender Kenntnis seiner mannigfaltigen Erkrankungen erheblich an Bedeutung gewonnen.

Topographie: Der mit spiralig verlaufenden, blattartigen Schleimhautfalten ausgerüstete ‚eigentliche' Rindermagen ist beim Milchkalb etwa doppelt so groß wie der Pansen, mit drei Monaten (bei Rauhfuttergabe) halb so groß wie dieser und hat beim erwachsenen Tier ungefähr noch ein Neuntel des Pansenvolumens (10 bis 15 Liter). Dementsprechend ist sein Projektionsfeld auf der ventralen Bauchwand, wo er zudem von kranial her durch die Netzmagenkontraktionen beeinflußt und von kaudal her durch die während der Hochträchtigkeit weit nach vorn ragende Gebärmutter verdrängt wird, je nach dem Lebensalter unterschiedlich (Abb. 195): Während der Lab-

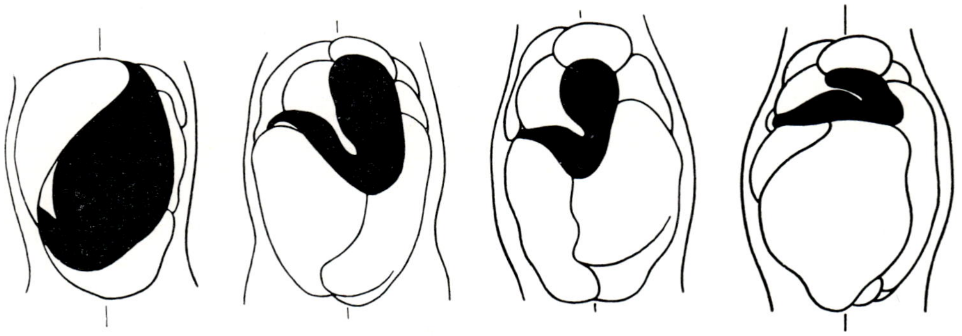

Abb. 195. Projektionsfeld des Labmagens beim Rind (Ansicht von ventral; umgezeichnet nach Reproduktionen von Lagerlöf, 1930); von links nach rechts: neugeborenes Kalb, drei Monate altes Kalb, fünf Jahre alte nichttragende Kuh und siebenjährige hochträchtige Kuh

magen beim jungen Kalb einen großen Teil des Bauchhöhlenbodens vom Rippenbogen bis kurz vor das Becken bedeckt, reicht er beim erwachsenen Tier nur noch etwa bis zu einer Querebene durch den ersten bis zweiten Lendenwirbel. Sein Fundusteil liegt in der Regio xiphoidea, und zwar zum größeren Teil links der Mittellinie; vorn, berührt er die Haube, erstreckt sich dann teilweise unter den Schleudermagen (Abb. 176) sowie den ventralen Anfangsblindsack des Pansens und kreuzt, den Psalter umrundend, etwa in der Nabelgegend oder kurz davor von links nach rechts die Mittellinie. Nach einem L-förmigen Knick geht der Labmagen in seinen stark verjüngten, mehr transversal verlaufenden Pylorusteil über, der im Bereich des rechten Rippenbogens dorsal aufsteigt und in den Zwölffingerdarm mündet (Abb. 175). Bei Dilatatio abomasi simplex (infolge funktioneller oder mechanisch-anatomischer Pylorusstenose und anderem) verbleibt der Labmagen in seiner ventralen Lage und dehnt sich lediglich mehr oder weniger weit nach kaudal aus. Bei krankhafter Verlagerung drängt sich das erweiterte, stark mit Gas und Flüssigkeit gefüllte Organ dagegen entweder linkerseits des Pansens aufwärts (Dislocatio abomasi sinistra; Abb. 196), oder es steigt zwischen rechter Bauchwand und Darmscheibe zur Flanke hin auf (Dislocatio abomasi dextra; Abb. 197). Im letztgenannten Fall kann die Verlagerung in eine Drehung nach links oder rechts übergehen (Dislocatio abomasi dextra cum torsione sinistra sive dextra).

Physiologie: Das beim Milchkalb von den Magendrüsen abgesonderte Labferment (Chymosin oder Rennin) bewirkt die hydrolytische Spaltung des Milcheiweißes in Parakasein und Molkenalbumose; Parakasein verbindet sich mit Kalziumsalzen zu unlöslichem Parakaseinkalzium (Labgerinnung). In den ersten 2 bis 3 Lebenswochen ist Chymosin wahrscheinlich auch für den weiteren Abbau des Milchkaseins verantwortlich. Später erfolgt die intraabomasale Eiweißverdauung durch Pepsin, das als Proferment abgeschieden und durch die ebenfalls vom Labmagen sezernierte Salzsäure aktiviert wird. Die Eiweiße werden im Abomasus über Albumosen zu Peptonen abgebaut; durch Rückfluß von Lipasen aus dem Darm kann hier auch schon die Spaltung der Fette (in Glyzerin und Fettsäuren) eingeleitet werden, während die Kohlenhydrate den Labmagen unverändert passieren (da Karbohydrasen im sauren Milieu nicht wirken). Flüchtige Fettsäuren werden jedoch, ebenso wie die Endprodukte der Eiweißverdauung, in gewissem Umfange von der Labmagenwand resorbiert. Infolge des ständigen Zuflusses von schwach saurem oder neutralem Vormageninhalt schwankt der pH-Wert des Labmageninhaltes normalerweise zwischen 2,0 und 4,5; er liegt im Fundusteil meist höher als im Pylorusteil. Die radioskopisch festzustellenden Bewegungsvorgänge des Labmagens bestehen in Tonusschwankungen, ringförmigen Kontraktionen und peristaltischen Wellen; sie fallen an der Pars fundica wesentlich schwächer aus als im Endabschnitt.

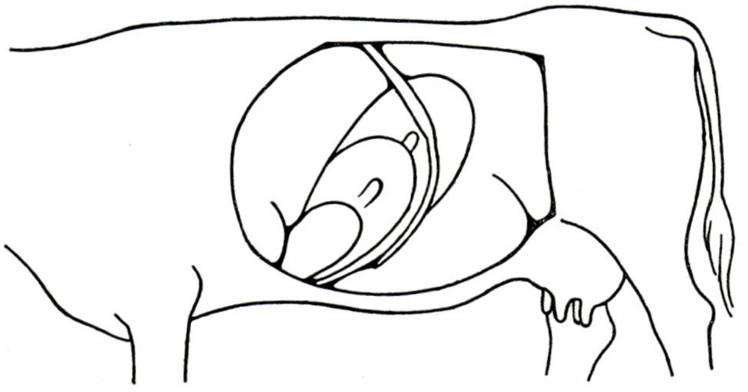

Abb. 196. Schematische Darstellung der topographischen Verhältnisse bei linksseitiger Labmagenverlagerung (leichte, mittel- und hochgradige Dislokation)

Pathologie: Der Labmagen des Rindes nimmt nicht nur an den schwerwiegenden alimentären Indigestionen der Vormägen, sondern auch an der Mehrzahl der entzündlichen Darmerkrankungen symptomatisch Anteil. Bei den in praxi als ‚Enteritiden' angesprochenen Leiden handelt es sich daher in Wirklichkeit oft um Abomaso-Enteritiden, was diagnostisch und therapeutisch berücksichtigt werden sollte. Andererseits wirken sich idiopathische Erkrankungen des Labmagens nicht selten störend auf die Vormagenfunktionen aus; das gilt insbesondere für die mit einem Rückfluß oder Rückstau von Labmageninhalt in den Pansenhaubenraum einhergehenden Passagebehinderungen (anatomische oder funktionelle Pylorusstenose).

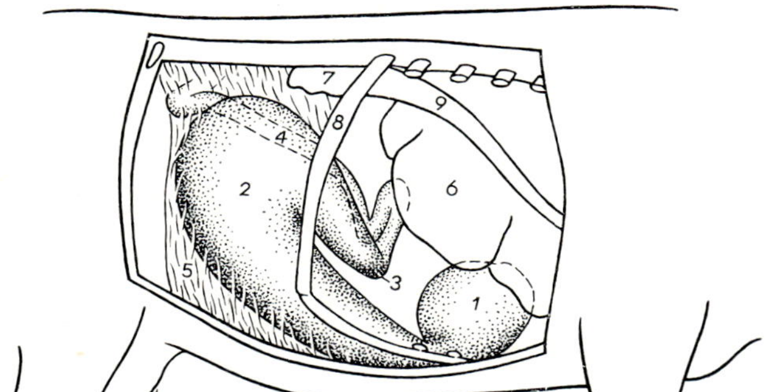

Abb. 197. Schematische Darstellung der topographischen Verhältnisse bei rechtsseitiger Labmagenverlagerung (umgezeichnet nach Vorlagen von ESPERSEN, 1961): 1 = Blättermagen; 2 = bis zur rechten Flanke aufgestiegener erweiterter Labmagen; 3 = Pylorus; 4 = Duodenum; 5 = großes Netz; 6 = Leber; 7 = rechte Niere; 8 = letzte Rippe; 9 = Zwerchfellskuppel

Zur *Untersuchung* des Labmagens werden die Adspektion von außen oder die laparoskopische Besichtigung, die Palpation von außen, sowie Auskultation, Perkussion und RÖNTGEN-Untersuchung herangezogen. Die Prüfung des Labmagenpunktates findet bisher nur selten Anwendung. Am gesunden Labmagen sind durch die genannten Methoden, im Gegensatz zu der im Rahmen einer explorativen Laparo- oder Ruminotomie erfolgenden direkten Betastung, im allgemeinen nur wenig kennzeichnende

Befunde zu erlangen; meist vermitteln diese Untersuchungsverfahren bei den abnormen Füllungs- und Verlagerungszuständen des Abomasus aber pathognostische Feststellungen.

Adspektion von außen: In und hinter der rechten Regio hypochondriaca ist gelegentlich eine mehr oder weniger deutliche Vorwölbung des Leibes infolge krankhafter Überladung des Labmagens (Anschoppung unverdauten Rauhfutters oder Labmagentympanie bei Kälbern, mechanische oder funktionelle Pylorusstenose älterer Tiere) zu beobachten (Abb. 198, 209/e, 228/k). Wesentlich deutlicher sowie weiter nach kaudal und dorsal reichend erscheint die Asymmetrie des Bauchumrisses bei den verschiedenen Formen der rechtsseitigen Labmagenverlagerung (Abb. 209/d, 228/i). Dagegen tritt bei Patienten mit Dislocatio abomasi sinistra gewöhnlich die linke Bauchwand stärker als sonst hervor, und ihre linken abdominalen Rippen sind nach dorsal aufgebogen (Abb. 196, 209/f, 228/b). Sofern der verlagerte Labmagen sich bis über die letzte Rippe hinaus aufwärtsschiebt, kann seine Kuppe sogar im vorderen Teil der Hungergrube als halbkugelförmige Vorwölbung sichtbar werden.

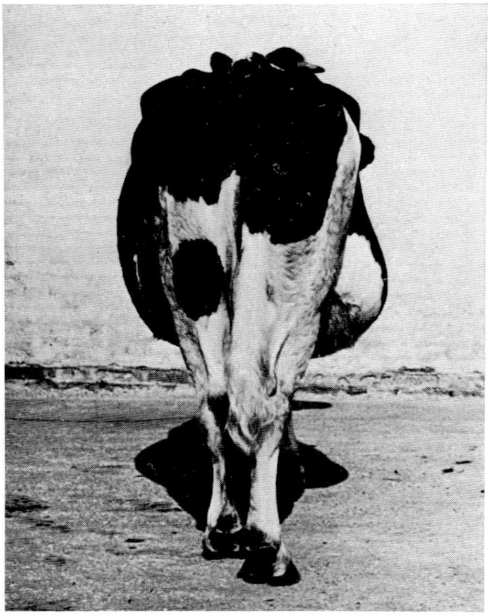

Abb. 198. Vorwölbung der Bauchwand rechts ventral bei einfacher Labmagenerweiterung und -überladung (siehe auch Abb. 228/k)

Palpation: Am in linke Seitenlage verbrachten Kalb läßt sich der Labmagen, insbesondere bei vermehrter Füllung, durch die Bauchdecken fühlen, wenn diese nicht schmerzhaft gespannt sind; so können, vor allem bei tiefer bimanueller Betastung, innerhalb des Abomasus befindliche Fremdkörper (Haarbälle etc.) ermittelt werden. An älteren Rindern sind krankhafte Veränderungen des Labmagens nur bei schlaffer, nicht zu dicker Bauchwand und nur beim Vorliegen deutlicher Abweichungen palpatorisch festzustellen. Zum Beispiel zeigen Tiere mit ausgeprägter Abomasitis oder tiefreichendem Magengeschwür bei der Druckpalpation Schmerzempfindlichkeit im Projektionsfeld des Labmagens; ferner kann bei Labmagenversandung im Bereich zwischen Schaufelknorpel und Nabel unter Umständen ein krepitierendes ‚Schneeballknirschen' spürbar sein, wenn die Geosedimentmenge 5 kg überschreitet (Abb. 199). Bei Labmagenversandung, -anschoppung oder -leukose ist durch die mit beiden Fäusten und ruckartig ausgeführte tiefe Palpation zuweilen der Gegenstoß des verhärteten Organes zu fühlen. Überragt die gasgefüllte Labmagenkuppe in den verhältnismäßig seltenen Fällen von hochgradiger Verlagerung den linken oder rechten Rippenbogen, so fühlt man hier im vorderen Bereich der Flanke eine halbkugelförmige gespannte Vorwölbung. Vom Rektum aus ist der nach rechts verlagerte Labmagen bei geringerem Dislokationsgrad als gespannter Ballon im rechten dorsalen Bauchhöhlenquadranten so eben mit den Fingerspitzen zu ertasten, während er im fortgeschrittenen Erweiterungsstadium mitunter die ganze rechte Bauchhöhlenhälfte bis zum Becken hin ausfüllt (Abb. 209/d). Bei Dislocatio abomasi sinistra ist die Labmagenkuppe nur dann vom Mastdarm her erreichbar, wenn sich das Organ bis über die linke Hungergrube hinaus auf- und rückwärts verschoben hat (Abb. 209/f). Bezüglich der unmittelbaren Betastung des Labmagens im Rahmen einer explorativen Laparo- oder Ruminotomie wird auf Seite 261 verwiesen.

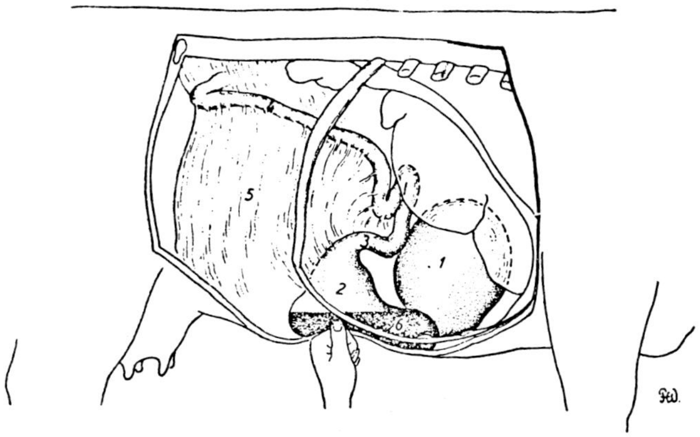

Abb. 199. Tiefe Palpation der rechten Regio xiphoidea auf das Vorliegen einer Labmagenversandung (nach SVENDSEN, 1966): 1 = Psalter; 2 = Labmagen; 3 = Pylorus; 4 = Duodenum; 5 = großes Netz; 6 = Geosediment

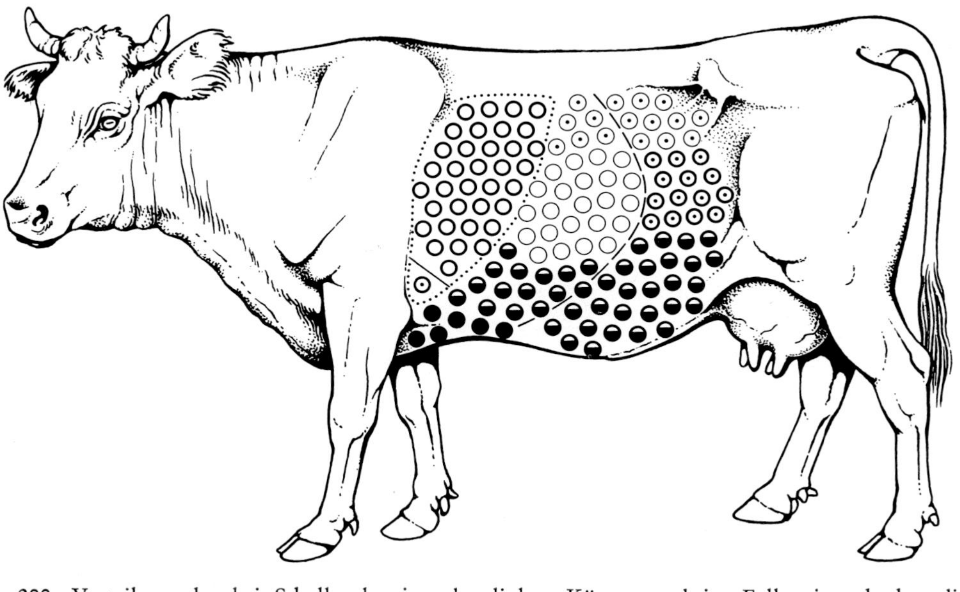

Abb. 200. Verteilung der bei Schallperkussion der linken Körperwand im Falle einer hochgradigen linksseitigen Labmagenverlagerung zu ermittelnden Schallqualitäten (siehe auch Übersicht 25): ◯ = Lungenfeld (voller Lungenschall); ⨀ = Herz beziehungsweise rauhfutterhaltiger Bereich des Pansens (relative Dämpfung); ⊙ = dorsale Gasblase des Pansens (nicht unter Druck stehend: subtympanischer Schall); ○ = Gasblase im verlagerten Labmagen (unter Spannung: tympanischer Schall); ◓ = flüssigkeitsgefüllter Bereich des dislozierten Abomasus und des Pansens (weitgehende, aber nicht vollständige Dämpfung)

Perkussion: Die Umrisse des in normaler Lage befindlichen Labmagens sind *schallperkutorisch* nicht sicher zu ermitteln; der dabei in seinem Projektionsfeld zu vernehmende subtympanische bis mäßig gedämpfte Schall weicht bei Überladung des Abomasus einer weitgehenden Dämpfung. Dagegen ergibt die Perkussion des nach links verlagerten Labmagens je nach dessen Gasgehalt einen unterschiedlich großen, meist schräg-ovalen Bezirk tympanischen Schalles in halber Höhe der linken Bauchwand (Abb. 200). Er reicht vorn bis an das Lungenfeld heran und erstreckt sich hinten bis an den Rippenbogen oder darüber hinaus. Beim kräftigen Perkutieren dieses Bereiches mit Plessimeter und leichtem Hammer äußert der Patient oft etwas Schmerz. Ähnliche Perkussionsbefunde sind auch an Tieren mit einfacher Dislocatio abomasi dextra zu erheben: Dabei wird der Klopfschall hinter dem gewöhnlich verkleinert erscheinenden Leberfeld tympanisch und geht ventral einer durch die letzte Rippen-Knorpelverbindung verlaufenden waagerechten Linie in fast völlige Dämpfung über. — Die *Schmerzperkussion* des nichtverlagerten Labmagens fällt vor allem dann deutlich positiv aus, wenn das parietale Bauchfell miterkrankt ist; der empfindliche Bezirk ist jedoch oft nicht klar lokalisiert, so daß die Trennung von schmerzhaften Netzmagen-, Psalter- oder Leberleiden schwer fällt. Mitunter stößt der Hammer bei der Schmerzperkussion im Labmagenfeld auf einen im Vergleich zu den sonst mehr federnd-elastischen Bauchdecken auffallend harten Widerstand; dieser Befund ist als Hinweis auf derbe Wandverdickung (Leukose) oder schwerwiegende Versandung des Labmagens zu werten.

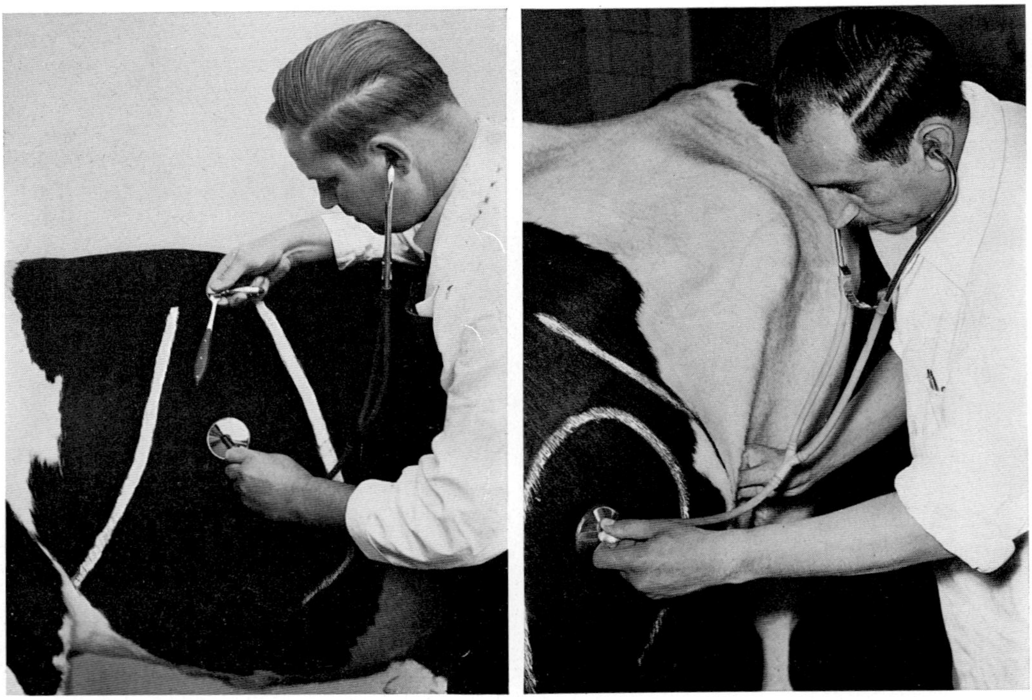

Abb. 201, 202. Perkussions-Auskultation (links) und Schwing-Auskultation (rechts) zur Ermittlung des bei linksseitiger Labmagenverlagerung im Bereich der abomasalen Gasblase (siehe Abb. 200) zu vernehmenden metallischen Klingens (dessen Tonhöhe bei noch arbeitendem Pansen entsprechend dem Innendruck des Labmagens abwechselnd zu- und wieder abnimmt)

Auskultation: Über die normalen Labmagengeräusche ist wenig bekannt; sie sollen eine Mittelstellung zwischen dem Knistern des Psalters und der Darmperistaltik einnehmen. Wertvolle und meist pathognomonische Auskultationsbefunde lassen sich jedoch bei linksseitiger Dislokation des Abomasus erheben: Zunächst ist im Rahmen der ‚Doppelauskultation' am Pansen (S. 229) festzustellen, daß lediglich in der Hungergrube Pansengeräusche wahrnehmbar sind, während weiter vorn, an der rippengestützten Bauchwand, auffällige Stille herrscht. Bei sorgfältiger, mehrere Minu-

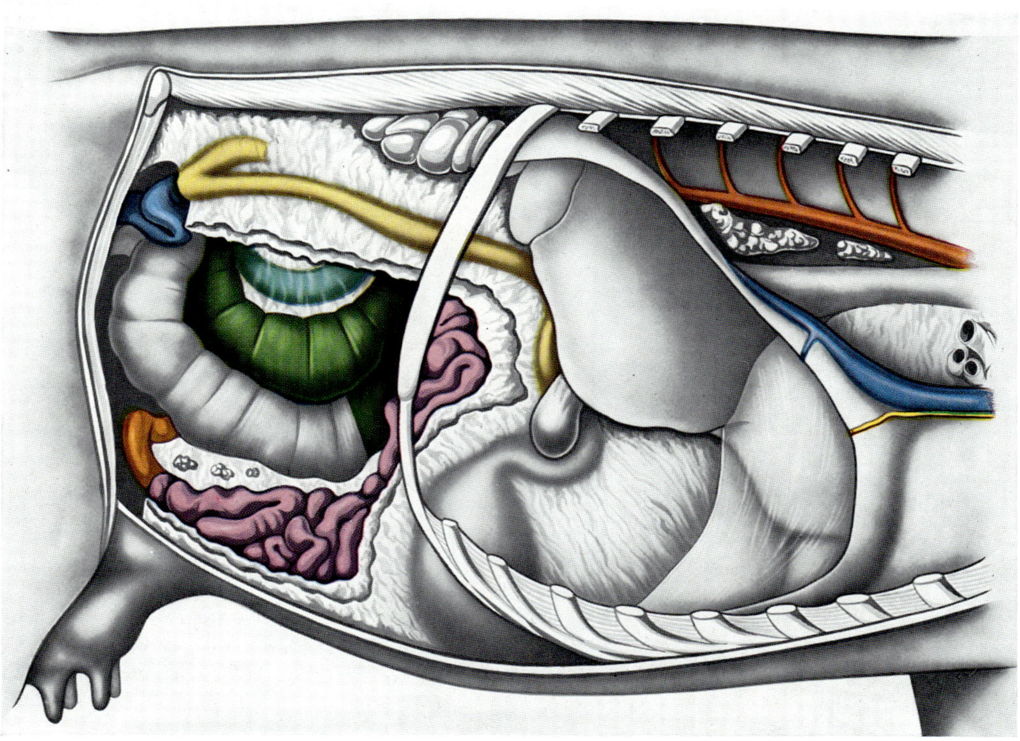

Lage der Därme sowie der Leber und des Labmagens beim Rind (NICKEL und WILKENS, 1955; Ansicht von rechts nach Entfernung eines Teiles des Zwerchfells und des großen Netzes). *In der Bauchhöhle:* gelb = Zwölffingerdarm (Duodenum); lila = Leerdarm (Jejunum); rotbraun = Hüftdarm (Ileum); grün = Spiralscheibe des Dickdarmes (Colon ascendens); blau = Dickdarm (Colon descendens); grau = Blinddarm (Zökum), Labmagen (Abomasum) und Leber (Hepar). *In der Brusthöhle:* rot = Hauptschlagader (Aorta) und Ursprungsstämme der Zwischenrippenarterien (Aa. intercostales); blau = hintere Hohlvene (V. cava caudalis); gelb = Zwerchfellsnerv (N. phrenicus)

ten lang dauernder Auskultation sind hier in unregelmäßigen Abständen und in wechselnder Lautstärke metallisch-hell und hoch klingende Labmagentöne zu hören, etwa, als ob aus einer Pipette Flüssigkeit in einen halb mit Wasser gefüllten Krug geträufelt würde. Ähnliche Geräusche lassen sich provozieren, wenn man den Phonendoskopkopf an (verschiedenen Stellen) der linken Bauchwand, am besten im Zentrum des tympanisch befundenen Perkussionsbezirkes, anlegt und gleichzeitig durch Stöße mit der rechten Faust die Bauchdecken kräftig in Schwingungen versetzt *(‚Schwingauskultation‘)*; dabei kann Flüssigkeitsplätschern mit glockenähnlichem Nachklang vernommen werden (Abb. 202). Ein ähnliches, als ‚steel-band‘-Effekt (BREUKINK und KRONEMANN, 1963) bezeichnetes Schallphänomen von kürzerem Klang ist durch Beklopfen der Bauchwand in der Umgebung des Phonendoskopkopfes mit einem Hammerstiel, den Fingerknöcheln oder durch Schnappen mit der Fingerspitze auslösbar (PINSENT, NEAL und RITCHIE, 1961; Abb. 201). Das während der *‚Perkussionsauskultation‘* festzustellende ‚tonleiterähnlich‘ abwechselnde Ansteigen und Absinken dieses metallischen Klingens ist auf Unterschiede in der Spannung der Labmagenwand zurückzuführen (Kontraktionen des Abomasus oder Druckwirkung des benachbarten Pansens?); es gestattet die Abgrenzung von ähnlichen, bei flüssigkeitshaltigem Pansen oder einem Pneumoperitoneum zu vernehmenden Geräuschen. Die Klingeltöne sind jedoch nur dann pathognostisch für eine Labmagendislokation, wenn daneben im kaudalen Bereich Pansenbewegungen gehört werden können. Andernfalls sind die in Übersicht 31 verzeichneten Krankheiten differentialdiagnostisch in Betracht zu ziehen und zur Klärung die dort angegebenen Proben vorzunehmen. Die für die linksseitige Verlagerung typischen hoch-klingenden Töne sind bei Dislocatio abomasi dextra mit Hilfe der rechterseits vorgenommenen Schwingauskultation nur zu Beginn der Erkrankung wahrzunehmen, später fehlt dem Plätschern die glockenähnliche Resonanz; ähnlich verhält es sich bei diesem Leiden auch mit dem ‚steel-band‘-Effekt. — Im Labmagen und Pansen von Milchkälbern sind mittels Schwingauskultation und Perkussionsauskultation nicht selten metallisch klingende Geräusche auslösbar, die den bei der Dislocatio abomasi ruminierender Rinder zu vernehmenden gleichen. Derartige Befunde können jedoch sowohl bei gesunden als auch bei Tieren mit Abomasoenteritis festgestellt werden und sind daher für sich allein nur mit Vorsicht diagnostisch verwertbar.

Gewinnung und Untersuchung von Labmagensaft: Bei *Milchkälbern* kann der Labmagen unter Ausnutzung des Schlundrinnenreflexes *sondiert* und dabei flüssiger Inhalt aus ihm *abgesaugt* werden (SIMONOV und MUSINSKY, 1968). Hierfür wird zunächst eine weiche Gummisonde von 6 bis 8 mm Durchmesser und 100 bis 120 cm Länge durch den unteren Nasengang bis etwa auf halbe Länge des Halsteiles des Schlundes eingeführt und dem Tier dann mit einer Saugflasche Milchtränke oder physiologische Kochsalzlösung (100 bis 200 ml) eingegeben. Beim Schlucken gleitet die Sonde nun durch die geschlossene Schlundrinne in den Labmagen. Der Labmagen *ruminierender Rinder* kann (ebenso wie derjenige von jüngeren Tieren) etwas vor der Mitte zwischen Schaufelknorpel und Nabel mit einer — je nach der Größe des Probanden — 4 bis 8 cm langen Kanüle *punktiert* werden (Abb. 203). Falls dabei keine Flüssigkeit abtropft, muß der Labmagensaft mit Hilfe einer Spritze angesaugt werden. — Bei Verdacht auf *linksseitige Labmagenverlagerung* wird zur Punktion in der unteren Hälfte des tympanischen Perkussionsbezirkes mit einer etwa 12 cm langen und 1 mm starken Kanüle in kranioventraler Richtung eingestochen (Abb. 204); gewöhnlich gelangt man wenig oberhalb der Mitte des vorletzten Interkostalraumes in das verlagerte Organ. — Wird eine Labmagendislokation nach rechts vermutet, so richtet man sich bei der Wahl der Einstichstelle ebenfalls nach dem Befund der Schallperkussion oder nach der Empfehlung LOJE's (1948), wonach die Hohlnadel zwischen den distalen Enden der 10. und 11., oder denen der 11. und 12. Rippe einzustechen ist.

Übersicht 31. Differentialdiagnostische Beurteilung und Klärung der Auskultationsbefunde im Bereich der linken Bauchwand beim Rind

Auskultationsbefund		Beurteilung (Ursache)	zur Klärung heranzuziehende Hilfsuntersuchungen
an der rippengestützten Bauchwand	im Bereich der Hungergrube		
Pansengeräusche	Pansengeräusche	Labmagen nicht oder nur geringgradig nach links verlagert	Wiederholung der ‚Doppel'-Auskultation innerhalb von 24 Stunden oder bei erneuter Verschlechterung des Krankheitsbildes
metallisches Klingen wechselnder Tonhöhe	Pansengeräusche	linksseitige Labmagenverlagerung	entfällt
metallisches Klingen	Stille	gering- bis mittelgradige Dislocatio abomasi sinistra bei ruhendem Pansen	beidseitige Schwing- und Perkussionsauskultation, Lufteinblasen durch die eingeführte Nasenschlundsonde bei gleichzeitiger Auskultation von links, rektale Bauchhöhlenexploration, Injektion von Karbamincholinchlorid zur Anregung der Pansenmotorik und anschließende ‚Doppel'-Auskultation, Nachuntersuchung nach 24 Stunden, Labmagen- und/oder Bauchhöhlenpunktion, Laparoskopie, Probelaparotomie
metallisches Klingen	metallisches Klingen	hochgradige linksseitige Verlagerung des Labmagens — oder ruhender leerer Pansen mit gespannter Wand — oder Gas-/Luftansammlung in der freien Bauchhöhle (Pneumoperitoneum) — oder gasgefüllte verlagerte Darmteile — oder gashaltiger (unter Umständen auch unterkammerter) intraperitonealer Abszeß	

Das *normale Labmagenpunktat* ist etwas heller als Pansensaft (grau-, gelb- oder olivgrün), wäßrig, von fad-säuerlichem Geruch und hat einen pH-Wert zwischen 2 und 4. Höhere pH-Werte (zwischen 5 und 7) sind zu beobachten bei Labmagenblutungen (Aspirat rostrot), Gallenbeimengung (grünlich-schleimig), bei chronisch-atrophierender Abomasitis (infolge Magenwurmbefalles) sowie bei Fäulnis des Labmageninhaltes (übler Geruch des Punktates); Labmagenversandung gibt sich beim Ansaugen des Saftes durch Knirschen und den Austritt von Sandkörnern zu erkennen. — Bei *Dislocatio abomasi sinistra* entweicht der Punktionskanüle säuerlich riechendes und meist brennbares Gas; der pH-Wert der hierbei zu gewinnenden Flüssigkeit liegt mit 1,8 bis 2,5 verhältnismäßig tief; ihre Farbe ist im Regelfall milchig-graugrün. — Die Beschaffenheit des aus dem *rechterseits dislozierten Abomasus* zu erhaltenden Magensaftes variiert je nach Fütterung (Stall/Weide), Dauer und Grad der Verlagerung sowie Verdrehung des Organes und dem Ausmaß der Blutbeimengung: Oft ist er dunkelbraun und riecht ziemlich deutlich nach Tischlerleim; sein pH-Wert schwankt zwischen 1,6 und 8,3 (Tafel 9/b, c). — Außer Farbe, Geruch, Viskosität, Beimengungen und aktueller Azidität (= pH-Wert) sind noch folgende Eigenschaften des durch Punktion oder Sondierung gewonnenen Labmagensaftes von klinischem Interesse:

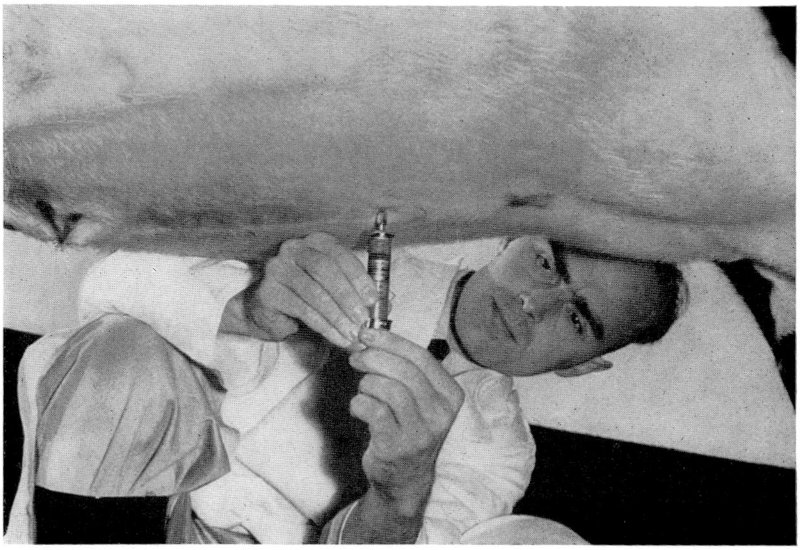

Abb. 203. Punktion des nicht verlagerten Labmagens: Lage der Einstichstelle und Ansaugen des Punktates

Titrationsazidität: Einer abgemessenen Menge Labmagensaftes werden TÖPFER's Reagenz und Phenolphthalein als Farbindikatoren zugefügt; dann wird durch Titration mit n/10 NaOH der Gehalt an freier und gebundener HCl sowie die Gesamtazidität (Gehalt an HCl und organischen Säuren) in mval/l bestimmt. Aus den Aziditätswerten mehrerer im Verlauf von 24 Stunden und regelmäßigen Zeitabständen entnommenen Labmagensaftproben sowie der produzierten Saftmenge kann auf die Funktionstüchtigkeit der Schleimhaut des Abomasus geschlossen werden; Einzelbestimmungen haben dagegen nur geringen Aussagewert, zumal die Sekretion beim ruminierenden Rind vom Nahrungstransport aus den Vormägen, das heißt von der Vormagenmotorik sowie vom Wiederkauen abhängig ist, und ständig organische Säuren zufließen. Einzelproben können allenfalls Hinweise auf das Fehlen der Salzsäureproduktion (Achlorhydrie) oder von freier Salzsäure (Anazidität), oder auf eine Hyperazidität geben. In neueren Untersuchungen wurden im Labmagensaft ruminierender Rinder durchschnittlich 17,4 mval/l freie HCl, 46,6 mval/l gebundene HCl und 60,3 mval/l Gesamtazidität ermittelt, wobei die Werte in Abhängigkeit von Fütterung, Rumination und Tageszeit schwankten (SLANINA, BARTKO und SITKO, 1966). In 19 Punktaten aus nach links verlagerten Labmägen betrugen die Mittelwerte 25,0 mval/l freie HCl, 20,3 mval/l gebundene HCl und 58,1 mval/l Gesamtazidität; 5 Proben von Patienten mit Dislocatio abomasi dextra ergaben 11,2, 19,5 beziehungsweise 46,0 mval/l (DIRKSEN, 1962).

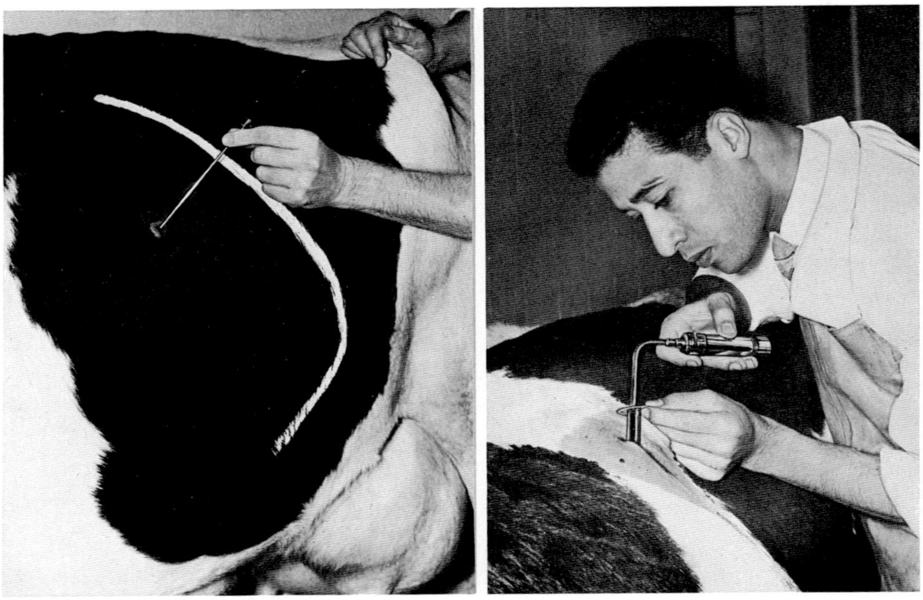

Abb. 204, 205. Links Punktion des Labmagens bei Verdacht auf Dislocatio abomasi sinistra; rechts einfache Laparoskopie mittels Trokarhülse und kleinem Leuchtstab zur Kontrolle auf das Vorliegen einer linksseitigen Labmagenverlagerung

Digestionsaktivität (HOFLUND, 1940): Aus einem hartgekochten Hühnerei werden Scheiben von etwa 2 mm Dicke geschnitten, daraus gleichgroße Stücke ausgestanzt und in zwei Reagenzröhrchen gegeben, die mit je 10 ml filtriertem Labmagensaft beschickt sind. Eine Probe wird mittels Salzsäure auf pH 1 bis 2 eingestellt, die andere bleibt im nativen Zustand; beide Röhrchen werden dann im Brutschrank bei 37 °C gehalten und im Verlauf von 24 Stunden mehrmals kontrolliert. Beurteilung der Eiweißstücke: +++ völlig verdaut, ++ ganz durchsichtig, + durchsichtige Ränder, (+) abgerundete Ränder. Normalerweise werden solche Eiweißproben bei pH 1 bis 2 binnen 12 bis 24 Stunden weitgehend (++) oder vollständig (+++) verdaut; verminderte oder fehlende Digestionsaktivität des Labmagensaftes weist auf eine Sekretionsstörung im Sinne verminderter Pepsinsekretion hin, wie sie zum Beispiel bei chronisch atrophierender Abomasitis (Magenwurmbefall) beobachtet wird.

Die *laparoskopische Betrachtung des Labmagens* beschränkt sich vornehmlich auf Fälle, bei denen der Verdacht einer links- oder rechtsseitigen Dislocatio abomasi nicht auf einfacherem Wege zu klären ist. Nach Anlegen eines Pneumoperitoneums oder Herstellen des Druckausgleichs mittels einer in der linken oder rechten Flanke eingestochenen Hohlnadel wird im Winkel zwischen letzter Rippe und Lendenwirbelquerfortsätzen ein 12 mm weiter Endoskoptrokar eingeführt. Dann wird der Spalt zwischen Pansen und linker Bauchwand oder zwischen rechter Bauchwand, Netz und Darmscheibe mit Hilfe eines Leuchtstabes (Abb. 205) oder mit einem eingeführten Endoskop besichtigt (Tafel 9/a). Dieses Untersuchungsverfahren gestattet nicht nur den Nachweis oder Ausschluß einer Labmagenverlagerung, sondern gibt auch Auskunft über den Verlagerungsgrad sowie über das etwaige Vorliegen peritonitischer Adhäsionen.

Die RÖNTGEN-*Untersuchung* des Abomasus kann bei entsprechender apparativer Ausstattung und radiologischer Erfahrung eine wertvolle diagnostische Hilfe sein (NAGEL, 1964).

Die *Kontrolle des Kotes* (Tafel 10) erlaubt ebenfalls Rückschlüsse auf krankhafte Veränderungen im Labmagen. So erscheinen die Fäzes bei linksseitiger sowie bei nicht von Torsion begleiteter rechtsseitiger Dislokation des Abomasus oft auffallend fein verdaut, von schmierig-pastöser Konsistenz und wie von einem Ölfilm überzogen. Bei schwerwiegender Labmagenentzündung ist der Kot mitunter nicht gleichmäßig durchmischt, sondern enthält hasel- bis walnußgroße ‚verfilzte' Verdichtungen, insbesondere aber reichlich Schleim (schlickerige Beschaffenheit). Im Falle blutender Schleimhautgeschwüre verfärben sich die Exkremente braun bis teerschwarz (Meläna) und weisen üblen Geruch auf; dieses ‚okkulte' Blut ist mit Hilfe der Benzidinprobe festzustellen (S. 274). Schließlich lassen sich im Kot magenwurmbefallener Patienten die Parasiteneier nachweisen (S. 275).

Im Rahmen einer am stehenden Rind vorzunehmenden *explorativen Laparotomie* ist der Labmagen beim Eingehen von der linken Flanke her normalerweise über den Pansen hinweg innerhalb des Recessus supraomentalis der direkten Betastung zugänglich; wird von der rechten Flanke aus eingegangen, so gelangt die in kranioventraler Richtung unmittelbar an der Bauchwand entlang vorgehende Hand auch direkt an den Abomasus. Beim gesunden Tier ist die Pars fundica mit flüssig-breiigem, der Pylorusteil eher mit dickbreiigem Inhalt gefüllt; die Labmagenwand erscheint schlaff-weich und nur im Pylorusbereich von derber Konsistenz (= Torus pylori). Außer den krankhaften Lageveränderungen können Abweichungen von Menge und Konsistenz des Inhalts (Fremdkörper, Sand), verdickte oder auffallend dünne Wandbezirke (erstere bei Leukose oder Ödem, letztere bei Geschwüren), Schmerzhaftigkeit, Adhäsionen sowie Verdickungen im Netzansatz (Leukose, Phlegmone oder Fettgewebsnekrose) palpatorisch festgestellt werden. — Bei *diagnostischer Ruminotomie* wird der Labmagen vom ventralen Pansensack aus betastet; Untersuchern mit langem Arm und nicht zu großer Hand gelingt es meist auch, das Labmageninnere durch die Hauben-Psalter-Öffnung hindurch zu explorieren, insbesondere, wenn man sich den Zugang durch Auslösen des Schlundrinnenreflexes (S. 496) erleichtert hat.

Darm (Intestinum)

Topographie: Mit Ausnahme des im parietalen Blatt des großen Netzes aufsteigenden Zwölffingerdarmes (Duodenum) liegt der gesamte Darm des Rindes innerhalb des Recessus intestinalis. Das Darmkonvolut füllt die hinteren zwei Drittel der rechten Bauchhöhlenhälfte, wo es — je nach Füllungszustand des Pansens — von der Medianebene nach rechts und — während der Trächtigkeit — durch die größer werdende Gebärmutter in zunehmendem Maße von der ventralen Bauchwand abgedrängt wird (Tafel 8).

Physiologie: Im Dünndarm wird der bereits im Labmagen eingeleitete fermentative Aufschluß der Nahrung mit Hilfe der Sekrete der Bauchspeicheldrüse und der Leber fortgesetzt. Die enzymatische Darmverdauung des Kalbes entwickelt sich in den ersten

Lebenswochen, nach Aufnahme der hier zu spaltenden Nährstoffe (Disaccharide, Stärke, Fette). Zunächst wird nur Laktase abgesondert; später — etwa von einem Alter von zwei Wochen an — werden auch Lipase, Trypsin und Chymotrypsin im erforderlichen Maße gebildet. Die Sekretion von Amylase nimmt zu diesem Zeitpunkt zwar ebenfalls deutlich zu, doch bleibt die Fähigkeit des Kalbes zur Stärkeverdauung sowie zur Spaltung von Maltose und Saccharose begrenzt. Beim erwachsenen Rind passieren innerhalb von 24 Stunden je nach Fütterung 100 bis 150 l suppig-flüssigen Chymus das Duodenum. Dennoch ist der Dünndarm (‚Leerdarm') normalerweise nur wenig, der Dickdarm dagegen mäßig bis gut gefüllt; auch nimmt die Konsistenz des Darminhaltes von kranial nach kaudal zu (dünn- → mittelbreiig). Im Dickdarm dominieren bakteriell-enzymatische Ab-, Auf- und Umbauprozesse, wobei im Blinddarm zum Beispiel die gleichen Spaltprodukte (flüchtige Fettsäuren) gebildet werden wie im Pansen.

Pathologie: Der Darm des Rindes kann nicht nur *selbständig*, und zwar meist in Form einer Entzündung (Enteritis) oder einer mit Behinderung der Ingestapassage (Ileus) verbundenen Lageveränderung (Invaginatio, Volvulus, Torsio, Strangulatio intestini) erkranken, sondern nimmt auch an der Mehrzahl schwerwiegender alimentä-

Übersicht 32. Aufgliederung der wichtigsten mit Durchfall (Diarrhoe) einhergehenden Krankheiten des Rindes

primäre Diarrhoe[1]: Darmwand entzündet (Enteritis!), Kot meist übelriechend

idiopathische Enteritis: (Labmagen-) Darmkanal unmittelbar betroffen

unspezifische Darmentzündung: nach Aufnahme von verdorbenem (verfaultem, verschimmeltem, gefrorenem, sandhaltigem) Futter, besonders frischem Gras (‚Weidedurchfall'), von kaltem Wasser bei schwüler Witterung, nach Verabreichung übermäßiger Rübenblattmengen oder ähnlichem

spezifische Darmentzündungen:

bei Parasiteninvasion: Magen-Darmwurmbefall, Strongyloidose, Neoaskaridose, Kokzidiose,
bei bakterieller oder viraler Infektion: neonatal calf diarrhea, Coli-Ruhr, Salmonellose, Paratuberkulose, Vibrionen-Enteritis, Enterotoxämie, Virus-Enteritis, Enteromykosen
bei toxischer Schädigung: Abführmittel (Natrium- oder Magnesiumsulfat), Giftpflanzen (senfölhaltige Pflanzen, Hahnenfuß, Eicheln/Eichenlaub, Eibenzweige, Herbstzeitlose, Kornrade, Rizinussamen, Purgierlein), andere Gifte (akute Kupfersulfat- und Quecksilbervergiftung, Arsen, Molybdän, Kochsalz, Phosphorsäure-Ester), Mykotoxikosen etc.

symptomatische Enteritis: (Labmagen-) Darmkanal im Rahmen einer andere Organe ergreifenden Erkrankung mitbetroffen

bei *schwerwiegender Vormagenindigestion:* ‚Pansenazidose', Pansenfäulnis
bei *Allgemeininfektionen:* Virusdiarrhoe-Mucosal disease, bösartiges Katarrhalfieber, bakterielle Septikämien, Tuberkulose

sekundäre Diarrhoe: Darmwand in der Regel nicht entzündet (keine Enteritis) und Kot meist ohne üblen Geruch

bei *chronischer Kreislaufinsuffizienz* (venöse Stauung, Stauungsleber, Aszites und allgemeines Stauungsödem): Endokarditis dextra, Perikarditis, Herz- und/oder Herzbeutelleukose, Verlegung der hinteren Hohlvene kranial der Leber durch pyogene Thrombose oder Kompression dieses Gefäßes durch raumfordernden intrathorakalen Prozeß
bei *Hydrämie* (Hypalbuminämie, Aszites und ‚renale' Ödeme): Niereninsuffizienz (Amyloidnephrose[2] etc.)
bei nicht vom Darm ausgehender generalisierter Bauchfellentzündung

[1] Gewisse Hinweise auf eine etwaige Mitbeteiligung des Labmagens, also auf das Vorliegen einer Enteritis oder Abomaso-Enteritis, ergeben sich aus dem Zerkleinerungsgrad des Kotes (S. 261, 272)
[2] Geht oft mit Amyloidose der Darmwand, also einer nichtentzündlichen Darmschädigung einher.

rer Vormagenindigestionen, den Inflammationen des Labmagens (Abomasoenteritiden), sowie an den durch Herz- oder Niereninsuffizienz gekennzeichneten Syndromen *symptomatisch* Anteil. Dabei ist es klinisch wichtig, die mit und ohne Darmentzündung einhergehenden Durchfallerkrankungen (Diarrhoen) voneinander zu unterscheiden (Übersicht 32). — In letzter Zeit hat die Erweiterung und Verlagerung des Blinddarmes an Bedeutung gewonnen, ein Leiden, dessen Pathogenese ähnlich wie diejenige der links- und rechtsseitigen Labmagendislokation eng an die moderne kraftfutterreiche-rohfaserarme Fütterung gekoppelt zu sein scheint.

Bei der *Untersuchung des Darmes* sind Adspektion und Palpation von außen, Perkussion, Auskultation und Punktion sowie Laparoskopie und RÖNTGEN-Aufnahme von untergeordneter Bedeutung gegenüber der rektalen Exploration und der gelegentlich erforderlichen diagnostischen Laparotomie. Wesentliche Hinweise gibt die grobsinnliche Kotbeschaffenheit, die daher bei jedem Verdacht einer Darmerkrankung zu prüfen ist (S. 270). Weitere Informationen bieten die parasitologische, bakteriologische und virologische Kotuntersuchung sowie Kontrollen des Blutserums auf Antikörper gegen mikrobiell bedingte Darmerkrankungen.

Bei *kolikartigem Verhalten* des Patienten (häufiges Umsehen nach dem Leib, Trippeln, Schlagen nach dem Bauch, Auf- und Niedergehen, Wälzen) sind als Krankheits-

Übersicht 33. Zusammenstellung der Kolikursachen beim Rind

echte (abdominale) Kolik			*falsche* (scheinbare) Kolik
präventrikuläre und *abomasale* Kolik	*enterale* Kolik	*extragastrointestinale* Kolik	
schwerwiegende atypische Fremdkörper-Erkrankung (Reticuloperitonitis traumatica) überschießende Milchsäuregärung des Panseninhaltes Verlegung der Haubenpsalteröffnung ‚Verstopfung' und/oder Spasmus des Buchmagens (‚Psalterparese') traumatisch-ulzerierende Labmagenentzündung Verdrehung des Labmagens	Spasmus (Krampf), Verlegung (Fremdkörper, Tumoren, Sand), Einschnürung, Einklemmung, Quetschung, Verdrehung oder Einschiebung des Dünndarmes Darmscheibendrehung Blinddarmverdrehung	Gallenkolik (Gallenkonkremente oder Fibrinfladen im Hauptgallengang), bei Weidegang meist mit ‚Sonnenbrand' (= hepatogene Photosensibilitätsreaktion) verbunden Nieren-, Harnleiter-, Blasen- oder Harnröhrenkolik (Harnkonkremente oder -steine) Verdrehung der tragenden Gebärmutter	Urtikaria-Anfall AUJESZKY'sche Krankheit starker Ektoparasitenbefall

ursache nicht nur Darmerkrankungen, sondern auch die übrigen auf Übersicht 33 zusammengestellten Möglichkeiten differentialdiagnostisch in Betracht zu ziehen.

Bei *Besichtigung des Leibes* (S. 290 f.) sind Aufbiegung der rechten abdominalen Rippen und Vorwölbung der benachbarten Bauchwand (Abb. 228/i) nur bei hochgradiger Füllung des Darmes mit Gas (Meteorismus) oder flüssig-suppigem Inhalt zu beobachten, so bei Erweiterung und Drehung des Blinddarmes, Darmscheibendrehung, Dünndarmverschlingung, paralytischem Ileus und gelegentlich auch bei Darminvagination. Mitunter zeichnet sich der geblähte und verdrehte Blinddarm sogar als walzen- oder schneckenförmige Auftreibung in der rechten Flanke ab.

Der *endoskopischen Betrachtung* von der rechten Hungergrube aus ist das Darmkonvolut zunächst durch das große Netz entzogen; nach Umgehen seines kaudalen Umschlagrandes (mit der Spitze des Laparoskopes) werden der Mastdarm und die obenauf liegenden Darmabschnitte sichtbar.

Die *Palpation der rechten Bauchwand* ergibt vor allem bei den zuvor genannten Darmleiden erhöhte Spannung und — bei tiefer Druckpalpation — manchmal auch eine gewisse Empfindlichkeit. Bei akuter Darmerkrankung sind Schmerzreaktionen aber vor allem durch die *Perkussion der Bauchwand* (mit schwerem Hammer) auslösbar; sie lassen sich aber nur selten deutlich lokalisieren. Der *Klopfschall* ist über dem dor-

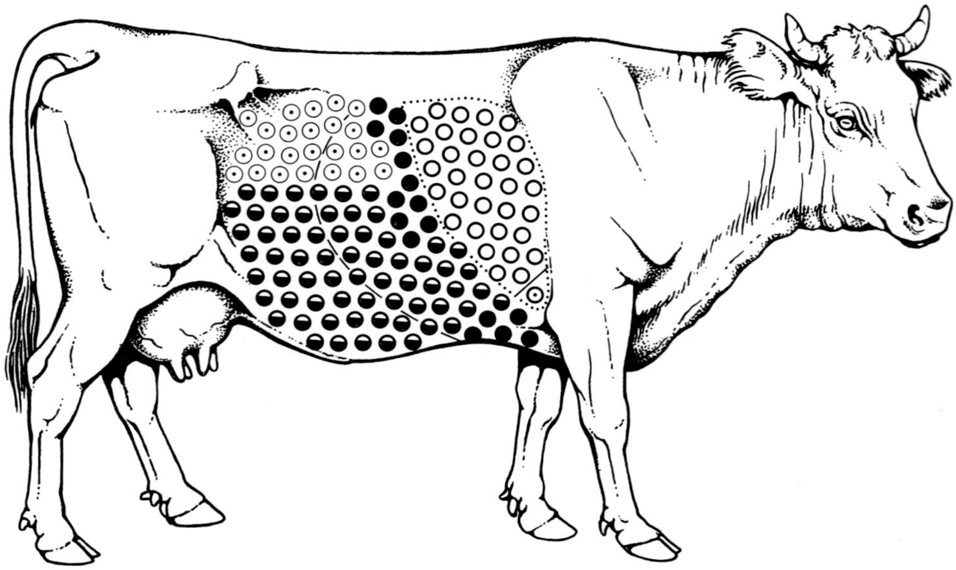

Abb. 206. Verteilung der bei Schallperkussion an der rechten Körperwand normalerweise zu vernehmenden Schallqualitäten (siehe auch Übersicht 25): ○ = Lungenfeld (voller Lungenschall); ⊙ = Herzbereich (relative Dämpfung); ● = Bereich von Leber, Psalter und Brustbein (vollständige Dämpfung); ⊙ = dorsaler Darmbereich (subtympanischer Schall); ◒ = ventraler Darmbereich (weitgehende, aber nicht vollständige Dämpfung)

salen Drittel des Darmbereiches normalerweise subtympanisch und weiter ventral mäßig gedämpft; die horizontal zwischen beiden Schallqualitäten verlaufende Grenze liegt bei hochtragenden Tieren höher als bei früh- oder nichttragenden Rindern (Abb. 206). Abweichende Befunde, etwa weit nach ventral reichender tympanischer Perkussionsschall oder (seltener) dorsale Dämpfung, lassen auf abnorme Lage- und Füllungszustände der Därme (vor allem Blinddarmdrehung, Abb. 207) oder des Labmagens (Abb. 197) schließen.

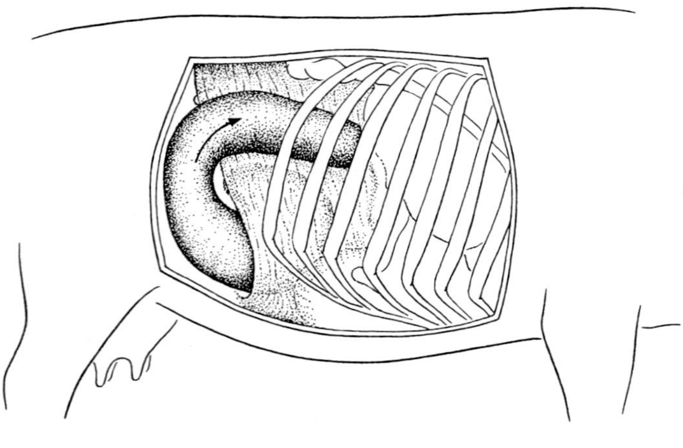

Abb. 207. Schematische Darstellung der topographischen Verhältnisse bei Erweiterung und Rechtsdrehung des Blinddarmes

Die *Auskultation des Darmes* in der rechten Hungergrube ist beim Rind meist wenig ergiebig; normalerweise sind nämlich nur schwache und seltene Geräusche (Knistern, Schlürfen, Gluckern, Gurgeln) zu vernehmen, die zudem oftmals durch fortgeleitete Vormagengeräusche übertönt werden. Dagegen kann bei schwerem Darmkatarrh, aber auch bei Bauchhöhlenwassersucht durch *Schwingauskultation* (S. 257) Plätschern festgestellt werden. Ein bei der *Perkussionsauskultation* (S. 257) zu vernehmender hoher

a

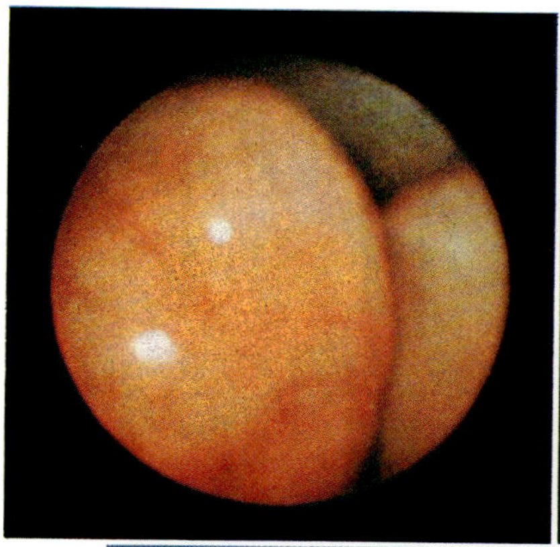

b

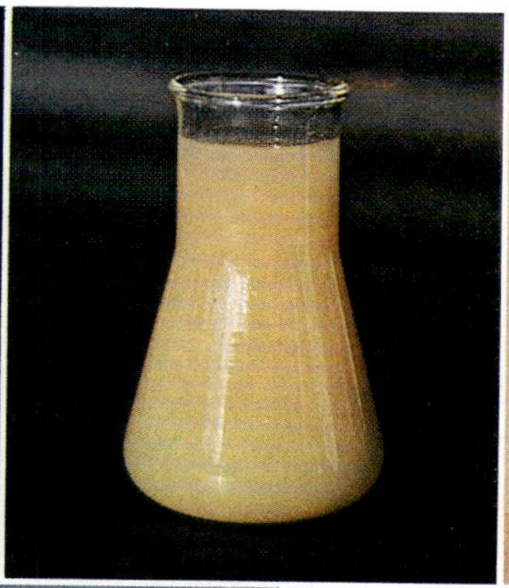

c

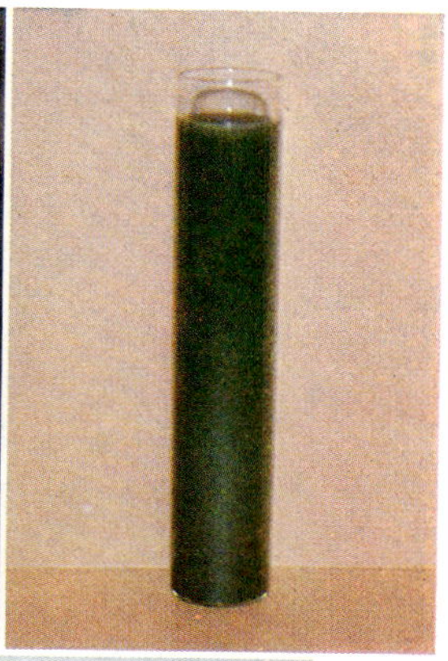

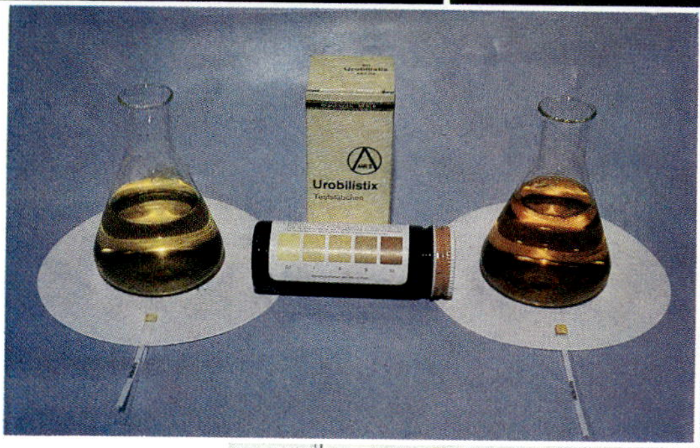

d

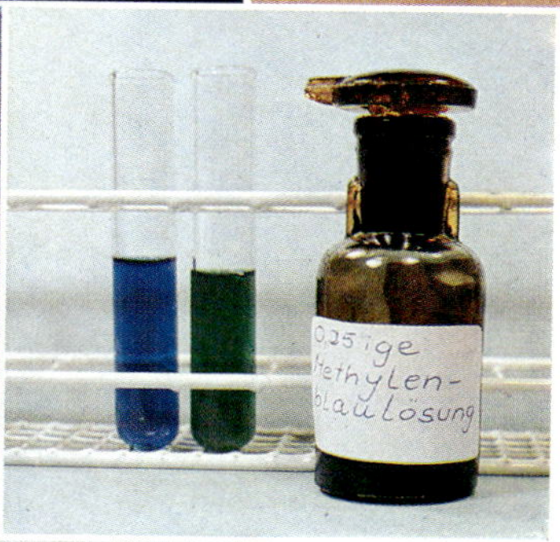

e

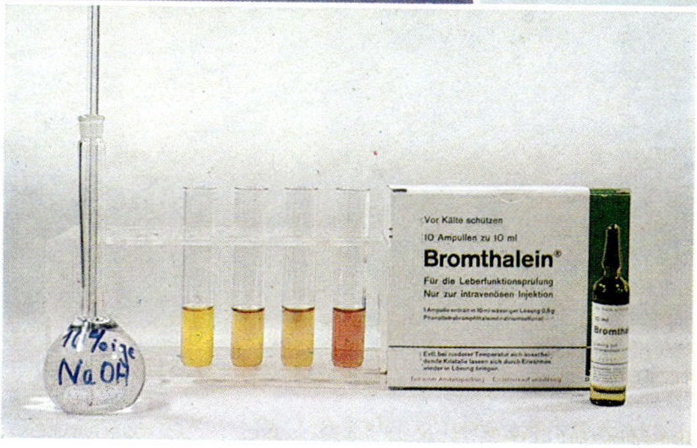

f

Untersuchung von Labmagen und Leber:

a. Endoskopisches Bild des Labmagens (links) bei Dislocatio abomasi sinistra; rechts der Pansen, oben die Milz (siehe auch Abb. 196)
b. Punktat des nach links verlagerten Labmagens: milchiggraue Farbe, säuerlich-fader Geruch, pH 1,5 bis 2,5
c. Punktat des rechtsseitig verlagerten und verdrehten Labmagens: Farbe olivbraun bis schwärzlichgrün, Geruch nach Tischlerleim, pH 1,6 → 8,3
d. Semiquantitative Sterkobilinogen-Bestimmung im Harn (Beurteilung des Reaktionsausfalles durch Vergleich mit Farbskala)
e. Methylenblauprobe im Harn: links negative (blau), rechts positive Reaktion (grün)
f. Semiquantitative Beurteilung der Bromsulfophthaleinprobe (von links nach rechts): negativ (keine Trübung des Serums), schwach, mäßig und deutlich positiv (leichte und deutliche Trübung beziehungsweise erkennbare Violettfärbung des Serums nach Zusatz von Natronlauge)

metallischer Klang kann sowohl auf einfachem Meteorismus als auch auf Ileus, rechtsseitiger Verlagerung des Labmagens, Dilatation des Blinddarmes oder Pneumoperitoneum beruhen.

Die *Darmpunktion* kommt beim Rind praktisch nur für die Entfernung von Gas aus dem erweiterten Zökum in Frage. Hierzu wird im Zentrum des in der rechten oder — bei Verlagerung der Blinddarmspitze nach links — in der linken Flanke gelegenen tympanischen Perkussionsbezirkes eine mindestens 12 cm lange Hohlnadel eingestochen. Notfalls kann der Darmstich vom Rektum aus vorgenommen werden, nachdem sein Inhalt zuvor mit lauwarmer Desinfektionslösung (Akridinfarbstofflösung 1 : 1000) herausgespült worden ist.

Mit Hilfe der Röntgen-*Untersuchung* des Darmes lassen sich Ileuszustände bei Milchkälbern mitunter sicher diagnostizieren; bei Verdacht auf Atresia recti wird der Kontrastbrei durch den Anus eingeführt. In solchen Fällen kann auch die *Sondierung* des Mastdarmes mit einer weichen Gummisonde Aufschluß auf das Vorliegen einer Passagestörung geben.

Rektale Exploration

Zur *Palpation der vom Mastdarm aus erreichbaren Organe des Beckens und der Bauchhöhle* bedient man sich aus hygienischen Gründen sowie wegen der Gefahr einer Allergisierung oder Infektion eines langen Gummi- oder Plastikhandschuhes, dessen Oberfläche mit Schleim gleitfähig gemacht wird. Während der Exploration werden Kopf und Schwanz des Tieres von einem Gehilfen gehalten (Abb. 25). Wenn das Tier aufgrund des Reizes der rektal vordringenden Hand nicht spontan Kot absetzt, räumt der Untersucher zunächst den hinderlichen Mastdarminhalt aus; dann palpiert er mit flacher Hand unter langsamen ‚wurmartig'-gleitenden, aber nach Möglichkeit weder spreizenden noch zugreifenden Bewegungen, um das Rektum nicht zu störenden Kontraktionen zu reizen oder gar zu verletzen. Beim Einsetzen peristaltischer Wellen wird deren Ablauf bei zugespitzter Haltung der Hand (‚Geburtshelferstellung') abgewartet oder diese vorübergehend zurückgezogen. Im Verlauf längerer Explorationen kann es zum Ansaugen von Luft in den Mastdarm kommen, wobei sich dessen Wand ballonartig spannt, so daß keine Palpationsbefunde mehr zu erheben sind; in solchen Fällen ist die Untersuchung abzubrechen und erst nach Erschlaffung des Darmes fortzusetzen. — Normalerweise sind vom Rektum her außer den kaudalen Darmschlingen und den inneren Geschlechtsorganen auch Teile des parietalen Bauchfells, des Pansens, die linke Niere und zuweilen auch der kaudale Pol der rechten Niere, die Aortenaufteilung, knöchernes Becken und Kreuzbein, die inneren Darmbeinlymphknoten, die Lymphknoten an der Aortenteilung und die Harnblase, bei Vorliegen krankhafter Veränderungen unter Umständen auch der Labmagen, der Psalter oder die Leber zu erreichen. Der Untersuchende kann die Reichweite seines explorierenden Armes dadurch vergrößern, daß er die rektale Austastung der Becken- und Bauchhöhle bei angehobenem Bauch vornimmt (Abb. 208). Die hierbei an den vorgenannten Organen zu erhebenden normalen und pathologischen Befunde werden in den betreffenden Kapiteln näher geschildert.

Die *rektale Untersuchung des Darmes* richtet sich einerseits auf das Rektum selbst, zum anderen auf die übrigen von hier aus erreichbaren Darmabschnitte. Dabei ist zu achten auf: Oberflächenbeschaffenheit, Dicke und Spannung der Wand, Inhalt (Menge, Beschaffenheit), Schmerzhaftigkeit, Adhäsionen. Im *Mastdarm* wird die Schleimhautoberfläche mit den Fingerspitzen betastet und im Verdachtsfalle zur Überprüfung der Wandstärke vorsichtig eine Falte aufgezogen. Normalerweise sind die Schleimhautfalten des Rektums nur andeutungsweise zu fühlen und gleiten als weiche, schlüpfrige Gebilde zwischen den palpierenden Fingern hindurch. Die Beweglichkeit des Mastdarmes und die Dicke seiner Wand erkennt man daran, ob sich die normalerweise möglichen seitlichen und kranioventralen Exkursionen der Hand ausführen lassen oder eingeschränkt sind, und wie sich die Konturen der Beckenorgane im Vergleich zu gesunden Tieren palpatorisch abgrenzen lassen. Krankhafte Befunde sind: verdickte, relativ rauhe, leicht blutende Schleimhaut (bei Enteritis oder Proktitis), trockenpappige Mukosa (bei Psalterparese oder Ileus), Einengung des Lumens (Hämatom, Ödem, Phlegmone, Abszeß, leukotische Geschwülste, Fettgewebsnekrose), Erweiterung des Lumens (bei Neuritis aut Paralysis caudae equinae), rohrartig-starres Rektum mit verdickter Wand (bei generalisierter Peritonitis mit Adhäsionen), Kotanschoppung (infolge sekundärer Darmlähmung bei Psalterparese oder Gallenkolik) oder Fehlen des Kotes und Ersatz durch pappigen Schleim (bei Psalterparese oder Ileus) sowie die noch zu beschreibenden pathologischen Kotveränderungen (S. 270). Bei den genannten Erkrankungen der Mastdarmwand lassen sich die sonst erreichbaren Nachbarorgane nur andeutungsweise oder überhaupt nicht mehr ertasten.

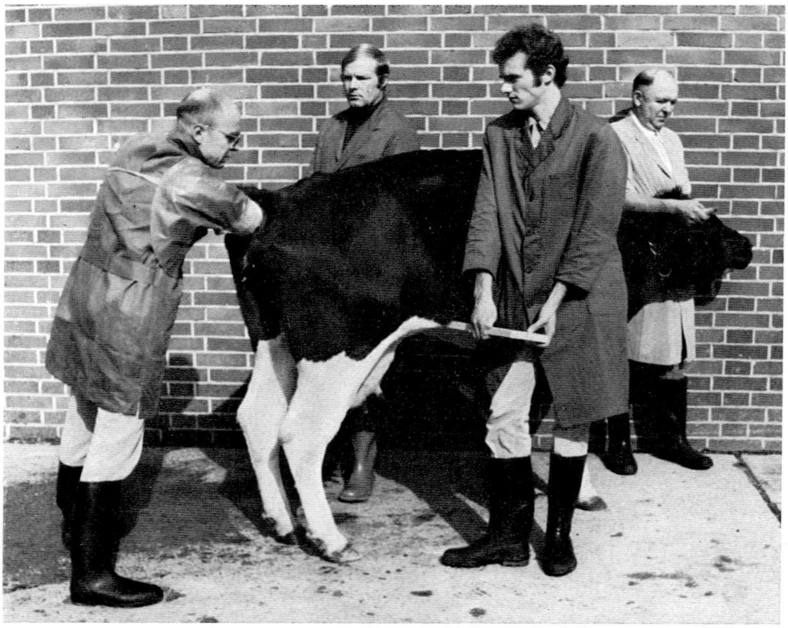

Abb. 208. Vergrößerung der Reichweite der rektal explorierenden Hand durch Anhebenlassen des Bauches mit einem Brett

Die in der rechten Bauchhöhlenhälfte mehr oder weniger weit kaudal reichenden Teile des *Dünn-, Blind-* und *Grimmdarmes* sind vom Mastdarm aus normalerweise nicht klar voneinander abgrenzbar. Beim gesunden Tier fühlt man kranioventral vor dem Becken lediglich weiche, verschiebliche Eingeweideteile; nur bei großen, gut genährten Vatertieren sind manchmal deutlicher konturierte Gekröse- oder Netzteile zu palpieren. Dagegen können bei den einzelnen Darmleiden folgende Befunde erhoben und unterschieden werden:

— *Frische Darmentzündung* (Enteritis acuta): Mesenteriallymphknoten in schweren Fällen leicht vergrößert; mitunter auch verdickt oder gespannt erscheinendes Gekröse, aber nur selten und nur andeutungsweise auch die mit flüssigem Inhalt angeschoppten Dünndarmschlingen fühlbar.

— *Verschleppte Darmentzündung* (Enteritis chronica): Gekröslymphknoten mehr oder weniger stark vergrößert und dabei derb-elastisch-glatt (Paratuberkulose, Leukose) oder höckerig-hart (tuberkulöse Verkalkungen); Dünndarmwand verdickt (vor allem bei Paratuberkulose), zuweilen auch strangartig gespannte Mesenterialfalten.

— *Darmeinschiebung* (Invaginatio jejuni; Abb. 209/g): Schneckenförmig gewundener und bis zu kinderarmstarker, ‚fleischig' bis derbelastisch erscheinender Dünndarmteil, der oft unmittelbar vor dem Beckeneingang zu fühlen und — im Gegensatz zum normalen Darm — meist auch festzuhalten ist; bei hochtragenden Tieren läßt sich das invaginierte Darmstück vielfach erst nach Anheben der Bauchdecken (Abb. 208) palpieren, in anderen Fällen ist der Rektalbefund, trotz Vorliegens einer Dünndarminvagination, mit Ausnahme des im Mastdarm anstelle von Kot anzutreffenden schwarzroten Schleimes völlig negativ.

— *Verschlingung oder Abschnürung des Dünndarmes* (Volvulus aut Strangulatio jejuni; Abb. 209/i): Bei diesem, meist auf Gekrösbruch (‚Hernia' mesenterialis) beruhenden Leiden sind nebeneinander fleischig-derbe und prall aufgegaste Darmabschnitte sowie gespannte Gekrösteile, gelegentlich aber statt dessen ein konsistenteres, mehr oder weniger stark peritonitisch verklebtes Konvolut fühlbar.

— *Darmverlegung* (Obstructio intestini): Seltene Darmerkrankung, bei welcher ein zylindrischer derber Darmabschnitt oder Knoten zu palpieren ist; unter Umständen lassen sich außerdem erweiterte, vorwiegend Flüssigkeit enthaltende Darmschlingen tasten.

— *Darmscheibendrehung* (Torsio mesenterialis intestini; Abb. 209/h): In der rechten Hälfte der Bauchhöhle sind die konzentrisch-parallel verlaufenden, prall geblähten Dickdarmschlingen der Kolonspirale neben ähnlich erscheinenden, aber ungeordneten Dünndarmteilen und gespannten Gekrösssträngen zu fühlen.

— *Erweiterung und Drehung des Blinddarmes sowie der Anfangsspirale des Grimmdarmes* (Dilatatio et torsio caeci et ansae procimalis coli; Abb. 209/c): Kaudal kuppelförmiger, gespannter ‚autoschlauch'-ähnlicher länglicher Ballon, der im rechten dorsalen Quadranten der Bauchwand anliegt oder von rechts dorsal schräg nach links ventral zieht; mitunter ist zudem wenig vor dem Becken auch die brotlaibförmige Blinddarmspitze zu fühlen; nach links ziehende Gekrösstränge deuten ebenfalls auf eine Torsio caeci hin.

— *Zerreißung des Darmes, ausgebreitete Bauchfellentzündung* (Perforatio aut ruptura intestini, Peritonitis generalisata; Abb. 209/k): Im Anfangsstadium erscheint das Peritoneum ‚samtartig', dann ‚klebrig', später ‚Schneeballknirschen' zwischen Mastdarmserosa und palpiertem Bauchfellbereich mit noch lösbaren, also fibrinösen Verklebungen (im Falle einer Darmperforation auch rauhe Kotpartikel auf dem Bauchfell), schließlich derbe fibröse Verwachsungen zwischen linker Niere und Pansen (die deshalb nicht mehr voneinander abgrenzbar sind), zwischen Netz und Bauchwand und/oder im Bereich des Darmkonvolutes (welches darum fester und unbeweglicher erscheint); fehlender Bauchhöhlenunterdruck, unter Umständen auch übelriechender ‚peritonitischer' Durchfall.

— *Fettgewebsnekrose* (Liponecrosis chronica; Abb. 209/l): Im Nierenlager, im Darmgekröse und/oder im großen Netz sind einzelne oder mehrere wachsartig-harte höckerige Knoten zu ertasten; (nicht mit den neben Mastdarm und Scheide lokalisierten derben Knoten einer indurierenden Beckenphlegmone verwechseln!).

— *Differentialdiagnostisch* sind im Rahmen der rektalen Exploration des weiteren zu berücksichtigen:

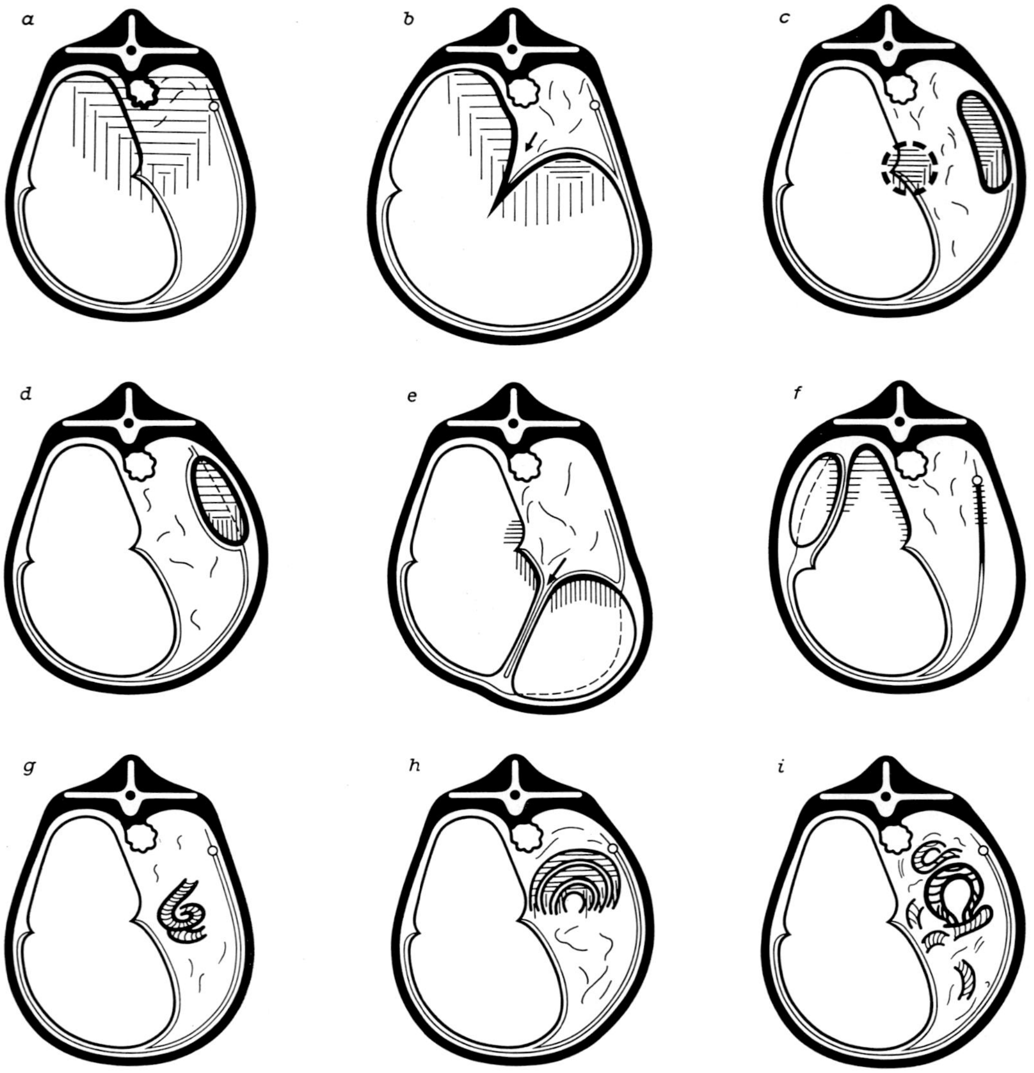

— *Pansenerweiterung und -überladung infolge vorderer oder fortgeschrittener hinterer funktioneller (oder anatomischer) Magenstenose* (Dilatatio ruminis; Abb. 209/b): Vor dem Becken ist im rechten ventralen Quadranten der Bauchhöhle der auffallend weit nach rechts reichende kaudoventrale Pansenblindsack als mäßig gespannte, halbkugelige, Flüssigkeit oder breiartige Massen enthaltende Blase zu palpieren. Um den Ballon von ähnlichen Gebilden, zum Beispiel dem erweiterten Labmagen (Abb. 209/e) oder einer Gebärmutter mit Eihautwassersucht (Abb. 209/n), differenzieren zu können, ist es notwendig, den Übergang des ventralen in den dorsalen Pansensack (das heißt die mediale Längsfurche des Pansens) aufzusuchen; das ist mitunter erst nach dem Anheben des Bauches des Patienten möglich.

— *Rechtsseitige Verlagerung des Labmagens ohne oder mit Drehung* (Dislocatio abomasi dextra sine aut cum torsione; Abb. 209/d): Großer gespannter Ballon im rechten dorsalen Quadranten der Peritonealhöhle, oder deren gesamte rechte Hälfte

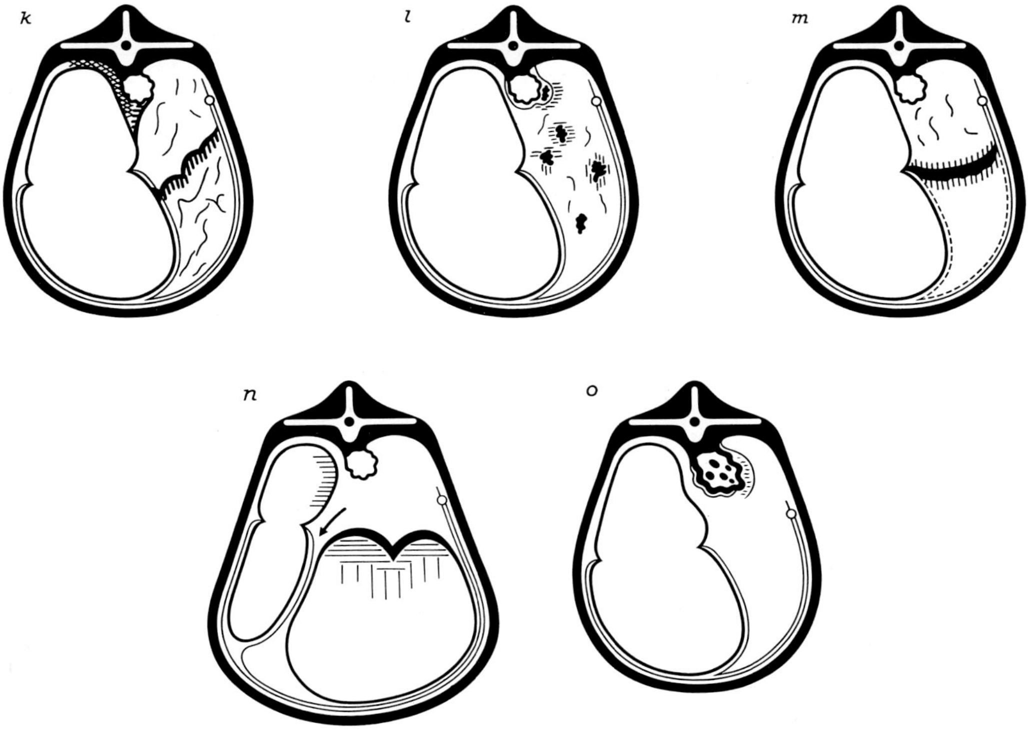

Abb. 209. Schematische Darstellung der wichtigsten, bei der rektalen Exploration zu erhebenden Palpationsbefunde (Ansicht von kaudal): ——— = normale Konturen der Eingeweide; ▬▬▬ = abnorme Befunde hervorgehoben; ≣ = ohne Anheben der Bauchdecken erreichbar; IIIIIII = bei angehobenem Bauch zusätzlich zu fühlen; XXXX = peritonitische Adhäsionen; •°• = derbe Knoten; ≈ = schwabbelige Beschaffenheit; weitere Einzelheiten im Text. a = normaler Bauchhöhlenbefund; b = vordere oder fortgeschrittene hintere funktionelle Magenstenose nach HOFLUND; c = Erweiterung und Drehung des Blinddarmes; d = rechtsseitige Erweiterung und Drehung des Labmagens; e = hochgradige Erweiterung und Anschoppung des nicht verlagerten Labmagens; f = stark erweiterter, nach links verlagerter Labmagen; g = Dünndarminvagination; h = Darmscheibendrehung; i = Darmverschlingung; k = generalisierende Bauchfellentzündung; l = Fettgewebsnekrose; m = bis vor die Beckenhöhle reichende Bursitis omentalis purulenta; n = Eihautwassersucht; o = Amyloidose, Pyelonephritis oder Leukose der Niere

---

bis zum Becken hin ausfüllend; auf diesem Ballon sind mitunter die Ansatzlinien der Labmagenfalten (als parallel verlaufende seichte Rinnen) oder der im Bild gestrichelt eingezeichnete Ansatz des großen Netzes (als dünner Wulst), letzteres aber nur bei drehungsfreier Verlagerung, zu fühlen.

— *Eihautwassersucht* (Hydramnion, Hydrallantois; Abb. 209/n): Rechts neben dem dadurch nach links abgedrängten Pansen ist ein großer (‚berg'-ähnlicher) fluktuierender Ballon zu fühlen, der sich — im Gegensatz zum Befund bei Dilatation des Pansens (Abb. 209/b) — auch bei angehobenem Leib palpatorisch vom Pansen abgrenzen läßt.

— *Einfache Labmagenerweiterung* (Dilatatio abomasi simplex; Abb. 209/e): Diese Veränderung ist vom Rektum aus nur in extremen Fällen und bei angehobenem Leib als mehr oder weniger kugelförmiges und mit Futtermassen angeschoppt erscheinendes, auf dem Bauchhöhlenboden liegendes Gebilde palpierbar.

— *Linksseitige Labmagenverlagerung* (Dislocatio abomasi sinistra; Abb. 209/f): Der nach links verlagerte Labmagen läßt sich vom Mastdarm aus nur bei außergewöhnlich starker Dilatation und Dislokation (das heißt, bei Ausdehnung über die linke Hungergrube hinaus) als gespannter ovaler Ballon linkerseits des dorsalen Pansensackes fühlen; im Regelfalle ist der Labmagen bei linksseitiger Dislokation vom Mastdarm aus nicht palpierbar; häufig erscheint hierbei jedoch der im Bild verstärkt gezeichnete scharfkantige kaudale Umschlagrand des großen Netzes deutlich nach kranioventral hin gespannt.

— *Ansammlung von jauchigem Exsudat innerhalb des Netzbeutels* (Bursitis omentalis ichorosa; Abb. 209/m): Ventral vor dem Schambeinkamm befindet sich ein meist nur bei angehobenem Bauch zu erreichender querverlaufender derber und mit den Nachbarorganen verhafteter Wulst (= kaudaler Umschlagrand des großen Netzes), der unter Umständen zentrale Fluktuation aufweist.

— *Nierenerkrankungen* (Abb. 209/o): Bei fortgeschrittener Amyloidose, Pyelonephritis oder Leukose der Niere ist diese vergrößert und erscheint häufig auch derber als normal; bei Rückstauung des Harnes aus der Blase kommt es zur retroperitonealen Urininfiltration im Fett des Nierenlagers, welches dadurch eine ‚schwabbelige' Konsistenz erhält.

Kotuntersuchung

Für den Tierarzt stellt Rinderkot einen leicht verfügbaren *‚Informationsträger'* dar, der den gesamten Verdauungskanal des Patienten durchlaufen und dabei bestimmte Eigenschaften angenommen hat; aus diesen lassen sich bei einiger Erfahrung und Mitberücksichtigung der Fütterung Rückschlüsse auf den Funktionszustand der einzelnen Digestionsorgane und auch auf das Vorliegen gewisser anderweitig lokalisierter Krankheiten ziehen. Hierzu wird frisch abgesetzter oder rektal entnommener Kot zunächst der *Besichtigung, Betastung* und *Geruchsprüfung* auf die im folgenden geschilderten Merkmale unterzogen (siehe auch Tafel 10). Zur Ermittlung etwaiger Beimengungen läßt man die Fäzes nach Aufschwemmen mit Wasser in einem Spitzglas *sedimentieren;* bei Kälbern kann die Ermittlung des *Kot-pH* aufschlußreich sein. Je nach den Begleitumständen (Einzel- oder Herdenerkrankung, Fütterung, Haltungsweise, Umwelteinflüsse) ist des weiteren, vor allem bei durchfälligen (diarrhoeischen) Tieren, eine *parasitologische, bakteriologische, virologische* oder *toxikologische Untersuchung des Kotes* angezeigt.

Menge: Erwachsene Rinder setzen innerhalb von 24 Stunden normalerweise 30 bis 50 kg ‚Mist' in 10 bis 24 Portionen ab. Das Fehlen jeglicher Kotspuren bei der rektalen Untersuchung ist als Hinweis auf eine Verlegung des Magendarmkanales anzusehen. Wird anstelle von Fäzes glasiger bis weißlicher Schleim gefunden, so spricht dieser Befund für schwere Psalterparese, bei Vorliegen von rotem bis schwarzrotem, blutdurchmischten Schleim dagegen für einen Darmverschluß (Ileus). Kälber, die während der ersten Lebenstage trotz Aufnahme der Tränke keine Fäzes absetzen, sind auf Mißbildungen des Enddarmes (Atresia oder Agenesia ani, recti oder coli) zu untersuchen. Mastdarmlähmung führt zu Verzögerung des Kotabsatzes; dann ist das weitlumige Rektum meist ständig mit dickbreiigen Exkrementen angeschoppt. Bei Patienten mit Durchfall (aber erhaltener Freßlust) ist die Menge des häufiger als normal abgesetzten ‚Kotes', bedingt durch die raschere Magen-Darmpassage und den höheren Wassergehalt der Fäzes (über 90 %), vermehrt.

Farbe: Die Färbung des Kotes wird vom Futter (insbesondere dessen Chlorophyllgehalt), der dem Ingestabrei beigemengten Gallenflüssigkeit (Sterkobilin, siehe Übersicht 34), der Durchlaufgeschwindigkeit durch den Magen-Darmkanal, gelegentlich auch durch Beimengungen beeinflußt. Beim *Milchkalb* sind die Fäzes normalerweise gelblichbraun bis grau, aber weißlich-grau bis gelb bei Coli-Ruhr und bei Salmonellose. Beim *ruminierenden Rind* erscheinen sie dagegen dunkelgrün (Weide) bis braunoliv (Stall) oder mehr gelbbraun (Getreide oder Maissilagemast). Olivgraue Kotfarbe ist bei wäßrigem Durchfall unterschiedlicher Genese (zum Beispiel akute Salmonellose), fahlolive bis graue bei Verlegung des Hauptgallenganges, gelbbraune bei Pansenazidose (Schrotüberfütterung) zu finden. Infolge starker Gallenbeimengung werden die Fäzes gelblichgrün bis dunkelolivgrün; dagegen sind sie oberflächlich braunschwarz nach Eindickung (Psalterparese, Ketose, gehaltloses Futter) oder insgesamt dunkelbraun bis teerfarben infolge Beimengung verborgenen Blutes, das oft aus dem Labmagen stammt (Meläna); Blut aus den hinteren Darmabschnitten verleiht dem Kot indessen eine hell- bis dunkelrote Farbe (siehe S. 273).

Konsistenz: Die am besten palpatorisch zu beurteilende Beschaffenheit der Fäzes hängt vor allem von ihrem *Wassergehalt* ab, der beim gesunden Kalb 65 bis 75 % beim erwachsenen Rind je nach Nahrung 80 bis 90 % beträgt. Die Kotkonsistenz wird somit auch von etwaigen *Mängeln der Tränkeversorgung* und von der *Verweildauer der Ingesta im Dickdarm* (Wasserresorption) mitbestimmt. — *Kälber* sondern normalerweise mittel- bis festbreiige Fäzes ab, die bei Verfütterung von Milchaustauschern eine mehr schmierig-fettige bis pastöse Beschaffenheit annehmen; nach Übergang zur Pflanzennahrung sind darin die ersten korpuskulären Elemente erkennbar. Normaler Kot wiederkauender Rinder ist mittelbreiig, das heißt die üblicherweise abgesetzte Einzelportion stallgehaltener Tiere bildet beim Aufschlagen einen 1 bis 2 suppentellergroßen, gleichmäßig verteilten rundlichen Fladen, ohne daß größere Mengen davon zur Seite spritzen. Eine mäßige *Eindickung* führt zum Absatz von festerem ‚Scheibchenkot', stärkere Austrocknung schließlich zur Formung von festen, gegeneinander fazettierten Kotballen innerhalb des Mastdarmes, deren Oberfläche oft dunkler gefärbt und schleimüberzogen (glänzend) ist. Auffallend schmierig oder pastenartig und wie von einem dünnen Ölfilm bedeckt erscheint der Kot von Kühen mit linksseitiger Labmagenverlagerung, noch pappiger bis teerähnlich derjenige von Tieren mit ausgeprägter Meläna. Besonders klebrig und zähelastisch fallen Fäzes aus, die fast ausschließlich aus Schleim und Fibrin bestehen. Feinschaumiger bis flüssiger (dabei gelbbraun gefärbter) Kot ist ein Merkmal der hochgradigen Milchsäureazidose des Panseninhaltes. — Bei Diarrhoe tritt infolge vermehrten Wassergehaltes ($>$ 90 %) eine *Konsistenzverminderung* der Darmausscheidungen ein, so daß sie beim Auftreffen auf den Boden weithin umherspritzen oder gar im bogenförmigen Strahl abgesetzt werden (dünnbreiige bis suppig-wäßrige Beschaffenheit). Bei bestandweise gehäuft auftretendem Durchfall liegt vielfach eine alimentär-toxische, infektions- oder parasitär bedingte Schädigung des Magen-Darmkanals, bei sporadischer Erkrankung dagegen nicht selten eine außerhalb des Digestionstraktes gelegene Krankheit zugrunde. Der Ursache ist durch Kontrolle von Fütterung, Tränke und Umgebungsverhältnissen, eingehende klinische Untersuchung der zuerst und der am schwersten erkrankten Tiere, sowie Einsendung geeigneten Probenmaterials nachzugehen (Übersicht 32).

Geruch: Frische Rinderfäzes riechen normalerweise nur wenig abstoßend. Etwaiger *übler Geruch* ist auf abnorme *Gärung* oder *Fäulnis*, insbesondere aber auf die *Beimengung von Entzündungsprodukten* zurückzuführen, die sich im Darmkanal zersetzt haben (Epithelien, Serum, Fibrin, Blut) oder selbst einen widerlichen Geruch besitzen (Eiter, nekrotische Gewebsfetzen). Bei Kälbern sind übelriechende Darmausscheidungen mitunter das erste, schon vor der Verflüssigung der Exkremente auftretende Symptom der beginnenden Enteritis. Besonders penetranter, mitunter sogar aashafter

Fäzesgeruch ist bei schwerer katarrhalischer, hämorrhagischer und pseudomembranöser Darmentzündung (so unter anderem bei Salmonellose), bei mit generalisierender jauchiger Peritonitis verbundener Enteritis sowie beim Abgang von eiterhaltigen Fibrinmassen aus der infizierten Gallenblase (Gallenkolik) zu beobachten. *Säuerlicher* Geruch der Exkremente ist beim Kälberdurchfall infolge übermäßigen Glukose- oder Laktoseangebotes, beim älteren Rind als Begleiterscheinung der schweren Milchsäureazidose des Panseninhaltes (Überfressen an leichtverdaulichen Kohlenhydraten) festzuzustellen. Von den am Geruch der Fäzes zu erkennenden Giften seien nur die Mineralöle genannt, die dem Kot einen *petroleumartigen* Geruch verleihen; entsprechendes gilt für das intensiv nach *Phenol* riechende Steinkohlenteeröl (Holzimprägnierungsmittel). — Die geruchliche Beurteilung durchfälliger Darmausscheidungen ist ein wichtiges Hilfsmittel zur Unterscheidung der primär enteritisbedingten (und meist auch deutlich übelriechenden) von der auf anderer Ursache beruhenden Diarrhoe (Übersicht 32): Bei an chronischem Durchfall leidenden Rindern, deren flüssige Darmentleerungen keinen sonderlich von der Norm abweichenden Geruch aufweisen (und demnach offenbar keine Entzündungsprodukte enthalten), liegt nämlich nicht selten eine Niereninsuffizienz (infolge Amyloidnephrose) oder eine Stauung im großen Kreislauf (Rechtsinsuffizienz des Herzens infolge Klappenendokarditis, traumatischer Perikarditis, Herzbeutel- oder Herzleukose, obliterierende pyogene Thrombose der Vena cava caudalis) vor. (Klärung durch rektale Palpation der Nieren [S. 305], Harnuntersuchung [S. 315 ff.], Kontrolle des Kreislaufes [S. 114], Leberperkussion [S. 279] oder Bauchhöhlenpunktion [S. 293]).

Zerkleinerungsgrad: Der Anteil unzulänglich zerkleinerter (also ‚schlecht verdauter') Pflanzenfasern in den Exkrementen des Rindes wird durch Häufigkeit und Dauer des *Wiederkauens* beeinflußt, hängt aber auch von der Aktivität der Vormagenflora und -fauna und vom Funktionieren der verschiedenen Sortierungsmechanismen (in den Vormägen) ab. Nach dem Absetzen von der Milchnahrung sondern gesunde Rinder ‚mäßig verdauten' Kot ab, in dem sich reichlich Pflanzenfasern von bis zu 0,5 cm Länge befinden; als ‚schlecht zerkleinert' sind Fäzes mit vielen über 1 bis 2 cm langen Partikeln, als ‚gut verdaut' solche zu bezeichnen, deren Zerkleinerung deutlich feiner als derjenige der mäßig verdauten Darmausscheidungen ist. — *Schlecht zerkleinerte Fäzes* können somit Störungen des Wiederkauens und/oder einen beschleunigten Abgang des Futters aus den Vormägen anzeigen. Das ist beim Rind unter anderem bei frischer traumatischer Retikuloperitonitis der Fall; mitunter findet sich bei akut fremdkörperkranken Rindern inmitten des normal zerkleinerten Kotes sogar ein walnuß- bis hühnereigroßes Knäuel völlig ‚unverdauter' Pflanzenfasern. Ungeschrotete Getreidekörner durchlaufen den Magendarmkanal der großen Wiederkäuer oft unzerkaut, ohne daß diesem Befund eine krankhafte Bedeutung zugemessen werden muß. Treten sie jedoch in großer Anzahl in den Fäzes auf, so ist nachzuforschen, ob das betreffende Tier eine unmäßige Menge davon aufgenommen hat und infolgedessen an einer überschießenden Milchsäuregärung des Vormageninhaltes (‚Pansenazidose') leidet. Besonders schlecht zerkleinerte Darmentleerungen mit über streichholzlangen Partikeln sind mitunter bei Patienten mit einer Zahnerkrankung oder solchen mit funktioneller Magenstenose zu beobachten; gleiches gilt des weiteren für schwerwiegende Erkrankungen des Labmagens (ulzerierende Abomasitis, fortgeschrittene Leukose der Labmagenwand, abszedierende Phlegmone im Ansatzbereich des großen Netzes: hemmender Einfluß auf das Wiederkauen und/oder den ‚Sortier'-Mechanismus des Haubenpsalterüberganges). Ähnliches trifft für hochgradige Abomaso-Enteritiden zu, bei denen sich die Exkremente nicht nur durch flüssige Konsistenz und üblen Geruch, sondern oft auch durch ihren Gehalt an unzureichend ‚verdauten' Pflanzenteilen auszeichnen. (Bei sekundärer Diarrhoe ist das Wiederkauen und damit der Zerkleinerungs-

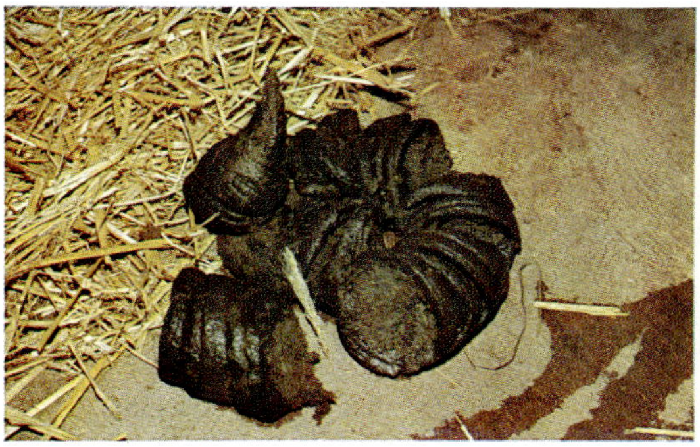
a

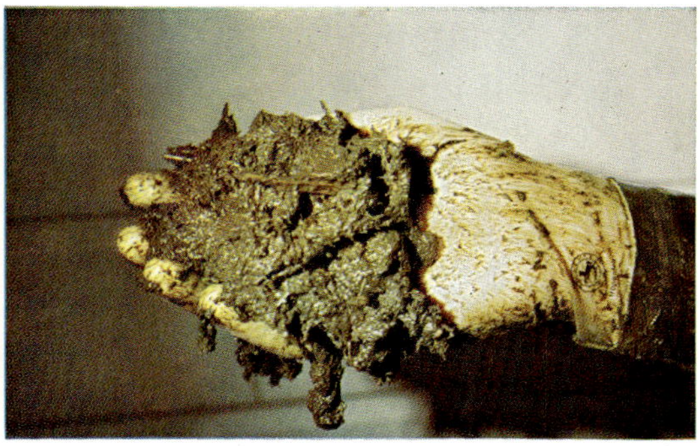
b

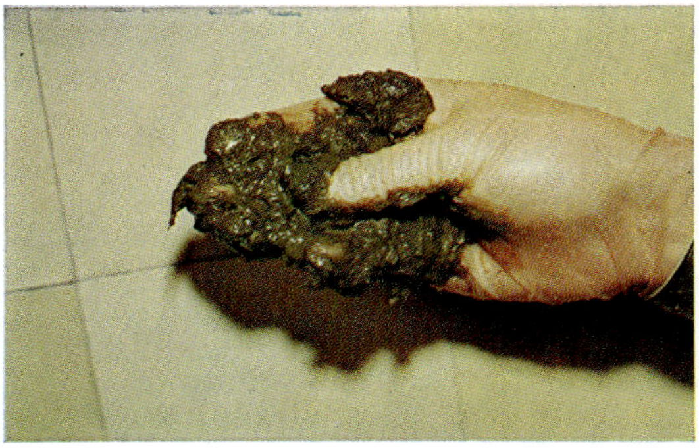
c

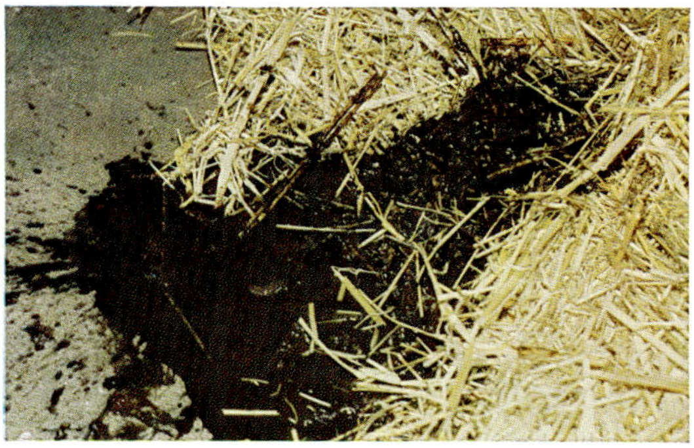
d

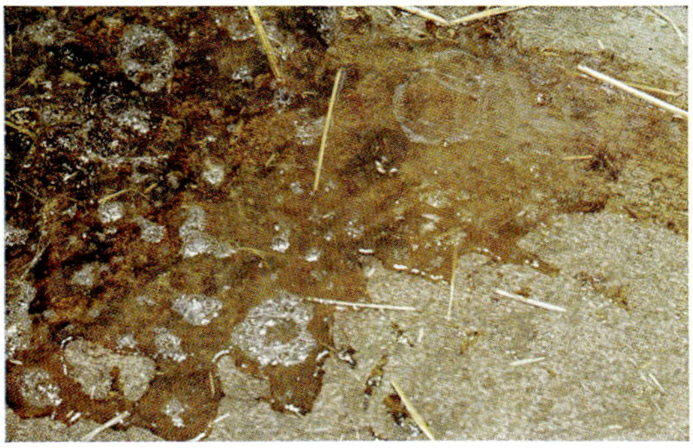
e

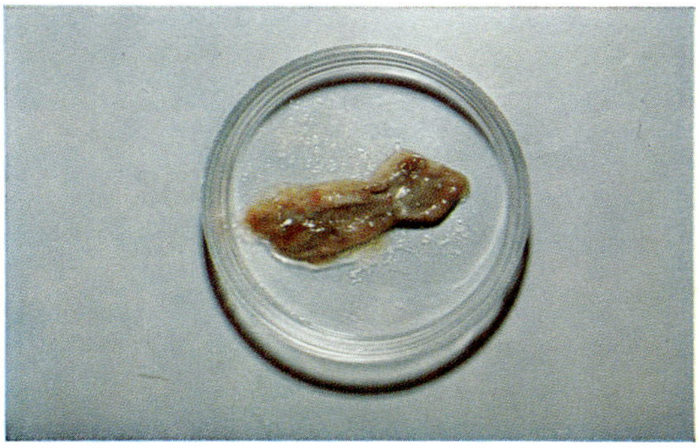
f

Grobsinnlicher Kotbefund:

a. Dickbreiiger ‚Scheibchenkot' (Austrocknung der Fäzes innerhalb des Darmes infolge Tränkewassermangels oder verzögerter Ingestapassage)
b. Schlecht zerkleinerte (das heißt ungenügend wiedergekaute) Pflanzenteile in den Exkrementen einer an traumatischer Retikuloperitonitis erkrankten Kuh
c. Schmierig-pastöser und auffallend fein zerkleinerter Kot mit angedeutetem öligen Schimmer bei linksseitiger Labmagenverlagerung
d. Schwärzlicher, leicht durchfälliger (schleimhaltiger) und deutlich übelriechender Kot: Meläna infolge tumoröser Leukose der Labmagenwand mit rezidivierend blutendem Labmagengeschwür (Hämoglobinnachweis bis zu Verdünnungen von Fäzes : Wasser von mehr als 1 : 5000 positiv)
e. Zu gelatinöser Masse geronnener partikelfreier glasiger Schleim, der eine Stunde zuvor von einem an schwerer Salmonellose erkrankten Jungrind abgesetzt worden ist
f. Schleimpfropf (mit Blutspuren) statt Kot aus dem Mastdarm einer an Ileus (Dünndarminvagination) erkrankten Kuh

grad der Fäzes dagegen in der Regel unbeeinträchtigt). — Umgekehrt sind *abnorm fein ‚verdaute' Exkremente* bei solchen Leiden zu beobachten, die mit einer Verzögerung der Futterpassage durch die Vormägen verbunden sind. Rinder mit linksseitiger Labmagenverlagerung scheiden zum Beispiel auffallend fein zerkleinerten Kot von schmieriger Beschaffenheit aus. Ähnliche Befunde sind auch bei rechtsseitiger Dilatatio et Dislocatio abomasi oder -caeci zu erheben, wenn diese Lageveränderungen noch nicht zu einem Ileus geführt haben; zur Konsistenz der Darmentleerungen solcher Patienten trägt allerdings auch die vermehrte Beimengung von Darmschleim bei.

Beimengungen: Im Kot enthaltene Beimengungen sind oft schon bei der Adspektion und Palpation, sonst nach Spitzglassedimentation einer wäßrigen Aufschwemmung der Fäzes erkennbar und stets als krankhafter Befund zu werten:

— *Schleim* beeinflußt bei gleichmäßiger Verteilung die Konsistenz der Darmentleerungen (gelatinös bis pappig); auf eingedickten Kotballen gibt er sich als glänzender Überzug zu erkennen. Das Vorfinden von zähem, grauweißem und oft mit Blut vermengtem Schleim (unter Umständen in Form eines regelrechten Pfropfes) im Mastdarm ist stets als Hinweis auf einen Ileus zu werten. Bei schwerster Enteritis wird mitunter anstelle von Kot flüssiger partikelfreier glasigtransparenter Schleim abgesetzt, der in der Außenwelt bald zu einer gelatinösen Masse gerinnt.

— *Fibrin* kann bei schwerer krupöser Enteritis in Gestalt langer Stränge ausgeschieden werden, die ein regelrechtes Negativ des Darmlumens darstellen (sogenannte ‚Darmausgüsse', Abb. 210, 211); sonst fällt es in Form von Flocken und Fetzen an, die sich beim Sedimentieren einer aufgeschwemmten Kotprobe als gesonderte Schicht absetzen (etwa bei Kokzidiose, Enteritis regionalis, infektions- oder toxisch bedingter Enteritis). Nach abgeklungener Gallenkolik ist gelegentlich der aus der entzündeten Gallenblase stammende übelriechende Fibrinpfropf im Kot zu finden.

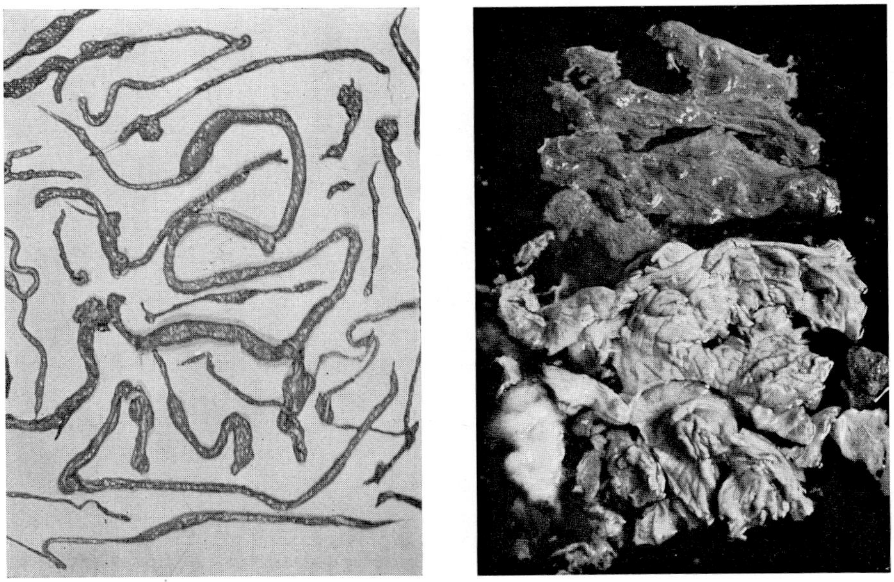

Abb. 210, 211. Pseudomembranöse Fibrinausgüsse aus dem Dünndarm (links) und dem Dickdarm (rechts) bei Enteritis crouposa

- *Blut* aus den hinteren Darmabschnitten erscheint hell- oder dunkelrot, in Form von Striemen auf, oder gleichmäßig verteilt in den Fäzes, und ist flüssig oder geronnen. Blutbeimengungen aus kranialen Darmteilen oder dem Labmagen verleihen dem Kot eine schokoladenbraune bis teerartige Farbe (Meläna) und sind daher nicht mehr ohne weiteres als solche zu erkennen. Derartiges ‚okkultes' Blut läßt sich mit Hilfe der Benzidinprobe[1] nachweisen; hierzu müssen 2 Gramm der zu untersuchenden Exkremente in steigender Verdünnung mit Wasser versetzt werden, weil Rinderkot dabei schon normalerweise ein positives Resultat ergibt. 2 bis 3 Tropfen der jeweils zu prüfenden Verdünnungsstufe werden dann in ein zuvor mit 1 Messerspitze Benzidin, einigen Tropfen Eisessig und 2 ml einer 3%igen Wasserstoffperoxyd-Lösung beschicktes Röhrchen gegeben[2]. Der bis zur letzten, soeben noch positiv ausfallenden Verdünnung fortzuführende Test ist wie folgt zu beurteilen: Blaugrünfärbung bis zu einer Verdünnung von weniger als 1 : 1000 = normal, zwischen 1 : 1000 und 1 : 3000 = verdächtig, von mehr als 1 : 3000 = krankhafte Blutbeimengung.
- *Gasblasen:* In diarrhoeischen Darmausscheidungen sind mitunter auffallend viele grobe Blasen enthalten; das gilt vor allem für die suppig-flüssigen Exkremente bei Paratuberkulose. Enteritiskranke Kälber sowie erwachsene Rinder mit schwerer Milchsäureazidose des Panseninhaltes setzen manchmal schaumige, also mit feinsten Bläschen durchsetzte Fäzes ab.
- *Sand:* Erfahrungsgemäß führt die mit der Verfütterung von Rübenblatt verbundene Aufnahme von Erde (deren Humusanteil verdaut wird) nur dann zur Ansammlung größerer Mengen von Sand in den Vormägen oder im Labmagen, wenn deren Motorik beeinträchtigt ist; plötzlich in den Darm gelangt, können sie dann Kolikerscheinungen (S. 80) verursachen. Rektal findet man bei solchen Patienten unter Umständen nur fest zusammengesinterte, schleimüberzogene Sandballen vor.
- Als nur selten im Kot anzutreffende Gebilde sind *Fremdkörper* (Steinchen, Metallteile) sowie mit den Fäzes abgehende makroskopisch erkennbare *Parasiten* (Bandwurmglieder oder Spulwürmer) zu nennen. Giftstoffe sind in den Darmausscheidungen meist so fein verteilt, daß sie mit bloßem Auge nicht wahrgenommen werden können; eine Ausnahme hiervon bildet der nach der Aufnahme von Mineralöl auf dem Kot auftretende Ölüberzug.
- *pH-Wert:* Der beim *Kalb* gewöhnlich zwischen 7,0 und 8,5 liegende Kot-pH verschiebt sich mit dem Einsetzen von Durchfall (Absinken des Trockensubstanzgehaltes unter 12 %) häufig in den sauren Bereich (zwischen 5,0 und 7,0). Ein derartiger Säuregrad der Exkremente ist unter anderem bei Überangebot von leichtlöslichen Kohlenhydraten und vorwiegend saccharolytischer Fäkalmikroflora, bei Enzymmangel, bei hochgradiger Hyperperistaltik sowie bei Antibiotikamißbrauch zu beobachten. Alkalischer pH durchfälliger Fäzes deutet auf Darmfäulnis mit vorwiegend proteolytischer Mikroflora hin. Bei mit Rauhfutter ernährten *Wiederkäuern* bewegt sich der Kot-pH normalerweise im alkalischen Bereich; tieferer Säuregrad der Fäzes ruminierender Rinder ist bei stärkereicher Fütterung zu finden und deutet auf latente oder akute Pansen- oder Dickdarmazidose hin.

---

[1] Wegen der Empfindlichkeit des Reagenzes sollte für diese Probe nur spontan abgesetzter oder durch besonders vorsichtige rektale Entnahme gewonnener Kot verwendet werden, da selbst geringfügige Verletzungen der Mastdarmschleimhaut zum Blutaustritt und damit zu positivem Ausfall des Tests führen.

[2] Der Nachweis kann in der gleichen Kotaufschwemmung auch mit den in der Harndiagnostik üblichen Hämoglobin-Teststreifen geführt werden (S. 318).

Parasitologische Kotuntersuchung: Mit Ausnahme der bei Moniezia-Befall schon mit bloßem Auge auf dem Kot erkennbaren Bandwurmglieder lassen sich alle übrigen im Kot des Rindes vorkommenden parasitären Entwicklungsstadien nur mikroskopisch (bei 80- bis 100facher Vergrößerung) feststellen. Zur parasitologischen Prüfung ist stets frisch rektal entnommener Kot zu verwenden, da vom Boden aufgenommene Fäzes mit Erdnematoden verunreinigt und bestimmte Parasiten in älteren Proben schon weiterentwickelt sein können. Von den verschiedenen Untersuchungstechniken eignet sich für die Praxis das einfache *Abschwemmverfahren,* das bei negativem Ergebnis allerdings wenig beweiskräftig ist. Sicherere Resultate liefern die etwas aufwendigeren *Anreicherungsmethoden.*

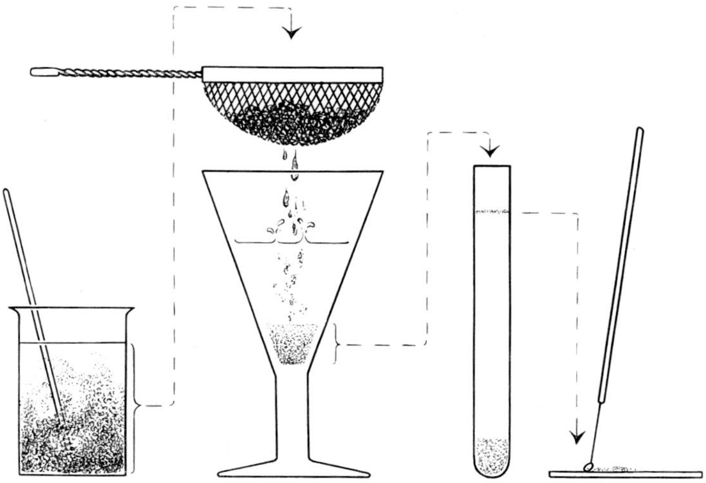

Abb. 212. Kombiniertes Sedimentations- und Flotationsverfahren zum Nachweis von Trichostrongyliden-, Askariden-, Bandwurm- und Leberegeleiern sowie von Kokzidienoozysten im Kot

— *Abschwemmverfahren nach* Benedek: Die gründlich mit Wasser durchmischte Kotprobe (5 bis 10 g) wird durch ein grobes Sieb (Maschenweite 250 μ) in ein Becherglas gerührt; dieses füllt man dann etwa 10 cm hoch mit Wasser und gibt einige Tropfen eines Detergenz (etwa Pril) hinzu. Nach einer Sedimentationszeit von ungefähr 3 Minuten wird der Überstand vorsichtigt bis auf einen Rest von etwa 2 cm Höhe abgegossen und anschließend das Glas nochmals wie zuvor mit Wasser aufgefüllt. Dieser Vorgang ist ein- bis zweimal zu wiederholen und der Bodensatz nach dem letzten Abgießen mit einigen Tropfen 1⁰/₀iger Methylenblaulösung zu versetzen; Pflanzenteile färben sich dabei blau und lassen sich so besser von den gelben Leberegeleiern unterscheiden. Zur mikroskopischen Untersuchung gibt man den Bodensatz in eine plane Petri-Schale. Das Verfahren dient vor allem dem Nachweis von Trematodeneiern und Kokzidienoozysten.

— *Kombiniertes Sedimentations- und Flotationsverfahren* (Abb. 212): Zur Anreicherung von Trichostrongyliden-, Askariden-, Bandwurm- und Leberegeleiern sowie von Kokzidienoozysten wird eine etwa hühnereigroße Kotprobe zunächst in einem Becherglas durch gründliches Umrühren mit Wasser aufgeschwemmt, dem einige Tropfen eines Detergenz zugesetzt sind, und zur Befreiung von groben Pflanzenpartikeln durch ein Teesieb in ein Spitzglas gerührt. Eine haselnußgroße Probe des nach einiger Zeit abgesunkenen Bodensatzes wird dann in einem Zentrifugenröhrchen im Verhältnis 1 : 10 mit der Anreicherungsflüssigkeit (konzentrierte Kochsalzlösung für Trichostrongyliden-, Askariden- und Bandwurmeier sowie Kokzidienoozysten; Wasserglas-Wasser-Lösung 1 : 1[1] für

[1] Vorsicht: Wasserglaslösung darf nicht mit der Optik des Mikroskopes in Berührung kommen, weil die Linsen dadurch beschädigt werden.

die Eier des großen und des kleinen Leberegels) vermischt und eine Minute lang bei 4000 Umdrehungen pro Minute zentrifugiert. Unter Praxisbedingungen kann die Flotation auch durch Aufrühren der Kotprobe in der betreffenden Anreicherungsflüssigkeit in einem Becherglas und mehrstündiges Stehenlassen erreicht werden. Schließlich werden mit einer Drahtöse von der Oberfläche der Flüssigkeit zwei bis drei Tropfen abgenommen, auf einem Objektträger ausgestrichen und mikroskopisch untersucht. Die wichtigsten der dabei gegebenenfalls zu findenden parasitären Gebilde sind auf den Abbildungen 213 bis 222 dargestellt.

— *Auswander-* oder *Trichter-Verfahren:* Diese, dem Nachweis von Lungenwurmlarven dienende Kotuntersuchungsmethode wird beim Atmungsapparat besprochen (S. 203; Abb. 157, 158).

— *Eizählung, Larvenzüchtung:* Mitunter ist es wünschenswert, genaueren Aufschluß über die Eizahl pro Gramm Kot (EPG) sowie über die Gattung der Magen-Darmparasiten zu erhalten, deren Eier im Kot nachgewiesen wurden. Die Eizählung erfolgt mit Hilfe der Zählkammer nach McMaster, während die Ermittlung der Wurmgattung nach Züchtung der III. Larven vorgenommen wird. Beide Untersuchungen läßt man zweckmäßigerweise in einem auf diese

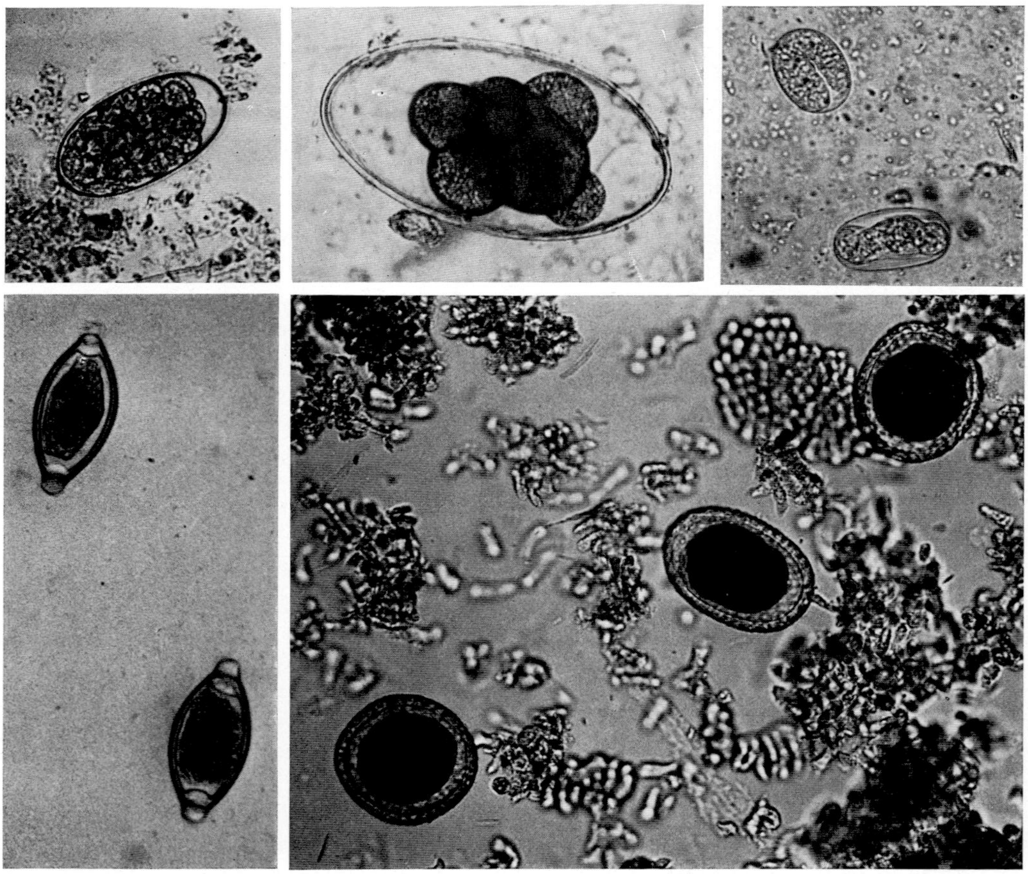

Abb. 213 bis 217. Parasitäre Gebilde aus dem Rinderkot (Vergrößerung 300fach): Oben links Trichostrongylidenei (natürliche Größe 30—50 × 70—110 μ); oben Mitte Nematodirus-Ei (natürliche Größe 80×160 μ); oben rechts Strongyloides papillosus-Eier (natürliche Größe 25×50 μ); unten links Trichuris ovis-Eier (natürliche Größe 35×75 μ); unten rechts Spulwurmeier (Neoascaris vitulorum, natürliche Größe 75—95 μ)

Verfahren spezialisierten Institut durchführen, dem die Kotprobe in gut verschlossenem Gefäß (Plastikbeutel, Dose oder ähnliches) und möglichst ohne Zeitverlust einzusenden ist. Da die Eizahl unter anderem von der Wurmart, dem Stadium der Invasion und der Immunitätslage des Wirtes abhängt, hat die EPG-Bestimmung unter den Bedingungen der natürlichen Infektion nur beschränkten Aussagewert; sie findet vor allem bei der experimentellen Prüfung von Anthelmintika Anwendung. Die Ermittlung der Wurmgattung kann jedoch, vor allem für die Erkennung der sogenannten Winter-Ostertagiose, von praktischer Bedeutung sein.

Mikrobiologische Kotuntersuchung: Bei auf anderem Wege nicht zu klärendem Durchfall ist eine rektal entnommene Kotprobe in sterilem Röhrchen (oder im umgekrempelten und zugeknoteten Finger des zur Entnahme benutzten rektalen Kunststoffhandschuhes) zur bakteriologischen, virologischen oder mykologischen Untersuchung (Salmonellen, Tuberkulose- und Paratuberkulosebakterien, Erreger der Neonatal calf diarrhea oder der Virusdiarrhoe-Mucosal disease, Candida-, Aspergillus-Arten etc.) einzuschicken. Bei Verdacht auf Paratuberkulose empfiehlt es sich,

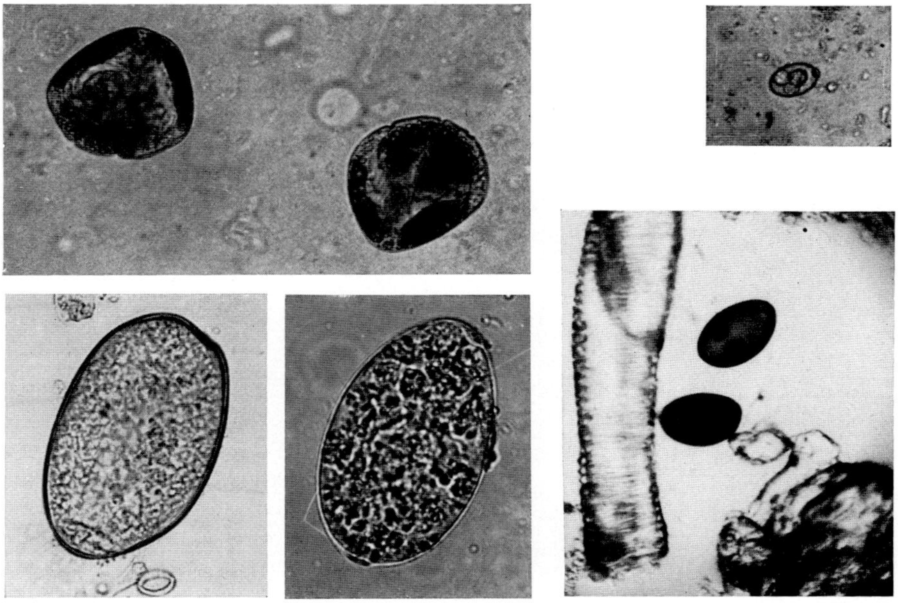

Abb. 218 bis 222. Parasitäre Gebilde aus dem Rinderkot (Fortsetzung): Links oben Bandwurmeier (Moniezia expansa, natürliche Größe 50—70 μ/Vergrößerung 300fach); rechts oben Kokzidienoozyste (Eimeria zürni, natürliche Größe 15—20 μ/Vergrößerung 500fach); links unten Ei des großen Leberegels (Fasciola hepatica, natürliche Größe 80 × 140 μ/Vergrößerung 300fach); Mitte unten Ei eines Pansenegels (Paramphistomum microbothrium [Slanina, 1969], natürliche Größe 80 × 140 μ/Vergrößerung 300fach); rechts unten Eier des kleinen Leberegels (Dicrocoelium lanceolatum, natürliche Größe 25 × 40 μ/Vergrößerung 300fach)

der Einsendung auch eine (unter kleiner extraduraler Sakralanästhesie zu entnehmende und gesondert zu verpackende) fingernagelgroße *Mastdarmschleimhautprobe* beizufügen.

Toxikologische Kotuntersuchung: Der Versuch, oral aufgenommene Gifte im Kot nachweisen zu lassen, ist nur insoweit sinnvoll, als nach Lage der Dinge anzunehmen ist, daß diese im Verdauungskanal nicht resorbiert worden sind.

Leber

Die klinische Diagnostik der Lebererkrankungen bietet beim Rind gewisse Schwierigkeiten. Selbst bei schwerwiegender Hepatopathie sind mitunter keine kennzeichnenden Symptome, wie Gelbsucht und vergrößertes oder schmerzhaftes Leberperkussionsfeld festzustellen. Außerdem kann eine mit den üblichen Laboratoriumsmethoden nachweisbare Funktionsstörung ausbleiben, solange noch etwa ein Drittel des Leberparenchyms intakt ist und keine Behinderung des Gallenflusses vorliegt. Schließlich weicht der Gallenfarbstoffwechsel des Rindes von demjenigen des Menschen oder der anderen Haustierarten ab und ist erst teilweise aufgeklärt (Übersicht 34). Die Kenntnis des Gesundheitszustandes der Leber ist jedoch von Wichtigkeit, weil dieses Organ an vielen Krankheitsprozessen primär oder sekundär beteiligt ist und sich alle Leberschädigungen auf das Stoffwechselgeschehen und damit auf Allgemeinbefinden und Leistungsfähigkeit des Tieres auswirken. Deshalb sind trotz ihrer zum Teil nur geringen Aussagekraft stets mehrere Prüfungsmethoden heranzuziehen und die erhobenen Befunde abschließend in ihrer Gesamtheit zu bewerten. Dabei ist zu berücksichtigen, daß die Ergebnisse der Proben je nach Art, Grad und Dauer des im Einzelfall vorliegenden Leberleidens unterschiedlich ausfallen (Übersicht 35, 36).

Übersicht 34. Schematische Darstellung des Gallenfarbstoffwechsels beim Rind

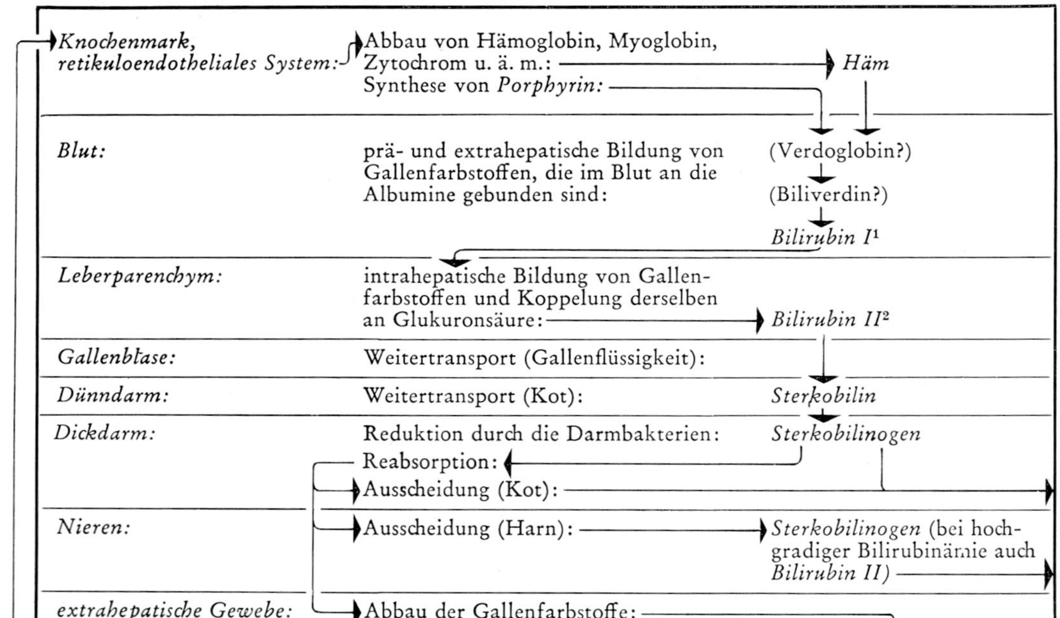
Knochenmark, retikuloendotheliales System:
Abbau von Hämoglobin, Myoglobin, Zytochrom u. ä. m.:
Häm
Synthese von Porphyrin:
Blut:
prä- und extrahepatische Bildung von Gallenfarbstoffen, die im Blut an die Albumine gebunden sind:
(Verdoglobin?)
(Biliverdin?)
Bilirubin I¹
Leberparenchym:
intrahepatische Bildung von Gallenfarbstoffen und Koppelung derselben an Glukuronsäure:
Bilirubin II²
Gallenblase:
Weitertransport (Gallenflüssigkeit):
Dünndarm:
Weitertransport (Kot):
Sterkobilin
Dickdarm:
Reduktion durch die Darmbakterien:
Sterkobilinogen
Reabsorption:
Ausscheidung (Kot):
Nieren:
Ausscheidung (Harn):
Sterkobilinogen (bei hochgradiger Bilirubinämie auch Bilirubin II)
extrahepatische Gewebe:
Abbau der Gallenfarbstoffe:

¹ *Bilirubin I* = nicht konjugiertes, in der Aldehydreaktion nach Jendrassik und Gróf (1938) indirekt reagierendes Bilirubin.
² *Bilirubin II* = an Glukuronsäure gekoppeltes, direkt reagierendes Bilirubin.

Beim Rind stützt sich die Leberuntersuchung zunächst auf die Adspektion der sichtbaren Schleimhäute, die Palpation und Perkussion der Lebergegend sowie auf die Untersuchung von Harn und Kot. Aufschlußreicher, aber aufwendiger sind die Bestimmung des Serumgehaltes an Bilirubin und bestimmten Enzymen sowie die Funktionsprüfung mit Bromsulfophthalein. Gegebenenfalls können auch die Leberbiopsie, die Laparoskopie oder die explorative Laparotomie zur Klärung mit herangezogen werden. Die elektrophoretische Analyse der Serumeiweißfraktionen vermittelt dagegen, ebenso wie verschiedene Serum-Flockungs- und -Trübungsreaktionen, mangels Spezifität nur wenig zusätzliche Informationen.

Adspektion, Palpation: Bei der Besichtigung der Schleimhäute und der unpigmentierten, wenig oder nicht behaarten Bezirke der äußeren Haut ist auf etwaigen Ikterus (S. 96, 106) zu achten, der beim Rind im allgemeinen erst bei schwerer Leberschädigung mit einem Gesamtbilirubingehalt des Serums von mehr als 2 mg/100 ml deutlich ausgeprägt ist. Photosensibilitätsbedingte Hautveränderungen (S. 97) und auffällige Blutungsbereitschaft (S. 96, 151) sind als Hinweis auf einen Leberschaden zu werten. Äußerlich erkennbare Umfangsvermehrungen sind nur bei ungewöhnlicher Größenzunahme der Leber (Abszesse, Stauungsleber, Echinokokkose) dorsal hinter dem rechten Rippenbogen vorhanden. Hier erfolgt auch die Leberpalpation durch kräftiges Eindrücken der Bauchwand mit den Fingerspitzen unmittelbar hinter der letzten Rippe. Bei Tieren mit nicht allzudicken und nicht übermäßig gespannten Bauchdecken ist die Hinterkante der vergrößerten Leber (pars dextra) auf diese Weise deutlich tastbar. Hier kann allerdings auch die gesunde Leber zu fühlen sein, wenn sie infolge eines hochgradigen Lungenemphysems oder anderer raumfordernder intrathorakaler oder intraabdominaler Veränderungen nach kaudal verschoben ist. Vom Rektum aus ist nur die enorm vergrößerte oder hochgradig verlagerte Leber im vorderen Bereich der

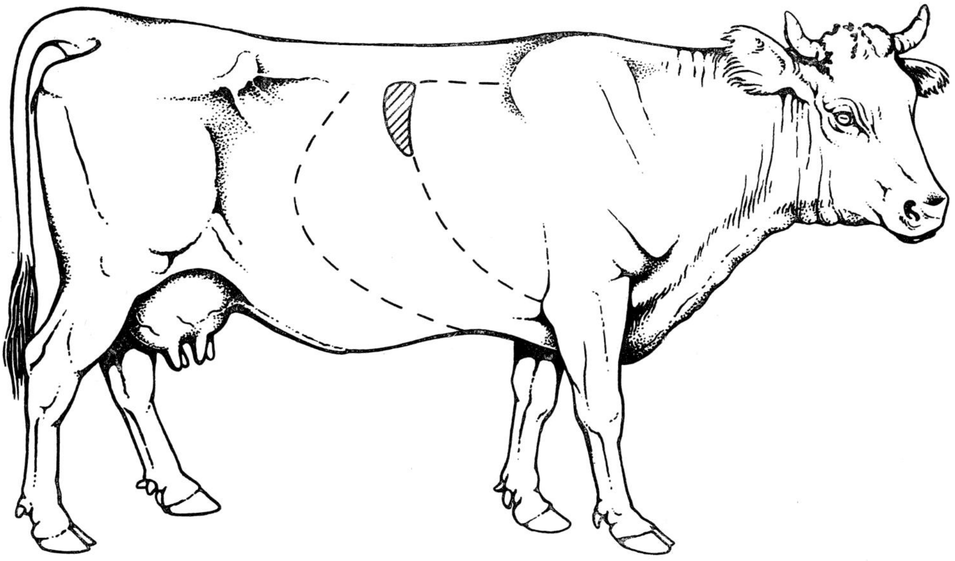

Abb. 223. Leberperkussionsfeld des Rindes (Dämpfungsbereich schraffiert) in seiner Lagebeziehung zum thorakalen Lungenfeld und zum Rippenbogen (— — —)

rechten Flanke mit den Fingerspitzen fühlbar. Der in dieser Richtung vordringende Arm löst zwar bei schmerzhaften Hepatopathien mitunter Stöhnen und Abwehr aus, doch läßt sich die Empfindlichkeit der Leber bei der Druckpalpation und Schmerzperkussion meist besser beurteilen.

Perkussion: Das normale Leberperkussionsfeld liegt dorsal im Bereich des vorletzten bis letzten Interkostalraumes, wo es an den kaudalen Rand des Lungenperkussionsfeldes (S. 195 f.) anschließt. Es ergibt bei erwachsenen Rindern eine gegenüber dem Lungenfeld (voller Lungenschall) und dem dorsalen Eingeweidebereich (subtympanischer Schall) meist gut abzugrenzende, drei bis vier Finger breite und knapp handflächengroße vollständige Dämpfung (Abb. 223); diese kann bei Hochträchtigkeit, Aszites und anderen raumfordernden intraabdominalen Prozessen ein bis drei Fingerbreiten nach kranial, bei Patienten mit einem Lungenemphysem dagegen ebensoweit nach kaudal verschoben sein. Eine Vergrößerung des Leberperkussionsfeldes auf 5 Fingerbreiten und mehr ist insbesondere dann als krankhaft anzusehen, wenn sich dieser Bereich schmerzperkutorisch auch als empfindlich erweist. Bei starker Größenzunahme der Leber ist mitunter an Stelle der Dämpfung subtympanischer Schall festzustellen, weil der rechte Leberlappen aufgrund seines Gewichtes oder des Zuges der vergrößerten Gallenblase von der Bauchwand abgewichen ist. Der gleiche Perkussionsbefund ergibt sich auch bei unveränderter Leber, wenn diese infolge eines Pneumoperitoneums oder im Verlauf der rechtsseitigen Labmagenverlagerung (und zwar beim Übergang der Dislokation in eine Torsion, S. 256) ebenfalls ‚abblattet'.

Tiere mit akuter Leberschädigung äußern oft schon bei der Schallperkussion, insbesondere aber beim Beklopfen der Lebergegend mit dem schweren Perkussionshammer, erhöhte Empfindlichkeit oder deutlichen Schmerz (Ausweich- oder Abwehrbewegungen, mitunter auch Stöhnen). Um eine Fehlbeurteilung zu vermeiden, wird durch ebenso starkes Beklopfen der gegenüberliegenden Rumpfseite geprüft, ob der Patient hierauf in gleicher Weise reagiert. Ist dies nicht der Fall, so verstärkt sich der Verdacht einer Leberschädigung; andernfalls ist auch eine von einer traumatischen Retikuloperitonitis oder einer Lungenerkrankung ausgehende, durch die perkutorischen Erschütterungen aktivierte Schmerzempfindlichkeit in Betracht zu ziehen. Bei akuter Entzündung oder Stauung der Gallenblase liegt das Zentrum des Schmerzes etwas kranioventral des Leberperkussionsfeldes, zwischen mittlerem und ventralem Drittel der rippengestützten Bauchwand (an der oberen oder hinteren Grenze des Psalterfeldes, S. 250). Bei chronischen Leberleiden fällt die Reaktion auf die Schmerzperkussion meist weniger deutlich oder auch negativ aus.

Nachweis von Gallenfarbstoffen im Harn: Mitunter deutet die auffallend hell- bis dunkelbraune Färbung des beim Schütteln zudem gelblichgrün schäumenden Harnes schon bei makroskopischer Betrachtung auf einen erhöhten Gehalt an *Bilirubin und/oder seinen Abkömmlingen* und damit auf eine Leberschädigung hin. In diesen Fällen gibt auch die *Methylenblauprobe* nach FRANKE (1931) oft einen deutlich positiven Befund: Zu 5 ml Harn (abmessen) wird unter Umschütteln so lange tropfenweise 0,2 %ige Methylenblaulösung zugegeben (zählen!), bis der Farbumschlag von grün nach blau eintritt. Beurteilung: blau schon bei 1 bis 2 Tropfen: — — —; nach 3 Tropfen: + — —; nach 5 Tropfen: + + —; blau erst nach mehr als 5 Tropfen: + + +. Da die Probe bei gesunden Tieren (wegen des Vorkommens methylenblau-positiver fütterungsbedingter Urochrome im Harn) nicht immer negativ, und auch bei leberkranken Patienten nicht regelmäßig positiv ausfällt, kann nur bei stark positivem Befund auf das Vorliegen eines Leberschadens geschlossen werden (Tafel 9/e). Außerdem ist zu berücksichtigen, daß die Methylenblauprobe bei Anwesenheit von Hämoglobin oder Myoglobin im Harn ebenfalls ein positives Resultat zeigt (S. 318).

Bilirubin II ist im Urin des Rindes erst dann nachweisbar, wenn seine Konzentration im Blutserum verhältnismäßig hohe Werte erreicht. Die Harnuntersuchung auf Bilirubin fällt daher in der Regel nur dann positiv aus, wenn schon Ikterus vorliegt. Im Urin läßt sich Bilirubin recht einfach mit Hilfe von Test-Streifen oder -Tabletten (zum Beispiel Bilur-Test[1], Bili-Merckognost[2], Ictostix[3] oder Ictotest[3]) nachweisen; diese Testverfahren sprechen etwa ab 0,5 mg Bilirubin/100 ml Harn (günstigenfalls schon bei 0,2 mg/100 ml) an. Eine positive Reaktion zeigt immer einen schweren Leberschaden an. Verläuft die Probe trotz hochgradiger Gelbsucht negativ, so deutet

[1] Boehringer/Mannheim. [2] Merck/Darmstadt. [3] Ames — Merck/Darmstadt.

dies auf hämolytischen Ikterus hin, bei dem sich Bilirubin I im Blut anhäuft, das im Gegensatz zu Bilirubin II nicht nierengängig ist.

Von den Bilirubinoiden des Harnes läßt sich beim *gesunden* Rind nur *Sterkobilinogen* (auf ziemlich umständliche Weise; BERGER, 1956) ermitteln. Ein mit einfacheren klinischen Methoden zu erfassender *krankhaft* vermehrter Sterkobilinogengehalt im Urin ist bei Leberschädigung und intravasaler Hämolyse zu beobachten. Zu seinem Nachweis kann man sich der Bilugen- oder Urobilistix-Teststäbchen[1] bedienen; letztere entsprechen der EHRLICH'schen Aldehydreaktion in der Modifikation nach WATSON-SCHWARZ (Tafel 9/d; Störanfälligkeit beachten).

Bei der EHRLICH'*schen Probe auf Sterkobilinogen und Urobilinogen* werden zu etwa 5 ml Harn (Zimmertemperatur) 10 Tropfen EHRLICH's Reagenz (2 %ige Lösung von p-Dimethylaminobenzaldehyd in 20 %iger Salzsäure) zugesetzt und etwa 5 bis 10 Minuten gewartet, ob Rotfärbung eintritt. Da Herbivoren aber normalerweise mit dem Harn auch *Phylloerythrinogen* (Chlorophyllabkömmling) ausscheiden, das (neben weiteren Substanzen) ebenfalls eine positive Aldehydreaktion ergibt (BERGER, 1956), ist das Ergebnis dieses Tests nur mit entsprechender Vorsicht verwertbar. Eine semiquantitative Modifikation der EHRLICH'schen Probe ist von NIKOV (1972) auf Basis der Methode nach WALLACE und DIAMOND (1925) entwickelt worden: Hierfür werden in einem Probenröhrchen zu 2 ml Harn 2 ml aqua dest. gegeben und in weiteren Röhrchen mit jeweils 2 ml des derart vorverdünnten Urines und weiteren 2 ml aqua dest. steigende Verdünnungen (1 : 1, 1 : 4, 1 : 8, 1 : 16 und so weiter) hergestellt. Sodann wird jedem Röhrchen 1 ml EHRLICH's Reagenz zugesetzt und nach 5 Minuten überprüft, bei welchem Verdünnungsgrad noch eine Rotfärbung erkennbar ist. Normalerweise kann Rinderharn bis zu einer Verdünnung von 1 : 8 positiv reagieren.

Da bei Gallenwegsverschluß trotz Gelbsucht und erhöhtem Bilirubingehalt die Harnreaktion auf Sterkobilinogen gewöhnlich negativ oder allenfalls schwach positiv ausfällt, kann dieser Befund zur Abtrennung des mechanischen Ikterus von den übrigen Gelbsuchtformen des Rindes herangezogen werden (Übersicht 36). Im allgemeinen bietet die Untersuchung des Urines dieser Tierart auf Gallenfarbstoffe jedoch, außer in schweren Fällen, bei denen meist ohnehin Ikterus erkennbar ist, für die Diagnostik der Leberkrankheiten nur wenig Hilfe.

Gallenfarbstoffe im Kot: Das mit der Galle ausgeschiedene, an Glukuronsäure konjugierte Bilirubin wird im Darm entkoppelt und durch Einwirkung der Darmbakterien zu Sterkobilinogen, Urobilinogen und anderen Spaltprodukten abgebaut (Übersicht 34). Sterkobilinogen bedingt zusammen mit den aus der Nahrung stammenden Farbstoffen (insbesondere Chlorophyll und dessen Derivate) die dunkle Färbung des Kotes beim Rind (mit Ausnahme der noch nicht wiederkauenden, das heißt noch nicht mit pflanzlichem Futter genährten Kälber). Bei Hemmung oder Unterbrechung der Gallenabscheidung in den Darm (hochgradige Leberdegeneration, Gallengangsobstruktion) kann der Kot deshalb eine hellere, das heißt mehr fahl- oder graubraune Farbe annehmen. Diese Aufhellung ist jedoch niemals so ausgeprägt wie bei einem in gleicher Weise erkrankten Fleischfresser; außerdem können andere physiologische oder pathologische Einflüsse eine ähnliche Farbänderung bewirken (S. 270 f.).

Nachweis von Leberegeleiern im Kot: Im Rahmen der Leberdiagnostik ist die parasitologische Untersuchung der Darmausscheidungen des Rindes (auf Eier von Fasciola hepatica und Dicrocoelium lanceolatum: Abb. 220, 222, S. 277) wichtiger als die farbliche Beurteilung derselben. Ein positiver Befund ist beweisend für das Vorliegen von chronischer Cholangitis fasciolosa, während das negative Resultat eine solche nicht mit Sicherheit ausschließt, da trotz manifester Fasziolose mitunter zeitweilig keine Parasiteneier im Kot enthalten sind. Deshalb empfiehlt sich in Verdachtsfällen die koprologische Kontrolle mehrerer unter den gleichen Bedingungen gehaltener Tiere.

[1] Ames — Merck/Darmstadt

Nachweis von Gallenfarbstoffen im Serum: Der normale Gehalt des Serums an *Gesamtbilirubin* (das heißt an indirekt reagierendem nicht konjugiertem *Bilirubin I* und direkt reagierendem, an Glukuronsäure gekoppeltem *Bilirubin II*) ist beim Rind, im Vergleich zu anderen Tierarten, niedrig und beträgt durchschnittlich 0,2 mg/100 ml mit einer oberen Grenze bei 0,4 mg/100 ml; die entsprechenden Werte für Bilirubin II betragen 0,06 mg/100 ml und 0,2 mg/100 ml. Der Serumbilirubinspiegel steigt im Hungerzustand sowie in den Wochen um die Geburt leicht an. Im übrigen sind Gesamtbilirubinkonzentrationen zwischen 0,3 und 0,5 mg/100 ml bereits als verdächtig, und solche über 0,5 mg/100 ml stets als krankhaft erhöht und damit als Hinweis auf eine Leberfunktionsstörung oder einen hämolytischen Prozeß anzusehen. Eine auf intravasaler Hämolyse beruhende Bilirubinämie ist dann zu vermuten, wenn der Serumgehalt an Bilirubin I relativ hoch ist. Im allgemeinen dürfte die Unterscheidung von Bilirubin I und II beim Rind jedoch von untergeordneter diagnostischer Bedeutung sein.

Die *photometrische Serumbilirubin-Bestimmung* nach JENDRASSIK und GRÓF (1938) ist in den Firmenanweisungen der Testbestecke[1] und in den Lehrbüchern der Labordiagnostik ausführlich beschrieben. Eine semiquantitative Bestimmung des Serumbilirubingehaltes ist mittels der bereits erwähnten Test-Streifen oder -Tabletten (Bilur-Test[1], Bili-Merckognost[2], Ictotest[3]) möglich. Mit den beiden erstgenannten Test-Verfahren ist Gesamtbilirubin in Konzentrationen von 0,8 mg/100 ml Serum an nachweisbar; der untere Grenzwert dieser Methoden liegt also schon im krankhaften Bereich. Sie eignen sich daher als Suchtest auf das Vorliegen eines Leberschadens sowie zur Grobinformation in der Praxis. Die Empfindlichkeit der *Methylenblauprobe* nach KLIEN (1966) ist ebenfalls nicht voll befriedigend, obwohl mit ihr günstigenfalls schon Bilirubinwerte ab 0,5 mg/100 ml erfaßt werden können: 1 ml Serum wird mit 4 ml physiologischer Kochsalzlösung verdünnt und sodann unter ständigem Schütteln solange tropfenweise 0,05 %ige Methylenblaulösung zugefügt, bis Farbumschlag von grün nach blau eintritt. Falls hierfür 8 und mehr Tropfen der Methylenblaulösung erforderlich sind, liegt der Bilirubingehalt des betreffenden Serums mit 98 % Wahrscheinlichkeit über 0,5 mg/100 ml (DIEPERS, 1969).

Bestimmung der Aktivität leberspezifischer Serumenzyme: Der diagnostische Nutzen von Serumenzymuntersuchungen beruht darauf, daß bei der Schädigung von Leberzellen bestimmte in ihnen enthaltene Fermente frei werden, weshalb ihre Aktivität im Serum dabei steigt (plasmaunspezifische Enzyme); hingegen nimmt die Aktivität von Enzymen, die in der Leber synthetisiert und normalerweise von ihr in das Plasma sezerniert werden (plasmaspezifische Enzyme, zum Beispiel Prothrombin, Cholinesterase) bei Leberparenchymschäden ab. Die Serumaktivität mancher Enzyme kann allerdings auch deshalb zunehmen, weil ihre Syntheserate erhöht, ihr Abbau gehemmt oder ihre Ausscheidung (sogenannte Exkretionsfermente) vermindert ist. Sofern die Lokalisation der intrazellulären Fermente (Zytoplasma beziehungsweise Mitochondrien) bekannt ist, kann aus ihrer Freisetzung auf die Art des Zellschadens (erhöhte Membranpermeabilität beziehungsweise Zelluntergang) geschlossen werden.

Ob und in welchem Maße ein Enzym für die Diagnostik von Leberkrankheiten Aussagewert besitzt, hängt somit davon ab, in welchem Umfange es bei Leberschäden freigesetzt wird (Empfindlichkeit), inwieweit es organspezifisch ist und welche Eliminationszeit es besitzt. Zum Beispiel steigt die Aktivität der Serum-Glutamat-Oxalazetat-Transaminase (SGOT) schon bei geringfügiger Alteration des Lebergewebes an, doch ist das Ferment nicht leberspezifisch (sondern auch im Skelett- und Herzmuskelgewebe vorhanden), während die Sorbit-Dehydrogenase (SDH) zwar eine hohe Leberspezifität besitzt, aber vergleichsweise träge auf Parenchymschäden anspricht.

[1] Boehringer/Mannheim. [2] Merck/Darmstadt. [3] Ames — Merck/Darmstadt.

Übersicht 35. Brauchbarkeit von Serumenzymbestimmungen für die Leberdiagnostik beim Rind

Enzym	obere Grenze der Norm (Mittelwert)	Herkunft/ Wirkungsort	diagnostische Bedeutung
Glutamat-Oxalazetat-Transaminase (GOT) (= Aspartataminotransferase):	< 40—50 mU/ml (30)	ubiquitär (vorwiegend in Leber, Skelett- und Herzmuskel); zellulär (Zytoplasma und Mitochondrien?)	empfindlich; ↑ akute Leber-, Herzmuskel-, Skelettmuskel- und andere Organschäden; gut brauchbar in Verbindung mit Bestimmung von Serumbilirubin, SDH, CPK, BSP
Glutamat-Pyruvat-Transaminase (GPT) (= Alaninaminotransferase):	< 20 mU/ml (8)	ubiquitär (vorwiegend in Herz- und Skelettmuskel); zellulär	unempfindlich; ↑ Leberzellnekrose, Herz- und Skelettmuskelschäden; geringe diagnostische Bedeutung
Sorbit-Dehydrogenase (SDH):	< 7 mU/ml (3,5)	vorwiegend in der Leber; zellulär (Zytoplasma)	wenig empfindlich; ↑ akute Leberzellschäden, brauchbar zur Diagnose und zur Verlaufskontrolle in schweren Fällen
Glutamat-Dehydrogenase (GLDH):	< 10 mU/ml (5,0)	vorwiegend in der Leber; zellulär (Mitochondrien)	mäßig empfindlich; ↑ akute degenerative und nekrotisierende Leberparenchymschäden; diagnostisch von untergeordneter Bedeutung
Ornithin-Carbamyl-Transferase (OCT):	< 20 mU/ml (8)	vorwiegend in der Leber; zellulär (Mitochondrien)	empfindlich; ↑ akute Leberparenchymschäden; diagnostisch gut brauchbar, jedoch aufwendige Methodik
γ-Glutamyl-Transpeptidase (γ-GT):	< 20 mU/ml (15)	ubiquitär (vorwiegend Gallengangs-, Nieren- und Darmepithelien?)	empfindlich; ↑ hepatobiliäre Erkrankungen, insbesondere Gallenstauung; brauchbar zur differentialdiagnostischen Abgrenzung der Cholestase, langsame Plasmaeliminierung
Fruktose-1,6-Diphosphat-Aldolase (FDPALD):	< 30 mU/ml (20)	ubiquitär; zellulär	mäßig empfindlich (?); ↑ nekrotisierende und degenerative Leberparenchymschäden, Skelettmuskelläsionen; geringe diagnostische Bedeutung
Prothrombin (Faktor V und Faktor VII):	85—100 %	Leber; Plasma	empfindlich (Zweiphasenmethode); ↓ akute und chronische Leberschäden; brauchbar in Verbindung mit weiteren Tests, aber relativ aufwendige Methodik

Zeichenerklärung: ↑ oder ↓ = Aktivität des betreffenden Enzymes nimmt zu oder ab bei ...; BSP = Bromsulfophthaleinprobe.

Außerdem ist zu berücksichtigen, daß Serumenzym-Bestimmungen im wesentlichen nur bei akutem Leberschaden und dann vor allem in Verlaufsuntersuchungen diagnostisch und prognostisch verwertbare Informationen liefern. Bei Untersuchungen am Nutztier spielen schließlich auch der methodische Aufwand sowie die Kosten solcher Untersuchungen eine nicht zu unterschätzende Rolle.

Die vorgenannten Gesichtspunkte sind in Übersicht 35 berücksichtigt worden, auf der die bislang auf ihre Brauchbarkeit zur Leberdiagnostik beim Rind geprüften Serumenzyme synoptisch zusammengefaßt sind. Für praktische Belange ist die Kenntnis der Aktivität der SGOT, γ-GT und SDH in Verbindung mit dem Serumbilirubinspiegel oft schon ausreichend, um einen gewissen Einblick in den Leberstatus des Patienten zu gewinnen. Der weitere Verlauf der Erkrankung läßt sich dann vielfach anhand der SGOT-, γ-GT- und Serumbilirubin-Werte hinreichend genau beurteilen.

Der Serumgehalt an *Gesamtcholesterin* hat wegen der großen Streubreite der Werte und ihrer Beeinflussungsmöglichkeit durch verschiedene innere und äußere Faktoren

Übersicht 36. Differentialdiagnostische Unterscheidungsmerkmale

Ikterusform	Grundkrankheit	sichtbare Schleimhäute (S. 106)	Serum (S. 164, 282) Gesamtbilirubingehalt (JENDRASSIK & GRÓF)	Serum (S. 164, 282) freies Hämoglobin (hämolytisches Serum)	Leberfunktion (S. 285)
hämolytischer (Superfunktions- oder prähepatischer) *Ikterus:*	massiver Zerfall von Erythrozyten in der Blutbahn[1]	blaß-anämisch und ikterisch, daher *grau-gelb* (Stichwort ‚Zitrone')	2 bis 5 mg/100 ml bei Besserung in der Regel allmählicher Abfall des Serumbilirubinspiegels (= Bilirubin I, später auch Bilirubin II)	+[4]	im fortgeschrittenen Stadium mäßig bis stark gestört
parenchymatöser (hepatozellulärer, Retentions- oder intrahepatischer) *Ikterus:*	hochgradige Schädigung des Lebergewebes[2]	nur in schweren Fällen deutlich ikterisch und dabei normal durchblutet, also *rosa-gelb* (Stichwort: ‚Apfelsine')	2 bis 5 mg/100 ml (selten mehr), bei etwaiger Besserung ganz langsamer Abfall der Serumbilirubinkonzentration	—	gestört
mechanischer (Stauungs-, Obstruktions- oder posthepatischer) *Ikterus:*	Verlegung des Hauptgallenganges oder größerer intrahepatischer Gallengänge (Gallenstauung, Gallenkolik)[3]	normal durchblutet und meist ausgeprägt ikterisch, daher *rosa-gelb* (Stichwort: ‚Apfelsine')	3 bis 15 mg/100 ml bei Besserung meist rascher Abfall des Serumbilirubingehaltes (Bilirubin II, Cholesterin, Gallensäuren, Phylloerythrin)	—	deutlich gestört

[1] Ursachen siehe S. 148; bei Störung der exkretorischen Funktion der Leber ist der hämolytische Ikterus mit erhöhter Sonnenlichtempfindlichkeit der unpigmentierten Hautbezirke (Photosensibilisierung) verbunden.

[2] Leberinsuffizienz infolge degenerativer Verfettung oder von Nekrose der Leberzellen, meist als Begleiterscheinung schwerwiegender Stoffwechselstörungen, Intoxikations- oder Infektionskrankheiten

(Trächtigkeits- oder Laktationsstadium, Fütterung) für die Erkennung von Leberkrankheiten beim Rind nur beschränkten Aussagewert. Eine Verminderung wurde bei akuten entzündlichen und degenerativen Lebererkrankungen sowie bei Darmentzündungen festgestellt; erhöhte Gehalte sind bei Gallengangsverschluß, chronischer Fasziolose (intrahepatischer Cholestase?), Azetonämie (mit Leberverfettung), bei lymphatischer Leukose und anderen Krankheiten ermittelt worden. Da Cholesterin normalerweise in der Leber verestert wird, ist bei Leberparenchymschäden das Verhältnis zwischen freiem und verestertem Cholesterin zugunsten des ersteren verschoben.

Serumproteingehalt, Serumlabilitätsproben, weißes Blutbild: Die elektrophoretische Analyse der *Serumproteinzusammensetzung* (S. 164) sowie die *Serumlabilitätsproben*

des Ikterus und der Leberschädigungen beim Rind

Blut		Harn (S. 280)						Kot (S. 270, 281)
rotes Blutbild (S. 145)	weißes Blutbild (S. 148)	Urochrome (Methylenblauprobe nach FRANKE)	Bilirubin II	Sterkobilinogen	Hämoglobin	Eiweiß	Ketonkörper	Farbe
mehr oder weniger stark ausgeprägte Anämie mit unreifen Erythrozytenvorläufern	zunächst ohne Besonderheiten, später zum Teil Lymphozytose	+/+++	– [→+]	+/+++	+/+++[4]	+/+++	–	dunkler als normalerweise (Hämoglobinnachweis oft bis zu hohen Verdünnungsgraden positiv)
ohne besonderen Befund	mitunter ‚toxisch granulierte' neutrophile Leukozyten	+/+++	–/+	+/++	–	– [→+]	–/+++	normal
normal (nach Ruptur der Gallenblase mitunter Anämie)	im akuten Anfall meist Leukozytose mit Auftreten jugendlicher neutrophiler Granulozyten (‚Kernlinksverschiebung')	+/+++	+	–	–	– [→+]	–	während der Obstruktionsphase heller als normal (fahl-oliv)

[3] Bei Grünfütterung stets mit Photosensibilisierung verbunden, die zu Dermatitis solaris der nichtpigmentierten Hautstellen („Sonnenbrand", S. 97 f.) führt, falls sich das Tier zum Zeitpunkt der Gallenstauung bei Sonnenschein im Freien befindet.

[4] im hämolytischen Anfall; → = im weiteren Verlauf; [ ] = mitunter

(S. 165) haben für die Leberuntersuchung beim Rind nur geringe diagnostische Bedeutung. Im *weißen Blutbild* (S. 148) ist nur bei schwerer akuter Leberentzündung (Gallenstauung, größerer Leberabszeß) eine auffallende Granulozytose mit Kernlinksverschiebung, bei ausgeprägter Cholangitis fasciolosa nicht immer eine deutliche Eosinophilie festzustellen.

Funktionsprüfung: Zur Kontrolle der die Gesundheit der Leber widerspiegelnden Leistungsfähigkeit dieses Organes werden in der Humanmedizin Belastungsproben mit exogenen oder körpereigenen Substanzen (Farbstoffe oder Glukose, Galaktose, Lävulose, Hippursäure etc.) herangezogen. Ein solcher Toleranztest ist auch die beim Rind gebräuchliche *Bromsulfophthaleinprobe,* mit der vor allem die exkretorische Funktionstüchtigkeit der Leberzellen geprüft wird, weil die Ausscheidung dieses Farbstoffes normalerweise hauptsächlich über die Gallenwege erfolgt. Da Bromsulfophthalein (BSP) etwa dem gleichen Ausscheidungsmodus wie Bilirubin unterliegt, gibt die BSP-Probe auch Auskunft über die Aufnahme des Farbstoffes in die Leberzelle und über die mikrosomale Glukuronidierungs-(Konjugations-)Kapazität. Sie eignet sich somit für die allgemeine Beurteilung der Leberfunktion, das heißt für die Erkennung diffuser, akuter oder chronischer Parenchymschäden. Hierzu wird dem zu untersuchenden Rind Bromsulfophthalein[1] in einer Dosis von 2 mg/kg Körpergewicht (streng) intravenös injiziert; von dem vor und 25 Minuten nach der Injektion gewonnenen Serum werden je zwei ml mit zwei Tropfen 10 %iger Natronlauge versetzt und zur Bestimmung der innerhalb dieses Zeitraumes nicht abgebauten oder ausgeschiedenen Farbstoffmenge photometriert (Vergleich der Extinktionswerte mit Eichkurve). Farbstoffretentionen im Bereich von 5 bis 10, 10 bis 25 beziehungsweise solche über 25 % werden als Anzeichen einer leichten, mittelgradigen beziehungsweise schweren Leberfunktionsstörung gewertet. Normalwerte unter 5 % BSP-Retention sind jedoch nicht unbedingt beweisend für eine völlig gesunde Leber, da auf einzelne Leberabschnitte lokalisiert bleibende Veränderungen die BSP-Probe oft nur wenig beeinflussen. Unter Praxisverhältnissen (kein Photometer verfügbar) kann die BSP-Retention makroskopisch geschätzt werden: Nach Zusatz von einigen Tropfen 10 %iger Natronlauge zum unverdünnten Nach-Serum ist bei einer Farbstoffretention zwischen 10 und 20 % mit bloßem Auge eine mehr oder weniger deutliche Trübung und bei noch höherer Retention eine violette Färbung erkennbar (Tafel 9/f).

In gewissem Umfange kann beim Pflanzenfresser auch die *Phylloerythrin-Ausscheidung* Aufschluß über die Leberfunktionstüchtigkeit geben. Phylloerythrin ist ein Porphyrin, das beim Abbau von Chlorophyll im Pansen entsteht. Normalerweise wird es über die Leber aus dem Plasma ebenso schnell wieder in die Galle ausgeschieden, wie es vom Magendarmtrakt her resorbiert wird. Bei Störung des Gallenabflusses oder schwerer Leberparenchymschädigung steigt die Konzentration des Phylloerythrins im Plasma und in den Körpergeweben an. Da es zu den photodynamisch wirksamen Substanzen gehört, löst die Sonnenbestrahlung bei solchen Tieren eine Dermatitis solaris in den unpigmentierten Hautbezirken aus (hepatogene oder sekundäre Photosensibilitätsreaktion, auch ‚Sonnenbrand' genannt). Sofern sich kein Anhalt für eine primäre, das heißt fütterungs- oder medikamentös bedingte Photosensibilisierung ergibt, können solche kennzeichnenden Hautveränderungen als Beweis dafür angesehen werden, daß die exkretorische Funktion der Leber des betreffenden Tieres zum entsprechenden Zeitpunkt gestört war.

Biopsie: Die Entnahme kleiner Lebergewebsproben am lebenden Tier kann ‚blind' oder unter Sichtkontrolle vorgenommen werden. Dazu benutzt man Spezialinstrumente wie die VIM-SILVERMAN-Nadel[2] oder einen Lebertrokar (Abb. 224). Die übliche Punktionsstelle liegt 20 bis 30 cm seitlich der Rückenlinie, innerhalb der Leberdämpfung im 11. oder 12. Interkostalraum (Abb. 225).

Für die *Blindbiopsie* wird nach entsprechender Vorbereitung des Operationsfeldes (Rasur, Reinigung, Desinfektion, örtliche Betäubung) ein kleiner Hautschnitt angelegt und das Biopsieinstrument (mit eingesetztem Stilett) unter drehender Bewegung durch Interkostalmuskulatur und Bauchfell bis zur Leberoberfläche vorgeschoben. Nun wird (nach Herausziehen des Stiletts) mit leichtem Stoß die Leberkapsel durchdrungen und die Trokarhülse weitere 1,0 bis 1,5 cm in die Leber eingestochen (fühlbares ‚Knirschen'), bis der zuvor in 5 bis 6 cm Abstand vom Schneiderand der Hülse fixierte Stellring der Bauchwand anliegt. Im Falle der *Saugbiopsie* wird nach Entfernen des Stiletts eine Spritze auf den Trokar aufgesetzt, durch Zurückziehen des Spritzenkolbens ein

[1] Bromthalein — Merck/Darmstadt [2] Süß & Kühn/Kassel

geringer Unterdruck erzeugt und der Stellring etwa 8 cm weiter oben fixiert. Nun bohrt der Operateur die Trokarhülse drehend und unter gleichzeitiger Steigerung des Vakuums (auf 10 bis 15 ml) in Richtung auf den Brusteingang bis zur Marke (Stellring) in das Leberparenchym ein. Durch anschließendes Zurückziehen des Instrumentes (um

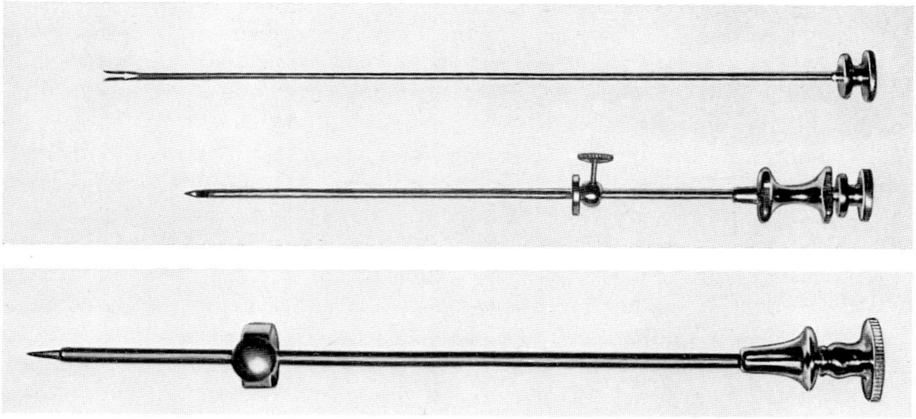

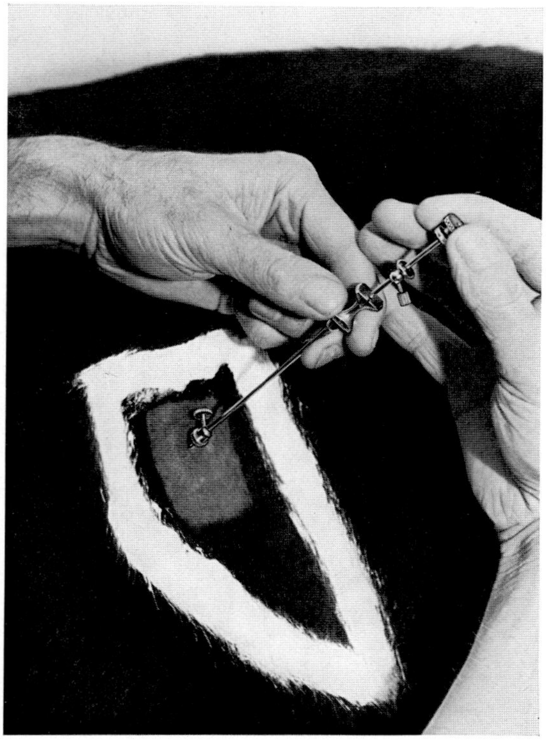

Abb. 224, 225. Entnahme von Leberbiopsieproben: Oben Vim-Silverman-Leberbiopsienadel mit Arretierungsmechanismus (Rändelschraube) und zugehörigem Biopsiemesser (danebenliegend) in der Modifikation nach Seifert; darunter das Aspirationsbiopsieinstrument (5 mm Durchmesser) mit glattem Schneidrand, modifiziert nach Loosmore und Allcroft; rechts bioptische Punktion einer Kuh innerhalb des perkutorisch ermittelten Leberdämpfungsbereiches

1 bis 2 cm) und erneutes Vorschieben in leicht geänderter Richtung läßt sich der im Trokar enthaltene Punktionszylinder aus der Leber lösen. Sodann wird das Instrument (mit aufgesetzter Spritze) samt Punktat hervorgezogen. Es empfiehlt sich, den Unterdruck zu vermindern, bevor das Hülsenende aus der Bauchwand tritt, da das Lebergewebe sonst in diesem Augenblick unter Umständen ruckartig in die Spritze gesaugt und dabei für histologische Zwecke unbrauchbar wird. Bei der *Nadelbiopsie* wird die mit Widerhaken versehene Spreiznadel nach dem Einstechen des Instrumentes und Entfernen des Stiletts durch die Hülse in das Leberparenchym gebohrt. Dann wird die Hülse über die Nadelspitze vorgeschoben und beide Teile werden zusammen mit dem festgeklemmten Gewebspartikel hervorgezogen.

Zur *Leberbiopsie unter Sichtkontrolle* bedarf es eines weitlumigen Spezialtrokares (etwa 22 mm Innendurchmesser) und eines dünnen Leuchtstabes, der an der Trokarhülse befestigt werden kann (wie beim Instrumentarium nach WHITEHAIR, PETERSON, VAN ARSDELL und THOMAS, 1952). Mit diesem Trokar perforiert man Interkostalmuskulatur und Bauchfell, entfernt den Dorn und schiebt die Trokarhülse bis zur Leberoberfläche vor. Mit Hilfe der Lampe wird nun eine geeignete Punktionsstelle ausgewählt und die Lebergewebsprobe dann mit dem eigentlichen Biopsieinstrument entnommen, das vorteilhafterweise eine Schneidevorrichtung zum Abtrennen des Punktionszylinders besitzt. Nach diesem Eingriff muß die relativ große Hautwunde nicht nur antibiotisch versorgt, sondern auch vernäht werden.

Die derart entnommene Gewebsprobe wird je nach vorgesehener Verwendung umgehend in 10 %igem Formaldehyd, absolutem Alkohol oder ähnlichem fixiert (für histologische Zwecke), mit Hilfe eines Streichholzes auf einem Objektträger abgerollt (Tupfpräparat), oder im Nativzustand belassen (zum Beispiel für den Hemmstofftest).

Bei der *histologischen Auswertung* von Leberpunktaten ist zu berücksichtigen, daß die Gewebsprobe nicht immer repräsentativ für die ganze Leber ist, da deren krankhafte Veränderungen oft lokalisiert sind. Das Ergebnis hat jedoch große Aussagekraft bei diffusen Schädigungen des Parenchyms oder des Interstitiums. Die Leberbiopsie eignet sich zudem zur Verlaufskontrolle von Hepatopathien sowie zur Bestimmung des Gehaltes an Vitamin A oder E, Glykogen, Fett, Enzymen, Blei, Kupfer und anderen Stoffen in der Leber. Bei erhöhter Blutungsbereitschaft (S. 151) ist der geschilderte Eingriff kontraindiziert. Da auch bei diffuser Leberparenchymschädigung eine vermehrte Blutungsneigung (infolge reduzierter Prothrombinsynthese) bestehen kann, empfiehlt es sich, die Blutgerinnungsfähigkeit in fraglichen Fällen zuvor zu prüfen (S. 152). Schließlich besteht beim Anstechen von Leberabszessen oder gestauten Gallengängen die Gefahr, daß Eitererreger in die freie Bauchhöhle gelangen.

Laparoskopie: Gewisse diagnostische Informationen bietet die am stehenden Tier von der rechten Hungergrube aus erfolgende endoskopische Betrachtung der Leber, wobei meist ein großer Teil ihrer rechten Hälfte samt der Gallenblase zu erkennen ist. Dieses Untersuchungsverfahren setzt allerdings große Erfahrung in der adspektorischen Beteilung der an der Leber vorkommenden pathologischen Alterationen voraus. Es hat außerdem den Nachteil, daß der beim Rind in erster Linie krankhaft veränderte linke Leberlappen der Betrachtung auf diesem Wege nicht zugänglich ist. Hierfür wäre die weit umständlichere Endoskopie in der Regio xiphoidea des zu diesem Zweck auf den Rücken zu lagernden Tieres erforderlich.

Cholezystographie: Die vor allem in der Humanmedizin gebräuchliche röntgenographische Darstellung der Gallenblase nach intravenöser Verabreichung gallengängiger Kontrastmittel ist auch beim Rind technisch möglich (NAGEL, 1968); die Befunderhebung gelingt allerdings bei Kälbern und Jungrindern leichter als bei erwachsenen Tieren. Wegen seines apparativen Aufwandes hat das Verfahren bislang keine praktische Bedeutung erlangt.

Explorative Rumino- und Laparotomie: Oftmals ist das Vorliegen einer krankhaften Veränderung der Leber erst beim Betasten dieses Organes vom Inneren der Vormägen her oder von der freien Bauchhöhle aus festzustellen (S. 296). Zur Beurteilung des die übrigen klinischen Untersuchungsverfahren keineswegs ersetzenden, diese aber vielfach in wertvoller Weise ergänzenden endoruminalen oder -abdominalen Palpationsbefundes der Leber (Abb. 226, 227) ist einige Erfahrung nötig: Der linke Leberlappen ist vom Netzmagen aus rechts-kranial zu fühlen, wenn hier keine peritonitischen Adhäsionen bestehen; Gallenblase, Lobus caudatus und rechter Leberrand sind vom Pansen her in der Nische rechts oberhalb des Psalters und des Pylorus nur andeutungsweise zu erreichen. In Zweifelsfällen empfiehlt es sich daher, die Leber nach Ver-

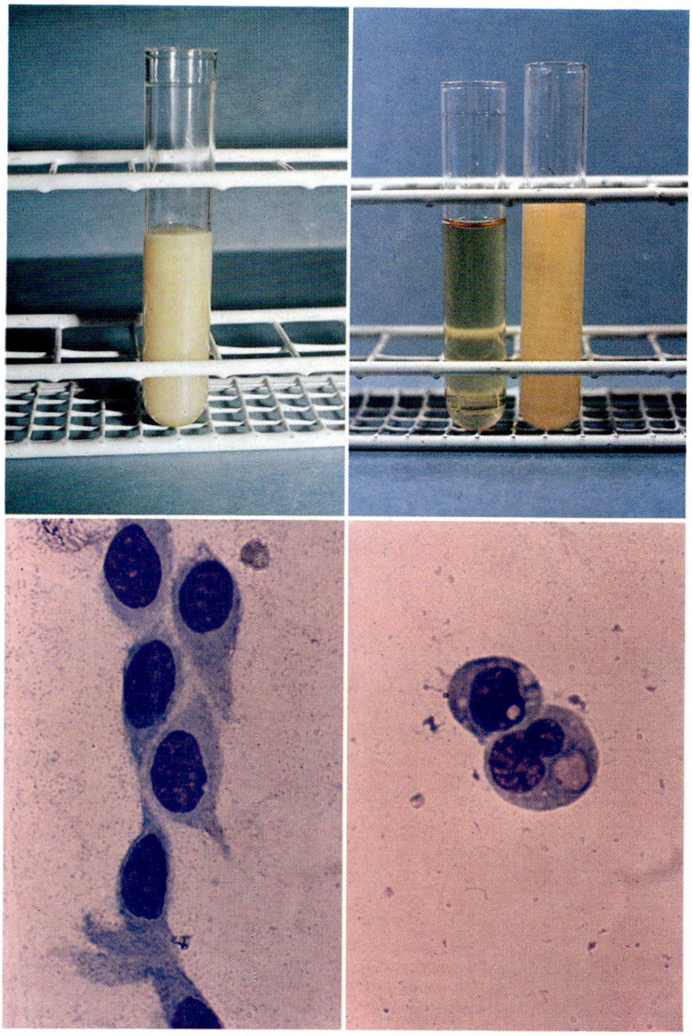

a b c d

Bauchhöhlenflüssigkeit:

a. Peritonealpunktat einer Kuh mit generalisierter fremdkörperbedingter jauchiger Bauchfellentzündung: Gesamtmenge 500 ml, grau, übelriechend, innerhalb von Minuten geronnen, pH 6,4, Eiweißgehalt 5,6 g/100 ml, spezifisches Gewicht 1024, Zellgehalt 12 000/mm³ (vorwiegend neutrophile Granulozyten)

b. Links Aszites-Punktat (Verlegung der hinteren Hohlvene kranial der Leber durch pyogenen Thrombus): Gesamtmenge 10 Liter, serumartig, geruchlos, nicht gerinnend, pH 7,6, Eiweißgehalt 2,7 g/100 ml, spezifisches Gewicht 1008, Zellgehalt 430/mm³ (überwiegend Serosazellen); rechts Bauchhöhlenflüssigkeit einer Kuh mit Rechtsinsuffizienz des Herzens infolge tumoröser Leukose (Herz, Milz, Leber, Niere): Gesamtmenge 100 ml, mäßig getrübt, geruchlos, innerhalb von 30 Minuten zu gelatinöser Masse geronnen, pH 6,9, Eiweißgehalt 2,8 mg/100 ml, spezifisches Gewicht 1012, Zellgehalt 230 000/mm³ (fast ausschließlich Lymphozyten und Lymphoblasten)

c, d. Sedimentausstriche des Peritonealpunktates eines an umschriebener fibrinöser Peritonitis erkrankten Jungrindes (MAY-GRÜNWALD/GIEMSA-Färbung, Vergrößerung 1000fach): Links im Verband gelegene Serosazellen, rechts zwei in Phagozytose begriffene Monozyten

schluß des Pansens auch von der Bauchhöhle aus abzutasten: Dabei sind nämlich größere Bezirke dieses Organes zu fühlen als vom Vormageninneren her; außerdem läßt sich so die Gallenblase besser überprüfen. Zu diesem Zweck taucht der Untersuchende mit der explorierenden Hand zunächst unter dem Netzmagen hindurch zum linken Leberlappen; dann geht er auch kaudodorsal über den Pansen hinweg ein und tastet sich (außerhalb des Recessus intestinalis des großen Netzes bleibend) der rechten Bauchwand entlang zum rechten Lappen und zur Gallenblase vor. Die Leberpforte ist besser innerhalb des Recessus intestinalis des großen Netzes, oberhalb und vor dem Psalter zu erreichen. Bei Patienten mit anhaltender Gallenkolik (Obstruktionsikterus, S. 284) empfiehlt es sich, die Leberexploration von einem rechtsseitigen Flankenschnitt aus vorzunehmen, weil dann von dort aus auch therapeutische Maßnahmen eingeleitet werden können (siehe ‚Krankheiten des Rindes'). Während des Betastens der Leber ist im

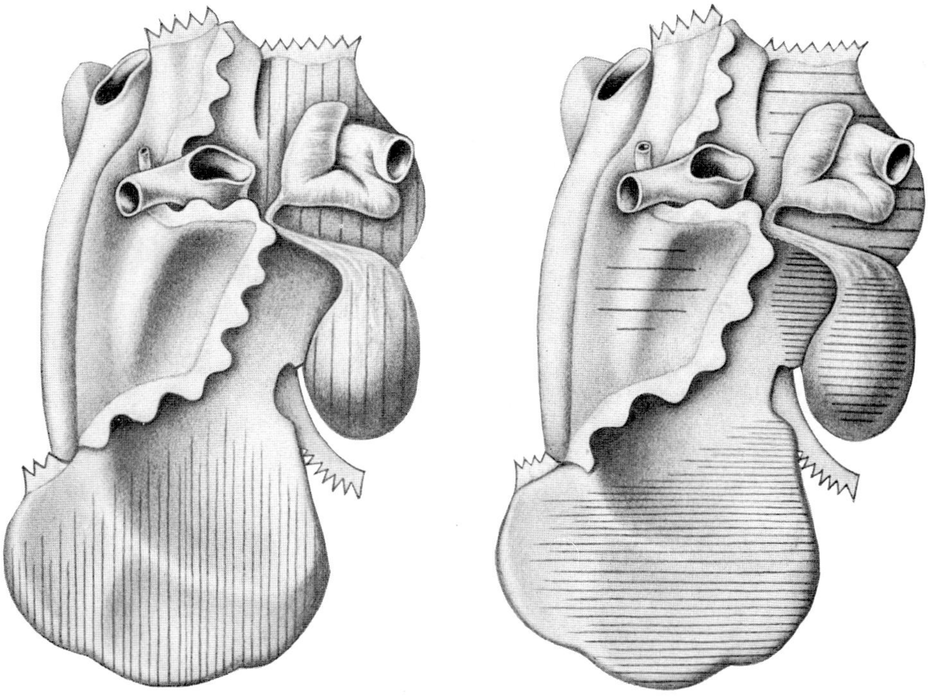

Abb. 226, 227. Vergleich der anläßlich einer Ruminotomie, das heißt vom Vormageninneren aus (links), und der im Rahmen einer Laparotomie, das heißt von der freien Bauchhöhle her (rechts) palpierbaren Leberbezirke (senkrecht beziehungsweise waagerecht schraffiert)

einzelnen auf Beschaffenheit der Ränder, Oberfläche, Konsistenz, intra- und extrahepatische Gallengänge (Dicke, Inhalt, Schmerzhaftigkeit) und die portalen Lymphknoten zu achten. An der Gallenblase werden Größe, Oberfläche (Adhäsionen), Füllungszustand und Entleerbarkeit auf mäßigen Druck, Wanddicke sowie Inhalt (diesen erforderlichenfalls durch Probepunktion mit Kanüle, Schlauch und Spritze ansaugen: Farbe, Geruch, Konkremente, Fibrinmassen, Eiter) geprüft. Eine Vergrößerung der Leber ist oft schon an ihren stumpfen Rändern zu erkennen. Ihre Oberfläche ist normalerweise glatt, die Konsistenz gleichmäßig fest; die unveränderten Gallengänge sind in der Regel nicht palpabel. Örtliche und allgemeine Größenzunahmen der Leber werden erfahrungsgemäß leicht unterschätzt. Deshalb sind Vergleiche mit der explorierenden Hand (Fingerdicke, Handfläche, Faustgröße und so fort) ratsam. Auf diese Weise lassen sich bei Mitberücksichtigung der übrigen klinischen Befunde die meisten Leberveränderungen unterscheiden und beurteilen.

Biochemische und toxikologische Analysen von Gewebsproben: Bei bestimmten Krankheiten ist es zur sicheren diagnostischen oder forensischen Klärung nötig, nach dem Tode des Tieres eine etwa faustgroße *Lebergewebsprobe* zu entnehmen und zur Untersuchung (etwa auf den Gehalt an Vitamin A oder E, an Blei, Kupfer oder anderen Giften) einzusenden. Die normalerweise für die infragekommenden Stoffe in der Leber zu ermittelnden Konzentrationen und deren krankhafte Abweichungen sind in den entsprechenden Kapiteln des Lehrbuches ‚Krankheiten des Rindes' aufgeführt.

Bauchwand und Bauchhöhle

Die Untersuchung des Bauches umfaßt die Besichtigung der Bauchwand und des Leibesumfanges, die palpatorische Prüfung der Bauchdeckenspannung, erforderlichenfalls auch Perkussion und Auskultation (einschließlich Perkussions- und Schwingauskultation) beider Flanken sowie die Prüfung des parietalen Bauchfells (rektale Untersuchung, S. 265; explorative Laparotomie) und der Bauchhöhlenflüssigkeit (Bauchhöhlenpunktion, Laparotomie), bei Kälbern auch die RÖNTGEN-Kontrolle der Baucheingeweide.

Bei Adspektion der Bauchwand ist auf lokale Umfangsvermehrungen (Veränderungen der Haut und Unterhaut, Hämatom, Phlegmone oder Abszeß [nicht reponierbar], Nabel- oder Bauchbruch [reponierbar]), eine etwaige Nabelentzündung, und auf Verletzungen zu achten; letztere sind durch Sondieren auf Beteiligung tieferer Schichten oder Kommunikation mit der Bauchhöhle zu prüfen. Aus dem von hinten her betrachteten *Umriß des Leibes* lassen sich bei ausgeprägter Abweichung von der normalen senkrechtovalen Form gewisse diagnostische Schlüsse ziehen (Abb. 228), die allerdings der Bestätigung durch eingehende Untersuchung der betreffenden Organe bedürfen (siehe dort).

Die *Bauchdeckenspannung* wird wenig oberhalb der rechten Kniefalte mit leicht gespreizten Fingern (Abb. 229) oder dem Rücken der locker halb angewinkelten Hand geprüft. Normalerweise sind die Bauchdecken weich; Spannung unterschiedlichen Grades, mitunter auch Empfindlichkeit, besteht bei schmerzhafter, innerhalb der Bauchhöhle lokalisierter Erkrankung und bei starker Überladung der Eingeweide; trotz Vorliegens einer Bauchfellreizung kann die Bauchdeckenspannung aber gelegentlich normal sein, etwa bei völliger Kraftlosigkeit infolge hochgradiger generalisierter Peritonitis. Auffallend schlaffe Fluktuation läßt auf Vermehrung der Peritonealflüssigkeit, auf eine Flüssigkeitsansammlung innerhalb der Vormägen (S. 228 f.) oder in der tragenden Gebärmutter (S. 402) schließen.

Perkussion, Auskultation, rektale Exploration: Eine bei Adspektion von hinten zu erkennende symmetrische Umfangsvermehrung des Leibes läßt eine abnorme Ansammlung von Flüssigkeit oder Gas in der freien Bauchhöhle vermuten (Hydrops ascites beziehungsweise Pneumoperitoneum), je nachdem ob die Abweichung vom normalen Bauchumriß dessen ventralen oder dorsalen Bereich betrifft (Abb. 228/f und h). Gegebenenfalls ist bei der Schallperkussion (im Gegensatz zum normalen Klopfschallbefund, Abb. 206) entweder ventral einer horizontal verlaufenden Grenze vollständige Dämpfung (Flüssigkeitsansammlung) oder dorsal einer ungewöhnlich tief gelegenen Linie (sub-)tympanischer Schall (Gasansammlung) festzustellen. Die oberhalb dieser Grenzlinie vorgenommene Schwing- und Perkussionsauskultation (S. 257) ergibt

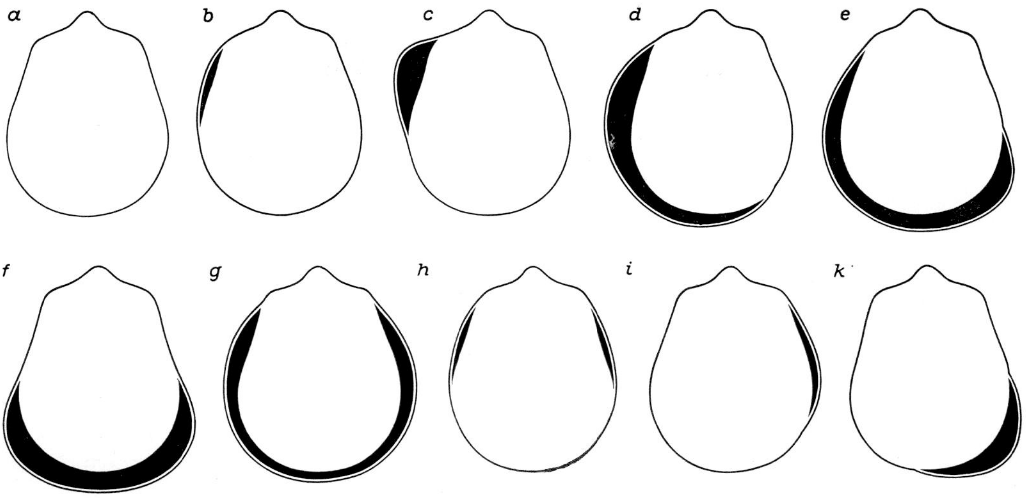

Abb. 228. Beim Betrachten des Bauchumrisses von hinten her zu unterscheidende Adspektionsbefunde (schematisch): a = normaler, weitgehend symmetrischer Umriß des Leibes; b = linke Flanke ‚ausgefüllt' oder geringgradig vorgewölbt bei leichter rezidivierender Tympanie mit dorsaler Gasblase (etwa infolge beginnender vorderer funktioneller Magenstenose oder steckenden Netzmagenfremdkörpers), bei extremer linksseitiger Labmagenverlagerung oder bei umfangreichem, im linken dorsalen Quadranten der Bauchhöhle lokalisiertem intraperitonealen Abszeß; c = ausgeprägte Tympanie des Pansens mit dorsaler Gasblase (zum Beispiel bei Schlundverstopfung); d = Überladung des Pansens mit schaumigen Futtermassen bei Durchmischungsgärung des Vormageninhaltes (wie sie nach übermäßiger Leguminosenfütterung auftritt); e = mäßige rezidivierende Tympanie und gleichzeitige Dilatation des Pansens (bei vorderer funktioneller Magenstenose, desgleichen — mitunter sogar noch ausgeprägter — bei Anschoppung des Labmagens und retrograder Stase des Futters in den Vormägen infolge fortgeschrittener hinterer funktioneller Magenstenose oder anderweitiger Behinderung der Nahrungspassage durch den Labmagen [leukotische Tumoren, entzündliche Veränderungen der Labmagenwand oder innerhalb des Ansatzbereiches des großen oder kleinen Netzes am Abomasus: ‚anatomische' Stenose]); f = birnenförmiger Umriß des Leibes mit symmetrischer Auftreibung im ventralen Bereich bei Bauchwassersucht (Hydrops ascites) oder Eihautwassersucht (Hydramnion, Hydrallantois); g = ringsherum prall und tonnenförmig aufgetriebener Bauch bei fortgeschrittenem paralytischen Ileus mit sekundärer Pansentympanie; h = beide Hungergruben ‚ausgefüllt' oder leicht vorgewölbt bei Pneumoperitoneum (etwa nach voraufgegangener Laparotomie, Trokarierung, Bauchpunktion, anderweitiger penetrierender Verletzung der Bauchwand oder bei generalisierter jauchiger Peritonitis [Entwicklung von Fäulnisgasen]); i = rechte Flanke ‚ausgefüllt' oder leicht vorgewölbt bei hochgradiger rechtsseitiger Erweiterung und Verdrehung des Labmagens oder des Blinddarmes, Darmverschlingung, Darmscheibendrehung oder bei beginnendem paralytischen Ileus; k = unteres Drittel der rechten Bauchwand mehr oder weniger stark vorgewölbt bei einfacher, nicht mit Verlagerung verbundener Labmagenerweiterung, mitunter auch bei Hochträchtigkeit

bei Bauchwassersucht beiderseits Plätschern, bei Pneumoperitoneum dagegen in beiden Flanken metallisches Klingen gleichbleibender Tonhöhe (dem die bei Labmagen- oder Blinddarmverlagerung zu vernehmende glockenähnliche Resonanz fehlt)[1]. Eine in der freien Peritonealhöhle befindliche größere Gasansammlung ist des weiteren daran zu erkennen, daß sich ruckartige Erschütterungen einer Flanke (leichte bis mäßige, rasch aufeinanderfolgende Fauststöße) deutlich erkennbar auf die Flanke der Gegenseite übertragen (‚Contrecoup'-Phänomen. — Die geschilderten Befunde bedürfen zur Bestätigung der rektalen Kontrolle: Dabei ist im Falle einer Flüssigkeitsansammlung zu prüfen, ob diese sich in der Peritonealhöhle, im tragenden Uterus (Eihautwassersucht) oder im überladenen Pansen (funktionelle oder anatomische Magenstenose) befindet

[1] Beschränkt sich der ‚Pneumoperitoneum-Befund' auf eine Hungergrube (Vorwölbung ohne rektal nachweisbare Tympanie des Pansens, tympanischer Klopfschall, gleichbleibender metallischer Klang bei der Auskultation), so ist auf Gasansammlung in einem intraperitonealen Abszeß (Trokarierungs-, Ruminotomie- oder Laparotomiefolge) zu schließen: Klärung durch Punktion.

(Abb. 209/b und n). Bei Patienten mit krankhafter Vermehrung der Bauchhöhlenflüssigkeit schwimmen die Därme obenauf, wenn der peritoneale Erguß spezifisch schwerer ist als die Eingeweide (und umgekehrt); bei der rektalen Exploration der rechten Bauchhöhlenhälfte solcher Tiere gewinnt man den Eindruck, daß sich trotz oft noch erhaltenen Unterdruckes vermehrt Flüssigkeit ‚zwischen' den Eingeweiden befindet und die Därme deutlicher als sonst fühlbar sind. Liegt dagegen eine Ansammlung von Gas im Abdominalraum, etwa über einer jauchigen Peritonitis vor, so vermißt man bei der rektalen Untersuchung den Eindruck des intraperitonalen ‚Soges' (fehlender Unterdruck in der Bauchhöhle). Der Arm läßt sich dann im dorsalen Bereich auffallend frei und ohne Kontakt mit Nachbarorganen bewegen, während die Hand nach ventral hin auf die dort, unterhalb der Gaskuppel liegenden Darmteile fühl- und hörbar ‚aufklatscht'. Die Natur der krankhafterweise vermehrten Flüssigkeit oder des angesammelten Gases ist durch anschließende Punktion zu klären.

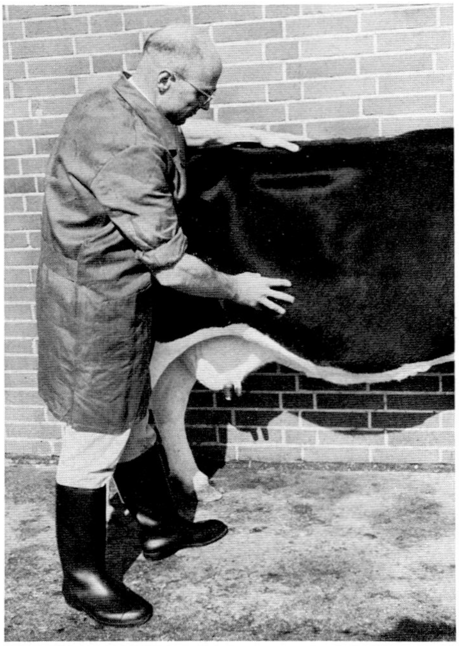

Abb. 229. Prüfen der Bauchdeckenspannung zwischen rechter Kniefalte und Flanke

Bauchhöhlenpunktion: Hierzu ist eine sterile 8 bis 10 cm lange und 1,5 bis 2,0 mm starke Kanüle (möglichst mit eingeschliffenem Mandrin) oder ein besonderer stumpfer Trokar mit seitlicher Öffnung zu verwenden. Die Punktionsstelle ist bei Verdacht einer intraabdominalen Gasansammlung in der rechten oder linken Flanke anderthalb bis zwei Handbreiten ventral der Lendenwirbelquerfortsätze zu wählen. Wird dagegen eine Vermehrung der Peritonealflüssigkeit vermutet, so erfolgt der Einstich eine Handbreite rechts des Nabels, also an der tiefsten Stelle der Bauchhöhle, wenn die Befunde für eine allgemeine Zunahme (Hydrops ascites, generalisierte jauchige Peritonitis) sprechen, sonst aber in dem Bereich, in welchem eine örtlich begrenzte peritonitische Exsudatansammlung zu erwarten ist (das heißt, wenig hinter dem Schaufelknorpel bei Anzeichen einer traumatischen Retikuloperitonitis, oder zwischen Euter und Kniefalte, wenn die Symptome auf eine Darmperforation oder Gebärmutterruptur hinweisen etc.). Am genannten Ort ist die Haut auf einem handtellergroßen Bezirk zu rasieren, gründlich zu reinigen und zu desinfizieren; der Einstich sollte am gut fixierten Tier erfolgen (kombinierter Nasen- und Schwanzgriff oder Schwanz-Kniefaltengriff; S. 13, 15). Die Hohlnadel wird dabei zunächst kräftig durch die Haut gestoßen und dann allmählich schräg zur Körperoberfläche weiter vorgeschoben, so daß der Punktierende den beim Erreichen von Faszie und Bauchfell spürbaren leichten Widerstand wahrnimmt; meist zeigt der Patient gleichzeitig eine kurze Abwehrbewegung. Sofern nicht spontan Flüssigkeit austritt, ist eine Rekordspritze aufzusetzen und unter tangentialem Vorschieben und Zurückziehen der Kanüle zu versuchen, flüssigen Inhalt abzusaugen. Das Resultat der Peritonealpunktion ist nach folgenden Kriterien zu beurteilen:

— *Flanken- oder Gaspunktion:* Normalerweise strömt nach dem Herausziehen des Mandrins wegen des in der oberen Bauchhöhlenhälfte herrschenden Unterdrucks[1] unter hörbarem Zischen Luft in die Bauchhöhle ein. In geräuschvoller Umgebung kann dieser Vorgang durch Vorhalten einer Streichholzflamme, Vorbeiblasen von Zigarettenrauch oder Vorschalten eines flüssigkeitsgefüllten Röhrchens sichtbar gemacht und so kontrolliert werden (Abb. 392). Bei Patienten mit ausgebreiteter Bauchfellentzündung ist der intraabdominale Unterdruck geringer als normal oder fehlend. Liegt eine größere intraperitoneale Gasansammlung vor, so entweicht sogar Gas aus der Bauchhöhle, was oft auch am üblen Geruch zu erkennen ist. Zu einem ähnlichen Ergebnis — Austritt von Gas und Flüssigkeit mit üblem Geruch — führt auch die Punktion der meist zwischen Pansen und linker Hungergrube lokalisierten intraperitonealen Abszesse, während die Kontrollpunktion der rechten Flanke solcher Patienten normale Befunde bringt.

— *Unterbauch- oder Flüssigkeitspunktion* (Abb. 230): Da die Gesamtmenge der Peritonealflüssigkeit gesunder Rinder nur wenige Milliliter beträgt, ist bei ihnen meist kein Bauchhöhlenpunktat zu gewinnen. Bei negativ verlaufender Punktion sollte aber versucht werden, mit aufgesetzter Rekordspritze unter langsamem Verlagern der Kanülenspitze und gleichzeitigem Ansaugen Flüssigkeit zu bekommen; nötigenfalls ist eine Hohlnadel mit weiterem Lumen zu verwenden (weil peritonitisches Exsudat Fibrinflocken enthalten kann) oder eine andere Punktionsstelle zu wählen. — Das gewonnene Punktat ist zu prüfen auf Menge, Farbe, Transparenz, Geruch, Konsistenz, Beimengungen, Eiweißgehalt, spezifisches Gewicht, Gerinnung, Zellgehalt (Gesamtzahl pro mm^3; prozentualer Anteil der Serosazellen, neutrophilen Granulozyten und Lymphozyten), Bakteriengehalt und pH-Wert; zur mikroskopischen Untersuchung wird ein panoptisch (S. 142) oder nach GRAM gefärbter Objektträgerausstrich verwendet (Zell- be-

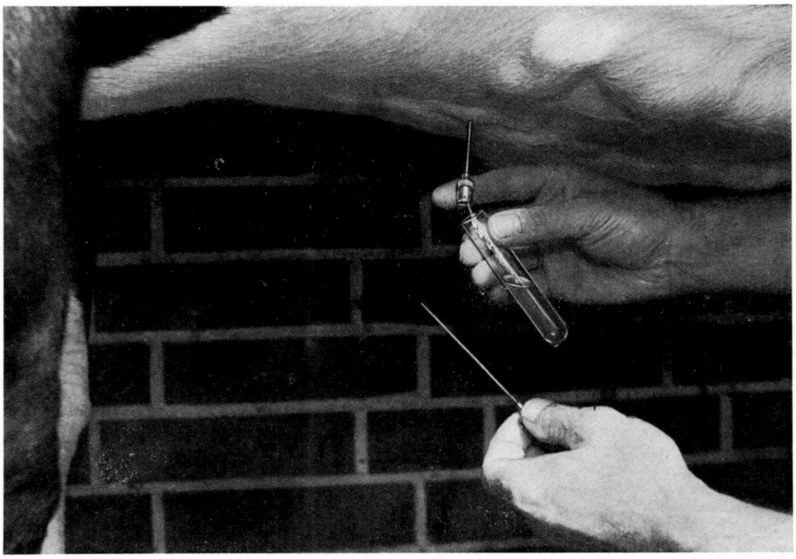

Abb. 230. Punktion der Bauchhöhle in der Regio xiphoidea bei einer Kuh mit hochgradigem, auf leukosebedingter Herzinsuffizienz beruhendem Aszites

[1] Der in der rechten Hungergrube gemessene intraperitoneale Druck des erwachsenen Rindes beträgt durchschnittlich —14 (± 7) mm Hg: er korreliert negativ mit der Bauchdeckenspannung und der Pansenfüllung, aber positiv mit Lebensalter und Körpergewicht (LÜTTGENAU, 1973).

Übersicht 37: Normalbefunde und wichtigste Abweichungen des Bauchhöhlenpunktates beim Rind

Menge	Farbe	Transparenz	Geruch	Beimengungen	Eiweißgehalt (g/100 ml)	Zellgehalt (pro mm^3)	vorwiegende Zellart	Besonderheiten	Diagnose
−/+[1]	hellgelb	klar (leicht getrübt)	geruchlos	keine	2,9 (1,2—6,3)	2000—5000	Serosazellen	keine	normale Peritonealflüssigkeit
−/++[2]	orange/bräunlich	mäßig/stark getrübt	geruchlos → übelriechend	Fibrin	4,8 (1,1—6,6)	3000—60000	segmentkernige Neutrophile	(erhöhte Viskosität)	umschriebene (oder allgemeine) fibrinöse Peritonitis
++/+++	graugelb/graubraun	stark getrübt	übelriechend → jauchig	Eiter/(Fibrin)	4,9 (2,8—7,6)	5000—100000	segmentkernige Neutrophile	Zellen oft stark zerfallen	umschriebene (oder allgemeine) eitrig-jauchige Peritonitis
++/+++	hellgelb	klar/leicht getrübt	geruchlos	keine	2,7 (0,8—3,7)	100—5000	Serosazellen	Venenstauprobe (S. 133 f.) bei Herzinsuffizienz positiv	Aszites infolge zirkulatorischer Insuffizienz[3]
++/+++	orange/bräunlich	leicht/mäßig getrübt	(süßlich)	keine	< 0,5	2000—10000	Serosazellen	Harnstoffgehalt > 30 mg/100 ml	Aszites infolge Nephrose (Hypalbuminämie)[4]
++/+++	hellgelb → farblos/gerötet	leicht → mäßig getrübt	harnähnlich → ammoniakalisch	Harn / (Blut)	niedrig/mäßig	niedrig	(Erythrozyten)	Peritonealflüssigkeit und Salpetersäure auf Objektträger mischen und erwärmen → 6seitige Kristalle[5]	Ruptur von Harnblase oder Harnleiter
+/++	dunkelgelb → orangebraun	mäßig → stark getrübt	geruchlos → süßlich/übelriechend	Bilirubin → Bilirubin und Blut	leicht/deutlich erhöht	mäßig/hoch	segmentkernige Neutrophile (Erythrozyten)	Bilirubingehalt > 0,5 mg/100 ml	Gallenstauung, Gallenblasenruptur
+ → +++	farblos → rötlich	leicht → stark getrübt	geruchlos, nach Organruptur zum Teil übelriechend	nach etwaiger Ruptur → Inhalt des betroffenen Organes	leicht/deutlich erhöht	mäßig/nach Organruptur hoch	Leukozyten, nach Organruptur auch vermehrt Erythrozyten	Vorbericht (Kolik), klinische Befunde des Verdauungs- oder Geschlechtsapparates	Verlegung oder Verlagerung von Labmagen, Darmteilen oder Gebärmutter
−/+	frisches oder hämolysiertes Blut	entsprechend dem Grad der Blutbeimengung	geruchlos	Blut	erhöht	hoch	Erythrozyten	gleicher Befund auch bei versehentlichem Anstechen eines Blutgefäßes	Ruptur eines Blutgefäßes oder der Milz
−/+++	hellgelb → rosa (rötlich)	leicht/mäßig getrübt	geruchlos	(Blut)	niedrig/normal	mäßig/sehr hoch	Tumorzellen	mitunter weitere Tumoren an äußerlich oder rektal zugänglichen Organen	intraabdominale Tumoren (Leukose, Mesotheliose etc.)

ziehungsweise Bakteriendifferenzierung), zu dessen Anfertigung man das Sediment der unter Zufügung eines gerinnungshemmenden Zusatzes (Übersicht 14) zentrifugierten Probe benutzt. In bestimmten Fällen ist es auch von diagnostischem Interesse, den Bilirubin- oder Harnstoffgehalt der Bauchhöhlenflüssigkeit zu bestimmen. Die wichtigsten, am Peritonealpunktat zu erhebenden Befunde sind in Übersicht 37 zusammengestellt (siehe auch Tafel 11); sie sollten jedoch nie für sich allein, sondern stets in Zusammenhang mit den übrigen klinischen Symptomen beurteilt werden. Dabei ist insbesondere zu berücksichtigen, daß die klassischen Unterscheidungsmerkmale abdominaler ‚Transsudate' und ‚Exsudate' beim kranken Rind oft nicht zutreffen. Zum Beispiel kann eine nichtentzündliche Vermehrung der Bauchhöhlenflüssigkeit (Stauung der Mesenterialvenen) von einem mehr oder weniger umschriebenen entzündlichen Prozeß (Peri- und Endophlebitis thromboticans der hinteren Hohlvene im Leberbereich) ausgehen oder eine primär exsudative Bauchfellreizung nach entsprechender Ausdehnung schließlich auch zu Transsudation führen. Definitionsgemäß sollte das ‚typische Transsudat' folgende Eigenschaften aufweisen: klar, geruchlos, wäßrig, nicht gerinnend, alkalisch, spezifisches Gewicht unter 1,015, Eiweißgehalt unter 3,0 g/100 ml (mit Überwiegen der Albumine), Zellzahl gering (vorwiegend Serosazellen), keine Bakterien. Das ‚typische Exsudat' ist dagegen trübe, wäßrig bis dickflüssig, mitunter schnell gerinnend, von abweichender Farbe, unter Umständen auch von abstoßendem Geruch und enthält oft Beimengungen (Fibrinflocken, Eiter, Kotpartikel, Harn etc.); sein spezifisches Gewicht liegt über 1,015, der Eiweißgehalt über 3,0 g/100 ml (vorwiegend Globuline), im Exsudatausstrich finden sich zahlreiche Zellen (Leukozyten und Erythrozyten), mitunter auch Bakterien, doch kann die Zellzahl infolge Zytolyse niedrig erscheinen.

Laparoskopie: Die Besichtigung der in der Bauchhöhle gelegenen Organe erfordert ein Endoskop hinreichender Länge mit geeigneter Optik[1] (Abb. 146). Es wird unter sterilen Kautelen entweder von der rechten oder linken Flanke her oder am Unterbauch eingeführt, wobei das Tier je nach den Erfordernissen steht, auf der Seite oder auf dem Rücken liegt. Voraussetzung für die Schaffung eines genügend großen Gesichtsfeldes ist das Anlegen eines künstlichen Pneumoperitoneums, und zwar durch Ausgleich des intraabdominalen mit dem atmosphärischen Druck und, falls notwendig, durch Einpumpen von Luft in die Bauchhöhle (S. 514 f.); bei entsprechender Erfahrung sind dann Farb- und Lageveränderungen der Abdominalorgane, Fibrinauflagerungen, Verwachsungen, Flüssigkeitsansammlungen, Tumoren und ähnliches mehr zu erkennen. Da der Aufwand im Vergleich zur möglichen diagnostischen Hilfe relativ groß

[1] K. Storz/Tuttlingen 10 320 B.

Erläuterungen zu Übersicht 37:

[1] Bei normalem Abdominalbefund ist am lebenden Tier fast nie ein Bauchhöhlenpunktat zu erhalten; die Punktion ist meist erst bei sinnfälliger Vermehrung der Peritonealflüssigkeit (> 500 ml statt < 50 ml) erfolgreich. Enthält die Bauchhöhlenflüssigkeit Fibrinbeimengungen, so kann ihre Aspiration behindert sein (Verstopfen der Kanüle).

[2] Bei fibrinöser Bauchfellentzündung befindet sich das angeschoppte Exsudat mitunter in abgegrenzten Hohlräumen (‚Taschen'), so daß nicht jeder Einstich positiv verläuft oder gleichartiges Punktat ergibt.

[3] Endokarditis dextra, Perikarditis, Herz- und/oder Herzbeutelleukose. Einengung der hinteren Hohlvene kranial der Leber (infolge pyogener Thrombose oder raumfordernden intramediastinalen Prozesses).

[4] Amyloidnephrose: Hydrämie infolge Amyloidverlustes über die insuffizienten Nieren.

[5] Wird bei Zusatz von Ammoniak rot, bei anschließender Zugabe von Natron- oder Kalilauge blau; diese Farbe verschwindet beim Erwärmen wieder (= Murexidprobe). — = kein Punktat zu gewinnen; + = wenige Tropfen bis 5 ml; ++ = 10 bis 100 ml; +++ = 100 ml bis mehrere Liter; → = führt zu; / = oder, bis; ( ) = nicht regelmäßig festzustellen.

ist, wird beim Rind heute meist die explorative Laparotomie vorgezogen. Ausnahmen hiervon bilden vor allem die endoskopische Betrachtung des verlagerten Labmagens (S. 260) sowie die laparoskopische Kontrolle des rechten Leberlappens und der Gallenblase (S. 288).

Explorative Laparotomie (Tafel 12): Ist zur Klärung anderweitig nicht sicher diagnostizierbarer abdominaler Erkrankungen eine diagnostische Laparotomie erforderlich, so wird man hierfür die linke Flanke wählen, wenn der Herd im Bereich der Vormägen vermutet wird (S. 242, 247, 251), oder von der rechten Hungergrube aus eingehen, wenn die Erscheinungen für eine Lokalisation des Leidens an Labmagen, Darmkonvolut oder Leber sprechen. Nach dem Eröffnen der Bauchhöhle wird das parietale und viszerale Peritoneum geprüft, das normalerweise durchsichtig, glatt und feucht ist; krankhafte Befunde sind: gelbbraune Verfärbung (Gallenfarbstoffe), starke Rötung und Gefäßinjektion (Entzündung, Intoxikation) oder Adhäsionen (fibrinöse Verklebungen = frische Bauchfellentzündung; fibröse Verwachsungen = ältere Peritonitis). Nach Einlegen einer Ringmanschette in die Laparotomiewunde werden auch Menge, Farbe, Konsistenz und Geruch der Peritonealflüssigkeit kontrolliert: Hierzu wird mit hohler Hand aus der Tiefe der Bauchhöhle vorsichtig eine normalerweise nur aus wenigen Tropfen klarer hellgelber Flüssigkeit bestehende Probe herausgeschöpft; dabei sind Verunreinigungen mit dem Blut des Flankenschnittes tunlichst zu vermeiden, um die Beurteilung der Bauchhöhlenflüssigkeit (S. 293) nicht zu erschweren. Erst dann folgt die Exploration der Abdominalorgane selbst: Dazu geht die Hand des von der rechten Flanke aus Untersuchenden zunächst nach kranial in die Bauchhöhle ein (Abb. 231/Pfeil a), um Leber (Abb. 227), Gallenblase, Labmagen (Parietalfläche) und Psalter zu betasten. Hiernach schiebt sie sich — weiterhin lateral des großen Netzes bleibend — nach ventral und kaudal (Pfeil b), wobei Peritonealflüssigkeit, Netzbeutel sowie die Beckenorgane überprüft werden. Nun dringt der explorierende Arm unter Umgehung des großen Netzes (dessen kaudaler Umschlagrand dabei nach vorn geschoben wird) nach kranioventral zu Labmagen (Viszeralfläche), Psalter und Netzmagen (Pfeil c) und — innerhalb des Cavum supraomentale bleibend — nach dorsal zu Nieren und Harnleitern (Pfeil d) vor. Darauf wird kaudodorsal über den Pansen hinweg nach links in den Spalt zwischen Vormägen und linker Bauchwand vorgegangen (Pfeil e), wo die Milz und — im Falle einer linksseitigen Verlagerung — der Labmagen zu fühlen sind. Endlich sind auch die in der Beckenhöhle gelegenen Organe sowie die kaudalen Endblindsäcke des Pansens abzutasten (Pfeil f).

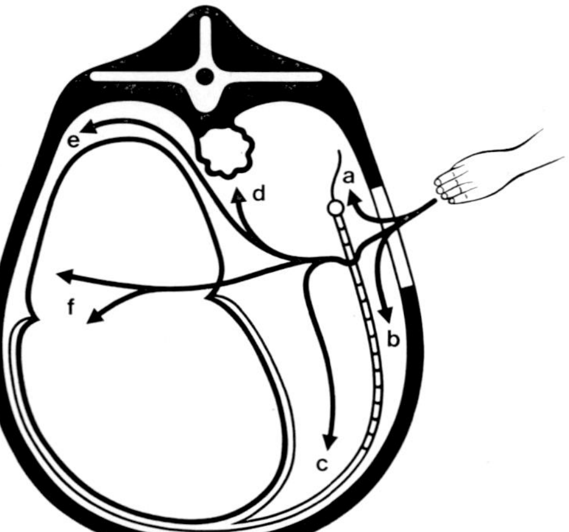

Abb. 231. Explorative Laparotomie von rechts zur unmittelbaren palpatorischen Kontrolle (Pfeile) der Bauch- und Beckeneingeweide (schematisch, Ansicht von kaudal; Einzelheiten im Text)

Explorative Vaginotomie: Bei erwachsenen weiblichen Tieren können die im Beckeninnern und unmittelbar kranial davon gelegenen Organe nach dorsalem Scheidenschnitt von der Vagina aus unmittelbar palpiert werden, was in gewissen Fällen diagnostische Vorteile bietet (eingehende Betastung von Gebärmutter, Blase, Harnleitern, Nieren, Dünndarm etc.) und keine äußerlich sichtbare Operationsnarbe hinterläßt.

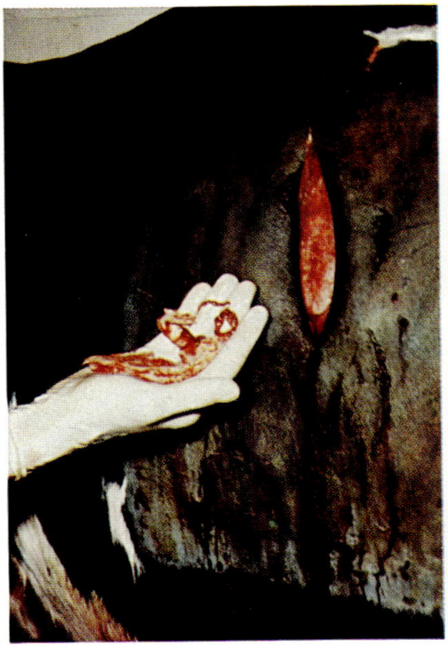

a

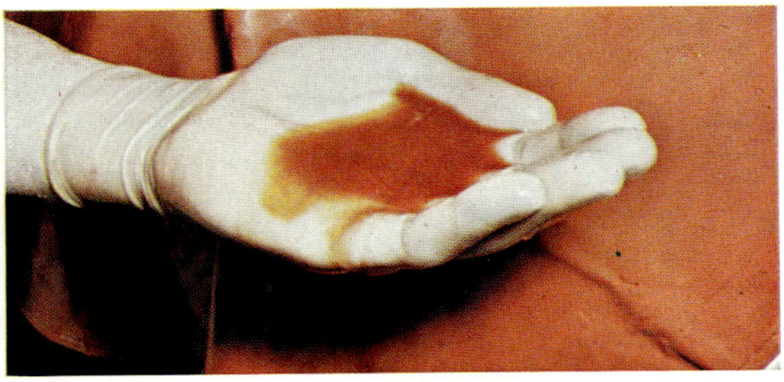

b

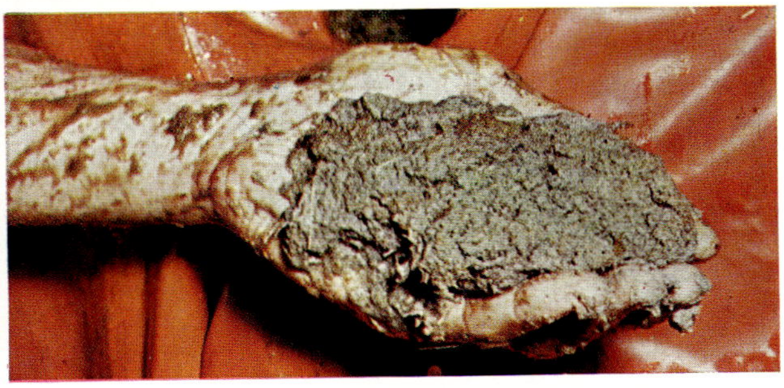

c

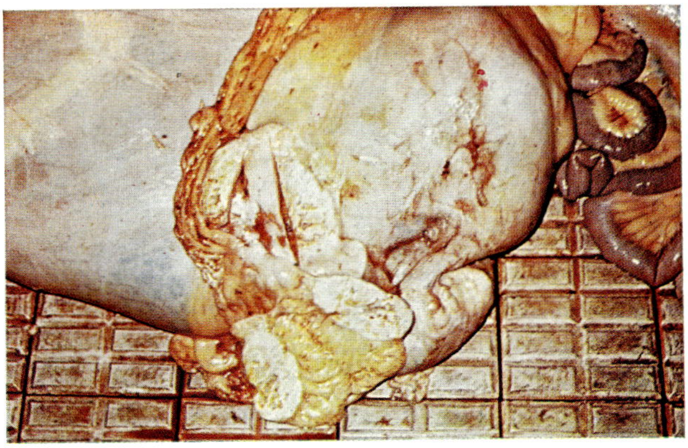

d

Explorative Laparo- und Ruminotomie:

a. Beim Austasten des zwischen linker Bauchwand und Pansen gelegenen Bauchhöhlenabschnittes vorgefundene (eierkuchenähnliche) Fibrinfladen bei ausgedehnter fremdkörperbedingter Peritonitis anterior
b. Vermehrte und durch Beimengung von Gallenfarbstoffen gelblichbraun verfärbte Peritonealflüssigkeit bei Verlegung des Duct. choledochus (Gallenkolik)
c. Sandmassen aus dem ventralen Pansensack bei vorderer funktioneller Magenstenose nach HOFLUND
d. Multiple großherdförmige Fettgewebsnekrose im großen Netz; gibt sich bei der manuellen Exploration der Bauchhöhle in Form derber Knoten zu erkennen

RÖNTGEN-*Untersuchung der Bauchhöhle:* Wegen der beim Rind zu durchdringenden großen Körpermassen bringen radioskopische und radiographische Kontrolle des Abdomens meist nur bei Kälbern diagnostisch verwertbare Ergebnisse; Einzelheiten hierüber sind dem einschlägigen Schrifttum zu entnehmen.

SCHRIFTTUM

Allgemeines

BRONSCH, K. (1975): Fütterungsfehler bei der Milchkuh. Dok. 2. Rinder-Seminar Bundesverb. prakt. Tierärzte Baden-Württemberg, Bad Mergentheim; S. 22-30.

DOUGLAS, S. W., & H. D. WILLIAMSON (1972): Principles of veterinary radiography. Baillière & Tindall, London; 2. Aufl.

KOLB, E., & H. GÜRTLER (1971): Ernährungsphysiologie der landwirtschaftlichen Nutztiere. Fischer, Jena.

LAGERLÖF, N. (1930): Untersuchungen über die Bauchorgane beim Rind und einige klinische Beobachtungen und Bemerkungen im Zusammenhang damit. Fischer, Jena. — LAGERLÖF, N., & S. HOFLUND (1948): Kompendium i bujatrisk klinisk diagnostik og obstetrisk — gynaekologisk diagnostik. Mortensen, Kopenhagen. — LIESS, J. (1936): Die Endoskopie beim Rinde, ihre klinische Bedeutung und praktische Ausführung. Schaper, Hannover.

MAREK, J., & J. MOCSY (1960): Lehrbuch der klinischen Diagnostik der inneren Krankheiten der Haustiere. Fischer, Jena; 4. Aufl.

WEBER, E. (1928): Die klinische Untersuchung des Rindes. Schoetz, Berlin.

Beurteilung der Fütterung

BRÜGGEMANN, J. (1962): Futterwerttabellen der DLG: Vitamine und Aminosäuren. Arbeiten der DLG, Band 85; Frankfurt.

KIRCHGESSNER, M., & H. FRIESECKE (1966): Wirkstoffe in der praktischen Tierernährung. Bayerischer Landwirtschaftsverlag, München/Basel/Wien.

WALSER, K., D. BERNER, H. BOGNER, J. GROPP, J. KALICH, H. KRAFT, J. KRIPPL, F. MEYER, M. MÜLLING, W. RÜPRICH, H. H. SAMBRAUS, L. SCHÖN, H. SIEGNER, E. STEPHAN & E. WEISS (1973): Gutachten über die tierschutzgerechte Haltung von Kälbern in Aufzucht und Mast. Bonn. — WIESNER, E. (1967): Ernährungsschäden der landwirtschaftlichen Nutztiere. Fischer, Jena. — WITT, M. (1963): Die Wirtschaftlichkeit der Milchviehfütterung. DLG-Verlag, Frankfurt. — WÖHLBIER, W. (1973): DLG-Futterwerttabellen: Mineralstoffgehalte in Futtermitteln. Arbeiten der DLG, Band 62; Frankfurt. — WÖHLBIER, W., & W. KIRSCH (1961): Futterwerttabellen der DLG: Wiederkäuer. Arbeiten der DLG, Band 17; Frankfurt.

ZUCKER, H. (1963): Wo erhält der Tierarzt Informationen über die Fütterung auf Leistung und Gesundheit? Tierärztl. Umschau *18*, 585-589.

Futter- und Tränkeaufnahme, Wiederkau- und Rülpsvorgang sowie Kotabsatz

BALCH, C. C. (1971): Proposal to use time spent chewing as an index of the extent to which diets for ruminants possess the physical property of fibrousness characteristic of roughages. Brit. J. Nutr., *26*, 383-392.

DÖRRIE, A. (1959): Tränkwasseraufnahme und -versorgung auf der Portionsweide. Dtsch. Tierärztl. Wschr. *66*, 184—186. — DRABANT, E. (1960): Untersuchung über die Punktionsmöglichkeit des Labmagens beim Rind. Diss., Hannover.

JONG, S. S. DE (1962): De waterbehoefte van stieren. De Keurstamboeker *15*, 756.

KOLB, E. (1974): Lehrbuch der Physiologie der Haustiere. Fischer, Jena; 3. Aufl.

PANKRATH, M. (1963): Wasserbedarf landwirtschaftlicher Nutztiere. Hirzel, Leipzig. — PAPILLAUD, G. G. (1958): Les besoins en eau et l'abreuvement des bovins. Thèse, Toulouse.

TSCHIRCH, H., & O. A. SOMMER (1970): Umfang, zeitlicher Ablauf und Häufigkeit der Trinkwasseraufnahme bei der Milchkuh. Züchtungskunde *42*, 362-373.

Maulhöhle und Rachen

AANES, W. A. (1961): A mechanical aid for pharyngeal and laryngeal examination of cattle. J. Amer. Vet. Med. Ass. *138*, 324-325.

CHRISTOFFERSON, P. v., & M. B. WEISS (1958): Technique for dental radiography in cattle. J. Amer. Vet. Med. Ass. *133*, 496-499. — CHRISTOPH (1926): Ein neues Instrument bei Eingriffen in die Mundhöhle des Rindes, insbesondere zur Entfernung von Fremdkörpern aus dem Schlunde. Tierärztl. Rundschau *32*, 570.

DIRKSEN, G. (1962): Einfache Pharyngo- und Laryngoskopie beim Rind. Dtsch. Tierärztl. Wschr. *69*, 592-593.

EGGERT, O. K. (1957): Maulgatter bei Pferd und Rind. Tierärztl. Umschau *12*, 83-85.

Grothues, J.-P. (1973): Vergleichende Prüfung einiger Zwangsmittel für die Inspektion und Exploration von Maulhöhle, Rachen und Kehlkopf beim Rind. Diss., Hannover.

Hartnack (1922): Zwei Griffe bei der Untersuchung und Behandlung von Rindern. Berl. Tierärztl. Wschr. *38*, 124-125.

Schneider, R. (1943): Ein verbesserter praktischer Maulöffner. Schweizer Arch. Tierheilk. *85*, 169-172.

Wataganara, S. (1974): Messungen in der Maulhöhle des Rindes im Hinblick auf die Entwicklung eines neuen Maulöffners. Diss., Hannover. — Weingart, H. (1955): Ein neuartiges Maulgatter für Rinder und Pferde. Tierärztl. Umschau *10*, 20-21.

Schlund

Gruner, J., & H. Siegert (1955): Zur Röntgendiagnostik am Thorax des Großtieres. Tierärztl. Umschau *10*, 356-359.

Wilkens, H., & G. Rosenberger (1957): Betrachtungen zur Topographie und Funktion des Ösophagus hinsichtlich der Schlundverstopfung des Rindes. Dtsch. Tierärztl. Wschr. *64*, 393-396.

Vormägen

Adler, J. H., & J. A. Dye (1957): The special status of the rumen flora: Comparative aspects of digestive enzymes, their regulation and relation to indigestion. Cornell Vet. *47*, 506-513. — Adrichem, P. W. M. van (1962): De invloed van het voeder op enige fermentatieprodukten in de pens van normale runderen en van acetonaemiepatienten. Proefschr., Hoorn. — Annison, E. F., & D. Lewis (1959): Metabolism in the rumen. Methuen, London & Wiley, New York. — Arias, J. L., & R. Cabrera (1975): Aspectos de la fisiologia del omasum. Rev. Soc. Med. Vet. Chile *25*, 15-23.

Barnett, A. J. G., & R. L. Reid (1961): Reactions in the rumen. Arnold, London. — Bell, M. C., K. K. Whitehair, & W. D. Gallup (1950): The effect of aureomycin on digestion in steers. J. Animal. Sci. *9*, 647. — Benzie, D., & A. T. Philipson (1957): The alimentary tract of the ruminant. Oliver & Boyd, Edinburgh & London. — Blendinger, L. (1949): Pathogenese und Symptomatik der Fremdkörpererkrankung des Rindes. Diss., Hannover. — Blendinger, W. (1955): Rückengriff oder Zonenprobe? Tierärztl. Umschau *10*, 392-394. — Boccadoro, B., L. Leonardi, G. Vacirca & A. Agosti (1972): Esame dell'apparato digerente del vitello con mezzi di contrasto. Clin. Vet. *95*, 165-188. — Bond, H. E. (1959): A study on the pathogenesis of acute indigestion in sheep. Thesis, Cornell Univ., Ithaca (N. Y.). — Börnert, D., & W. Schicketanz (1963): Zur Anwendung der Intestinalsendermethode in der Veterinärmedizin. M.-hefte Vet.-Med. *18*, 647-653. — Bost, J. (1974): De regeling van de voormaagmotiliteit bij herkauwers. Vlaams Diergeneesk. Tijdschr. *43*, 274-284. — Brunaud, M. (1952): Le transit des aliments et des médicaments dans les réservoirs gastriques des ruminants. Rev. Méd. Vét. *103*, 543-546. — Bruns, H., & W. Kaufmann (1968): Untersuchungen über die Brauchbarkeit der Schlundsonde zur Messung der bakteriellen Verdauungsvorgänge in den Vormägen von Milchkühen. Z. Tierphysiol., Tierernährung, Futtermittelk. *24*, 1-9. — Buns, A. (1931): Untersuchungen über die Tätigkeit und die Auskultation der Haube des Rindes. Diss., Hannover.

Cescon, T., E. Brambila, E. Melgrati & G. Colombo (1967): Studio comparativo degli acidi grassi volatili del contenuto ruminale, omasale ed abomasale di bovino. Atti Soc. Ital. Sci. Vet. *21*, 567-569. — Czépa, A., & R. Stigler (1926): Der Wiederkäuermagen im Röntgenbild. Pflügers Arch. ges. Physiol. *212*, 300-356.

Dekker, N. D. M. (1950): De Head'sche zoneproef als diagnostisch hulpmiddel bij traumatische gastritis. Tijdschr. Diergeneesk. *81*, 96-106. — Dietz, O., & E. Nagel (1967): Zur Klinik der funktionellen Stenose beim Rind. M.-hefte Vet.-Med. *22*, 538-544. — Dietz, O., & G. Prietz (1968): Die diagnostische endoruminale und endoabomasale Exploration unter Beachtung des Schlundrinnenreflexes und der Schlundrinnenfunktion beim erwachsenen Rind und ihre therapeutische Verwertbarkeit. M.-hefte Vet.-Med. *23*, 779-784. — Dietz, O., E. Nagel, H. Petzka, G. Prietz, R. Schenk & V. Bergmann (1970): Untersuchungen zur Vagusfunktion, zur Vagusbeeinflussung und zu Vagusausfällen am Verdauungsapparat des erwachsenen Rindes. Arch. exp. Vet.-Med. *24*, 1385-1439. — Dirksen, G. (1964): Die Motorik der Vormägen des Wiederkäuers. Z. Tierphysiol., Tierernährung, Futtermittelk. *19*, 13-24. — Dirksen, G. (1969): Ist die ‚Methylenblauprobe' als Schnelltest für die klinische Pansensaftuntersuchung geeignet? Dtsch. Tierärztl. Wschr. *76*, 305-309. — Dirksen, G. (1973): Mikroorganismen und Störungen der Pansenfunktion. In: Giesecke, D., & K. H. Hendericky: Biologie und Biochemie der mikrobiellen Verdauung. BLV Verlagsgesellschaft, München/Bern/Wien: S. 256-271. — Dirksen, G. (1974): Mikroskopisches Bild der Vormagenflora — diagnostische und prognostische Bedeutung. Fortschr. Vet.-Med. Heft 20: 10. Kongreßber. DVG, S. 154-155. — Dirksen, G. (1975): Eine lenkbare Sonde zur gezielten Entnahme von Pansensaft beim Rind. Tierärztl. Umschau *30*, 367-370. — Dirksen, G., & M. Stöber (1962): Beitrag zu den durch Schädigungen des Nervus Vagus bedingten Funktionsstörungen des Rindermagens — Hoflund'sches Syndrom. Dtsch. Tierärztl. Wschr. *69*, 213-217. — Dirksen, G., & L. Wolf (1963): Wie lange und bei welcher Aufbewahrungstemperatur ist Pansensaft nach der Entnahme für diagnostische und therapeutische Zwecke brauchbar? Tierärztl. Umschau *18*, 282-285. — Dirksen, G., & W. Seidel (1975): Erfahrungen mit der Pansensaftentnahme beim Rind, insbesondere bei Anwendung der lenkbaren Sonde. Tierärztl. Umschau *30*, 370-373. — Doetsch, R. M., & R. O. Robinson (1953): The bacteriology of the bovine rumen — a review. J. Animal. Sci. *16*, 115-142. — Dorresteijn, J. (1972): Een nader onderzoek omtrent de acute indigestie en de reticuloperitonitis traumatica bij het rund.

Proefschr., Utrecht. — DOUGHERTY, R. W., R. S. ALLEN, N. L. JACOBSEN & A. D. MCGILLIAR (1965): Physiology of digestion in the ruminant. Butterworths, London.

EADIE, J. M., & S. O. MANN (1970): Development of the rumen microbial population: high starch diets and instability. Proc. 3. Int. Symp. Physiol. Metabolism Ruminant; Oriel Press, Newcastle upon Tyne; S. 335-370. — EKELUND, J. (1922): Perkussionsresultatets betydelse för bedömande av fysiolgiska och patologiska förändringar i bukhålan hos nötkreatur. 2. Nord. Vet.-Mötet, Stockholm. — ELIZONDO VAZQUEZ, C. A. (1975): Untersuchungen des Pansensaftes bei gesunden sowie an Indigestionen unterschiedlicher Ursache erkrankten Rindern (mit besonderer Berücksichtigung des pH-Wertes, der Gesamt-Azidität, des Laktat- und des Chloridgehaltes). Diss., Hannover. — ESPINASSE, J. (1970): Les indigestions des bovins adultes. 2. Traitement et prophylaxie. Rev. Méd. Vét. *33* (121), 685-711.

FABISCH, H. (1954): Topographisch-anatomische und verdauungsmotorische Untersuchungsergebnisse der ruminalen Palpation beim Rind. Wien. Tierärztl. Mschr. *41*, 328-349. — FREDERIK, G. H., & H. J. WINTZER (1959): Die röntgenologische Darstellung metallischer Gegenstände in der Haube des Rindes und ihre Bedeutung für die Fremdkörperdiagnostik. Dtsch. Tierärztl. Wschr. *66*, 406-411. — FREI, J. A. (1949): Ein Beitrag zur elektro-akustischen Diagnostik der Reticulitis traumatica des Rindes mit dem ‚Cintel Metal Detector'. Diss., Zürich. — FREWEIN, J. (1963): Der Anteil des Sympathicus an der autonomen Innervation des Rindermagens. Wien. Tierärztl. Mschr. *50*, 398-412.

GABRIOLAVICUS, V., & J. CEPULIS (1946): Die Bedeutung der Perkussion der ventralen Teile der Bauchwand bei traumatischer Retikuloperitonitis (litauisch). Trudy Litovskoj. Vet. Akad. (Kaunas) *7*, 69-74. — GALL, L. S., S. E. SMITH, D. E. BECKER, S. N. STARK & J. K. LOOSLI (1949): Rumen bacteria in cobalt deficient sheep. Science 109, 468. — GALL, L. S., W. E. THOMAS, J. K. LOOSLI & C. N. HUHTANEN (1951): The effect of purified diets upon the rumen flora. J. Nutr. *44*, 113. — GIESECKE, D., & K. H. HENDERICKX (1973): Biologie und Biochemie der mikrobiellen Verdauung. BLV Verlagsgesellschaft, München/Bern/Wien. — GÖTZE, R. (1934): Die Fremdkörperoperation beim Rind praxisreif durch extraperitoneale Pansennaht. Dtsch. Tierärztl. Wschr. *42*, 353-357; 374-379. — GRÄNZER, W. (1972): Ein neues Pansensaftentnahmegerät für Kälber. Tierärztl. Umschau *27*, 484-485.

HABEL, R. E. (1956): A study of the innervation of the ruminant stomach. Cornell Vet. *46*, 555-633. — HARHERS, L. H., J. M. PRESCOTT & C. F. JOHNSON (1961): Activities of dried rumen microorganisms in vitro. J. Animal. Sci. *20*, 6-9. — HARMEYER, J. (1965): Zur Methodik experimenteller Untersuchungen an Pansenprotozoen. Zbl. Vet.-Med. *A 12*, 841-880. — HARMEYER, J. (1973): Protozoologie des Pansens. In: GIESECKE, D., & K. H. HENDERICKX: Biologie und Biochemie der mikrobiellen Verdauung. BLV Verlagsgesellschaft, München/Bern/Wien; S. 58-87. — HOFIREK, B. (1970): Eine einfache Methode zum Gewinnen des Pansensaftes zu diagnostischen Zwecken beim Rind (tschechisch). Vet. Med. (Praha) *15*, 89-95. — HOFIREK, B. (1970): Die Methodik der Feststellung der Reduktionsaktivität der Pansenflüssigkeit mittels Methylenblau, Resazurin und Thionin beim klinisch gesunden Rind (tschechisch). Vet. Med. (Praha) *15*, 461-467. — HOFIREK, B. (1971): Die Brauchbarkeit von Triphenyltetrazoliumchlorid (TTC) zur Ermittlung der Reduktionsaktivität der Pansenflüssigkeit beim klinisch gesunden Rind (tschechisch). Vet. Med. (Praha) *16*, 13-18. — HOFIREK, B. (1972): Diagnostischer Test mit Methylenblau, Resazurin, Thionin und Triphenyltetrazoliumchlorid (TTC) und seine Ausnutzung bei der Pansenazidosediagnostik (tschechisch). Vet. Med. (Praha) *17*, 61-68. — HOFIREK, B., & P. JAGOS (1973): Eine Methode der quantitativen Bestimmung der Reduktionsaktivität (Aktivität der Dehydrogenasen) in der Pansenflüssigkeit des Rindes mit Hilfe von Triphenyltetrazoliumchlorid (tschechisch). Vet. Med. (Praha) *18*, 9-16. — HOFLUND, S. (1940): Untersuchungen über Störungen in den Funktionen der Wiederkäuermagen durch Schädigungen des N. Vagus verursacht. Svensk. Vet.-Tidskr. *45*, Suppl. — HOFLUND, S., & G. NORDSTRÖM (1958): Några synpunkter på betestrumsjukans etiologi och behandling. Medlemsbl. Sveriges Vet.-förb. Heft 11. — HOFLUND, S., & L.-F. KARLSSON (1963): Veränderungen in Pansenproben während der Zeit zwischen der Probenentnahme und der chemischen Untersuchung. Ber. 17. Welttierärztekongr., Hannover; *2*, 1379-1380. — HOFMANN, W. (1930): Über Erbrechen mit besonderer Berücksichtigung der Verhältnisse beim Rind. Arch. wiss. prakt. Tierheilk. *61*, 373-404. — HOLTENIUS, P., G. BJÖRCK & S. HOFLUND (1959): Die Untersuchung von Pansensaftproben. Dtsch. Tierärztl. Wschr. *66*, 554-558. — HOLTENIUS, P., S. O. JACOBSSON & G. JONSON (1971): Recording the reticular motility in cattle with experimental and spontaneous traumatic reticuloperitonitis. Acta vet. Scand. *12*, 325-334. — HUNGATE, R. (1966): The rumen and its microbes. Acad. Press, New York & London.

IMMISCH, A. (1949): Die elektro-akustische Untersuchungsmethode zur Feststellung von Fremdkörpern beim Rind. Diss., Hannover.

JAGOS, P., B. HOFIREK & Ph. NSIESTE (1973): Veränderungen der Aktivität von Dehydrogenasen der Pansenflüssigkeit bei Acidosis ingestae ruminis (tschechisch). Vet. Med. (Praha) *18*, 1-7. — JENTSCH, W., & H. WITTENBURG (1969): Zur Methodik der Entnahme und Analytik des Pansensaftes von Rind und Schaf. Arch. Tierernährung *19*, 249-258. — JOHANN, L. (1933): Über die Möglichkeit der inneren Untersuchung des Labmagens und Psalters beim lebenden Rinde durch die Haubenpsalteröffnung hindurch mit der Hand. Berl. Tierärztl. Wschr. *49*, 490.

KALCHSCHMIDT, H. G. (1954): Eine HEAD'sche Zone als diagnostisches Hilfsmittel bei der Fremdkörperuntersuchung des Rindes. Wien. Tierärztl. Mschr. *41*, 531-550. — KAUFMANN, W. (1972): Verdauungsphysiologische Messungen zur ‚biologischen Fütterungstechnik' bei Milchkühen. Kieler Milchwirtsch. Forschungsber. *24*, 139-155. — KAUFMANN, W. (1972): Über die Regulierung des pH-Wertes im Hauben-Pansenraum der Wiederkäuer. Tierärztl. Umschau *27*, 324-328. — KAUFMANN, W., & K. ROHR (1967): Ergebnisse gaschromatographischer Bestimmungen der flüchtigen Fettsäuren im Pansen bei unterschiedlicher Fütterung. Z. Tierphysiol., Tierernährung, Futtermittelk. *22*, 1-8. — KEINDORF, H. J.

(1974): Weitere Anwendungsmöglichkeiten eines modifizierten Pansensaftentnahmegerätes in der Buiatrik. M.-hefte Vet.-Med. *29,* 688-691. — Keindorf, H.-J., & W. Link (1971): Zur Praxis der Pansensaftentnahme beim Rind. M.-hefte Vet.-Med. *26,* 137-139. — Ketz, H. A. (1963): Ablauf und Regulierung der mechanischen Verdauungsvorgänge in den Vormägen der Wiederkäuer. M.-hefte Vet.-Med. *18,* 610-612. — Ketz, H. A. (1963): Die Bedeutung der Endoradiosonden für die Veterinärmedizin. M.-hefte Vet.-Med. *18,* 645-647. — Koch, G. (1964): Mikroorganismen des Pansens. Zschr. Tierphysiol., Tierernährung, Futtermittelk. *19,* 24-43. — Kolb, E. (1962): Die Funktionen der Vormägen unter Berücksichtigung klinischer Gesichtspunkte. M.-hefte Vet.-Med. *17,* 828-833. — Kolb, E. (1974): Lehrbuch der Physiologie der Haustiere. Fischer, Jena; 3. Aufl. — Kovacs, A. B., J. Szokoliczy & J. Feher (1968): Neuere Angaben zur Diagnostik der Psalterverstopfung. M.-hefte Vet.-Med. *23,* 236. — Kübitz (1926): Zur Diagnose der inneren Verwundung der Rinder. Tierärztl. Rundschau *32,* 857-859.

Lagerlöf, N. (1930): Untersuchungen über die Topographie der Bauchorgane beim Rinde und einige klinische Beobachtungen und Bemerkungen im Zusammenhang damit. Fischer, Jena. — Lewis, D. (1961): Digestive physiology and nutrition of the ruminant. Butterworths, London. — Liess, J. (1937): Die Diagnose der operablen Haubenfremdkörpererkrankung (Reticuloperitonitis traumatica) des Rindes. Dtsch. Tierärztl. Wschr. *45,* 16-20. — Liess, J. (1955): Beitrag zum Instrumentarium für die Buiatrik. Dtsch. Tierärztl. Wschr. *62,* 472-475.

Månsson, J., & P. O. Niléhn (1958): Undersökning av aeroba mikrobfloran i vammen hos nötkreatur vid vissa sjukdomstillstand. Nord. Vet.-Med. *10,* 161-166. — Mersiovsky, W. (1936): Zur Diagnose und Differentialdiagnose der traumatischen Haubenerkrankungen des Rindes. Diss., Hannover. — Moir, R. J., & M. J. Masson (1952): An illustrated scheme for the microscopic identification of the rumen microorganisms of sheep. J. Path. Bact. *64,* 343-350. — Müller, C. (1952): Über die inneren Befunde der Haube und ihrer Nachbarorgane bei der Rumentomie des Rindes. Diss., Hannover. — Munch-Petersen, E. (1963): Yeasts in the rumen of ruminants. Zbl. Bakt. Paras.-kde., Inf.-krkh. Hyg., I. Orig. *189,* 234-240.

Nichols, R. E. (1957): Practical measurement of the pH of rumen fluid. J. Amer. Vet. Med. Ass. *131,* 107-108. — Nickel, R., & H. Wilkens (1955): Zur Topographie des Rindermagens. Berliner Münchener Tierärztl. Wschr. *68,* 264-270. — Nikov, Ss. (1959): Ein diagnostisches Symptom bei der traumatischen Reticuloperitonitis beim Rind (bulgarisch). Wiss. Arb. Tierärztl. Hochsch. Prof. Pawlow 7, 101-110.

Orth, A., & W. Kaufmann (1961): Die Verdauung im Pansen und ihre Bedeutung für die Fütterung der Wiederkäuer. Parey, Hamburg & Berlin. — Oyaert, W., J. I. Quin & R. Clark (1951): Studies on the alimentary tract of the merino sheep of South Africa. 19. The influence of sulphanilamide on the activity of the ruminal flora of sheep and cattle. Onderstepoort J. Vet. Sci. Anim. Ind. *25,* 59.

Perk, K. (1958): Eine praktische Methode für die Pansensaftentnahme bei Schaf und Rind. Schweizer Arch. Tierheilk. *100,* 167-170. — Pounden, W. D., & J. W. Hibbs (1948): The influence of the ratio of grain and hay in the ration of dairy calves on certain rumen microorganisms. J. Dairy Sci. *31,* 1051. — Pounden, W. D., & J. W. Hibbs (1948): The influence of pasture and rumen inoculation on the establishment of certain microorganisms in the rumen of young dairy calves. J. Dairy Sci. *32,* 1025-1031.

Rackow, B. (1975): Untersuchungen über die Brauchbarkeit eines ‚Infusoriensedimentationstestes' in der klinischen Pansensaftuntersuchung. Diss., Gießen — Rackow, M. (1975): Vergleichende Prüfung von verschiedenen Redoxindikatoren in der klinischen Pansensaftuntersuchung. Diss., Gießen. — Rapić, S., & B. Ilijas (1955): Röntgendiagnostik der traumatischen Indigestionen beim Rind (kroatisch). Vet. Arhiv. *25,* 365-384. — Rieger, H. (1956): Experimentelle Untersuchungen über den Wert des Metallsuchgerätes in der chirurgischen Diagnostik. Tierärztl. Umschau *11,* 97-99. — Riek, R. F. (1954): The influence of sodium salts on the closure of the oesophageal groove in calves. Austral. Vet. J. *30,* 29-37. — Rosenberger, G. (1963): Die Indigestionen des Rindes in neuer Sicht. Vet.-Med. Nachr. *1963,* 112-126. — Ruckebusch, Y., & R. N. B. Kay (1971): Etude critique de la motricité gastrique chez les bovins. Ann. Rech. Vét. 2, 99-136.

Sapiro, M. L., S. Hoflund, R. Clark, & J. I. Quin (1949): Studies on the alimentary tract of Merino sheep in South Africa. 16. The fate of nitrate in ruminal ingesta as studied in vitro. Onderstepoort J. Vet. Sci. *22,* 357. — Seren, E. (1971): Diagnostica e terapia delle malattie degli stomaci dei bovini. Cisalpino — Goliardica, Milano. — Seren, E., & P. Molinari (1961): Il pH del contenuto ruminale nel bovino: Sua determinazione e sua importanza per l'esame clinico. Atti Soc. Ital. Sci. Vet. *15,* 659-661. —Slanina, L. (1963): Störungen des N. vagus bei inneren Erkrankungen des Rindes vom Gesichtspunkt der intravitalen und postmortalen Diagnostik. M.-hefte Vet.-Med. *18,* 444. — Slanina, L., & T. Gdovin (1963): Neue Erkenntnisse in der Diagnostik der Vormagenkrankheiten beim Rind. Ber. 17. Welt-Tierärztekongr., Hannover *2,* 1269-1276. — Slanina, L., & N. Rossow (1963): Zur Therapie und Prophylaxe einiger Erkrankungen des Vormagen-Labmagenkomplexe. M.-hefte Vet.-Med. *18,* 930-933. — Slanina, L., & Rossow (1964): Zur speziellen Diagnostik einiger Erkrankungen des Vormagen-Labmagenkomplexes. M.-hefte Vet.-Med. *19,* 282-291. — Smiles, J., & M. J. Dobson (1956): Direct ultra-violet and ultra-violet negative phase-contrast micrography of bacteria from the stomachs of the sheep. J. R. Micr. Soc. (Transact.) *1956,* 244-253. — Sørensen, V., & P. Schambye (1955): Apparat zur Entnahme von Panseninhalt (dänisch). Medl. Danske Vet.-Foren. *38,* 60. — Stalfors, H. (1926): Beiträge zur Kenntnis der Physiologie der Wiederkäuermägen. Arch. wiss. prakt. Tierheilk. *54,* 519-530. — Steger, H., J. Voigt

& B. PIATKOWSKI (1968): Vergleichende Untersuchungen über die Entnahme von Pansensaft durch Fistel und Oesophagus. Arch. Tierernährung *18,* 190-203. — STÖBER, M. (1961): Beitrag zur Diagnose der Reticuloperitonitis traumatica des Rindes: die Betastung der Luftröhre als einfaches Hilfsmittel zur Feststellung des schmerzhaften Stöhnens bei den Fremdkörperproben. Dtsch. Tierärztl. Wschr. *68,* 497-498. — STÖBER, M. (1964): Unerwartete Befunde bei der Rumentomie — ihre Erkennung, Beurteilung und Behandlung (kroatisch). Vet. Arhiv. *34,* 1-10. — STÖBER, M., & B. TIEFENBACH (1958): Pansensaftgewinnung und Vormagenentleerung zu therapeutischen Zwecken — Prüfung der Brauchbarkeit von drei Instrumenten. Dtsch. Tierärztl. Wschr. *65,* 11-16. — SWARBRICK, O., & D. B. WILKINS (1967): Omasal impaction in a dairy cow. Vet. Record *79,* 585-592.

TALJAARD, T. L. (1972): Representative rumen sampling. J. South Afr. Vet. Ass. *43,* 65-69. — THORBEK, G. (1964): Der Abbau der Nahrung im Pansen. Z. Tierphysiol., Tierernährung, Futtermittelk. *19,* 50-65. — TRAUTMANN, A., & J. SCHMIDT (1933): Beiträge zur Physiologie des Wiederkäuermagens. III. Schlundrinnenreflex bei kleinen Wiederkäuern. Arch. Tierernährung, Tierzucht *9,* 1-10. — TRAUTMANN, A., & J. SCHMIDT (1933): Beiträge zur Physiologie des Wiederkäuermagens. IV. Über den regelmäßigen Rückfluß von Milch aus dem Labmagen in die Vormägen bei jugendlichen Wiederkäuern. Arch. Tierernährung, Tierzucht *9,* 11-18. — TURNER, A. W., & V. E. HODGETTS (1953): Depression of ruminal digestion in adult sheep by aureomycin. Austral. J. Agric. Res. *3,* 453-458.

WARNER, A. C. J. (1965): Factors influencing number and kind of microorganisms in the rumen. In: DOUGHERTY, R. W.: Physiology of Digestion in the Ruminant. Butterworths, London; S. 346-359. — WESTER, J. (1926): Die Physiologie und Pathologie der Vormägen beim Rind. Schoetz, Berlin. — WESTER, J. (1930): Der Schlundrinnenreflex beim Rind. Berl. Tierärztl. Wschr. *46,* 397. — WESTFECHTEL, A. (1955): Untersuchungen über den Einfluß von Aureomycin auf die Darmflora des Rindes. Diss., Hannover. — WESTHUES, M., & H. RIEGER (1953): Über den Schmerz und die HEAD'sche Zone bei der Fremdkörpererkrankung des Rindes. Berl. Münch. Tierärztl. Wschr. *66,* 101-105. — WILLIAMS, E. I. (1955): A survey of 64 cases of traumatic reticulitis diagnosed by the ‚reticular grunt' method. Vet. Record *67,* 922.

ŽUST, J., N. KLEMÉNC & P. VOSPERNIK (1972): A new method for per os sampling of rumen digesta of cattle. Zb. biotehniške fak. Vet. (Ljubljana) *9,* 169-175.

Labmagen

BREUKINK, H. J., & J. KRONEMANN (1963): The ‚steelband-effect' a new diagnostic aid in inspection of the cow concerning the presence of abomasal dilatation and/or dislocation. Tijdschr. Diergeneesk. *88,* 8-12.

CAKALA, St. (1965): A technique for intraabomasal punction in cattle. Med. Weter. *21,* 532-534.

DIETZ, O. (1968): Die diagnostische endoomasale und endoabomasale Exploration unter Beachtung des Schlundrinnenreflexes und der Schlundrinnenfunktion beim erwachsenen Rind und ihre therapeutische spezifische Verwertbarkeit. Ber. 5. Int. Tagung Rinderkrankh., Opatija; S. 182-195. — DIRKSEN, G. (1962): Die Erweiterung, Verlagerung und Drehung des Labmagens beim Rind. Paul Parey, Berlin & Hamburg. — DIRKSEN, G. (1967): Gegenwärtiger Stand der Diagnostik, Therapie und Prophylaxe der Dislocatio abomasi sinistra des Rindes. Dtsch. Tierärztl. Wschr. *74,* 625-633.

ESPERSEN, G. (1961): Dilatatio et dislocatio ad dextram abomasi bovis. Nord. Vet.-Med. *13:* Suppl. 1. — ESPERSEN, G. (1964): Dilatation and displacement of the abomasum to the right flank and dilatation and dislocation of the caecum. Vet. Record *76,* 1423-1431.

FOX, F. H. (1965): Abomasal disorders. J. Amer. Vet. Med. Ass. *147,* 383-388.

MOSS, B. R., R. F. HALL & G. M. GORMAN (1969): Evaluation of methods for introducing materials directly into the abomasum of young cattle. J. Dairy Sci. *52,* 1643-1649.

NAGEL, E. (1964): Zur Problematik der Röntgenographie des Labmagens erwachsener Rinder. Habil.-Schrift, H. U., Berlin.

PINSENT, P. J. N., P. A. NEAL & H. E. RITCHIE (1961): Displacement of the bovine abomasum: A review of 80 clinical cases. Vet. Record *73,* 729-735.

ROBERTSON, J. M. (1966): Left displacement of the bovine abomasum: An epidemiologic and clinical study. Thesis, Univ. of Pennsylvania.

SIMONOV, J. N., & N. S. MUSINSKY (1968): Die Methodik der Untersuchung des Labmagens der Kälber mittels der Sonde. Ber. 5. Int. Tag. Rinderkrankh., Opatija; S. 291-296. — SLANINA, L., P. BARTKO & M. SITKO (1966): Zur Azidität des Labmagens beim Rind (tschechisch). Vet. Med. (Praha) *11,* 603-611. — STAHLHEBER, H., & M. M. FORELL (1967): Über den praktischen Wert verschiedener Magensäurebestimmungen. Münch. Med. Wschr. *19,* 1054-1058. — STÖBER, M. (1961): Die Technik der Labmageninjektion beim Rind. Dtsch. Tierärztl. Wschr. *68,* 72-75. — SVENDSEN, P. (1966): Geosedimentum abomasi bovis. Ber. 4. Int. Tagung Welt-Ges. Buiatrik, Zürich; S. 433-439.

WILKENS, H., & G. DIRKSEN (1964): Beitrag zur Topographie der Dislocatio abomasi sinistra. Berl. Münch. Tierärztl. Wschr. *77,* 66-69.

Darm

DIRKSEN, G. (1962): Die Blinddarmerweiterung und -drehung beim Rind. Dtsch. Tierärztl. Wschr. *69,* 409-416.

HUSKAMP, B. (1960): Beitrag zur Diagnose und Therapie der beim Rind durch die Geburt entstandenen Darmverletzungen. Diss., München.

SCHIEL, H. (1923): Die Pathologie und Therapie der Dünndarminvagination des Rindes. Schoetz, Berlin.

Kot

BOCH, J., & R. SUPPERER (1971): Veterinärmedizinische Parasitologie. Paul Parey, Berlin & Hamburg.
FAYET, J.-C. (1968): Recherches sur le métabolisme hydrominéral chez le veau normal ou en état de diarrhée. Rech. Vét. *1*, 99-108.
LÄSSIG, H. (1965): Untersuchungen über die diagnostische Brauchbarkeit des Hämoglobinnachweises im Rinderkot mit Hilfe der Benzidinprobe. Diss., Hannover.
MILLER, H. (1935): The diagnostic significance of feces. Vet. Med. *30*, 358-360.
PINELLI, P. (1939/40): Elementi di coprologia degli animali domestici. Nuova Vet. *18*, 18/150; *19*, 92/119/142/165.
SMIRNOV, A. M. (1961): Koprologische Charakteristik bei gesunden Kälbern in Abhängigkeit vom Alter (russisch). Veterinarija *38*, 1: 80-81. — STÖBER, M., & H. SILVA SERRANO (1974): Der grobsinnliche Kotbefund beim Rind. Vet.-Med. Nachr. *1974*, 353-371.
TEUSCHER, G., & K. WENZEL (1966): Une methode polyvalente de diagnostique coprologique chez les ruminants. Ber. 4. Int. Tag. Rinderkrankh., Zürich; S. 267-271.

Leber

BENEDEK, G. (1959): Über die am Pferde- und Rinderharn durchführbaren Urobilinogen- und Sterkobilinogen-Proben. Magyar Allotorv. Lap. *14*, 416-418. — BERGER, H.-J. (1956): Die Gallenfarbstoffe im Harn der Haustiere. Zbl. Vet.-Med. *3*, 265-272. — BERGER, H.-J. (1956): Quantitative Bestimmung des ‚direkten' und des ‚indirekten' Bilirubins im Serum der Haustiere. Zbl. Vet.-Med. *3*, 273-280. — BEYER, K. (1937): Untersuchungen über die diagnostische Verwertung der Schall- und der Schmerzperkussion der Leber beim Rind. Diss., Hannover. — BÖLLING, W. (1972): Untersuchungen über die Aktivität der Ornithin-Carbamyl-Transferase im Serum gesunder und kranker Rinder. Diss., Hannover. — BUITKAMP, J. (1972): Übersicht über die 10 derzeit wichtigsten Serumenzyme des Rindes — Auswertung des Schrifttums bis Ende 1971. Diss., Hannover.
DIEPERS, G. (1969): Untersuchungen über die Ausführung und diagnostische Verwertbarkeit der Methylenblauprobe im Blutplasma und -serum beim Rind. Diss., Hannover. — DULCE, H.-J. (1970): Klinisch-chemische Diagnostik. Urban & Schwarzenberg, München/Berlin/Wien.
EMDE, H. (1963): Untersuchungen über die diagnostische Verwertbarkeit der LUGOL-Probe beim Rind. Diss., Hannover.
FINDEISEN, R. (1972): Untersuchungen über die Aktivität der γ-Glutamyltranspeptidase im Serum gesunder und kranker Rinder. Diss., Hannover. — FORD, E. J. H. (1965): The ruminant liver. Vet. Record *77*, 507-516. — FORD, E. J. H. (1967): Activity of sorbitol dehydrogenase (SD) in the serum of sheep and cattle with liver damage. J. Comp. Pathol. *77*, 405-411. — FORENBACHER, S. (1967): Die Leberverfettung bei der Azetonämie der Milchkühe mit besonderer Berücksichtigung der Störungen im Stoffwechsel einiger Trikarbonsäuren. Berl. Münch. Tierärztl. Wschr. *80*, 4-8. — FORENBACHER, S. (1972): Experimental and clinical contributions to the diagnostic significance of serum transaminases in domestic animals (kroatisch). Vet. Arhiv *42*, 206-208. — FREESE, U. (1952): Die Leberfunktionsprobe mit Bromsulphalein beim Rinde. Diss., Hannover.
GARNER, R. J. (1953): Bile pigment metabolism in cattle. J. Comp. Pathol. *63*, 247-253. — GERBER, H., J. MARTIG & R. STRAUB (1973): Enzymuntersuchungen im Serum von Großtieren. Tierärztl. Praxis *1*, 5-18. — GLAWISCHNIG, E., & E. NEUMEISTER (1969): Untersuchungsmöglichkeiten zum Ausschluß akuter Lebererkrankungen bei Versteigerungsrindern. Wien. Tierärztl. Mschr. *56*, 30-33. — GLAWISCHNIG, E., P. PICHLER, H. SCHLECHT, R. PIMIGSDORFER, M. NEUBACHER & W. ROITNER (1971): Über weitere Untersuchungen bei exportierten Zuchtrindern auf Leberschäden. Wien. Tierärztl. Mschr. *58*, 63-72. — GRÜNDER, H.-D. (1961): Der diagnostische Wert einiger Leberuntersuchungsmethoden beim Rind unter besonderer Berücksichtigung der Serumtransaminasenbestimmung. Dtsch. Tierärztl. Wschr. *68*, 677-682. — GRÜNDER, H.-D. (1975): Diagnose und Therapie der Leberkrankheiten beim Rind. Prakt. Tierarzt: Colleg. Vet. 12-18.
HAGEMEISTER, H., & J. UNSHELM (1968): Individuelle, tages- und tageszeitabhängige Schwankungen von Blutbestandteilen beim Rind. 2. Mitt.: Das Verhalten der Enzymaktivität von GOT, GPT, LDH, MDH, GLDH und AP. Zbl. Vet.-Med. A *15*, 499-509. — HAHN, G. (1968): Prüfung verschiedener Schnellteste auf Eiweiß, Blut, Bilirubin, Ketonkörper und pH-Wert im Rinderharn. Diss., Hannover. — HÁMORI, D. (1934): Über die Änderungen der Lage der Leberdämpfung und der hinteren Lungengrenze des Rindes unter gesunden und krankhaften Verhältnissen. Allatorv. Lap. *57*, 228-229. — HANSEN, M. A. (1972): Observations on ‚direct reacting' plasma bilirubin in ruminants. Acta vet. Scand. *13*, 96-111. — HOEFLMAYER, J., & R. FRIED (1972): Quantitative Methode zur Erfassung des Verfettungsgrades der Leber durch Bestimmung der veresterten Fettsäuren. Klin. Wschr. *50*, 657-658. — HÖRCHNER, F. (1969): Klinische und immunologische Untersuchungen an experimentell mit Fasciola hepatica infizierten Rindern. Berl. Münch. Tierärztl. Wschr. *82*, 204-208. — HOLTENIUS, P. (1961): Cytological puncture: A new method for the study of bovine hepatic disease. Cornell Vet. *101*, 56-63. — HOPPE, R. (1971): Untersuchungen für eine Ikterusschnelldiagnose bei Schlachttieren. Diss., München. — HUHN, J. E. (1961): Die Brauchbarkeit einiger Laboruntersuchungen zur Leberdiagnostik beim Rind. Berl. Münch. Tierärztl. Wschr. *74*, 308-312. — HUHN, J. E. (1961): Leberfunktionsstörungen und Leberfunktionsproben beim Rind. Zbl. Vet.-Med. *8*, 842-847. — HUHN, J. E., & H. LUPKE (1962): Leberfunktion des Rindes während der Trächtigkeit und im Puerperium. Berl. Münch. Tierärztl. Wschr. *75*, 367-369.

IBRISCHIMOV, N. (1961): Untersuchungen über die Bilirubinmenge bei gesunden und kranken Kühen. Nautschni trudove na WVMI *9,* 149-158.

JAARTSVELD, W. A. B. (1960): De betekenis van de leverbiopsie vor de diagnostiek van inwendige ziekten bij het rund. Proefschr., Utrecht. — JAARTSVELD, W. A. B. (1966): De betekenis van de leverbiopsie vor de diagnostiek van inwendige ziekten bij het rund. Tijdschr. Diergeneesk. *91,* 433-437.

KAMANN, H.-A. (1964): Die Aktivität der Lactat- und Sorbitdehydrogenase im Serum gesunder und kranker Rinder. Diss., Hannover. — KANEKO, J. J., & C. E. CORNELIUS (1970/71): Clinical biochemistry of domestic animals. Academic Press, New York & London; 2. Aufl. — KELLER, P. (1971): Serumenzyme beim Rind: Organanalysen und Normalwerte. Schweiz. Arch. Tierheilk. *113,* 615-626. — KELLER, P., & T. A. STANBRIDGE (1973): Die Verteilung der Lactat-Dehydrogenase-Isoenzyme in einigen Rinderorganen. Schweizer Arch. Tierheilk. *115,* 35-48. — KLIEN, H.-D. (1966): Schnellprobe zur Bestimmung des Gesamtbilirubins im Serum Erwachsener und Neugeborener. Münch. Med. Wschr. *108,* 386-389. — KONCZ, E., & S. LANG (1965): Der Nachweis des Urobilinogens mit Hilfe von Methylenblau. Ärztl. Laboratorium *11,* 343-344. — KÜHNEL, G.-A. (1942): Versuche an Schlachttieren zur Bestimmung der Lebergröße durch Perkussion. Diss., Berlin.

LOOSMORE, R. M., & R. ALLCROFT (1951): Technique and use of liver biopsy in cattle. Vet. Record *63,* 414-416. — LUPKE, H., & R. HOFMANN (1964): Vergleichende Untersuchungen verschiedener Blutzuckerbestimmungsmethoden im Rinderblut. Zbl. Vet.-Med. *A 11,* 49-56.

MELICHAR, B., J. MAŠEK & E. SALAJKA (1971): Biochemical studies of the first pregnancy and puerperium in immunized and nonimmunized cows fed different diets. II. Activities of some enzymes (MAO, SGOT, SGPT, CEP, ACHE). Acta Vet. (Brno) *40,* 53-65. — MERIC, I. (1959): Die Formolgelreaktion beim Rind und ihr Wert für die Diagnostik. Diss., Hannover. — MØLLER, T., & M. G. SIMESEN (1959): Leverbiopsi pa kvaeg. Nord. Vet.-Med. *11,* 719-730. — MONDINI, S., & M. VENTUROLI (1960): La ricerca dei pigmenti biliari nelle urine di cane, di cavallo e di bovino. Nuova Vet. *36,* 285-289. — MONTEMAGNO, F. (1954): La prova dell'urobiligeno quale test della funzionalità epatica in medicina veterinaria. Atti Soc. Ital. Sci. Vet. *8,* 667-671.

NAGEL, E. (1963): Bericht über Cholezystographie beim Rind. Arch. exp. Vet. Med. *22,* 855-859. — NEUBACHER, M. (1973): Untersuchungen über den Wert der Ornithin-Carbamyl-Transferase (= SOCT) zum Nachweis von Leberschäden beim Rind. Diss., Wien. — NIKOV, M. S. (1972): Methods for diagnosis of liver diseases in cattle. Public. Bulgarian Acad. Sci., Sofija.

PATTERSON, D. S. P., W. M. ALLEN, S. BERETT & C. N. HEBERT (1967): Normal variations in three plasma enzymes of the cow. J. comp. Pathol. *77,* 425-429.

ROSSOW, N. (1961): Die Prüfung der Leberfunktion mit ‚Bromsulfan' beim Rind. Medicamentum *61,* 163-166.

SABBAN EL, F. F., H. ROTHENBACHER, T. A. LONG & B. R. BAUMGARDT (1971): Certain blood constituents and serum transminases in Hereford steers fed high energy rations. Amer. J. Vet. Res. *32,* 1027-1032. — SCHÖBEL, Ch. (1968): Vergleichende Untersuchungen mit vier verschiedenen Blutzucker-Bestimmungsmethoden und Blutzuckerwerte bei klinisch gesunden Hunden. Berl. Münch. Tierärztl. Wschr. *81,* 316-321. — SCHOLZ, A. (1973): Einfluß von Ascorbinsäure auf die Hypercholesterinämie bei Hypothyreose. Klin. Wschr. *51,* 518-519. — SCHULZ, J. A. (1960): Die Leberbiopsie beim Rind als diagnostische Untersuchungsmethode. Zbl. Vet.-Med. *7,* 134-138. — SCHWARTZ, S., V. SBOROV & C. J. WATSON (1944): Studies of urobilinogen. 4. The quantitative determination of urobilinogen by means of the Evelyn photoelectric colorimeter. Amer. J. Clin. Pathol. *14,* 598-604. — SCHWARTZ, S., & M. BRACHO (1972): Quantitative studies of urobilinogen excretion in normal Holstein-Frisian cattle. Amer. J. Vet. Res. *33,* 2481-2488. — SIMESEN, M. G., & T. MØLLER (1959): Liver biopsy on cattle. Nord. Vet.-Med. *11,* 787-790. — SOMMER, H. (1969/70): Die Untersuchung des Blutserums von Kühen zur frühzeitigen Erkennung und Verlaufskontrolle einiger Erkrankungen der Trächtigkeit und des Puerperiums. Prakt. Tierarzt *50,* 355-356; 451-452; 551-552. — SOMMER, H. (1970): Zur Überwachung der Gesundheit des Rindes mit Hilfe klinisch-chemischer Untersuchungsmethoden. Arch. exp. Vet.-Med. *24,* 735-776. — STÖBER, M. (1961): Die Gallenkolik des Rindes. Dtsch. Tierärztl. Wschr. *68,* 608-612/647-651. — STÖBER, M., & F. DEERBERG (1964): Beitrag zum klinischen Bild und zur Ätiologie des sogenannten ‚Sonnenbrandes' beim Rind in Nordwestdeutschland. Nord. Vet.-Med. *16:* Suppl. 1, 475-484. — STÖR, R. (1962): Untersuchungen über das Vorkommen und die diagnostische Bedeutung von Bilirubin, Sterkobilinogen und Urobilinogen im Harn des Rindes. Diss., Leipzig.

TOLLERSRUD, Sv., & T. W. GEDDE-DAHL (1971): Diurnal and seasonal variations of serum enzyme activities in cattle and sheep. Acta Vet. Scand. *12,* 393-401. — TRÄNKNER, J. (1971): Gesamtcholesterin, Estercholesterin, freies Cholesterin bei klinisch gesunden Milchkühen. Diss., Leipzig. — TREACHER, R. J., & B. F. SANSOM (1969): Liver function in dairy cows at parturition. Res. Vet. Sci. *10,* 461-468.

UPMANN, H. W. (1959): Vergleichende Untersuchungen über die Brauchbarkeit von verschiedenen Leberbiopsieinstrumenten beim Rind. Diss., Hannover.

VONNAHME, W. (1965): Plasma- und Serumprothrombinbestimmung bei gesunden und kranken Rindern. Diss., Hannover.

WAGENAAR, G. (1966): Icterus bij paard en rund. Tijdschr. Diergeneesk. *91,* 21-31. — WALLACE, G. B., & J. S. DIAMOND (1925): The significance of urobilinogen in the urine as a test for liver function. Arch. Intern. Med. *35,* 698-725. — WATSON, C. J., & J. BOSSENMAIER (1962): Laboratory tests used in the study of jaundice and liver disorders. In: WATSON, C. J.: Outlines of Internal Medicine. Part V., 10. Aufl., Brown, Dubuque (Iowa). — WERNER, F. (1960): Versuche mit dem Bromsulphalein-Test zur Prüfung der Leberfunktion bei gesunden, kranken und mit Tetrachlorkohlenstoff intoxierten

Rindern. Diss., F. U. Berlin. — WINKELHAUS, F. (1964): Vergleichende Untersuchungen der alkalischen und sauren Phosphatase sowie der α-Amylase im Serum gesunder und kranker Rinder mit kolorimetrischen und Schnelltestmethoden. Diss., Hannover. — WITTE, D. M. (1970): Untersuchungen zur Methodik der Bromsulphaleinprobe beim Rind. Diss., Hannover. — WOELKE, G. (1965): Untersuchungen über Leberschäden bei Trächtigkeit, puerperalen Störungen und Eutererkrankungen des Rindes mittels Bromsulphalein-Test, Bilirubinprobe und Transaminaseaktivität (SGOT und SGPT) im Serum. Diss., Hannover. — WRIEDT, J. (1964): Untersuchungen über den Cholesteringehalt im Blutserum bei inneren und chirurgischen Erkrankungen des Rindes. Diss., Hannover.

Bauchwand und Bauchhöhle

CORNELIUS, C. E., & J. J. KANEKO (1963): Clinical biochemistry of domestic animals. Acad. Press, New York & London.

DEKKER, N. D. (1963): Het nut van rectaal exploreren. Tijdschr. Diergeneesk. *88,* 713-718. — DIRKSEN, G., & M. STÖBER (1962): Beitrag zu den durch Schädigungen des N. vagus bedingten Funktionsstörungen des Rindermagens — HOFLUND'sches Syndrom. Dtsch. Tierärztl. Wschr. *69,* 213-217.

EILMANN (1924): Der Scheidenschnitt als Exploration zu wissenschaftlichen und praktischen Zwecken beim Rinde. Arch. wiss. prakt. Tierheilk. *51,* 123-138.

GABRIOLAVICIUS, V. I. (1961): Die Untersuchung des Blutes und des Exsudates bei der traumatischen Retuculoperitonitis (russisch). Veterinarija *38* : *7,* 67-68. — GILMORE, C. E. (1966): Analysis of fluid as an aid to the diagnosis of intrathoracic and intraabdominal lesions. J. Amer. Vet. Med. Ass. *149,* 1769-1772.

HENRIKSEN, Sv. A. (1965): Vaginotomia explorativa bovis. Nord. Vet.-Med. *17,* 487-494. — HLOUSEK, A. (1965): Zytologische Untersuchung peritonealer Punktate beim Rind nach Ruminotomie (tschechisch). Sbornik Vysoké Skoly zemědělské (Brně) *B 13, (34),* 33-34. — HOFLUND, Sv. (1933): Skidsnitt som diagnostisk och terapeutisk hjälpmedel vid sjukliga tillstand i bukhölan hos notkreaturen. Svensk Vet.-Tidskr. *38,* 181-190. — HÖNIG, M. (1976): Untersuchungen der Bauchhöhlenflüssigkeit abdominal-gesunder und -kranker Rinder. Diss., Hannover. — HUSKAMP, B. (1960): Beitrag zur Diagnose und Therapie der beim Rind durch die Geburt entstandenen Darmverletzungen. Diss., München.

IVANOV, I. (1962): Über die Klinik der Bauchfellentzündung beim Rind (bulgarisch). Naučni trudove. Visš. veter. Inst. Prof. Dr. G. PAVLOV, Sofija *10,* 305-314.

LÜTTGENAU, H. (1973): Untersuchungen über den intraperitonealen Druck bei gesunden und kranken Rindern. Diss., Hannover.

KAISER, G. (1909): Zur Kenntnis der Transsudate und Exsudate bei Tieren unter normalen und pathologischen Verhältnissen. Diss., Frankfurt. — KOLL, H. (1931): Laparoskopie in der Regio epigastrica des Rindes. Diss., Hannover. — KOMAR, E., & J. KOSTYRA (1970): Untersuchungen der Bauchhöhlenflüssigkeit des Rindes bei perforierenden Pansenwunden. M.-hefte Vet.-Med. *25,* 109-112.

OEHME, F. W. (1964): Zur Zytologie der Peritonealhöhle der Haustiere. Diss., Gießen. — OEHME, F. W. (1965): Cytology of the peritoneal cavity of domestic animals. J. Amer. Vet. Med. Ass. *147,* 1655. — OEHME, F. W. (1968): Peritoneal fluid examination in bovine medicine. Ber. 5. Int. Tag. Rinderkrankh. Opatija; S. 611-615. — OEHME, F. W. (1969): Cytologic examination of the peritoneal fluid in the diagnosis of cattle diseases. J. Amer. Vet. Med. Ass. *155,* 1923-1927.

SANKOVIĆ, F. (1968): Zytologische Untersuchung des Bauchhöhlenpunktates bei der Laparotomie des Rindes. Ber. 5. Int. Tag. Rinderkrankh., Opatija; S. 627-631. — SCHEFERHOFF, F. (1933): Untersuchungen über die Beschaffenheit der Bauchhöhlenflüssigkeit bei Schlachtrindern. Diss., Hannover. — STÖBER, M. (1967): Der diagnostische Wert der explorativen Laparotomie beim Rind. Vet.-Med. Nachr. *1967,* 191-214. — STÖBER, M., & G. DIRKSEN (1976): Differentialdiagnostik des Bauchhöhlenbefundes (Adspektion, rektale Untersuchung, explorative Laparotomie) beim Rind. Berl. Münch. Tierärztl. Wschr. *88,* 129-133.

TARKIEWICZ, S. (1955): Zur Kenntnis der Bauchhöhlenflüssigkeit von Rindern. Magyar Allatorv. Lap. *10,* 340-342. — TARKIEWICZ, S. (1960): Vergleichende cytologische Untersuchungen der Peritonealflüssigkeit und des peripheren Blutes beim gesunden Rinde. Ann. Univ. Mariae Curie Sklodowska, Sect. *DD 13,* 113-132. — TARKIEWICZ, S. (1962): Eine einfache Methode der Bauchhöhlenpunktion beim Rinde. Ber. Int. Tag. Rinderkrankh., Wien; S. 62-64.

VALACH, Z. (1962): Die Untersuchung des intraperitonealen Punktates beim gesunden und kranken Rinde. Veterinarštvi *12,* 272-274. — VLACHOS, N., & P. TSAKALOF (1975): The examination of peritoneal fluid in the diagnosis of traumatic gastritis. Ber. 20. Welt-Tierärztekongr., Thessaloniki *2,* 914.

Harnapparat

Die Untersuchung der *harnbereitenden* und *harnabführenden* Organe sowie des *Urins* dient der Feststellung primärer Erkrankungen und sekundärer Funktionsstörungen an Nieren, Harnleitern, Harnblase und Harnröhre *selbst*, sowie der Ermittlung krankhafter Harnveränderungen, deren Ursache *außerhalb des Harnapparates* liegt (zum Beispiel: Hämoglobin-, Myoglobin-, Keton- oder Bilirubinoidurie). Im *Vorbericht* (S. 58) sind in diesem Zusammenhang vor allem Auskünfte über Durst und Tränkeaufnahme des Patienten (S. 214 f.), Verhalten beim Harnabsatz, Abweichungen von Menge, Farbe, Konsistenz oder Geruch des Urins und über etwaigen chronischen Durchfall (als Hinweis auf eine möglicherweise vorliegende Niereninsuffizienz), bei gehäuften Erkrankungen auch Angaben über die Aufnahme bestimmter Pflanzen oder Gifte wichtig, welche die Organe der Uropoese schädigen (Eichenlaub, Eicheln, Adlerfarn, Quecksilber etc.). Werden derartige Beobachtungen bei der *Allgemeinuntersuchung* (S. 78) gemacht, so sind sie ebenfalls als Hinweis für eine im Harnapparat gelegene Schädigung zu werten. Die engen anatomischen und funktionellen Beziehungen zwischen Harnorganen und Genitale (Abb. 246, 289) bedingen es, daß Krankheiten eines der beiden Systeme leicht auf das andere übergreifen; diese Möglichkeit ist daher anamnestisch und diagnostisch stets mit zu berücksichtigen.

Die *Untersuchung* des Harnapparates gliedert sich in *Adspektion* und *Palpation* des von *außen* her zugänglichen Teiles der *Harnröhre, rektale* (und nötigenfalls auch *vaginale) Betastung* der *inneren Harnorgane, Beobachtung des* spontanen oder provozierten *Harnabsatzes* sowie *grobsinnliche* und *physikalisch-chemische Beurteilung des Urins,* bei Bedarf auch *mikroskopische Sedimentkontrolle, bakteriologische Harnuntersuchung* oder *Prüfung der Nierenfunktionstüchtigkeit.* Bei weiblichen Rindern kann außerdem das Harnblaseninnere *endoskopisch betrachtet* werden. In anderweitig nicht eindeutig zu klärenden Fällen lassen sich die in der Bauch- und Beckenhöhle gelegenen Abschnitte des Harnapparates im Rahmen einer explorativen *Vagino- oder Laparotomie* (S. 296) direkt palpieren; schließlich besteht die Möglichkeit, *Biopsiematerial* für histologische Zwecke *aus den Nieren* zu entnehmen.

Nieren

Rektale Palpation: Beim Rind liegt die linke Niere (mit verdicktem kaudalen und spitzerem kranialen Pol sowie abgeplatteter pansenwärtiger Fläche) hinter der (unregelmäßig-oval und platt geformten) rechten. Während sich letztere unmittelbar retroperitoneal befindet und deshalb unterhalb der Wirbelsäule nur wenig verschieblich ist, hängt die linke Niere an einem bis handbreiten Gekröse und wird somit je nach Füllung des Pansens etwas nach rechts gedrängt. In kraniokaudaler Richtung reicht die rechte Niere vom 12. Brust- bis zum 3. Lendenwirbel, die linke von hier bis zum 5. Lendenwirbel. Vom Mastdarm aus (S. 265, 270) ist meist nur die linke, gelegentlich aber auch noch ein Teil der rechten Niere zu erreichen. Dabei ist auf etwaige Adhäsionen mit der Umgebung (insbesondere mit dem Pansen, zum Beispiel bei Trokarierungsperitonitis), auf Menge und Konsistenz des subkapsulären Fettdepots sowie auf die Größe der Niere und ihrer einzelnen Renkuli (normalerweise alle etwa gleichgroß), deren Oberflächenbeschaffenheit (normal: glatt; krankhaft: stellenweise oder insgesamt körnig oder höckerig) und Abgrenzung voneinander (normal: deutliche Furchen), auf Schmerzhaftigkeit (Stöhnen, Ausweichen, Abwehr) oder ungewöhnliche Konsistenz (normal: gleichmäßig fest-elastisch; krankhaft: örtlich oder diffus derb, weich oder fluktuierend) zu achten. Abweichende Befunde deuten auf eine Nierenerkrankung hin. Beim Rind ist im fortgeschrittenen Stadium fast aller Nephropathien (Amyloidnephrose, nichteitrige und eitrige Nephritis, Pyelonephritis, Nierenleukose, Hydronephrose) eine deutliche Vergrößerung einer oder beider Nieren feststellbar (Abb. 209/a, 232), die mit Ausnahme der Hydronephrose (= ,Zystenniere': fluktuierende Konsistenz) meist mit einer mehr oder weniger stark ausgeprägten Induration des kranken Organes verbunden ist. Verkleinerungen (Schrumpfniere) kommen bei dieser Tierart dagegen nur selten vor. Bei eitriger Nephritis fällt häufig eine körnige bis kleinknotige Oberflächenbeschaffenheit der vergrößerten Niere auf; mitunter ist dabei aber lediglich eine unterschiedliche Größe oder Konsistenz einzelner Renkuli zu fühlen. Das perirenale Fettgewebe erscheint bei stärkerer Blutung innerhalb des Nierenlagers (Gefäßruptur), bei frischer metastatisch-eitriger Nephritis (Heraussickern von Urin) oder bei anhaltender Harnstauung (Verlegung des Harnleiters oder der Harnröhre [im letztgenannten Falle ist die Harnblase vermehrt gefüllt]) mehr oder weniger stark verdickt und sulzig durchtränkt (schwabbelige Konsistenz). Verhärtungen innerhalb des Nierenfettes weisen auf Fettgewebsnekrose hin (Abb. 209/l).

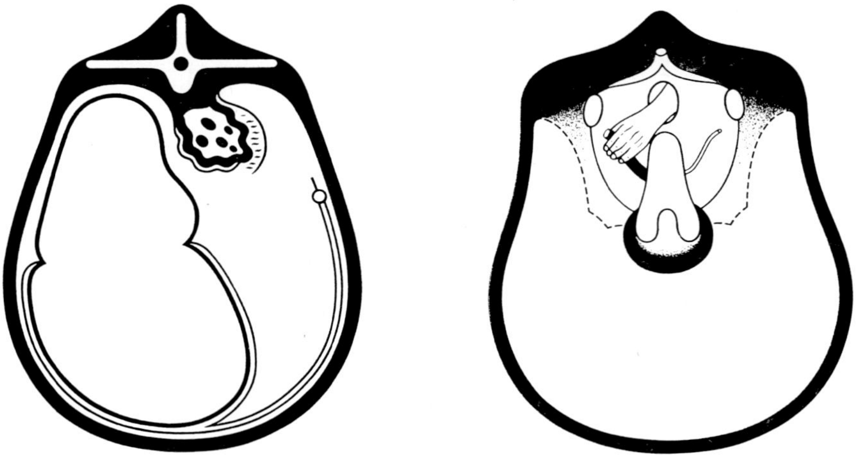

Abb. 232, 233. Links der rektale Palpationsbefund der linken Niere (schematisch, Ansicht von kaudal; vergleiche auch Abb. 209/a): Bei fortgeschrittener Amyloidose, Pyelonephritis oder Leukose der Niere erscheint diese bei der rektalen Exploration vergrößert und häufig auch derber als normal; bei Rückstauung des Urines kommt es zur retroperitonealen Harninfiltration im Fett des Nierenlagers, welches dadurch eine schwabbelige Konsistenz erhält. Rechts der rektale Palpationsbefund von Harnleiter und Harnblase (schematisch, Ansicht von kranial; vergleiche auch Abb. 246, 264): krankhaft vermehrte Füllung der dabei prall fluktuierenden und mitunter dickwandigen Harnblase sowie Erweiterung und entzündliche Induration des rechten Harnleiters

Nierenfunktionsprüfung: Die Ausscheidungsfähigkeit der Nieren läßt sich am einfachsten durch Ermittlung der Konzentration *harnpflichtiger Substanzen* im Blut oder Serum kontrollieren. Unter Praxisverhältnissen wird hierzu der Harnstoffgehalt mit Hilfe von Teststreifen[1] (Tafel 4/c; 13/f) oder durch Küvettentest[2] (Messung mit dem Einfachphotometer)[2] bestimmt; normalerweise beträgt er weniger als 40 mg/100 ml, bei Niereninsuffizienz (Urämie) dagegen mehr als 50 mg/100 ml. Im Labor kann eine krankhafte Retention harnpflichtiger Stoffe auch durch Prüfung des Serumspiegels an nicht eiweißgebundenem ,Rest-Stickstoff'[3] (normal: 20 bis 40 mg/100 ml) oder an Kreatinin[4] (normal: unter 1,5 mg/100 ml) festgestellt werden. Die Werte für alle vorge-

[1] für Vollblut: Merckognost — Harnstoff — Merck/Darmstadt. Azostix — Ames (im Fachhandel erhältlich); für Serum: Urastrat — Gödecke/Berlin oder Zymotest Urea — Gebr. Bayer/Augsburg.
[2] Dr. Lange/Berlin.
[3] Kjeldahl-Methode.
[4] Testkombination — Boehringer/Mannheim.

nannten Substanzen sind nicht nur bei Niereninsuffizienz infolge organischer Nephropathien, sondern auch bei sekundären Störungen der Nierenfunktion (durch Kreislaufinsuffizienz, beim Intoxikationssyndrom und ähnlichem mehr) erhöht. Hochgradige, mit Urämie verbundene Niereninsuffizienz gibt sich auch durch den urinös-ammoniakalischen Geruch des Exspiriums zu erkennen.

Zum Nachweis einer Leistungsschwäche der Nieren eignet sich des weiteren der VOLHARD'sche *Konzentrationsversuch*, der bei niedrigem spezifischen Gewicht des Harnes (S. 317) zur diagnostischen Klärung herangezogen werden kann. Hierfür wird dem bei Trockenfütterung (Heu, Kraftfutter) und abgestellter Selbsttränke aufgestellten Patienten nach 12stündigem Wasserentzug eine weitere Harnprobe entnommen (S. 317). Nierengesunde Rinder erreichen dabei stets eine Harndichte von mehr als 1030, während der Urin von Tieren mit eingeschränkter Nierenfunktion trotz des Durstens ein spezifisches Gewicht von weniger als 1020 aufweist. Werte zwischen 1020 und 1030 erlauben keine sichere Beurteilung der Konzentrationsfähigkeit der Nieren; gegebenenfalls ist das Trinkwasser weitere 12 Stunden lang vorzuenthalten und die Harndichte dann erneut zu überprüfen.

Bei Kontrollen der Nierenfunktion durch *Farbstoff-Belastungsproben* ist zu beachten, daß sie unter Umständen eine vorübergehende Verfärbung des Tierkörpers nach sich ziehen, was bei etwa notwendig werdender Schlachtung Anlaß zur Beanstandung des Fleisches geben kann. Nach intravenöser Injektion von Indigokarmin (20 ml einer 0,4 %igen Lösung pro Tier) wird normalerweise innerhalb von 4 bis 8 Minuten der erste gefärbte Harn in die Blase entleert (ŠAGOVAC, 1942; WASSILEFF, 1943). Die Ausscheidung von intramuskulär eingespritztem Methylenblau (0,4 ml einer 2 %igen Lösung pro kg Körpergewicht) erreicht 1 Stunde nach der Applikation ihr Maximum und ist beim gesunden Rind nach 24 Stunden beendet (STAMATOVIĆ und CVETKOVIĆ, 1957). Nierenerkrankungen bedingen eine Verzögerung der Farbstoffelimination. Besteht Verdacht auf die allerdings ziemlich seltene Erkrankung nur einer Niere, so sollte die Belastungsprobe nicht durch Harnentnahme (S. 312), sondern durch zystoskopische Betrachtung des aus den Ureterenmündungen tropfenden Urines kontrolliert werden (S. 308). Die Nierenfunktionsprüfung mit Farbstoffen läßt sich verbessern, wenn statt der Ausscheidungsdauer der Konzentrationsabfall im Blut (Clearance) gemessen wird. Die Halbwertszeit von intravenös verabreichtem Phenolrot (80 bis 100 ml einer 0,6 %igen Lösung pro Tier) beträgt normalerweise 20,6 Minuten; bei nierenkranken Rindern ist sie auf 26 bis 75 Minuten verlängert (HORVÁTH und KARSAI, 1962). Für den vereinfachten Phenolrottest[1] wird 30 Minuten nach der intravenösen Injektion (bei erwachsenen Rindern: 0,4 mg/kg Körpergewicht) eine Blutprobe entnommen und der Farbstoffgehalt des Serums photometrisch bestimmt; er beträgt normalerweise weniger als 50 μg/100/ml, während nierenkranke Rinder eine Phenolrotretention von mehr als 100 μg/100 ml zeigen.

Nierenbiopsie: Die Entnahme von Nierengewebe am lebenden Rind (für histologische, chemische oder bakteriologische Untersuchungen) ist zwar möglich, wegen fehlender Indikationen bislang aber nur versuchsweise vorgenommen worden. Am stehenden Tier kann sowohl die rechte als auch die linke Niere unter Sichtkontrolle (Laparotomiewunde, Bauchhöhlenendoskopie), die linke auch unter rektal-manueller Führung der etwa 30 cm langen Stanzkanüle[2] punktiert werden (OSBORNE u. M., 1968; GUDAT, 1969). Dagegen ist die perkutane Blindpunktion der Nieren wegen fehlender Kontrollmöglichkeiten als unsicher und gefährlich anzusehen. Als Folgen der Nierenbiopsie entwickeln sich beim Rind regelmäßig perirenale Hämatome sowie vorüber-

[1] mit Reagenzien der Firma Haury/München.
[2] FRANKLIN-SILVERMAN-Kanüle.

gehende Hämaturie; andere Komplikationen sind bislang, selbst nach Mehrfachpunktionen, nicht beobachtet worden. Der diagnostische Nutzen der Nierenbiopsie bleibt für das Rind allerdings noch zu prüfen.

Harnleiter

Die vom Nierenbecken aus zunächst retroperitoneal und dann in Serosafalten (Plicae urogenitales) dorsolateral zum Blasenhals ziehenden beiden Harnleiter sind beim gesunden erwachsenen Rind etwa strohhalmstark; *vom Rektum aus* ist normalerweise *nur der Anfangsteil des linken Harnleiters palpierbar.* Die Ureteren erkranken meist in Zusammenhang mit einer Pyelonephritis, seltener infolge Verlegung durch Steine; sie sind dann bei nicht allzu fetten Tieren (oft nur einseitig) als bleistiftdicker bis kinderarmstarker, schmerzhafter und häufig auch prall fluktuierender Strang zu fühlen (Abb. 233). Ähnliche Umfangsvermehrungen können durch leukotische und, in Form ‚salzstangenartiger' Verdickungen, auch durch tuberkulöse Veränderungen hervorgerufen werden; örtliche Empfindlichkeit und Fluktuation fehlen hierbei jedoch in der Regel. Die Einmündungen der Ureteren in die Harnblase sind beim weiblichen Rind der *zystoskopischen Betrachtung* zugänglich (siehe unten).

Harnblase

Rektale (vaginale) Palpation: Bei Bullen und Ochsen liegt die Harnblase unter dem Mastdarm, bei weiblichen Rindern ventral der Scheide auf dem Beckenboden (Abb. 246, 289) und ragt je nach Füllungszustand mehr oder weniger weit in die Bauchhöhle vor. Bei rektaler (nötigenfalls auch vaginaler) Exploration ist sie daher entweder als faustgroßes kontrahiertes muskulöses (‚fleischiges') Gebilde oder als kindsbis mannskopfgroßes flüssigkeitsgefülltes (fluktuierendes) dünnwandiges Hohlorgan zu fühlen. Beim Betasten der Harnblase ist auf Füllungszustand, Wandbeschaffenheit, Adhäsionen mit Nachbarorganen, etwaige Schmerzhaftigkeit und abnormen Inhalt zu achten. Eine übermäßig stark gefüllte, das heißt auf Fußballgröße oder mehr erweiterte Harnblase wird bei gestörter Entleerung (infolge vollständiger oder teilweiser Verlegung der Harnröhre, insbesondere bei männlichen Rindern) oder bei Lähmung der Blase (in Zusammenhang mit Parese oder Paralyse von After, Schwanz oder der gesamten Nachhand [‚Festliegen', S. 450], vor allem bei weiblichen Rindern) beobachtet (Abb. 233); im letztgenannten Falle läßt sie sich durch mäßigen manuellen Druck passiv entleeren. Schmerzhafte Wandverdickungen sind bei Zystitiden festzustellen; tumoröse Veränderungen der Harnblasenwand (bei Leukose oder bei chronischer Hämaturie) sind dagegen meist unempfindlich. Ausnahmsweise können auch Fremdkörper (größere Harnsteine, abgebrochene Besamungspipette) in der Blase zu fühlen sein. Lageveränderungen (Abknickung, Einstülpung, Vorfall) der Harnblase lassen sich am besten durch vaginale Untersuchung diagnostizieren, soweit das verlagerte Organ nicht ohnehin schon sichtbar aus der Schamspalte hervortritt. Wird die Blase bei wiederholter Untersuchung stets leer vorgefunden, ohne daß das zwischenzeitlich überwachte Tier Urin absetzte, so muß eine Harnblasenruptur in Betracht gezogen werden.

Zystoskopie: Beim weiblichen Rind kann das Harnblaseninnere mit Hilfe eines etwa bleistiftstarken Endoskops (Abb. 146) besichtigt werden. Hierzu wird am ausreichend fixierten und bei Bedarf auch sedierten Tier (kombinierter Nasen- und Schwanzgriff, S. 13 f; Neuroleptikum oder Xylazin, S. 32, 46) zunächst der Mastdarm ausgeräumt und dann die Blase entleert (S. 312 f.) sowie eine kleine sakrale Extraduralanästhesie gesetzt (S. 39). Danach wird die Harnblase mit Hilfe des gebogenen

Uteruskatheters (S. 312) und aufgesetzter, 100 bis 200 ml fassender Spritze oder einer mittels Schlauchstückes angeschlossenen komprimierbaren Plastikflasche (500 ml) mäßig mit Luft gefüllt und schließlich anstelle des Katheters das Endoskop eingeführt (Abb. 234). Die Orientierung innerhalb der Blase erfolgt nach dem ventralen Harnsee (Restharn), dem kranialen Blasenpol (kleine trichterförmige Einziehung) und den dorsal gelegenen, das ‚Blasendreieck' begrenzenden Wülsten der Ureterenmündungen. Bei der endoskopischen Betrachtung werden Farbe und Oberflächenbeschaffenheit der Schleimhaut (normal: kräftig rot, spiegelnd-glänzend und glatt mit deutlicher Gefäßzeichnung) geprüft und auf etwaige Blutungen (Punkte, Blutstraßen), Auflagerungen (Fibrin, Eiter), Erhabenheiten oder Geschwülste sowie auf die abwechselnd aus beiden Harnleitern erfolgenden tropfenweisen Urinentleerungen geachtet. Besonders aufschlußreiche zystoskopische Befunde ergeben sich bei chronischer Harnblasenentzündung (gebirgsreliefartige Verdickung der Schleimhaut mit zottigen oder geschwulstähnlichen Wucherungen und vermehrter Blutungsneigung).

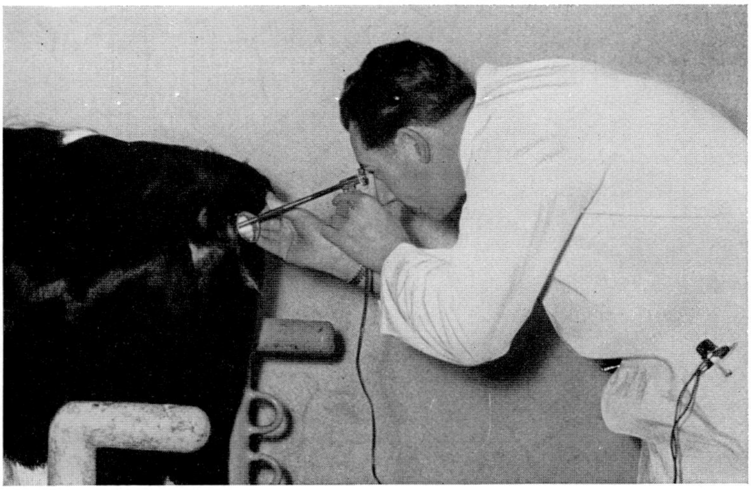

Abb. 234. Endoskopische Betrachtung der Harnblase (Zystokopie) beim weiblichen Rind

RÖNTGEN-*Untersuchung:* In Sonderfällen ist es bei entsprechender Ausrüstung möglich, Umrisse und Schleimhautstruktur der unter kleiner sakraler Extraduralanästhesie mit einem Kontrastmittel beschickten Harnblase röntgenologisch darzustellen (ventrodorsaler Strahlengang, Film in Plastikkassette im Mastdarm). Bei weiblichen Rindern kommt diesem Verfahren jedoch nur untergeordnete Bedeutung zu, da die Zystoskopie eindeutigere Befunde liefert.

Harnröhre

Die Urethra *weiblicher Rinder* kann *vaginal besichtigt* (Spreizspekulum, S. 312; Taschenlampe), mit dem Finger *palpiert* und *exploriert,* sowie mit dem Harnentnahme-Katheter oder einem unter digitaler Kontrolle eingeführten bleistiftstarken Schlauch *sondiert* werden (S. 313). Dabei ist auf Verletzungen, entzündliche oder tumoröse Umfangsvermehrungen, Narbenstrikturen und Fremdkörper zu achten. Liegen schmerzhafte Veränderungen vor, so empfiehlt es sich, diese Untersuchung durch eine kleine sakrale Extraduralanästhesie zu erleichtern (S. 39).

Bei *Bullen* und *Ochsen* wird die Harnröhre durch *Adspektion* des Perinealbereichs, *rektale Palpation* des im Beckenraum gelegenen Abschnittes (erkennbar an den hierdurch ausgelösten rhythmischen Kontraktionen des M. urethralis) und *Betastung* des *von außen* her zugänglichen Rutenteiles untersucht; dabei ist dem der S-förmigen Penisschleife anliegenden Urethraabschnitt besondere Aufmerksamkeit zu schenken. Ergeben sich Anhaltspunkte für eine Behinderung des Harnabflusses (Kolik, starke Blasenfüllung, Schmerzhaftigkeit oder Umfangsvermehrung in der Umgebung der Urethra, anhaltende Kontraktionen der periurethralen Muskeln im Becken- und Dammbereich, trockene Präputialhaare), so ist eine Sondierung der Harnröhre angezeigt. Hierzu wird nach Verabreichung eines Neuroplegikums (S. 32) und/oder sakraler Extraduralanästhesie (S. 39) — möglichst am niedergelegten Tier (S. 20) — zunächst der Penis durch Hervorziehen gestreckt. Dann wird die mit einem geeigneten Gleitmittel[1] bestrichene Sonde[2] in die dicht neben der Penisspitze mündende Harnröhre eingeführt und langsam vorgeschoben (Abb. 235). Verlegungen der Urethra durch Harnkonkremente haben beim männlichen Rind ihren Sitz meist in der Flexura sigmoidea oder im Perinealbereich. An der letztgenannten Stelle verfängt sich das Ende des Instrumentes leicht in der unterhalb der Bulbourethraldrüse gelegenen und durch eine halbmondförmige Schleimhautfalte vom blasenwärtigen Harnröhrenabschnitt abgegrenzten divertikelartigen Erweiterung des Bulbusteiles der Urethra (Abb. 246); hier sollte deshalb besonders vorsichtig sondiert und gegebenenfalls auf das Vordringen bis zur Blase verzichtet werden.

Harn

Wegen der Fülle der sich aus der *Urinanalyse* ergebenden diagnostischen Informationen *(Urinstatus)* gehört diese auch beim Rind zu den in Klinik und Praxis unentbehrlichen, also bei jedem Patienten mit gestörtem Allgemeinbefinden vorzunehmenden Untersuchungen. Besondere Aussagekraft kommt der *grobsinnlichen Prüfung einer frisch entnommenen Urinprobe* zu; ergibt sie oder die übrige Untersuchung des Patienten Anhaltspunkte für das Vorliegen einer die Zusammensetzung des Harns beeinflussenden Erkrankung, dann ist dieser zudem *physikalisch, chemisch, mikroskopisch* und — bei Verdacht einer Harnwegsinfektion — auch *bakteriologisch* zu untersuchen. Zeigt das kranke Tier abnormes *Verhalten bei der Miktion,* so sollte der Harnabsatz eingehender kontrolliert werden.

Spontaner Harnabsatz

Weibliche Rinder urinieren meist unmittelbar nach dem Aufstehen mit breitgestellten Hinterbeinen, abgehaltenem Schwanz und aufgekrümmtem Rücken, etwa 5- bis 8mal am Tage, *Bullen* etwas seltener; dabei werden insgesamt 6 bis 12 Liter Harn und mehr (im Mittel 1 ml Harn pro kg Körpergewicht und Stunde) ausgeschieden. Genau läßt sich die *Tagesharnmenge* beim Rind nur mit Hilfe einer besonderen Auffangvorrichtung (S. 314) ermitteln. Sonst ist man darauf angewiesen, die Häufigkeit der Urinentleerungen beobachten und die Menge des dabei abgesetzten Harnes schätzen oder diesen auffangen zu lassen; eine indirekte Kontrollmöglichkeit besteht in der Überwachung des Tränkewasserverbrauchs (S. 215). Deutlich vermehrte Harnproduktion *(Polyurie)* bei gesteigertem Durst (Polydipsie) ist eine kennzeichnende Erschei-

[1] Glyzerin; Silikonöl; Katheterin — Rüsch/Rommelshausen; Ruskagleit — Gummi-Bertram/Hannover.

[2] Harnröhrensteinfänger-Sonde nach Dormia/Oehme (Gummi-Bertram/Hannover) oder 1,5 bis 2,5 mm starker und 1,50 m langer Plastikschlauch (zum Beispiel Rüschelit — Rüsch/Rommelshausen) mit zentraler Versteifung durch elastischen Draht oder Fötotom-Sägedraht.

nung der mit Konzentrationsschwäche verbundenen Niereninsuffizienz; dagegen tritt bei anderweitigen, mit erheblichem Flüssigkeitsverlust oder allgemeiner Austrocknung (Dehydration, Exsikkose; S. 159) einhergehenden Krankheiten ebenso wie bei unzureichender Wasseraufnahme eine auffallende Verminderung der abgesetzten Harnmenge *(Oligurie)* ein. Die nicht mit dem Versiegen der renalen Harnproduktion *(Anurie)* gleichzusetzende Harnverhaltung *(Ischurie)* kommt beim Rind ausschließlich als Folge einer Verstopfung oder Zerreißung der ableitenden Harnwege (zum Beispiel nach Steineinklemmung in der Harnröhre männlicher Tiere) vor.

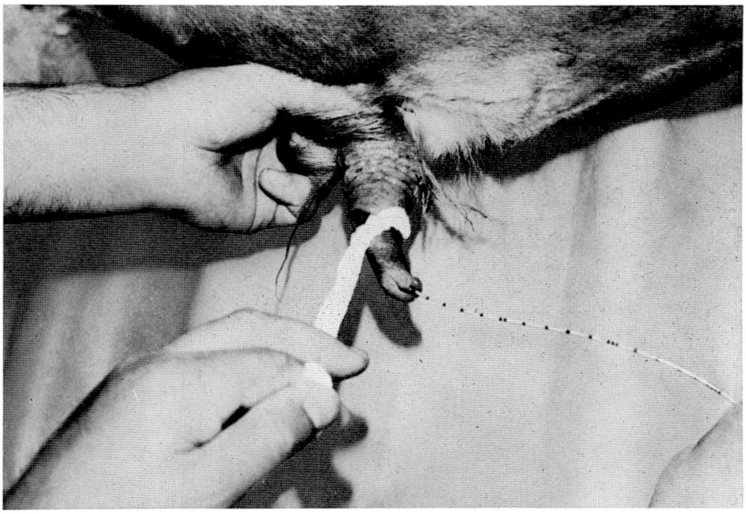

Abb. 235. Sondierung der Harnröhre eines Jungbullen (nach Vorlagerung des Penis unter Neuroleptikum-Wirkung und sakraler Extraduralanästhesie) mit Hilfe der Sonde nach Dormia/Oehme

Während des Urinierens ist auf *Anzeichen erschwerten Harnabsatzes* zu achten. Sie bestehen bei weiblichen Rindern in Schmerzäußerungen (Stöhnen), starker Aufkrümmung des Rückens sowie kolikartigem Trippeln oder Schlagen mit den Hinterbeinen, bei Bullen in sägebockähnlicher Gliedmaßenstellung, wiederkehrendem Durchbiegen des Rückens, abgehaltenem Schwanz und ständigen rhythmisch-wellenförmigen Kontraktionen der Harnröhrenmuskulatur im Perinealbereich *(Dysurie, Strangurie)*. Bei schmerzhafter Reizung oder Entzündung von Harnblase oder Harnröhre wird häufiger und in kleineren Portionen als normal uriniert *(Pollakisurie)*. Gelegentlich entleert sich der Harn dabei auch besonders langsam, in feinem Strahl oder nur tropfenweise. Störungen des Miktionsreflexes (etwa bei Afterblasenschwanzlähmung) haben beim weiblichen Rind passiven Harnabfluß *(Inkontinenz)* zur Folge; er äußert sich in träufelndem oder schwallartigem Abgang von Urin am liegenden oder laufenden Tier und auch bei jeder Anspannung der Bauchdecken (Brüllen, Husten). Das geschilderte häufigere oder drängende Urinieren muß allerdings von sich wiederholenden, angestrengten Kontraktionen der Bauchmuskeln unterschieden werden, wie sie bei kalbenden Tieren im Austreibungsstadium *(Preßwehen)* oder als Folge einer schmerzhaften Reizung im Becken-, After- oder Schambereich, zum Beispiel nach grober rektaler Untersuchung oder Schwergeburt, auftreten *(Tenesmen)* und ebenfalls mit unwillkürlichem Harnabgang verbunden sein können. Auch bei *tollwut*-kranken Rindern ist als Symptom von pathognostischer Bedeutung fast immer ein sich allmählich an Heftigkeit steigerndes und mit auffallender Unruhe verbundenes zentralbedingtes Drängen auf Harn und Kot zu beobachten.

Harnentnahme

Der von *weiblichen Rindern* beim spontanen, oder (durch leichtes Streichen von Vulva und Perineum sowie rektale Massage der Harnblase) provozierten Urinieren aufgefangene Harn ist für die meisten Untersuchungszwecke wenig geeignet, da er durch Beimengungen aus dem Scheidenvorhof (Schleim, Blut, Eiter) oder durch Kot verun-

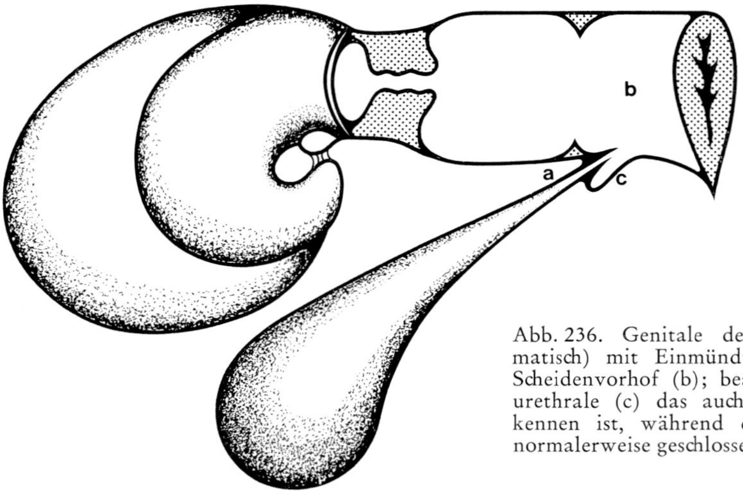

Abb. 236. Genitale des weiblichen Rindes (schematisch) mit Einmündung der Harnröhre (a) im Scheidenvorhof (b); beachte das Diverticulum suburethrale (c) das auch am Tier stets gut zu erkennen ist, während die Urethralmündung selbst normalerweise geschlossen und daher unsichtbar bleibt

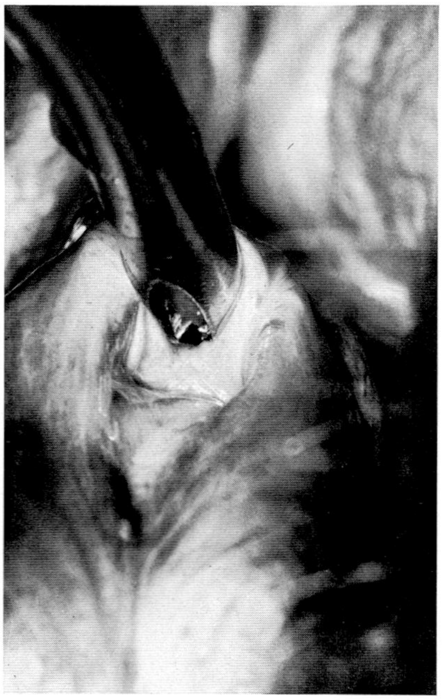

Abb. 237. Einschieben des Uterus-Katheters (Modell Breslau) in die mit Hilfe seiner Spitze leicht angehobene vordere Lippe des suburethralen Divertikels = Mündung der weiblichen Harnröhre (Nahaufnahme)

reinigt sein kann. Urinproben für die bakteriologische, chemische und mikroskopische Prüfung sind daher besser direkt aus der Harnblase zu entnehmen, wozu diese unter sterilen Kautelen *katheterisiert* wird[1]. Hierfür ist das Tier zunächst in geeigneter Weise zu fixieren (kombinierter Nasen- und Schwanzgriff; S. 13 f.) und seine Scham äußerlich trocken zu säubern. Dann wird nach Öffnen des Scheidenvorhofes mit dem dabei kranialwärts leicht nach unten zu richtenden zweiarmigen Spreizspekulum[2] ein keimfrei gemachter gebogener Metallkatheter (Uteruskatheter Modell Breslau[3], Innen-

[1] Bei Patienten mit manifester Scheiden- oder Gebärmutterinfektion muß das Katheterisieren unterbleiben (oder zuvor eine gründliche Spülung und Reinigung der Scheide vorgenommen werden), um das Einschleppen von Erregern in die Blase zu vermeiden.
[2] Aesculap/Tuttlingen Nr. FA 74; Hauptner/Solingen Nr. 4377 a/2.
[3] Chiron/Tuttlingen Nr. 527 030; Hauptner/Solingen Nr. 4370 k.

rohr des Rücklaufkatheters nach SÖDERLUND[1]) unter Sichtkontrolle (Taschenlampe) in die Harnröhre eingeführt. Diese Methode ist sauberer, sicherer und rascher als andere Verfahren; so besteht bei Benutzung starrer gerader Katheter (Kunststoff-Besamungspipette oder ähnliches) erhöhte Verletzungsgefahr, während elastische Sonden (bleistiftstarker Gummi- oder Plastikschlauch) nur unter Kontrolle des palpierenden Fingers, also ‚blind' (ohne Spekulum) in die Harnröhrenmündung eingebracht werden können.

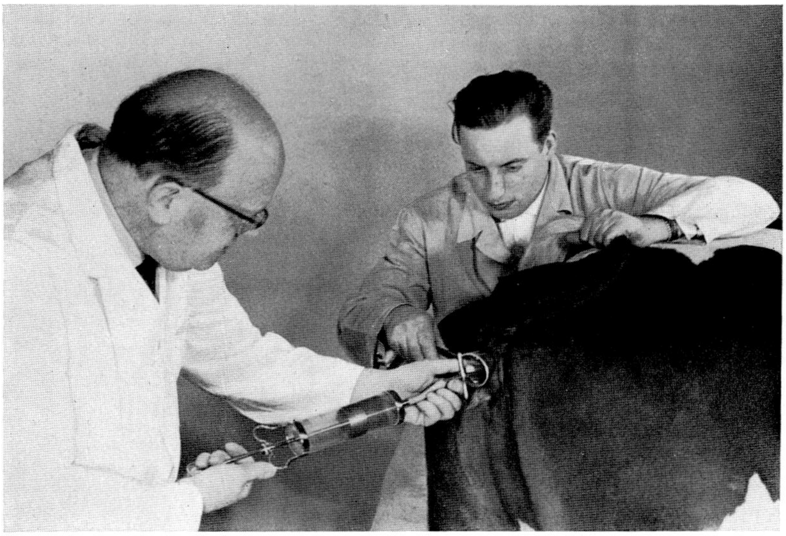

Abb. 238, 239. Harnentnahme beim weiblichen Rind: Oben mit Spreizspekulum, Uterus-Katheter (Modell Breslau) und JANET-Spritze; rechts unter Zuhilfenahme einer komprimierbaren Plastikflasche

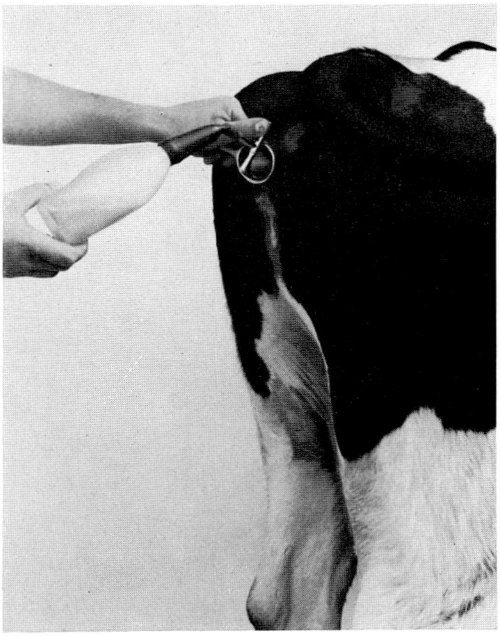

In jedem Falle ist das Instrument erst einige Millimeter in das etwa fingergliedgroße Diverticulum suburethrale vorzuschieben (Abb. 236); dann wird die das Dach des Divertikels bildende Schleimhautfalte mit der Spitze des Katheters (bei Benutzung eines Schlauches dagegen mit dem Finger) leicht angehoben, wobei sich die hier gelegene Urethralmündung öffnet (Abb. 237). Normalerweise ist nun beim kranioventral gerichteten Eindringen des Instrumentes in die Harnröhre kein nennenswerter Widerstand zu überwinden. (Andernfalls befindet sich die Katheterspitze meist im blind endenden Divertikel; sie muß deshalb beim erneuten Anheben der Falte etwas zurückgezogen und erst dann wieder vorgeschoben werden). Bei ausreichend gefüllter

[1] Chiron/Tuttlingen Nr. 527 020; Hauptner/Solingen Nr. 4315.

Blase entleert sich der Harn jetzt von selbst; sonst kann er bei möglichst tief gehaltener Katheterspitze mit Hilfe einer aufgesetzten 100 bis 200 ml fassenden Spritze oder mit einer mittels Schlauches angeschlossenen komprimierbaren Plastikflasche abgesaugt werden (Abb. 238, 239). Nötigenfalls ist der Katheter innerhalb der Blase zu verschieben, damit er in den Restharn eintaucht; unter Umständen hilft auch das Einbringen von Luft (mittels Spritze oder Plastikflasche), weil sich die Harnblase dann infolge des Miktionsreizes kontrahiert. Wenn auch auf diese Weise kein Urin zu gewinnen ist, muß angenommen werden, daß das Tier erst kurz zuvor Harn abgesetzt hat; dann bietet eine 20 bis 30 Minuten später erfolgende erneute Katheterisierung Aussicht auf Erfolg.

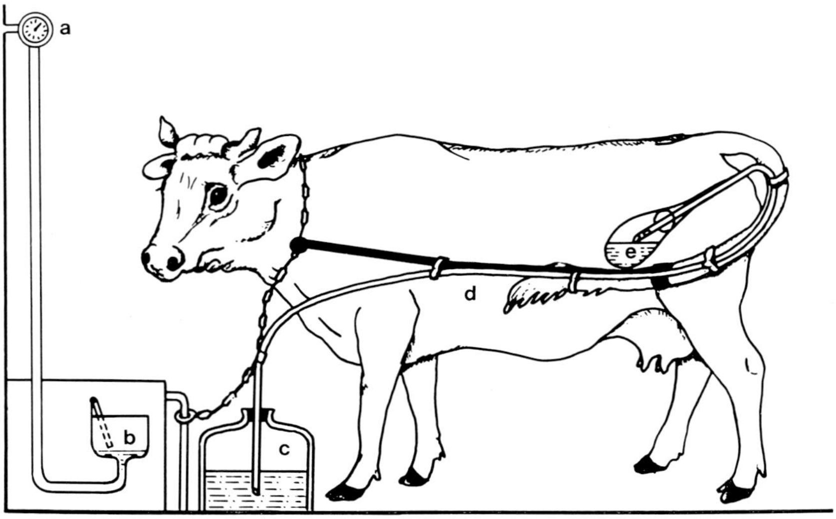

Abb. 240. Harnsammlung beim weiblichen Rind: a = Wasseruhr; b = Selbsttränke; c = Harnsammelbehälter; d = Harnableitungsschlauch; e = Harnblase mit eingelegtem Ballonkatheter

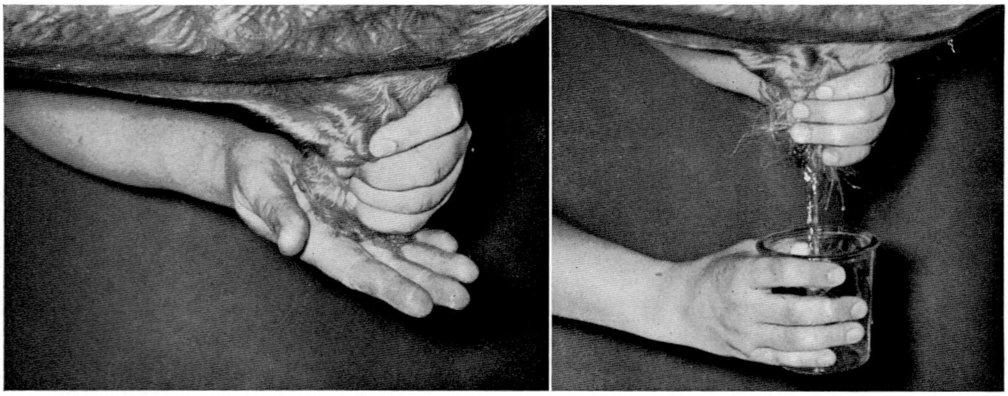

Abb. 241, 242. Harnentnahme beim Bullen: Links Massage des zuvor gereinigten Präputiums; rechts Auffangen des Harnes

Aus experimentellen Gründen kann es erforderlich werden, den *Harn* eines weiblichen Versuchsrindes über längere Zeit hinweg *zu sammeln*. Hierzu ist unter digitaler Kontrolle ein 10 mm starker elastischer Verweilkatheter[1] in die Blase einzuführen,

[1] Rüsch/Rommelshausen; Gummiwarenfabriken/Leipzig.

hinter dessen abgerundeter Spitze sich 2 gegeneinander versetzte Öffnungen (‚Augen') und ein aufblasbarer Ballon befinden. Letzterer wird mit 30 bis 50 ml Luft oder Wasser gefüllt, was das Herausgleiten des Instrumentes verhindert. Das andere Ende des Katheters wird dann über einen Schlauch von mindestens 5 mm Innendurchmesser an ein Sammelgefäß (Urinal[1]) angeschlossen (Abb. 240). Wegen der Gefahr einer aufsteigenden Infektion der Harnwege sollte die Dauer der Ballonkatheterisierung auf eine Woche begrenzt bleiben. Für mehrwöchiges Auffangen des Harnes sind gummischürzenartige Urinale[1] entwickelt worden, die im Schambereich mit einer Haltevorrichtung so fixiert werden, daß der Kot darüber hinweggleitet und ebenfalls gesammelt werden kann. Sitz und Durchgängigkeit der genannten Apparaturen müssen von Zeit zu Zeit überprüft werden.

Bullen und *Ochsen* lassen sich nur selten durch rektale Harnblasenmassage zum Urinieren anregen. Weit wirksamer ist zwar das Abwaschen des Präputiums von außen mit warmem Wasser, doch wird der dann reflektorisch abgesetzte Harn fast unvermeidlich verunreinigt. Am sichersten führt mäßiges *trockenes Reiben* der bis auf einen fingerbreiten Teil fest zugehaltenen Präputialöffnung mit der anderen Hand oder einem sauberen Tuch zum Ziel (Abb. 241); sobald sich der Präputialschlauch mit Urin zu füllen beginnt, wird das Auffanggefäß untergehalten und der verschließende Griff gelöst (Abb. 242). Das *Katheterisieren* der Harnblase kommt beim männlichen Rind wegen des damit verbundenen Aufwandes und der Gefahr einer Verletzung des Bulbusteiles der Harnröhre (S. 310) kaum in Betracht.

Im *Stoffwechselversuch* können Urin und Kot von Bullen leichter getrennt voneinander *gesammelt* werden als bei weiblichen Tieren, weil Harnröhrenmündung und After ersterer weiter voneinander entfernt sind.

Grobsinnliche Prüfung des Harnes

Viskosität: Frisch instrumentell entnommener Rinderharn ist *dünnflüssig-wäßrig;* aufgefangener Urin kann infolge schleimiger Beimengungen aus dem Genitale etwas *dickflüssiger* erscheinen. Bei fortgeschrittener Pyelonephritis verleihen die aus den Nieren stammenden Entzündungsprodukte (Schleim, Eiter) und Blutgerinnsel dem Harn eine mehr *schlickerige* bis *gallertige* Konsistenz. Auf der Oberfläche des Urins leberkranker Tiere bilden sich je nach seinem Gehalt an Gallenfarbstoffen mehr oder weniger intensiv gelbgrünlich schillernde *Blasen,* die einige Zeit bestehen bleiben. Besonders starkes *Schäumen* des Harnes ist bei Amyloidnephrose zu beobachten.

Farbe (Tafel 13/a): Normalerweise ist der Harn des Rindes *hell- bis dunkelgelb* (stroh- bis bernsteinfarben). Auffällig *farbloser, hellgelber oder wasserheller* Urin deutet auf vermehrte Harnausscheidung *(Polyurie)* infolge gesteigerter Wasseraufnahme hin, was gelegentlich bei gesunden Tieren (starker Durst), vor allem aber bei der Azetonämie und bei Niereninsuffizienz zu beobachten ist. Eine *intensivere, goldgelbe bis gelbbräunliche* Färbung weist dagegen auf eingeschränkte Diurese *(Oligurie),* das heißt auf eine höhere Konzentration des Harnes hin, wie sie bei verminderter Wasseraufnahme, fieberhafter Erkrankung und bei erheblicher Störung des Allgemeinbefindens vorkommt. Folgende diagnostisch bedeutsame Farbveränderungen des Rinderharnes lassen sich bei stärkerer Urinverfärbung am besten in dünner Schicht (im Reagenzglas) und Betrachtung im Gegenlicht beurteilen: Die Anwesenheit von Gallenfarbstoffen (Sterkobilinogen) verleiht dem Harn eine *hellbraune bis dunkelrötlichbraune* (kognakähnliche) Farbe, die etwa dem Grad der zugrundeliegenden Beeinträchtigung der Leberfunktionstüchtigkeit entspricht (Bilirubinoidurie). Eine mehr oder weniger

[1] Rüsch/Rommelshausen; Gummiwarenfabriken/Leipzig.

stark *rötlich, rotbraun bis schwarzbraun,* also rotwein- bis kaffeeartige Verfärbung kann durch renale Ausscheidung von Blutfarbstoff *(Hämoglobinurie)* oder von Muskelfarbstoff *(Myoglobinurie)* bedingt sein; erstere ist die Folge einer massiven intravasalen Hämolyse (S. 147), letztere die Auswirkung einer schweren Muskelschädigung (S. 446 ff.). Die seltene erbliche *Porphyrinurie* des Rindes geht ebenfalls mit Absonderung von hell- bis dunkelbraunrotem Urin einher, der im Gegensatz zu myo- und hämoglobinurischem Harn aber im ultravioletten Licht fluoresziert. Die geschilderten krankhaften Befunde sollten nicht mit rötlichen bis bräunlichen Veränderungen der Harnfarbe verwechselt werden, wie sie nach Verabreichung bestimmter, zu diagnostischen oder therapeutischen Zwecken eingesetzter Substanzen (Bromsulfophthalein, S. 285; Indigokarmin, Phenolrot, S. 307; Phenothiazin) vorübergehend auftreten. Bluthaltiger Urin *(Hämaturie)* ist unmittelbar nach der Entnahme (das heißt vor dem Sedimentieren der Erythrozyten) zwar auch insgesamt mehr oder weniger kräftig *rot* gefärbt; er unterscheidet sich aber von allen eben geschilderten Abweichungen der Harnfarbe (insbesondere von der Myo- und der Hämoglobinurie) aufgrund seiner diffusen Trübung (= „deckfarbene" statt „lackfarbene" Beschaffenheit; siehe nächsten Absatz).

Transparenz und Beimengungen (Tafel 13/b): Normaler Harn weist eine *klare, durchsichtige* Beschaffenheit auf. Diese Transparenz bleibt, zumindest bei Betrachtung in dünnerer Schicht, auch bestehen, wenn der Urin einen der vorgenannten *wasserlöslichen Farbstoffe* enthält; dabei erscheint der Harn an seiner Oberfläche zudem stets glänzend, das heißt *‚lackfarben'*. Die Beimengung unlöslicher anorganischer, organischer oder korpuskulärer *Bestandteile* (Salzkristalle, Eiweiß, Blut- oder Epithelzellen) bewirkt dagegen eine unterschiedlich stark ausgeprägte und bei frisch entnommenem Harn stets als krankhaft zu wertende feinere (opaleszierende bis milchige) oder gröbere (flockige) *Trübung* des dann bei etwaiger gleichzeitiger Verfärbung matt, das heißt *‚deckfarben'* erscheinenden Harnes. Eine leichte, oft nur schleierartige Trübung des zuvor klaren Urins durch ausfallendes Kalziumkarbonat tritt gelegentlich schon während der Aufbewahrung der Probe (insbesondere bei Kühlschranktemperatur) ein. Das Vorhandensein wasserunlöslicher oder ausfallender Harnbestandteile ist daran zu erkennen, daß sich im stehengelassenen Urin ein weißlicher (Salzkristalle oder Zellen enthaltender) oder rosa bis rot gefärbter (aus Erythrozyten und/oder Blutgerinnseln bestehender) *Bodensatz* bildet *(Kristall-, Zell- oder Hämaturie).* Grobflockige Beimengungen, wie pyelonephritisbedingte Blut-, Schleim- und Eiterklümpchen *(Pyurie),* sinken schon unmittelbar nach der Harnentnahme zu Boden, und sind deshalb bei Betrachtung des Probenglases von unten her am besten zu sehen. Kleinere Flocken und feinste Partikel (Erythro-, Leukozyten) sedimentieren dagegen nur langsam, innerhalb einiger Minuten bis mehrerer Stunden. Die Prüfung der Transparenz des Urins erfolgt vorteilhafterweise in einem nicht allzukleinen (100 ml fassenden), gegen das Licht zu haltenden Glasgefäß: So lassen sich selbst schwache, *obstsaftartige diffuse Trübungen* erkennen, wie sie vor allem bei der Amyloidnephrose auftreten. Im Zweifelsfalle empfiehlt es sich, die Durchsichtigkeit der Probe mit derjenigen des Harnes eines gesunden Rindes zu vergleichen. Eine andere Möglichkeit besteht darin, die Lesbarkeit eines durch das Uringlas zu beobachtenden kleingedruckten Textes (Zeitungsausschnitt) zu prüfen.

Geruch: Der geruchlichen Beurteilung des Harnes kommt nur untergeordnete diagnostische Bedeutung zu. Abweichungen vom normalen, *leicht aromatischen* Geruch frisch gewonnenen Rinderurins sind bei der Azetonurie *(fade-süßlich, obstähnlich* durch den Gehalt an Ketonkörpern, S. 96) und bei bakterieller Infektion der Harnwege (*ammoniakalisch-stechend oder stinkend* [Fäulnisprodukte]) festzustellen.

Physikalische Harnuntersuchung

Zur Bestimmung der Konzentration im Urin gelöster Stoffe ist korrekterweise die beim gesunden Rind etwa 1000 mosmol/kg betragende *Osmolalität* des Harns mit Hilfe eines Densitometers[1] zu ermitteln, weil sein spezifisches Gewicht nicht nur von der Zahl, sondern auch von der Masse der solublen Teilchen abhängt. Wo solch ein Gerät nicht zur Verfügung steht, beschränkt man sich auf die einfache Messung des *spezifischen Harngewichts* mit der Senkspindel (Urometer[2]). Die normale Harndichte des Rindes liegt zwischen 1,020 und 1,040. Verdünnter (polyurischer) Harn hat ein niedrigeres, konzentrierter (oligurischer) Harn dagegen ein höheres spezifisches Gewicht (unter 1,020 beziehungsweise über 1,040). Eine trotz Abstellens der Tränkewasserzufuhr (Durstversuch, S. 307) ständig unterhalb von 1,020 bleibende Urindichte *(Hyposthenurie)* zeigt an, daß die Konzentrationsfähigkeit der Nieren insuffizient geworden ist.

Der mit geeignetem Indikatorpapier[3] leicht feststellbare *pH-Wert* des Harnes liegt beim normal gefütterten Rind im schwach alkalischen Bereich (pH 7,0 bis 8,0). Eine stark basische Reaktion (pH 8,5 bis 9,0) ist bei bakterieller Infektion der Harnwege zu beobachten, während Abweichungen zur sauren Seite (pH unter 7,0) vor allem im Hungerzustand (Futtermangel), bei krankheitsbedingter Einschränkung der Nahrungsaufnahme (Inappetenz, zum Beispiel bei Azetonämie) und bei Milchsäure-Azidose des Panseninhaltes (S. 235) vorkommen.

Chemische Harnuntersuchung

Beim Rind beschränkt sich die chemische Urinanalyse vor allem auf den qualitativen oder semiquantitativen *Nachweis von im Harn normalerweise nicht oder nur in Spuren enthaltenen Substanzen;* die exakte quantitative Erfassung der Eliminationsrate bestimmter Stoffe (etwa der innerhalb von 24 Stunden ausgeschiedenen Eiweißmenge) setzt nämlich die recht aufwendige Bestimmung der Tagesharnmenge (S. 314 f.) voraus. Bei stark verändertem Urin kann auf die chemische Untersuchung verzichtet werden, wenn die Ursache der abnormen Zusammensetzung schon aus der grobsinnlichen Prüfung des Harnes und den Begleitsymptomen eindeutig erkennbar ist (zum Beispiel lackfarben-roter Harn bei einem offensichtlich anämischen und ikterischen Patienten = Hämoglobinurie).

Die früher in der Harnuntersuchung üblichen Flüssigreagenzien sind in den letzten Jahren weitgehend durch einfacher, rascher und zum Teil auch spezifischer oder semiquantitativ arbeitende *Tabletten-* oder *Streifentests* verdrängt worden. Bei diesen Verfahren wird der trockenreagenzhaltige Streifen oder eine entsprechende Tablette lediglich mit dem zu prüfenden Harn benetzt und das Ergebnis der Reaktion einige Sekunden bis eine Minute danach durch Vergleich der eingetretenen Verfärbung mit einer beigefügten Farbskala beurteilt. Für die praxisnahe Untersuchung von Rinderharn sind die im Handel befindlichen *Kombinations-Teststreifen*[4] zur gleichzeitigen Bestimmung von pH, Eiweiß, Glukose, Hämoglobin, Bilirubinoiden und Ketonkörpern besonders geeignet.

Eiweiß (Tafel 13/d): Der Urin gesunder Kälber und Rinder enthält nur Spuren von Eiweiß (weniger als 0,01 g/l), die sich mit den üblichen Methoden nicht nachweisen

[1] zum Beispiel Osometer — Knauer/Berlin.
[2] Laborhandel.
[3] Merck/Darmstadt Nr. 9525, 9526 oder 9566.
[4] zum Beispiel Combur 6-Test — Boehringer/Mannheim oder Multistix — Ames (Vertrieb durch den Fachhandel).

lassen (Teststreifen[1] oder HELLER'sche Ringprobe: Überschichten von etwas konzentrierter Salpetersäure mit Harn im Reagenzglas; bei Anwesenheit von Eiweiß entsteht in Höhe der Berührungszone ein grauweißer Ring). Ein positiver Befund *(Proteinurie)* ist daher stets als krankhaft zu bewerten. Zur näheren Klärung der Herkunft des Eiweißes (renale oder postrenale Proteinurie, oder akzidentelle Verunreinigung des Urins während der Entnahme, insbesondere bei männlichen Rindern) sowie der Ursache seiner Ausscheidung (Belastungsproteinurie nach längerem Transport, symptomatische Proteinurie bei fieberhafter Allgemeinerkrankung, renale Proteinurie bei Nierenleiden) sind die übrigen Untersuchungsbefunde sowie Grad und Dauer der Eiweißbeimengung zum Harn mit heranzuziehen. Eine vorübergehende schwache Proteinurie ist nämlich meist ohne schwerwiegende Bedeutung, während die anhaltende Ausscheidung größerer Eiweißmengen (mehr als 1,0 g/l) mit dem Harn für eine Nierenerkrankung spricht.

Hämoglobin und Myoglobin (Tafel 13/d): Blut- und Muskelfarbstoff werden zwar mit den gleichen einfachen Methoden (Streifen[2]- oder Tabletten-Test[3]; Benzidinprobe: eine Prise Benzidinpulver, 5 Tropfen Eisessig, 2 ml 3 %iges Wasserstoffperoxyd sowie einige Tropfen Harn: → grauweiß = negativ; → grün bis blau = positiv) nachgewiesen; im Einzelfall läßt sich jedoch aufgrund der klinischen Befunde (ausgeprägte Blutarmut oder schwerwiegende, unter Umständen bis zum Festliegen reichende Bewegungsstörung) meist ziemlich klar entscheiden, welcher der beiden Farbstoffe ausgeschieden wird. Anderenfalls kann versucht werden, die unterschiedliche Fällbarkeit von Myo- und Hämoglobin mit Ammoniumsulfat zur Differenzierung heranzuziehen (BLONDHEIM u. M., 1958). Myoglobinurie ist bei umfangreicher Zerstörung von Skelettmuskelzellen (zum Beispiel einer fibrillären Zerreißung der Adduktoren oder des M. gastrocnemius), Hämoglobinurie dagegen bei intravasaler Hämolyse mit plötzlichem Zerfall von 1/60 bis 1/40 aller roten Blutkörperchen zu beobachten. Ein solches Vorkommnis kann beim Rind durch Infektions- und Invasionskrankheiten, aber auch durch Fütterungsfehler oder Vergiftungen bedingt sein (Leptospirose, Babesiose, ‚puerperale', Tränke- und Kohl-Hämoglobinurie sowie chronische Kupfervergiftung). Bei Patienten mit *Hämaturie* stammt der Blutfarbstoff dagegen aus den sich erst innerhalb des Harnapparates (also im Urin) auflösenden Erythrozyten (‚deckfarbener' roter Harn mit Sedimentbildung). Spontan entleerter Urin enthält bei Verunreinigung durch Genitalsekret ebenso wie unsachgemäß entnommener Harn (Schleimhautverletzungen) oft ebenfalls Erythrozyten und damit Hämoglobin, was bei Beurteilung des Ergebnisses der sehr empfindlichen Nachweisverfahren zu berücksichtigen ist.

Ketonkörper (Tafel 13/c): Der normale Gehalt des Rinderharnes an Azetessigsäure, Azeton und β-Hydroxybuttersäure beträgt weniger als 15 mg/100 ml; da die gebräuchlichen Untersuchungsmethoden schon bei einem Ketonkörperspiegel von etwa 10 mg/100 ml positiv reagieren, wird das Ergebnis der Urinanalyse in der Regel erst dann als Beweis für das Vorliegen einer als krankhaft zu bewertenden Ketonämie angesehen, wenn auch die Milch (die beim gesunden Rind weniger als 10 mg/100 ml dieser Stoffwechselprodukte enthält) eine positive Reaktion zeigt. (Zwischen diesen beiden Grenzen liegt der Bereich der subklinischen Azetonurie). Zur qualitativen und semiquantitativen Bestimmung der Ketonkörper wird die auf ihrer Reaktion mit Natriumnitroprussid beruhende Violettfärbung handelsüblicher Streifen[4]- oder Tabletten-

[1] Albustix — Ames, Combi-Uristix — Ames, Labstix — Ames (Fachhandel); Urei-Test — Boehringer/Mannheim
[2] Heglostix — Ames, Combi-Uristix — Ames, Labstix — Ames (Fachhandel).
[3] Bluttest-Tabletten — Ames (Fachhandel).
[4] Ketostix — Ames/Laborhandel, Labstix — Ames/Laborhandel.

Tests[1] herangezogen; ein leicht herzustellendes Reagenzpulver (ROTHERA-Test) besteht aus 1 Teil Natriumnitroprussid, 20 Teilen wasserfreiem Natriumkarbonat und 20 Teilen Ammoniumsulfat (in gut verschlossener dunkler Flasche aufzubewahren). Nach Benetzen des Streifens, der Tablette oder einer Prise des Pulvers mit etwas Harn läßt sich sein Gehalt an Ketonkörpern aus der Geschwindigkeit und der Intensität der eintretenden Verfärbung semiquantitativ abschätzen (Vergleich mit der beigegebenen Farbskala); man kann auch den zu prüfenden Harn fortlaufend mit Wasser verdünnen und die höchste, soeben noch positiv reagierende Verdünnungsstufe als Maß für die Ketonkörperkonzentration heranziehen.

Gallenfarbstoffe: Da der Nachweis von Bilirubinoiden (Sterkobilinogen) im Rinderharn vor allem der Diagnostik von krankhaften Funktionsstörungen der Leber dient, soll er im entsprechenden Kapitel (S. 280 f.) besprochen werden.

Mineralstoffe: Die Exkretionsrate von *Kalzium, Magnesium, Natrium* und *Kalium* im Urin hängt von ihrer Konzentration in der Nahrung, dem Bedarf des Tieres sowie von dessen Fähigkeit ab, sie aus dem Darminhalt zu resorbieren und/oder aus körpereigenen Reserven freizusetzen. Der Gehalt des Blutserums an diesen Mengenelementen (Übersicht 17) wird dabei durch neurohormonale Steuerung weitgehend konstant gehalten. Im Rahmen solcher Regulationsvorgänge geht die renale Ausscheidung der genannten Mineralstoffe bei erhöhtem Bedarf und beim Versagen von oraler Zufuhr, enteraler Resorption oder endogener Mobilisation rasch zurück. Deshalb läßt die Unterschreitung eines bestimmten Harnspiegels darauf schließen, daß die Versorgungslage des Tieres mit dem betreffenden Element zur Zeit ungenügend ist. Dieser Grenzwert liegt für Kalzium bei 5 mg, für Magnesium bei 2,5 mg, für Natrium bei 50 mg, und für Kalium bei 600 mg pro 100 ml Urin. Derartige Bestimmungen erfordern allerdings eine Laborausrüstung für die Flammenphotometrie oder die Atomadsorptionsspektrometrie. Zum Schnellnachweis eines erniedrigten Magnesiumgehaltes im Harn dient ein Papierstreifen-Test[2], zur Kontrolle seines Kalziumgehaltes die SULKOWITSCH-Probe: Zu 5 ml Urin werden einige Tropfen des Reagenzes (2,5 g kristalline Oxalsäure, 2,5 g Ammoniumoxalat und 5 ml Eisessig in 150 ml Wasser gelöst) zugefügt; bleibt eine Trübung aus, so ist weniger Kalzium im Harn als normalerweise.

Harnzucker: Rinder scheiden nur selten Glukose mit dem Harn aus; der Glukosurie kommt bei dieser Tierart auch keine besondere diagnostische Bedeutung zu. Zum semiquantitativen Glukosenachweis gibt es geeignete Testpapierstreifen[3] (Tafel 13/d); die Reaktion fällt vor allem im Harn solcher Patienten positiv aus, die zuvor mit Traubenzuckerlösung behandelt worden sind.

Gifte: Bei Vergiftungsverdacht kann die chemische Untersuchung des Urins auf die den Begleitumständen und klinischen Symptomen nach in Frage zu ziehenden Gifte von entscheidender Wichtigkeit sein, wenn diese in nachweisbaren Mengen über die Nieren ausgeschieden werden (siehe Übersicht 38; nähere Einzelheiten sind dem Band über die Krankheiten des Rindes zu entnehmen).

Mikroskopische Untersuchung des Harnsediments

Das Harnsediment wird durch 10minütiges Zentrifugieren (1000 Umdrehungen pro Minute), notfalls auch durch Stehenlassen des Urins im Spitzglas (12 Stunden) gewonnen. Dann wird die überstehende Flüssigkeit abgegossen, der Bodensatz mittels

[1] Azetest-Tabletten — Ames/Laborhandel oder Azetonreagenz-Tabletten — W. d. T./Hannover.
[2] AKZ-Testpapier nach EDE GROOT — Zoopharm/Amsterdam (zur Zeit nicht im Handel).
[3] Clinistix —, Combi-Uristix —, Labstix —, Uristix — Ames/Laborhandel; Glukotest — Boehringer/Mannheim.

Abb. 243, 244, 245. Harnsedimente (mikroskopisches Bild, Vergrößerung 200×):

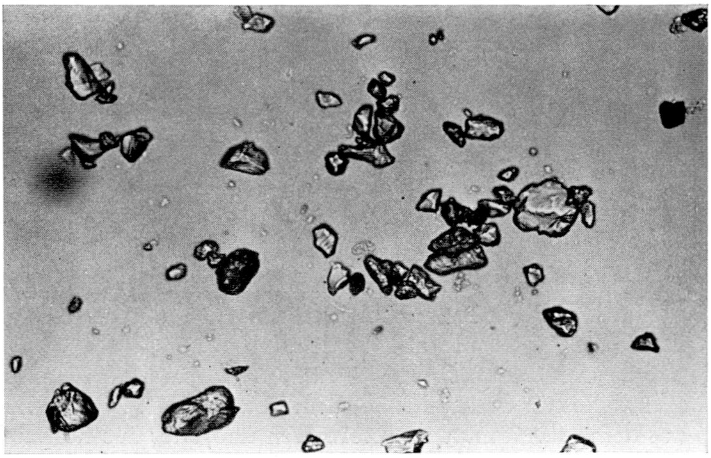

Vermehrter Gehalt an Kalziumkarbonat-Kristallen bei chronischer Verdauungsstörung

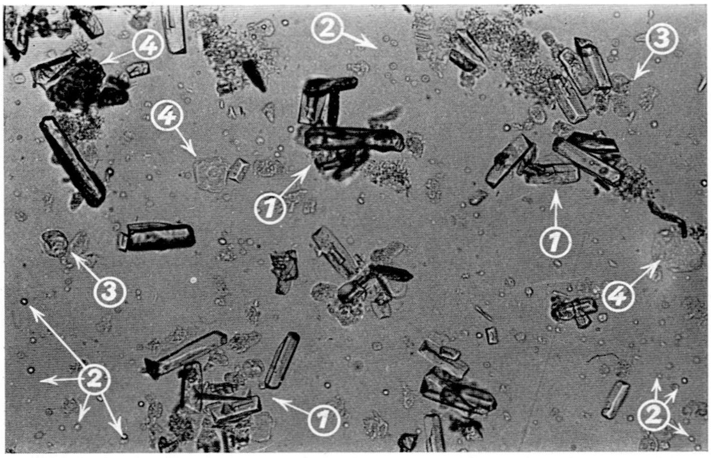

Eitrige Zystitis: 1 = Tripelphosphat-Kristalle; 2 = Erythrozyten; 3 = zerfallende Leukozyten; 4 = Blasenepithelien

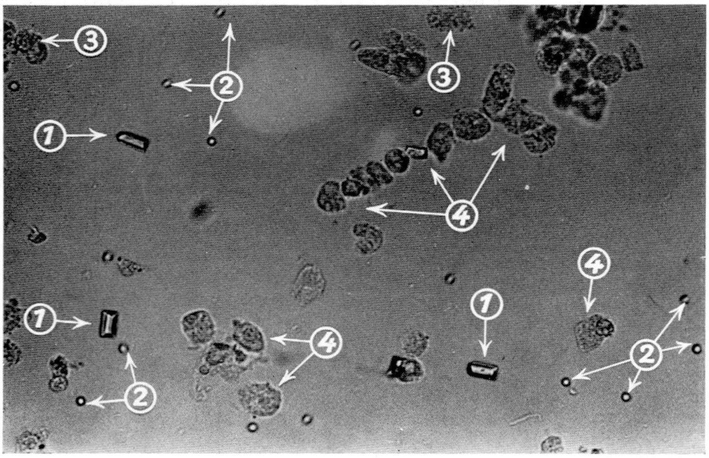

Eitrige Nephritis: 1 = Tripelphosphat-Kristalle; 2 = Erythrozyten; 3 = zerfallende Leukozyten; 4 = Nierenepithelien

Drahtöse auf einem Objektträger ausgestrichen und mit dem Deckglas abgedeckt; die mikroskopische Betrachtung des Ausstriches erfolgt bei 10- bis 100facher Vergrößerung. Die diagnostische Aussagekraft des zu erhaltenden Befundes ist beim Rind allerdings

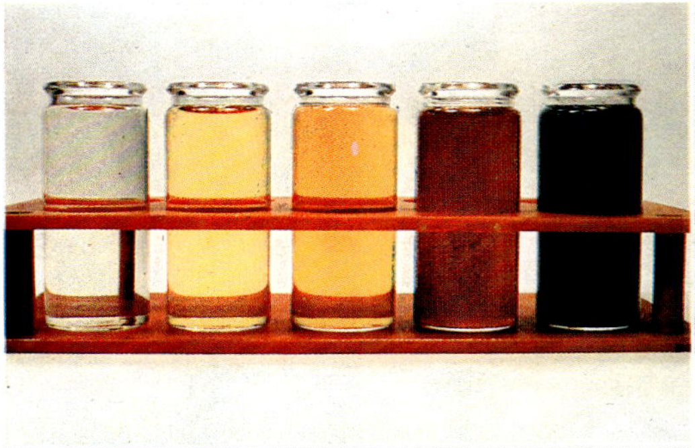

a

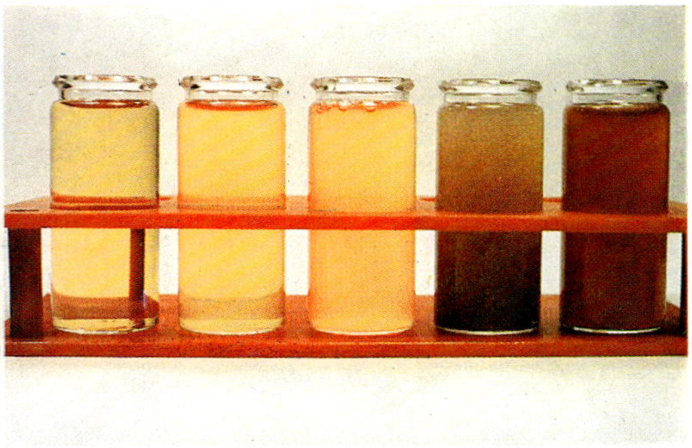

b

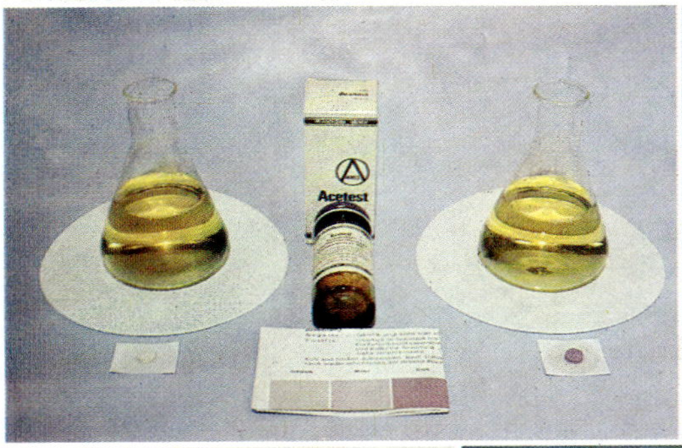

c

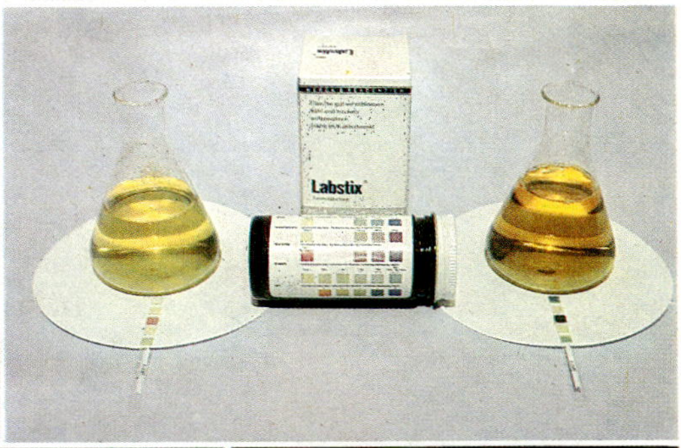

d

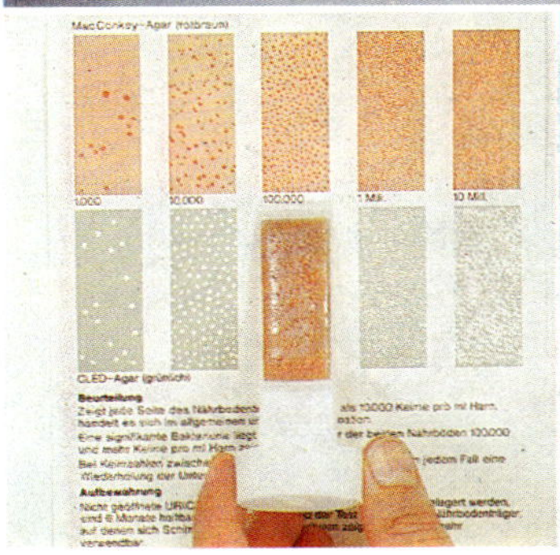

c

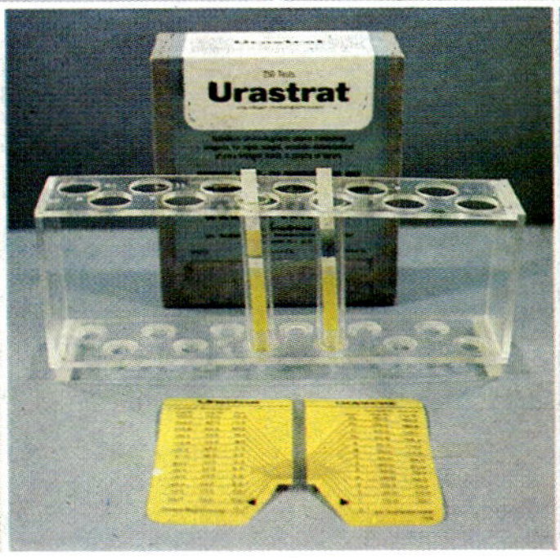

f

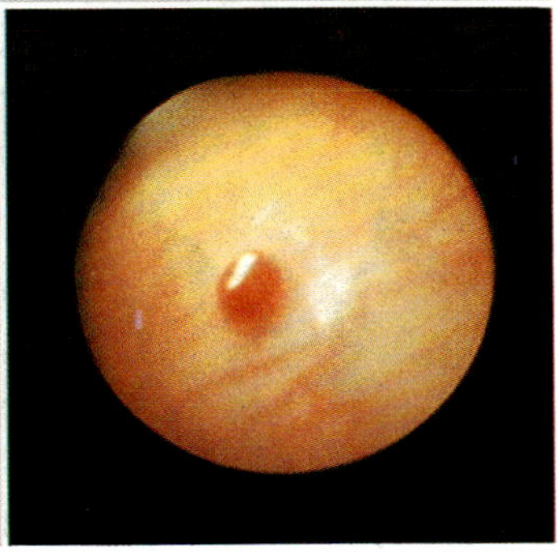

g

Harnuntersuchung (siehe auch Tafel 9/d, e), *Nierenfunktionsprüfung* (siehe auch Tafel 4/c), *Endoskopie der Harnblase:*

a. Beurteilung der Harnfarbe (von links nach rechts): wasserheller (= polyurischer), hellgelber und bernsteinfarbener (= normaler), kognakähnlicher sowie kaffeefarbener (= gallenfarbstoffhaltiger) Urin
b. Beurteilung der Transparenz des Harnes (von links nach rechts): klarer, opaleszierender oder leicht diffus getrübter (= von einem Nephrose-Patienten stammender), feinflockig getrübter (= von einer zystitiskranken Kuh stammender), stark grobflockig getrübter (= von einer Kuh mit eitriger Pyelonephritis abgesetzter) sowie bluthaltiger (= hämaturischer) Harn
c. Ketonkörper-Nachweis mittels Acetest-Tabletten: links negative, rechts stark positive Reaktion
d. Harnuntersuchung mit dem Labstix-Kombinationsteststreifen (Vergleich des Resultates mit mehrreihiger Farbtafel)
e. Bestimmung des Keimgehaltes der Harnprobe mit Hilfe des Urikult-Tests (Vergleich des Ergebnisses mit Tafel)
f. Semiquantitative Harnstoffbestimmung im Serum mit dem Urastrat-Test (Vergleich des Ergebnisses mit Farbskala)
g. Endoskopisches Bild der Harnblase einer an chronischer vesikaler Hämaturie leidenden Kuh: linsengroße, hämorrhagisch unterlaufene Schleimhautgeschwulst

gering, da Zellen und Harnzylinder im alkalischen Urin rasch zerfallen, ihre morphologische Beurteilung daher schwierig oder unsicher ist, und weil die quantitative Erfassung der Erythro- und Leukozytenausscheidung die umständliche Ermittlung der Tagesharnmenge (S. 314) erfordert. Salzkristalle (hauptsächlich polygonales Kalziumkarbonat und nadel- bis sargdeckelförmiges Tripelphosphat) sind im Sediment sowohl gesunder als auch kranker Rinder häufig enthalten; erstere lösen sich in Säuren mit —, letztere ohne Gasentwicklung. Auch Epithelzellen sowie rote und weiße Blutkörperchen werden ständig in geringer Zahl mit dem Urin ausgeschieden (bei gesun-

Übersicht 38. Normale und krankhafte Inhaltsstoffe des Rinderharnes sowie deren diagnostische Bedeutung

Inhaltsstoff	Vorkommen und Grenzwert im normalen Harn	krankhafter Befund (Bedeutung)
Eiweiß:	nicht nachweisbar (< 0,01 g/l)	nachweisbar (Proteinurie, S. 317)
Blutfarbstoff:	nicht nachweisbar	nachweisbar (Hämoglobinurie, S. 147, 318; Hämaturie, S. 318)
Muskelfarbstoff:	nicht nachweisbar	nachweisbar (Myoglobinurie, S. 318, 449)
Ketonkörper:	meist nicht nachweisbar (bis 15 mg/100 ml = subklinische Ketonurie)	> 15 mg/100 ml (klinisch manifeste Azetonurie, S. 318)
Gallenfarbstoffe (Uro- und Sterkobilinogen):	nicht oder nur in Spuren nachweisbar −/+	++/+++ (Bilirubinoidurie, S. 280)
Kalzium:	> 5 mg/100 ml	< 5 mg/100 ml } unzureichende Versorgungslage (S. 319)
Magnesium:	> 2,5 mg/100 ml	< 2,5 mg/100 ml
Natrium:	> 50 mg/100 ml	< 50 mg/100 ml
Kalium:	> 600 mg/100 ml	< 600 mg/ 100 ml
Glukose:	nicht nachweisbar (mitunter vorübergehende Glukosurie nach Traubenzuckerinfusion)	nachweisbar (Hyperglykämie [S. 319], Streßbelastung, Tubulusnephrose)
Blei:	< 0,2 mg/Liter	> 0,4 mg/Liter (Bleivergiftung)
Molybdän:	< 0,1 mg/Liter	> 0,2 mg/Liter (Molybdänose)
Arsen:	nicht nachweisbar	> 5 mg/Liter (akute Arsenvergiftung)
Fluor:	< 5 mg/Liter	> 10 mg/Liter (Fluorose)
Quecksilber:	nicht nachweisbar	> 0,3 mg/Liter (Quecksilbervergiftung)
Thallium:	nicht nachweisbar	nachweisbar (Thalliumvergiftung)

den Tieren im Mittel weniger als 5000 Zellen/ml Harn oder 0,35 Millionen stechapfelförmiger kernloser Erythrozyten und 0,45 Millionen meist einzeln gelegener, kernhaltiger Leukozyten pro Stunde). Kranke Rinder zeigen dagegen 10- bis 100mal so hohe Zelluriewerte. Große polygonale Epithelien entstammen den oberen Schichten der Blasenschleimhaut, mittelgroße langezogene (‚geschwänzte') Zellen den tieferen Mukosaschichten der ableitenden Harnwege; Nierenepithelien besitzen einen deutlichen Kern und liegen zudem oft im Verband nebeneinander. Im Urin nierenkranker Rinder sind gelegentlich Ausgüsse von Harnkanälchen, sogenannte Harnzylinder, und — insbesondere bei Infektion der Harnwege — zahlreiche haufenweise auftretende Bakterien zu finden (Abb. 243, 244, 245).

Bakteriologische Harnuntersuchung

Bei *männlichen Rindern* ist für bakterioskopische Zwecke ebenso wie zur Keimzahlermittlung und zur kulturellen Anzüchtung bestimmter Erreger (M. bovis, C. renale) der während des Urinierens aufzufangende Mittelstrahl-Harn, bei *weiblichen Tieren* dagegen eine unter sterilen Kautelen gewonnene Katheterharnprobe (S. 312) zu verwenden. Wegen der Häufigkeit bakterieller Besiedlungen der Harnröhre lassen sich entnahmebedingte Verunreinigungen des bei gesunden Rindern an sich keimfreien Blasenharnes nicht immer vermeiden. Diagnostische Aussagekraft kommt deshalb vor allem dem Nachweis großer Erregermengen im *Ausstrich* des frisch hergestellten Urinsediments (Hitzefixation, GRAM-Färbung) und der *Keimzahlbestimmung* zu (KOCHsches Plattenverfahren; einfacher Röhrchentest[1]). Letztere läßt sich mit der Röhrchentest-Methode auch unter Praxisbedingungen einfach und zuverlässig durchführen; hierzu wird der sterile Nährbodenträger in den zu prüfenden Urin getaucht, 16 bis 24 Stunden bei 37 °C bebrütet und die Keimzahl dann durch Vergleich mit der aufgedruckten Skala ermittelt. Werte von weniger als 10 000 Keimen pro ml Harn sind als akzidentelle Kontamination, solche zwischen 10 000 und 100 000 pro ml als verdächtiger Befund, und Keimzahlen von mehr als 100 000 pro ml als beweisend für eine krankhafte *Bakteriurie,* das heißt für einen behandlungsbedürftigen Harnwegsinfekt anzusehen. Gegebenenfalls stellt das Teströhrchen zugleich ein geeignetes Transportgefäß für Laboreinsendungen, etwa zum Zwecke der Erregerdifferenzierung oder einer *Resistenzbestimmung* (Prüfung der Sensibilität der Keime gegenüber den harnwegswirksamen Chemotherapeutika), dar.

SCHRIFTTUM

AAFJES, J. H., & T. DE GROOT (1961): Creatine in the urine of the dairy cow. Brit. Vet. J. *117,* 201-215. — ÅBERG, B., & M. L. HOLMGREN (1969): Erprobung von Azostix — ein neuer Schnelltest zur Feststellung von Harnstoff im Blut. Svensk Vet.-Tidn. *21,* 250-251. — ALTMANN, D. (1969): Harnen und Koten bei Säugetieren. Ziemsen, Wittenberg. — ANDERSON, R. R., & J. P. MIXNER (1959): Normal standards, repeatability, and precision of phenolsulfonphtalein clearance measures for renal function in dairy cattle. J. Dairy Sci. *42,* 545-549. — ANDERSON, R. R., & J. P. MIXNER (1960): Inulin renal clearance in dairy cattle. J. Dairy Sci. *43,* 1476-1479.

BECK, C. C., & O. J. SORENSON (1971): A method for collecting total urinary output from cows. Vet. Med. *66,* 1114-1116. — BLONDHEIM, S. H., E. MARGOLISCH & E. SHAFRIR (1958): A simple test for myohaemoglobinuria (myoglobinuria). J. Amer. Med. Ass. *167,* 453-454. — BOVEE, K. C. (1969): Urine osmolarity as a definitive indicator of renal concentrating capacity. J. Amer. Vet. Med. Ass. *155,* 30-35.

CAMPBELL, J. R., & C. WATTS (1970): Blood urea in the bovine animal. Vet. Record *87,* 127-133. — CRUTCHFIELD, W. O. (1968): A technic for placement of an indwelling catheter in the cow. Vet. Med. *63,* 1141-1144.

DALTON, R. G. (1964): Water diuresis in cattle. Brit. Vet. J. *120,* 69-77. — DALTON, R. G. (1968): Renal function in neonatal calves. Brit. Vet. J. *124,* 371-381, 451-459, 498-502. — DELLEN, W. (1965): Bestimmung des pH-Wertes, des spezifischen Gewichtes und der Zellzahlen im 24-Stunden-Harn gesunder und kranker Rinder. Diss., Hannover. — DIEDRICH, H. P. (1968): Untersuchungen über den Blutserumspiegel von Kreatin und Kreatinin bei gesunden und kranken Rindern. Diss., Hannover. — MCDOUGALL, E. I. (1965): Proteinuria of newborn suckling ruminants. Biochem. J. *94,* 101-105.

FILAR, J. (1967): Untersuchungen über den Wert einiger Verfahren bei der Diagnostik von Nierenerkrankungen (polnisch). Med. weteryn. *23,* 547-551. — FILAR, J. (1968): Verhalten der Erythro- und Leukozyten des peripheren Blutes im Verlauf von Nierenkrankheiten bei Rindern (polnisch). Med. weteryn. *24,* 414-417.

GABSCH, H.-CH. (1965): Erfahrungen mit Reagnost-Tabletten zum Nachweis von Azeton, Azetessigsäure und Eiweiß im Harn. Medicamentum *6,* 46-48. — GRÜNDER, H.-D. (1963): Möglichkeiten einer klinischen Einteilung der Nierenerkrankungen des Rindes (Untersuchungen an 80 Erkrankungsfällen). Tierärztl. Umschau *18,* 426, 435-443. — GRÜNDER, H.-D. (1971): Praxisnahe Testverfahren zur Diagnose

[1] Uricult — Boehringer/Mannheim; Urifekt — Haury/München.

von Rinderkrankheiten. Prakt. Tierarzt *52,* 587-589. — Gründer, H.-D., & H. Meurs (1969): Der Konzentrationsversuch nach Volhard als einfache Nierenfunktionsprobe beim Rind. Dtsch. Tierärztl. Wschr. *76,* 651-653. — Gudat, E. (1969): Zur Methodik und den klinischen Folgen der Nierenbiopsie bei einigen Haustierarten. Arch. Exp. Vet. Med. *23,* 273-277. — Gundersby, H. J. (1970): Kreatinin, urea-nitrogen og ret-nitrogen in plasma hos storfe, sau, hest og gris. Nord. Vet.-Med. *22,* 536-541.

Hahn, G. (1968): Prüfung verschiedener Schnellteste auf Eiweiß, Blut, Bilirubin, Ketonkörper und pH-Wert im Rinderharn. Diss., Hannover. — Horváth, Z., & F. Karsai (1962): Fraktionierte Nieren-clearence-Bestimmung ohne Harnuntersuchung mittels einer Injektion von Phenolrot (ungarisch). Mag. Allatorv. Lap. *17,* 223-226, 321-323.

Imminger, I. (1893): Über die Katheterisation des Rindes. Wschr. Tierheilk. Viehzucht *37,* 209-213. — Ionow, P. Ss., & Sch. A. Kumssijew (1960): Zur Methodik der Untersuchung des Harnsystems bei Stuten und Kühen (russisch). Veterinarija *37*:9, 54-55.

Johannsen, U. (1964): Untersuchungen zur Brauchbarkeit der Paraaminohippursäure (PAH-Total-clearance) beim Rind. Diss., Leipzig. — Jonas, K. (1971): Mineralstoffbestimmung im Harn; Methoden und Bedeutung als diagnostische Möglichkeit zur rechtzeitigen Erkennung von Fehlernährung bei Milchkühen. M.-hefte Vet.-Med. *26,* 441-445.

Ketz, H.-A. (1960): Untersuchungen zur Nierenfunktion und renalen Elektrolytausscheidung beim Kalb und Rind. Arch. Exp. Vet.-Med. *14,* 321-325. — Kiesel, G. K. (1956): A new type of urethral sound for the bull. North Amer. Vet. 37, 936-938. — Knudsen, E. (1960): Electrolyte excretion in the cow, as influenced by variations in the urine flow. Acta. Vet. Scand. *1,* 305-323. — Krause, D. (1962): Zur Harngewinnung beim Bullen. Dtsch. Tierärztl. Wschr. *69,* 594-595.

Liess, J. (1936): Die Endoskopie bei Rindern, ihre klinische Bedeutung und praktische Ausführung. Schaper, Hannover. — Lohscheidt, D.: (1970): Untersuchungen über den diagnostischen Wert des AKZ-Teststreifen nach de Groot zur Feststellung der Magnesiumausscheidung im Harn beim Rind. Diss., Hannover.

Mehls, H. (1967): Untersuchungen über Feststellung und Bedeutung der Glukosurie bei gesunden und kranken Rindern. Diss., Hannover. — Milić, D., S. Stamatović & B. Vujić (1968): Quantitative Bestimmung des Harnstoffs durch Urease-Teststreifen (serbisch). Vet. Glasnik *22, 767-769.*

Neumann-Kleinpaul, K. (1950): Über die Harnentnahme bei Pferd und Rind. M.-hefte Vet.-Med. *5,* 294-295.

Oehme, F. W. (1968): A urinary calculi retriever for nonsurgical treatment of urolithiasis in bulls. Vet. Med. *63,* 53-57. — Osbaldiston, G. W. (1971): The kidney: its function and evaluation in health and disease. In Kaneko & Cornelius: Clinical biochemistry of domestic animals. 2. Aufl., Band 2. Academic Press, New York & London. — Osbaldiston, G. W., & W. E. Moore (1971): Renal function tests in cattle. J. Amer. Vet. Med. Ass. *159,* 292-299. — Osborne, C. A., M. L. Fahning, R. H. Schultz & V. Perman (1968): Percutaneous renal biopsy in the cow and horse. J. Amer. Vet. Med. Ass. *153,* 565-570.

Padberg, W. (1955): Maße und Gewichte von Herz, Leber, Milz und Nieren des Rindes. Diss., Gießen. — Pierce, A. E. (1961): Further studies on proteinuria in the newborn calf. J. Physiol. *156,* 136-149. — Poulsen, E. (1957): Renal clearance in the cow. Årsskr. kgl. Vet.-Landbohøjsk. *1957,* 97-126.

Rommel, P., & W. Rommel (1960): Zur 24-Stunden-Urin-Sammlung beim geschlechtsreifen weiblichen Rind. Arch. Exp. Vet.-Med. *14,* 1281-1289. — Rosenberger, G., & W. Heeschen (1960): Adlerfarn (Pteris aquilina), die Ursache des sogenannten Stallrotes der Rinder (Haematuria vesicalis bovis chronica). Dtsch. Tierärztl. Wschr. *67,* 201-208. — Šagovac, Z. (1942): Zur Nierenfunktionsprüfung beim Rind. Diss., Wien. — Schumacher, A. (1971): Schnellmethode zur Blutharnstoffbestimmung mittels Teststreifen für die Praxis. Wien. Tierärztl. Mschr. *58,* 347-349. — Simesen, M. G. (1960): Udtagelse af urinprøve fra koer. Medl. danske Dyrlaegefor. *43,* 346-347. — Stamatović, S. M., & A. Cvetković (1957): Die Verwendung der Methylenblauprobe zur Prüfung der Nierenfunktion bei Rindern (serbokroatisch). Vet. Glasnik. *12,* 1141-1147. — Stöber, M., H.-P. Ziegler & K. von Benten (1974): Beitrag zur Eichelvergiftung beim Rind — Beobachtungen im Herbst 1973. Dtsch. Tierärztl. Wschr. *81,* 155-161.

Tabken, U. (1973): Quantitative Harneiweißbestimmung bei Rindern mit Proteinurie. Diss., Hannover. — Tölgyesi, G. (1972): Renal phosphorus excretion of cattle and its relationship with calcium supply. Acta Vet. Acad. Scient. Hung. *22,* 25-29.

Vogel, G. (1962): Beiträge zur Kenntnis der Nierenphysiologie einiger Haussäugetiere. Zbl. Vet.-Med. *9:* Beiheft 3.

Wassileff, W. S. (1943): Klinische Versuche an Rindern über die zystoskopische Beobachtung der Farbstoffausscheidung durch die Nieren. Diss., Berlin. — Weeth, H. J., R. Witton & C. F. Speth (1969): Prediction of bovine urine specific gravity and total solids by refractometry. J. Animal Sci. *28,* 66-69. — Wensing, Th., & A. J. H. Schotman (1971): De bepaling van ureum in bloed met behulp van de Azostix, vergleken met de methode volgens Ambard en met de fotometrische bepaling van ureum in bloed (R. I. V.). Tijdschr. Diergeneesk. *96,* 212-214.

Žeskov, B. (1958): Transrektale Zystographie bei Pferd und Rind (serbokroatisch). Vet. Arhiv *28,* 34-42. — Zingel, S. (1956): Untersuchungen über Zusammensetzung und Entwicklung der Rinderniere. Diss., Kiel.

Geschlechtsapparat

Der Untersuchung des männlichen und weiblichen Genitales kommt bei *Zuchtrindern* erhebliche praktische Bedeutung zu, da ihre Haltung nur bei unbeeinträchtigter oder bald wieder herzustellender Fruchtbarkeit (Zuchtleistung) wirtschaftlich nutzbringend ist. Die mit einer Verlängerung der Zwischenkalbezeit um einen Brunstzyklus verbundenen Verluste werden heute zum Beispiel auf 100 bis 150 DM pro Kuh beziffert. Bei *Masttieren* sind Erkrankungen der Geschlechtsorgane dagegen meist nur dann von Belang, wenn ihre körperliche Entwicklung (Mastleistung) dadurch gehemmt wird. Wie bei anderen Organsystemen ist auch im Sexualbereich zwischen *idiopathischen* Erkrankungen und *symptomatischen* Funktionsstörungen zu unterscheiden: Beim Rind gilt die Fruchtbarkeit als empfindlicher Indikator für die Gesundheit, weil sich außerhalb des Genitales lokalisierte krankhafte Veränderungen nachteilig auf die Fortpflanzungsfähigkeit auswirken können. Derartige Fälle von sekundär bedingter und daher scheinbar befundloser Unfruchtbarkeit (‚sterilitas sine materia‘) lassen sich oft nur durch eingehende Überprüfung aller Organapparate und unter Mitberücksichtigung der Umweltverhältnisse diagnostisch klären. Bei gehäuftem Auftreten subklinischer Fertilitätsstörungen oder offensichtlicher Erkrankungen im Genitalbereich sollten immer sämtliche in Frage kommenden *Geschlechtspartner* in die gynäkologische beziehungsweise andrologische Untersuchung miteinbezogen werden. Schließlich sind bei der Vorstellung geschlechtsreifer Rinder stets auch die Forderungen der *Zuchthygiene* im Auge zu behalten, damit Tiere ohne besonderen Zuchtwert, darunter vor allem Träger sowie Überträger erblich veranlagter Mängel, rechtzeitig von der Fortpflanzung ausgeschlossen werden können.

Männliches Genitale

Die *andrologische Untersuchung* von Bullen hat die Beurteilung der *gesundheitlichen und geschlechtlichen Zuchttauglichkeit* zum Ziel, welche sich auf folgende Kriterien stützt:

— *allgemeiner Gesundheitszustand* (Freisein von extragenitalen Erkrankungen, die das Allgemeinbefinden oder die Geschlechtsfunktionen beeinträchtigen),
— *Erbgesundheit* (Freisein von hereditären Mängeln, die im Phänotyp des zu prüfenden Tieres, seiner Vor- oder Nachfahren zu erkennen sind),
— *Geschlechtsgesundheit* (Freisein von Genitalinfektionen),
— *Begattungsfähigkeit* (Potentia coëundi) und
— *Befruchtungsfähigkeit* (Potentia generandi).

Der Vollständigkeit halber sei auch noch die *‚leistungsmäßige Zuchttauglichkeit‘* erwähnt, die das dem Zuchtziel der betreffenden Rasse mehr oder weniger nahekommende Exterieur des Bullen und seine Fähigkeit zur Vererbung bestimmter Leistungsmerkmale (Mütter-Töchter-Vergleich) umfaßt; ihre Überprüfung ist weniger Aufgabe des Tierarztes, als der Züchter, der Tierzuchtbeamten und der Körkommissionen.

Im Rahmen der andrologischen Untersuchung ist zunächst der übliche *Vorbericht* (S. 58) in folgender Weise zu ergänzen: Wurde das zu untersuchende Vatertier zugekauft? (Gegebenenfalls sind Verkäufer sowie Ort und Datum der Übergabe zu notieren; die Garantiebestimmungen für auf Auktionen erworbene Zuchtstiere sehen bei Beanstandungen des Deck- und Befruchtungsvermögens eine Anzeigefrist von 6 Wochen beziehungsweise von 4 Monaten vor). Kann der Bulle decken? (Wenn diese Frage verneint wird, ist zu klären, ob ihm jegliche Geschlechtslust fehlt, oder ob er aufspringt, ohne den Paarungsakt zu vollziehen; außerdem ist festzustellen, wieviel weibliche Tiere ihm — innerhalb welchen Zeitraumes — zum Decken vorgestellt worden sind und ob deren Fruchtbarkeit als ungestört anzusehen ist). Wie sind die Befruchtungsergebnisse? (Erweisen sie sich als unbefriedigend, so ist nachzuforschen, wieviel weibliche Rinder der Bulle — wie oft — gedeckt hat und wieviel davon — nach welcher Untersuchungsmethode — als sicher tragend befunden worden sind [siehe S. 387, 389]; hierzu verschafft man sich am besten Einblick in das Deckregister des Tieres und prüft die Angaben auch darauf, ob etwa eine sexuelle Überbeanspruchung vorliegt). Haben sich die Umweltverhältnisse in zeitlichem Zusammenhang mit den Beanstandungen der Zuchttauglichkeit nennenswert geändert? (Erfahrungsgemäß lassen Bullen bei plötzlichem Wechsel der Fütterung, der Haltungsweise oder des Haltungsortes mitunter in ihrer Begattungs- oder Befruchtungsfähigkeit nach).

Nach Aufnahme der *Kennzeichen* (S. 62) folgt die *allgemeine Untersuchung* (S. 78) des zur andrologischen Prüfung vorgestellten Bullen Sie ist insofern von Wichtigkeit, als extragenitale Erkrankungen, die mit einer nennenswerten Störung des Allgemeinbefindens einhergehen, oft auch die Sexualfunktionen mehr oder weniger stark beeinträchtigen. Zutreffendenfalls ist es deshalb meist ratsam, die spezielle Untersuchung des männlichen Genitales — zumindest aber die unter solchen Umständen er-

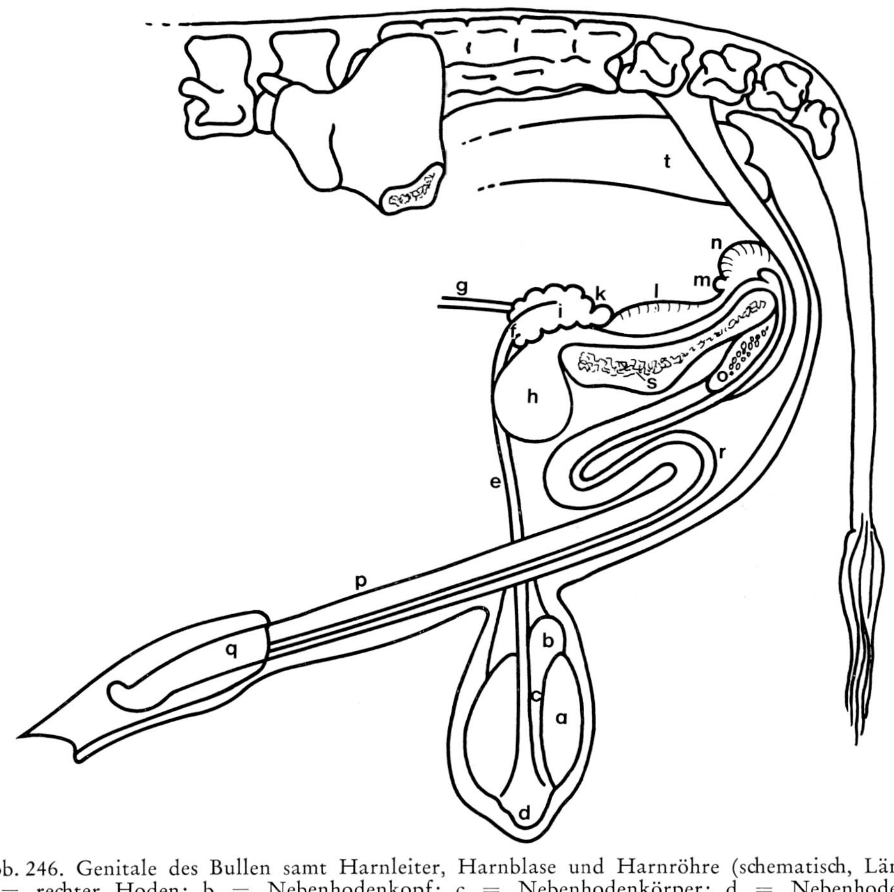

Abb. 246. Genitale des Bullen samt Harnleiter, Harnblase und Harnröhre (schematisch, Längsschnitt): a = rechter Hoden; b = Nebenhodenkopf; c = Nebenhodenkörper; d = Nebenhodenschwanz; e = Samenleiter; f = Samenleiterampulle; g = Harnleiter; h = Harnblase; i = Samenblasendrüse; k = Prostatakörper; l = Beckenstück der Harnröhre umgeben vom Musculus urethralis; m = Bulbourethraldrüse; n = Musculus bulbocavernosus; o = Musculus ischiocavernosus; p = Penis mit S-förmiger Krümmung (Flexura sigmoidea); q = intrapräputiales Penisende; r = Harnröhre (Penisteil); s = Beckensymphyse; t = Mastdarm

schwerte endgültige Beurteilung der Zuchttauglichkeit — solange hintanzustellen, bis das Primärleiden durch eingehende Untersuchung aller in Frage kommenden übrigen Organsysteme diagnostiziert und nach entsprechender Behandlung wieder behoben ist.

Erweist sich das Allgemeinbefinden als ungestört, so ist das betreffende Vatertier im Stande der Ruhe und in der Bewegung noch einer kurzen, aber gründlichen *Besichtigung* auf etwaige äußerlich erkennbare *nutzungsbeschränkende körperliche Mängel,* am besten in der Reihenfolge: Haarkleid, Haut, Kopf, Rückenlinie und Schwanz, Brust, Bauch, Gliedmaßen und Klauen, zu unterziehen. Dabei ist vor allem auf Fehler zu achten, die *erblich veranlagt* sein und damit auf die Nachkommenschaft des Bullen übertragen werden könnten: Langhaarigkeit, Verkürzung des Ober- oder Unterkiefers, Doppellendigkeit, zu hoher oder zu niedriger Schwanzansatz (Hoch-, Tief-, Kerbschwanz), Schnürbrust, Senkrücken, Nabel-, Leisten- oder Bauchbruch, fehlerhafte Beinstellung (insbesondere Anzeichen von spastischer Parese der Nachhand), Spreiz-, Roll- oder auffallend weiche Klauen, Zwischenklauenwülste sowie breitbeiniger Gang mit ‚mähendem' Vorführen der Hintergliedmaßen. (Einzelheiten hierüber sind dem Band ‚Krankheiten des Rindes' zu entnehmen). Das Vorliegen eines der genannten Mängel oder anderer Erbfehler sollte den Einsatz des Probanden als Zuchtbulle von vornherein ausschließen.

Die nun folgende *spezielle andrologische Untersuchung umfaßt:*

— die *morphologische Untersuchung der Geschlechtsorgane* (das heißt die Adspektion und Palpation des äußeren — sowie die rektale Betastung des inneren Genitales: Abbildungen 246, 248, 264),

— die *funktionelle Untersuchung* (das heißt die Beobachtung des Sexualverhaltens),

— die *biologische Samenuntersuchung* (das heißt die makroskopische, mikroskopische und chemisch-physikalische Prüfung des Ejakulates) und

— *mikrobielle Untersuchungen* (das heißt die bakteriologische, virologische, protozoologische und/oder serologische Kontrolle von Vorhautsekret-, Vorsekret-, Samen- oder Blutproben).

Äußere Untersuchung

Bei der adspektorischen und palpatorischen Überprüfung der Geschlechtsorgane von Bullen gilt es festzustellen, ob diese überhaupt *vorhanden* (also angelegt) sind und ob ihre *Ausbildung* dem Alter und der Körpergröße des betreffenden Bullen entspricht, oder ob *Abweichungen* von der Norm bestehen, die auf eine Erkrankung schließen lassen oder die erfahrungsgemäß oft mit Störungen der Spermatogenese (schlechter Samenbefund) verbunden sind. Da die vor allem älteren Individuen eigene Aggressivität die exakte morphologische Untersuchung des Genitales am freistehenden Tier erschwert, erfolgt sie besser in einem geeigneten Notstand (S. 15 f.).

Hodensack

Skrotum samt Inhalt werden am gut fixierten Bullen und grundsätzlich *von hinten* her besichtigt und betastet. Dabei ist bezüglich des Hodensackes auf etwaige Asymmetrie, auf die Verschieblichkeit seiner einzelnen Schichten sowie auf die Beschaffenheit der Skrotalhaut und -behaarung zu achten.

Eine *Asymmetrie* des Hodensackes geht häufig mit Faltenbildung auf der kleiner erscheinenden Seite einher. Dieses Symptom kann auf unterschiedlicher Größe der Hoden beruhen; mitunter zeigt sich jedoch bei der anschließenden Palpation, daß der vermeintlich kleinere Hoden normal entwickelt ist, aber kurzfristig aufgezogen war (Abb. 247).

Bei den gegeneinander *verschieblichen* und daher gesondert palpierbaren *Schichten des Skrotums* handelt es sich um (Abb. 248):

— Die *äußere Haut* mit der *elastischen Muskelhaut* (Tunica dartos), welche hier die Unterhaut vertritt und auch die mediane Trennwand (*Septum scroti*) bildet. Bei Reizungen zieht sich die Muskelhaut zusammen, was zur Runzelung der Haut und zum Anheben der Hoden führt.

— Den blindsackförmigen *Scheidenhautfortsatz* (Processus vaginalis peritonaei), der vom parietalen Peritoneum der Bauchhöhle sowie der Fascia transversalis gebildet wird und zu zwei Dritteln vom kräftigen quergestreiften *M. cremaster* umgeben ist. Beide

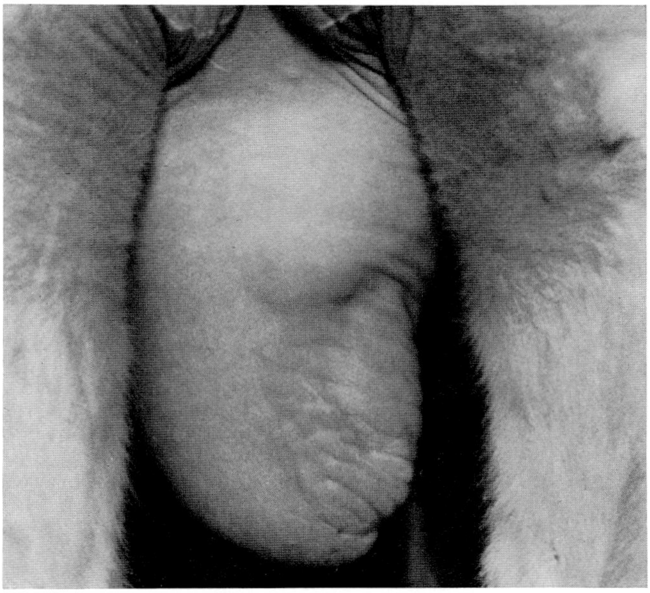

Abb. 247. Bullenskrotum mit vorübergehend aufgezogenem rechten Hoden (Kaudalansicht)

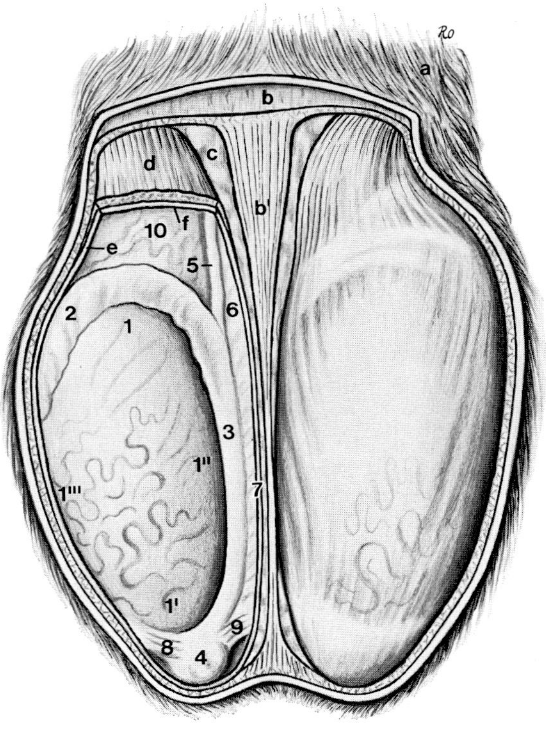

Abb. 248. Hoden und Nebenhoden des Bullen samt ihren Hüllen (Kaudalansicht): Hodensack (Scrotum) gefenstert und linker Scheidenhautfortsatz (Processus vaginalis peritonaei) eröffnet; rechterseits Hoden, Nebenhoden und Samenstrang vom zugehörigen Scheidenhautfortsatz bedeckt: a = äußere Haut; b = Tunica dartos (Muskelhaut); b' = das von ihr gebildete Septum scroti (Hodensackscheidewand); c = Fettgewebe; d = M. cremaster; e = Wand des linken Processus vaginalis peritonaei; f = Canalis vaginalis (kanalartiger Halsteil des Scheidenhautfortsatzes); 1—1''' = Testis (Hoden): 1 = Extremitas capitata (Kopfende), 1' = Extremitas caudata (Schwanzende), 1'' = Margo epididymalis (Nebenhodenrand), 1''' = Margo liber (freier Rand); 2, 3, 4 = Epididymis (Nebenhoden): 2 = Caput epididymidis (Nebenhodenkopf), 3 = Corpus epididymidis (Nebenhodenkörper), 4 = Cauda epididymidis (Nebenhodenschwanz); 5 = Ductus deferens (Samenleiter); 6 = Mesofuniculus (Samenstranggekröse); 7 = Mesorchium (Hodengekröse); 8 = Ligamentum testis proprium (Band zwischen Hoden und Nebenhodenschwanz); 9 = Ligamentum caudae epididymidis (Leistenband des Hodens); 10 = Gefäßteil des Samenstranges: A. und V. testicularis durch das Bauchfell des Samenstranges durchscheinend

werden von der oberflächlichen und der tiefen Skrotalfaszie eingehüllt, die mit ihnen und mit der Tunica dartos durch lockeres Bindegewebe (= Verschiebeschichten) verbunden sind, sich palpatorisch aber zusammen mit dem Processus vaginalis darstellen.

— Die von *Serosa* (dem viszeralen Peritoneum) und der *Tunica albuginea* (subseröse Bindegewebskapsel) überzogenen *Hoden* samt *Nebenhoden*. Sie sind über das *Hodengekröse* (Mesorchium) zum Septum scroti hin, und über das vom Nebenhodenschwanz kommende *Lig. caudae epididymidis* (Lig. inguinale testis) zum distalen Pol des Scheidenhautfortsatzes hin verankert.

Im Bereich der Hodenhüllen ablaufende entzündliche Prozesse schränken die Verschieblichkeit der einzelnen Schichten ein oder heben sie völlig auf. Im akuten Stadium sind sie meist mit *vermehrter Wärme* und ausgeprägter *Schmerzhaftigkeit* verbunden.

Haarkleid und *Haut des Hodensackes* werden in der üblichen Weise (S. 92, 96) bezüglich Farbe, Geruch, Temperatur, Turgor, Juckreiz, Umfangsvermehrungen, Neubildungen, Substanzverlusten, Parasitenbefall oder mykotischer Veränderungen untersucht. Dabei ist daran zu denken, daß sich Erkrankungen der Skrotalhaut, insbesondere infolge örtlichen Temperaturanstieges, schädigend auf die Spermatogenese auswirken können.

Hoden

Die beiden männlichen Keimdrüsen werden durch Adspektion und Palpation auf Größe, Form, Symmetrie, Lage, Konsistenz und Verschieblichkeit sowie auf etwaige vermehrte Wärme oder Schmerzhaftigkeit untersucht und zu diesem Zweck vorteilhafterweise *innerhalb ihrer Hüllen fixiert.* Hierfür umgreift man die Hodensackbasis von hinten her zunächst mit einer, dann auch mit der anderen Hand und schiebt die Testikel unter leichtem Druck der Daumen so weit nach distal und kaudal, bis die Skrotalhaut faltenfrei gespannt ist; dabei ist stärkerer Zug am Samenstrang tunlichst zu vermeiden (Abwehr). Die sich mit ihren Spitzen berührenden Daumen bilden nunmehr eine horizontale Linie, denen die dorsalen Pole beider Hoden unmittelbar anliegen, was die Beurteilung ihrer Größe erleichtert (Abb. 249). Eine andere Möglichkeit des Größenvergleichs besteht darin, den Daumen einer Hand in horizontaler Position zu belassen und den anderen Hoden mit der zweiten Hand zu verdecken, die ihrerseits mit jenem Daumen einen rechten Winkel bildet; so berühren sich beide Daumenspitzen, und es bleibt nur die Kaudalfläche des zu untersuchenden Hodens sichtbar (Abb. 250). Zur anderen Seite hin wird die Haltung der Hände dann entsprechend gewechselt und der Vorgang in unklaren Fällen auch wiederholt.

Übersicht 39. Mindestwerte einiger Hodenmaße Deutscher Schwarzbunter Bullen

Alter des Tieres (Jahre)	Umfang des Hodensackes (cm)	Volumen beider Hoden samt Skrotum (Liter)	Länge der Hoden ohne Nebenhoden (cm)	Dicke der Hoden samt Skrotum (cm)
1	28	1,0	8,0	4,0
1—$1^1/_2$	30	1,2	8,5	4,5
$1^1/_2$—2	32	1,3	9,0	5,0
2—3	33	1,4	9,5	6,0
3—5	34	1,5	10,0	6,5
> 5	35	1,6	10,5	6,5

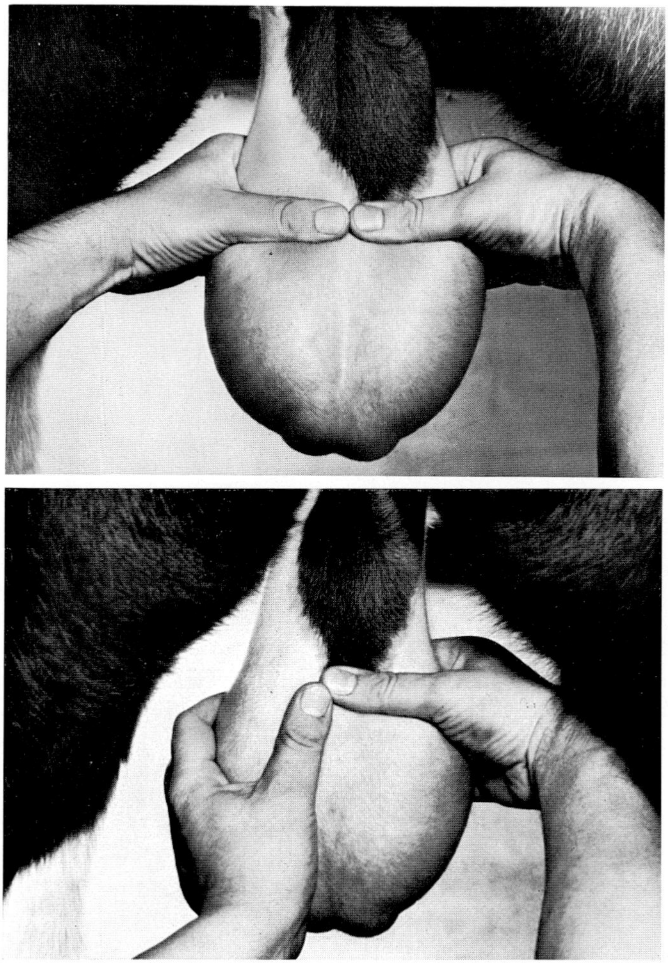

Abb. 249, 250. Palpatorischer Größenvergleich der zu diesem Zweck innerhalb des Skrotums nach distal fixierten Hoden:

Oben für die gleichzeitige Betrachtung beider Testikel

Unten für die nacheinander erfolgende Beurteilung des einen und des anderen Hodens

Die *Größe* der Hoden ist stark altersabhängig: Bei geschlechtsreifen Bullen sollte sie nach Ablauf des 1. Lebensjahres mindestens der eines Gänseeies, nach dem etwa im 5. Lebensjahr erreichten Abschluß des Testikelwachstumes mindestens dem anderthalbfachen eines Gänseeies entsprechen. Die Angabe solcher *Vergleichsmaße* für das Volumen der Hoden (hühner-, enten-, gänseeigroß, anderthalbfache oder doppelte Gänseeigröße) hat sich im klinisch-andrologischen Bereich seit langem als brauchbar und meist auch ausreichend genau erwiesen. Im Bedarfsfall lassen sich Skrotumumfang, Hodenvolumen und testikuläre Dimensionen durch Messungen exakter bestimmen. Der *Umfang des Hodensackes* wird an dessen breitester Stelle mit dem Bandmaß ermittelt (Abb. 251). Das *Hodenvolumen* ist mit einem 3 Liter fassenden Meßeimer aus möglichst durchsichtigem Kunststoff[1] festzustellen: Er wird mit körperwarmem Wasser bis zum Rand gefüllt (thermometrieren: 40 °C; sonst eventuell Fehlmessung infolge Hochziehens der Hoden) und von hinten-unten her so an das breitbeinig stehende Tier herangebracht, daß sein Skrotum bis zur engsten Stelle oberhalb der Hoden eintaucht (Abb. 252, 253). Nach dem Zurücknehmen des Eimers wird an dessen Graduierung abgelesen, wieviel Wasser bei diesem Vorgang übergelaufen ist; die verdrängte Wassermenge entspricht dem Volumen beider Testikel (einschließlich des mit ihnen zusammen gemessenen Hodensackabschnittes). Die *testikulären Dimensionen* werden am besten mit Spezialinstrumenten (Beckenzirkel nach Martin[2]; Testimeter nach Podaný[3]; Abb. 254) gemessen, da einfache Schublehren im engen Schenkelspalt nur begrenzt anwendbar sind. So lassen sich folgende Ausdehnungen ermitteln: ‚Hodenlänge' (dorsoventrale Achse), Länge von ‚Hoden mit Nebenhoden' (das heißt einschließlich Nebenhodenkopf und -schwanz), Länge von ‚Hoden und Nebenhodenkopf', ‚Hodendicke' (kranio-

[1] Vertrieb: Jürgens/Hannover. [2] Idea-Berchthold/Tuttlingen. [3] Podaný/Brno (ČSSR).

kaudale Achse), ‚Hodenbreite‘ (mediolaterale Achse) sowie ‚doppelte Hodensackwandstärke‘ (an je einer distal beziehungsweise lateral am Skrotum aufgezogenen Hautfalte). Elastische Verformbarkeit und Verschieblichkeit der dabei auf ihre Größe zu prüfenden Organe erschweren die Festlegung der Meßpunkte, was die Genauigkeit der geschilderten drei Verfahren etwas einschränkt; von allen testikulären Dimensionen ist die Hodendicke am zuverlässigsten meßbar.

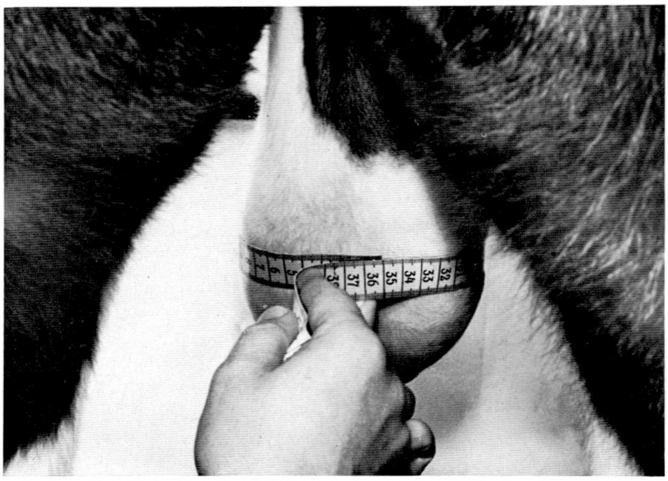

Abb. 251. Messung des größten Hodensackumfanges mit dem Bandmaß

Die an schwarzbunten Tieren ermittelten Werte der Übersicht 39 geben auch Anhaltspunkte für die Beurteilung von Bullen anderer Rinderrassen. Von Vatertieren mit ungestörter Fruchtbarkeit werden sie stets erreicht, meist sogar überschritten. Sind dagegen Maße unterhalb der genannten Mindestforderungen festzustellen, so liegt Kleinhodigkeit *(Mikrorchie)* vor; dabei kann es sich um angeborene, von Jugend an vorhandene *Hodenhypoplasie,* oder um erworbene, also nach zunächst normal verlaufener Testikelentwicklung eingetretene *Hodenatrophie* handeln. Der Grad der hiermit verbundenen Veränderung und Funktionsstörung (Schwäche des Keimepithels) läßt sich jedoch erst anhand der Samenuntersuchung (S. 358) endgültig beurteilen. Immerhin besteht bei im Alter von ein bis anderthalb Jahren als mikrorch erkannten Jungbullen stets der Verdacht eines vererbbaren Mangels, weshalb sie schon allein aufgrund dieses Befundes von der Zucht ausgeschlossen werden sollten. Testikel, welche die angeführten Maße wesentlich überschreiten, lassen ebenfalls krankhafte Veränderungen vermuten; so ist die meist traumatisch oder infektbedingte Entzündung des Hodens (*Orchitis,* Abb. 255) oder seiner Hüllen *(Periorchitis)* häufig durch eine Vergrößerung (echte beziehungsweise scheinbare *Makrorchie*) gekennzeichnet.

Zuweilen ist beim Bullen (jedoch viel seltener als beim Hengst, Eber oder Rüden) nur ein Hoden im Skrotum feststellbar *(‚Einhodigkeit‘).* Ein solcher Mangel beruht entweder auf dem einseitigen Ausbleiben der Hodenanlage (echter *Monorchismus*) oder darauf, daß nur einer der während der Embryonalentwicklung in der Bauchhöhle angelegten beiden Testikel in den Hodensack abgestiegen ist *(Kryptorchismus);* der andere Hoden kann dabei in der Bauchhöhle liegengeblieben sein oder sich im Leistenspalt befinden, wo er dann teilweise palpatorisch zugänglich ist (*abdominaler* beziehungsweise *inguinaler* Kryptorchismus). In jedem Falle bleibt er in seiner Entwicklung zurück und ist nur zur Hormon-, nicht aber zur Spermienproduktion befähigt. Obwohl der zweite Hoden solcher Tiere oft genügend normale Samenzellen bildet, sind ‚einhodige‘ Bullen wegen der Vererbbarkeit dieses Mangels unbedingt von der Zucht auszuschließen (Tierzuchtgesetz).

Die *Form* von Bullenhoden ist normalerweise längs-(senkrecht-)oval mit guter Bauchung nach lateral. Zu schwach gebauchte, länglich-walzenförmige Testikel sind ebenso zu beanstanden wie Hoden mit zu starker Bauchung, die ihrer rundlichen Ge-

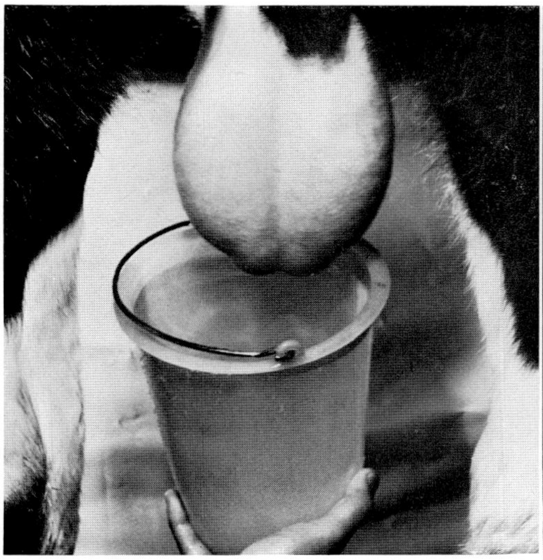

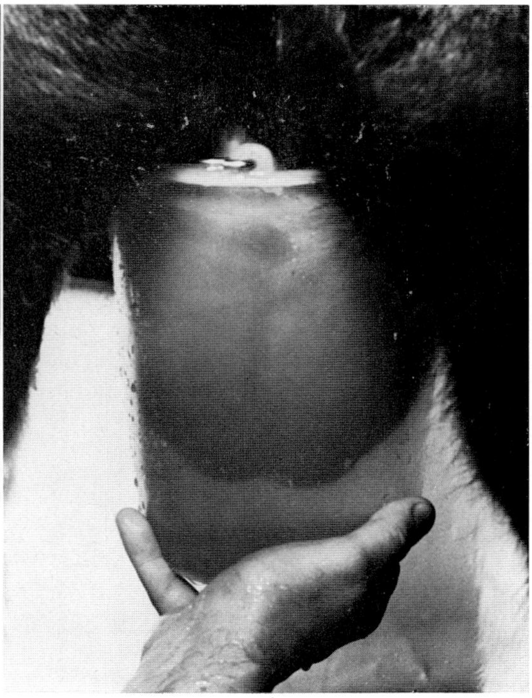

Abb. 252, 253. Messung des Hodenvolumens durch Wasserverdrängung: Links der mit Wasser gefüllte Meßeimer zwischen den breitgestellten Hinterbeinen des Bullen vor dem Eintauchen der Hoden; rechts nach dem Anheben des Eimers bis zur engsten, oberhalb der Testikel gelegenen Stelle des Hodensackes

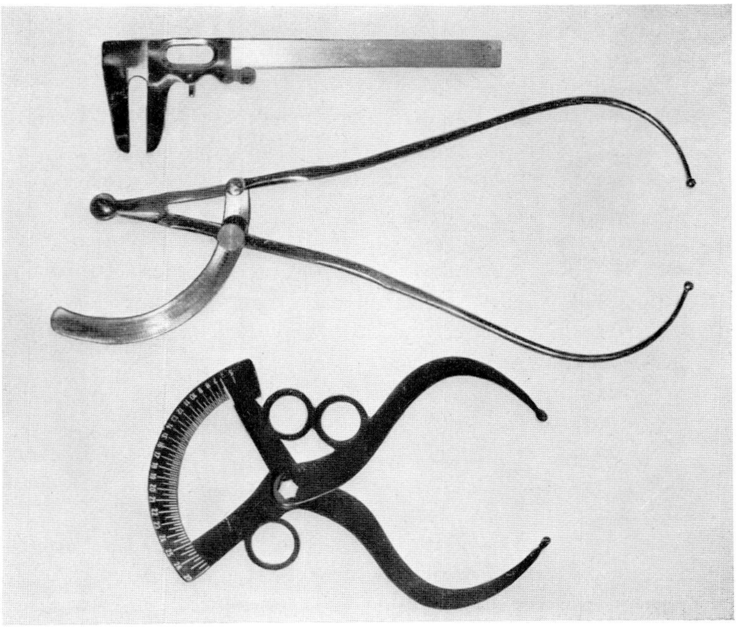

Abb. 254. Instrumente zur Messung der testikulären Dimensionen (von oben nach unten): Schublehre (Nonius), Beckenzirkel nach MARTIN und Testimeter nach PODANÝ

stalt wegen als ‚Knollenhoden' bezeichnet werden; solche, ein- oder beidseitig auftretende Formabweichungen sind nämlich häufig mit Störungen der Spermatogenese verbunden. Durch die bereits geschilderten Messungen lassen sich etwaige Gestaltsanomalien der Testikel objektivieren: Geringer Skrotumumfang bei normalem Hodenvolumen deutet auf länglich-walzenförmige, niedriges Volumen bei relativ großem Umfang auf knollenförmige Hoden hin. Weitere Hinweise ergeben sich aus dem Verhältnis der Hodenlänge zur Hodendicke (Übersicht 39).

Normal entwickelte Hoden sind nach Größe und Form fast völlig *symmetrisch*. Jede klinisch erkennbare Asymmetrie der Testikel ist als Ausdruck ungleicher Entwicklung oder einer Erkrankung anzusehen. Die Abweichung wird als geringgradig gewertet, wenn die Längendifferenz der Testikel maximal 1/6 der Hodenlänge beträgt; sie gilt als mittelgradig, wenn sich der Unterschied auf 1/6 bis 1/4 dieses Maßes beläuft, und als hochgradig, wenn sie 1/4 desselben übersteigt. Bei einseitiger akuter Orchitis ist die auf Umfangsvermehrung des kranken Organes beruhende Asymmetrie das am ehesten auffallende Symptom (Abb. 255).

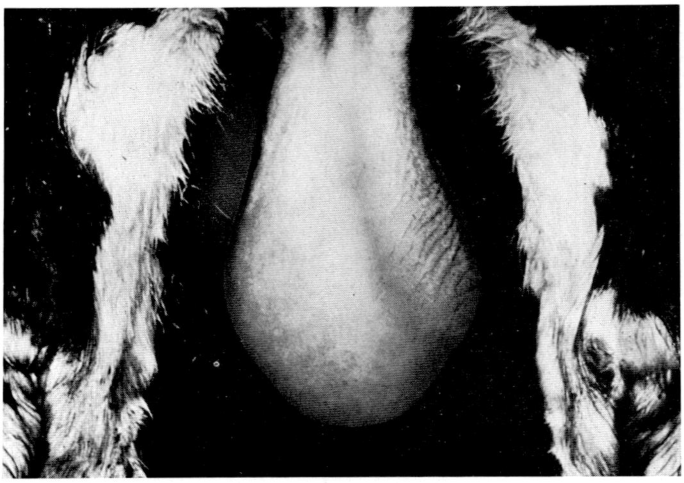

Abb. 255. Linksseitige akute Hodenentzündung (Orchitis): auffallende Asymmetrie sowie Faltenbildung der Skrotalhaut über dem gesunden rechten Testikel

Die normale *Lage* der Bullenhoden im Skrotum ist senkrecht, das heißt die Längsachse der Testikel verläuft am stehenden Tier vertikal; dabei befindet sich der Nebenhodenkörper medial und die stärkste Bauchung beider Hoden lateral (Abb. 248). Abweichungen von der normalen Lage können auf einer Drehung um die Längsachse und/oder auf einer Kippung dieser Achse selbst beruhen. Eine Rotation um die Längsachse ist sowohl nach kranial als nach kaudal möglich; ihr Ausmaß wird in Winkelgraden angegeben (zum Beispiel um 135° nach kaudal: dann ist der Nebenhodenkörper kaudolateral fühlbar). Für die Beurteilung solcher Anomalien ist es außerdem bedeutsam, ob es sich um einen vorübergehenden Zustand handelt, der sich bei der Betastung der Hoden dauerhaft korrigieren läßt, oder ob eine einige Zeit danach wiederkehrende beziehungsweise eine völlig irreversible Rotation vorliegt (temporäre, habituelle beziehungsweise permanente Drehung). Als Beispiele für Verlagerungen der Längsachse selbst sind die ebenfalls als fehlerhaft zu beurteilenden Schräglagen und die Horizontallage der Hoden zu nennen. Bei schräggelagerten Testikeln können sich die Achsen beider Hoden kreuzen, so daß die Nebenhodenschwänze hinter- statt nebeneinander zu liegen kommen (Abb. 256); dabei erscheint das Skrotum kaudodorsal gerafft und kann eine senkrecht verlaufende Hautfalte aufweisen. Bezüglich des Grades der Schräglagerung kommen alle Übergänge zwischen leichter Kippung der Längsachse bis zur völligen Horizontallage vor. Die bei Bullen mit abnormer Hodenlage zu beobachtende mangelhafte Samenqualität wird auf Störungen der Temperaturregulation zurückgeführt, weil durch solche Anomalien das Aufziehen der Testikel bei kalter, und das Absinkenlassen bei warmer Witterung behindert ist.

Die Beurteilung der *Konsistenz* der Hoden erfordert ihre eingehende bimanuelle Betastung, da sich geringgradige Veränderungen mit einer Hand allein nicht ermitteln lassen. Hierfür wird zunächst ein Hoden durch Umgreifen der Skrotumbasis fixiert und mit der anderen Hand vorsichtig, aber gründlich durchtastet; danach wird der zweite Hoden entsprechend untersucht. Die normale Konsistenz der Hoden geschlechtsreifer Bullen ist *prall-elastisch*, das heißt ihre Oberfläche läßt sich ähnlich wie bei einem Gummiball mit den Fingerspitzen eindrücken und kehrt bei nachlassendem Druck sofort wieder in die ursprüngliche Form zurück. Geringfügige Konsistenzabweichungen, wie *prall-fest-elastisch* oder *prall-weich-elastisch*, gelten noch als physiologisch, insbesondere wenn sie beiderseits gleichsinnig, gleichstark und gleichmäßig ausgeprägt sind; bei einseitigem oder örtlich umschriebenem Auftreten können sie jedoch die ersten Anzeichen pathologischer Veränderungen sein. Ein reaktionsloser Schwund des Keimepithels bedingt eine *weich-elastische* bis *schlaffe* Konsistenz der Testikel. Zu Beginn derartiger Prozesse ist ihr interstitielles Gewebe nur undeutlich zu ertasten; in fortgeschrittenen, mit Proliferation des Stützgewebes (*Hodenfibrose*) einhergehenden Fällen sind dagegen körnige, wabige oder strangförmige derbere Gebilde deutlich palpierbar. Eine von *fest-elastisch* über *derb-elastisch, unelastisch-derb* bis *hart* reichende Konsistenzzunahme weist auf chronische Erkrankung der Hoden hin, die bei extremer Induration schließlich nicht mehr durchtastbar sind (CONRADI, 1957). Solche Abweichungen der Beschaffenheit können den ganzen Testikel betreffen oder auf einzelne herdförmig-umschriebene Bezirke beschränkt bleiben (diffuse beziehungsweise zirkumskripte Veränderungen), zum Beispiel die Fluktuation bei abszedierenden und die Knotenbildung bei verkalkenden Prozessen. Der besseren Objektivierung des Hodenkonsistenzbefundes dient das Tonometer nach HAHN, FOOTE und CRANCH[1] (Abb. 257). Zur Messung wird das Instrument mit dem vorragenden gefederten Bolzen am ruhig stehenden Bullen soweit senkrecht auf den innerhalb des Skrotums manuell fixierten Hoden gedrückt, bis die konkave Begrenzungsplatte den Hodensack berührt. Als Maß für die Beschaffenheit der Testikel ist dann an der Skala des Gerätes abzulesen, wie weit der Bolzen dabei zurückgedrückt worden ist (Abb. 258). Zur Überprüfung des erhaltenen Wertes empfiehlt es sich, an jedem Hoden mehrere Messungen vorzunehmen (HAHN, 1972). Die bisherigen Erfahrungen mit diesem Gerät gestatten es zwar noch nicht, Richtwerte für die normale

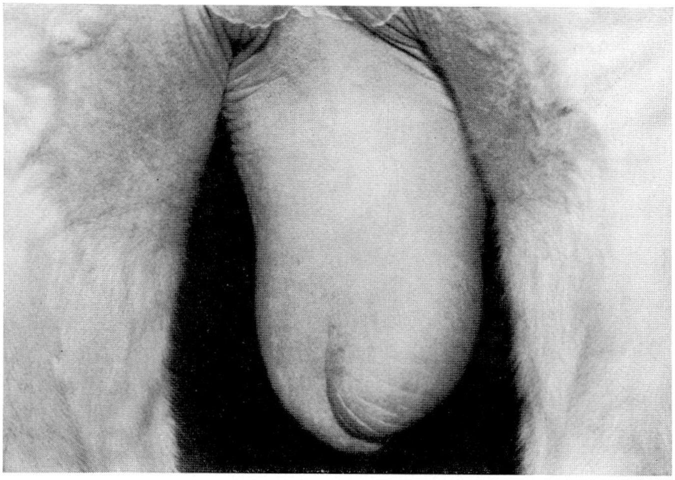

Abb. 256. Lageanomalie der Testikel: Überkreuzung der Hodenachsen (rechter Nebenhodenschwanz liegt kaudal des linken)

[1] Kleinfeld/Hannover.

Konsistenz von Bullenhoden anzugeben; zweifellos stellt das einfach zu handhabende Instrument aber ein wertvolles Hilfsmittel zur Quantifizierung des Konsistenzbefundes dar.

Auch die *Verschiebbarkeit* der Hoden wird palpatorisch geprüft. Infolge ihres Bauchfellüberzuges sind die Testikel innerhalb des ebenso glatten Scheidenhautfortsatzes normalerweise leicht, aber nur soweit verschieblich, wie es ihre Verankerung (S. 328) zuläßt. Selbst ein unveränderter Hoden läßt sich also nicht beliebig weit nach dorsal, zum Leistenspalt hin verschieben. Entzündungen der männlichen Keimdrüsen oder ihrer serösen Häute (etwa bei Brucellose oder Tuberkulose) schränken diese Verschiebbarkeit durch fühlbare wabige, körnige oder knotige Auflagerungen rasch ein und heben sie infolge fibrinöser Verklebungen oder fibröser Verwachsungen schließlich ganz auf.

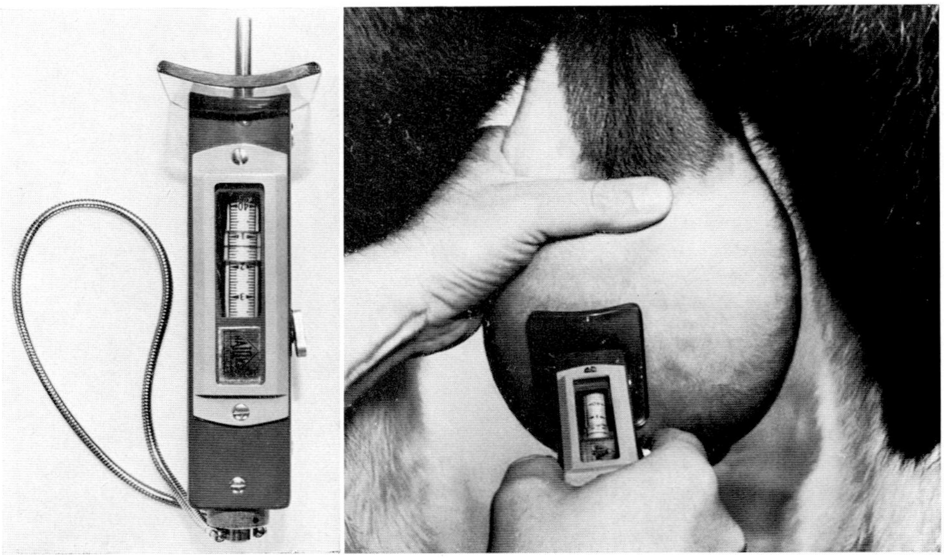

Abb. 257, 258. Tonometer nach HAHN (links) und Anwendung dieses Instrumentes zur Konsistenzmessung am linken Hoden eines Bullen (rechts)

Palpatorisch feststellbare *vermehrte Wärme* ist ein nur bei akuter oder subakuter Entzündung der Hoden und/oder ihrer Hüllen festzustellendes Symptom, das bei chronischer Inflammation sowie bei degenerativer Erkrankung des Keimepithels fehlt. Die sachgemäße Betastung des Skrotums und der Hoden löst seitens des Probanden auch keine Schmerzreaktionen (Stöhnen, Abwehrbewegungen von Schwanz, Gliedmaßen oder Kopf, kräftiges Aufziehen der Hoden) aus, solange keine akuten oder subakuten Entzündungsprozesse vorliegen. Deshalb ist *Schmerzhaftigkeit* im Bereich der Testikel oder ihrer Hüllen stets als Zeichen einer Erkrankung zu werten.

Die *Hodenbiopsie*, das ist die Entnahme von Keimdrüsengewebsproben am lebenden Tier für histologische, histochemische oder mikrobielle Untersuchungen, stellt beim Bullen — im Gegensatz zum Manne — einen schwerwiegenden Eingriff dar; sie bleibt deshalb im wesentlichen der Klärung wissenschaftlicher Fragen vorbehalten. Die Ursache der hiernach bei Boviden auftretenden monatelangen und mitunter sogar irreversiblen Störungen der Spermatogenese ist in den dabei kaum zu vermeidenden Blutungen der gefäßreichen Tunica albuginea testis und in Reizungen des Hodengewebes zu suchen; selbst nach einseitiger Biopsie muß mit Schädigungen der Samenbildung im

Hoden der anderen Seite gerechnet werden. Außerdem haftet diesem Untersuchungsverfahren der Nachteil an, daß das Ergebnis der anschließenden histologischen Untersuchung erst einige Tage später vorliegt und — bei umschriebener Veränderung — keineswegs für die gesamte Keimdrüse gültig zu sein braucht. (So gibt es im Hodenparenchym zuchttauglicher Bullen mitunter Bezirke mit völlig fehlender Spermatogenese). Der histologische Befund einer solchen Biopsieprobe muß deshalb stets zusammen mit dem Ergebnis der Samenuntersuchung ausgewertet werden. Zur *Punktionsbiopsie* werden die Hodenhüllen mit der VIM-SILVERMAN-Nadel[1] durchstochen und ein dünner Parenchymstrang aus dem Testikel herausgestanzt. Bei der *Aspirationsbiopsie* wird Keimdrüsengewebe mit Hilfe einer 0,6 bis 0,8 mm starken Kanüle in die aufgesetzte Spritze angesaugt; es eignet sich deshalb nur für zytologische und mikrobiologische Zwecke. Die *Exzisionsbiopsie* hat den Vorteil, unter Sicht zu erfolgen. Sie wird nach örtlicher oder — besser — extraduraler Anästhesie (S. 35, 39) am stehenden oder niedergelegten Tier vorgenommen. Das gründlich gereinigte und desinfizierte Skrotum wird lateral, wenig unterhalb des Nebenhodenkopfes in sämtlichen Schichten durch einen 3 bis 5 cm langen vertikalen Schnitt durchtrennt; nun sind noch Serosa und Tunica albuginea an einer gefäßarmen Stelle soweit zu eröffnen, daß unter leichtem Druck auf den manuell fixierten Hoden etwas Parenchym vorquillt. Aus diesem ist dann möglichst schonend mit feiner gebogener Schere ein etwa 5 × 5 × 3 mm großes Stück zu entnehmen; (für histologische Untersuchungen bestimmtes Material sofort in BOUIN'sche Lösung einlegen). Nach örtlicher antibiotischer Versorgung werden die Schicht für Schicht zu vernähenden Hodenhüllen im testikelnahen Bereich mit feinstem Catgut, im Bereich des Skrotums mit synthetischem Faden oder mit Seide verschlossen. Bis zum Ziehen der Hauthefte ist der Bulle 8 bis 10 Tage lang ruhigzustellen.

Nebenhoden

Die adspektorische und palpatorische Untersuchung der dem Transport, der Speicherung und der Reifung der Spermien dienenden Nebenhoden erfolgt wiederum am manuell fixierten Hoden, auf dem er durch das Mesepididymis und, distal, durch das Lig. testis proprium verankert ist; dabei ist auf die gleichen Kriterien wie bei der Untersuchung der Testikel (S. 328) zu achten. Aus praktischen Erwägungen werden Nebenhodenkopf, -körper und -schwanz jeweils beidseitig-vergleichend geprüft und dann, da sie eine funktionelle Einheit bilden, insgesamt beurteilt.

Nebenhodenkopf: Da Messungen des Nebenhodenkopfes seiner dem Samenstrang (S. 337) eng benachbarten *Lage* wegen nur ungenau sind, läßt sich für seine *Größe* kein geeignetes Vergleichsmaß angeben. Der *Form* nach ähnelt er einer lateral deutlich vom Hoden abzugrenzenden Kappe mit Sitz auf dem proximalen Hodenpol, welche das obere Drittel des freien Hodenrandes bedeckt und medial in den Nebenhodenkörper übergeht. Die beiden Nebenhodenköpfe eines gesunden Bullen sind bezüglich Größe, Form und Lage weitgehend *symmetrisch.* Ihre *Konsistenz* wird durch die jeweils 13 bis 15 geschlängelten Ausführungskanäle (Ductuli efferentes testis) bestimmt, die von Muskulatur und Bindegewebe zu kegelförmigen Läppchen (Lobuli epididymidis) zusammengefaßt werden; sie verleihen dem Nebenhodenkopf eine prall-fest-elastische, feinkörnig granulierte Beschaffenheit mit fühlbar lobulärem Aufbau. Wegen seiner Fixation am Hoden ist der gesamte Nebenhoden nur mit diesem zusammen (nicht aber für sich allein) innerhalb des Scheidenhautfortsatzes *verschieblich.*

Nebenhodenkörper: Zur Palpation des Nebenhodenkörpers empfiehlt es sich mit Rücksicht auf seine dem zugehörigen Hoden medial bortenbandartig angeschmiegte

[1] Vertrieb: Nicolai/Hannover.

Lage, den Testikel samt Nebenhoden der Gegenseite möglichst weit zum Leistenspalt hin zu verschieben (Abb. 259). *Größe* und *Form* des normalen Nebenhodenkörpers entsprechen je nach dem Alter des betreffenden Bullen derjenigen eines Federkieles bis eines Bleistiftes; seine Ausbildung ist seitengleich *symmetrisch.* Die *Konsistenz* ähnelt der des Nebenhodenkopfes (prall-fest-elastisch), doch fühlt sich der den geschlängelten Nebenhodenkanal enthaltende Nebenhodenkörper nicht granuliert, sondern glatt an.

Nebenhodenschwanz: Durch seine *Lage* am distalen Hodenpol ist der Nebenhodenschwanz der Untersuchung besonders gut zugänglich. Seine altersabhängige *Größe* entspricht bei geschlechtsreifen einjährigen Bullen etwa einer Haselnuß (⌀ 1,0 bis 1,5 cm), später einer Kirsche (⌀ ungefähr 2 cm), und bei ausgewachsenen fünfjährigen Bullen einer Walnuß (⌀ rund 3 cm). Die *Form* des den Hoden distal überragenden Nebenhodenschwanzes ähnelt einer deutlich von diesem abgesetzten Fingerkuppe. Die beiden Nebenhodenschwänze gesunder Vatertiere sind bezüglich Lage, Größe und Form weitgehend *symmetrisch.* Sie stellen das wesentliche Speicherorgan der Spermien dar, in dem sich der in zahlreichen Windungen verlaufende und mit Samenzellen vollgepfropfte Nebenhodenkanal (Ductus epididymidis) erweitert und verdickt. Er verleiht dem Nebenhodenschwanz normalerweise eine prall-elastische *Konsistenz,* doch sind geringfügige Abweichungen hiervon (prall-fest-elastisch oder prall-weich-elastisch) noch als physiologisch anzusehen.

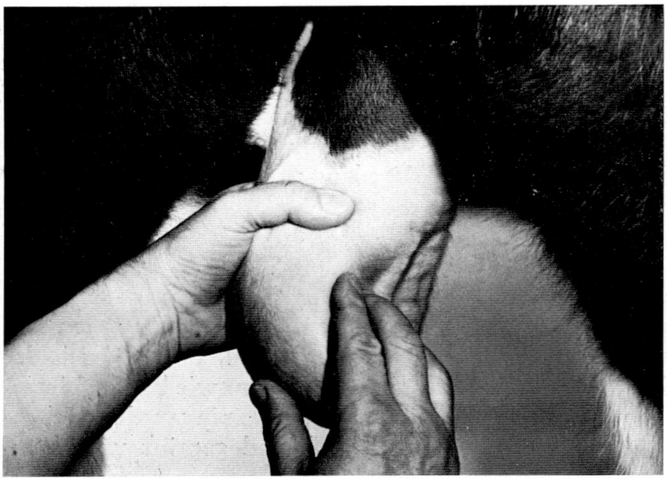

Abb. 259. Palpatorische Untersuchung des Nebenhodenkörpers: Nach Hochschieben des rechten Hodens betastet die rechte Hand den dadurch zugänglich gewordenen Körper des linken Nebenhodens

Krankhafte Befunde: Eine besonders auffallende Anomalie ist das vollständige oder teilweise Fehlen des Nebenhodens *(totale* oder *segmentale Aplasie),* das häufiger einseitig als bilateral zu beobachten ist. Hierbei handelt es sich um eine angeborene und wahrscheinlich erblich bedingte Mißbildung von Organen, die sich aus dem embryonalen WOLFF'schen Gang entwickeln, so daß gegebenenfalls außer den Nebenhoden auch Samenleiter (S. 338), Samenleiterampulle (S. 348) oder Samenblase (S. 347) betroffen sein können. Jeder am Nebenhoden adspektorisch oder palpatorisch festzustellende Größendefekt sollte deshalb den Verdacht einer Aplasie erwecken. Es gibt jedoch auch ein- oder beidseitige *Hypoplasien* des Nebenhodenschwanzes, wobei dieser vorhanden, aber nicht genügend groß ausgebildet ist; er erscheint dann flach, überragt den distalen Hodenpol nur wenig oder gar nicht und läßt sich palpatorisch kaum von ihm abgrenzen. Der Samen solcher Bullen ist bezüglich Volumen und Ejakulatdichte oft mangelhaft. Ein Leitsymptom der übrigen, meist einseitig auftretenden Nebenhodenveränderungen ist die *Asymmetrie* der Befunde. *Größenzunahmen* können einzelne oder sämtliche Nebenhodenabschnitte betreffen; sie kommen nicht nur bei der Nebenhodenentzündung (*Epididymitis*), sondern auch bei der ohne Inflammationserscheinungen, und zwar meist im Nebenhodenkopf ablaufenden Samenstauung (*Spermiostase,* Abb. 260) und bei der spermienhaltigen oder spermienfreien Zystenbildung *(Spermatozöle* oder *Galaktozöle)* vor. An *Lageveränderungen* des Hodens nimmt der zugehörige Nebenhoden infolge seiner bindegewebigen Verankerung stets Anteil. Medial des gleichseitigen Testikels endende, das heißt den distalen Hodenpol kaum erreichende Nebenhoden treten oft mit Knollenhoden (S. 332) vergesellschaftet auf und gelten als ungünstiger Befund. An Nebenhodenkopf und -körper sind als *Konsistenzveränderungen* von Fall zu Fall derb-elastische, unelastische, unelastisch-derbe oder harte Beschaffenheit (als Ausdruck einer Samenstauung, Entzündung oder Verkalkung) festzustellen, während der Nebenhodenschwanz darüber hinaus etwa ebensohäufig weich-elastische oder gar schlaffe Konsistenz (als Zeichen zu geringen oder fehlenden Spermiengehaltes) aufweist. Die an die Mobilität der Hoden gekoppelte *Verschieblichkeit* der Nebenhoden kann ebenso wie jene durch entzündliche Prozesse eingeschränkt oder aufgehoben sein, welche die serösen Hüllen dieser Organe miteinbezogen haben (fibrinöse Verklebungen oder fibröse Verwachsungen). Schließlich sind *vermehrte Wärme* und *Schmerzhaftigkeit* auch im Bereich der Nebenhoden stets als Symptom einer akuten oder subakuten Entzündung zu werten, bei chronischen Prozessen dagegen nicht festzustellen.

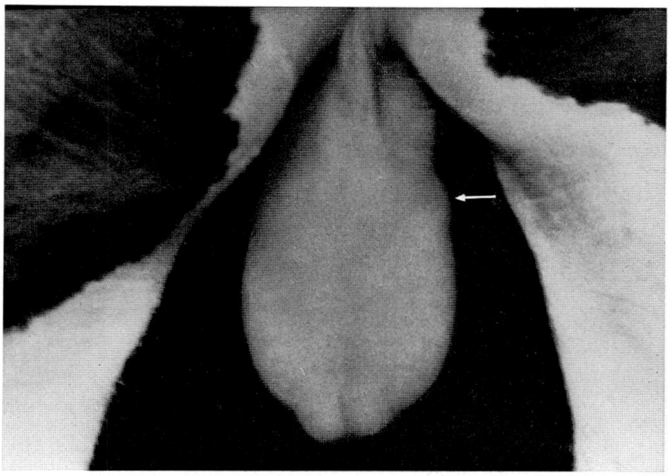

Abb. 260. Samenstauung (Spermiostase) im rechten Nebenhodenkopf (Pfeil)

Samenstränge

Die beiden Samenstränge werden im Rahmen der von kaudal her erfolgenden Adspektion und Palpation ebenfalls vergleichend auf Größe, Symmetrie, Konsistenz und Verschiebbarkeit sowie auf etwaige vermehrte Wärme oder Schmerzhaftigkeit geprüft. Jeder Samenstrang *(Funiculus spermaticus)* besteht aus Blut- und Lymphgefäßen, Nerven und dem Samenleiter (Ductus deferens), ist von Serosa überzogen und hat rundlich-konische *Gestalt;* er sitzt mit seiner breiten Basis dem dorsalen Hodenpol auf und zieht mit seinem schlanker werdenden proximalen Teil zum Leistenspalt, bis wohin er der äußeren Untersuchung zugänglich ist. In der Mitte dieses Verlaufs ist der Samenstrang bei jungen geschlechtsreifen Bullen normalerweise etwa *kleinfingerstark* und bei ausgewachsenen fünfjährigen Bullen ungefähr *daumenstark.* Klinisch wichtig ist die *Symmetrie* beider Samenstränge, da Abweichungen hiervon ebenso wie abnorme *Konsistenz* stets als krankhafter Befund anzusehen sind. Letztere ist im gesunden Zustand prall-fest-elastisch, wobei die Samenstränge eine ihrem Aufbau entsprechende

Schichtung erkennen lassen. Innerhalb des Funiculus spermaticus ist medial, in der Nähe des Septum scroti, jederseits der *Samenleiter* meist als 2 bis 3 mm dickes, kordelähnliches Gebilde palpierbar. Anderenfalls besteht der Verdacht auf segmentale Aplasie des WOLFF'schen Ganges (S. 336). Weich-teigige Konsistenz des den Samenstrang umgebenden Gewebes bei gleichseitiger, an der Hodensackbasis lokalisierter Umfangsvermehrung kann Symptom eines Leistenbruches sein, dessen Inhalt sich im allgemeinen verschieben und unter Umständen bis in die Bauchhöhle hinein reponieren läßt. Ähnliche, aber beidseitig proximal am Skrotum auftretende und nicht zurückzuverlagernde Verdickungen beruhen meist auf einer Zunahme des Fettgewebes in diesem Bereich. Die Samenstränge sind innerhalb des jeweiligen Scheidenhautfortsatzes leicht *verschieblich;* verminderte Mobilität ist ebenso wie vermehrte *Wärme* oder *Schmerzhaftigkeit* stets auf entzündliche Prozesse zurückzuführen.

Hodensacklymphknoten

Die *Lnn. scrotales* stellen das Lymphzentrum der äußeren Geschlechtsorgane männlicher Rinder dar. Ihre Lage und Größe sowie die für ihre klinische Prüfung anzuwendende Untersuchungstechnik werden beim Lymphapparat (S. 112) besprochen.

Präputium

Da Adspektion und Palpation der Vorhaut zweckmäßigerweise *von der Seite her* erfolgen, ist der Untersucher etwaigen Abwehrreaktionen des Probanden hierbei trotz Benutzung eines Notstandes mehr ausgesetzt, als bei der Prüfung von Skrotum und Keimdrüsen. Deshalb ist meist der Einsatz geeigneter zusätzlicher Fixationsmaßnahmen, insbesondere zur Ruhigstellung der Hintergliedmaßen (S. 6 ff.), angezeigt. Bei der *äußeren* Untersuchung der Vorhaut sind zunächst Haarkleid, Haut und Unterhaut dieses Bereiches in in der üblichen Weise auf Farbe, Temperatur, Turgor sowie etwaigen Juckreiz, Umfangsvermehrungen, Substanzverlust, Parasitenbefall oder mykotische Veränderungen zu prüfen (S. 91 ff.). Von andrologischem Interesse sind außerdem vor allem Größe und Form des freien Vorhautendes und Anzeichen eines Vorfalles der Präputialschleimhaut, einer Verengung, oder von Ausfluß aus der Präputialöffnung. Da die Befunde an den *inneren* Abschnitten des Präputiums erst nach Vorverlagerung des Penis erhoben werden können, sollen sie im Rahmen des Untersuchungsganges des männlichen Gliedes mitbesprochen werden (S. 340). Bezüglich der Entnahme und Untersuchung von Vorhautsekretproben wird auf Seite 366 verwiesen.

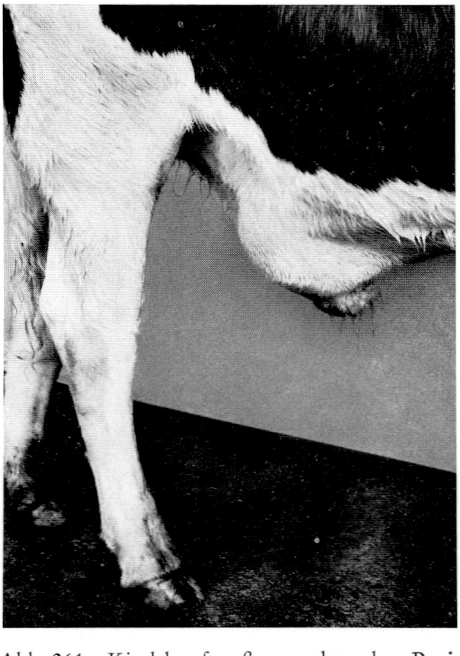

Abb. 261. Kindskopfgroßer, rechts des Penis gelegener Präputialabszeß

Bei eingeschachtetem Penis stellt die Vorhaut einen der Größe des betreffenden Bullen entsprechenden, 25 bis 40 cm langen Schlauch dar, der am Unterbauch zwischen Nabel und Hodensackhals gelegen ist. Er besteht außen aus Haut und ist innen von kutaner Schleimhaut ausgekleidet (*Außen-* und *Innenblatt* des Präputiums). Am manschettenförmigen freien vorderen Ende der Vorhaut liegt die von Pinselhaaren besetzte ringförmige Öffnung des *Ostium praeputiale*. Hier befindet sich normalerweise zugleich auch der Übergang der äußeren Haut in die Schleimhaut, welche ihrerseits am blind endenden Grund des Vorhautschlauches auf den vorderen Teil des Penis umschlägt (*Penisblatt* des Praeputiums).

Unter den an *Haar, Haut und Unterhaut* des Präputiumbereiches zu erhebenden krankhaften Befunden sind ihrer Bedeutung wegen die *Umfangsvermehrungen* hervorzuheben, aus deren Sitz sich gewisse diagnostische Hinweise ergeben. Liegen sie *kranial,* in Nähe der Vorhautöffnung (Abb. 261), so handelt es sich häufig um eine Ansammlung von Eitermassen in der Unterhaut (*Abszeß;* S. 103). Befindet sich die Umfangsvermehrung dagegen *kaudal,* unmittelbar vor der Hodensackbasis, so liegt meist keine Erkrankung des Präputiums, sondern ein vom Penis ausgehender, anläßlich einer Knickung (Fehlbedeckung) entstandener Bluterguß (*Hämatom;* S. 104) vor.

Größe und Form des freien Vorhautendes sind beim Bullen von der jeweiligen Rasse und auch von der Beschaffenheit der äußeren Haut (Turgor; S. 101) abhängig. Bei europäischen Rinderrassen sitzt es der Bauchwand normalerweise fest an, ist *kurz* und straff, so daß der Abstand zwischen Unterbauch und oberem freien Rand der Präputialöffnung nur 1 bis 2 Fingerbreiten beträgt; letztere ist dabei mehr kranial (als ventral) gerichtet und schließt dicht ab. Als noch mit den an einen Zuchtbullen zu stellenden Anforderungen vereinbar gilt ein *mittellanges* Vorhautende, das geringgradig bis mäßig erschlafft erscheint, deutlich herabhängt und dessen freier oberer Rand höchstens 3 Fingerbreiten von der Bauchwand entfernt ist; seine Öffnung weist dann mehr ventral (als kranial), ist aber noch gut geschlossen. Ungünstig zu beurteilen ist jedoch das *lange,* hochgradig erschlaffte und stark herabhängende Präputialende (Abstand zum Unterbauch größer als 3 Fingerbreiten), dessen Ostium somit bodenwärts gerichtet und meist auch leicht geöffnet erscheint. Bullen mit einem solchen Vorhautende neigen nämlich zum *Vorfall der Präputialschleimhaut* (Prolapsus praeputti; Abb. 262), der habituell oder permanent sein kann, in jedem Fall aber Verunreinigungen, Verletzungen und damit auch Infektionen begünstigt.

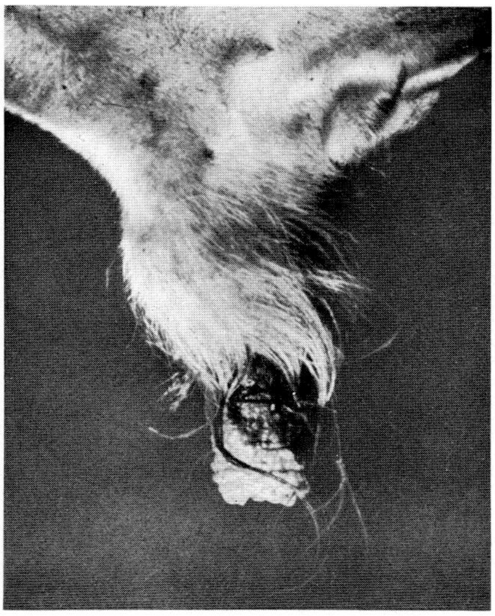

Abb. 262. Hochgradig erschlafftes, stark herabhängendes langes Vorhautende mit Vorfall der Präputialschleimhaut

Aberdeen-Angus-Bullen haben die Eigenart, die Präputialschleimhaut, selbst bei kurzausgebildetem Vorhautende, zeitweilig bis zu 10 cm weit vorfallen zu lassen und wieder hochzuziehen. Gleiches Verhalten ist auch bei *Zebu*-Bullen zu beobachten, bei denen ein relativ langes, herabhängendes Vorhautende aber, ebenso wie faltige Hautanhänge anderer Körperteile, der Temperaturregelung im tropischen Klima dient und deshalb als physiologisch gilt. Das ‚*Spielen*‘ mit der Präputialschleimhaut kommt bei den genannten Rassen im wesentlichen nur dann vor, wenn der betreffende Bulle sich nicht vom Menschen beunruhigt fühlt. Bleibt der geschilderte Schleimhautvorfall dagegen auch bei Annäherung des Untersuchers bestehen, so handelt es sich meist um einen krankhaften Zustand, der auf die Dauer zu ulzerierender und nekrotisierender Entzündung des prolabierten Präputialabschnittes *(Acroposthitis)* führen kann.

Nachteilig ist auch ein *zu kurzes,* übermäßig straff angelegtes Vorhautende, bei dem zwischen freiem Rand und Bauchwand praktisch kein Abstand vorhanden ist und dessen Öffnung fast waagerecht nach vorn weist. Infolge dorsalgerichteter Abweichung der Penisachse (S. 353) haben solche Bullen zuweilen Schwierigkeiten, den Paarungsakt ordnungsgemäß auszuführen. Bei Besamungsbullen kann außerdem ein zu kurzes Präputialende die Spermaentnahme mit der künstlichen Scheide (S. 353) erschweren, weil die hierzu nötige seitliche Ablenkung des Penis dann nicht oder nur mit Mühe gelingt. Alle Abweichungen von der normalen Größe und Form des freien Vorhautendes verdienen besondere Beachtung, weil die Anlage zu einem solchen Mangel erblich bedingt sein kann, und weil sich mit zunehmendem Alter des Bullen ohnehin meist eine Vergrößerung und eine gewisse Erschlaffung dieser Gewebe einstellen.

Normalerweise ist der mit langen Pinselhaaren besetzte wulstige Hautring an der Präputialöffnung *trocken,* wenn der Bulle nicht kurz zuvor uriniert hat oder geschlechtlich erregt worden ist (Abtropfen von serös-flüssigem Vorsekret; S. 369). Jeder andersartige Ausfluß aus der Vorhautöffnung ist krankhaft. Eine solche, als *Präputialkatarrh* zu bezeichnende vermehrte Sekretion sowie Blutungen aus dem Vorhautschlauch lassen auf Verletzungen (Fehldeckung), Entzündungen, Neubildungen oder Fremdkörper (meist Bestandteile der Einstreu) schließen. Das jeweilige *Sekret* oder *Exsudat* wird am besten auf einem Objektträger oder in einer PETRI-Schale aufgefangen und grobsinnlich geprüft auf Menge (entspricht dem Erkrankungsgrad), Farbe (gelblichweiß-trübe: eitrig; rot bis rostbraun: blutig), Konsistenz (schleimig: katarrhalisch; flockig: purulent), Geruch (fade: Epithelzerfall; aashaft-stinkend: tieferreichende Nekrosen und Eiterungen infolge Befalls mit F. necrophorus und/oder C. pyogenes).

Die *angeborene Enge* und die *erworbene Verengerung* der Präputialöffnung (Phimose), welche das Ausschachten des erigierten Penis be- oder verhindert, läßt sich am eingeschachteten Glied weder durch Besichtigung noch durch Betastung (Einführen eines Fingers in die Vorhautöffnung) sicher beurteilen. Wie weit der Penis die Präputialöffnung passieren kann, ist somit nur bei der Prüfung des Geschlechtsverhaltens (S. 349) festzustellen.

Penis

Die Gesamtlänge der aus dem Schaft (paariger Schwellkörper), der Harnröhre sowie dem unpaaren Harnröhren- beziehungsweise Eichelschwellkörper bestehenden und von einer Tunica albuginea röhrenförmig umhüllten männlichen Rute beträgt im gestreckten (‚*ausgeschachteten*‘) Zustand beim geschlechtsreifen einjährigen Bullen etwa 75 cm, beim erwachsenen fünfjährigen Stier ungefähr 100 cm. In (‚*eingeschachteter*‘) Ruhelage des Gliedes ist nur knapp die Hälfte hiervon der adspektorischen und palpatorischen Untersuchung zugänglich, nämlich:

— Das von Schleimhaut bedeckte spitzkegelförmige intrapräputiale Penisende, das dann nur etwa das kaudale Drittel des Vorhautschlauches ausfüllt;
— der kurze, zwischen dem Fundus des Präputialrohres und dem kranialen Rand der Hodensackbasis befindliche Rutenabschnitt;
— der im Bereich des Schenkelspaltes gelegene Teil des männlichen Gliedes, welcher bei eingeschachtetem Penis S-förmig gekrümmt ist; der ventrale Bogen dieser Flexura sigmoidea ist in der Medianen von hinten her (an der Basis des Skrotums, zwischen den beiden Samensträngen) der Untersuchung zugänglich.

Im übrigen wird die *im Ruhezustand* durch den paarigen M. retractor penis (glatte Muskulatur) in das Präputium beziehungsweise in seine S-förmige Krümmung zurückgezogene (also eingeschachtete) Rute unter den gleichen Vorkehrungen wie beim Präputium (S. 338) von der Seite her untersucht; dabei ist vor allem auf Größe, Verschieblichkeit und etwaige Umfangsvermehrungen zu achten. Die eingehendere Prüfung des Penis auf Miß- oder Neubildungen, Blutungen, Substanzverluste, entzündliche Veränderungen (Verklebungen, Verwachsungen), Abszeßbildung oder Knickung ist erst möglich, wenn das Glied mit Hilfe einer hierfür geeigneten Methode *aus dem Vorhautschlauch hervorgelagert* (und gestreckt) worden ist. Seine Funktionstüchtigkeit als Begattungsorgan wird im Rahmen der Beobachtung des *Paarungsverhaltens* (S. 349) kontrolliert.

Bei einem eingeschachteten Bullenglied normaler *Größe* liegt die Penisspitze etwa in der Mitte zwischen Vorhautöffnung und Hodensackhals. Je nach dem Alter des Tieres ist der Rutenkörper 2 bis 3 Finger stark und zeigt auch im erschlafften Zustand straffe, derb-elastische Konsistenz. Ist das Glied kaum kleinfingerstark und sein kranial des Skrotums gelegener Teil eingeschachtet nur etwa kleinfingerlang, so besteht Verdacht auf Unterentwicklung der Rute (Infantilismus), der aber zur Bestätigung der Adspektion beim Begattungsversuch (S. 349) bedarf. Das vom Innenblatt des Präputiums hülsenartig umgebene kraniale Penisende weist bei intakter Mukosa eine auf den zahlreichen Falten der Vorhautschleimhaut und ihrem reichlichen Gehalt an lockerem submukösem Bindegewebe beruhende gute *Verschiebbarkeit* auf; auch der hinter dem Präputium liegende Penisabschnitt und der ventrale Bogen der S-förmigen Schleife sind normalerweise leicht verschieblich. Einschränkungen ihrer Mobilität geben daher ebenso wie etwaige *Umfangsvermehrungen* Hinweise auf das Vorliegen krankhafter Veränderungen. Wie bereits erwähnt, deutet eine unmittelbar kranial des Skrotums befindliche Verdickung der Rute, über welcher die Haut verschieblich geblieben ist, auf ein infolge Fehldeckung (Penisknickung) entstandenes Hämatom hin. Dabei wird im Bereich des ventralen Bogens der Flexura sigmoidea häufig die straffe Faszie der Tunica albuginea gesprengt, so daß aus den betroffenen Schwellkörpern (Corpora cavernosa corporis penis) Blut austritt. Umfangsvermehrungen, die sich am intrapräputialen Penisende ertasten lassen, stellen meist Neubildungen dar, deren Beurteilung wiederum die Adspektion am ausgeschachteten Glied erfordert (S. 349).

Zur *Hervorlagerung des Penis* aus dem Präputialschlauch für die nähere Untersuchung (Adspektion, Palpation, Probenentnahme) seines dabei zugänglich werdenden Abschnittes eignen sich von Fall zu Fall eine oder mehrere der nachstehend beschriebenen Methoden:

Am einfachsten ist es, den betreffenden Bullen durch Heranführen an ein weibliches Rind (oder einen anderen Bullen) in *geschlechtliche Erregung* zu versetzen. Dabei kommt es normalerweise infolge zunehmender Blutfülle der Schwellkörper zur Versteifung des Gliedes (Erektion); so wird die Penisspitze außerhalb der Vorhautöffnung sichtbar. Weitere Abschnitte der Ruten- und Präputialschleimhaut können beim *improvisierten Paarungsversuch* besichtigt und notfalls auch kurz betastet werden. Hierzu läßt man den Probanden auf ein anderes Tier aufspringen und lenkt den ausgeschachteten Penis dann mit der Hand zur Seite hin ab. Für eine gründliche Untersuchung etwaiger krankhafter Veränderungen ist dieses Verfahren wegen der damit verbundenen Unruhe und Hast aber oft nicht ausreichend.

Bei jüngeren Bullen fällt unter leichter *rektaler Massage des Beckenstückes der Harnröhre und der akzessorischen Geschlechtsdrüsen* häufig die Penisspitze etwas vor. Die Rute kann dann von einem Gehilfen mit behandschuhter Hand oder mit einem sauberen Tuch vorsichtig mehr oder weniger weit hervorgezogen werden; dieser Vorgang läßt sich durch mäßigen Druck unterstützen, der mit der anderen Hand kaudal des

Übersicht 40. Zur Vorlagerung des Bullenpenis am stehenden

Methode nach	zu anästhesierender Nerv	Injektionsstelle	Einstichrichtung	Länge der Injektions-Kanüle (cm)
Popescu, Paraipan und Nicolescu (1958):	N. pudendus (Hauptstamm) und N. rectalis caudalis	zwischen Schwanzwurzel und After (supraanal) in der Medianlinie nach Dorsalflexion des Schwanzes (nur *eine* Injektionsstelle für beide Seiten)	fast horizontal, parallel zur Ventralfläche des Kreuzbeins, jedoch nach lateral in Richtung Forr. sacralia pelvina der jeweiligen Seite	23
Larson (1953):	N. pudendus	tiefste Stelle der Afterschwanzgrube (Fossa ischiorectalis) jederseits	kranioventral in einem Winkel von etwa 30° zur Horizontalen	12
Woronin (1957):	a) N. pudendus b) N. rectalis caudalis und Plexus pelvinus	jederseits in Höhe der Mitte des kaudalen Randes des breiten Beckenbandes in der Fossa ischiorectalis	a) kranioventral in einem Winkel von 40° zur Horizontalen; b) nach Zurückziehen der Kanülenspitze bis dicht unter die Haut horizontales Vorführen der Kanüle um 3 bis 4 cm in kranialer Richtung	12—15
Mundt (1953):	N. pudendus oder N. dorsalis penis	handbreit (10 cm) ventral des Afters jederseits 2 cm neben der Medianlinie	horizontal, 5 bis 6 cm tief	10
Fatkin und Isaew (1948):	N. dorsalis penis	kaudodorsal der Hodensackbasis, dorsolateral des Penis (beiderseits vom Scheitel des ventralen Bogens der S-förmigen Peniskrümmung)	kranioventral, parallel zur dorsalen Fläche des Peniskörpers	12—15

Hodensackes auf den ventralen Bogen der S-förmigen Krümmung des Penis ausgeübt wird. Bei älteren Bullen ist eine solche Manipulation allerdings nur selten erfolgreich. Auch bei dieser meist nur kurzfristige Untersuchungen gestattenden Methode ist die nach dem Erfassen der Rutenspitze einsetzende Unruhe oft störend.

Wie bei der Samengewinnung durch ‚Elektroejakulation‘ kann das Ausschachten des Penis auch durch *rektale Applikation elektrischer Stromstöße* erreicht werden. Das hierfür geeignete Instrumentarium besteht aus einem handbetriebenen Fahrraddynamo als Stromquelle (van Rendsburg und de Vos, 1957) sowie 2 Finger-Spiralelektroden (Rowson und Murdoch, 1954), mit denen kurze elektrische Stromstöße von 3 bis 6 Volt Spannung, 100 bis 200 Milliampère Stärke, einer Frequenz von 20 bis 40 Hertz und einem Zeitabstand von jeweils 2 bis 3 Sekunden verabreicht werden können. Die auf Daumen und kleinen Finger der durch Gummihandschuhe geschützten und

Tier geeignete Verfahren der Leitungsanästhesie

Applikationsstellen	zu beachtende Besonderheiten	Anästhetikum[1]		
		Freiname	Konzentration (%)	Auf jeder Seite zu injizierende Menge (ml)
jederseits zwei Fingerbreiten ventral von den Forr. sacralia pelvina III und IV (‚subsakrale Anästhesie')	Einführen der Kanüle unter rektaler Kontrolle	Procain	2	40
unmittelbar kraniodorsal vom Foramen ischiadicum minus	Einführen der Kanüle unter rektaler Kontrolle; die bei der Originalmethode verwendete dickere, etwa 2 cm lange Führungskanüle ist entbehrlich	Procain	2	20—50
a) unmittelbar kraniodorsal vom Foramen ischiadicum minus b) medial vom breiten Beckenband	Die Tiefe des Einstiches bei a) ist gleich der Länge des Abstandes vom Querfortsatz des 1. Schwanzwirbels bis zum Sitzbeinhöcker Einführen der Kanüle *ohne* rektale Kontrolle; die bei der Originalmethode verwendete dickere, 6 bis 8 cm lange Führungskanüle ist entbehrlich	Procain	2	a) 20—40 b) 20—40
Sitzbeinausschnitt (Arcus ischiadicus)	Versehentliches Anstechen von Harnröhre und Blutgefäßen möglich	Butamin	5	30—40
im kranialen Teil des ventralen Bogens der S-förmigen Peniskrümmung	Kanüle muß dem Penis dorsal dicht anliegen	Procain	1—3	50—100

gut eingeschleimten Hand aufgesteckten beiden Elektroden sind in den Mastdarm des Probanden einzuführen und zunächst durch leichtes Spreizen der Finger unmittelbar kaudal der Samenblasen rechts und links des Beckenstückes der Harnröhre zu plazieren. Um das Tier nicht zu erschrecken, wird dann der erste Stromstoß vorsichtig ‚einschleichend' gegeben. Während weiterer elektrischer Reizungen sind die vorgenannten Organe zur Verstärkung der Wirkung leicht zu massieren. Im allgemeinen wird schon nach wenigen Impulsen die Penisspitze sichtbar. Nach durchschnittlich 20 Sekunden ist die Rute dann meist voll erigiert und ausgeschachtet, sofern keine hemmenden Veränderungen vorliegen. Dieses Verfahren ist ebenfalls bei jüngeren Bullen aussichtsreicher

[1] Anstelle der hier aufgeführten Lokalanästhetika können auch andere entsprechender Wirkung und Konzentration angewandt werden; siehe Übersicht 2.

als bei älteren Individuen und wiederum nur für kurzdauernde Untersuchungen geeignet.

Die *hohe sakrale Extraduralanästhesie* (S. 39 ff.) gestattet die schmerzlose Vorlagerung (völlige Streckung) und die gründliche Untersuchung des Penis einschließlich der Entnahme von Gewebsproben (S. 345), gegebenenfalls auch chirurgische Behandlungsmaßnahmen. Sie erfordert aber — im Gegensatz zu den im folgenden beschriebenen Methoden der Leitungsanästhesie einiger den Penis versorgender Nerven — die Vorbereitung eines geeigneten Lagers (S. 48) sowie ein sachgemäßes Niederschnüren des zuvor zu fesselnden Tieres (S. 20 ff.), das zudem bis zur Wiedererlangung seines Aufsteh- und Gehvermögens unter Überwachung bleiben muß. — Die künstliche Vorlagerung des Penis am stehenden Bullen mittels sakraler Extraduralanästhesie ist bei einigem Geschick und richtiger Dosierung (je nach Größe des Tieres 60 bis 80 ml eines Lokalanästhetikums in besonders niedriger Konzentration, zum Beispiel Carticaine 0,25 %ig) zwar möglich, geht aber oft mit einer gewissen Standunsicherheit des Probanden einher; sie wird deshalb heute in zunehmendem Maße von den auf Übersicht 40 geschilderten Verfahren verdrängt.

Einige Verfahren zur *Leitungsanästhesie* (S. 38) der den Penis versorgenden *Nn. pudendi, rectales caudales* und/oder *Nn. dorsales penis* bieten ähnliche Vorteile wie die eben besprochene hohe sakrale Extraduralanästhesie und erlauben es außerdem, am stehenden Bullen zu arbeiten. Die technischen Einzelheiten hierfür sind aus Übersicht 40 zu ersehen. Die dort beschriebenen 5 Methoden sind einander bei sachgemäßer Ausführung gleichwertig; sie erfordern alle eine gewisse Erfahrung und Sorgfalt, um etwaige Komplikationen (Blutungen aus der Harnröhre, Hämatombildung, Abszedierungen) sicher zu vermeiden. Im allgemeinen tritt die Wirkung einer solchen Leitungsanästhesie 10 bis 20 Minuten nach Injektion des Betäubungsmittels ein und hält im Mittel 1 bis 2 Stunden lang an. Dabei fällt die Rute meist spontan vor, doch ist es mitunter auch nötig, sie manuell hervorzulagern. Nach der Untersuchung oder Behandlung sollte der Penis wegen der Gefahr seiner Verschmutzung oder Verletzung stets in den Präputialschlauch reponiert und die Vorhautöffnung dann bis zum Abklingen der Anästhesie mit einem kurzen Bindenstück zugebunden werden. Die Binde ist spätestens nach 3 Stunden abzunehmen, sonst kann es zu örtlichen Stauungserscheinungen (Ödem), später auch zum Gewebstod (Nekrose) kommen.

Auch durch die intramuskuläre oder intravenöse Gabe eines *Neuroleptikums* (S. 32 f.) läßt sich ein spontaner Vorfall oder eine ausgeprägte Erschlaffung der Rute erreichen und der Penis dann am stehenden Bullen vorsichtig manuell hervorlagern, wobei die sedative Wirkung dieser Mittel von zusätzlichem Vorteil ist (Abb. 53). Es muß jedoch betont werden, daß die Neuroleptika keinen analgesierenden Effekt haben und daß es nach ihrer Anwendung ebenfalls angezeigt ist, das Präputium des Tieres einige Zeit über dem zurückgeschobenen Penis zu verschließen, um Beschädigungen seiner Schleimhaut zu verhüten.

Beim aktiven und passiven Hervorlagern der Rute aus dem Vorhautschlauch wird normalerweise zunächst ihre dem intrapräputialen Penisabschnitt kranial aufsitzende wulstige *Spitzenkappe* sichtbar, an der rechts in einer Rinne die Harnröhre entlangläuft und seitlich der Spitze in einer papillenartigen schlitzförmigen Öffnung mündet. Die Gestaltsbezeichnung ‚Eichel' trifft somit für den apikalen Teil des männlichen Gliedes beim Bullen nicht zu. Die im gesunden Zustand feuchtglänzend und blaßrosarot bis rosarot erscheinende Schleimhaut sitzt der Spitze des Penis fest auf und ist erst kaudal des Präputialgrundes lockerer mit dem Rutenkörper verbunden. Am hervorgelagerten Glied ist der Übergang des Penisblattes zum Innenblatt des Präputiums an einer ringförmigen Stufe deutlich zu erkennen. Am gut erschlafften Penis läßt sich die gesunde Vorhautschleimhaut zusammen mit dem Glied ohne Schwierigkeiten völlig, das heißt bis zum Übergang in die äußere Haut vorziehen und somit sichtbar machen. Die Pinselhaare werden bei dieser Manipulation zu einem ‚Stachelkranz' umgekrempelt.

Die Hervorlagerung oder das Ausschachten des Penis kann durch *Mißbildungen* behindert oder unmöglich sein. Zu ihnen gehört die durch eine meist angeborene, strangförmige Verwachsung zwischen Penis- und Innenblatt der Präputialschleimhaut *(Spangenbildung)* verursachte Abknickung der Penisspitze. Die geschlechtliche Erregung solcher Bullen bewirkt dann eine abwärts gerichtete Erektionskrümmung des Penis, welche ihre Paarungsfähigkeit zwangsläufig behindert oder aufhebt. Bei der *Hypospadie* mündet die Harnröhre nicht an der Rutenspitze, sondern in einer spaltenförmigen, bodenwärts gerichteten Öffnung des Peniskörpers; deshalb wird das bei der Paarung ejakulierte Sperma solcher Bullen zu weit kaudal in der Scheide des weiblichen Tieres oder sogar außerhalb derselben abgesetzt.

Die auf der Penisschleimhaut von männlichen Rindern sämtlicher Altersstufen vorkommenden *Neubildungen* geben sich bei entsprechendem Umfang mitunter schon am eingeschachteten Glied adspektorisch oder palpatorisch zu erkennen (S. 340 f.). Eine solche Vermutung bedarf jedoch der Bestätigung durch zusätzliche Untersuchung des ausgeschachteten Organes, die auch Auskunft über Zahl (solitär, multipel), Sitz (Penisspitze, Umgebung der Harnröhre, übriges Präputium), Größe und Form (gestielt oder flächenhaft aufsitzend) gibt. Die häufiger zu beobachtenden virusbedingten Fibropapillome (Abb. 263) zeichnen sich durch blumenkohlähnliche Gestalt aus, lassen sich aber nur durch die histologische Untersuchung einer am örtlich betäubten Glied zu entnehmenden Gewebsprobe sicher von bösartigen Geschwülsten (Karzinome, Sarkome) abgrenzen.

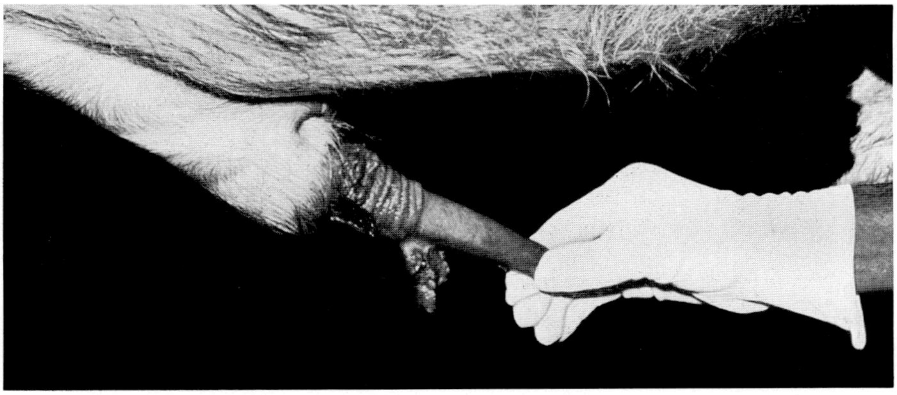

Abb. 263. Doppelt walnußgroßes Fibropapillom, an der Ventralfläche des unter Neuroleptikum-Wirkung vorgezogenen Penis (und zwar am Übergang der Penis- in die Präputialschleimhaut) flächenhaft aufsitzend

Im Bereich von Neubildungen, aber auch auf der scheinbar normalen Präputialschleimhaut sind bisweilen — und zwar meist in Nähe der Penisspitze — Defekte vorhanden, die bei geschlechtlicher Erregung des Bullen Anlaß zu *Erektionsblutungen* bieten. Gegebenenfalls blutet es hier während des improvisierten Paarungsversuches tropfenweise oder in feinem Strahl; auf der Mukosa des erschlafften Gliedes ist dagegen kein Blutaustritt feststellbar. Bei näherer Besichtigung gibt sich am vorgelagerten und anästhesierten Penis solcher Bullen in der Regel eine linsengroße, bläulichrote flache bis ringwulstartige Schleimhautvorwölbung zu erkennen, die offenbar einen feinen Zugang zu submukösen Blutgefäßen oder einem Schwellkörper besitzt (‚Blutfistel'). Blutungen aus der männlichen Urethra können durch einen eingeklemmten Harnröhrenstein (S. 310) bedingt sein. Selbst geringfügige Blutbeimengungen zum Sperma können dessen Samenzellen schädigen und somit die Befruchtungsfähigkeit des betreffenden Vatertieres einschränken.

Beim Paarungsakt oder bei der Samenentnahme mit der künstlichen Scheide eintretende Verletzungen des Innen- oder des Penisblattes der Präputialschleimhaut führen zu *Substanzverlusten*, die durch ihre veränderte Farbe (dunkel- oder braunrot) und Feuchtigkeit (verminderte oder vermehrte Sekretion: trockene Oberfläche oder abtropfendes Sekret) auffallen. Dabei lassen sich oberflächliche Erosionen von tiefergreifenden kleinen Geschwüren gut unterscheiden (S. 107). Durch Aufpfropfung bakterieller Sekundärinfekte entwickeln sich aus solchen traumatischen Läsionen diffuse Entzündungen des Penis- oder/und Innenblattes der Präputialschleimhaut: Balanitis, Posthitis oder Balanoposthitis. Im Rahmen bestimmter Genitalinfektionen können gleichartige entzündliche Veränderungen auch ohne vorherige Beschädigung der Mukosa auftreten. Außer lokaler Schmerzhaftigkeit, vermehrter Wärme, Rötung oder Schwellung der Schleimhaut sowie Entwicklung hirsekorngroßer dunkelroter Follikel ist hiermit meist eine Störung des Begattungsvermögens verbunden. Die Schwellung der Mukosa behindert Erektion und Ausschachten des Penis mechanisch; Immissio und Nachstoß (S. 352) bleiben wegen der Schmerzen aus. Die Geschlechtslust (S. 349) ist dabei jedoch nur selten vermindert. So versuchen selbst Bullen mit ausgeprägter Balanoposthitis immer wieder, den Paarungsakt auszuführen, was eine rasche Verschlimmerung der Veränderungen nach sich zieht. Dabei geht die anfangs serös-schleimige Entzündung in eitrige Inflammation über, und je nach Virulenz der beteiligten Erreger stellen sich schließlich auch geschwürige und nekrotisierende Prozesse ein (*Balanoposthitis catarrhalis, purulenta, ulcerosa et necroticans).* Bei eingeschachteter Rute liegen Innen- und Penisblatt der Präputialschleimhaut dicht aufeinander. Etwaige Substanzverluste und entzündliche Veränderungen können durch den engen gegenseitigen Kontakt zu exsudatbedingten *Verklebungen* führen (*Balanoposthitis adhaesiva fibrinosa s. acuta*). Gegebenenfalls wird das Glied dann beim Paarungsversuch nur unvollständig oder gar nicht mehr erigiert beziehungsweise ausgeschachtet; seine Präputialschleimhaut weist dann infolge der mit solchen Veränderungen verbundenen Manschettenbildung ein teleskopartiges Aussehen auf. Außerdem sind fibrinöse Verklebungen dadurch gekennzeichnet, daß sie sich bei der passiven Vorlagerung des Penis durch vorsichtigen Zug (Streckung der Schleimhaut: Verletzungsgefahr) lösen lassen, wenn die entzündliche Schwellung nicht zu stark ist. Halten die entzündlichen Prozesse längere Zeit an, so kommt es zu *Verwachsungen* zwischen den beiden Blättern der Vorhautschleimhaut (*Balanoposthitis adhaesiva fibrosa s. chronica*), die durch leichtes Ziehen nicht mehr zu lösen sind. Bei nahe der Präputialöffnung gelegenen submukösen Umfangsvermehrungen von Faust- bis Fußballgröße handelt es sich meist um *Abszesse* (S. 103), in welche der Penis im Rahmen einer *Balanoposthitis apostematosa* miteinbezogen sein kann. In solchen Fällen wird die Rutenspitze beim Paarungsversuch kaum oder gar nicht mehr sichtbar; selbst nach Leitungsanästhesie (S. 38) oder Verabreichung eines Neuroleptikums (S. 32 ff.) kann das Glied dann nicht mehr vorgelagert werden. Dabei ist es mitunter zwar noch möglich, die Penisspitze mit dem in den Vorhautschlauch eingeführten explorierenden Finger zu umfahren; ihre eingeklemmte Lage läßt sich dadurch aber kaum wesentlich ändern. Das freie Vorhautende des betreffenden Bullen fällt durch seinen Gefäßreichtum auf; die Umfangsvermehrung selbst zeigt mehr oder weniger pralle Fluktuation und ergibt ein gelblich-weißes, schleimig-flockiges, meist auch übelriechendes eitriges Punktat (S. 105), was die Diagnose eines Abszesses sichert. Weiter kaudal, oft unmittelbar vor dem Hodensackhals gelegene Umfangsvermehrungen ähnlichen Ausmaßes, im Regelfall aber etwas schlaffer fluktuierender Konsistenz, stellen meist *Hämatome* dar, wie sie als Folge einer Penisknickung bei Bullen mit besonders stark ausgeprägtem Geschlechtstrieb infolge Fehldeckung auftreten. Je nach der Größe eines solchen Blutergusses entwickelt sich zudem ein kollaterales Ödem (teigige Konsistenz; S. 102) mit sekundärem Vorfall eines Teiles der Präputialschleimhaut. Beim Paarungsversuch, nach Leitungsanästhesie oder Neuroleptikum-Gabe ist wiederum nur ein unvollständiges oder überhaupt kein Ausschachten oder Vorlagern der Rute möglich. Die sichere Abgrenzung gegenüber einem Abszeß bedarf der Punktion (S. 105), die besonders sorgfältig (sterile Kautelen, dünne Kanüle) erfolgen sollte.

Innere Untersuchung

Im Rahmen der vom Mastdarm aus vorzunehmenden Betastung der akzessorischen Geschlechtsdrüsen werden Samenblasendrüsen, Samenleiterampullen, Prostata und Bulbourethraldrüsen sowie die inneren Darmbeinlymphknoten nacheinander untersucht (Abb. 124, 264). Bezüglich der allgemeinen Grundsätze der rektalen Exploration sei auf Seite 265 verwiesen.

Samenblasendrüsen

Die fälschlicherweise oft auch ‚Samenblase' genannte paarige Samenblasendrüse (*Gl. vesicularis*) des Bullen ist vom Rektum aus leicht aufzufinden, wenn sich der Untersucher mit den Fingerspitzen der vollständig eingeführten Hand kranioventral vortastet: Er fühlt dann zunächst die kräftigen rhythmischen Kontraktionen des in der Medianen auf dem Beckenboden gelegenen M. urethralis (quergestreifte Muskulatur), der das Beckenstück der Harnröhre umgibt. Kraniolateral hiervon sind jederseits die ähnlich wie die Schenkel eines Y abgehenden beiden Samenblasendrüsen zu fühlen. Sie werden durch vergleichende Palpation auf Größe, Symmetrie, Konsistenz, Beweglichkeit und etwaige Schmerzhaftigkeit untersucht.

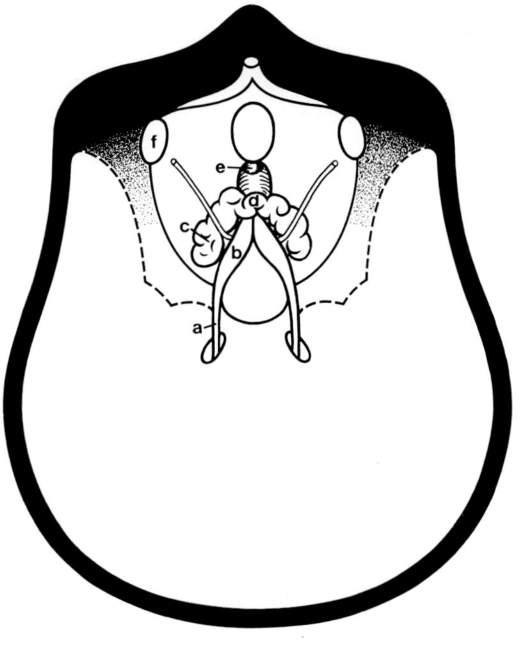

Abb. 264. Schematische Darstellung der akzessorischen Geschlechtsdrüsen des Bullen (Ansicht der Beckenhöhle von kranial): a = Samenleiter; b = Samenleiterampulle; c = Samenblasendrüse; d = Prostatakörper; e = Bulbourethraldrüse; f = innere Darmbeinlymphknoten

Die altersabhängige *Größe* der Gl. vesicularis erreicht bei gesunden geschlechtsreifen einjährigen Bullen jederseits Fingerlänge und Fingerstärke (Länge: 7 bis 9 cm; Dicke: 1,5 bis 2,0 cm; größte Breite 1,5 bis 2,5 cm); ausgewachsene fünfjährige Bullen besitzen bis zu 4 Finger starke Samenblasendrüsen (Länge: 10 bis 15 cm; Dicke: 2 bis 3 cm; größte Breite: 3 bis 7 cm). Zum Ansatz an der Harnröhre hin verjüngt sich die *Gestalt* der unregelmäßig gestreckten und zuweilen S-förmig gekrümmten Samenblasendrüsen. Aufgrund embryonaler Entwicklungsstörungen kann die Gl. vesicularis auf beiden Seiten (selten) oder unilateral (häufiger) fehlen oder ungenügend ausgebildet sein (A-

oder Hypoplasie). Hierbei handelt es sich wahrscheinlich wiederum um hereditär bedingte angeborene segmentale Mißbildungen dieses Abschnittes des WOLFF'schen Ganges (S. 336). Solche Bullen sollten deshalb, selbst bei normaler Samenbeschaffenheit, aus erbhygienischen Gründen von der Zucht ausgeschlossen werden. *Umfangsvermehrungen* der Samenblasendrüse, welche die genannten Mittelwerte deutlich überschreiten und im Extremfalle Faust- und Kindskopfgröße erreichen können, sind meist Anzeichen einer *Entzündung* (Adenitis glandulae vesicularis, nicht ‚Vesiculitis seminalis'); *Zystenbildungen* solchen Ausmaßes kommen in der Gl. vesicularis nämlich nur sehr selten vor. Die *Symmetrie* unveränderter Samenblasendrüsen ist weniger ausgeprägt als diejenige anderer paariger Organe des männlichen Genitales; geringgradige Asymmetrie gilt bei ihnen durchaus noch als normal. Begründeter Verdacht auf eine (meist entzündlich bedingte) Erkrankung besteht erst, wenn der Größenunterschied zwischen den Gll. vesiculares beider Seiten das Anderthalbfache ihrer Norm oder mehr beträgt. Die *Konsistenz* gesunder Samenblasendrüsen ist prall-weich-elastisch bis prall-fest-elastisch; ihres Läppchenbaues wegen fühlen sie sich höckerig an und weisen eine annähernd gleichmäßige Körnelung (von 0,5 bis 2 cm Durchmesser) auf; mit fortschreitendem Alter des Bullen nehmen Konsistenz und Ungleichmäßigkeit der Körnelung allmählich zu. Unelastisch-derbe oder regelrecht harte Konsistenz sowie grobknotige Beschaffenheit der Gll. vesiculares gelten aber als typische Entzündungssymptome. Zu diesen gehört auch eine etwaige Einschränkung oder völliger Verlust der *Beweglichkeit*, wie sie normalerweise vor allem im kranialen Bereich der Samenblasendrüse gegeben ist. *Schmerzhaftigkeit* läßt sich dagegen nur bei akuter oder subakuter Inflammation feststellen, während die Betastung des gesunden oder des chronisch entzündeten Organs keine Schmerzreaktionen, wie Stöhnen oder Abwehr, auslöst. Bei akuter Adenitis glandulae vesicularis (Infektion mit Br. abortus, C. pyogenes oder unspezifischen Eitererregern) ist die Drüse, ebenso wie die übrigen akzessorischen Geschlechtsdrüsen, infolge umfangreicher, mitunter den gesamten Beckenraum betreffender Ödematisierung und Exsudation palpatorisch nicht mehr abzugrenzen. Häufig ergibt die äußere Untersuchung der Geschlechtsorgane solcher Bullen keine krankhaften Befunde. Der rektal erhobene Verdacht einer entzündlichen Erkrankung im genannten Bereich bedarf deshalb der Bestätigung durch die biologische und mikrobielle Untersuchung (S. 358, 366) des dann meist auch flocken- und leukozytenhaltigen Samens.

Samenleiterampullen

Die beiden Samenleiterampullen (*Ampullae ductus deferentes*) werden ebenfalls durch rektale Betastung auf Größe, Symmetrie, Konsistenz, Beweglichkeit und etwaige Schmerzhaftigkeit geprüft. Sie stellen den verdickten drüsenhaltigen Endabschnitt des jeweiligen Samenleiters dar und sind der Untersuchung kranial, insbesondere aber medial der jeweiligen Samenblasendrüse zugänglich. Auf den letzten 8 bis 10 cm vor der Einmündung in die Harnröhre verlaufen die Samenleiterampullen dicht nebeneinander in der Medianen. Ihre *Dicke* variiert zwischen der eines Strohhalmes (4 mm) beim Jungbullen und der eines Bleistiftes (8 mm) beim erwachsenen Bullen; die *Länge* (je nach Alter 10 bis 15 cm) ist bei der inneren Untersuchung nicht genügend genau feststellbar. Als Ausdruck einer auf diesen Abschnitt des embryonalen WOLFF'schen Ganges beschränkten segmentalen Hypo- oder Aplasie kann die Ampulla ductus deferentis ein- oder beidseitig zu klein oder aber gar nicht angelegt sein. Die *Konsistenz* der unveränderten Samenleiterampullen ist prall-fest-elastisch; ihre Oberfläche fühlt sich normalerweise glatt an. Gegenüber den Nachbarorganen lassen sich die im gesunden Zustand zudem völlig symmetrischen Samenleiterampullen leicht verschieben. Als Symptome einer entzündlichen Erkrankung sind neben deutlicher Asymmetrie (Größenzunahme auf Kleinfinger- bis Daumenstärke) auch unelastisch-derbe bis ausgesprochen harte Konsistenz, höckerige Oberflächenbeschaffenheit und Einschränkungen der Mobilität zu werten; sie sind sowohl bei akuter, als auch bei chronischer Inflammation —, Schmerzhaftigkeit jedoch nur bei akuten Prozessen zu beobachten.

Prostata

Von den beiden Abschnitten (Körper [*Corpus*] und verstreuter Teil [*Pars disseminata*]) der Vorsteherdrüse ist beim Bullen normalerweise nur der Prostatakörper rektal deutlich fühlbar; er sitzt dem Beckenstück der Harnröhre als spangenartiger Wulst unmittelbar kaudal der Samenblasendrüsen dorsal auf. Bei seiner Palpation ist auf Größe, Konsistenz und Schmerzhaftigkeit zu achten. Der Corpus-Wulst von normaler Größe ist dorsoventral gemessen 1,0 bis 1,5 cm dick; seine transversale Ausdehnung beträgt 3 bis 4 cm, seine Länge nur etwa 1 cm. Die normale *Konsistenz* ist prall-fest-elastisch; die *Oberfläche* fühlt sich glatt an. Vergrößerungen des Organes weisen ebenso wie unelastisch-derbe bis harte Konsistenz auf eine Entzündung (Prostatitis) hin, die beim Bullen allerdings nur selten vorkommt. Gegebenenfalls sind Umfangsvermehrungen und Verhärtungen auch am Beckenstück der Harnröhre palpierbar, in welchem sich — die Harnröhre auf 12 bis 14 cm Länge mantelrohrartig umschließend — die normalerweise nicht fühlbaren Drüsenläppchen der Pars disseminata prostatae befinden. Schmerzhaftigkeit der gesamten Prostata ist nur bei akuter bis subakuter, nicht aber bei chronischer Inflammation festzustellen.

Bulbourethraldrüsen

Die paarige Harnröhrenzwiebeldrüse (*Gl. bulbourethralis* oder COWPER'sche Drüse) liegt beim Bullen dem kaudalen Ende des Beckenstückes der Harnröhre dorsal auf, wo sie vom M. bulbocavernosus (quergestreifte Muskulatur) völlig überdeckt und der rektalen Betastung normalerweise nicht zugänglich ist. Im sehr seltenen Falle einer entzündlichen Erkrankung gibt sich dieses Organ durch *Umfangsvermehrung* und *Asymmetrie* zu erkennen; die Feststellung der übrigen Symptome einer Adenitis glandulae bulbourethralis (Schmerzhaftigkeit, Konsistenzveränderung) wird jedoch durch den kräftigen M. bulbocavernosus verhindert.

Innere Darmbeinlymphknoten

In Zusammenhang mit der rektalen Palpation der akzessorischen Geschlechtsdrüsen sollten stets auch die *Lnn. iliofemorales* (S. 112; Abb. 264) untersucht werden, deren Einzugsgebiet unter anderem diese Organe umfaßt.

Prüfung des Sexualverhaltens

Bei der in Gegenwart eines geeigneten Sprungpartners vorzunehmenden *funktionellen Untersuchung* des männlichen Genitales werden Geschlechtslust, Ablauf der Paarungsreflexe sowie Bereitschaft zur Annahme der künstlichen Scheide kontrolliert und gemäß den im folgenden angegebenen Erfahrungsrichtsätzen beurteilt.

Geschlechtslust

Erste Voraussetzung für den Begattungsakt ist die innersekretorisch bedingte Geschlechtslust (*Libido sexualis*). Sie äußert sich beim Bullen in 3 aufeinanderfolgenden und sich steigernden Phasen, nämlich:

— der *Erregungsbereitschaft* (Unruhe und aggressives Brummen oder Brüllen bei Annäherung anderer Rinder oder des Menschen),
— in *geschlechtsbegehrendem Verhalten* (Herandrängen an das weibliche Tier) und
— in der *Auslösbarkeit der Paarungsreflexkette.*

Bei geschlechtsreifen Bullen unterliegt die Libido sexualis normalerweise keinen periodischen Schwankungen oder jahreszeitlichen Unterbrechungen.

Zur Prüfung seiner Geschlechtslust wird der Bulle unter Einhaltung der hierbei zu beachtenden *Sicherheitsvorkehrungen* (S. 18 ff.) von hinten an einen *Sprungpartner herangeführt.* Als solcher kommt zwar in erster Linie ein brünstiges (‚bullendes', ‚rinderndes', ‚stieriges') weibliches Rind, sonst auch ein nicht rinderndes weibliches Tier oder ein anderer Bulle, notfalls sogar ein Phantom in Frage. Soll der zu untersuchende Bulle in der Samenübertragung eingesetzt werden, so ist nämlich zu fordern, daß seine Libido sexualis auch am nichtbrünstigen weiblichen und am gleichgeschlechtlichen (männlichen) Partner erkennbar wird. Phantome (das sind tierähnliche Gestelle aus Holz oder Metall mit ‚dorsaler' Polsterung und Überzug aus Segeltuch, Kunststoff, Leder oder Kuhfell) erweisen sich jedoch selbst bei voll begattungsfähigen Bullen nur in 80 bis 90 % der Fälle als ausreichend, um die Paarungsreflexe auszulösen; sie sind deshalb nicht als Hilfsmittel für die andrologische Untersuchung zu empfehlen.

Im Regelfall wird die männliche Libido am *stehenden* Sprungpartner geprüft. Er sollte hierzu möglichst in einen von der Seite und hinten her frei zugänglichen Sprungstand gestellt werden (Abb. 266). Das Anbinden an der Wand birgt wegen fehlender Ausweichgelegenheiten die Gefahr von Verletzungen für neben dem Sprungpartner stehende Personen und für die Tiere selbst in sich; es gilt deshalb als fahrlässig. Nur wenn der Proband am stehenden Partner keinerlei Geschlechtsbegehren erkennen läßt, wird dieser im Rahmen der Prüfung von einem Helfer *langsam vorwärtsgeführt,* oder man läßt den Bullen mit einem weiblichen Tier zusammen *frei in einer Boxe laufen.*

Übersicht 41. Bewertung der Libido sexualis geschlechtsreifer Bullen

Reaktionszeit (Minuten)	Beurteilung
< 0,5:	sehr gute Geschlechtslust
< 5:	gute Geschlechtslust
< 10:	ausreichende Geschlechtslust
10—30, Bulle beachtet nur bestimmte, aber nicht alle ihm vorgestellten Sprungpartner:	Libidoschwäche (unvollständiger Libidomangel)
regelmäßig > 30 oder Ausbleiben des Vorspieles selbst bei wiederholter Vorstellung brünstiger weiblicher Tiere:	Fehlen der Libido (vollständiger Libidomangel)

Als Maß der Geschlechtslust dient die zwischen der Kontaktaufnahme mit dem Sprungpartner und dem ersten Aufsprungversuch des Bullen verstreichende *Reaktionszeit* (Übersicht 41). Bei normalen geschlechtsreifen Bullen beträgt sie höchstens 10 Minuten. Dagegen gilt die Libido sexualis als mangelhaft, wenn die Reaktionszeit regelmäßig länger als 10 Minuten dauert. Dieser Mangel kann wiederum unvollständig oder vollständig sein (Libidoschwäche oder Fehlen der Libido).

Der *Mangel an Geschlechtslust* beruht entweder auf *angeborener* oder *erworbener Ursache;* im erstgenannten Falle ist der Verdacht gerechtfertigt, daß es sich um eine erblich bedingte Anlage handelt. Erworbener Libidomangel gilt als *primärer* (idiopathischer) Natur, wenn das erotisierende Zusammenspiel von Sinneswahrnehmungen, Nervensystem und Organen innerer Sekretion direkt betroffen ist; dagegen handelt es sich um eine *sekundäre* (symptomatische) Beeinträchtigung der Geschlechtslust, wenn die ebengenannten Funktionen indirekt, infolge besonderer Umweltbelastungen (Änderungen von Fütterung, Haltung oder Pflege, Standort, Personal, etwaiger Transport), geschlechtlicher Überbeanspruchung oder außerhalb der Sexualsphäre gelegener schmerzhafter Erkrankungen in Mitleidenschaft gezogen werden. Um festzustellen, welche Faktoren dieses umfangreichen Ursachenkomplexes im Einzelfall für die verminderte Geschlechtslust ausschlaggebend sind, bedarf es daher eingehender Untersuchungen nicht nur des männlichen Geschlechtsapparates, sondern auch der übrigen Organsysteme und zudem einer eingehenden Kontrolle der Umweltverhältnisse.

Übermäßige Libido sexualis ist dadurch gekennzeichnet, daß der betreffende Bulle sofort nach dem Heranführen an den Sprungpartner hastig, das heißt ohne jegliches Vorspiel, meist auch ohne vorheriges Erigieren und Ausschachten des Gliedes, aufspringt. Bullen mit übersteigerter Geschlechtslust verletzen sich durch übereilte Suchbewegungen leicht den dabei abknickenden Penis; sie zeigen außerdem häufig Mängel in der Samenbeschaffenheit und neigen zur Selbstbefriedigung (Onanie).

Paarungsreflexe

Der Paarungsakt der Haustiere ist kein willensmäßig gesteuerter Vorgang, sondern setzt sich aus einer *Kette angeborener, einander bedingender Reflexhandlungen* zusammen. Dabei werden gewisse, den Gesichts-, Geruchs-, Gehör- oder Tastsinn ansprechende äußere Reize den neuroendokrin erotisierten spinalen Sexualzentren zugeleitet und vom normalen Bullen dann in ganz bestimmter Weise beantwortet (GÖTZE, 1949). Die Fähigkeit, Mängel und krankhafte Abweichungen an den einzelnen Gliedern dieser Reflexkette festzustellen, hat eine genaue Kenntnis des normalen Paarungsvorganges zur Voraussetzung, der beim geschlechtsgesunden Bullen wie folgt abläuft: Vorspiel, Erektion und Emission, Aufsprung und Umklammerung, Suchbewegungen, Einführen des Gliedes, Nachstoß und Ejakulation, Absteigen, Erschlaffen des Penis sowie Nachspiel. Der vom Abheben bis zum Wiederaufsetzen der Vordergliedmaßen auf den Boden dauernde eigentliche Begattungsakt spielt sich normalerweise innerhalb von 3 bis 15 Sekunden ab.

Das *Vorspiel* (Excitatio sexualis) beginnt mit der optischen, olfaktorischen und taktilen Beziehungsaufnahme zum Sprungpartner. Der Umriß seines Hinterkörpers (‚Torbogenschema') gilt dabei als wichtigster Schlüsselreiz für den Gesichtssinn. Der sexuell aktive Bulle drängt dann zum Sprungpartner hin, um ihn zu beriechen sowie mit Flotzmaul, Lippen und Zunge zu befühlen; dabei berührt er vor allem die äußeren Geschlechtsorgane und deren Umgebung (‚Genitalkontrolle'), aber auch die Schenkelinnenflächen und die Flanken. Setzt der weibliche Partner während der Kontaktaufnahme Harn ab, so hält der Bulle vielfach das Maul unter gleichzeitigen Kaubewegungen in den Urinstrahl (‚Harnkosten'). Nach Genitalkontrolle oder Harnkosten ‚flehmt' der Bulle im allgemeinen, das heißt er wirft bei gehobenem Kopf und leicht geöffnetem Maul die Oberlippe auf. Weitere, für das normale Vorspiel kennzeichnende Verhaltensweisen sind das Belecken des Sprungpartners, das Auflegen des Kopfes auf dessen Hals oder Rücken mit anschließendem Reiben, außerdem Brummen oder Stöhnen sowie leichtes Stoßen mit den Hörnern (‚Hornen'). Das vor allem bei Jungbullen gelegentlich zu beobachtende, von der Seite her erfolgende Lecken am Euter und Saugen an den Zitzen des weiblichen Partners gehört dagegen nicht zur normalen sexuellen Exzitation; es ist als Rest infantilen Verhaltens zu werten.

Das Zusammenwirken der während des Vorspieles aufgenommenen Sinneseindrücke führt durch nervale Reizung des im Lendenmark gelegenen *Erektionszentrums* zur reflektorischen Erweiterung der die Penisschwellkörper versorgenden arteriellen Gefäße und zur Verminderung des venösen Blutabflusses aus dem Glied; damit beginnt die Versteifung der Rute (*Erectio penis*). Die zunehmende Blutfülle im Penis stellt wiederum einen den Erektionsreflex verstärkenden Gefühlsreiz dar. Die den Ruhezustand des Gliedes kennzeichnende S-förmige Krümmung wird nunmehr unter gleichzeitiger Erschlaffung der Rückziehermuskeln immer stärker gestreckt, und der Penis — kontinuierlich oder ruckweise — aus der Vorhautöffnung hervorgeschoben, wobei er, je nach Alter des Bullen, in vollständiger Erektion 10 bis 40 cm weit ‚ausschachtet' (*Emissio penis*). In dieser Phase beginnt die *Abgabe von Vorsekret*, einer tropfenweise oder in dünnem Strahl aus der Harnröhrenmündung abfließenden klaren wäßrigen Flüssigkeit (S. 369). Wird die Rute während der sexuellen Exzitation trotz guter Geschlechtslust regelmäßig weniger als 10 cm weit emittiert, so besteht Verdacht auf Phimose (S. 340), Infantilismus des Penis (S. 341), Mißbildungen, Adhäsionen oder Neoplasien der Präputialschleimhaut (S. 345), oder auf eine funktionelle Störung des Erektionsvorganges (Lähmung des Erektionszentrums, Dysfunktion der Afterpenismuskeln).

Zuweilen tritt die vollständige Erektion erst in der nächsten Phase des Paarungsaktes, das heißt während des Aufsprungs (*Ascensus*) ein. Hierbei setzt der Bulle die Hintergliedmaßen vor und verlagert somit die Masse des Körpergewichtes nach hinten, um den Vorderkörper dann fast bis zur Senkrechten vom Boden abzuheben und sich mit der Unterbrust so auf den Lendenkreuzbereich des Sprungpartners zu legen, daß dessen Leib in Höhe des Rippenbogens oder der Flanken (also kranial der Hüfthöcker) mit den Vorderbeinen umfaßt und von der Seite her gedrückt wird: Umklammerung (*Circumplectio*). Das Aufspringen ohne vorherige Erektion und Emission des Gliedes kann zu Verletzungen des Penis oder zur Fehlbedeckung in den Mastdarm des weiblichen Tieres führen; es gilt deshalb als unerwünschtes Verhalten. Beim ‚Sprung aus der Hand', das heißt bei der Bedeckung durch den ordnungsgemäß geführten Bullen, sollte der Aufsprung daher erst gestattet werden, wenn die Penisspitze außerhalb der Vorhautöffnung sichtbar ist.

Hemmungen des Aufsprunges oder der Umklammerung sind meist auf schmerzhafte Veränderungen am Bewegungsapparat (S. 420 ff.), an inneren Organen (zum Beispiel traumatische Retikuloperitonitis, S. 243), Vorhaut oder Penis (S. 338, 340) oder auf zentral bedingte Lähmungen (S. 460 ff.) zurückzuführen. Unangenehme Erfahrungen — etwa wiederholtes Ausrutschen und Niederstürzen beim Paarungsakt auf glattem Boden oder unsachgemäße Handhabung der künstlichen Scheide bei der Samenentnahme (S. 353) — können die Sprunglust ebenfalls vermindern oder völlig ausschalten. Vor allem jüngere Bullen zeigen nicht selten einen *unvollständigen Aufsprung*, bei dem der Partner nicht kranial, sondern kaudal der Hüfthöcker umklammert wird; in solchen Fällen können die nachfolgenden Reflexhandlungen des Paarungsaktes (Suchbewegungen, Einführen, Nachstoß) gehemmt sein oder ganz ausbleiben.

Nach dem Aufsprung führt der geschlechtsgesunde Bulle mit dem sich weiter erigierenden Penis zunächst Suchbewegungen aus (*Adjustatio*), das heißt er streckt und verkürzt sein kraniodorsal gerichtetes Glied in rascher ‚tastender' Folge so oft um jeweils bis zu 8 cm, bis dessen Spitze auf die Schleimhaut des Scheidenvorhofes oder auf den Eingang der künstlichen Scheide trifft (Abb. 266). Nun wird der Penis meist sofort, manchmal aber auch erst nach 2 bis 3 weiteren Suchbewegungen, in die Scheide eingeführt (*Immissio penis*), worauf sich Nachstoß (*Propulsus*) mit gleichzeitigem Samenerguß (*Ejaculatio*) unmittelbar anschließen. Beim normalen, nämlich ruckartig, tief und kräftig ausgeführten Nachstoß ist die Rute unter fortbestehender Erschlaffung der Afterpenismuskeln maximal gestreckt; bei gleichzeitiger Beugung der Lendenwirbelsäule und Kontraktion der Bauchmuskeln streckt der Bulle dann plötzlich seine Hüft- und Kniegelenke so stark, daß er einen nach vorn-oben gerichteten Sprung macht, bei dem sich seine Hinterbeine bis zu 30 cm vom Boden abheben können. Zum selben

Zeitpunkt, in welchem die Penisspitze dabei das Scheidengewölbe dorsal des Muttermundes erreicht, erfolgt der vom Ejakulationszentrum (Lendenmark) gesteuerte *einphasige* Samenerguß, das heißt das aus Nebenhodenschwanz, Samenleiter und Samenleiterampulle stammende spermienhaltige Sekret wird zusammen mit den (spermienfreien) Absonderungen der Samenblasendrüsen und der Prostata unter den Kontraktionen von M. urethralis, M. bulbocavernosus und M. ischiocavernosus ausgestoßen. Der Bulle gehört somit zu den ‚Scheidenbesamern'.

Krankhafterweise können die *Suchbewegungen ausbleiben;* solche Bullen springen zwar mit erigiertem Penis auf, verharren dann aber völlig passiv auf dem Partner. Bei der weit verbreiteten *Dysfunktion der Afterpenismuskeln* wird der erigierte Penis gar nicht oder nur wenige Zentimeter weit ausgeschachtet; nach dem Aufsprung vollführt der betreffende Bulle dann unter starkem Durchbiegen der Lendenwirbelsäule hastig-heftige ‚Friktionsbewegungen' mit dem Hinterkörper, wobei nicht mehr als 5 cm seines Penis sichtbar werden. Bei angeborener oder erworbener *Richtungsabweichung* trifft die erigiert suchende Rute nicht die Vulva, sondern berührt unterhalb (häufiger), oberhalb oder seitlich von ihr (seltener) die äußere Haut des Sprungpartners.

Unter den Störungen der Begattungsfähigkeit ist das *Ausbleiben des Nachstoßes* am häufigsten. Es ist von Fall zu Fall entweder die zwangsläufige Folge einer schon vor dem Einführen des Penis in die Scheide eingetretenen Unterbrechung der Paarungsreflexkette (Behinderungen der Erektion und Emission, unvollständiger Aufsprung, fehlende Suchbewegungen, Dysfunktion der Afterpenismuskeln, Richtungsfehler des Penis), oder aber auf eine sich erst nach der Immission auswirkende Veränderung zurückzuführen. Erstere sind in den vorangegangenen Abschnitten bereits besprochen worden; letztere können die in KRAUSE'schen Kolben, MEISSNER'schen und PACCINI'schen Körperchen lokalisierte *Empfindungsfähigkeit der Penisspitze* oder die von hier ausgehende *Reizleitung* betreffen.

Im Anschluß an den Nachstoß beendet der Bulle den Paarungsvorgang, indem er vom Sprungpartner absteigt (*Descensus*), wobei sein Glied infolge reflektorischen Nachlassens der Blutfülle erschlafft (*Relaxatio penis*); gleichzeitig wird die Rute durch den M. retractor penis wieder in den Vorhautschlauch zurückgezogen oder ‚eingeschachtet' *(Remissio penis).* Vor der endgültigen Trennung vom weiblichen Tier ist beim ‚Sprung aus der Hand' (im Gegensatz zum ‚freien Sprung' innerhalb der Herde) nur selten noch ein Nachspiel (*Calmatio sexualis*) in Form leichter, gegen den Partner gerichteter Hornstöße zu beobachten.

Bullen mit der nur selten zu beobachtenden *Verzögerung des Samenergusses* (Ejaculatio retardata) führen den Paarungsakt einschließlich des Nachstoßes normal aus; ihr Sperma fließt aber erst nach dem Absprung, also außerhalb der Scheide des Sprungpartners, aus der Harnröhrenmündung ab. Als Ursache kommt entweder eine Störung des Zusammenspieles der an der Ejakulation beteiligten Nerven, Spinalzentren und Muskeln, oder eine Verlegung der Urethra durch Konkremente (S. 310) in Frage. Die hiermit verbundenen Spasmen können kolikartige Symptome (S. 263) auslösen.

Annahme der künstlichen Scheide

Im Hinblick auf die weltweite Verbreitung der *instrumentellen Samenübertragung* (‚künstliche Besamung') ist von zur Zucht einzusetzenden Bullen zu fordern, daß sie nicht nur den Paarungsakt normal ausführen, sondern auch die künstliche Scheide annehmen. Voraussetzung hierfür ist es, daß dieses Instrument sachgerecht zusammengesetzt und gehandhabt wird. Die nach jedem Gebrauch gründlich zu säubernde und zu entkeimende künstliche Scheide für Bullen besteht aus Mantelrohr, Innenschlauch und Samenauffangglas; außerdem werden Druckringe, Ventil, straffe Binde, Wärmeisolator und Thermometer benötigt.

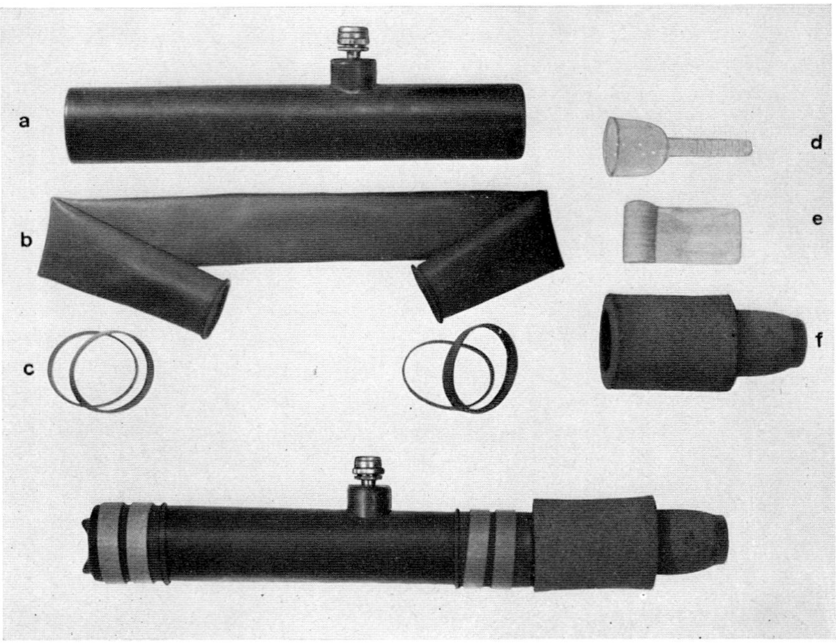

Abb. 265. Künstliche Scheide für Bullen (Modell Hannover 1948) oben vor, unten nach dem Zusammensetzen: a = Mantelrohr mit Ventilverschluß; b = Innenschlauch; c = Gummiringe; d = Samenauffangglas; e = Bindenschlaufe; f = Wärmeisolator (‚Wärmeschutz')

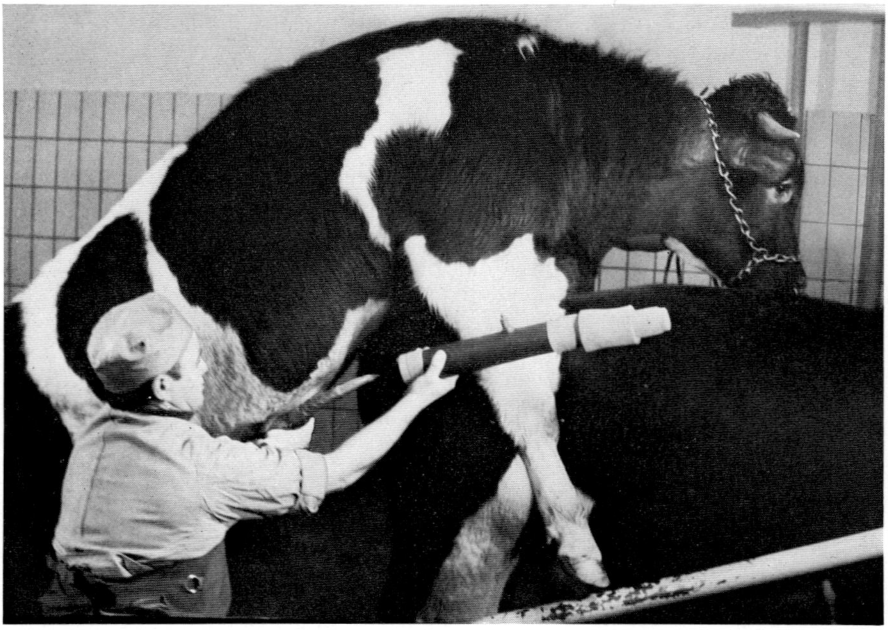

Abb. 266. Samengewinnung beim Bullen mit Hilfe der künstlichen Scheide (Modell Hannover 1948)

Bei dem als Beispiel für die Vielzahl künstlicher Vaginen zu schildernden ‚*Modell Hannover 1948*' (Abb. 265, 266) besitzt das aus festem Gummi bestehende *Mantelrohr*[1] (Länge 40 oder 30 cm für ausgewachsene beziehungsweise junge Bullen, Innendurchmesser 5,5 cm, Wandstärke 0,6 bis 1,0 cm) etwa auf halber Länge eine *Einfüllöffnung* mit Ventilverschluß. Ein Ende des Mantelrohres ist bis auf die vulvaähnliche schlitzförmige Eingangsöffnung durch Schwammgummi verschlossen. Der etwa 75 cm lange *Innenschlauch*[2] (Durchmesser 5 bis 6 cm) besteht aus weichem, spermafreundlichem Gummi mit glatter oder reizverstärkend aufgerauhter Oberfläche. Er wird von der schwammgummifreien Ausgangsöffnung her so weit durch das Mantelrohr geschoben, daß dort noch etwa 10 cm daraus hervorragen. Dieser überstehende Teil ist zweckmäßigerweise zunächst einzurollen; dann wird er durch Zug gedehnt, über das Mantelrohrende gespannt, abgerollt und durch zwei kräftige *Gummiringe*[3] festgelegt. Danach ist der Umschlagsrand des Innenschlauches tütenartig etwa 7 cm aus der Ausgangsöffnung hervorzuziehen. Nunmehr wird das eingangswärtige Innenschlauchende ebenfalls eingerollt, gedehnt, umgerollt und mit zwei weiteren Gummiringen fixiert. Dabei sind Faltenbildungen und Verdrehungen des Schlauches zu vermeiden, weil sie das Abfließen des Spermas behindern; aus dem gleichen Grunde verdienen Innenschläuche mit glatter Oberfläche den Vorzug, wenn es die Deckgewohnheiten des betreffenden Bullen nicht anders erfordern. Jetzt wird ein tulpenförmiges *Samenauffangglas*[4] so weit in den ausgangswärtig überstehenden Innenschlauchabschnitt eingeschoben, daß sein aufgebördelter Rand fingerbreit vom Mantelrohrende entfernt bleibt, und mit einem Gummiring[5] oder einer straff angelegten doppelten Bindenschlaufe[6] am Innenschlauch befestigt. Das alkalifreie (das heißt spermafreundliche) Glas besitzt am unteren Ende seines 5 bis 6 cm weiten und ebensolangen Kelches einen 10 bis 12 ml fassenden, reagenzglasförmigen graduierten Stiel. Der zwischen Innenschlauch und Mantelrohr befindliche Raum wird über die Einfüllöffnung mit 50° bis 60 °C warmem Wasser vollgefüllt und mit dem Ventil verschlossen; dabei sind Benetzungen der Eingangsöffnung wegen der spermaschädigenden Wirkung des Wassers unbedingt zu vermeiden. Die Temperatur innerhalb der künstlichen Scheide wird durch ein bis 200 °C reichendes heißluftsterilisiertes Thermometer gemessen, nach dessen Einführen das Instrument zur gleichmäßigen Durchwärmung mehrmals hin und her zu schwenken ist. Sobald das Thermometer etwa 45 °C anzeigt, wird das Ventil geöffnet oder entfernt und etwa ein Drittel des Wassers bei schräg gehaltener künstlicher Vagina wieder abgelassen. Dann sinkt die Temperatur auf den für die Samengewinnung günstigen Bereich von 41° bis 43 °C, und das Instrument ist gebrauchsfertig. Auf die Anwendung eines in kleiner Menge auf Eingangsöffnung und anschließenden Abschnitt des Innenraumes zu verstreichenden *Gleitmittels*[7] kann im allgemeinen verzichtet werden. Je nach der Umgebungstemperatur ist es aber oft zweckmäßig, einen *Wärmeisolator*[8] über das Samenauffangglas zu stülpen, der zugleich Schutz vor Sonneneinstrahlung bietet.

Die *Samengewinnung* erfolgt am besten in einem überdachten Raum mit rutschfestem, staub- und pfützenfreien Boden an einem im Deckstand stehenden geeigneten Sprungpartner. Dabei ist die ausreichende *geschlechtliche Vorbereitung* des Bullen wichtig, weil sie wesentlichen Einfluß auf Volumen und Dichte des Ejakulates hat. Als optimal gilt 10 Minuten langes Führen in der Nähe des Partners in Verbindung

---

[1] Gummi-Bertram/Hannover: Nr. M 11204, M 11205, M 11206 oder M 11207.
[2] Gummi-Bertram/Hannover: Nr. M 11224, M 11225 oder M 11226.
[3] Gummi-Bertram/Hannover: Nr. M 11217.
[4] Gummi-Bertram/Hannover: Nr. M 11234.
[5] Gummi-Bertram/Hannover: Nr. M 11219.
[6] zum Beispiel: Hauptner/Solingen: Nr. 48110 (‚Flava'-Binde).
[7] zum Beispiel: Dipropar/Paris: Marsolub (Pâte lubrificante).
[8] Gummi-Bertram/Hannover: Nr. M 11240, M 11241.

mit 2 ‚Blindsprüngen' (Aufspringenlassen mit manueller Ablenkung des Penis ohne Samenentnahme); 2 Blindsprünge allein reichen aber meist aus. Dabei darf sich der Bulle jedoch auf keinen Fall Unterbauch und Penis verunreinigen, oder gar den weiblichen Partner decken. Der spermaentnehmende Untersucher umfaßt die vorbereitete künstliche Scheide so von unten her mit seiner rechten Hand, daß kleiner Finger und Handkante mit dem Eingangsende des Mantelrohres abschließen; bei anderweitiger Handhabung des Instrumentes kann dessen ‚Introitus' nicht ruhig genug gehalten und das andere Ende (mit dem Samenauffangglas) nur ungeschickt gesenkt werden. Letzteres ist zunächst stets schräg nach oben zu halten, damit die Schaumgummi-Vulva nicht vorzeitig abkühlt. Der Untersucher stellt sich rechts neben die Hinterhand des Sprungpartners und vermeidet alle unnötigen oder hastigen Bewegungen. Der Bulle wird von der führenden Person so lange zurückgehalten, bis sein Penis genügend erigiert und emittiert ist. Beim Aufsprung erfaßt die mit einem sterilisierten *Stoffhandschuh*[1] überzogene linke Hand des Untersuchers mit ruhigem, nicht zu festem Griff das Vorderende des Präputiums so von unten her, daß kleiner Finger und Handkante etwa in Höhe der Vorhautöffnung liegen; dabei ist jegliche Berührung der Schleimhaut tunlichst zu vermeiden. Nun wird der ‚suchende' Penis durch gleichmäßigen Zug am Präputium auf die in der rechten Hand, und zwar wie auf Abbildung 266 gehaltene künstliche Scheide abgelenkt. Hierbei ist darauf zu achten, daß der Penis keinen Kontakt mit dem Sprungpartner bekommt (Gefahr der spermaschädigenden Verunreinigung). Um das Instrument möglichst ruhig zu halten, kann es der Nachhand des Sprungpartners angelegt werden; dabei ist es dem Penis soweit entgegenzubringen, daß seine Spitze den Vagineneingang berührt. Keinesfalls darf die künstliche Scheide aber auf den Penis aufgeschoben oder ihm sogar ruckartig ‚übergestülpt' werden, weil dadurch die Reflexkette unterbrochen wird. Der normale Ablauf des Paarungsaktes wird nämlich um so besser ‚imitiert', je mehr es der Untersucher versteht, den Bullenpenis ohne allzu derbe Lenkung selbst suchen zu lassen.

Unmittelbar nach dem Nachstoß wird die künstliche Scheide mit dem ausgangswärtigen Ende zügig, aber nicht ruckartig (Unlustgefühle, Gefahr der Penisknickung) auf 30 Grad unterhalb der Waagerechten *gesenkt*, damit das ejakulierte Sperma nicht länger als nötig mit dem Innenschlauch in Berührung bleibt, sondern möglichst rasch in das Auffangglas abfließt. Dann wird das Instrument unverzüglich, aber ohne Hast vom Penis *entfernt*. Die linke Hand des Untersuchers fixiert jedoch noch so lange die Vorhaut, um die Rute des Bullen abzulenken, bis dieser vom Sprungpartner abgestiegen ist; würde das Präputium sofort nach dem Nachstoß losgelassen, so bestünde nämlich die Gefahr, daß der Bulle sein Glied verunreinigt oder verletzt, oder daß er das weibliche Tier unerwünschtermaßen deckt. Nun wird sogleich das Ventil der künstlichen Vagina entfernt und das Wasser bei schräggehaltenem Instrument aus der Einfüllöffnung abgelassen. Nach erneutem Verschließen dieser Öffnung ist das Auffangglas vorsichtig aus dem Innenschlauch zu lösen; es wird samt Ejakulat unverzüglich in ein Wasserbad von 25 ° bis 30 °C verbracht, um einen zu raschen, samenschädigenden Temperaturabfall zu vermeiden. Das Glas wird dann gekennzeichnet und seine Öffnung zum Schutz gegen Verunreinigungen mit einem sterilen Glasdeckel oder einer Aluminiumfolie verschlossen.

Das Annehmen der künstlichen Scheide durch den zu prüfenden Bullen ist wie folgt zu *bewerten:*

Annahme beim 1. Aufsprung:	sehr gut;
Annahme beim 2. oder 3. Aufsprung:	gut;
Annahme beim 4. oder 5. Aufsprung:	mäßig;
Annahme erst beim 6. oder einem späteren Aufsprung:	schlecht.

[1] Gummi-Bertram/Hannover: Nr. M 10530.

Wenn ein Bulle die künstliche Vagina nur zögernd oder gar nicht annimmt, sollte der Untersucher (insbesondere der Anfänger) die Ursache hierfür zunächst in *eigenen Fehlern* suchen. Sorgfältige Vorbereitung des Instrumentariums sowie Ruhe und Geschicklichkeit sind erfahrungsgemäß von ausschlaggebender Bedeutung für das Gelingen der Samenentnahme. Manche, den natürlichen Paarungsakt störungsfrei vollziehende Bullen reagieren schon auf das bloße Berühren des Präputiums oder das Ablenken des Penis empfindlich und führen dann heftige, oder nur unzulängliche und bald nachlassende Suchbewegungen aus; in solchen Fällen unterbleibt auch der Nachstoß in die künstliche Scheide.

Wird die künstliche Vagina trotz Einhaltung aller Maßregeln nur mit Verzögerung angenommen, so sollte die *Innentemperatur* des Instrumentes kontrolliert und versuchsweise bis auf 48 °C erhöht werden. Man kann des weiteren auch den *Innendruck* verstärken, indem weniger Wasser als sonst abgelassen und etwas Luft eingeblasen wird. Außerdem ist es oft ratsam, einen Innenschlauch anderer *Oberflächenbeschaffenheit* (rauh oder glatt) zu wählen. Das Nichtannehmen der künstlichen Scheide gilt erst dann als diagnostiziert, wenn alle diese Möglichkeiten ohne Erfolg angewandt worden sind. Läßt sich die Annahme der künstlichen Vagina nur durch Steigerung ihrer Innentemperatur erreichen, so ist zu bedenken, daß der Kontakt mit dem heißen Gummi samenschädigend wirkt. Ein Bulle, der die künstliche Scheide nicht oder nur gelegentlich annimmt, ist nicht zum Einsatz in der instrumentellen Samenübertragung geeignet, also *‚besamungsuntauglich'*. Aus der Tatsache, daß ein Bulle die künstliche Vagina annimmt, darf andererseits nicht ohne weiteres darauf geschlossen werden, daß er auch den natürlichen Paarungsakt störungsfrei ausführt; so gelingt zum Beispiel die künstliche Samenentnahme bei Vatertieren mit Richtungsanomalien des Penis meist einwandfrei, obwohl diese zur natürlichen Bedeckung weiblicher Rinder nur mit Mühe oder gar nicht befähigt sind.

Die endgültige *diagnostische und prognostische Beurteilung* (S. 486ff.) *der Begattungsfähigkeit* (Potentia coëundi) eines Bullen erfordert wiederholte Untersuchungen an verschiedenen Tagen; die einmalige funktionelle Prüfung kann nur als Orientierung dienen. Das gilt insbesondere für Streitfälle (Beanstandung eines zugekauften Vatertieres). Grundlage für Untersuchung und Bewertung sind die Auktionsbedingungen der einzelnen Zuchtverbände. Als vorbildlich sind die *Bestimmungen über die ‚besondere Gewährleistung und Garantien bei Bullen'* des Verbandes Deutscher Schwarzbuntzüchter in Bonn anzusehen; ihre, die Potentia coëundi beziehungsweise die Annahme der künstlichen Scheide betreffenden Absätze lauten wie folgt: ‚Der Verkäufer sichert zu, daß der Bulle bei ordnungsgemäßer Fütterung und Haltung *einwandfrei deckt* beziehungsweise die *künstliche Scheide annimmt.* Mängel sind dem Verkäufer bei Verwendung des Bullen im natürlichen Deckakt innerhalb von 6 Wochen, bei Verwendung in der künstlichen Besamung innerhalb von 4 Wochen nach dem Gefahrenübergang mittels eingeschriebenen Briefes anzuzeigen, jedoch frühestens 2 Wochen nach der Übergabe. Unter *einwandfreiem Decken* ist zu verstehen, daß der Bulle im Bestand des Käufers paarungsbereite Rinder im ordnungsgemäßen Deckstand regelmäßig deckt, das heißt ohne Hemmungen innerhalb von 10 Minuten aufspringt und den Nachstoß ohne Hilfe ausführt. Eine Beanstandung wegen mangelnden Deckvermögens ist dann berechtigt, wenn dem Bullen 6 paarungsbereite Rinder an 6 verschiedenen Tagen vorgestellt wurden, von denen er, zumutbare Umstände vorausgesetzt, nicht wenigstens 5 einwandfrei gedeckt hat. Die *Annahme* der sachgemäß vorbereiteten *künstlichen Scheide* muß regelmäßig, das heißt mindestens beim 3. Aufsprung und innerhalb von 10 Minuten erfolgen. Eine Beanstandung wegen Nichtannahme der künstlichen Scheide erfolgt dann zu Recht, wenn die Entsamung bei sachgemäßer Durchführung nicht mindestens an 5 von 6 verschiedenen Tagen einwandfrei gelungen ist.

Probenentnahme und Untersuchung

An ein brauchbares Verfahren zur Spermagewinnung sind nach GÖTZE (1949) folgende *Anforderungen* zu stellen:

— Das gesamte Ejakulat muß ohne Verlust und Verunreinigung zu gewinnen sein.
— Die Lebensfähigkeit der Spermien darf nicht beeinträchtigt werden.
— Die Dichte des Ejakulates soll gegenüber dem bei natürlicher Paarung abgegebenen Ejakulat unverändert sein.
— Gesundheit und Geschlechtstrieb des Tieres müssen erhalten bleiben.
— Das Verfahren sollte möglichst einfach sein.

Für Bullen erfüllt nur die Samenentnahme mit der künstlichen Scheide all diese Anforderungen, weil mittels ‚Elektroejakulation' gewonnene Proben hinsichtlich Volumen, Dichte und Zusammensetzung nicht dem beim natürlichen Paarungsakt abgegebenen Ejakulat entsprechen. In diesem Zusammenhang ist zu berücksichtigen, daß das Ergebnis von Laboruntersuchungen nicht genauer sein kann, als es das zu prüfende biologische Material zuläßt; letzteres kann wiederum nicht besser sein als die Methode, mit der es gewonnen wurde.

Im Rahmen seiner *biologischen Untersuchung* wird das Sperma makroskopisch, mikroskopisch und chemisch-physikalisch geprüft. Zur vergleichenden Beurteilung der erhobenen Befunde dienen die in den folgenden Abschnitten näher erläuterten *Mindestanforderungen,* die auf den Ergebnissen langjähriger systematischer Untersuchungen der Ejakulate von Zuchtbullen aller Altersklassen basieren. Werden die Mindestanforderungen nicht erfüllt, so darf daraus (insbesondere bei geringgradigen Abweichungen von der Norm) allerdings nicht geschlossen werden, daß der betreffende Bulle mit Sicherheit herabgesetzt fruchtbar oder gar unfruchtbar ist. Erfahrungsgemäß weisen solche Bullen aber mit hoher Wahrscheinlichkeit verminderte Fruchtbarkeitsaussichten auf und geben vor allem im Besamungseinsatz häufig Anlaß zur Beanstandung. Ähnlich wie für die Beurteilung der Begattungsfähigkeit (S. 349) sind für *diagnostische Aussagen über die biologische Samenbeschaffenheit* eines Bullen und damit über seine Fruchtbarkeitsaussichten wiederholte Untersuchungen im Abstand von 3 bis 5 Tagen notwendig. Dabei werden zweckmäßigerweise je Untersuchungstag nach ausreichender Vorbereitung des Bullen (S. 355) jeweils 2 Ejakulate entnommen. Falls sich Abweichungen zwischen den Befunden der ersten und der zweiten Untersuchung ergeben, so werden weitere Prüfungen erforderlich. Das Ergebnis der biologischen Untersuchung eines einzelnen Ejakulates ist somit für die Stellung der Diagnose nicht ausreichend, sondern dient nur der Orientierung.

Makroskopische Untersuchung des Ejakulates

Die *grobsinnliche Prüfung* umfaßt Größe (= Volumen [früher ‚Menge']), Aussehen und Geruch des Ejakulates. Das in Millilitern (ml) anzugebende *Volumen* wird entweder an der Graduierung des Samenauffangglases abgelesen oder mit einer graduierten 10 ml-Meßpipette festgestellt. Die Mindestanforderung für über 2 Jahre alte Bullen beträgt 4 ml, für Jungbullen dagegen 2 ml.

Unter dem von der Anzahl der Spermien pro Kubikmillimeter, vom Anteil der Sekrete der akzessorischen Geschlechtsdrüsen sowie von etwaigen Beimengungen (Blut, Eiter, Epithelzellen, Verunreinigungen) abhängigen *Aussehen* des Ejakulates werden seine Konsistenz und Farbe verstanden. Die normale *Konsistenz* ist rahmähnlich. Milchähnliches Bullensperma entspricht noch den Mindestanforderungen; dagegen ist molkenähnliche oder gar wäßrige Konsistenz bei Bullenejakulaten stets als anomaler Befund zu werten, der auf verminderte Dichte (S. 360) schließen läßt. Im Samenerguß befindlicher Eiter gibt sich häufig durch Flocken zu erkennen (Pyospermie). Beim Bullen ist die *Farbe* des Ejakulates je nach seinem Gehalt an Riboflavin normalerweise weißlich bis elfenbeinfarben oder gelblich. Rötliche Färbung ist ein Zeichen für die Beimengung von frischem Blut, bräunliche für das Vorhandensein von älterem (hämolysierten) Blut in der Samenprobe (Hämospermie). Graue Verfärbung weist auf Verunreinigungen hin. Spermienfreie Ejakulate erscheinen grünlichgelb und besitzen zugleich eine wäßrige Konsistenz.

Hygienisch einwandfrei gewonnene Spermaproben gesunder, fruchtbarer Bullen haben nur einen schwachen, leicht aromatischen, an Eigelb erinnernden *Geruch*. Zu beanstanden sind Harngeruch, fauliger Geruch sowie der nach Verunreinigung mit Schmutzpartikeln (zum Beispiel Kot) auftretende stark tierartspezifische Geruch des Samens.

Mikroskopische Untersuchung des Ejakulates

Im Rahmen der mikroskopischen Samenprüfung werden Dichte, Bewegungsaktivität, Farbstoffabsorption, Lebensdauer, Agglutination, Gehalt an Fremdzellen oder anderen Beimengungen sowie an morphologisch veränderten Spermien ermittelt. Hierzu sind erforderlich: Mikroskop mit Phasenkontrasteinrichtung[1]; Heiztisch[2] zur Erwärmung der Objektträger, Glaskapillarpipetten (etwa 15 cm lang, lichte Weite 2 bis 3 mm, Wandstärke 0,5 mm, durch Ausziehen über der BUNSEN-Brennerflamme hergestellt); Objektträger und Deckgläschen. (Weitere Hilfsmittel werden bei den einzelnen Methoden erwähnt.)

Als *Dichte* des Bullenejakulates wird die Anzahl der Samenzellen in Millionen pro Kubikmillimeter bezeichnet. Für ihre Bestimmung ist die Auszählung der Spermien in einer Blutkörperchen-Zählkammer zu empfehlen. Hierzu wird das Sperma im Verhältnis 0,05 ml zu 9,95 ml mit HAYEM'scher Lösung[3] verdünnt (= Verdünnungsgrad 1:200). Dann werden beide Hälften einer in üblicher Weise vorbereiteten Zählkammer nach THOMA ‚neu' unter Zuhilfenahme einer Kapillarpipette mit der durch Schütteln in einem Blutröhrchen gründlich durchmischten Spermaverdünnung sachgemäß gefüllt. Die Kammer ist mindestens 5 Minuten in waagerechter Lage stehenzulassen, damit die Spermien auf deren Boden absinken. Schließlich werden im Phasenkontrastmikroskop (320fache Vergrößerung) in jeder Kammerhälfte nacheinander die in 5 (aus jeweils 16 kleinen Quadraten bestehenden) großen Quadraten (das heißt auf insgesamt $^{10}/_{25}$ mm² Fläche) befindlichen Spermien ausgezählt; dabei sind nur die Köpfe der Samenzellen einschließlich derjenigen, die sich auf der linken und der unteren Begrenzungslinie befinden, aber auch alle schwanzlosen Köpfe zu berücksichtigen. Im Anschluß an das Auszählen eines Quadrates ist die Tiefenschärfe auf die Ebene der Deckglasunterseite einzustellen, um auch die dort womöglich anhaftenden ‚Deckglasspermien' mitzuerfassen. Die Errechnung der Dichte (D) erfolgt nach der Formel:

$$D\ (\text{in Millionen/mm}^3) = \frac{\text{Gesamtzahl ausgezählter Spermien (A)}}{\text{ausgezählte Fläche } (^{10}/_{25}\ \text{mm}^2) \times \text{Kammerhöhe } (^{1}/_{10}\ \text{mm}) \times \text{Verdünnungsgrad } (^{1}/_{200})} = A \times 5000$$

---

[1] Etwa Carl Zeiss/Oberkochen: Standard 14 (mit Phasenkontrastkondensor II Z, Okular 8 ×, Objektive Ph 10 ×, Ph 25 ×, Ph 40 ×, Öl 100 ×) oder Ernst Leitz/Wetzlar: SM-Lux (mit Phasenkontrastkondensor Nr. 402 a K 1, Okular GF 10 ×, Objektive Phaco 10, Phaco 25, Phaco 40, Phaco Öl 100).

[2] Etwa Heiztisch nach EISENBERG — Ernst Leitz/Wetzlar (mit automatischer Thermoregulierung), der wegen großer, für 3 nebeneinanderliegende Objektträger passender Auflagefläche besonders geeignet ist.

[3] HAYEM'sche Lösung: 5 Teile Natriumsulfat, 1 Teil Natriumchlorid und 0,5 Teile Quecksilberchlorid in 200 Teilen aqua dest. gelöst.

Die an Bullenejakulate zu stellende Mindestanforderung ist eine Dichte von $0{,}6 \times 10^6$ Spermien pro Kubikmillimeter. Der geübte Untersucher kann aufgrund der Konsistenz des Ejakulates eine Schätzung seiner Dichte nach folgenden Anhaltspunkten vornehmen:

Konsistenz	*Dichte* (Millionen /mm³)	*Konsistenz*	*Dichte* (Millionen /mm³)
rahmähnlich:	> 1,0	molkenähnlich:	0,4 bis 0,2
rahm- bis milchähnlich:	1,0 bis 0,8	molkenähnlich bis wäßrig:	0,2 bis 0,05
milchähnlich:	0,8 bis 0,6	wäßrig:	< 0,05
milch- bis molkenähnlich:	0,6 bis 0,4		

Die *Bewegungsaktivität* der Samenzellen ist ihre eindeutigste und zudem verhältnismäßig einfach festzustellende Lebensäußerung. Voraussetzung für die Bewegungsprüfung ist die Verwendung einer möglichst konstanten Wärmequelle (am besten eines Mikroskopheiztisches) von 40 °C. Bei der mikroskopischen Betrachtung wird zwischen Massen- und Einzelbewegung unterschieden; außerdem sind die verschiedenen Bewegungsarten der Samenzellen zu beurteilen.

Unter *Massenbewegung* ist die in dichten aktiven Ejakulaten stets ausgeprägte Schwarm-, Wellen- und fischzugähnliche Bewegung der Gesamtheit der Spermien zu verstehen. Um sie sichtbar zu machen, wird ein etwa linsengroßer Tropfen des zu untersuchenden Spermas mittels heißluftsterilisierter Kapillarpipette auf einen angewärmten Objektträger verbracht und ohne Deckglas im Hellfeldverfahren (etwa 100-fache Vergrößerung) bei partiell geschlossener Irisblende untersucht. Der Grad der Massenbewegung (M) ist dabei folgendermaßen einzustufen:

M —	= *keine M:* keinerlei Bewegung feststellbar;
M ±	= *kaum M:* träge Bewegung, keine Wellen erkennbar;
M +	= *geringgradige M:* träge Bewegung, flache Wellen, mit vereinzelten Verdichtungen;
M + (+)	= *mäßige M:* lebhaftere Bewegung, noch flache Wellen, beginnende Schwarmbildung;
M + +	= *gute (mittelgradige) M:* lebhafte Bewegung, deutliche Wellen und Schwarmbildung mit zahlreichen dunkel bis schwarz erscheinenden Verdichtungen;
M + + (+)	= *gute bis sehr gute M:* lebhafte bis starke Bewegung, ausgeprägte Wellen und Schwarmbildung mit Gegenströmen und zahlreichen schwarz erscheinenden Verdichtungen;
M + + +	= *sehr gute M:* starke Bewegung, Omega- beziehungsweise Pilzform der Wellen mit Gegenströmen und erheblicher Geschwindigkeit.

Als Mindestanforderung für Bullenejakulate gilt eine gute Massenbewegung (M + +).

Bei der Prüfung der *Einzelbewegung* der Samenzellen werden die Anteile der sich *vorwärtsbewegenden* (V), der sich *am Ort bewegenden* (O) sowie der *unbeweglichen* (U) Spermien in Prozenten geschätzt. Hierzu sind mittels heißluftsterilisierter Kapillarpipette drei etwa senfkorngroße Tröpfchen (0,002 bis 0,004 ml) des zu untersuchenden Ejakulates auf einen angewärmten Objektträger zu verbringen und je ein Deckglas aufzulegen. Es sollten davon nur diejenigen Nativpräparate untersucht werden, bei denen sich das Samentröpfchen im kapillaren Spalt zwischen Objektträger und Deckglas verteilt. Andernfalls muß ein neues Präparat angefertigt werden, weil die Schichtdicke für die genaue Beurteilung ausschlaggebend ist. Wird das Samentröpfchen zu groß gewählt und läuft es nicht völlig auseinander, weil sich Körnchen auf Objektträger oder Deckglas befinden, so läßt sich die Einzelbewegung der Spermien wegen zu großer Schichtdicke kaum beurteilen. Bei Betrachtung im Phasenkontrast in 200facher Vergrößerung ist anzustreben, die Schätzung wie folgt zu objektivieren: Zunächst wird geprüft, ob sich mehr als die Hälfte der im Gesichtsfeld vorhandenen Spermien in Vorwärtsbewegung befindet oder nicht; dann sollte sich der Betrachter auf den kleineren Anteil beider konzentrieren und seinen Prozentsatz (X) an der Gesamtzahl der Spermien schätzen. Als Nächstes ist der prozentuale Anteil der sich am Orte bewegenden Samenzellen (Y) zu schätzen. 100 minus Summe (X + Y) ergibt dann die dritte Komponente (Z), die entweder den Anteil der sich vorwärtsbewegenden oder der unbeweglichen Spermien darstellt. Während die Massenbewegung nur am unverdünnten Sperma beurteilt wird, soll die Untersuchung der Einzelbewegung außerdem auch am ordnungsgemäß verdünnten und am kühlschrankgelagerten Sperma[1] erfolgen. Hierzu werden zweckmäßigerweise Proben unverdünnten und verdünnten Samens in etwa 1,5 ml fassende Sameneinzeldosen-Gläschen[2] gefüllt, die in einem Lochkissen[3] aus engporigem Schwammgummi stecken und mit paraffinierten Korkstopfen oder Kunststoffkappen[4] zu verschließen sind. Die Untersuchung am unverdünnten Sperma ist unmittelbar nach dessen Gewinnung, am verdünnten Sperma im Anschluß an die Verdünnung und danach eine Woche lang im Abstand von jeweils 24 Stunden auszuführen (in der Zwischenzeit werden die Proben bei + 5 °C aufbewahrt), um einen etwaigen Abfall der Bewegungsaktivität zu ermitteln (siehe auch ‚Lebensdauer'). Gemäß den Mindestanforderungen sollten sich in verdünntem Sperma unmittelbar nach der Samengewinnung mindestens 70 % der Spermien in Vorwärtsbewegung befinden (V 70 %); in ordnungsgemäß verdünnten und bei + 5 °C aufbewahrten Samenproben sollte die V 70 % noch mindestens 72 Stunden lang erhalten bleiben.

Bei Prüfung der Einzelbewegung wird auch auf die verschiedenen *Bewegungsarten* der Samenzellen geachtet. Normalerweise bewegen sie sich nahezu *geradlinig vorwärts.* Störungen dieser Bewegungsform werden vor allem durch Änderungen des osmotischen Druckes der Samenflüssigkeit verursacht. Die Folge sind *Kreisbewegungen,* wobei sich die Spermien mit gebogenem Schwanz in flachen, kaum erkennbaren Kreisbögen, oder in derart engen Kreisen fortbewegen, daß sich ihr Kopf und Schwanzende fast berühren, ferner *Rückwärtsbewegungen,* bei denen der Schwanz der Samenzelle eine schleifenartige Biegung (‚Notenschlüsselform') aufweist, so daß er über oder neben dem Kopf zu liegen kommt. Im normalen Bullenejakulat sollen keine gestörten Bewegungsarten der Samenzellen feststellbar sein.

Zur Differenzierung lebender von toten oder funktionsgeschädigten Spermien dient der *Farbstoffabsorptionstest* (‚Supravitalfärbung'), da sich erstere bei geeigneter Versuchsanordnung nicht anfärben, während letztere gewisse Farbstoffe anlagern. Hierzu wird aus Eosin[5] und 3 %iger wäßriger Trinatriumzitratdihydratlösung eine 2 %ige Farbstofflösung hergestellt. Dann sind mittels Kapillarpipette auf einen sorgsam gesäuberten, entfetteten und auf dem Heiztisch des Mikroskops vorgewärmten Objektträger zunächst zwei Tropfen der Eosinlösung und anschließend dicht nebenan mit einer anderen sterilen Kapillarpipette 1 Tropfen Sperma aufzusetzen. Durch mehrmaliges vorsichtiges Kippen des Objektträgers werden Farbstofflösung und Sperma miteinander

---

[1] Für diesen Zweck sind Zitrat-Eidotter-Verdünner am besten geeignet; nähere Einzelheiten sind den Fachbüchern über die Besamung der Haustiere zu entnehmen (siehe Schrifttumsverzeichnis).
[2] Gummi-Bertram/Hannover Nr. M 10960.
[3] Gummi-Bertram/Hannover Nr. M 11067, M 11068.
[4] Gummi-Bertram/Hannover Nr. M 10961.
[5] Riedel-de Haen AG/Seelze-Hannnover Nr. 32617.

vermischt. Ein kleiner Tropfen dieses Gemisches ist nun mittels eines Deckglases nach Art der Blutausstrichtechnik (S. 142) auf einem zweiten vorgewärmten Objektträger dünn auszustreichen und das Präparat auf dem Mikroskop-Heiztisch zu trocknen. Dabei muß bis zum Trockenwerden des Ausstriches eine Färbezeit von 15 bis 25 Sekunden eingehalten werden. Zur Ermittlung der Prozentzahlen ungefärbter (= lebender) und gefärbter (= toter) Spermien sind pro Ausstrich 500 Samenzellen mikroskopisch auszuzählen (Hellfeld, 320fache Vergrößerung, Blaufilter); halbgefärbte Spermien werden den lebenden zugerechnet. Gemäß den Mindestanforderungen dürfen sich nicht mehr als 25 % der Samenzellen anfärben. (Außer Eosin sind auch Fast-Green, Nigrosin, Opalblau, Kongorot und ihre Kombinationen für den Farbstoffabsorptionstest geeignet).

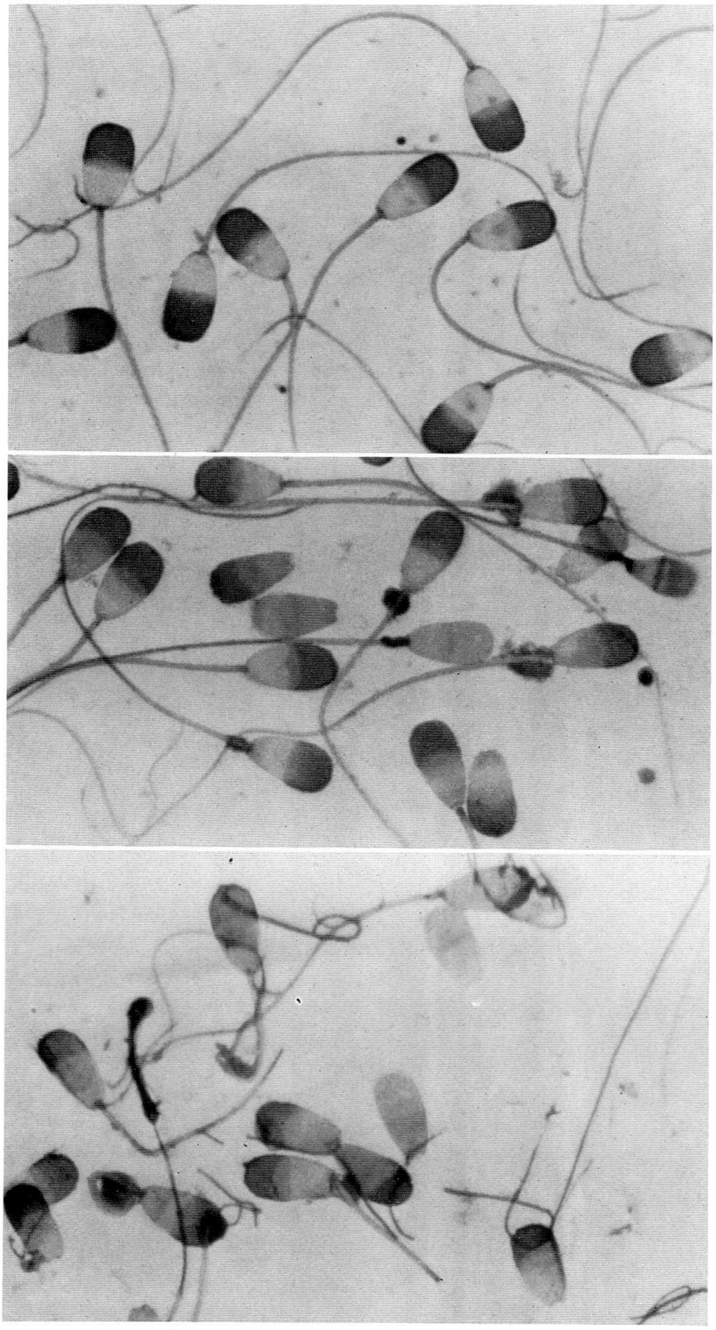

Abb. 267, 268, 269. Spermaausstriche vom Bullen (Kopfkappenfärbung nach KARRAS, 1200fache Vergrößerung):

Oben: Normale Spermien eines fruchtbaren Bullen

Mitte: Spermien eines Bullen mit herabgesetzter Fruchtbarkeit (etwa 35 % Formveränderungen: Kopfkappenablösung, Zwergkopf, Halsbruch, Protoplasmatropfen am Hals)

Unten: Spermien eines unfruchtbaren Bullen, die sämtlich verändert sind (Kopfkappenablösung, deformierter Kopf, Hals- und Verbindungsstückbruch, aufgerollter Schwanz, Schwanzschleife)

Unter der in Stunden anzugebenden *Lebensdauer* der Spermien ist der Zeitraum zwischen der Samengewinnung und dem Erlöschen von Bewegungsäußerungen zu verstehen. Er wird am unverdünnten sowie am ordnungsgemäß verdünnten und bei + 5 °C aufbewahrten Sperma in der für die Untersuchung der Einzelbewegung (S. 360) beschriebenen Weise mikroskopisch ermittelt. Unter diesen Bedingungen beträgt die Mindestanforderung 150 Stunden für unverdünntes und 300 Stunden für verdünntes Sperma.

Als *Agglutination* wird das Verkleben oder Zusammenklumpen der Samenzellen bezeichnet. Im allgemeinen sind davon nur die Köpfe betroffen, so daß sich agglutinierte Spermien häufig noch längere Zeit am Ort bewegen können. Zu unterscheiden sind die paarweise oder Einzel-Agglutination, die sternförmige sowie die starke, regellose Agglutination; außerdem ist der Grad, das heißt die Häufigkeit der betreffenden Erscheinung, anzugeben. In normalen Bullenejakulaten ist keine Agglutination festzustellen.

Unter den Begriffen *Fremdzellengehalt* und *Beimengungen* werden alle korpuskulären Elemente zusammengefaßt, die bei phasenkontrast-mikroskopischer Betrachtung von Spermanativpräparaten außer den Samenzellen selbst (oder deren Bruchstücken) nachzuweisen sind. Dazu gehören Vorstufen der Samenzellen (Zellen der Spermatogenese), Spermiophagen, Epithelzellen, Erythrozyten, Leukozyten und Schmutzpartikel.

Samenzell-Vorstufen und *Spermiophagen* kommen im Ejakulat nur selten vor. Sie sind 8- bis 10mal so groß wie die $8 \times 4 \times 1\ \mu$ messenden Spermienköpfe; ihre Differenzierung ist schwierig, da es sich sowohl um einkernige als auch um mehrkernige, polygonale oder runde Zellen handelt, die häufig Vakuolen besitzen. Das Protoplasma der Spermiophagen ist außerdem durch aufgenommene Spermienköpfe gekennzeichnet. — *Epithelzellen,* die vorwiegend von der Penis- und Präputialschleimhaut, aber auch aus der Harnröhre und (selten) aus der Blase stammen können, fallen den Samenzellen gegenüber zunächst durch ihre Größe auf; sie sind im Mittel etwa 10mal so groß wie ein Spermienkopf, rundlich bis polygonal mit großem, bläschenförmigen Kern, der wegen Zerfalls mitunter kaum erkennbar ist, und liegen einzeln oder in kleinen Verbänden. — *Erythrozyten* sind etwas kleiner als die Köpfe der Spermien; im phasenkontrastmikroskopischen Bild erscheinen sie als gleichförmige, nahezu kreisrunde, hell aufleuchtende Scheiben mit kleinem zentralen Lichthof. — Unter den *Leukozyten* sind neutro-, eosino- und basophile Granulozyten bei Phasenkontrastbetrachtung kaum voneinander zu unterscheiden. Im Sperma sind sie alle an ihrer etwa das Doppelte eines Spermienkopfes betragenden Größe, ihrer rundlichen Form sowie an ihrem charakteristischen Kern (stab- bis segmentförmig) zu erkennen. — *Schmutzpartikel* sind durch ihre stark unterschiedliche Größe und Form charakterisiert. Soweit es sich um Stoffe pflanzlicher Herkunft (Stroh, Heu) handelt, läßt sich vielfach eine lamelläre Struktur nachweisen. Zur Quantifizierung der erhobenen Befunde dient folgender Schlüssel (WAGENER, 1956):

—	=	keine derartigen Gebilde vorhanden;
±	=	sehr vereinzelte (in 10 Gesichtsfeldern höchstens 1) Gebilde;
+	=	einzelne Gebilde vorhanden (nicht in jedem Gesichtsfeld);
+ (+)	=	spärliche (in jedem Gesichtsfeld höchstens einzelne) Gebilde;
+ +	=	mäßiger Gehalt (2 bis 5 in jedem Gesichtsfeld);
+ + (+)	=	zahlreiche Gebilde (in jedem Gesichtsfeld in noch zählbarer Menge vorhanden);
+ + +	=	massenhafte Gebilde (in jedem Gesichtsfeld in nicht mehr zählbarer Menge).

Morphologisch veränderte Spermien sind zwar schon bei der phasenkontrastmikroskopischen Durchmusterung des Nativpräparates als solche zu erkennen; sie gestattet es jedoch nur, bestimmte Formveränderungen, wie Halsbrüche, Plasmatropfen und

Schwanzdeformierungen, qualitativ zu ermitteln und die erhobenen Befunde in Form einer Schätzung zu quantifizieren. Zur genaueren Differenzierung und Ermittlung des prozentualen Anteiles formveränderter Samenzellen sollte auf Spezialfärbungen nicht verzichtet werden. Von den bisher für Bullensperma beschriebenen Färbeverfahren hat sich die *Kopfkappenfärbung mit Metachromgelb und Viktoriablau* nach KARRAS (1950, 1954) besonders bewährt. Hierzu ist ein kleiner Tropfen frischen unverdünnten Spermas mittels steriler Kapillarpipette auf das Ende eines sorgfältig gereinigten, entfetteten und auf dem Mikroskop-Heiztisch vorgewärmten Objektträgers zu verbringen. Dann wird mit Hilfe eines Deckglases, ebenso wie für Blutausstriche (S. 142) beschrieben, ein Samenausstrich angefertigt und bei Zimmertemperatur getrocknet. Unmittelbar nach dem Trockenwerden ist der Ausstrich phasenkontrastmikroskopisch durchzumustern und auf Brauchbarkeit zu prüfen; es sollten nur solche Spermaausstriche für die Färbung verwendet werden, bei denen die Samenzellen etwa auf der Hälfte des Objektträgers deutlich erkennbar nebeneinander liegen. (Bei besonders dichten Ejakulaten gelingt dies erst nach mehreren Versuchen.) Der sachgemäß gekennzeichnete Ausstrich sollte dann bis zur weiteren Bearbeitung noch etwa 24 Stunden lang staubgeschützt bei Zimmertemperatur trocknen. — Von den Farbstoffen Metachromgelb[1] und Viktoriablau[2] werden zunächst Stammlösungen, nämlich eine gesättigte wäßrige Metachromgelb-Lösung und eine 3%ige methylalkoholische Viktoriablau-Lösung hergestellt. Ausschlaggebend für das Gelingen der Kopfkappenfärbung ist ein 3- bis 4wöchiges ‚Reifen' der Stammlösungen bei Brutschranktemperatur (37 °C). Die Gebrauchslösungen werden aus 15 Raumteilen Methanol und 85 Raumteilen Metachromgelb-Stammlösung beziehungsweise aus 80 Raumteilen Aqua quarz-dest. und 20 Raumteilen Viktoriablau-Stammlösung zubereitet und filtriert. Außerdem ist aus 1 Teil Cortex Quercus und 19 Teilen kalten Wassers durch 5minütiges Kochen und anschließendes Filtrieren ein nach 24stündiger Aufbewahrung (Zimmertemperatur) erneut mitzukochender und nach dem Abkühlen gebrauchsfertiger Eichenrindenauszug anzufertigen. — Vor ihrer Färbung sind die Ausstriche zweimal kurz in Methylalkohol einzutauchen und 30 Minuten lang luftzutrocknen. Die Färbung erfolgt in Küvetten: 90 Sekunden Metachromgelb-Gebrauchslösung; vorsichtiges Abspülen mit Wasser (Spermienschädigung!); 60 Sekunden Eichenrindeauszug; Abspülen mit Wasser; 15 Sekunden Viktoriablau-Gebrauchslösung; Abspülen mit Wasser; Objektträger schrägstellen, an der Luft trocknen lassen (nicht abtupfen!). — Bei der hellfeldmikroskopischen Untersuchung (800fache Vergrößerung) werden per Ausstrich insgesamt 400 Spermien differenzierend ausgezählt. Kopfkappen-, Kopf-, Hals-, Verbindungsstückveränderungen, Haupt- und Endstückveränderungen sowie Doppel- und Mehrfachmißbildungen sind zu registrieren und ihre prozentualen Anteile zu errechnen (Abb. 267, 268, 269). Insgesamt sollten nicht mehr als 20 % der Samenzellen morphologisch verändert sein, davon dürfen höchstens 5 % Veränderungen des Kopfes und höchstens 10 % Veränderungen der Kopfkappen aufweisen.

Chemisch-physikalische Untersuchung des Ejakulates

Die chemisch-physikalische Prüfung von Spermaproben bezieht sich auf deren pH-Wert, die Resistenz der Samenzellen gegenüber Kochsalzlösung, sowie ihre Dehydrierungsaktivität und Tiefgefrierfähigkeit. Der *pH-Wert* wird am unverdünnten Sperma unmittelbar nach der Samengewinnung und an einer verdünnten Samenprobe unmittelbar nach der Verdünnung jeweils mit Indikatorpapier[3] bestimmt. Hierzu ist

[1] Merck/Darmstadt Nr. 5998.
[2] Chroma-Ges. Schmid & Co./Stuttgart-Untertürckheim Nr. 1 B 393.
[3] Spezial-Indikatorpapier — Merck/Darmstadt, Nr. 9556 (Meßbereich pH 5,4 bis 7,0), Nr. 9557 (Meßbereich pH 6,4 bis 8,0).

ein Tropfen des zu prüfenden Samens mittels Kapillarpipette auf einen Indikatorpapierstreifen aufzubringen und die durchfeuchtete Rückseite unverzüglich mit der beigegebenen Farbskala zu vergleichen. Normales unverdünntes Bullensperma hat einen pH-Wert von 6,4 bis 7,0, ordnungsgemäß verdünnte Samenproben einen solchen von 6,7 bis 6,9. Bei Abweichungen (insbesondere in den alkalischen Bereich) ist ursächlich außer an entzündliche Prozesse im Bereich der akzessorischen Geschlechtsdrüsen auch an Verunreinigungen der zur Samengewinnung verwendeten Instrumente zu denken.

Die in Minuten ausgedrückte *Überlebensdauer der Samenzellen* in 1 %iger *Kochsalzlösung* wird als Maß ihrer *Resistenz* angesehen. Um sie zu ermitteln, werden 10,0 ml einer 1 %igen Lösung von Kochsalz in Aqua quarz-dest. in ein Reagenzglas gefüllt und im Wasserbad auf + 40 °C erwärmt. Dann werden 0,01 ml Sperma (Verdünnungsgrad = 1 : 1000) in eine 0,1-ml-Blutzuckerpipette aufgezogen, das dieser außen anhaftende Sperma sorgfältig abgetupft, die Pipette in die im Reagenzglas befindliche Kochsalzlösung ausgeblasen sowie durch dreimaliges Aufziehen und Wiederausblasen leergespült. Der Inhalt des Reagenzglases ist zu mischen und dann mittels Kapillarpipette sofort eine Probe zu entnehmen. Ein linsengroßer Tropfen ist auf einen Objektträger zu verbringen und mit einem Deckglas abzudecken. Dann wird phasenkontrastmikroskopisch (bei 80facher Vergrößerung) geprüft, ob vorwärtsbewegliche Spermien vorhanden sind. Anschließend sind jeweils in 5 Minuten Abstand weitere derartige Untersuchungen bis zum Erlöschen der Vorwärtsbewegung vorzunehmen. Die Mindestanforderung für die Resistenzzeit beträgt 30 Minuten. In Ejakulaten, die zur Besamung eingesetzt werden sollen, muß sie mindestens 60 Minuten betragen.

Die *Dehydrierungsaktivität* (Methylenblauprobe) gestattet eine Aussage über den anaeroben Stoffwechsel der Samenzellen. Das Prinzip der Methode beruht auf der Freisetzung von Wasserstoff durch die Spermien, der den zugesetzten Farbstoff Methylenblau unter anaeroben Bedingungen in seine farblose Leukobase umwandelt. Die Geschwindigkeit der Entfärbung ist von der Anzahl der lebenden Samenzellen und ihrer Stoffwechselaktivität abhängig. Beimischungen von Bakterien und/oder Fremdzellen (Leukozyten, Epithelzellen) können das Untersuchungsergebnis jedoch beeinflussen. Für die Probe wird 1 Volumteil Sperma mit 2 Volumteilen Methylenblaulösung[1] in einem englumigen Röhrchen[2] gemischt, das luftdicht zu verschließen (Paraffinölüberschichtung, oder Luft mit einem in das Röhrchen passenden Glasstab verdrängen und Gummistopfen aufsetzen) und in ein Wasserbad von + 40 °C zu setzen ist. Die Zeit bis zur Entfärbung ist mit der Uhr zu bestimmen. Unter den genannten Bedingungen beträgt die Mindestanforderung für die Entfärbungszeit weniger als 10 Minuten.

Die *Tiefgefrierfähigkeit* des Spermas von Zuchtbullen ist heutzutage eine unabdingbare Voraussetzung für ihren Einsatz in der instrumentellen Samenübertragung. Darüberhinaus stellt sie eine zusätzliche Information über die Widerstandskraft der Samenzellen in vitro dar. Von den zur Zeit im großen angewandten Portionierungsverfahren ist die Pellet-Methode als Laboratoriumstest für die Prüfung der Tiefgefrierfähigkeit besonders geeignet. Hierzu werden 15 bis 20 Minuten nach Gewinnung des Ejakulates zu 1 Volumteil Sperma (zum Beispiel 0,5 ml) langsam 2 Volumteile (zum Beispiel 1,0 ml) Laktose-Eidotter-Glyzerin-Verdünner[3] bei Zimmertemperatur zugefügt und vorsichtig gemischt. Das Gemisch ist im Wasserbad in einen Kühlschrank zu stellen. Nach 2 bis 8 Stunden Anpassungszeit bei + 5 °C wird das verdünnte Sperma mittels

---

[1] Aus 0,1 g Methylenblau B (Merck/Darmstadt, Nr. 1283) und 100 ml 3 %iger Natriumzitratlösung (Merck/Darmstadt Nr. 6448: tri-Natriumzitrat-2-hydrat) eine Stammlösung (1 : 1000) herstellen, die zur Überführung in die Gebrauchslösung mit der Natriumzitratlösung bis auf 1 : 6000 weiterzuverdünnen ist.

[2] Reagenzglas von 8 cm Länge und 0,6 cm Innendurchmesser.

[3] 75,3 ml einer 11 %igen Laktose-Lösung + 20 ml Eidotter + 4,7 ml Glyzerin pro analysi (NAGASE und GRAHAM, 1964).

vorgekühlter Pipette in etwa 0,1 ml fassende, halbkugelige Vertiefungen einer vorbereiteten CO_2-Eisscheibe tropfen gelassen (pro Vertiefung: 2 bis 3 Tropfen = 0,08 bis 0,12 ml), in denen es in etwa 4 Minuten zu ‚Pellets' gefriert. Diese werden mit Hilfe eines vorgekühlten Trichters durch Kippen der CO_2-Eisscheibe in etwa 30 ml fassende Plastikflaschen gebracht, die sich in einem Isoliergefäß[1] mit flüssigem Stickstoff (— 196 °C) befinden. Nach ein- bis mehrtägiger Lagerung werden einzelne Pellets mittels Kniepinzette[2] entnommen und bei + 40 °C aufgetaut; hierfür wird 1 Pellet in ein im Wasserbad befindliches Sameneinzeldosengläschen gegeben, 1 weiteres Pellet wird in 0,9 ml gut durchgewärmte Auftaulösung[3] eingebracht. Nach dem Auftauen ist durch phasenkontrastmikroskopische Untersuchung (S. 360) die Einzelbewegung der Spermien zu kontrollieren. Die Untersuchungsergebnisse (Vorwärtsbewegung [V] der Samenzellen nach Tiefgefrierung und Auftauen in Prozent) werden wie folgt eingestuft: V 50 % und mehr = ‚geeignet'; V 30 bis 50 % = ‚mit Vorbehalt geeignet'; unter V 30 % = ‚nicht geeignet'.

Mikrobiologische Untersuchungen

Die an den Geschlechtsorganen von Bullen durch Adspektion und Palpation erhobenen Befunde gestatten auch bei deutlich erkennbaren krankhaften Veränderungen nur sehr unsichere ätiologische Rückschlüsse auf die Erreger von Genitalinfektionen. Durch die mikrobielle Untersuchung von Genitalsekretproben (Vorhautsekret-, Vorsekret- und Samenprobe) sowie einer Blut-Serum-Probe sollen ein etwaiger Keimgehalt (an Bakterien, Virusarten oder Protozoen) sowie erregerspezifische Antikörper nachgewiesen werden. Die diagnostische Auswertbarkeit der Ergebnisse solcher mikrobieller Untersuchungen hängt wesentlich von der möglichst sterilen Gewinnung der Proben ab, zumal beim Bullen sogenannte ‚Genitalbesiedlungen' vorkommen, die durch das Vorhandensein von Keimen auf den unveränderten Genitalschleimhäuten gekennzeichnet sind. Da sich außer den spezifischen Genitalinfektionserregern auch ubiquitäre (überall vorkommende) Keime in den Geschlechtsorganen ansiedeln können, wird eine diagnostische Abgrenzung normaler von krankhaften Befunden durch unsaubere Probenentnahme erheblich erschwert, wenn nicht gar unmöglich gemacht.

Die nach der Probengewinnung vorzunehmende mikrobielle Untersuchung selbst ist zweckmäßigerweise den hierfür besonders eingerichteten Instituten (Veterinäruntersuchungsämter, Tiergesundheitsämter, Institute für Mikrobiologie und Virologie) zu übertragen. Hinsichtlich der Entscheidung darüber, ob die bei der Untersuchung von Genitalsekretproben gefundenen Keime für die Fortpflanzungsvorgänge störend oder harmlos sind, und welche Maßnahmen beim serologischen Nachweis spezifischer Antikörper getroffen werden müssen, wird auf die einschlägige Fachliteratur verwiesen (siehe Schrifttumsverzeichnis). Wesentlich für die Beurteilung mikrobieller Untersuchungsergebnisse sind stets die am betreffenden Bullen erhobenen klinischen Befunde. In allen Zweifelsfällen sollte die Probenentnahme bis zur endgültigen Klärung wiederholt werden.

Vorhautsekretprobe

Die Vorhautsekretprobe dient zum Nachweis von Keimen im Bereich des Präputialschlauches und der Penisoberfläche. Die Entnahme des Vorhautsekretes ist in Form einer Spülprobe oder als Saugprobe möglich. Für die *Spülprobe* werden benötigt:

[1] Etwa Messer-Griesheim GmbH/Düsseldorf: Union Carbide LR-10 A-6 Liquid Nitrogen Refrigerator
[2] Hauptner/Solingen Nr. 07971.
[3] HTS (Hannover-Thawing-Solution) nach Idris (1971), oder Auftaulösung nach Tuchlinski (1966) aus 4 Teilen 5 %iger Glukose- und 1 Teil 1,3 %iger $NaHCO_3$-Lösung.

Schere, Seife, Irrigator mit Gummischlauch[1] (ausgekocht), desinfizierende Lösung[2], sterile 200-ml-Spritze[3], steriler Katheter[4] mit Gummiverbindungsstück, 1 Paar sterile Gummihandschuhe[5], 2 sterile Tücher oder keimfreier Zellstoff sowie ein Fläschchen mit 200 ml steriler Spülflüssigkeit, nämlich physiologische Kochsalzlösung oder Nährbouillon[6], letztere bietet den Vorteil, daß etwa vorhandene Keime sofort in einen guten Nährboden gelangen. Außerdem ist ein keimfreies 100 ml-Fläschchen bereitzustellen, das 20 ml inaktiviertes Pferdeserum, 20 000 i. E. Penizillin und 500 mg Streptomyzin enthält. Dem zu prüfenden Bullen sind vor der Probenentnahme 4 bis 5 Tage Deckruhe zu gewähren; seine Pinselhaare sind auf 5 bis 6 cm zu kürzen. Vorhautöffnung und Umgebung werden mit warmem Wasser und Seife gründlich gesäubert und mit sterilem Tuch oder Zellstoff abgetrocknet. Dann sollte der Bulle durch Führen hinter einem weiblichen Tier in einem möglichst ausgedehnten Vorspiel (15 bis 30 Minuten) auf nicht

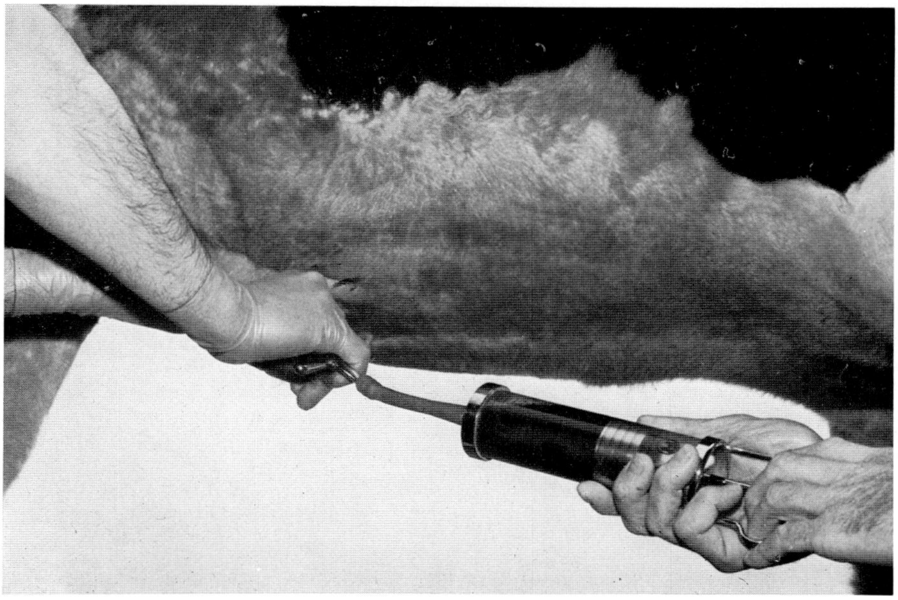

Abb. 270. Präputialspülprobe: Einspritzen der Nährbouillon mit Hilfe des vollständig in den Vorhautschlauch eingeführten Uteruskatheters (Modell Breslau) und einer JANET-Spritze zur anschließenden Gewinnung einer Vorhautsekretprobe für die mikrobiologische Untersuchung

---

[1] zum Beispiel Gummi-Bertram/Hannover Nr. M 10597.

[2] zum Beispiel Merck/Darmstadt Nr. 2424: Chloramin T in 0,3 $^0/_0$iger wäßriger Lösung (vorteilhaft wegen rascher Verdunstung).

[3] Hauptner/Solingen Nr. 14 920.

[4] Hauptner/Solingen Nr. 43 200.

[5] Gummi-Bertram/Hannover Nr. M 10505.

[6] *Zusammensetzung der Nährbouillon* zum Nachweis von Vibrionen, Trichomonaden und allgemeinem Keimgehalt:

Nährbouillon nach FRITZSCHE, zitiert nach MERKT und SÁNCHEZ-GARNICA (1952):

Rindfleischwasser	1000,0
Pepton	10,0
Kochsalz	3,0
sekundäres Natriumphosphat ($Na_2HPO_4 + 12\ H_2O$)	2,0
Traubenzucker (eingestellt auf pH 7,5)	20,0

Nährbouillon nach REED und ORR, zitiert nach BISPING (1960):

Pepton	20,0
Kochsalz	5,0
Natriumthioglykolat	1,0
Agar-Agar	1,0
Aqua dest.	1000,0

(gilt als besonders geeignet für Vibrionennachweis)

Übersicht 42. Nomenklatur der in der biologischen

Beurteilungskriterium	Größe des Ejakulates (Volumen in ml)	Dichte des Ejakulates (Anzahl der Spermien $\times 10^6/mm^3$)
Normospermie (alle Befunde erfüllen die betreffenden Mindestanforderungen):	Jungbullen: > 2; über 2 Jahre alte Bullen: > 4	> 0,6
Dysspermie:		einzelne geringgradige Abweichungen
Pathospermie mittel- bis hochgradige Abweichungen:	*Oligospermie* (< 1,0/< 0,5)	*Oligozoospermie* (< 0,4/< 0,2)
vollständiger Verlust des betreffenden Merkmales:	*Aspermie* (Bulle liefert beim Paarungsakt kein Ejakulat)	*Azoospermie* (Ejakulat enthält keine Spermien)

staubendem oder spritzendem Untergrund geschlechtlich gereizt werden, ohne daß sein Penis verunreinigt wird (Aufsprung verhindern!). Nun wird die Vorhautöffnung (nur außen!) und ihre Umgebung mit desinfizierender Lösung abgespült und erneut abgetrocknet. Der Gummihandschuhe tragende Tierarzt spreizt jetzt die Präputialöffnung des Bullen, in welche ein Gehilfe den auf der mit Spülflüssigkeit beschickten Spritze angesetzten Katheter einschiebt (Abb. 270). Es folgen Verschließen der Präputialöffnung durch einhändigen festen Zugriff (Tierarzt), Einspritzen der Spülflüssigkeit in den Präputialschlauch (Gehilfe), kräftige Bewegung der injizierten Flüssigkeit durch 3 bis 5 Minuten lange Massage von außen (Tierarzt) mit der zweiten Hand von der Präputialöffnung her kaudodorsal in Richtung zur Hodensackbasis. Während dieser Massage bleibt der Katheter in Verbindung mit der Spritze. Danach wird er um etwa $^3/_4$ seiner Länge herausgezogen, so daß seine Spitze jetzt an der tiefsten Stelle des Präputialschlauches liegt und die Flüssigkeit durch langsames Zurückziehen des Kolbens in die Spritze überführt werden kann. Mit der zurückgewonnenen Spülflüssigkeit wird das 100 ml-Fläschchen aufgefüllt, das Antibiotika zur Hemmung der Begleitkeime enthält. Dieser Teil der Probe ist zum Trichomonaden-Nachweis bestimmt, sein Transport zur Untersuchungsstelle sollte möglichst bei 25 bis 28 °C (Zimmertemperatur) erfolgen. Die hiernach noch in der Spritze verbleibende Spülflüssigkeit ist in das gleiche Gefäß einzufüllen, in dem sich die antibiotikafreie Nährbouillon zuvor befand. Sie dient zum Nachweis von Vibrionen und allgemeinem Keimgehalt und sollte bei Kühlschranktemperatur (etwa + 5 °C) im Thermosgefäß[1] transportiert werden.

Mit Hilfe der *Saugmethode* nach BRODAUF (1954, 1956) ist es zwar möglich, originäre, unverdünnte Vorhautsekrete zu gewinnen. Diesem Vorteil steht jedoch der erhebliche Nachteil gegenüber, daß die Saugprobe durch das Ansaugen von Umweltkeimen

[1] Gummi-Bertram/Hannover, Nr. M 11160, M 11161 oder M 11164.

Spermauntersuchung gebräuchlichen Befunde

Bewegungsaktivität der Samenzellen (Massen- [M] und Vorwärtsbewegung [V])	Morphologie der Samenzellen (veränderte Spermien in %)	Verunreinigungen des Ejakulates (Beimengungen)
M = ++/+++ V = $>$ 70 % ($>$ 72 Std. bei + 5 °C) keine abnorme Bewegungsart feststellbar	$<$ 20 (darunter $<$ 5 mit Kopf- und $<$ 10 mit Kopfkappenveränderungen)	keine
von den obengenannten Mindestanforderungen		keine
Asthenozoospermie (M = +/± V = $<$ 40 %/$<$ 20 %)	*Teratozoospermie* ($>$ 30 %/$>$ 50 %)	*mäßige bis schwere Pollutospermie (Hämospermie, Pyospermie* [Beimengung von Blut oder von Eiter])
Akinozoospermie (sämtliche Samenzellen unbeweglich, aber Wiederbelebung möglich oder ungefärbte Spermien in der Supravitalfärbung nachweisbar) *Nekrozoospermie* (alle Samenzellen tot)	*völlige Teratozoospermie* (100 %)	*völlige Pollutospermie* (anstelle des Spermas ist nur samenzellfreies Blut, Eiter oder ähnliches zu gewinnen)

leicht verunreinigt werden kann. (Einzelheiten über Instrumentarium und Entnahmetechnik sind den Originalveröffentlichungen zu entnehmen.)

Vorsekretprobe

Mit Hilfe der Vorsekretprobe können Keime aus den samenabführenden Wegen nachgewiesen werden. Das Vorsekret des Bullen ist die spermienfreie, seröse Flüssigkeit (Produkt der Harnröhrenschleimhaut, der Urethral- und der Bulbourethraldrüsen), die bei geschlechtlicher Erregung aus der Harnröhrenmündung des erigierten und emittierten Penis tropfenweise oder in dünnem Strahl abfließt. Zu ihrer Entnahme werden benötigt: Schere, Seife, Irrigator mit Gummischlauch, desinfizierende Lösung, steriler Stoff- oder Gummihandschuh, steriles Auffanggefäß (weithalsiges Konservenglas, PETRI-Schale, Trichter mit aufgesetztem Röhrchen) sowie ein steriles Proberöhrchen. Deckruhe vor der Probenentnahme sowie Reinigungs- und Desinfektionsmaßnahmen entsprechen der Vorbereitung zur Gewinnung der Präputialspülprobe, doch ist kein ausgedehntes Vorspiel notwendig. Der Hinterkörper des Sprungpartners ist ebenfalls gründlich zu reinigen und zu desinfizieren. Dann wird der Bulle an den Sprungpartner herangeführt und solange zurückgehalten, bis sein Penis erigiert und emittiert ist. Im Moment des Aufsprungs ist die Rute mit der behandschuhten Hand wie zur Samengewinnung mittels künstlicher Scheide abzulenken. Das aus der Harnröhrenmündung abtropfende oder spritzende Vorsekret wird mit dem sterilen Auffanggefäß gewonnen, ohne die Penisschleimhaut mit dem Gefäß zu berühren (Abb. 271). Der Penis darf von der ablenkenden Hand erst losgelassen werden, wenn der Bulle vom Sprungpartner abgestiegen ist. Die erhaltene Vorsekretprobe wird in das sterile Proberöhrchen ausgegossen. Der Transport zur Untersuchungsstelle sollte möglichst im Thermosgefäß bei + 5 °C erfolgen.

Samenprobe

Im Anschluß an die Entnahme des Vorsekretes kann sofort auch ein Ejakulat zur mikrobiellen Untersuchung gewonnen werden. Die Samenprobe dient zum Nachweis von Keimen aus dem Bereich der Zeugungsorgane, der akzessorischen Geschlechtsdrüsen und der Samenwege. Das Zumischen von Keimen aus dem Präputialschlauch und von der Penisoberfläche ist dabei jedoch nicht zu vermeiden. Die Gewinnung des Ejakulates erfolgt in der im Abschnitt über die Annahme der künstlichen Scheide (S. 353) beschriebenen Weise, und zwar unter besonderer Beachtung der hygienischen Anforderungen. Dann wird vom gewonnenen Sperma unverzüglich etwa 1 ml unter sterilen Kautelen in ein Sameneinzeldosengläschen umpipettiert. Die Probe ist im Thermosgefäß bei + 5 °C baldmöglichst zur Untersuchungsstelle zu transportieren.

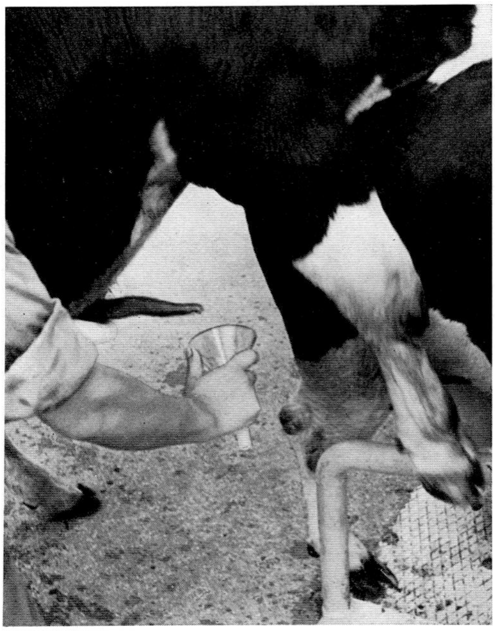

Abb. 271. Gewinnung von Vorsekret mit sterilem Trichter und daruntergehaltenem keimfreien Proberöhrchen beim improvisierten Paarungsversuch

Blut-(Serum)-Probe

Eine Blutprobe des Bullen dient zum Nachweis serologisch feststellbarer, gegen die Erreger von Genitalinfektionen gebildeter Antikörper (zum Beispiel Brucellen-Antikörper oder IBR-IPV-Virus-neutralisierende Antikörper). Die Entnahme von Blutproben und die Gewinnung des zur Untersuchung einzusendenden Serums sind andernorts beschrieben worden (S. 138, 140).

SCHRIFTTUM

Abraham, G. (1963): Die Hodenbiopsie beim Bullen (Literaturstudie). Diss., H.-U. Berlin. — Aehnelt, E. (1951): Präputialschlauch- und Präputialvorfall beim Bullen. Dtsch. Tierärztl. Wschr. *58:* Beilage Fortpfl. & Besamg. Haustiere *1,* 37—38. — Aehnelt, E. (1952): Impotentia coeundi infolge Penisknickung bei einem Jungbullen. Dtsch. Tierärztl. Wschr. *59:* Beilage Fortpfl. & Besamg. Haustiere *2,* 63. — Aehnelt, E., & R. Lösch (1952): Posthitis chronica adhaesiva mit Abszeßbildung bei einem Zuchtbullen. Dtsch. Tierärztl. Wschr. *59:* Beilage Fortpfl. & Besamg. Haustiere *2,* 23. — Aehnelt, E., J. Liess & J. Dittmar (1958): Untersuchungen von Zuchtbullen im Rahmen der „Bullenprüfstation Nordwestdeutschland". Dtsch. Tierärztl. Wschr. *65,* 588—591, 627—632. — Aehnelt, E., & C. Sell (1960): Richtlinien und Vorschläge zur Durchführung der Rinderbesamung. 3. Aufl. Schaper, Hannover. — Aehnelt, E., J. Liess, J. Dittmar & D. Krause II (1963): Neufassung des Schemas für die Beurteilung von Zuchtbullen hinsichtlich Gesundheit und Fruchtbarkeit. Dtsch. Tierärztl. Wschr. *70,* 657—668.

Bach, S., H. Haase & W. Kalms (1969): Untersuchungsergebnisse von Zuchttauglichkeitsprüfungen bei Jungbullen vor der Körung. Fortpfl., Besamg. & Aufzucht Haustiere *5,* 1—15. — Bach, S., H. Haase & W. Kalms (1969): Ein Schema für die Beurteilung der Zuchttauglichkeit von Jungbullen. Fortpfl., Besamg. & Aufzucht Haustiere *5,* 16—24. — Baier, W., & K. Walser (1968): Haftpflicht und Gewährschaft im Fortpflanzungsgeschehen der Haustiere. Paul Parey, Berlin & Hamburg. — Bisping, W. (1960): Bedeutung und Technik mikrobiologischer Untersuchungen im Bereiche der künstlichen Besamung.

Dtsch. Tierärztl. Wschr. *67*, 7—11. — BLOM, E., & N. O. CHRISTENSEN (1947, 1951, 1956, 1958, 1960, 1965): Studies on pathological conditions in the testis, epididymis and accessory sex glands in the bull. I. Normal anatomy, technique of the clinical examination and a survey of the findings in 2000 Danish slaughter bulls. Skand. Vet.-Tidskr. *37*, 1—49. — II. Congenital absence of the epididymis, ductus deferens or glandula vesicularis (Aplasia segmentalis Ductus Wolffii) in the bull. Royal Vet. & Agric. Coll. Copenhagen, Yearbook *1951*, 1—64. — III. Examination of the genitals of slaughtered male calves as a means of elucidating the frequency of genital malformation in the bovine male. 3. Int. Congr. Animal Reprod., Cambridge *2*, 76-79. — IV. Cysts and cyst-like formations (inter alia spermiostasis) in the genitals of the bull. Royal Vet. & Agric. Coll. Copenhagen, Yearbook *1958*, 101—133. — V. The etiology of spermiostasis in the bull. Nord. Vet.-Med. *12*, 453—470. — VI. Seminal vesiculitis in the bull caused by Corynebacterium pyogenes. Nord. Vet.-Med. *17*, 435—445. — BONADONNA, T. (1957): Nozioni di fisiopatologia della riproduzione e di fecondazione artificiale degli animali domestici. Collana Tecnico-scientifica L. Spallanzani, Milano. — BÜCHLMANN, E. (1950): Das sexuelle Verhalten des Rindes. Wien. Tierärztl. Mschr. *37*, 153—156, 225—230.

CHRISTENSEN, N. O. (1965): Erbliche Sterilität beim Rinde. Fortpfl. Besamg. & Aufzucht Haustiere *2*, 145—166. — COLE, H. H., & P. T. CUPPS (1969): Reproduction in domestic animals. 2. Aufl. Academic Press, New York & London. — CONRADI, H. (1957): Über chronische Hodenveränderungen bei Zuchtbullen und ihre klinische Feststellung. Zuchthyg., Fortpfl. & Besamg. Haustiere *1*, 65—76.

DERIVAUX, J. (1958): Physio-pathologie de la reproduction et insémination artificielle des animaux domestiques. Vigot, Paris; Desoer, Liège. — DITTMAR, J. (1962): Klinische Untersuchung der Bullen als Grundlage der Selektion auf Fruchtbarkeit. Züchtungskd. *34*, 307-319.

EIBL, K. (1959): Lehrbuch der Rinderbesamung, Paul Parey, Berlin und Hamburg. — ERB, R. E., F. N. ANDREWS, J. F. BULLARD & J. H. HILTON (1944): A technique for the simultaneous measurement of semen quantity and testis histology in vitamin A studies of the dairy bull. J. Dairy Sci. *27*, 769-772. — ERIKSSON, K. (1950): Heritability of reproduction disturbances in bulls of Swedish red and white cattle (SRB). Nord. Vet.-Med. *2*, 934-966. —

FATKIN, N. F., & S. G. ISAEW (1948): Die Betäubung des Penis beim Bullen (russisch). Veterinarija *25:3*, 24-25. — FLÜGE, A., & H. CHR. LÖLIGER (1963): Klinik und Pathologie der segmentalen Aplasie des Nebenhodenkanals (Aplasia segmentalis Ductus Wolffii) beim Bullen. Zuchthyg. *7*, 89-101.

GALINA, C. (1971): An evaluation of testicular biopsy in farm animals. Vet. Record *88*, 628-631. — GÖTZE, R. (1931): Über Penis- und Praeputialerkrankungen beim Zuchtbullen. Dtsch. Tierärztl. Wschr. *39*, 677-680. — GÖTZE, R. (1949): Besamung und Unfruchtbarkeit der Haussäugetiere. Schaper, Hannover. — GÖTZE, R. (1952): Praktische Hinweise zur Erkennung der Erbgesundheit und Erbfruchtbarkeit aus dem Erscheinungsbild eines Zuchtbullen. Tierärztl. Umschau *7*, 466-474. — GÖTZE, R., E. AEHNELT & G. RATH (1953): Anweisungen zur Gewinnung, Verdünnung, Aufbewahrung und zum Transport des Bullenspermas. Dtsch. Tierärztl. Wschr. *60:* Beilage Fortpfl. & Besamg. Haustiere *3*, 33-38. — GROVE, D. (1968): Andrologische Untersuchungen an Zeburindern und Versuche zur Konservierung von Rindersamen bei Raumtemperaturen. Vet.-med. Habil.-Schrift, Hannover. — GRUNERT, E. (1967): Die Acroposthitis bei Zebubullen und ihre chirurgische Behandlung. Zuchthyg. *2*, 97-104.

HAFEZ, E. S. E. (1974): Reproduction in farm animals. 3. Aufl. Lea & Febiger, Philadelphia. — HAFS, H. D. (1972): Management of bulls to maximize sperm output. A. I. Digest *20*:4, 8-10, 18. — HAHN, J. (1972): Hodengröße und -konsistenz als Fruchtbarkeitskriterien. Tierzüchter *24*, 172-174. — HAHN, J., R. H. FOOTE & E. T. CRANCH (1969): Tonometer for measuring testicular consistency of bulls to predict semen quality. J. Animal Sci. *29*, 483-489. — HAHN, J., R. H. FOOTE & G. E. SEIDEL JR. (1969): Testicular growth and related sperm output in dairy bulls. J. Animal Sci. *29*, 41-47. — HALLMANN, L. (1955): Klinische Chemie und Mikroskopie. 7. Aufl. Thieme, Stuttgart. — HEINZE, W., & W. LANGE (1965): Beitrag zum artefiziellen Penisprolaps unter besonderer Berücksichtigung der anatomischen Verhältnisse beim Bullen. M.-hefte Vet.-Med. *20*, 402-412.

IDRIS, O. E. (1971): Hannover-Thawing-Solution (HTS) — eine neue Auftaulösung, die eine mehrtägige Erhaltung der Befruchtungsfähigkeit von aufgetautem, pelletiertem Bullensperma ermöglicht (Vorl. Mitt.) Dtsch. Tierärztl. Wschr. *78*, 417-419.

KARRAS, W. (1950): Spermastudien. 1. Eine Methode zur färberischen Darstellung der Kopfkappen und des Kolloidüberzuges der Spermien. M.-hefte Tierhk. *2*, 162-167. — KARRAS, W. (1954): Spermastudien. 3. Über eine Methode zur differenzierten Darstellung der Formelemente des Spermienschwanzes. M.-hefte Tierhk. *6*, 192-197. — KEHL, E. (1952): Vergleichende klinische Untersuchungen an Samenblasen von Schlachtbullen. Vet.-med. Diss., Hannover. — KNUDSEN, O. (1960): Testicular biopsy in the bull. Int. J. Fertility *5*, 203-307. — KOLLER, R. (1957): Hodenbiopsie, ein Sammelbericht aus dem amerikanischen Schrifttum. Zuchthyg. Fortpfl. & Besamg. Haustiere *1*, 86-88. — KRAUSE, D. (1959): Störung der Fruchtbarkeit beim Bullen infolge Verzögerung des Ejakulatabflusses. Dtsch. Tierärztl. Wschr. *66*, 668-669. — KRAUSE, D. (1963): Störungen der Fruchtbarkeit beim Bullen durch Harnkonkremente. Dtsch. Tierärztl. Wschr. *70*, 14-16. — KRAUSE, D. (1966): Untersuchungen am Bullensperma unter Berücksichtigung der fertilitätsdiagnostischen Bedeutung der Befunde. Habil.-Schrift, Hannover. — KRAUSE, D., & J. DITTMAR (1962): Schema für die Beurteilung von Zuchtbullen hinsichtlich Gesundheit und Fruchtbarkeit. Dtsch. Tierärztl. Wschr. *69*, 353-357. — KRAUSE, D., & J. DITTMAR (1964): Schema für die Beurteilung von Zuchtbullen hinsichtlich Gesundheit und Fruchtbarkeit (Erwiderung auf den Diskussionsbeitrag von S. PAUFLER zu dem am 1. 7. 1962 erschienenen Artikel). Dtsch. Tierärztl. Wschr. *71*, 9-11.

LAGERLÖF, N., & I. SETTERGREN (1952): Clinical investigation of gonad hypoplasia in the Swedish highland breed during the years 1935-1952. 2. Int. Congr. Physiol. Pathol. Animal Reprod. Art. Insemination, Copenhagen *2*, 153-163. — LARSON, L. L. (1953): The internal pudendal (pudic) nerve block for anaesthesia of the penis and relaxation of the retractor penis muscle. J. Amer. Vet. Med. Ass. *123*, 18-27. — LEIDL, W. (1958): Einfluß der Hodenbiopsie auf die Samenqualität beim Bullen. Berl. Münch. Tierärztl. Wschr. *71*, 351-353. — LEIDL, W., H. H. SAMBRAUS & W. BIEGERT (1968): Wirkung des Objektwechsels auf die Sexualpotenz von Stieren. Zuchthyg. *3*, 97-106. — LEIDL, W., & W. SCHEFELS (1971): Die Bestimmung der Hodenkonsistenz bei Bullen mit einem Tonometer zur Untersuchung der germinativen Funktion der Gonaden. Berl. Münch. Tierärztl. Wschr. *84*, 141-144. — LEIDL, W., B. SCHMALFELDT & I. WASSERSTRASS (1967): Die Bedeutung von Hoden- und Nebenhodenanomalien, insbesondere von Hodendrehungen bei Höhenfleckvieh- und Braunviehstieren für die Fruchtbarkeit. Zuchthyg. *2*, 49-54. — LIESS, J., D. KRAUSE & D. GROVE (1962): Zur Samengewinnung bei Bullen mittels Elektroejakulation. Wien. Tierärztl. Mschr. *49*, 24-29.

MAURYA, S. N., R. C. BHALLA & B. K. SONI (1968): Studies on biometry of genital organs of buffalo-bulls (Bos bubalus): Testicles, epididymis and ampullae. Indian Vet. J. *45*, 742—752. — MCDONALD, L. E. (1960): The effects of testicular biopsy on spermatogenesis and testicular cytology in the bull. Amer. J. Vet. Res. *84*, 767-771. — MCDONALD, L. E., & R. E. HUDSON (1960): The 12-gauge VIM-SILVERMAN needle for testicular biopsy of the bull. Amer. J. Vet. Res. *84*, 772-774. — MERKT, H., & C. SÁNCHEZ-GARNICA (1952): Gewinnung des Vorhautsekretes beim Bullen zur mikrobiellen Untersuchung (Präputialspülprobe). Dtsch. Tierärztl. Wschr. *59:* Beilage Fortpfl. & Besamg. Haustiere *2*, 3-5. — MUNDT, W. (1953): Die Anästhesie des Musculus retractor penis. Prakt. Tierarzt *34*, 65-66.

NAGASE, H., & E. F. GRAHAM (1964): Pelleted semen: Comparison of different extenders and processes on fertility of bovine spermatozoa. 5. Int. Congr. Animal Reprod. Artif. Insemination, Trient *4*, 387-391.

OSMAN, A. M. (1970): Clinical variations in testicular size of bulls older than two years. Zuchthyg. *5*, 181-185. — OSMAN, A. M. (1970): A modified technique used for the clinical evaluation of testicular size in the bull. Acta. Vet. Acad. Scient. Hungar. *20*, 149-154. — OSMAN, A. M., & M. F. A. FAHMY (1968): Certain morphological investigations on the male genital organs of water buffalo in Egypt as a guide for andrological diagnosis. J. Vet. Sci. U. A. R. *5*, 111-131.

PERRY, E. J. (1968): The artificial insemination of farm animals. Rutgers Univ. Press, New Brunswick. — PODANÝ, J. (1964): Testikuläre Biometrie an Bullen. 5. Int. Congr. Animal Reprod. Artif. Insemination, Trient *3*, 403-407. — PODANÝ, J. (1966): Testikularbiometrie — ein wichtiger Faktor bei der Auswahl der männlichen Zuchttiere. Fortpfl., Besamg. & Aufzucht Haustiere *2*, 209-229. — POPESCU, P., V. PARAIPAN & V. NICOLESCU (1958): Die subsacrale Anaesthesie beim Stier und Pferd (rumänisch). Probleme zootechn. veterin. *3*, 46-50.

RAUERT, H.-D. (1964): Über Samengewinnung und Penisvorlagerung beim Bullen mittels rektal einwirkender elektrischer Ströme. Vet.-med. Diss., Hannover. — RENNEKAMP, K.-H. (1957): Hodenmessungen an lebenden Bullen. Vet.-med. Diss., Hannover. — RENSBURG, S. W. J. VAN, & W. H. DE VOS (1957): A convenient type of electro-ejaculator for bulls and rams. J. South African Vet. Med. Ass. *28*, 1-3. — ROWSON, L. E., & M. I. MURDOCH (1954): Electrical ejaculation in the bull. Vet. Record *66*, 326-327.

SALISBURY, G. W., & N. L. VANDEMARK (1961): Physiology of reproduction and artificial insemination of cattle. Freeman, San Francisco & London. — SAMBRAUS, H. H. (1971): Das Sexualverhalten des Hausrindes, speziell des Stieres. Paul Parey, Berlin & Hamburg. — SAMBRAUS, H. H. (1973): Das Sexualverhalten der domestizierten einheimischen Wiederkäuer. Paul Parey, Berlin & Hamburg. — SCHAETZ, F. (1963): Die künstliche Besamung bei den Haustieren. Fischer, Jena. — SCHWARK, H. J., P. LÜHMANN & W.-D. CARL (1972): Untersuchungen an Hoden von Jungbullen. 1. Die Entwicklung der Hoden und deren Beziehung zur Alters- und Körpermasseentwicklung und zu einigen Spermamerkmalen. M.-hefte Vet.-Med. *27*, 172-176. — SYKES, J. F., T. R. WRENN, L. A. MOORE, P. C. UNDERWOOD & W. J. SWEETMAN (1949): The effect of testis biopsy on semen characteristica of bulls. J. Dairy Sci. *32*, 327-333.

TILLMANN, H., W. GEHRING & B. CZERNICKI (1965): Das Vorkommen von Zellen des Samenepithels und Zellelementen anderen Ursprungs im Ejakulat. Dtsch. Tierärztl. Wschr. *72*, 25-28. — TUCHLINSKI, K. (1967): Auftaulösung für pelletiertes Bullensperma. Persönl. Mitt.

ULLNER, W. (1956): Die Hodenbiopsie in der Fertilitätsdiagnostik und ihre Technik. Berl. Münch. Tierärztl. Wschr. *69*, 201-205. — ULLNER, W. (1958): Samenbeurteilung und Hodenbiopsie. Zuchthyg., Fortpfl. & Besamg. Haustiere *2*, 344-354.

VERBAND DEUTSCHER SCHWARZBUNTZÜCHTER (1973): Katalog der 16. Elite-Auktion der Deutschen Schwarzbuntzucht, Hamm/Westf.

WAGENER, K. (1956): Kursus der veterinärmedizinischen Mikrobiologie. 5. Aufl. Paul Parey, Berlin & Hamburg. — WILLETT, E. L., & J. I. OHMS (1957): Measurement of testicular size and its relation to production of spermatozoa by bulls. J. Dairy Sci. *40*, 1559-1569. — WOHANKA, K. (1962): Beobachtungen bei der freien Paarung des Hausrindes. Zuchthyg. *6*, 315-336. — WORONIN, I. I. (1957): zitiert nach MAGDA, I. I. (1960): Lokalanaesthesie-Anleitung für Tierärzte. Fischer, Jena.

Weibliches Genitale

Die Untersuchung der weiblichen Geschlechtsorgane wird meist aus einem der folgenden Anlässe erforderlich: *Überprüfung des Zyklusstandes* (insbesondere der Brunst; S. 386), Aufklärung von *Fruchtbarkeitsstörungen* (einschließlich der ‚Herdensterilität'; S. 389), *Trächtigkeitsuntersuchung* (S. 387), *Hilfeleistung bei Behinderung des Geburtsablaufes* (wobei Fruchtblasen, Fruchtwasser und Frucht in die Untersuchung einbezogen werden; S. 393) oder *Beurteilung von Puerperalerkrankungen.*

Gynäkologische Untersuchung

Voraussetzung für eine sachgemäße klinische Prüfung des weiblichen Genitales ist zunächst ein entsprechender *Vorbericht* (S. 58): Lebensalter; Zeitpunkt, Verlauf und Ausgang der letzten Trächtigkeit; Abgang der Nachgeburt; Puerperiumsverlauf; Sexualzyklus sowie Intensität und Dauer der Brunsterscheinungen; vorausgegangene Paarungen oder Besamungen; etwaige Vorbehandlung; Laktationsstadium und Milchleistung. Danach sollte eine das Sexualverhalten mitberücksichtigende *Allgemeinuntersuchung* (S. 78, 386) und eine *Umweltanalyse* (Fütterung, Haltung, Pflege) vorgenommen werden. Manchmal kann auch die Feststellung äußerlich erkennbarer Besonderheiten (Umfang und Form des Leibes, S. 290 f.; Veränderungen im Euterbereich, S. 405) oder eine Kontrolle des männlichen Geschlechtspartners (S. 324) von Bedeutung sein. Schließlich ist es mitunter nötig, die Untersuchung (etwa zur Überwachung des Zyklusgeschehens) ein- oder mehrmals zu wiederholen.

Äußeres Genitale (Vulva) und Umgebung werden der Besichtigung und Palpation unterzogen. Die inneren Geschlechtsorgane sind bei gebärenden oder im Frühpuerperium befindlichen Kühen von der Scheide aus manuell zu explorieren (S. 395). Sonst werden erst Uterus, Eileiter und Eierstöcke vom Mastdarm her abgetastet (S. 265, 374), wonach im Bedarfsfall eine vaginale Inspektion folgt (S. 379); letztere ist bei tragenden Tieren meist entbehrlich.

Äußere Untersuchung

Der normalerweise straff gespannte kaudale Rand der *breiten Beckenbänder* (Ligg. sacrotuberalia lata) fällt 1 bis 2 Tage vor dem Kalben ein und gibt auch noch kurze Zeit danach bei der Druckpalpation nach; jede sonst feststellbare Erschlaffung ist meist pathologisch (vorwiegend mit zystöser Entartung der Ovarien verbunden). Vor allem bei älteren und mageren Tieren ist auf die jederseits des Schwanzansatzes gelegene *Beckenausgangsgrube* (Fossa ischiorectalis) zu achten; ihre als ‚Hohlschwanz' oder ‚Bandlosigkeit' bezeichnete Vergrößerung geht nämlich mit einer Lockerung des perianalen und perivaginalen Bindegewebes einher, was zur Kranialverlagerung von After und Scheide sowie zur Schrägstellung der Vulva führt. Bei Besichtigung des *proximalen Schwanzdrittels,* der beiden *Sitzbeinhöcker* sowie deren Umgebung sollte der Schwanz auch angehoben und seine Unterfläche abgetastet werden, um etwaige Schleimspuren oder Sekretkrusten (Hinweis auf Scheidenausfluß: Brunst oder Genitalkatarrh) zu erkennen (Abb. 272). Die *Schamlippen* sind adspektorisch auf Lage und etwaige Größenabweichung zu prüfen. Normalerweise liegt die Scham senkrecht; bei Bandlosigkeit zeigt sie einen mehr oder weniger schrägen Verlauf. Relativ kleine Schamlippen sind bei Zwicken und bei Tieren mit hypoplastischen Gonaden festzustellen. Verhältnismäßig groß ist die Scham dagegen während der Brunst, bei Kühen mit Ovarialzysten, im Vorbereitungsstadium der Geburt sowie bei entzündlicher Schwellung. Eine Asymmetrie der

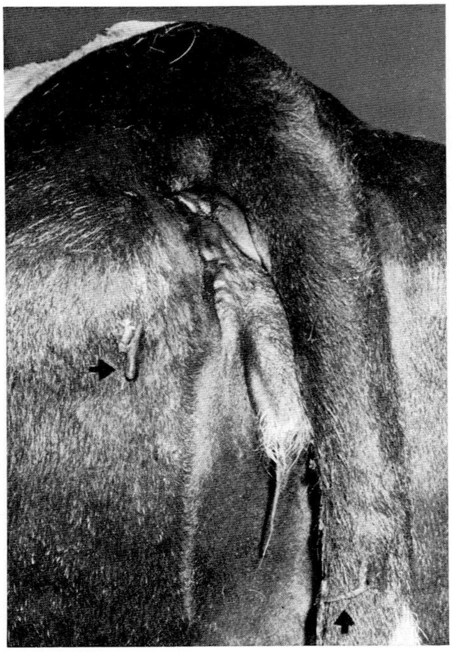

Scham kann bedingt sein durch Neubildungen, Hämatome, Abszesse oder Verletzungen. Des weiteren ist zu achten auf die Oberflächenbeschaffenheit der Schamlippen (im Interöstrus gefältelt, sonst glatt), ihre Färbung (blaßrosa, gerötet, anämisch und so fort) sowie auf den *Schluß der Schamspalte* (unvollständig bei Bandlosigkeit, seitlichem Einriß, Dammriß, Retentionszystenbildung an den BARTOLIN'schen Drüsen, Inversio oder Prolapsus vaginae). Außerdem ist zu prüfen, ob die *Haare am ventralen Schamwinkel* trocken, feucht oder durch Schleim und/oder Kot miteinander verklebt sind.

Abb. 272. Stillbrünstige Kuh, deren einziges Östrussymptom in den an Schwanz und Sitzbeinhöcker haftenden Brunstschleimspuren besteht (Pfeile)

Innere Untersuchung

Rektale Palpation: Um Gebärmutter, Eileiter und Eierstöcke mit der vom Mastdarm aus explorierenden Hand (S. 265) aufzufinden, empfiehlt es sich, folgende *Orientierungshilfen* zu beachten: Der Anfänger sollte zunächst die meist auf dem Beckenboden nahe am Schambeinkamm und oft etwas rechts der Mittellinie liegende *Zervix* aufsuchen, die hier bei Kühen als etwa 7 bis 10 cm langes und 2 bis 7 cm dickes Gebilde von derber Konsistenz zu fühlen ist; bei Färsen ist sie kleiner und weicher. Sie wird auf eine etwaige Umfangsvermehrung geprüft. Ihre symmetrische Vergrößerung spricht für diffuse Entzündung oder stattgehabten Abort; bei asymmetrischer Größenzunahme ist eher an einen Abszeß, eine Verletzung oder Narbenbildung zu denken. Weiterhin sollte auf etwaige Verlagerung oder völliges Fehlen der Zervix geachtet werden; letzteres beobachtet man bei Zwicken oder bei der sogenannten ‚white heifer disease' (Hypo- oder Aplasie). Bei Erhebung des Befundes ‚vergrößerte' oder ‚verlagerte Zervix' sind rassebedingte Besonderheiten zu beachten: Zebus und deren Kreuzungsprodukte haben nämlich normalerweise eine fast unterarmstarke, Guernseys und Shorthorns dagegen eine nach kranial verlagerte Zervix. Von der Zervix tastet sich die Hand dann über den im nichttragenden Zustand etwa 5 cm langen Gebärmutterkörper zu der von den Ligg. intercornualia gebildeten falschen Uterusbifurkation und zu den Gebärmutterhörnern. Meist kontrahiert sich der leere Uterus dabei infolge des durch die Palpation ausgelösten Reizes. Bei jüngeren Kühen liegt die Gebärmutter in der Nähe des Schambeinkammes, im Becken oder in der Bauchhöhle. Bei älteren Kühen und bei abnormer Füllung (Pneumo-, Hydro-, Myxo-, Pyo-, Hämometra), insbesondere aber während der Trächtigkeit und des Frühpuerperiums, sinkt die Gebärmutter tiefer und berührt dann rechts ventral die Bauchwand. — Eine andere Möglichkeit, den Uterus aufzufinden, besteht darin, die bis vor den Beckeneingang ins Rektum eingeführte *Hand mit hakenförmig gekrümmten Fingern* ventral, wenig rechts der Medianen innen an die Bauchdecke zu führen und sie in dieser Haltung bis zum Schambeinkamm hin zurückzuziehen: dann gleitet die nicht- oder frühtragende Gebärmutter unter und in die sie dabei umschließende Hand.

Um bei der *Palpation des Uterus* störende reflektorische Kontraktionen desselben zu vermeiden, sollte er möglichst schon vor den Ovarien erfaßt und untersucht werden; hierbei sind Größe, Symmetrie, Konsistenz und Kontraktilität, Beweglichkeit sowie etwaiger Inhalt zu beachten:

Die *Größe* der Gebärmutter wird danach beurteilt, ob sie sich unter der explorierenden Hand versammeln läßt oder nicht, und wie stark ihre Hörner sind (Vergleich mit den Fingern des Untersuchers; Abb. 273).

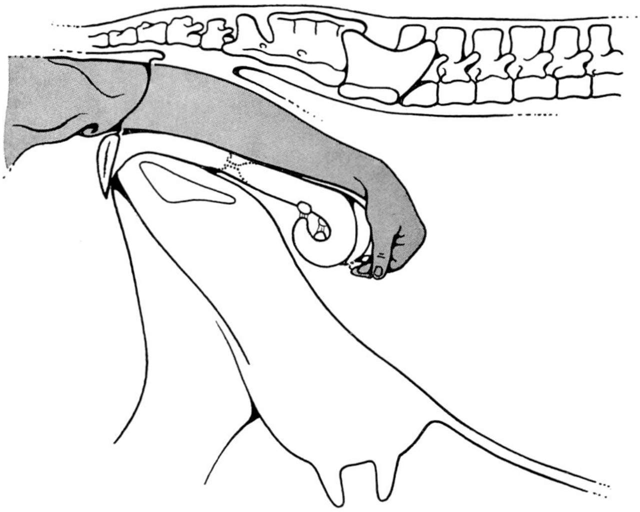

Abb. 273. Palpation der Gebärmutter (schematisch): Dieser in der Bauchhöhle liegende Uterus ist unter der Hand des Untersuchers zu versammeln

Die *Symmetrieverhältnisse* lassen sich durch Einlegen des Mittelfingers in die falsche Bifurkation und vergleichende Palpation beider Hörner prüfen (Abb. 274); eine etwaige Asymmetrie der nichtgraviden Uterushörner braucht nicht krankhaft zu sein (Trächtigkeitsfolge).

Die Ermittlung der *Konsistenz* und der *Kontraktilität* gibt Aufschluß über den Zustand des Gebärmuttergewebes (Ödematisierung und starke Kontraktionsbereitschaft: Brunst; teigige Beschaffenheit: schwere akute Entzündung; derbes Gewebe: Narbenbildung infolge chronischer Entzündung oder tumoröse Veränderung; Knistern

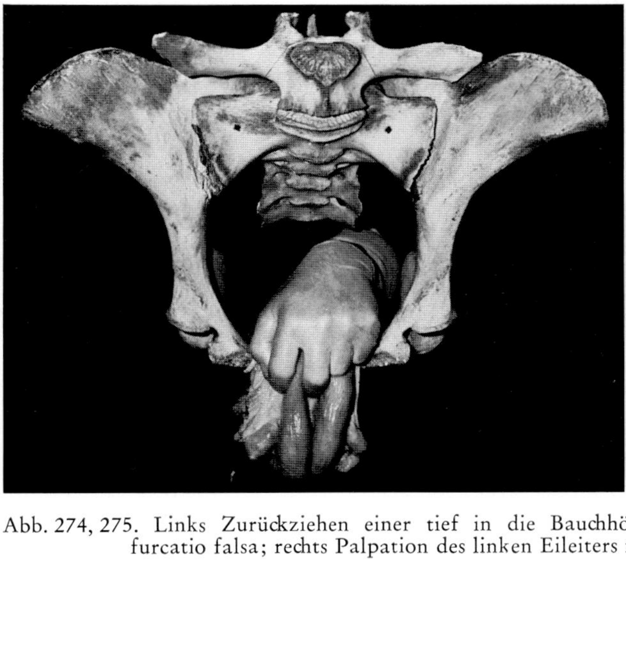

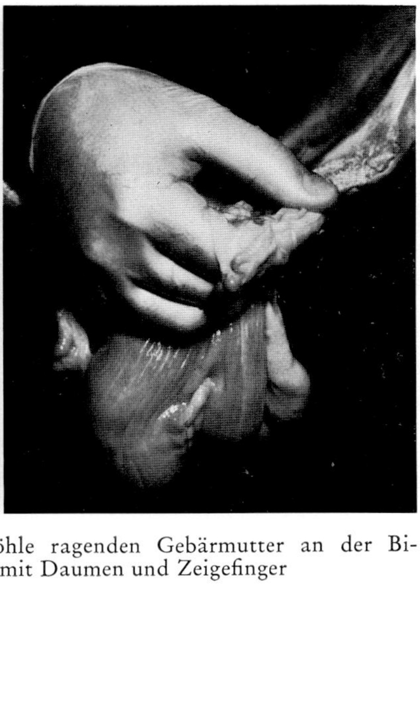

Abb. 274, 275. Links Zurückziehen einer tief in die Bauchhöhle ragenden Gebärmutter an der Bifurcatio falsa; rechts Palpation des linken Eileiters mit Daumen und Zeigefinger

unter der Serosa: Gasphlegmone). Im Frühpuerperium treten beim Berühren des in ungestörter Rückbildung befindlichen Uterus deutliche Längsfalten auf ihm auf.

Die freie *Beweglichkeit* der Gebärmutter kann (etwa nach einer Schwergeburt, insbesondere nach Schnittentbindung) durch Adhäsionen (fibrinöse Verklebungen, fibröse Verwachsungen) mit dem großen Netz, der Bauchwand oder Nachbarorganen eingeschränkt oder aufgehoben sein.

Der *Inhalt* des nicht-tragenden Uterus (Schleim, Blut, Eiter, Gas, Urin) wird durch Erfassen jeweils eines Hornes und vorsichtiges, aber gründliches Durchtasten ermittelt. Sofern eine Frucht im Uterus nachweisbar ist, sollte möglichst geklärt werden, ob es sich um einen lebenden oder abgestorbenen (frisch-toten, mumifizierten [‚Steinfrucht'], mazerierten oder emphysematösen [‚Dunstkalb']) Fötus handelt.

Zur schnelleren und übersichtlichen *Dokumentation des Palpationsbefundes der Gebärmutter* (Bestandsuntersuchung, Verlaufskontrollen) ist folgender Schlüssel dienlich:

— *Größe:*

G I = Gebärmutter unter der Hand zu versammeln, Hörner etwa fingerstark;

G II = Gebärmutter unter der Hand zu versammeln, Hörner etwa zweifingerstark;

G III = Gebärmutter unter der Hand zu versammeln, Hörner etwa drei- bis vierfingerstark;

G IV = Gebärmutter mit der Hand abzugrenzen, das heißt die große Kurvatur des männerarmstarken bis etwa brotlaibgroßen Organs läßt sich abtasten;

G V = Gebärmutter fast mit der Hand abzugrenzen, das heißt die große Kurvatur des Brotlaibgröße überschreitenden Organs läßt sich nicht mehr vollständig abtasten;

G VI = Gebärmutter nicht mit der Hand abzugrenzen, daß heißt derart vergrößert, daß die große Kurvatur sich eindeutig außerhalb der Reichweite der rektal untersuchenden Hand befindet.

— *Symmetrie:*

S = beide Hörner gleichgroß (symmetrisch);
As = Uterushörner unterschiedlich groß (asymmetrisch);
As+++ = rechtes Horn wesentlich größer als das linke;
+As = linkes Horn wenig größer als das rechte.

— *Konsistenz und Kontraktilität:*

K I = Gebärmutter schlaff, wenig kontraktil;
K II = mäßige Kontraktionsbereitschaft;
K III = starke Kontraktionsbereitschaft.

— *Etwaiger Inhalt:*

Menge (wenig, mäßig, viel: geschätzt) und Konsistenz (schlaffe oder pralle Fluktuation, derb) werden ohne Abkürzung vermerkt; bei Scheidenausfluß sind auch Angaben über dessen Farbe, Viskosität, Geruch und Beimengungen zu notieren. Bezüglich der Beurteilung des Inhalts der tragenden Gebärmutter wird auf Seite 387 ff. verwiesen.

Bei der anschließenden Palpation der *Eileiter* (Abb. 275) sind diese im vorderen Rand der breiten Mutterbänder aufzusuchen, wo sie von den Hornspitzen des Uterus zu den Ovarien ziehen; die Salpingen stellen 20 bis 25 cm lange, mäßig derbe Gebilde dar, die im gesunden Zustand wegen ihres geringen Durchmessers (etwa 2 mm) nur schwer zu ertasten sind. Sie werden auf etwaige Umfangsvermehrungen und Konsistenzänderung (Salpingitis) geprüft: auffallend derb, höckrig und verdickt bei Tuberkulose; vergrößert und fluktuierend bei Hydrosalpinx (Abb. 276).

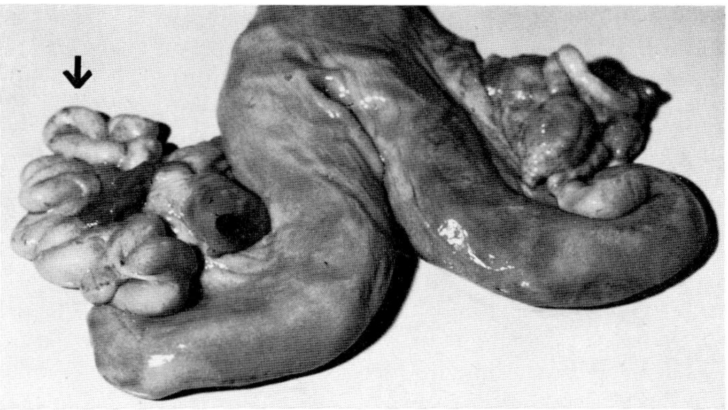

Abb. 276. Hydrosalpinx, am rechten Eileiter (Pfeil) stärker ausgeprägt als am linken

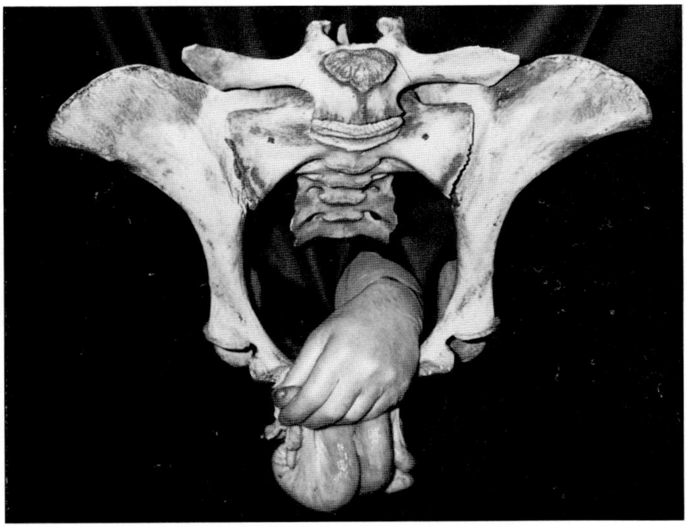

Abb. 277. Fixation und Palpation des rechten Eierstockes

Für die Kontrolle des weiblichen Sexualzyklus ist die möglichst erst nach der Betastung von Gebärmutter und Eileiter vorzunehmende Palpation der *Ovarien* besonders aufschlußreich. Sie liegen beiderseits etwa handbreit von der Mittellinie entfernt auf dem Beckenboden (junge Tiere) oder 2 bis 5 Fingerbreiten vor dem Schambeinkamm, und zwar entweder in der gleichen Ebene wie dieser oder etwas weiter ventral. Jede Vergrößerung des Uterus bedingt eine entsprechende Kranialverlagerung der weiblichen Keimdrüsen. Das Auffinden der Eierstöcke vom Mastdarm aus ist meist dann am einfachsten, wenn man am kranialen Rand des breiten Mutterbandes entlang zur Hornspitze weitertastet (siehe Gebärmutterpalpation, zweite Orientierungshilfe; S. 374). Befindet sich ein Ovar zufällig unter dem Lig. latum uteri, so muß es durch leichten Druck auf dieses (Handballen, Daumen) erst nach kranial verlagert werden, bevor man es erfassen kann. Außerdem sind die Eierstöcke auch relativ leicht aufzufinden, wenn man vom Übergang zwischen Scham- und Darmbein her etwas nach kraniomedial und ventral greift. Bei ihrer Betastung (Abb. 277) interessieren Lage, Größe, Oberflächenbeschaffenheit (glatt, höckrig, Erhebungen oder Eindellungen), Konsistenz (derb, weichschlaff, fest-weich) und passive Beweglichkeit sowie etwa vorhandene Funktionsgebilde (Blasen: Follikel, Zysten; Gelbkörper). Das Ovar des Rindes kann während sämtlicher Phasen des Sexualzyklus palpierbare *Blasen* aufweisen. Sind diese dünnwandig und fluktuierend mit einem Durchmesser bis etwa 1,5 cm (ausnahmsweise auch bis

2,5 cm) und zeigt der Uterus zudem starke Kontraktilität, so gelten sie als *Brunstfollikel* (Tafel 14/a). Gegen Ende der ersten Zyklushälfte sind am Eierstock relativ oft Blasen vorhanden (erste Phase der Follikelbildung); eines der beiden Ovarien trägt dann allerdings einen verhältnismäßig großen Gelbkörper (Tafel 14/b), wie er bei regelrechter Brunst (also während der zweiten Phase der Follikelbildung) im allgemeinen nicht mehr anzutreffen ist. Bei Tieren mit gestörtem Zyklus sollte besonders auf einzelne, mitunter dickwandige Blasen von mehr als 1,5 bis 2,5 cm Durchmesser (Abb. 278), oder auf kleinere, zu mehreren nebeneinander vorliegende Blasen geachtet werden. Ein solcher Befund ist als *groß- oder kleinzystische Entartung des Eierstocks* zu werten, wenn er bei 8 bis 14 Tage später erfolgender erneuter Untersuchung noch unverändert fortbesteht. Ähnlich wären gegebenenfalls auch kleinere Solitärblasen bei Tieren ohne deutliche Brunsterscheinungen zu beurteilen (Zystenverdacht → Klärung durch rektale Nachkontrolle nach etwa 10 Tagen). Ist an der Oberfläche des Ovars eine *Eindellung* von maximal 1 cm Tiefe zu fühlen, so darf hieraus auf die erst kürzlich erfolgte *Ovulation* (Follikelsprung) geschlossen werden, wenn gleichzeitig auch äußere und innere

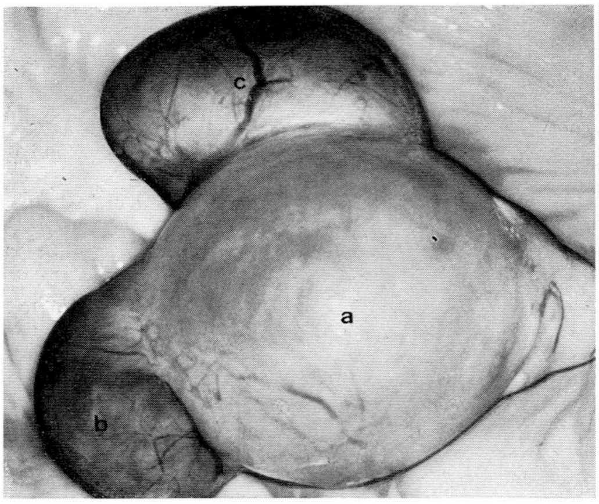

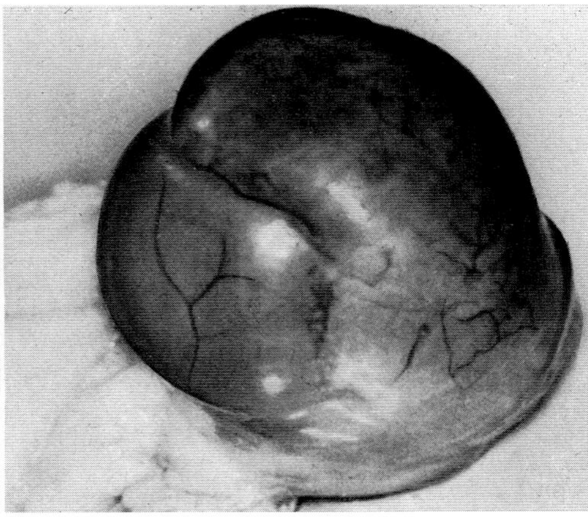

Abb. 278, 279. Links Rinderovar mit Follikel-Theka-Zyste (a), Gelbkörper (b) und Gelbkörper-Zyste (c); rechts Tertiärfollikel in unmittelbarer Nähe eines Blütegelbkörpers (oben), der dadurch eingedellt wird, was zur Verwechslung mit einer Corpus luteum-Zyste führen kann

Anzeichen für abklingende Brunst sprechen. Andernfalls sind dann differentialdiagnostisch solche Dellen in Betracht zu ziehen, wie sie durch *Enukleation eines Gelbkörpers* oder beim *Sprengen einer Zyste* entstehen. Vom 2. bis 5. (oder 6.) Zyklustag an sind am Eierstock im allgemeinen keine deutlichen Blasen mehr, aber auch noch kein solides Funktionsgebilde (Corpus luteum) palpierbar. Die sich hieraus ergebende Unklarheit (Verwechslung mit ruhendem Ovar) läßt sich erst durch die einige Tage später vorzunehmende Nachuntersuchung beheben. Frühestens vom 5. Zyklustag an ist am Eierstock ein kleiner weicher *Gelbkörper* (Corpus luteum periodicum) palpierbar. Zwischen dem 8. und dem 16. Tag des Zyklus ist die kompakte gelbe Drüse am größten (Ovar etwa walnußgroß); sie zeigt dann teilweise deutliche Halsbildung (meist nicht bei Trächtigkeit) und eine Delle auf ihrer die Ovaroberfläche überragenden Kuppe. Weist ein derartiges Funktionsgebilde zudem zentrale Fluktuation auf, so wird es als *Gelbkörperzyste* (Abb. 278) angesprochen. Möglichkeiten einer Fehldiagnose ergeben sich vor allem dann, wenn eine Blase dicht neben dem Gelbkörper liegt oder ihn eindellt (Abb. 279) sowie bei praller Blase oder bei noch weichem Gelbkörper ohne Halsbildung. Ein gegen Ende des Zyklus festzustellendes kleines, derbes Corpus luteum ist als in

Rückbildung befindlich anzusehen (Tafel 14/c). Dagegen gelten Gelbkörper, die bei wiederholter Nachuntersuchung keine Veränderungen erkennen lassen, als *persistierend*, wenn das betreffende Tier zudem längere Zeit keine Brunstsymptome zeigt (Corpus luteum graviditatis oder pseudograviditatis).

Bei der rektalen Ovarkontrolle werden erfahrungsgemäß in etwa 20 % der Fälle *Fehldiagnosen* gestellt (DAWSON, 1975); sie beruhen in erster Linie auf dem Nichterkennen von Follikeln oder kleineren Zysten, seltener auf dem ‚Übersehen' von Gelbkörpern, mitunter auf der Verwechslung eines Gelbkörpers mit einer Zyste oder einem Follikel (oder umgekehrt).

Der *Palpationsbefund der Eierstöcke* wird zweckmäßigerweise nach folgendem Schlüssel vermerkt, der sich insbesondere zur Registrierung auf Besamungskarten und für Bestandserhebungen bei Herdensterilität (S. 389) eignet:

— *Form des Eierstocks* (einschließlich seiner Funktionsgebilde) als schematische Zeichnung dargestellt, auf der etwaige Blasen ‚leer', Gelbkörper dagegen ‚voll' eingetragen werden; erstere sind zudem durch die ihnen zukommende Größen- und Konsistenzangabe, letztere durch den Zusatz C. l. zu kennzeichnen.

— *Größe des Eierstocks* (einschließlich der an ihm feststellbaren Funktionsgebilde); etwa vorhandene Blasen erhalten ebenfalls einen ihnen zukommenden Größenvermerk:

Eb = erbsengroß;	W = walnußgroß;
Bo = bohnengroß;	H = hühnereigroß;
Ha = haselnußgroß;	E = enteneigroß;
T = taubeneigroß;	G = gänseeigroß.

— *Konsistenz der Blasen:*

1 = derb und prall mit kaum erkennbarer Fluktuation;
2 = pralle Fluktuation;
3 = deutliche Fluktuation;
4 = schlaffe (weiche) Fluktuation (reifer Follikel);
5 = knetbar, lappig-weich (frisch geplatzter Follikel).

In Übersicht 43 sind die an den Eierstöcken palpatorisch feststellbaren zyklischen Veränderungen mit den übrigen Genitalbefunden synoptisch dargestellt.

Vaginale Inspektion: Zur *Besichtigung des Scheidenvorhofs* werden die beiden mit Daumen und Zeigefingern erfaßten Schamlippen etwas auseinandergezogen. Das Augenmerk ist auf die Farbe der Schleimhaut (S. 106), Menge und Beschaffenheit des ihr anhaftenden Sekrets sowie auf etwaige krankhafte Veränderungen zu richten (Bläschen, Knötchen, Quetschungen, Einrisse, Narben, Einengungen, Retentionszysten an den BARTHOLIN'schen Drüsen, Neubildungen und ähnliches mehr).

Die *Betrachtung der Scheide selbst* wird nach trockener Säuberung der Schamlippen (mit Zellstoff oder ähnlichem) vorgenommen; eine außerhalb der Geburtsphase und des Puerperiums erfolgende Naßreinigung der Vulva beinhaltet nämlich die Gefahr, daß ein Teil der schmutz- und somit erregerhaltigen Spülflüssigkeit in die Scheide eindringt. Als Instrument ist für Färsen ein kleines Röhrenspekulum[1], für Kühe dagegen ein großes Röhren-[2] oder ein Spreizspekulum[3] zu verwenden (Abb. 280, 282). Um das durch Anfeuchten mit steriler physiologischer Kochsalzlösung gleitfähig gemachte Spekulum leichter einführen zu können, werden die Schamlippen gespreizt; dann wird

[1] Aesculap/Tuttlingen Nr. VF 451; Chiron/Tuttlingen Nr. 527 270.
[2] Aesculap/Tuttlingen Nr. VF 452; Chiron/Tuttlingen Nr. 527 271; Hauptner/Solingen Nr. 42955.
[3] Aesculap/Tuttlingen Nr. VF 458; Chiron/Tuttlingen Nr. 527 200; Hauptner/Solingen Nr. 42840.

Übersicht 43. Die während der einzelnen Phasen des weiblichen Sexualzyklus beim Rind zu erhebenden äußeren, rektalen und vaginalen Befunde

äußere Erscheinungen (S. 386)	rektale Palpation		vaginale Inspektion (S. 379)	Befunddokumentation (S. 376, 379, 381 ff.)	Zyklusdiagnose
	Gebärmutter (S. 375)	Eierstöcke (S. 377)			
Sexualruhe, keine Brunstsymptome feststellbar	Tonus leicht erhöht	Gelbkörper noch 20 bis 25 mm groß; praller Follikel von 8 bis 10 mm Durchmesser	äußerer Muttermund geschlossen, Schleimhaut blaßrosarot und nur wenig feucht	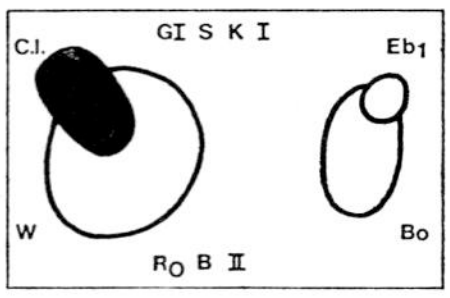	Ende des Interöstrus; 16. bis 18. Zyklustag
Vulva leicht geschwollen, Vestibulum etwas gerötet, schwacher Schleimausfluß, einzelne Brunstsymptome erkennbar	gute Kontraktionsbereitschaft	Corpus luteum derb, in Rückbildung (10 bis 20 mm groß); prall fluktuierender Follikel von 12 bis 15 mm Größe	Portio vaginalis cervicis strohhalmstark geöffnet, Schleimhaut rosarot und sehr feucht	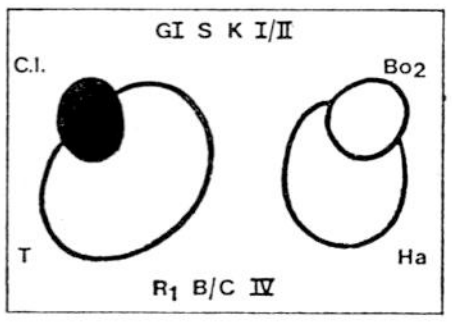	Proöstrus: 19. bis 20. Zyklustag
Vulva deutlich ödematös, Vestibulum gerötet, Ausfluß von klarem Brunstschleim. Schleimspuren an Schwanz und Sitzbeinhöcker, Duldungsreflex positiv, alle übrigen Brunstsymptome ausgeprägt, Deckbereitschaft	sehr starke Kontraktionsbereitschaft und Vergrößerung des Uterus (Ödematisierung)	Gelbkörper derb und kleiner als 10 mm Durchmesser; Follikel in schlaffer Fluktuation von 15 bis 25 mm Größe (zweite Phase der Follikelbildung)	äußerer Muttermund bleistiftstark geöffnet, ödematisiert, Schleimhaut hyperämisch, Schleimansammlung in der Scheide	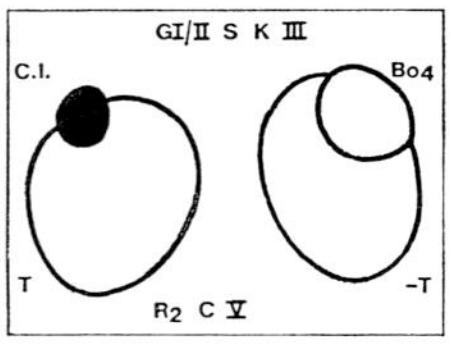	Östrus: 21. Zyklustag
Keine Deckbereitschaft mehr, Abklingen der übrigen Brunstsymptome, oft etwas blutiger Schleim an Vulva, Hinterteil oder Schwanz	abnehmende Kontraktionsbereitschaft, Ödematisierung noch bis zu 3 Tage nach der Brunst fühlbar	Follikelsprung 6 bis 12 Stunden nach Brunstende; dann anstelle der kurzfristig fühlbaren Ovulationsdelle Bildung eines rektal zunächst noch nicht fühlbaren kleinen weichen Gelbkörpers (Verwechslung mit ruhendem Ovar möglich)	Portio vaginalis cervicis schließt sich wieder, abklingendes Ödem, Schleimhaut hyperämisch bis rosarot, Schleim anfangs mit Blut durchsetzt	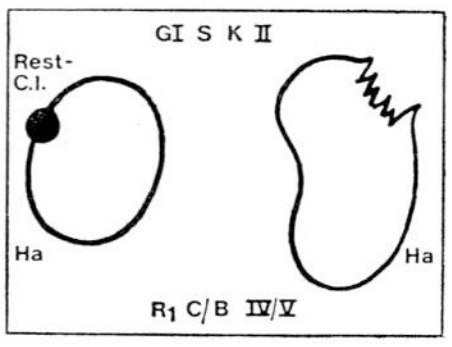	Postöstrus: 1. bis 4. Zyklustag (Tag der Ovulation gilt als erster Tag des Zyklus)
Sexualruhe, mitunter allerdings Brunstsymptome um den 10. Zyklustag	mäßige Kontraktionsbereitschaft	5. bis 7. Tag: kleines weiches Corpus luteum fühlbar; 8. bis 15. Tag: voll ausgebildeter Gelbkörper von 18 bis 30 mm Größe und festweicher Konsistenz; unter Umständen sind auch Follikel von bis zu 14 mm Durchmesser palpierbar (erste Phase der Follikelbildung)	äußerer Muttermund geschlossen, Schleimhaut blaßrosarot und wenig feucht, Schleim sehr viskös	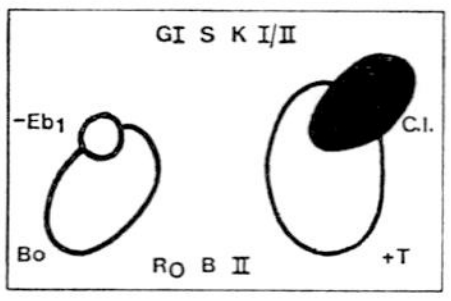	Hauptphase des Interöstrus: 5. bis 15. Zyklustag

das Instrument erst über ein Drittel seiner Länge in kraniodorsaler Richtung und hiernach horizontal vorgeschoben. Etwaige gering- bis mittelgradige Engpässe (zum Beispiel in Höhe des Hymenalringes) lassen sich in der Regel durch leichtes Drehen des Spekulums um seine Längsachse und leicht verstärkten Schubdruck überwinden. Zur Ausleuchtung des Scheidenraumes eignet sich eine Taschenlampe oder ein Beleuchtungsstab[1], unter günstigen Lichtverhältnissen auch ein Hand- oder Stirnspiegel. Bei der Scheidenbesichtigung sind Form und Öffnungsgrad der Portio vaginalis cervicis sowie Farbe und Feuchtigkeit des äußeren Muttermundes und der Vaginalschleimhaut zu prüfen (Abb. 281/a—f, Tafel 14/d, e, f). Weiterhin ist auf die Länge der Scheide zu achten. Sie ist bei Zwicken abnorm kurz (mit Besamungspipette meßbar; bei neugeborenen Kälbern normalerweise 12 bis 15 cm, bei ‚Freemartins' dagegen nur 4 bis 5 cm). Zu berücksichtigen sind des weiteren Einengungen des Scheidenlumens (Verkle-

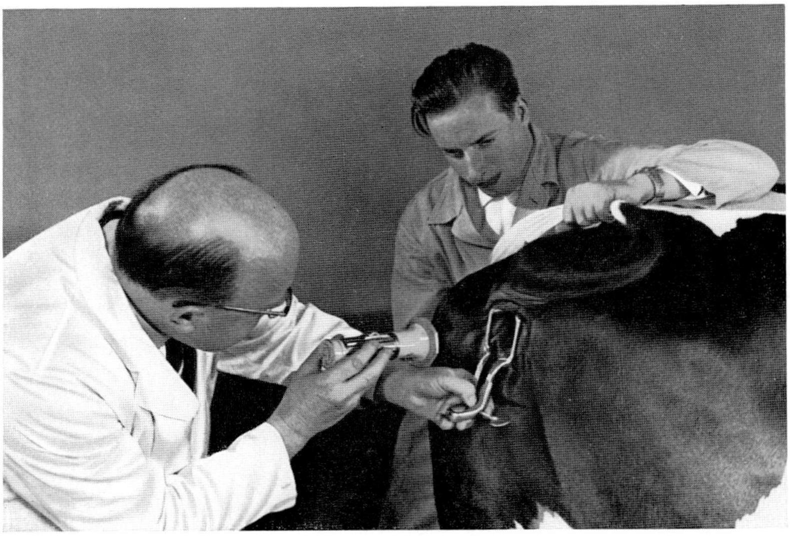

Abb. 280. Besichtigung der Scheide mit dem zweiarmigen Spekulum nach BISCHOF-GÖTZE

bungen, narbige Einziehungen, persistierendes Hymen [= ‚white heifer disease' vor allem bei Shorthorns]) und etwaige Umfangsvermehrungen der Scheidenwand (Abszeß, Hämatom, Phlegmone, Neubildung, Retentionszyste der ventrokaudal der Portio vaginalis cervicis gelegenen GARTNER'schen Gänge, Vorfall des ersten Zervikalringes). Als krankhafter Scheideninhalt gelten Kot (bei vollständigem Dammriß, Scheidenmastdarmriß oder -fistel), Harn (Urovagina), Luft (Pneumovagina) sowie Schleim oder Eiter (Muko- oder Pyovagina). Eine stets mit Gummi- oder Kunststoffhandschuh vorzunehmende palpatorische Scheidenexploration ist (außer bei gebärenden oder im Puerperium befindlichen Tieren; S. 396, 402) nur selten erforderlich, etwa zur Betastung von Scheidenspangen und von intra- oder perivaginal gelegenen Tumoren.

Für die rasche *Niederschrift des vaginalen Befundes* eignet sich folgender einfacher Schlüssel:

— *Form der Portio vaginalis cervicis:*

Z = zapfenförmig; V = breit verlaufend;
R = rosettenförmig; S = schlaff-lappig überhängend.

[1] Aesculap/Tuttlingen Nr. VF 460; Chiron/Tuttlingen Nr. 527 275; Hauptner/Solingen Nr. 42957.

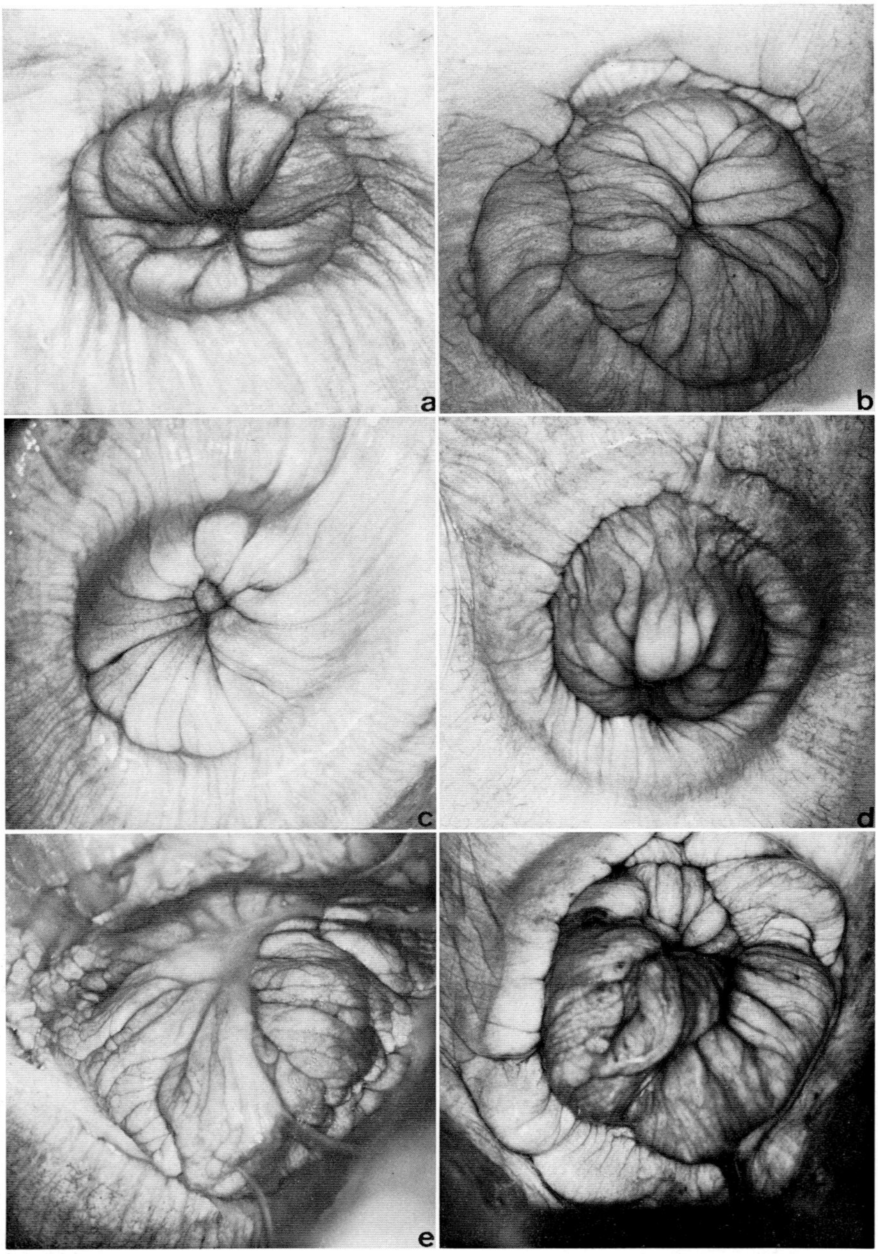

Abb. 281. Befunde der Scheidenbesichtigung: a = *Brunst* (Östrus): Portio vaginalis cervicis rosettenartig, bleistiftstark geöffnet, Brunstschleim (R_3 C IV); b = *Brunst* (Östrus): Die rosettenförmig bis breit verlaufende Portio vaginalis cervicis erscheint ödematös und hyperämisch, die Schleimhaut feucht (R—V_1 C III—IV); c = *Interöstrus:* Portio vaginalis cervicis rosettenförmig, Vorfall des ersten Zervikalringes (R_2 B II); d = *Interöstrus:* Erster Zervikalring vorgefallen und gerötet (R—V_2 B [D_p] III—IV); e = *Hochträchtigkeit:* Portio vaginalis cervicis verlaufend, Öffnung des Zervikalkanales durch Schleimpfropf verschlossen (V_0 B I); f = *zweiter Tag post partum:* Portio vaginalis cervicis vergrößert und verlaufend, Zervikalöffnung für einen Finger passierbar (V_3 B III)

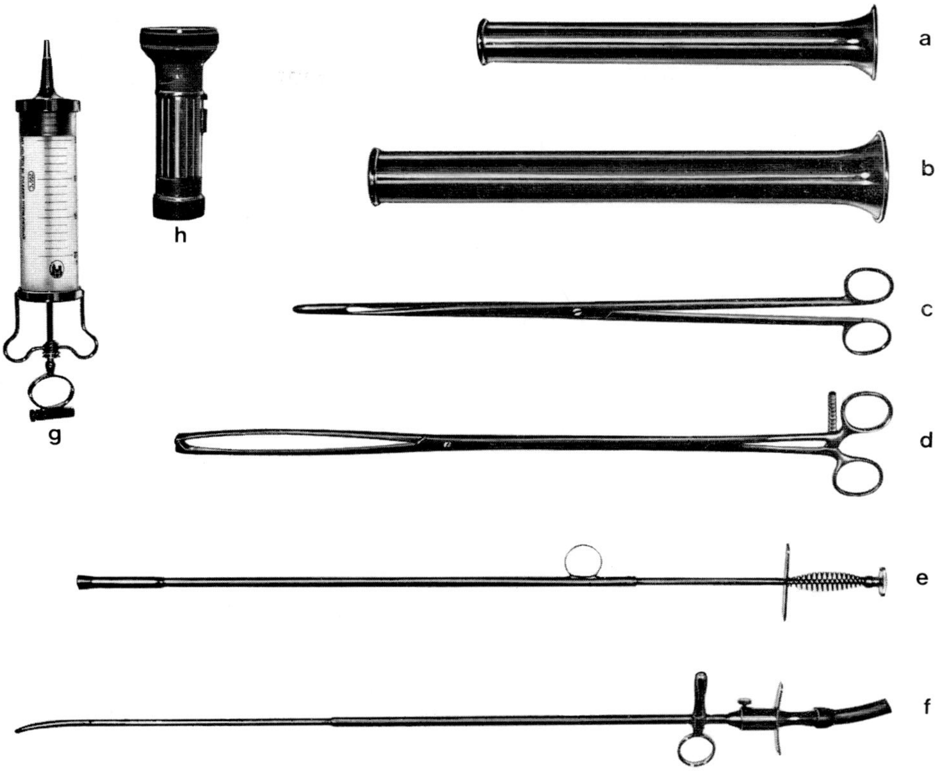

Abb. 282. Instrumente zur gynäkologischen Untersuchung: a = kleines Röhrenspekulum; b = großes Röhrenspekulum; c = Kornzange zum Einlegen von Scheidentupfern; d = Zervixfaßzange nach ALBRECHTSEN; e = Zervixtupferentnahmegerät; f = Uterusbiopsiegerät; g = JANET-Spritze; h = Taschenlampe

— *Öffnungsgrad des Zervikalkanales:*

0 = vollständig geschlossen;	3 = fingerstark geöffnet;
1 = strohhalmstark geöffnet;	4 = zweifingerstark geöffnet;
2 = bleistiftstark geöffnet;	5 = dreifingerstark geöffnet.

— *Farbe der Schleimhaut von Scheide und Portio vaginalis cervicis:*

A = blaß;
B = blaßrosarot;
C = hyperämisch (Brunst oder leichte krankhafte Rötung);
D = deutliche, krankhafte Rötung;
E = sehr starke, ‚schmutzig'-verwaschene Rötung
(falls sich die Rötung auf die Portiofalten oder den vorgefallenen ersten Spiralring der Zervix beschränkt, wird dem Befundbuchstaben ein p hinzugefügt).

— *Feuchtigkeitsgrad der Schleimhaut von Scheide und Portio vaginalis cervicis:*

I = trocken, klebrig;	IV = sehr feucht;
II = wenig feucht;	V = Flüssigkeitsansammlung in der Scheide (Schl. = Schleim; Bl. = Blut; Ei. = Eiter; Schl./Ei. = Schleim mit Eiter).
III = mäßig feucht;	

— *Besondere Befunde:* Verletzungen, Tumoren und ähnliches mehr sind bezüglich Lage, Größe und anderer Einzelheiten näher zu beschreiben. Die während der einzelnen Phasen des Sexualzyklus bei der vaginalen Besichtigung festzustellenden Veränderungen sind in Übersicht 43 synoptisch dargestellt.

Zur *grobsinnlichen Prüfung des Zervikalschleimes* ist das am Schwanz, im Bereich der Sitzbeinhöcker, an der zuvor eingeführten Besamungspipette oder am Scheidenspekulum haftende *frische Sekret* zu besichtigen (Abb. 272); in größerer Menge abfließender Schleim kann auch mit einer flachen Schale oder mit der Hand aufgefangen und zwischen den gespreizten Fingern im durchscheinenden Licht betrachtet werden. So sind selbst geringfügige Trübungen (kleinere Eiterflocken etc.) gut zu erkennen. Normaler Brunstschleim sollte glasklar bis leicht opak erscheinen; etwaige Blutbeimengungen sprechen dafür, daß die Ovulation bereits erfolgt ist. Beim Trocknen auf dem Objektträger bildet Brunstschleim farnblattartige Kristallisationsmuster. Da ähnliche Strukturen aber auch im Nachbrunstschleim sowie (außerhalb der Brunst) im entzündungsbedingten Vaginalsekret auftreten, ist der ‚*Farntest*' nicht zur Ermittlung des richtigen Besamungszeitpunktes brauchbar. Hierfür eignet sich die Messung der *Fließelastizität des Schleimes* im Östroskop (nach Scott-Blair und Mitarbeitern, 1941) oder im Konsistometer besser; Brunstschleim läßt sich mit Hilfe dieses Gerätes nämlich um 30 bis 40 % seiner Länge dehnen, während im Interöstrus entnommener Schleim schon bei einer Dehnung um 10 % zerreißt. Genauere Messungen erlaubt das Mikroviskosimeter[1], mit dem nicht nur Interöstrus und Östrus, sondern sogar die einzelnen Stadien der Brunst unterschieden werden können; dabei sind die niedrigsten Viskositätswerte (in centipoise) gegen Brunstende zu beobachten. (Bei allen derartigen Messungen ist es ratsam, den Mittelwert mehrerer Einzelbeobachtungen als Beurteilungsgrundlage zu benutzen; die Methode ist nicht praxisreif, weil entzündliche Schleimhauterkrankungen Anlaß zu Fehlinterpretationen bieten können).

Steril entnommene Zervikalschleimproben dienen vor allem der mikrobiologischen Untersuchung, das heißt der Aufklärung infektiös bedingter Fortpflanzungsstörungen; hierzu ist die sachgemäß entnommene Probe unter Angabe der erhobenen Befunde umgehend an ein mit solchen Untersuchungen vertrautes Labor zu senden. Für den *direkten Erregernachweis* (mit Resistenzbestimmung!) kann das Zervikovaginalsekret oder der aus dem Muttermund in die Scheide abfließende Uterusinhalt (etwa bei Trichomonadenpyometra) mit einem langstieligen stumpfen Löffel entnommen oder mit einem dünnen Plastikrohr (Besamungspipette) angesaugt werden, das an eine Spritze oder einen Gummiballon angeschlossen ist. Enthält die Scheide nur wenig Schleim, so wird zur Probenentnahme ein etwa 60 cm langer *Tupferdraht*[2] mit einem kleinen sterilisierten Gazetupfer versehen und dieser mit physiologischer Kochsalzlösung leicht angefeuchtet. Durch das zuvor vaginal eingeschobene Röhrenspekulum ist der Draht dann unter Sicht (Taschenlampe) in den Gebärmutterhalskanal einzuführen oder an die Portio vaginalis cervicis heranzubringen (drehendes Wischen); nach dem Zurücknehmen in das Spekulum wird er mit diesem zusammen (also verdeckt) aus der Scheide herausgezogen. Nun schiebt man den Draht aus dem Vorderende des Spekulums hervor und bringt den Tupfer unter Zuhilfenahme von Pinzette und Schere in ein Versandröhrchen. Um das Instrumentarium an Ort und Stelle rasch entkeimen zu können, empfiehlt es sich, dieses in einem dicht schließenden Blechkasten mit Bodenwanne (nach Merkt, 1957; Abb. 283, 284) aufzubewahren und zu transportieren, in dem es unmittelbar vor Gebrauch abgeflammt wird. Der direkte Erregernachweis kann auch mittels einer *Vaginalspülprobe* erfolgen. Dazu wird eine

[1] Broockfield-Mikroviskosimeter (Modell LVT) — Colora Meßtechnik/Lorch.

[2] Hauptner/Solingen Nr. 42 952 oder besonderes Tupferentnahmegerät — Hauptner/Solingen Nr. 42 947 oder langer Stieltupfer — Braun/Melsungen.

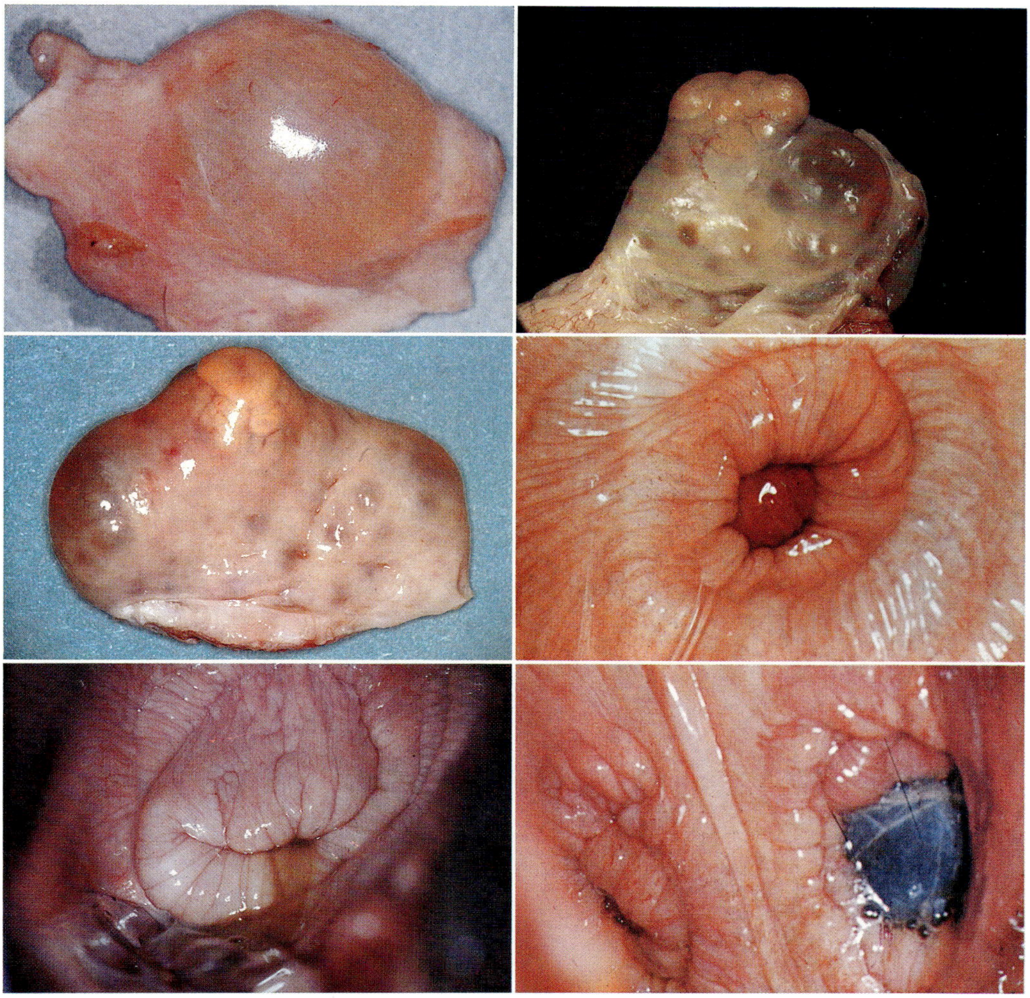

a b c d e f

Eierstockbefunde (siehe auch Abb. 278, 279) *und vaginoskopische Bilder* (siehe auch Abb. 281):

a. Eierstock mit GRAAF'schem Follikel, der palpatorisch weiche Fluktuation aufweist
b. Eierstock, der nebeneinander ein Corpus luteum in Blüte (9. bis 15. Zyklustag) und einen großen Tertiärfollikel aufweist (erster Abschnitt der biphasischen Follikelreifung)
c. Ovar mit Corpus luteum in Rückbildung und in Anbildung begriffenen Tertiärfollikeln (etwa 19. Zyklustag)
d. Scheidenbild einer brünstigen Kuh mit Vorfall und Entzündung des ersten BURDI-Ringes
e. Scheidenbild einer Kuh im Metöstrus mit ‚Abbluten' (S_2 B V [Bl, Schl])
f. Scheidenbild einer Kuh mit doppeltem Muttermund sub partu (Eröffnungsstadium)

Nährbouillon mit einer Seminette oder einem Glasrohr in die Scheide gebracht und nach etwa 1 Minute mit Hilfe eines Gummiballons und der Seminette wieder abgesaugt, in ein steriles Röhrchen verbracht und dieses möglichst in einem Kühlgefäß zur Untersuchung eingesandt. Vaginalschleimproben für den *indirekten Erregernachweis* (Campylobacter fetus — Mukoagglutination) werden mit Hilfe eines Gazetupfers von bekanntem Gewicht entnommen, der an einem ungefähr 50 cm langen Faden befestigt ist und bei gespreizter Vulva mit einer Kornzange in den kranialen Scheidenabschnitt einzubringen ist. Er wird 20 bis 30 Minuten später mehr oder weniger stark vollgesaugt wieder in gleicher Weise entnommen und in ein Probenröhrchen gegeben; eine Beimengung von Blut oder Vaginalepithelien kann ebenso wie Brunstschleim zu fälschlich positivem Ausfall der Mukoagglutination führen.

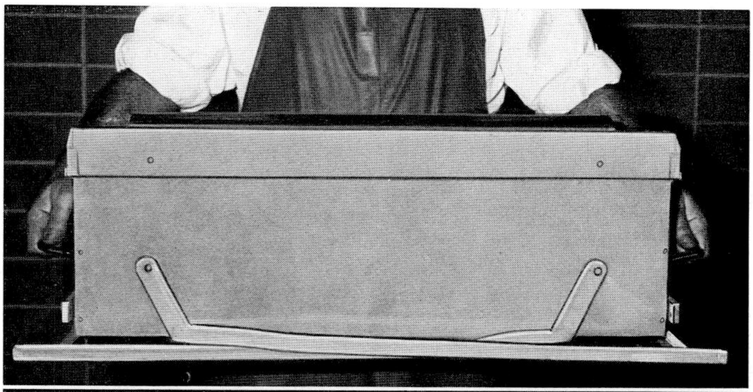

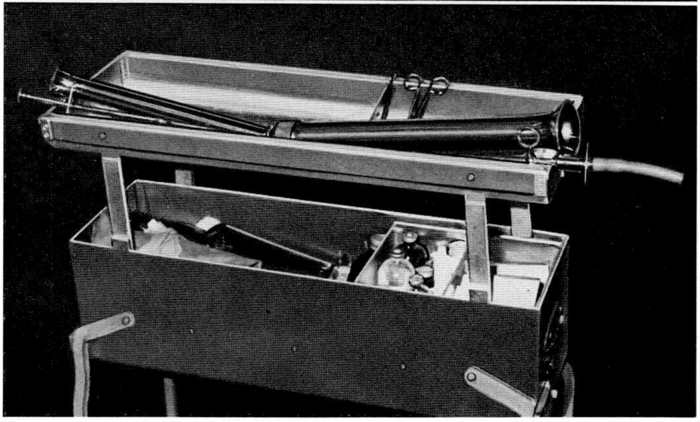

Abb. 283, 284. Metallkasten mit Klappbeinen zum Transport und zur Entkeimung der bei gynäkologischen Untersuchungen benötigten Instrumente nach MERKT, 1957):

Oben: Kasten geschlossen mit eingeklappten Beinen (transportfertig)

Unten: Kasten aufgestellt und geöffnet beim Abflammen der für eine Tupferentnahme vorgesehenen Instrumente in der Glühwanne des Kastendeckels

Weniger gebräuchliche Untersuchungsverfahren: Mit der sogenannten *Uterusbiopsie* kann Gebärmutterschleimhaut sowohl für histologische als auch für bakteriologische Untersuchungen gewonnen werden. Dabei ist ein geeignetes Instrument[1] unter manueller, vom Mastdarm her erfolgender Fixation der Zervix durch die Portio vaginalis cervicis hindurch in ein Gebärmutterhorn einzuführen. Dort wird die Schleimhaut dann entweder in die Öffnung des Gerätes gesaugt, oder durch leichten, vom Rektum aus erfolgenden Druck in diese gepreßt, und das Gewebsstückchen abgeschnitten. Ist es zur histologischen Untersuchung bestimmt, so sollte es unmittelbar nach der Entnahme in BOUIN'sche Fixationslösung verbracht werden. — Der mit dem FOLMER-NIELSEN-Katheter[2] auszuführende *Gebärmutterschleimhaut-Abstrich* kann sowohl zytologisch als auch bakteriologisch ausgewertet werden. — Die *Vaginalzytologie* erfordert nicht nur einen erheblichen Arbeitsaufwand (Färbetechnik); sie ist beim Rind auch deshalb ohne praktische Bedeutung, weil die zyklusbedingten Veränderungen des Zellbildes der Vaginalepithelien nur geringfügig sind. — Dagegen kann die *Endo-*

[1] Hauptner/Hannover. [2] Eisenhut/Basel.

skopie der Eierstöcke in gewissen Fällen (Ovartumor, Verklebungen, Keimdrüsenpunktion unter Sichtkontrolle) von diagnostischem Nutzen sein. Ein übersichtliches Blickfeld ist allerdings nur mit Geräten zu erhalten, die Weitwinkeloptik (135 bis 150 Grad) besitzen[1]; die endoskopische Betrachtung erfolgt am stehenden Tier von der rechten Flanke aus nach Anlegen eines Pneumoperitoneums.

Brunsterkennung

Bei der äußeren Untersuchung des Genitales weiblicher Rinder (S. 373) ist auch auf ihr *Sexualverhalten* zu achten. Dieses ‚ruht' im Interöstrus; dagegen treten — beginnend im Proöstrus, ausgeprägt im Östrus und abklingend im Postöstrus — äußere Brunsterscheinungen auf. Manche Brunstsymptome sind weniger zuverlässig, das heißt nur bei stärkerer Brunst vorhanden, nämlich Unruhe, Brüllen oder Brummen, unstet-suchender Blick, spontanes Einbiegen der Lendenpartie, Verringerung der Futteraufnahme, Milchrückgang. *Zuverlässige Brunsterscheinungen* sind dagegen das Ablecken der Nachbartiere, der vorgehaltenen Hand oder das Selbstablecken, das Aufspringen und die nur im Östrus vorhandene *Duldung des Besprungenwerdens durch andere Tiere*. Beim Rind ist das sicherste Zeichen einer fortgeschrittenen Brunst der *Duldungsreflex* (Stillstehen, Senken der Kruppe und Anheben des Schwanzes bei Druck auf die Lende, Abb. 285). Besonders zu Brunstbeginn findet man auch häufig die Neigung, andere Tiere zu bespringen (täglicher Auslauf, Laufstall). Außerdem können durch Massage der Klitoris ähnliche Reaktionen wie beim Duldungsreflex ausgelöst werden (Klitorisreflex); dieser Reflex ist allerdings mitunter auch bei nichtbrünstigen und selbst bei tragenden Tieren positiv, also für sich allein gesehen kein sicherer Hinweis. Ein weiteres, bei Weidetieren zu beobachtendes Brunstmerkmal besteht in den durch das ‚Aufreiten' anderer Herdenmitglieder verursachten frischen Exkoriationen der Haut über dem Kreuzbein des bullenden Tieres.

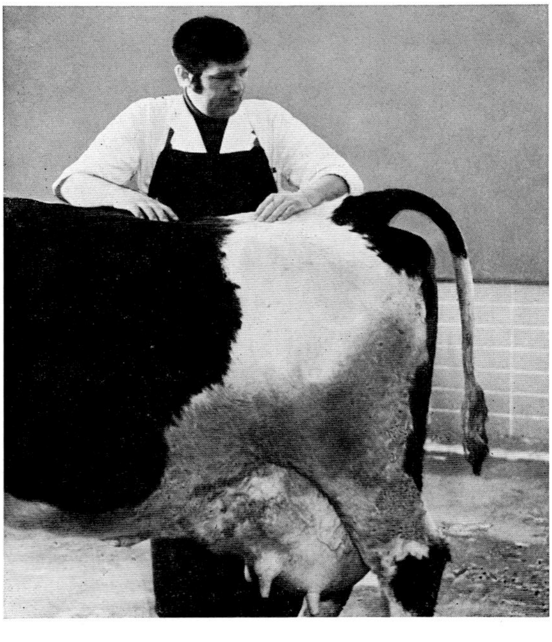

Abb. 285. Duldungsreflex: Beim Massieren des Lendenkreuzbereiches drückt die brünstige Kuh ihre Wirbelsäule reflektorisch nach unten durch und hebt den Schwanz seitwärts an

Nicht immer sind alle äußeren Brunstzeichen zugleich vorhanden oder erkennbar. Bei *stillbrünstigen Tieren* deutet häufig nur ein an der Schwanzunterseite, seitlich des Schwanzes oder an den Sitzbeinhöckern klebender Schleimfaden auf Brunst hin. Seine Erkennung erfordert eine täglich mehrmals zu wiederholende *Kontrolle der zur Belegung vorgesehenen* Tiere bei guten Lichtverhältnissen.

[1] Fa. Wolf/Knittlingen: Laparoskop mit 135°-Optik und Glühlampenbeleuchtung; Storz/Tuttlingen: Laparoskop mit 150°-Optik und Kaltlichtbeleuchtung (Nr. 26 030 B, Schaft Nr. 26 030 C, Trokar mit Ventil Nr. 26 030 A).

Zur Sicherung der von Fall zu Fall mehr oder weniger deutlichen äußeren Zeichen des Östrus sind auch die an den inneren Geschlechtsorganen ablaufenden Brunstveränderungen zu überprüfen. Im positiven Falle ergibt die rektale Untersuchung (S. 374) eine *erhöhte Kontraktionsbereitschaft* der infolge verstärkter Blutfülle zudem meist deutlich vergrößerten Gebärmutter. Außerdem findet man am Ovar eine *gut fluktuierende Eiblase,* während ein in Blüte befindlicher Gelbkörper fehlt. Des weiteren ist die Scheidenschleimhaut bei deutlich ‚rindernden' Tieren leicht gerötet und feucht, der Mutterzapfen vergrößert und der Gebärmutterhalskanal geöffnet. Meist sondern sie im Östrus auch unterschiedliche Mengen eines klaren, lange Fäden ziehenden *Schleimes* ab, dessen Abgang nach der rektalen Palpation der inneren Geschlechtsorgane besonders deutlich wird.

Die *Labordiagnostik der Brunst* (S. 384) erfordert meist aufwendige Apparaturen. Die Untersuchungsmethode ist ziemlich zeitaufwendig und bietet zudem nicht in allen Fällen eindeutige Resultate; für Routineuntersuchungen sind die derzeitigen Verfahren deshalb noch nicht einsetzbar. Als praxisreif wird von METZGER und Mitarbeitern (1972) lediglich die Messung des *elektrischen Widerstandes des Scheidenschleimes* bezeichnet. Bei Verwendung des von ihnen entwickelten Gerätes sollen Werte von weniger als 40 Ohm bei geschlechtsgesunden Rindern die Diagnose ‚Brunst' zulassen. Ob diese Methode der klinischen Untersuchung beim Herausfinden stillbrünstiger Rinder ebenbürtig oder gar überlegen ist, muß erst noch näher geprüft werden.

In der Praxis liegt die Problematik der Zyklusdiagnostik im Herausfinden der schwachbrünstigen Kühe; dabei kommt es vor allem auf die wiederholte korrekte Beobachtung der betreffenden Tiere durch das Wartungspersonal an. Der Einsatz sogenannter *‚Suchbullen'*, die durch bestimmte operative Maßnahmen (Resektion der Nebenhodenschwänze oder der Samenleiter; Ablenkung der Penisspitze durch seitliche Versetzung des Präputiums) befruchtungs- oder deckunfähig gemacht worden sind und die brünstigen weiblichen Tiere durch wiederholtes ‚Aufreiten' erkennen lassen, ist bislang vor allem auf größere, extensiv gehaltene Herden beschränkt geblieben; gleiches gilt für die Anwendung von Brunstdetektoren[1].

Trächtigkeitsuntersuchung

Vaginale Untersuchung und chemische, physikalische sowie biologische Testmethoden sind beim Rind zum Nachweis der Frühgravidität ungeeignet. Der Progesteronnachweis in der Milch am 21. Tage nach der Bedeckung oder Besamung (GÜNZLER und Mitarbeiter, 1975) ist vor allem bei negativem Resultat (Ausschluß einer Trächtigkeit zu diesem Zeitpunkt), weniger aber zur Feststellung einer Frühgravidität geeignet (ROBERTS, 1975). Deshalb stützt sich die zu den täglichen Aufgaben des praktizierenden Tierarztes gehörende Untersuchung auf Trächtigkeit in erster Linie auf den bei der rektalen Palpation der Gebärmutter (Technik siehe S. 374) zu erhebenden Befund. Dabei sind nach GÖTZE (1955) im Verlauf der Gravidität folgende Stadien zu unterscheiden, die naturgemäß kontinuierlich ineinander übergehen:

Befundloses Stadium (erster Monat = 1. bis 30. Tag der Trächtigkeit): *Ausbleiben der* etwa am 21. Tag des Zyklus zu erwartenden *Brunst; großer Gelbkörper* an einem der beiden Ovarien; keine weiteren Veränderungen.

Kleinsäckchenstadium (zweiter Monat = 31. bis 60. Tag): Brunst weiterhin ausgeblieben; *Asymmetrie* der Gebärmutterhörner (in rund 60 % der Fälle Vergrößerung des rechten Hornes); *Fluktuation* in der Spitze (bis zum 35. Tag) oder im gesamten

---

[1] Frank Paviour Ltd/TeRapa-Hamilton (New Zealand): Chin-Ball Mating Device; Kamar Inc.-Earl D. Smith/Steamboat Springs (Colorado, USA): Heat-mount Detectors.

tragenden Horn (nach diesem Zeitpunkt), das dann 50 bis 300 ml Flüssigkeit enthält; *,Doppelwandigkeit'* des betreffenden Uterushornes (= sogenannter ,Eihautgriff') und *Ausschnellen* der Frucht (Vorsicht: kann zu Abort führen!) sind bei Färsen von der fünften, bei Kühen von der sechsten Graviditätswoche an deutlich fühlbar; Trächtigkeitsgelbkörper am Eierstock. Diesem soll die bei periodischen Corpora lutea typische Halsbildung zwar in der Regel fehlen; es ist jedoch nicht möglich, allein aufgrund dieses Befundes auf Trächtigkeit zu schließen.

Großsäckchenstadium (dritter Monat = 61. bis 90. Tag): Brunst ausgeblieben; *Asymmetrie* der Gebärmutterhörner anfangs deutlich, später stark ausgeprägt; *Wandverdünnung* und *Fluktuation* sind jetzt auch *am nichttragenden Horn* gut festzustellen; Gesamtinhalt 500 bis 1500 ml Flüssigkeit; *Gegenstoß* der 10 bis 12 cm langen Frucht; Uterus bauchwärts verlagert; Trächtigkeitsgelbkörper.

Ballonstadium (vierter Monat = 91. bis 120. Tag): Brunst ausgeblieben; Gebärmutter ist in einen *großen fluktuierenden Ballon* mit 2 bis 5 Liter flüssigem Inhalt umgewandelt; Gegenstoß der 15 bis 20 cm langen Frucht; *Plazentome* fühlbar; bei leichter Kompression der über das breite Mutterband zum Uterus ziehenden und im mittleren Drittel der Darmbeinsäule ziemlich leicht zu erreichenden A. uterina mit Daumen und Zeigefinger ist, insbesondere auf der trächtigen Seite, beginnendes *Uterinschwirren* zu spüren; Trächtigkeitsgelbkörper.

Senkungsstadium (fünfter bis sechster Monat = 121. bis 180. Tag): Brunst ausgeblieben; der mit 5 bis 8 Liter Inhalt gefüllte *Uterus zieht* von dem langgestreckt erscheinenden Gebärmutterhals *strangförmig nach kranioventral in die Tiefe,* so daß Eierstock und Frucht für die palpierende Hand vor allem in der 17. bis 20. Graviditätswoche (außer beim Anheben des Bauches mit einem Brett) oft nicht zu erreichen sind (Abb. 286). Dagegen sind mitunter Plazentome, vor allem aber das Uterinschwirren nachweisbar.

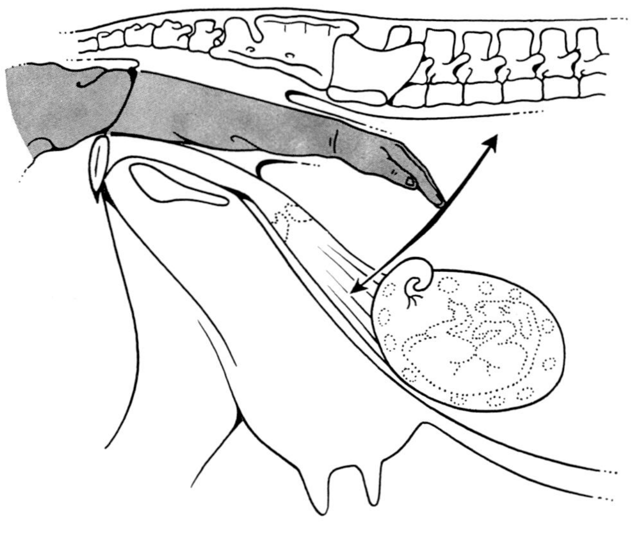

Abb. 286. Rektale Untersuchung des weiblichen Genitales bei einer im 5. Monat (also im Senkungsstadium) der Trächtigkeit befindlichen Kuh: Es sind weder Plazentome, noch Eihäute oder der Fötus zu erreichen; (im nichttragenden Zustand wäre der Uterus dagegen unter der Hand zu versammeln; siehe Abb. 273)

Endstadium (siebter bis neunter Monat = 181. bis 280./285. Tag): Vom Mastdarm aus und von der rechten Flanke her sind meist *Körperteile der Frucht sowie deren Bewegungen* fühlbar (Abb. 287) und oft auch sichtbar; *Plazentome* walnuß- bis hühnereigroß; ausgeprägtes Uterinschwirren; bei Färsen zunehmendes *,Aufeutern'* der Mammarkomplexe; im Stadium der Geburtsvorbereitung Ödematisierung der Vulva und Einfallen der breiten Beckenbänder.

Bezüglich der *Bestimmung des Alters abortierter Föten* wird auf Seite 403 verwiesen.

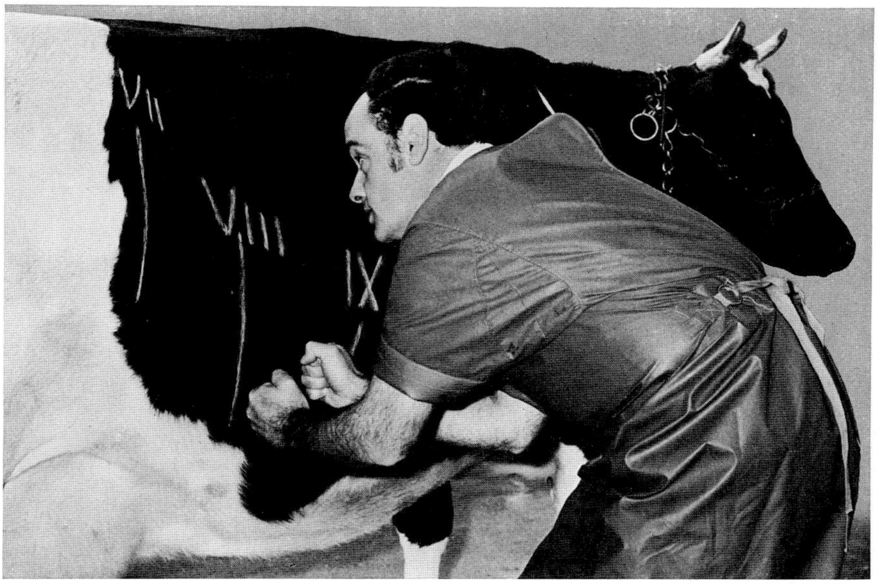

Abb. 287. Annäherungsweise Ermittlung des Trächtigkeitsmonats einer hochtragenden Kuh durch tiefe Flankenpalpation mit beiden zur Faust geballten Händen

Untersuchungsgang bei Herdensterilität

Das vermehrte Auftreten von Fruchtbarkeitsstörungen innerhalb eines Rinderbestandes wird als Herdensterilität bezeichnet. Solche Störungen können sich in *fehlender* oder *schwacher Brunst*, in *wiederholtem Umrindern* (in regelmäßigen oder wechselnden Zeitabständen) sowie in der Neigung zu *Früh-* und *Totgeburten* oder *Aborten* äußern. Von Herdensterilität spricht man auch dann, wenn in einem Bestand das Erstbesamungsergebnis niedriger als 50 %, der Besamungsindex größer als 2,0 und die durchschnittliche Zwischenkalbezeit mehr als 400 Tage beträgt. In solchen Betrieben sind nicht nur die als unfruchtbar vorgestellten Tiere, sondern *alle zuchtreifen weiblichen Rinder* zu *kontrollieren* und je nach den Begleitumständen auch Nachforschungen über die in der Herde verwendeten Vatertiere anzustellen (S. 324). Dabei sind sämtliche noch nicht sicher als tragend ermittelten Tiere rektal gynäkologisch zu untersuchen (S. 374); bei den offensichtlich kranken und den aufgrund des Vorberichtes oder der äußeren Befunde verdächtig erscheinenden Kühen ist zudem eine vaginale Inspektion (S. 379) vorzunehmen. Weitere wertvolle Hinweise ergeben sich aus der eingehenden Überprüfung der Umwelt.

Der ersten derartigen Bestandsuntersuchung sollten etwa in 4wöchigen Intervallen *regelmäßige Nachkontrollen* folgen. Bei laufender Befunddokumentation (S. 376, 379, 381 f.) läßt sich das Fruchtbarkeitsgeschehen innerhalb der Herde übersichtlich verfolgen, so daß schädliche Einflüsse frühzeitig erkannt werden können. Die bei der gynäkologischen Überwachung festgestellten Fertilitätsstörungen gestatten dann von Fall zu Fall gezielte *Folgeuntersuchungen:*

Sind in einem ‚Problem'-Bestand gehäuft *eitrige Genitalkatarrhe, Pyometren, Früh-* und *Totgeburten* oder *Aborte* zu beobachten, so sollten zur Klärung geeignete Proben für die *bakteriologische* und/oder *serologische Untersuchung* entnommen und eingesandt werden. Hierzu sind je nach den Begleitumständen Zervixtupfer (S. 384), Scheidenspülflüssigkeit (S. 384 f.), abortierte Früchte, abgebundener Labmagen des

Fötus, Eihäute (S. 402), Blutserum oder Scheidenschleim (S. 384) geeignet. Im Begleitschreiben sind die aufgetretenen Störungen zu schildern und anzugeben, auf welche Erreger sich der Verdacht richtet (Brucellen, Trichomonaden, Campylobacter, IPV-Virus etc.); hierbei sind auch einige mehr sporadisch vorkommende Infektionen mit in Betracht zu ziehen (Leptospirose, Listeriose, Salmonellose, Mykosen, Q-Fieber, Chlamydiose). Außerdem sollten möglichst eingehende Auskünfte über die im Betrieb herrschende Geburtshygiene, etwaige Störungen des Geburtsablaufes oder des Nachgeburtsabganges, das Vorkommen von Mastitiden (S. 405) sowie von Krankheiten und Verlusten unter den neugeborenen Kälbern eingeholt werden. Die Tatsache, daß sich Genitalinfektionen nach überstandener seuchenhafter Erkrankung des Bestandes (etwa an Maul- und Klauenseuche), nach längerer Verabreichung geschädigten Futters (verdorbene Silage, faule Rüben etc.), oder im Zusammenhang mit Mangelzuständen häufen können, läßt es ratsam erscheinen, diesen Faktoren ebenfalls Beachtung zu schenken. Schließlich muß bei Verdacht einer Paarungsinfektion auch die *Geschlechtsgesundheit der Vatertiere* (Deck- oder Besamungsbullen) überprüft werden (S. 324). Lassen sich trotz des Vorliegens gehäufter Genitalkatarrhe bei der bakteriologischen Untersuchung keine Erreger nachweisen, so sind ursächlich auch Rohfasermangel (strohlose Aufstallung), Energie-, Eiweiß-, Phosphor- oder Kalium-überschuß (‚Güllekatarrh'), Manganmangel sowie Phytöstrogene in Betracht zu ziehen.

Das vermehrte Vorkommen von *Störungen des Sexualzyklus* (Azyklie, Anaphrodisie, verkürzte oder verlängerte Brunstintervalle) kann unter anderem auf *Fehler in Ernährung und Haltung* (Umwelt) hindeuten: Daher sollte die Futterration in der auf Seite 210 geschilderten Weise nicht nur bezüglich ihrer Quantität, sondern auch auf ihre Zusammensetzung und die Qualität der einzelnen Bestandteile beurteilt werden. Besondere Beachtung verdient dabei der *Heuanteil* (mindestens 5 kg und mehr pro Tier und Tag von möglichst vielseitiger botanischer Zusammensetzung [standorttypische Pflanzengesellschaft]), das *Saftfutter* (nicht mehr als etwa 30 kg Rüben und/oder Silage guter Qualität pro Tier und Tag) sowie das *Kraftfutter* (dessen Anteil an Getreideschroten oder -kleien mindestens 50 % betragen sollte) und die *Ergänzungsfuttermittel* (möglichst organischer Herkunft: Algenmehl, Futterhefe, Fischmehl; ferner besonders Na, P, Ca und Vitamine beachten). Die grobsinnliche Prüfung des Futters wird durch die botanische Analyse der in Heu und Silage sowie auf der Weide vorhandenen Pflanzenarten und durch die chemische Mischfutteranalyse auf den Gehalt an Trockensubstanz, Rohfaser, verdaulichem Rohprotein, Energiegehalt, Kalzium, Phosphor, Kalium, Natrium, Magnesium, Mangan, Kupfer, Kobalt, Nitrat und β-Karotin in wertvoller Weise ergänzt (Probenentnahme siehe S. 212). Aus dem Ergebnis läßt sich durch Vergleich mit Bedarfstabellen (= Durchschnittswerte) annäherungsweise ermitteln, ob eine Unter- oder Überversorgung vorliegt.

Neben solchen Futtermitteluntersuchungen sollten auch Analysen an *vom Tier entnommenen Proben* durchgeführt werden; von besonderer Bedeutung sind in diesem Zusammenhang der Serumgehalt an Mineralstoffen, Spurenelementen, β-Karotin, Gesamtbilirubin, SGOT und Gesamteiweiß (siehe Übersicht 17), der Natrium- und Kaliumgehalt des Parotisspeichels (siehe S. 218) sowie der Gehalt der Haare an Kupfer und Mangan (siehe S. 95 f.).

Sind Erscheinungen einer *andauernden übermäßigen Brunst* beobachtet worden, so sollte sich die Untersuchung der verfütterten Pflanzen (insbesondere der Kleearten) außerdem auf deren *Phytöstrogengehalt* erstrecken. In anderweitig nicht zu klärenden Fällen empfiehlt es sich, auch diejenigen Faktoren in die Erhebung einzubeziehen, welche die Qualität der wirtschaftseigenen Futterpflanzen beeinflussen: *Bodenart* und *Bodenwertzahl* (auf Moor-, Torf- und Sandböden ist die Spurenelementversorgung mitunter schlecht), *Bodenanalysen* (pH-Wert, Gehalt von K_2O, P_2O_5, Mg, Cu, Co, Mn sowie

Humusanteil) und *Düngung* (Art: organische und/oder anorganische Düngemittel; Menge an N, P_2O_5, K_2O und Spurenelementen je Hektar und Jahr; Zeitpunkt der einzelnen Düngergaben; Fruchtbarkeitsstörungen treten vor allem in Zusammenhang mit besonders intensiver Mineraldüngung auf, das heißt 120 bis 200 kg N und/oder 150 bis 250 kg K_2O pro Hektar). In reinen Futterbaubetrieben mit starkem Tierbesatz kommen in zunehmendem Maße auch schwere Fortpflanzungsstörungen durch *Überdüngung mit organischen Düngemitteln* (vor allem Jauche und Gülle) vor.

Bezüglich der *Umweltbedingungen* interessieren bei der Stallhaltung neben der unter anderem die Brunstbeobachtung beeinflussenden *Aufstallungsart* (Lauf- oder Anbindestall, Anbindevorrichtung, Standlänge und -breite, Bodenverhältnisse, Einstreu; S. 422) auch *Temperatur* und *Feuchtigkeit der Stalluft*. Erstere sollte zwischen 10 und 15 Grad Celsius liegen, letztere möglichst nicht mehr als 70 % betragen (S. 183). Diese Faktoren wirken sich unter Umständen ungünstig auf die Fruchtbarkeit aus. Tritt die Herdensterilität während der Weideperiode auf, so ist zu prüfen, ob die Tiere Zufütterung (Weidebeifutter, Schnitzel, Heu, Stroh, Mineralstoffe und ähnliches mehr) erhalten, ob *einwandfreies Tränkewasser* zur freien Verfügung steht (S. 214 f.) und ob *Schutzmöglichkeiten vor Witterungseinflüssen* vorhanden sind (Baumgruppen, Hecken, Schutzdach, Weideschuppen). Außerdem ist zu bedenken, daß *hochgradiger Parasitenbefall* zu Fortpflanzungstörungen (zum Beispiel Atrophie der Ovarien) führen kann.

BRUNSTKALENDER

Sa	1 Dezember	22 Dezember	12 Januar	2 Februar	23 Februar	16 März	6 April
So	2	23	13	3	24	17	7
Mo	3	24	14	4	25	18	8
Di	4	25	15	5	26	19	9
Mi	5 Olga	26 Olga	16 Olga	6	27	20	10
Do	6	27	17	7	28	21	11
Fr	7	28	18	8 Emma	1 März	22	12
Sa	8	29	19 Emma	9	2	23	13
So	9	30	20	10	3	24	14
Mo	10	31 Emma	21	11	4	25	15
Di	11	1 Januar	22	12	5	26	16
Mi	12	2	23	13	6	27	17
Do	13	3	24 Lisa	14	7	28	18
Fr	14	4	25	15	8	29	19
Sa	15	5	26	16 Lisa	9	30	20
So	16	6	27	17	10	31	21
Mo	17	7	28	18	11 Lisa	1 April	22
Di	18	8	29	19	12	2	23
Mi	19	9	30	20	13	3	24
Do	20	10 Rosi	31 Rosi	21	14	4	25
Fr	21	11	1 Februar	22	15 Rosi	5	26

Abb. 288. Brunstkalender mit den übersichtlichen Eintragungen der Brunstdaten von vier Kühen

Gehäuftes *Umrindern mit verlängertem Brunstintervall* ist als Hinweis auf eine durch Campylobacter fetus bedingte Paarungsinfektion zu werten und sollte Anlaß sein, Vaginalspül- oder -schleimproben und Blut zum Nachweis des Erregers oder spezifischer Antikörper einzusenden.

In diesem Zusammenhang sind auch die zunehmende mangelhafte Brunstbeobachtung und -erkennung durch Tierhalter und betreuendes Personal zu nennen. Grundsätzlich sollte die *Kontrolle der Östrussymptome* (S. 386) mindestens zweimal täglich (morgens und abends), am besten während des Fütterns, Melkens und Stallreinigens, erfolgen. Außerdem ist das Führen eines Brunstkalenders zu empfehlen, dessen Daten es gestatten, den Zeitpunkt der nächsten Brunst mit einiger Genauigkeit vorauszubestimmen (Abb. 288). Bei freilaufenden Rindern können Brunstdetektoren (auf dem Lenden-Kreuzbereich der weiblichen Tiere oder unter dem Brustbein eines Suchbullen angebrachte Farbstoffkissen oder -schwämme), oder lediglich Suchbullen (S. 387) eingesetzt werden. In jedem Falle bietet täglicher Auslauf (Laufhof) oder Aufenthalt im Laufstall erhebliche Vorteile für die rechtzeitige Brunsterkennung.

Bei Verdacht auf *erblich bedingte Fruchtbarkeitsstörung* (Hypoplasie der Eierstöcke bei Färsen, Ovarialzysten, ‚white heifer disease', doppelter Muttermund etc.) sind Erhebungen über die *Abstammung* der betreffenden Tiere anzustellen. Wenn die gleichen Veränderungen in bestimmten Kuhfamilien oder unter den Nachkommen einzelner Bullen vermehrt auftreten, so spricht dies für ihre hereditäre Genese. Erblich bedingte, aber nicht mit erkennbaren Organanomalien verbundene Fertilitätsstörungen werden meist erst bei besonderer Umweltbelastung manifest.

Mitunter ergibt die gynäkologische Untersuchung der Kühe einer Problemherde keine Anhaltspunkte für die Ätiologie der gehäuft auftretenden Unfruchtbarkeit; das ist vor allem in den lichtarmen Monaten Ende des Winters und zu Beginn des Frühjahrs der Fall. Bei solcher *Sterilität ohne klinisch erkennbare Ursache* sind Erhebungen über die *Zwischenkalbezeit* (Mittelwert des Bestandes und der fraglichen Kühe über mehrere Jahre hinweg) und über die *Rastzeit* (zwischen Kalbetermin und erster Besamung oder Paarung) anzustellen; werden Tiere mit hoher Leistung wesentlich früher als 10 bis 12 Wochen post partum schon wieder belegt, so nehmen sie nicht nur oft schlecht auf, sondern neigen unter Umständen zu Genitalkatarrhen. Aufzeichnungen über die *Milchleistung* (insbesondere über die Einsatzleistung und die Tagesleistung bei der Besamung) sind wichtig für die Sicherung der leistungsgerechten Ernährung. Kühe mit flacher Laktationskurve (Durchhaltevermögen!) zeigen meist eine bessere Konzeptionsbereitschaft als solche mit steiler Laktationskurve. Manche Fruchtbarkeitsstörungen lassen sich durch *wiederholte rektale Kontrolle* ermitteln (verzögerte Ovulation, Follikelatresie, stille Brunst). Subklinisch verlaufende Gebärmutterentzündungen täuschen oft eine ‚symptomlose Sterilität' vor; sie können durch die zytologische und bakteriologische Kontrolle von mit Hilfe des Folmer-Nielsen-Katheters angefertigten Gebärmutterschleimhautabstrichen (Manser und Berchtold, 1975), durch die *histologische Untersuchung* von bioptisch entnommenen Gebärmutterschleimhautproben (S. 385), häufig auch durch *wiederholte vaginale Untersuchungen* (Ausfluß) nachgewiesen werden.

Zusammenfassend erfordert die Diagnostik der Herdensterilität des Rindes somit eine kritische Berücksichtigung aller innerhalb des Komplexes Boden-Pflanze-Tier als fruchtbarkeitsbeeinflussend erkannten Faktoren.

SCHRIFTTUM

Aehnelt, E. (1971): Herdensterilität der Rinder. In: Küst, D., & F. Schaetz: Fortpflanzungsstörungen bei den Haustieren. 4. Aufl. Enke, Stuttgart. — Aehnelt, E., & E. Grunert (1969): Prolan®, seine Bedeutung und Anwendung in der Veterinärmedizin — gleichzeitig ein Beitrag zur Sterilitätsbekämpfung. Farbenfabriken Bayer, Leverkusen, Vet.-med. Abt. — Aehnelt, E., H. Konermann & K.-H. Lotthammer (1972): Fruchtbarkeitsstörungen beim Rind. In: Buiatrik. 2. Aufl. Schaper, Hannover. — Andres, J. (1954): Die Trächtigkeitsuntersuchung beim Rind und die tierärztliche Haftpflicht. Schweizer Arch. Tierheilk. *96*, 561-568. — Asdell, S. A. (1964): Patterns of mammalian reproduction. 2. Aufl. Comstock, Ithaca/N. Y. — Asdell, S. A. (1968): Cattle fertility and sterility. 2. Aufl. Little, Brown & Co., Boston/Mass.

Baier, W., & K. Walser (1968): Haftpflicht und Gewährschaft im Fortpflanzungsgeschehen der Haustiere. Paul Parey, Berlin & Hamburg.

Cole, H. H., & P. T. Cupps (1969): Reproduction in domestic animals. 2. Aufl. Academic Press, New York.

Dawson, F. L. M. (1975): Accuracy of rectal palpation in the diagnosis of ovarian function in the cow. Vet. Record *96*, 218-220. — Derivaux, J. (1958): Physio-pathologie de la reproduction et insémination artificielle des animaux domestiques. Vigot, Paris & Desoer, Liège. — Derivaux, J. (1971): Reproduction chez les animaux domestiques. Derouaux, Liège.

Foote, R. H. (1975): Estrus detection and estrus detection aids. J. Dairy Sci. *58*, 248-256.

Gibian, H., & E. J. Plotz (1970): Mammalian reproduction. Springer, Berlin/Heidelberg/New York. — Götze, R. (1949): Besamung und Unfruchtbarkeit der Haussäugetiere. Schaper, Hannover. — Götze, R. (1955): Die rektale Untersuchung auf Trächtigkeit beim Rinde. Dtsch. Tierärztl. Wschr.: Beilage Fortpfl. Zuchthyg. Haustierbesamung *5*, 61-68. — GRUNERT, E. (1969): Gelbkörperzysten beim Rind und ihre Bedeutung als Sterilitätsfaktor. Dtsch. Tierärztl. Wschr. *76*, 668-672. — GÜNZLER, O., L. KORNDÖRFER, H. LOHOFF, R. HAMBURGER & B. HOFFMANN (1975): Praktische Erfahrungen mit der Progesteronbestimmung in der Milch zur Erfassung des Fertilitätszustandes bei der Kuh. Tierärztl. Umschau *30*, 111-118.

HAFEZ, E. S. E. (1968): Reproduction in farm animals. 2. Aufl. Lea & Febiger, Philadelphia. — HEINZE, H., E. KLUG & J. D. FRHR. VON LEPEL (1972): Optische Darstellung der inneren Geschlechtsorgane bei Equiden zur Diagnostik und Therapie. Dtsch. Tierärztl. Wschr. *79*, 49-51. — HETZEL, H. (1940): Die Unfruchtbarkeit der Haussäugetiere. Fischer, Jena.

JANIAK, M. J. (1971): Das endokrine System bei der Fortpflanzung der Versuchs- und Nutztiere und des Menschen. Schaper, Hannover.

KÜST, D., & F. SCHAETZ (1971): Fortpflanzungsstörungen bei den Haustieren. 4. Aufl. Enke, Stuttgart.

LAING, J. A. (1970): Fertility and infertility in the domestic animals — aetiology diagnosis and treatment. 2. Aufl. Ballière, Tindall & Cassell, London. — LOTTHAMMER, K.-H., & L. AHLSWEDE (1973): Parotisspeicheluntersuchungen zur Beurteilung der Na- und K-Versorgung bei Rindern und ihre Beziehungen zur Fruchtbarkeit. Tierärztl. Umschau *28*, 419-426.

MANSER, H., & M. BERCHTOLD (1975): Untersuchungen über die Eignung von Schleimhautabstrichen zur Diagnose der chronischen Endometritis des Rindes. Berl. Münch. Tierärztl. Wschr. *88*, 41-44. — MARSHALL, F. H. A. (1966): Physiology of reproduction, 3. Aufl. Longmans, Green & Co., London. — MCDONALD, L. E. (1969): Veterinary endocrinology and reproduction. Lea & Febiger, Philadelphia. — MERKT, H. (1957): Überwachung der Fruchtbarkeit in der Vollblutzucht. Dtsch. Tierärztl. Wschr. *64*, 152-154. — METZGER, E., R. FREYTAG & W. LEIDL (1972): Gerät zur Messung der elektrischen Leitfähigkeit des Vaginalschleimes für die Brunstfeststellung beim Rind. Zuchthyg. *7*, 56-61. — MEYER, H., & W. WEGNER (1973): Vererbung und Krankheit bei Haustieren. Schaper, Hannover.

RICHTER, J., & H. TILLMANN (1956): Die Schwangerschaftsdiagnose beim Rind. 5. Aufl. Paul Parey, Berlin & Hamburg. — ROBERTS, C. (1975): Diagnosis of non-pregnancy in the bovine. Vet. Record *97*, 117-118. — ROBERTS, S. J. (1971): Veterinary obstetrics and genital diseases. 2. Aufl. Edward Brothers (Inc.), Ann Arbor/Michigan. — ROMMEL, P. (1971): Geschlechtsapparat. In: SCHULZ, J. A.: Lehrbuch der Rinderkrankheiten. Band 1. Hirzel, Leipzig. — ROMMEL, W. (1963): Klinische Diagnostik am Genitale des weiblichen Rindes. Fischer, Jena. — ROTHE, K. (1973): Fortpflanzungsüberwachung bei landwirtschaftlichen Nutztieren. Fischer, Jena.

SAMBRAUS, H. H. (1973): Das Sexualverhalten der domestizierten einheimischen Wiederkäuer (Heft 12 ‚Fortschritte der Verhaltensforschung'). Paul Parey, Berlin & Hamburg. — SCHAETZ, F. (1963): Die künstliche Besamung bei den Haustieren. Fischer, Jena. — SCHILLING, E., & E. GRUNERT (1970): Die Zyklusdiagnose beim landwirtschaftlichen Nutztier (Rind). Tierzüchter *22*, 214-216, — SCOTT-BLAIR, G. W., S. J. FOLLEY, F. H. MALPRESS & F. M. V. COPPEN (1941): Variations in certain properties of bovine cervical mucus during the estrous cycle. Biochem. J. *35*, 1039-1049. — SMIDT, D., & F. ELLENDORFF (1969): Fortpflanzungsbiologie landwirtschaftlicher Nutztiere. BLV Verlagsgesellschaft, München/Basel/Wien.

WIESNER, E. (1972): Fütterung und Fruchtbarkeit. Fischer, Jena. — WILLIAMS, W. L. (1950): The diseases of the genital organs of domestic animals. 3. Aufl. Plimpton, Worcester/Mass. — WILLIAMSON, N. B., R. S. MORRIS, D. C. BLOOD & C. M. CANNON (1972): A study of oestrous behaviour and oestrous detection methods in a large commercial dairy herd. I. The relative efficiency of methods of oestrous detection. Vet. Record *91*, 50-58.

ZEMJANIS, R. (1970): Diagnostic and therapeutic techniques in animal reproduction. 2. Aufl. Williams & Wilkins Comp., Baltimore.

Geburtshilfliche Untersuchung

Sofern die jeweiligen Umstände (im Geburtsweg festsitzendes, schon teilweise entwickeltes Kalb; Mastdarm- oder Blasenvorfall; Zerreißung der A. vaginalis etc.) nicht sofortiges tierärztliches Eingreifen erfordern, sollte der obstetrischen Hilfeleistung eine *sorgfältige Untersuchung des Muttertieres und der Frucht* vorausgehen; sie ist die Grundlage für die exakte geburtshilfliche Diagnose und somit für die Entscheidung über die zu ergreifenden Maßnahmen (Haftpflicht). Im Rahmen des nötigenfalls erst nach Beendigung der Geburt zu vervollständigenden *Vorberichts* (S. 58) interessieren vor allem folgende Angaben: Zahl und Verlauf früherer Kalbungen, Dauer der ablaufenden Trächtigkeit (gegebenenfalls unter Berücksichtigung mehrerer Deck- und Besamungsdaten), Gesundheitszustand des Tieres vor dem Partus, Zeitpunkt und Art der ersten Geburtsanzeichen, Wehentätigkeit, Zeitpunkt des möglicherweise bereits erfolgten Blasensprunges (abnorme Fruchtwassermengen bei Eihautwassersucht), ungewöhnliches Verhalten des Tieres (Kolikerscheinungen, Festliegen und so fort). Bei Blutungen aus Mastdarm oder Scheide sollte auch Näheres über deren Dauer und Stärke in Erfahrung gebracht werden. Aus forensischen Gründen ist es zudem wichtig zu ermitteln, ob zuvor schon *Laiengeburtshilfe* geleistet worden ist (manuelle Sprengung der Fruchtblasen; Lage-, Stellungs- oder Haltungsberichtigung; Auszugsversuche und Zahl der daran beteiligten Personen; Anwendung sogenannter ‚Geburtshelfer‘ und ähnliches mehr); die hierbei mitunter an Muttertier oder Kalb gesetzten Schädigungen werden sonst später unter Umständen dem Tierarzt angelastet.

In *‚Problem‘-Beständen* mit gehäuft vorkommenden Aborten, Früh- und Schwergeburten oder mit zur Zeit des Kalbens auftretenden Erkrankungen (Mastitiden, Stoffwechselstörungen) sollte sich die anamnestische Befragung nicht auf das zur Geburt anstehende Tier beschränken, sondern die in den übrigen Fällen gemachten Beobachtungen mit berücksichtigen. Mitunter kann es auch nötig werden, Auskünfte über Haltung und Fütterung, Alter und Gewicht des Tieres bei der Erstzulassung (Färsen) oder über den Zeitpunkt des Trockenstellens (Kühe) einzuholen. Daneben sind von Fall zu Fall auch Angaben über Namen und Abstammung des Vatertieres (bei Entwicklung mißgebildeter, übergroßer oder übertragener Kälber) oder über den Zukauf tragender Tiere (vor allem bei Aborten und Frühgeburten) von Bedeutung, um den Tierhalter sachgemäß beraten zu können.

Vor Überprüfung seines *Allgemeinbefindens* (S. 78) und der anschließenden geburtshilflichen Untersuchung ist der Patient möglichst *aufzutreiben* (S. 27). Festliegende Tiere sollten einer Kontrolle von Kreislauf (S. 114), Bewegungsapparat (S. 420) und Nervensystem (S. 460) unterzogen werden, um die Ursache der Motilitätsstörung zu ermitteln und die sich hieraus ableitenden Maßnahmen ergreifen zu können; solche Patienten werden dann am besten in linker Seitenlage geburtshilflich untersucht, sollten hierzu wegen der Gefahr einer Verdrehung der Gebärmutter oder linksseitigen Verlagerung des Labmagens aber nicht über den Rücken gewälzt werden.

Äußere Untersuchung

Adspektion: Am stehenden Tier wird der *Leib* von der Seite und von hinten betrachtet (Abb. 228); dabei ist auf seinen Umfang (stark vermehrt bei Eihautwassersucht und bei Mehrlingsträchtigkeit), den Umriß (asymmetrisch bei Flankenbruch, Bauchdeckenabriß etc.) sowie auf Häufigkeit und Stärke der Bauchwandkontraktionen (primäre oder sekundäre Wehenschwäche, ‚Sturmwehen‘) zu achten. In der rechten Flanke können — insbesondere bei vorzeitiger Ablösung der Plazenta — die Bewegungen der Frucht erkennbar werden. Bei *Besichtigung des Beckens* ist dessen Größe (Querabstand zwischen beiden Hüft- und Sitzbeinhöckern) und Neigung (Höhenunterschied zwischen Hüft- und Sitzbeinhöcker einer Seite) abzuschätzen; für den Geburtsablauf ungünstig zu beurteilen sind enges und schmales Becken, asymmetrisches Becken (Frakturfolgen), zwischen den medialen Darmbeinwinkeln eingesunkenes Kreuzbein (Luxatio articuli sacroilici) und tiefer oder ‚eingekerbter‘ Schwanzansatz. Außerdem sind *Milchdrüse, Euterspiegel, Ligg. sacroilica und Scham* adspektorisch zu prüfen. An der Vulva interessieren außer Größe, Färbung und Oberflächenbeschaffenheit, gegebenenfalls auch die Folgen früherer Behandlungen (FLESSA-Verschluß, BÜHNER-Band), die Lage der Schamspalte (Verzerrung der dorsalen Kommissur bei hochgradiger Torsio uteri postcervicalis) und etwaige frische oder vernarbte Verletzungen (seitlicher Einriß, vollständiger oder unvollständiger Dammriß). Schließlich ist es wichtig festzustellen, welche Gebilde bereits aus der Schamspalte hervorgetreten sind; hierbei kann es sich nicht nur um die Fruchtblasen (Eihäute) oder um Teile des Fötus, sondern auch um intravaginale Neubildungen oder vorgefallenes Fettgewebe (nach perforierender Läsion der Vaginalschleimhaut), die umgestülpte Harnblase oder Scheide, oder um Darmteile handeln; im letztgenannten Falle ist durch innere Exploration (siehe unten) zu klären, ob die prolabierten Darmschlingen zum Muttertier (Uterusperforation) oder zum Fötus (Schistosoma reflexum) gehören (größeres oder kleineres Darmlumen).

Sind trotz länger als 3 Stunden bestehender Wehentätigkeit keine Fruchthüllen oder Fruchtteile in der Schamspalte zu sehen, so ist auf eine *krankhafte Verzögerung des Geburtsablaufs* zu schließen (Enge des Geburtsweges; Gebärmutterverdrehung; Lage-, Stellungs- oder Haltungsanomalie; Mißbildung der Frucht). Etwaige *Abgänge* können gasförmiger (bei emphysematöser Frucht), flüssiger (Allantoisflüssigkeit, Harn, Blut), schleimiger (Amnionschleim, zuvor verabreichter Fruchtwasserersatz), schmierig-breiiger (Mekonium des Fötus oder Kot des Muttertieres) oder geweblich-konsistenter Natur sein (Hüllen oder Teile der Frucht); sie sind auf Menge, Farbe und Geruch (übelriechend bei verschleppter, infizierter Geburt) zu prüfen.

Palpation: Bei *Betastung der Bauchdecken* 1 bis 2 Handbreiten oberhalb der rechten Kniefalte (Abb. 229, 287) ist auf etwaige *abnorme Spannung* (Wehen, Gebärmutterdrehung, Bauchfellentzündung, Eihautwassersucht) und auf den *Gegenstoß der Frucht* (Ballotement) zu achten, der bei hochgradiger Eihautwassersucht nicht mehr wahrzunehmen ist. Das Einfallen des kaudalen Teiles der breiten Beckenbänder (etwa 2 Tage a. p.), das ‚Aufeutern' der Milchdrüse sowie das Größer- und Teigigwerden der Scham sind Folgen der hormonal bedingten Ödematisierung dieser Gewebe und gelten als sichere Merkmale der 3 Wochen vor dem Kalben einsetzenden *Geburtsvorbereitung* am Muttertier. Diese schon adspektorisch bemerkbaren Veränderungen sind zum Ausschluß etwaiger entzündlicher Anschwellungen auch palpatorisch zu prüfen; fehlen sie, so ist das betreffende Tier offensichtlich noch nicht geburtsbereit (Frühgeburt, Abort, anderweitige Erkrankung). Die Betastung der Schamlippen bietet gegebenenfalls näheren Aufschluß über das Ausmaß von Hämatomen, frischen Verletzungen, Gasphlegmonen oder Narbenstrikturen.

Innere Untersuchung

Nach *Besichtigung des Scheidenvorhofs* (Feuchtigkeit und Farbe sowie etwaige Hämorrhagien, Verletzungen oder Drucknekrosen der Schleimhaut) erfolgt die eingehende *manuelle Exploration des Geburtsweges;* hierzu sind folgende *Voraussetzungen* einzuhalten: Aus Gründen der Geburtshygiene sollte der Untersucher saubere, abwaschbare *Schutzkleidung* anlegen (Schürze oder Mantel, langer Handschuh und Stiefel aus Gummi oder Kunststoff). Vulva und Umgebung sowie der Schwanz des Tieres sind erst mit warmem Wasser und Seife gründlich zu säubern und dann mit einer milden Desinfektionslösung abzuspülen. Übermäßig erregte und widersetzliche Rinder können die Verabreichung eines ruhigstellenden Mittels (S. 42) erforderlich machen. Hierfür hat sich Xylazin gut bewährt (S. 46); es bewirkt allerdings auch verstärkte Gebärmutterkontraktionen, weshalb sich die zusätzliche Gabe eines Uterusrelaxans (zum Beispiel Isoxsuprin[1] in doppelter Dosis) empfiehlt. Bei liegenden Patienten lassen sich geburtshilfliche Untersuchung und Hilfeleistung durch *Hochlagerung des Beckens* (auf einem mit Stroh fest gestopften langen Sack oder auf einem Gummikissen) oft wesentlich erleichtern. Falls das Einführen der Hand in die Scheide durch starke Preßwehen (mitunter auch wegen schmerzhafter Reizung oder Verletzung des weichen Geburtsweges) sehr erschwert wird, bringt eine *kleine sakrale Extraduralanästhesie* (S. 39) Ab-

[1] Uterusrelaxans — W. d. T./Hannover.

hilfe. Nach diesen Vorbereitungen wird die mit einem geeigneten Gleitmittel[1] versehene und möglichst keilförmig gehaltene Hand unter leichtem Drehen in die Scheide des Geburtstieres eingeführt. Dann werden nacheinander die Palpationsbefunde am Muttertier (Geburtsweg), an den Fruchthüllen und an der Frucht erhoben:

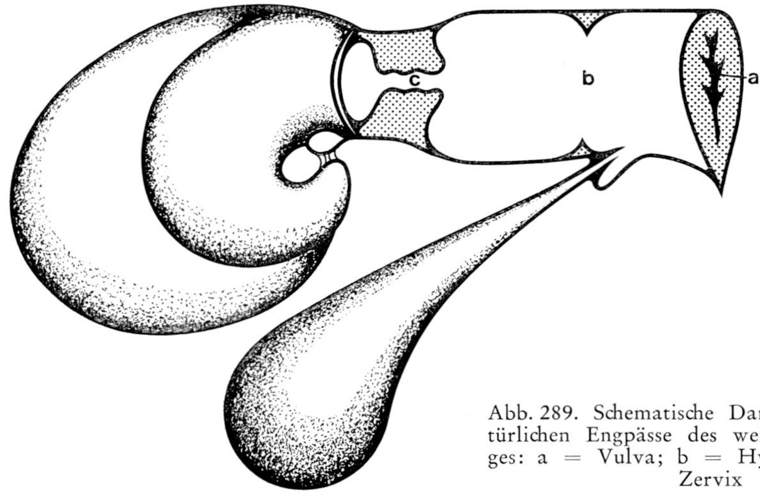

Abb. 289. Schematische Darstellung der natürlichen Engpässe des weichen Geburtsweges: a = Vulva; b = Hymenalring; c = Zervix

Bei der *Exploration des weichen Geburtsweges* (Vulva, Vestibulum, Hymenalring, Vagina, Zervix) sind — insbesondere im Bereich der natürlichen Engpässe (Abb. 289) — dessen Öffnungsgrad oder Weite sowie Schlüpfrigkeit und Elastizität der Schleimhaut zu prüfen. Des weiteren sollte geachtet werden auf Sitz und Umfang etwa vorhandener *Verletzungen* (einschließlich von Scheiden-Mastdarmwunden und Uterusperforationen) oder *Umfangsvermehrungen* (Hämatome, Abszesse, Tumoren) sowie auf *Anomalien* (hyperplastisches Hymen, Fleischspangen, Scheidewände, doppelter Muttermund, Fehlen eines Uterushornes und ähnliches mehr). Bei vollständig geöffnetem Zervikalkanal ist zwischen Scheide und Gebärmutterkörper keine Ringfalte mehr feststellbar. Erweist sich der weiche Geburtsweg als für den Durchtritt der Frucht zu eng, so ist zu prüfen, ob es sich um eine *ungenügende* (also noch nicht abgeschlossene oder neuro-hormonal

Übersicht 44. Beurteilung des Ausmaßes von Engpässen des weichen Geburtsweges

Explorationsbefund des weichen Geburtsweges (insbesondere des Zervikalkanales)	Beurteilung des Befundes	
passierbar für Kopf, Hals und Vorderbeine oder für beide Hinterbeine der Frucht (bei Vorder- oder Hinterendlage):	ungenügende Eröffnung (frische Geburt) oder mangelhafte Weite (verschleppte Geburt)	1. Grades
passierbar für die distalen Abschnitte beider Gliedmaßen (bei Vorder- oder Hinterendlage):		2. Grades
passierbar für 1 bis 3 Finger des Untersuchers:		3. Grades

[1] Zum Beispiel: Gestinal — Bayer/Leverkusen; Parachlorgel — W. d. T./Hannover; Viscogela — Chemische Fabriken Marienfelde/Hamburg.

gestörte) *Eröffnung* oder um eine infolge von Rückbildungsvorgängen eingetretene *mangelhafte Weite* handelt. Im erstgenannten Falle ist das Muttertier in der Regel noch nicht erschöpft, die Schleimhaut elastisch-schlüpfrig und die Frucht lebenskräftig (frische Geburt); bei unzureichender Weite liegen dagegen meist Anhaltspunkte dafür vor, daß die Geburt verschleppt wurde (ermattetes Muttertier, weicher Geburtsweg trocken und rohrartig-starr, Frucht lebensschwach oder tot). Je nach der hierdurch bedingten Behinderung des Geburtsablaufes ist zwischen ungenügender Eröffnung oder mangelhafter Weite 1., 2. und 3. Grades zu unterscheiden (Übersicht 44).

Im Bereich der seitlichen Scheidenwand ist die horizontal verlaufende A. vaginalis an ihrer Pulsation zu erkennen, die bei Ruptur des Gefäßes unfühlbar wird. Finden sich beim Abtasten der Scheide Längsfalten in der Schleimhaut, so lassen sich Richtung und Grad der zugrundeliegenden Gebärmutterdrehung ermitteln, indem man diese Falten mit den Fingern verfolgt.

Bei der palpatorischen Untersuchung des *knöchernen Geburtsweges* wird der Durchmesser des Beckens im Verhältnis zur Größe der Frucht geprüft (kleines ‚juveniles' Becken bei Färsen). Dabei ist auch auf krankhafte Einengungen des Beckenringes zu achten (unter Exostosenbildung abgeheilte Fissuren und Frakturen, rachitisch-osteomalazisch bedingte Veränderungen).

Die *Fruchtblasen* geben Hinweise auf das jeweilige Stadium der Geburt und deren bisherige Dauer: Während der *Eröffnungsphase* befinden sie sich noch im weichen Geburtsweg oder ragen bereits mehr oder weniger weit aus der Schamspalte hervor (Abb. 290). Die spontane Ruptur der Eihäute gilt als Beginn der 1 bis 3 Stunden dauernden *Aufweitungsphase*, während welcher sie schlaff aus der Vulva heraushängen; an diese schließt sich die nur wenige Minuten dauernde *Austreibungsphase* an. Noch nicht geplatzte Fruchtblasen sollten nur ausnahmsweise (abnorm feste Fruchthüllen bei vollständiger Öffnung des weichen Geburtsweges und anhaltender oder schon nachlassender Wehentätigkeit) manuell gesprengt werden. In der Regel platzt zuerst die dünnwandige und durch ihren Inhalt dunkel gefärbte, bläulich spiegelnde *Allantois-*

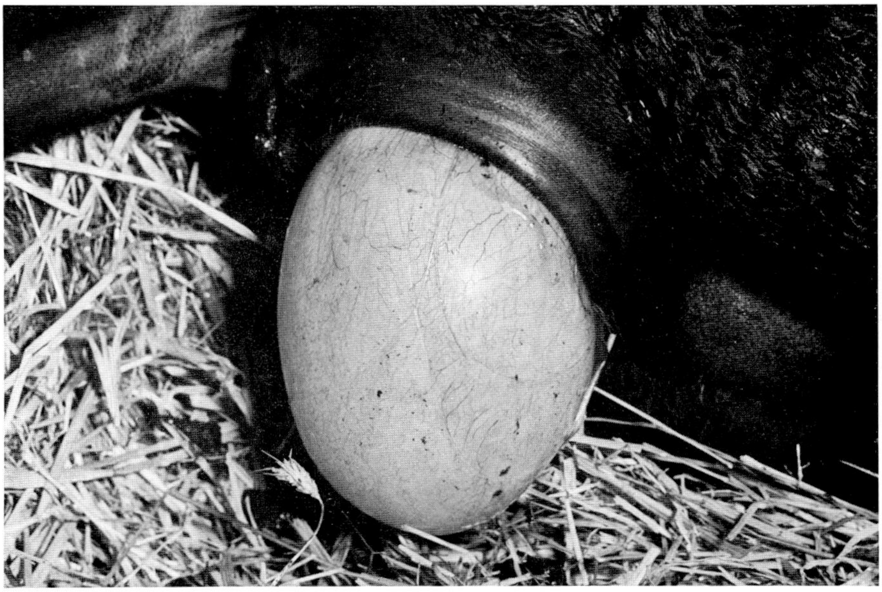

Abb. 290. Fortgeschrittenes Eröffnungsstadium: Die noch nicht gesprungene Allantoisblase ragt weit aus der Schamspalte hervor

oder *Wasserblase.* Wenn ihr ‚raumloser' Teil (Abb. 291) jedoch zuerst vortritt und bei seinem Einreißen gleichzeitig auch die festere, heller und grau-weißlich erscheinende *Amnion-* oder *Fußblase* springt, ergießt sich der Amnionschleim zuerst, was Verzögerungen des Geburtsablaufes zur Folge haben kann. Die *Eihäute* sind adspektorisch auf ihre Farbe und palpatorisch auf ihre Beschaffenheit (schlüpfrig-elastisch, ödematös, zundrig oder lederartig; mit Auflagerungen, nekrotischen Bezirken oder akzessorischen Kotyledonen behaftet) zu untersuchen und auch auf ihren Geruch zu prüfen, der im Verlauf verschleppter (= infizierter) Geburten zunächst süßlich, später übelriechend wird.

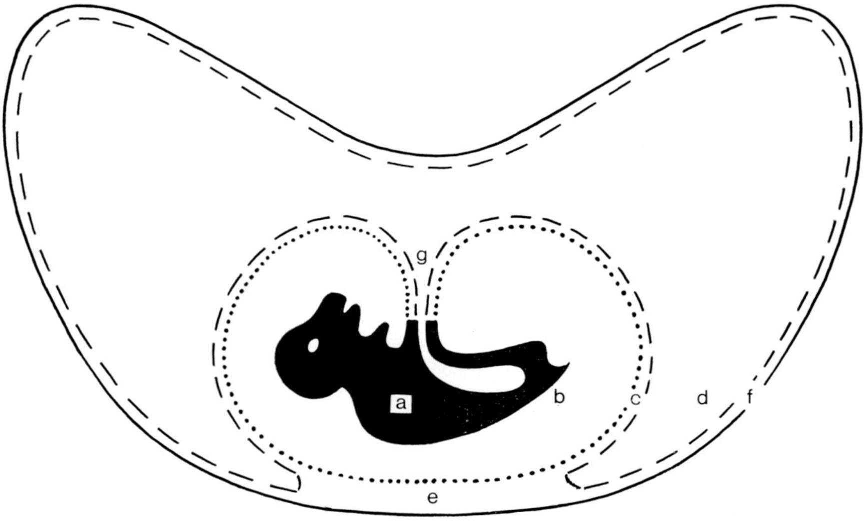

Abb. 291. Fruchthüllen des Rinderfötus (schematisch): — — — = Allantois; . . . = Amnion; ——— = Chorion; a = Fötus, b = Amnionblasenraum; c = Allantoamnion; d = Allantoisblasenraum; e = raumloser Allantoisabschnitt (Verhaftung von Amnion und Chorion); f = Allantochorion; g = Nabelstrang

Am *Fruchtwasser* interessieren neben der Tatsache, ob es bereits teilweise oder vollständig *abgeflossen* ist (frische oder verschleppte Geburt), auch *Menge* (normal: 8 bis 15 Liter Allantois- und 3 bis 5 Liter Amnionflüssigkeit; stark vermehrt bei Eihautwassersucht: bis zu 200 Liter), *Farbe* und *Konsistenz* (Allantoisflüssigkeit: gelblichbräunlich, wäßrig; Amnionflüssigkeit: hellgrau, schleimig; infiziertes Fruchtwasser: dunkelbraun, trübe oder flockig). Des weiteren sind etwaige *Beimengungen* (Boomanes, Mekonium, ausgegangene Haare der Frucht) und der *Geruch* des Fruchtwassers (frisch: fast geruchlos; infiziert: süßlich bis jauchig) zu beachten. Bei auffälligen Veränderungen der Eihäute und des Fruchtwassers ist eine *bakteriologische Untersuchung* (auf Brucellen, Salmonellen, Campylobacter fetus, Leptospiren, Listerien) einzuleiten. Den hygienischen Vorsichtsmaßregeln — wie abschließende Desinfektion des Standplatzes, Absonderung des Muttertieres, Säuberung und Desinfektion der Schutzkleidung sowie der Arme und Hände des Untersuchers — kommt dann besondere Bedeutung zu.

Die *Feststellungen an der Frucht* beziehen sich auf Größe (absolut oder relativ zu groß), Lebenszeichen, Lage, Stellung und Haltung sowie auf Mißbildungen. Zunächst ist zu prüfen, ob die Frucht noch verschiebbar im weichen Geburtsweg liegt, oder ob sie schon im Becken eingekeilt oder zum Teil extrahiert worden ist. Anschließend ist anhand der im Geburtskanal erreichbaren Teile des Fötus das Verhältnis seiner Längsachse zu derjenigen des Muttertieres, das heißt seine *Lage* (Situs) zu ermitteln. Liegt der

Kopf des Fötus im Geburtskanal oder lassen sich die ersten beiden fühlbaren Gelenke der eingetretenen Gliedmaßen zur gleichen Seite hin beugen (= Fessel- und Karpalgelenk), so handelt es sich um *Vorderendlage* (Abb. 292/a); die weitertastende Hand findet dann in Höhe des dritten Gelenks den Ellbogenhöcker. Bei *Hinterendlage* (Abb. 292/b) trägt dagegen schon das zweite abbeugbare Gelenk (= Sprunggelenk) einen Vorsprung (= Fersenhöcker); seine Beugerichtung ist zudem derjenigen des Fesselgelenks entgegengesetzt. Etwa 95 % aller Kälber werden in Vorderendlage geboren: die Hinterendlage stellt zwar ebenfalls eine Längslage dar, doch ist sie häufiger mit Erschwernissen des Geburtsablaufes verbunden.

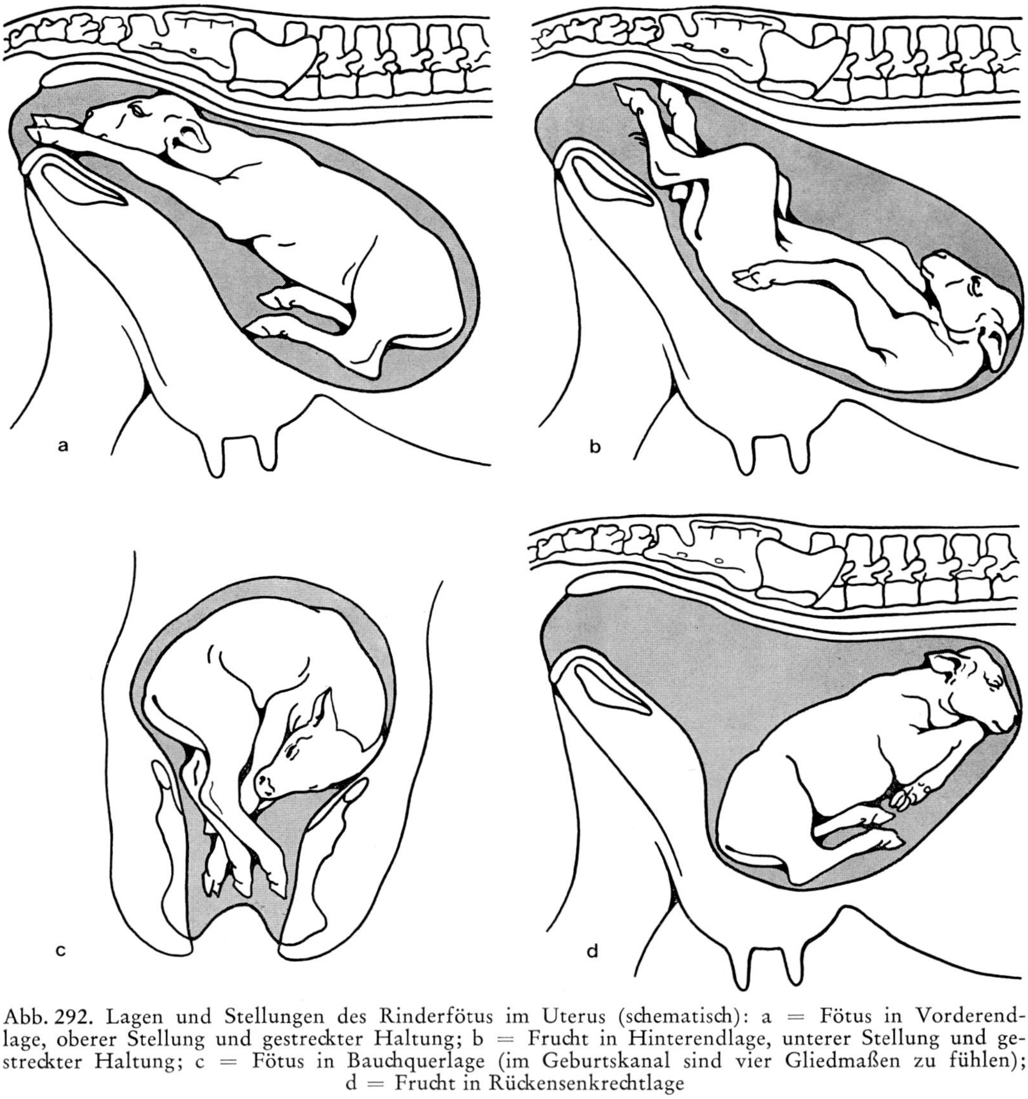

Abb. 292. Lagen und Stellungen des Rinderfötus im Uterus (schematisch): a = Fötus in Vorderendlage, oberer Stellung und gestreckter Haltung; b = Frucht in Hinterendlage, unterer Stellung und gestreckter Haltung; c = Fötus in Bauchquerlage (im Geburtskanal sind vier Gliedmaßen zu fühlen); d = Frucht in Rückensenkrechtlage

Befinden sich mehr als zwei Beine im Geburtskanal, so ist durch eingehende Exploration und vorsichtigen, abwechselnd an einzelnen Gliedmaßen ansetzenden Zug zu klären, ob sie zu einer normal gestalteten, aber in *Bauchquer-* oder *-senkrechtlage* vorliegenden Frucht (Abb. 292/c), zu einer *Mißbildung* (Schistosoma reflexum, Hypermelie,

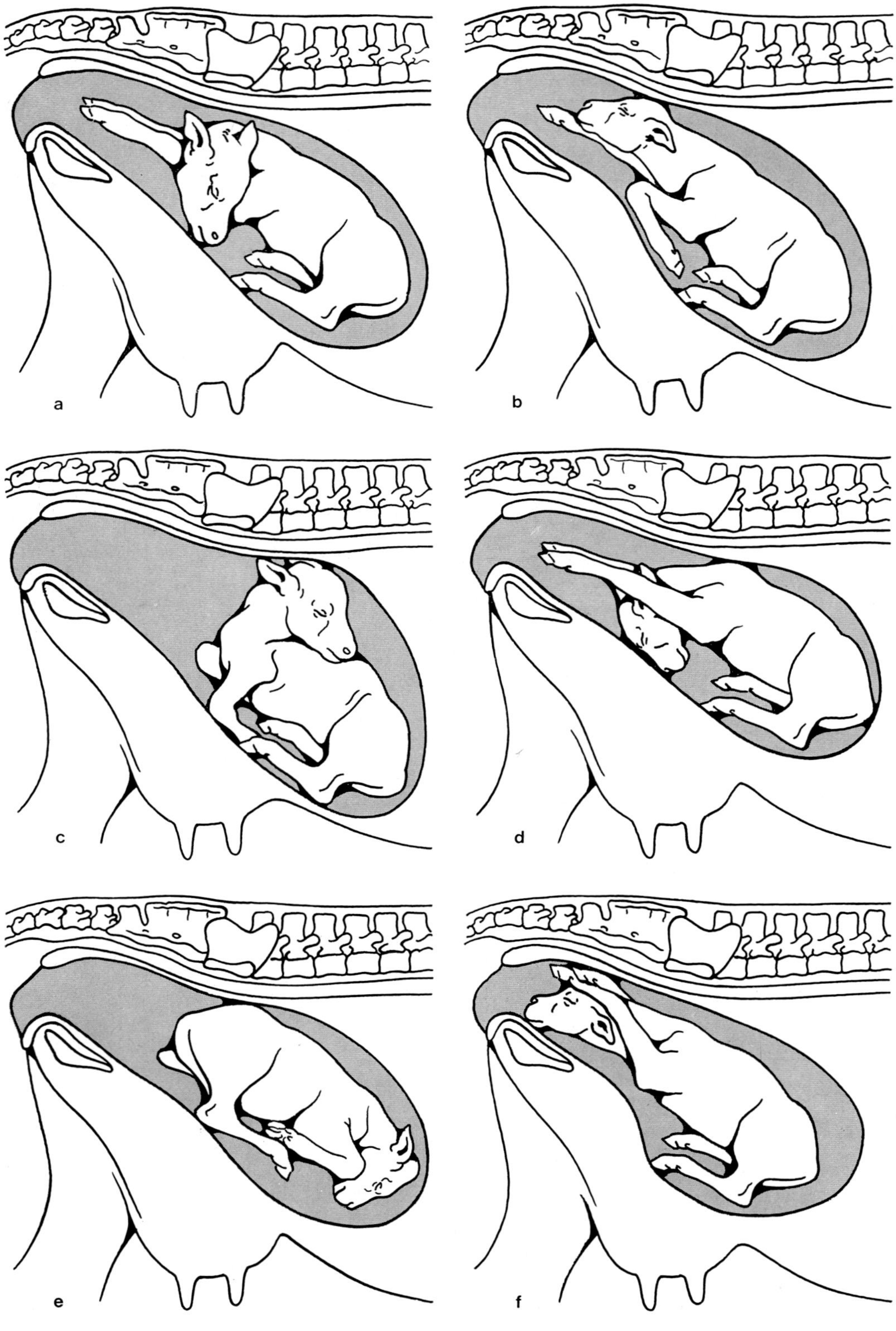
a
b
c
d
e
f

Doppelbildung) oder zu verschiedenen, nebeneinander zur Geburt eingestellten Früchten *(Mehrlingsträchtigkeit)* gehören. Wenn die vaginal untersuchende Hand nur den horizontal oder vertikal verlaufenden Rücken der Frucht fühlen kann, so befindet sich diese in *Rückenquer-* oder *-senkrechtlage* (Abb. 292/d). — Bei Längslage (das heißt Vorder- oder Hinterendlage) des Fötus wird dessen *Stellung* (Positio) durch die Lage seines Rückens bestimmt: Zeigt dieser zum Rücken des Muttertieres, so liegt die Frucht in *oberer Stellung,* anderenfalls aber in *unterer, rechts- oder linksseitiger Stellung* (je nachdem, ob der Rücken zum Euter, zur rechten oder linken Bauchwand der Mutter gerichtet ist); die drei letztgenannten Positionen sind oft mit Geburtsbehinderungen verbunden. — Schließlich ist die *Haltung* (Habitus) des Fötus, das heißt die Anordnung seines Kopfes und Halses sowie der Gliedmaßen in Relation zum Rumpf zu ermitteln; normalerweise liegen die beweglichen Körperteile der Frucht bei der Geburt in gestreckter Haltung vor (Abb. 292/a). Anderenfalls muß geprüft werden, ob sich die Haltungsanomalie berichtigen läßt, oder ob sie auf einer angeborenen Gelenksversteifung (Arthrogrypose) beruht. — Anhaltspunkte dafür, ob der Fötus von normaler Größe oder aber zu groß ist, ergeben sich aus dem Umfang seines Kopfes, des Schulter- oder Beckengürtels sowie aus der Dicke der Röhrenknochen. Eine *absolut zu große Frucht* kann selbst den maximal geöffneten Geburtsweg wegen überdurchschnittlich starker Körperentwicklung nicht passieren; die *relativ zu große Frucht* hat ein normales Geburtsgewicht (25 bis 45 kg bei Niederungsrassen) und läßt sich wegen Enge des weichen oder knöchernen Geburtsweges nicht ausziehen. Lebende, eingekeilte Föten und abgestorbene Früchte können innerhalb des Muttertieres infolge eines Stauungsödems oder wegen subkutaner Emphysembildung (teigige oder puffigknisternde Beschaffenheit) eine den weiteren Geburtsablauf erheblich erschwerende örtliche oder allgemeine Größenzunahme erfahren.

Sofern nicht schon während der voraufgegangenen äußeren oder inneren Untersuchung *Lebenszeichen des Fötus* festgestellt wurden, lassen sie sich durch Spreizen oder Drehen der Klauen, Druck auf die Augäpfel, den Hodensack oder die Nabelschnur, Einführen der Hand in das Maul oder eines Fingers in den After der Frucht auslösen (Abwehrreflexe, Klauenreflex, Saug-, Schluck- und Analreflex). Zudem ist bei lebender Frucht an der Nabelschnur deutliche Pulsation fühlbar. Sichere Anzeichen für das *Vorliegen eines toten Fötus* bietet dessen beginnende Mazeration (Haarausfall, subkutanes Emphysem, Abgang der Klauenhornkapseln); etwaiger abnormer Geruch ist dagegen für sich allein nicht ausreichend, um den Tod der Frucht zu beweisen. — Im Hinblick auf die einzuschlagende Hilfeleistung ist es endlich auch wichtig festzustellen, ob der Fötus raumfordernde oder seine Beweglichkeit einschränkende *Mißbildungen* des Kopfes (Enzephalozele, Hydrozephalus), des Halses (arthrogrypotischer Tortikollis), des Rumpfes (Schistosoma reflexum, Perosomus elumbis, Aszites) oder der Gliedmaßen (Arthrogrypose, Sehnenverkürzung, Hypermelie) aufweist. Manche angeborene Anomalie ist allerdings erst nach Entwicklung der Frucht klar zu diagnostizieren.

Falls die geburtshilfliche Diagnose infolge besonderer Umstände (fehlende Zervixpassage, präzervikale Gebärmutterverdrehung, vorzeitige Wehen, verlängerte Trächtig-

---

Abb. 293. Haltungsanomalien des Rinderfötus im Uterus (schematisch): a = linksseitige Kopfhaltung; b = linksseitige Karpalbeugehaltung bei gestreckt vorliegender rechter Vordergliedmaße; (befinden sich Klauenspitze des Vorderbeines und Maul der Frucht in gleicher Höhe, so handelt es sich um Schulterellbogenbeugehaltung); c = beiderseitige Schulterbeugehaltung verbunden mit Rücken-Kopfhaltung; d = linksseitige Brust-Kopfhaltung; e = rechtsseitige Hüftbeugehaltung verbunden mit linksseitiger Sprunggelenksbeugehaltung; f = beidseitige Fußnackenhaltung (beim Rind nur selten vorkommend) keit ohne Geburtsvorbereitung) im Rahmen der vaginalen Exploration nicht gestellt werden kann, ist eine *rektale Untersuchung* vorzunehmen. Auf diese Weise lassen sich Lage (normal, Torsio, Versio oder Flexio uteri), Größe (normal, Eihautwassersucht, Mehrlingsträchtigkeit) sowie Konsistenz von Gebärmutter und Zervix ermitteln. Wird die im Mastdarm vordringende Hand durch den übermäßig und prall mit Flüssigkeit gefüllten Uterus (‚wie an einem Berg') nach dorsal abgelenkt, so liegt *Eihautwassersucht* vor. Bei der differentialdiagnostisch abzugrenzenden Bauchwassersucht fühlt die explorierende Hand dagegen (‚wie in einem See') viel Flüssigkeit zwischen den Abdominalorganen (S. 290). Außerdem ist zu achten auf den Inhalt der Gebärmutter (lebende Frucht: Abwehrreflexe durch Druck auf die Augäpfel oder Spreizen der Klauen auslösbar; mumifizierter Fötus: kein Fruchtwasser, Uteruswand dem Inhalt direkt anliegend). Des weiteren interessiert die Beschaffenheit ihrer Oberfläche (glatt, rauhe Fibrinauflagerungen, peritonitische Verklebungen oder Verwachsungen) und ihrer Wand (schlaff, mäßig oder stark kontrahiert; rupturiert: Fruchtteile außerhalb des Uterus fühlbar). Sind keine Lebenszeichen des Fötus festzustellen, so ist durch partielles Zusammendrücken der A. uterina (S. 388) zu prüfen, ob das ‚*Uterinschwirren*' noch ertastbar ist; gegebenenfalls spricht es für eine noch lebende Frucht. — Weitere diagnostische Hinweise ergeben sich beim *Abtasten der breiten Mutterbänder* (anomaler Verlauf bei Torsio uteri) und des serösen Überzuges der Nachbarorgane (peritonitische Auflagerungen oder Adhäsionen).

Nach Beendigung der Hilfeleistung, einschließlich der Versorgung etwa gerissener Gefäße, ist eine *geburtshilfliche Nachuntersuchung* erforderlich (Sorgfaltspflicht). Zunächst ist zu ermitteln, ob sich noch *weitere Früchte* im Uterus befinden. Kann die explorierende Hand den kranialen Uterusabschnitt (insbesondere bei älteren Kühen) nicht erreichen, so läßt man den Leib des Muttertieres in der Nabelgegend mit einem Brett gut anheben. Der weiche Geburtsweg ist dann palpatorisch eingehend auf *Verletzungen* (Damm- oder Scheidenriß, Scheidenmastdarmwunde, Zervixeinriß, Uterusperforation) und *stärkere Blutungen* (Ruptur der A. vaginalis, Abriß von Karunkeln) zu prüfen. Selbst wenn vaginal kein Blut feststellbar ist, läßt sich eine Hämorrhagie damit noch nicht endgültig ausschließen: Die allerdings verhältnismäßig seltene Zerreißung der innerhalb des Lig. latum uteri verlaufenden A. uterina beinhaltet nämlich die Gefahr einer nur durch Untersuchung des Kreislaufes (S. 114) erkennbaren inneren Verblutung. Bei Vorliegen einer perforierenden Gebärmutterverletzung kann die untersuchende Hand den glatten Bauchfellüberzug des Uterus, mitunter sogar Nachbarorgane (Darmschlingen, Niere, Blase) direkt betasten. Aus der Scheide vorfallende Darmabschnitte des Muttertieres sprechen in jedem Fall für eine Uterus-, Zervix- oder Scheidenperforation. — Die Nachuntersuchung erstreckt sich auch auf die *Kontrolle des Nachgeburtsabganges.* Bei frischer Geburt ist innerhalb von 6 Stunden post partum noch eine spontane Lösung der Eihäute zu erwarten; deshalb sollten vor diesem Zeitpunkt keine Abnahmeversuche unternommen werden. Bei verschleppter Geburt kann die Nachgeburt dagegen manchmal schon unmittelbar nach Vollendung des obstetrischen Eingriffes mühe- und gefahrlos abgenommen werden. Abschließend ist noch einmal das Allgemeinbefinden des Patienten (S. 78) zu überprüfen. Hierzu sollte das Tier aufgetrieben werden, um sein *Steh- und Gehvermögen* (S. 425) kontrollieren und den Kreislauf (S. 114) exakt untersuchen zu können. Bei Verdacht einer Blutung ist der Tierhalter zur laufenden Überwachung während der folgenden 12 bis 24 Stunden anzuhalten. Besteht *Verdacht auf infektionsbedingten Abort oder Frühgeburt,* so empfiehlt es sich, geeignetes *Probenmaterial* (Eihäute, Kotyledonen, ganzer Fötus oder nur dessen abgebundener Labmagen) zur bakteriologischen Untersuchung einzusenden; im Begleitschreiben sind die beobachteten Symptome zu schildern und anzugeben, auf welche Erreger sich die Untersuchung erstrecken soll.

Übersicht 45. Altersbestimmung bei Rinderföten nach der Länge der verknöcherten Diaphysen ihrer Gliedmaßenknochen (Mittelwerte; nach HABERMEHL, 1975)

Knochenlänge (mm)								Alter des betreffenden Fötus (Tage)
Skapula	Humerus	Radius	Ulna	Metakarpus	Femur	Tibia	Metatarsus	
3	3	2	5	—	3	2	1	60
7	5	5	7	3	5	6	4	70
11	8	8	10	6	8	10	7	80
16	11	13	14	9	12	14	10	90
20	14	16	18	12	16	18	13	100
25	17	20	23	16	21	23	17	110
30	22	24	27	20	26	27	22	120
36	26	29	32	24	31	33	26	130
43	31	34	37	28	36	39	31	140
48	36	38	43	33	43	46	37	150
55	41	44	51	38	49	54	43	160
61	47	50	58	43	56	61	51	170
67	53	56	67	51	64	70	59	180
75	61	63	75	60	73	79	68	190
84	68	71	85	68	82	89	78	200
92	77	79	95	77	91	99	90	210
100	86	87	106	87	101	108	101	220
108	94	95	116	97	110	118	112	230
116	103	102	126	106	118	128	121	240
125	110	109	136	115	126	137	129	250
135	117	116	146	121	134	146	137	260
143	124	121	153	127	141	153	143	270
150	130	126	160	131	146	159	148	280

Bei der aus forensischen Gründen (Fehl-, Früh- oder Spätgeburt) oder aus wissenschaftlichem Interesse erfolgenden *Beurteilung von Wachstum und Reife der Frucht* ist zu achten auf: Körpergewicht, Nackensteißlänge, Behaarung, Durchbruch, Stellung und Zahnfleischbefund der Milchschneidezähne sowie Entwicklungszustand der einzelnen Organe (siehe auch S. 63). Zur groben Schätzung des Alters von Rinderföten der Niederungsrassen dient folgende Formel: *Nackensteißlänge* (in cm) $= x \cdot (x + 1)$; dabei bedeutet x den Trächtigkeitsmonat. So ist zum Beispiel ein abortierter Fötus von 30 cm Nackensteißlänge als aus dem 5. Trächtigkeitsmonat stammend anzusehen: $5 \cdot (5 + 1) = 30$. Zur Altersbestimmung von mindestens 8 Wochen alten Rinderföten kann auch die *Länge der bereits verknöcherten Diaphysen der Röhrenknochen* herangezogen werden. Sie zersetzen sich nämlich selbst bei starker Mazeration nicht und unterliegen auch keiner Schrumpfung. Die näheren Angaben hierzu sind der Übersicht 45 zu entnehmen. Als weitere, nicht immer zuverlässige Methoden der Altersbestimmung seien die *röntgenologische Untersuchung* des Kopfes, der Zahnentwicklung und des Verknöcherungsgrades des Skeletts sowie die Beurteilung der fortschreitenden Behaarung des Kopfes genannt.

Hinsichtlich des bei der Geburt vorliegenden Entwicklungsstandes der Frucht ist zu unterscheiden zwischen: *physiologischer Früh- oder Spätgeburt* (das heißt die Tragezeit war nur geringgradig verkürzt oder verlängert) und *pathologischer Früh- oder Spätgeburt* (erheblich verkürzte oder verlängerte Trächtigkeit mit unreifer oder überreifer Frucht). In diesem Zusammenhang ist zu betonen, daß sowohl unreif als auch überreif geborene Kälber den Umwelteinflüssen gegenüber besonders anfällig sind.

Genauere Schätzungen sind aufgrund folgender, für Niederungs- und kleine Höhenrinder-Rassen gültigen Parameter möglich:

Reife Frucht (Tragezeit 275 bis 285 Tage): Körper dicht behaart; 6 bis 8 Milchschneidezähne durchgebrochen, dachziegelartig überlappend angeordnet, noch mehr oder weniger vom Zahnfleisch überzogen; Gewicht meist 25 bis 45 kg, etwa 6 bis 8 % des ante partum ermittelten Körpergewichtes des Muttertieres; Nackensteißlänge 70 bis 90 cm; Gesamtlänge 80 bis 110 cm.

Unreife Frucht (Tragezeit weniger als 275 Tage): vollständig, aber kurz behaart, insbesondere erscheint das Haarkleid an Bauch und Nabel dünn, kurz und ‚stachlig'; Milchschneidezähne weniger weit entwickelt als bei reifen Früchten; niedrigeres Gewicht und geringere Nackensteißlänge als bei reifgeborenen Kälbern.

Überreife Frucht (Tragezeit länger als 285 Tage): übermäßig lang und kräftig entwickeltes, gekräuseltes und zum Ausfallen neigendes Haarkleid (Haare im Fruchtwasser); Zahnfleisch der Milchschneidezähne bereits weitgehend zurückgezogen; Körpergewicht und Nackensteißlänge größer als bei reifen Früchten.

Falls weder Nachgeburtsverhaltung noch vermehrter Scheidenausfluß vorliegen (die gegebenenfalls eine vaginale Kontrolle erfordern), erfolgt die *Untersuchung im Frühpuerperium* (also in der Zeit vom 1. bis 10. Tag post partum) in der Regel als *rektale Palpation der Gebärmutter*. Ist diese in physiologischer Rückbildung begriffen, so kontrahiert sie sich bei der Betastung kräftig und zeigt dann deutliche Längsfalten. Bei ungestörtem Puerperium ist der Uterus bis zum 5. oder 6. Tag post partum noch nicht mit der Hand zu umfassen; danach läßt er sich mit der rektal explorierenden Hand vollständig abgrenzen, was für den Nachweis strangförmiger Verwachsungen mit der Umgebung (Netz, Pansen, parietales Bauchfell, Niere) von Bedeutung ist. Erweist sich die Gebärmutter als schlaff (atonisch) und fluktuierend (das heißt mit flüssigem Inhalt gefüllt), so ist anschließend auch eine *vaginale Untersuchung* vorzunehmen. Der Zervikalkanal ist während der beiden ersten Tage nach dem Kalben meist noch gut für eine Hand passierbar; vom 3. Tag post partum an lassen sich in der Regel nur noch ein bis drei Finger in den äußeren Muttermund einführen. Im Rahmen der vaginalen Exploration sollte nach Möglichkeit auch ermittelt werden, ob sich in der Gebärmutter (insbesondere in den Hornspitzen) noch Reste der Nachgeburt befinden. Der *Lochialfluß* ist auf Menge (stark vermehrt bei Lochiometra), Aussehen, Konsistenz und Geruch zu prüfen. Normalerweise sind die Lochien am 1. Tag des Puerperiums wäßrig und werden später schleimig bis dickschleimig. Dabei verändert sich ihre Farbe von rotbraun (1. und 2. Tag) zu grau-weiß-glasig (ab 4. Tag post partum). Abweichender Geruch und wäßrig bleibende Konsistenz der Lochien sind ebenso wie vermehrter Vaginalausfluß (mit Verschmutzung von Schwanz, Sitzbeinhöckern und Umgebung) als Zeichen einer *Puerperalinfektion* zu werten.

SCHRIFTTUM

AEHNELT, E., E. GRUNERT & P. ANDRESEN (1971): Entwicklung von Auszug, Embryotomie und Schnittentbindung in der Rindergeburtshilfe des 19. und 20. Jahrhunderts. Dtsch. Tierärztl. Wschr. *78*, 557-561. — AEHNELT, E., & E. GRUNERT (1972): Geburtshilfe beim Rind. In: Buiatrik; Schaper, Hannover.

BENESCH, F. (1957): Lehrbuch der tierärztlichen Geburtshilfe und Gynäkologie. 2. Aufl., Urban & Schwarzenberg, München/Berlin/Wien.

GRUNERT, E., S. BOVE & A. V. STOPIGLIA (1967): Manual de obstetrícia veterinária. Sulina, Porto Alegre.

HABERMEHL, K.-H. (1975): Die Altersbestimmung bei Haus- und Labortieren. 2. Aufl., Paul Parey, Berlin & Hamburg.

LEIDL, W. (1959): Trächtigkeit und Geburt bei Rind, Schwein und Pferd. Ulmer, Stuttgart.

NAAKTGEBOREN, C., & E. J. SLIJPER (1970): Biologie der Geburt. Paul Parey, Berlin & Hamburg.

RICHTER, J., & R. GÖTZE (1960): Tiergeburtshilfe. 2. Aufl., bearbeitet von ROSENBERGER, G., & H. TILLMANN. Paul Parey, Berlin & Hamburg. — ROMMEL, P. (1971): Geschlechtsapparat. In: SCHULZ, J. A.: Lehrbuch der Rinderkrankheiten. Band 1. Hirzel, Leipzig.

STOSS, A. O. (1972): Tierärztliche Geburtskunde. 4. Aufl., bearbeitet von BAIER, W., & F. SCHAETZ. Enke, Stuttgart.

WRIGHT, J. G. (1964): Veterinary obstetrics including diseases of reproduction. Baillière, Tindall & Cox, London.

Euter

Beim Rind ist das rechtzeitige Erkennen von Erkrankungen der Milchdrüse nicht nur eine grundsätzliche *milchhygienische Forderung*, sondern zudem oft entscheidend für die *Erfolgsaussichten der Behandlung*, um bleibende leistungsmindernde Schädigungen zu vermeiden. Dabei kommt der raschen Aufdeckung von Euterinfektionen im Zeitalter des Maschinenmelkens besondere Bedeutung zu. Außerdem verdient aber auch die *zuchthygienische Beurteilung des Euters* mehr Beachtung: Manche Formfehler beeinträchtigen die Milchproduktion; andere verleihen dem betreffenden Tier darüber hinaus eine erhöhte Anfälligkeit für Zitzenverletzungen und Mastitiden, können seinen Wert also erheblich einschränken. Schließlich ist die *Eutergesundheit der gesamten Herde* (besonders beim Trockenstellen und nach dem Abkalben) regelmäßig zu überprüfen: Es gehört zu der immer mehr in den Vordergrund rückenden beratenden Tätigkeit des Tierarztes, den Tierhalter über die Konsequenzen der bei solchen Reihenkontrollen ermittelten angeborenen Abweichungen und erworbenen Veränderungen aufzuklären.

Bei Erhebung des *Vorberichtes* (S. 58) sind in Zusammenhang mit Sekretionsstörungen oder Erkrankungen der Milchdrüse vor allem folgende Angaben aufschlußreich:

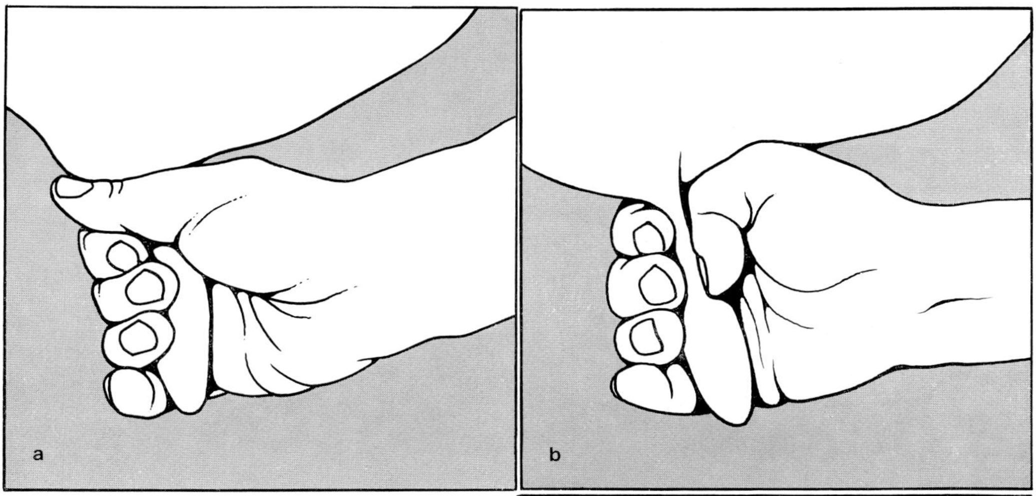

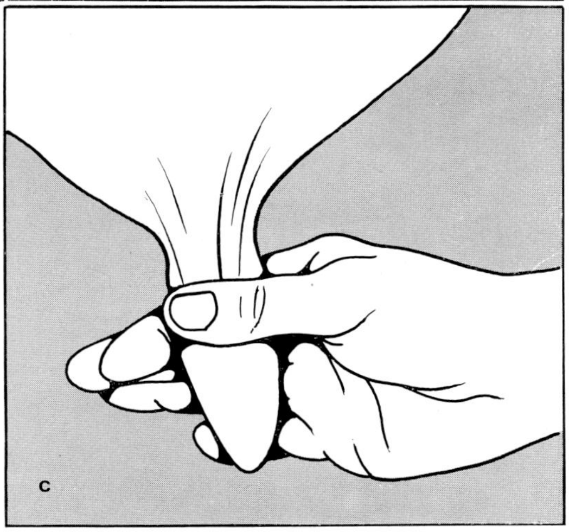

Abb. 294. Möglichkeiten des Handmelkens: a = *Fäusteln* (Faustmelken oder Vollhandmelkgriff): Der in der Zitzenzisterne befindlichen Milch wird zunächst durch Zusammendrücken von Daumen und Zeigefinger der Rückweg nach oben abgesperrt; unmittelbar darauf schließen sich auch die übrigen 3 Finger der melkenden Hand nacheinander faustförmig zusammen (= schonendste Art zu melken). b = *Knebeln* (Knebelmelken): Hierbei arbeiten nur Daumen, Zeige- und Mittelfinger. Der Strich wird mit dem Endglied des angewinkelten Daumens und dem dagegendrückenden Zeigefinger verschlossen; dann wird die Milch mit dem sich krümmenden Mittelfinger ermolken. (Diese Art zu melken ist nur bei richtiger Technik ohne Nachteil für das Euter). c = *Strippen* (Streifmelkgriff): Die Milch wird zwischen gestrecktem Daumen und Zeigefinger ‚ausgestreift'; dieser Griff sollte nur bei besonders kurzen Zitzen angewandt werden.

Anzahl und Verlauf vorausgegangener Laktationen (Milchleistung, frühere Eutererkrankungen); Zeitpunkt der letzten Abkalbung, Bedeckung oder Besamung und augenblickliches Laktationsstadium (vorzeitige Milchbildung bei Färsen kann auf gegenseitigem Ansaugen, Aufnahme von Phytöstrogenen, oder auf Absterben der Frucht beruhen); jetzige Milchleistung (Hypogalaktie, Agalaktie aller oder einzelner Viertel, ‚Dreistrichigkeit'); Haltungsbedingungen (Anbindestall mit oder ohne Einstreu, Offen- oder Laufstall; Standbreite und -länge; Größe der Liegeboxen; Weidegang mit oder ohne Schutz vor Witterungseinflüssen). Der Melktechnik (Fäusteln, Knebeln, Strippen: Abb. 294/a, b, c; Takt und Vakuum der Melkmaschine, An- und Absetzen der Melkbecher) und der Melkhygiene (Eutertücher, Pflegezustand der Milchdrüsen, Sauberkeit der Melkerhände, Reihenfolge der Tiere beim Melken, Reinigen und Desinfektion der Gerätschaften) ist ebenfalls Aufmerksamkeit zu schenken. Des weiteren sind Auskünfte über die Eutergesundheit des Bestandes und über eine etwaige Vorbehandlung wichtig. Vor näherer Prüfung der Milchdrüse sollte das betreffende Tier schließlich einer kurzen *Allgemeinuntersuchung* unterzogen werden (S. 78), bei welcher alle auf eine Euterbeteiligung hinweisenden Befunde besonders zu beachten sind. Erst dann erfolgt die Untersuchung des Euters selbst. Sie stützt sich vor allem auf die *Adspektion* und *Palpation der Milchdrüse* sowie eine *grobsinnliche Sekretprüfung,* erforderlichenfalls aber auch auf die *biochemische* und *mikrobiologische Untersuchung* von *Milchproben.* Dabei ist zu beachten, daß die klinische Einheit des Euters das Viertel ist; bei Vorliegen einer Mastitis ist die Diagnose daher für jedes einzelne Viertel zu stellen.

Adspektion

Bei der Besichtigung werden Größe, Sitz und Form des Gesamteuters, seiner einzelnen Viertel und der Zitzen schräg von vorn, von der Seite und von hinten her vergleichend geprüft:

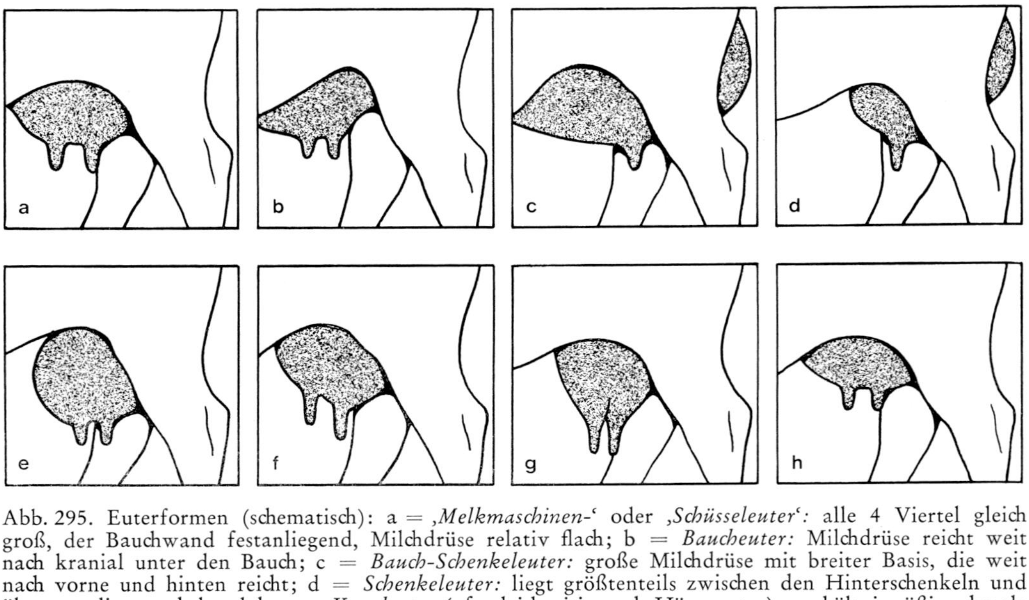

Abb. 295. Euterformen (schematisch): a = ‚*Melkmaschinen-*' oder ‚*Schüsseleuter*': alle 4 Viertel gleich groß, der Bauchwand festanliegend, Milchdrüse relativ flach; b = *Baucheuter:* Milchdrüse reicht weit nach kranial unter den Bauch; c = *Bauch-Schenkeleuter:* große Milchdrüse mit breiter Basis, die weit nach vorne und hinten reicht; d = *Schenkeleuter:* liegt größtenteils zwischen den Hinterschenkeln und überragt diese nach kaudal; e = *Kugeleuter* (oft gleichzeitig auch Hängeeuter): verhältnismäßig schmale Basis (zudem häufig tief herabhängend), in der Bewegung pendelnd; f = *Stufen-* oder *Etageneuter:* Hinterviertel stärker ausgebildet als die Vorderviertel; g = *Ziegeneuter:* scharfe Trennung zwischen Vorder- und Hintervierteln, große tütenförmige und eng nebeneinander sitzende Zitzen; h = *Wildeuter:* kleine, oft auch stark behaarte Milchdrüse mit kleinen Zitzen

Euter (Abb. 295): Wünschenswert ist das sogenannte ‚Melkmaschinen'- oder ‚Schüsseleuter' mit möglichst gleich großen Vierteln und Zitzen. Ungünstig zu beurteilen sind Ziegen-, Kugel-, Stufen- und Hängeeuter sowie ungleich große Viertel. Die besonders bei älteren Tieren zu beobachtenden Stufen- und Hängeeuter sind oft die Folgeerscheinung angeborener Bindegewebsschwäche sowie wiederholter geburts- oder entzündungsbedingter Ödematisierung, während eine Asymmetrie der Milchdrüse meist auf Atrophie, seltener auf Hypertrophie einzelner Viertel beruht (Abb. 296). Schließlich kann eine Vergrößerung des gesamten Euters oder einzelner Viertel auch durch Abriß des M. rectus abdominis oder einen bis in unmittelbare Nachbarschaft des Euters reichenden ‚Flankenbruch' vorgetäuscht werden, hinter dem sich von Fall zu Fall eine Bauchdeckenruptur, ein Abszeß, ein Serom oder ein Hämatom verbirgt.

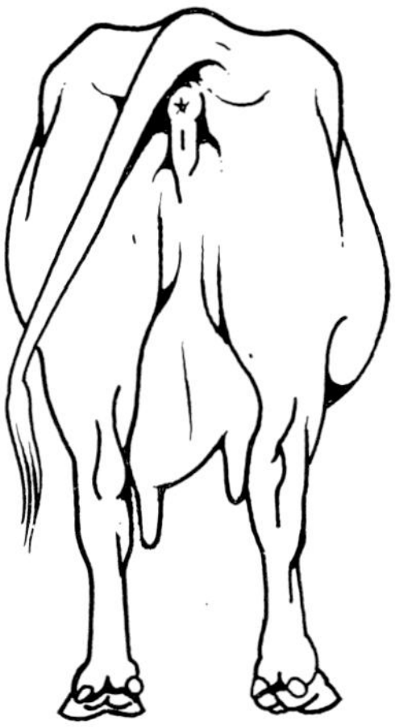

Abb. 296. Asymmetrie des Euters infolge Atrophie des rechten Hinterviertels

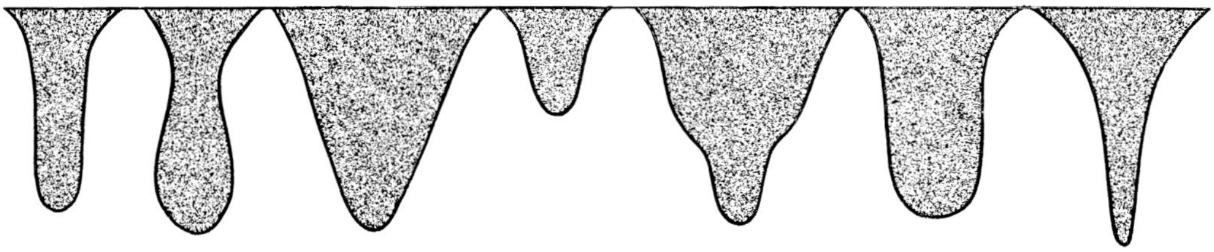

Abb. 297: Zitzenformen (schematisch): a = *erwünschte Form:* 8 bis 10 cm lange Zitze mit allmählich in das betreffende Euterviertel übergehender Basis; b = *Flaschenzitze:* lange, distal ausgebuchtete Gestalt; c = *Kegelzitze:* erscheint bei gefülltem Viertel an der Basis prall ausgebuchtet; nach dem Ausmelken fällt die Wand solcher Zitzen unter Faltenbildung zusammen, weshalb sie auch ‚windbrüchige' Striche genannt werden; d = *Kurzzitze:* nur 2 bis 4 cm lang und schlecht vom zugehörigen Viertel abgesetzt; e = *milchbrüchige Zitze:* Drüsenzisterne und oberer Abschnitt der Zitzenzisterne sind ampullenförmig erweitert (wodurch eine Kurzzitze ‚vorgetäuscht' wird), eine vor allem bei alten gutleistenden Milchkühen festzustellende Zitzenform; f = *Fleischzitze:* dicke, zum Teil außerdem ziemlich kurze Striche von derber Konsistenz, die oft schwer melkbar sind; g = *Bleistiftzitze:* vor allem bei jungen Färsen und in Verbindung mit Hartmelkigkeit zu beobachtende besonders dünne Zitzenform

Abb. 298. ‚Spreizzitzen', das sind stark seitwärts divergierende Striche; erwecken bei plötzlichem Auftreten Verdacht auf Zwischeneuterhämatom

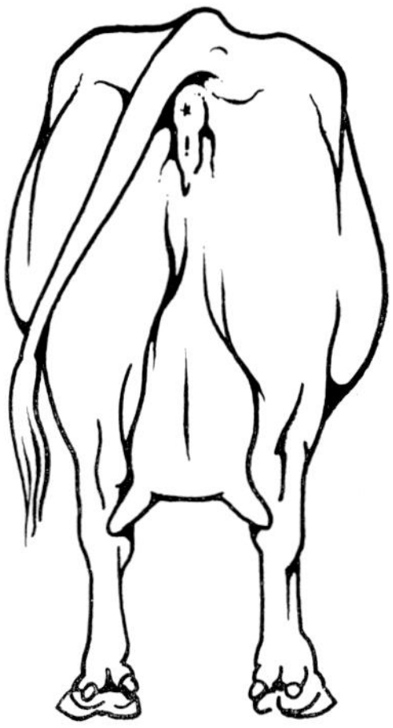

Zitzen (Abb. 297, 300/a): Bei ausgewachsenen Tieren sollten alle vier ‚Striche' ungefähr eine Handbreit (etwa 8 bis 10 cm) lang und an ihrer drüsenwärtigen Basis etwa 3 cm stark sein. Zu lange, zu dicke (Fleischzitzen), zu kurze (→ Naßmelken) oder zu dünne (Bleistift-) Zitzen sind ebenso wie milchbrüchige und Flaschenzitzen unerwünscht, weil sie das Melken erschweren oder Tritt- und Stacheldrahtverletzungen begünstigen. Gleiches gilt für eng benachbarte Striche (Ziegeneuter) und für stark vor- oder seitwärts gerichtete ‚schiefe' Zitzen (Abknicken beim Melken); eine plötzlich eingetretene auffallende Divergenz der ursprünglich parallel verlaufenden Zitzenachsen bei vergrößertem Zitzenabstand und tiefer als zuvor hängendem Euter läßt auf einen zwischen den Drüsenkomplexen entstandenen Bluterguß schließen (Zwischeneuterhämatom, Abb. 298). Überzählige Zitzen mit oder ohne eigenem Parenchym (Hypermastie, Hyperthelie; Abb. 299) sind aus züchterischer und milchhygienischer Sicht ebenfalls abzulehnen; sie befinden sich meist kaudal der Hinterzitze (Afterzitzen) oder zwischen Vorder- und Hinterzitze (Zwischenzitzen), manchmal aber auch seitlich neben oder an einer Hauptzitze (Neben- oder Beizitze), dagegen nur selten kranial der Vorderzitzen. Wenn Haupt- und Nebenzitze miteinander verwachsen sind oder ohne besondere Formunterschiede dicht nebeneinander sitzen, kann oft erst durch Probemelken ermittelt werden, welche von beiden die wahre Hauptzitze ist.

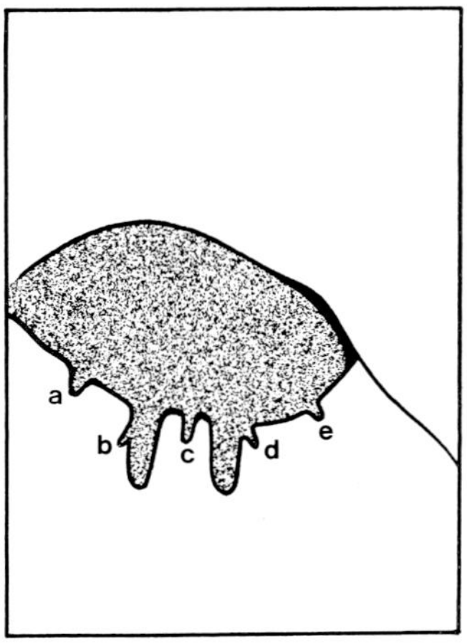

Abb. 299. Überzählige Zitzen (schematisch): a = kranial der Bauchzitze liegende *anteponierte Zitze;* b = von der Hauptzitze ausgehende *Beizitze;* c = zwischen Bauch- und Schenkelzitze befindliche *Zwischenzitze;* d = in unmittelbarer Nähe der Hauptzitze gelegene *Nebenzitze;* e = kaudal der Schenkelzitze sitzende *Afterzitze*

Der Abstand der *Zitzenkuppen* vom Boden sollte besonders bei jüngeren Tieren der Rasse ‚Deutsche Schwarzbunte' mindestens 40 bis 45 cm betragen (Abb. 300/b). Ihre Form sollte halbkugelig sein (Abb. 301/a); teller-, trichter- oder taschenförmige Kuppen bieten nämlich durch das Hängenbleiben von Milchtropfen günstige Voraussetzungen für die Ansiedlung von Mastitiserregern an der Strichkanalöffnung, während spitze Kuppen oft Anlaß zur Hartmelkigkeit geben. Die Strichkanalöffnung muß sich in der Mitte (nicht aber exzentrisch) auf der Zitzenkuppe befinden. Die durch Vorfall der Schleimhaut des Kanals bedingte Wallbildung rings um die Öffnung gilt ebenfalls als zu Euterinfektionen disponierender Fehler.

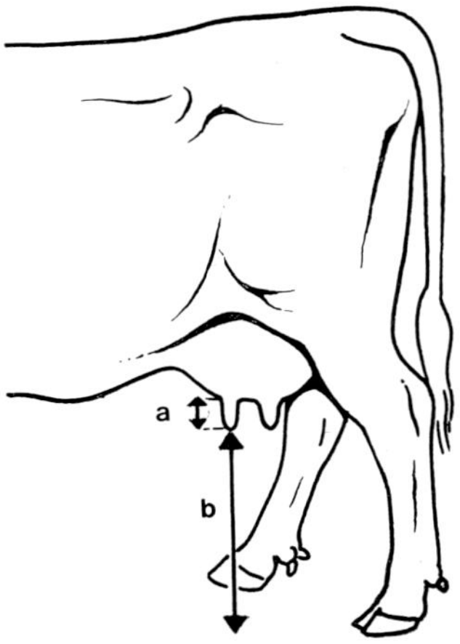

Abb. 300. Wichtige Maße in der Euterbeurteilung; a = Strichlänge; b = Abstand zwischen Zitzenkuppe und Boden

Im Rahmen der Adspektion ist des weiteren auf Veränderungen der *Zitzen- und Euterhaut* zu achten (Exkoriationen, Schorfbildung, Narben, Blasen mit oder ohne entzündlichen Hof, Pusteln, Papeln, Geschwüre, S. 97 ff.; Anämie, Hyperämie, Ikterus, Zyanose, S. 96). Eine auffällige Violettfärbung ist bei gangränöser Mastitis zu beobachten. Die Ursache solcher Läsionen sollte aufgrund der örtlichen Befunde und anamnestischer Befragung möglichst geklärt werden (mechanische Schädigung: Tritt-, Biß-, Stacheldrahtverletzung; chemische Reizung: Desinfektionsmittel, Scharfsalben; thermische Einflüsse: Verbrennung, Erfrierung; Sensibilitätsreaktion: Urtikaria, ‚Sonnenbrand' [S. 97 f.]; Parasitenbefall etc.). Zusammenhangstrennungen der Haut sind darauf zu prüfen, ob sie sich bis in das Drüsenparenchym oder in die Zisterne hinein erstrecken (Milchaustritt bei perforierendem Defekt) und ob der Strichkanal mitbetroffen ist. Schließlich ist das Augenmerk auch auf etwaige Umfangsvermehrungen der Haut am oder vor dem Euter (Ödem [= ‚Voreuter'], Hämatom, Abszeß, Neubildungen, S. 98) sowie auf spontanen Milchabfluß aus dem Strichkanal (Incontinentia lactis) zu richten.

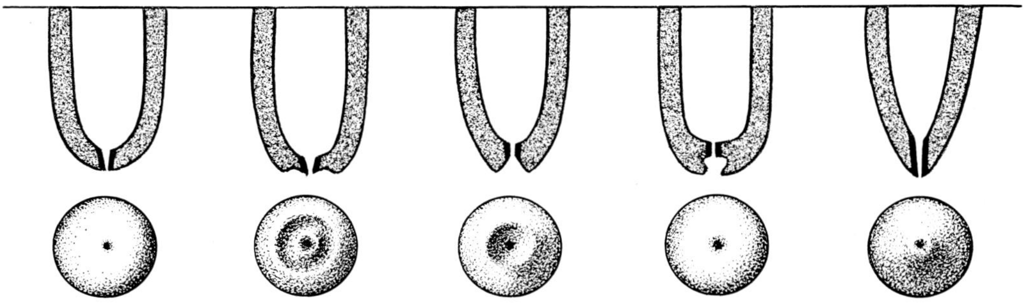

Abb. 301. Zitzenkuppenformen (schematisch): a = *normale Zitze* mit abgerundeter Kuppe; b = ausgeprägte *Tellerzitze* mit deutlich abgeflachter Kuppe, auf der zwei konzentrische Ringwülste einen ‚Teller' bilden, in dessen Mitte der Strichkanal mündet; c = *Trichterzitze* mit gerstenkorn- bis bohnengroßem Trichter rings um die Strichkanalmündung; d = *Taschenzitze* mit taschenförmiger Erweiterung, in welche der Strichkanal mündet; e = *Spitzzitze* mit spitz zulaufender Kuppe (häufig mit langem und engem Strichkanal vergesellschaftet)

Palpation

Die Betastung berücksichtigt die beiden Abschnitte der Zitzen (Strichkanal, Zitzenzisterne) einschließlich der Zitzenwand, die Drüsenzisterne sowie die Euterhaut und das Drüsengewebe der Euterviertel. Hierzu werden die Zitzen mit den Fingerspitzen einer Hand, die einzelnen Viertel des zuvor möglichst ausgemolkenen Euters dagegen mit flach aufgelegten Händen zunächst oberflächlich, dann tief durchpalpiert; dabei geht man von der Zitzenkuppe beginnend nach oben fortschreitend vor.

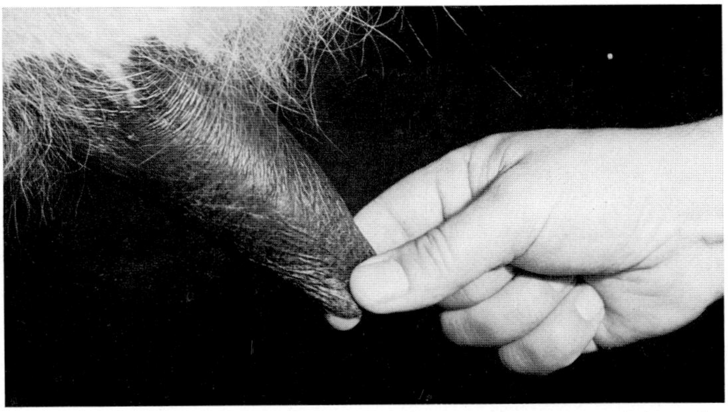

Abb. 302. Palpation der Zitzen: Beim Rollen der Zitze zwischen den Fingern sind Veränderungen im Bereich des Strichkanales und der Zitzenzisterne gut zu fühlen (‚Rollgriff')

Der *Strichkanal* fühlt sich beim Rollen der Zitzenkuppe zwischen den Fingern normalerweise wie ein derbes, bis reiskorngroßes und in allen 4 Zitzen gleichartiges Gebilde an (Abb. 302). Bei seiner Palpation ist auf Schwellung, Verletzung oder Neubildung im Bereich des Zitzenendes und des Kanallumens sowie auf Schmerzempfindlichkeit und vermehrte Wärme zu achten. Die Durchgängigkeit des Strichkanals wird durch Ermelken einiger Strahlen Milch (in eine Vormelkschale; nicht in die Streu!) geprüft. Die Melkbarkeitsprobe soll zugleich Aufschluß darüber geben, ob die Milch vom Tier ‚aufgezogen' oder ‚zurückgehalten' wird (dann normalisiert sich die Milchhergabe nach

Verabreichung von Oxytozin), oder ob eine anderweitige Behinderung des Milchabflusses (zum Beispiel ‚Hartmelkigkeit') vorliegt; gegebenenfalls ist deren Sitz durch anschließende Sondierung mit einem sterilen Melkröhrchen oder einer Knopfkanüle zu klären. Meist ist die Ursache gestörter Melkbarkeit im Strichkanal (Epithelwucherung, Schleimhautvorfall, Narbenstriktur, angeborene Anomalien), seltener in der Zisterne oder in den milchabführenden Gängen des betreffenden Euterviertels lokalisiert (Englumigkeit, Ansammlung geronnenen Exsudats und so fort). Falls beim Melken kein Sekret zu erhalten ist, muß versucht werden, die Milchprobe mit einer sterilen Ablaßkanüle zu gewinnen (Abb. 304).

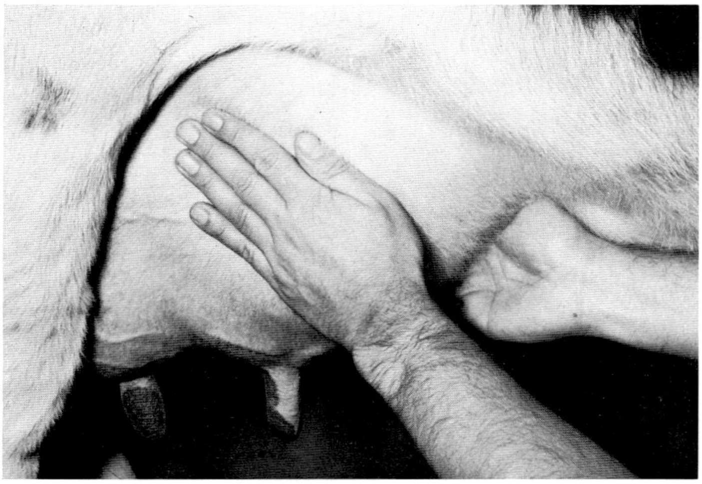

Abb. 303. Palpation des Eutergewebes mit flach aufgelegten Händen an der vorher möglichst ausgemolkenen Milchdrüse

Zisterne: Die Schleimhaut der Zitzenzisterne ist beim Rollen der Zitze zwischen den Fingern soeben zu fühlen; jede in diesem Bereich feststellbare Verdickung, strangartige Verhärtung oder Schmerzhaftigkeit ist krankhaft (Zisternitis: Abb. 312). Das Zitzenlumen ist des weiteren auf frei bewegliche oder wandständig festsitzende Gebilde zu prüfen (‚Milchsteine', Blutkoagula, Fibrin- und Eiterflocken, Federkiel, Zitzenstift oder Fibropapillome, pendelnde Polypen etc.); solche Vorkommnisse können den Zitzenkanal beim Melken zeitweilig klappenartig verlegen (Ventilstenose). An der Zitze selbst ist palpatorisch auf etwaige Umfangsvermehrungen mit oder ohne vermehrte Wärme (entzündliches oder ‚kaltes' Ödem, S. 102), Verletzungen sowie Milchfisteln zu achten. Sind solche Fisteln angeboren, so stellen sie entweder ein einfaches ‚Astloch' oder eine rudimentäre Beizitze mit eigenem Parenchym dar, während sich neben der Mündung erworbener Milchfisteln meist Narben finden. Weitere Unterscheidungsmöglichkeiten bestehen darin,

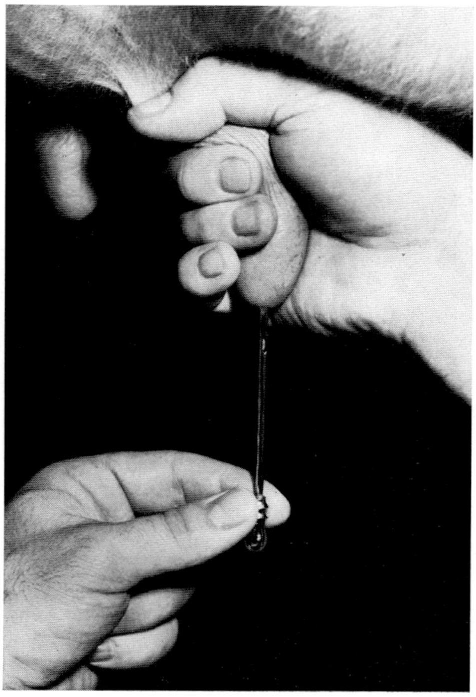

Abb. 304. Einführen einer sterilen Milchablaßkanüle in die Zitzenzisterne; zuvor muß die Strichkanalöffnung mit einem brennspiritusgetränkten Wattebausch gründlich gereinigt und entkeimt werden

daß sich im Falle einer Beizitze mit eigenem Drüsengewebe zwei (durch den Strichkanal der Hauptzitze bzw. durch die Milchfistel eingeführte) Sonden wegen des Vorliegens einer Scheidewand nicht berühren (Abb. 305) und daß sich die Milch der Hauptzitze nach Einspritzen einer Farblösung in die Fistel nicht anfärbt. Der Übergang von der Zitzen- zur Drüsenzisterne soll für die Kuppe eines die Haut von unten her einstülpenden Fingers passierbar sein (Zisternengriff, Abb. 306). Jede Einengung (Ring, Knoten, unvollständige oder vollständige Scheidewand, mitunter mit schwerwiegender Störung des Milchabflusses verbunden) oder Erweiterung des Überganges (milchbrüchige Zitzen: Abb. 297/e) ist als krankhafter beziehungsweise ungünstiger Befund anzusehen.

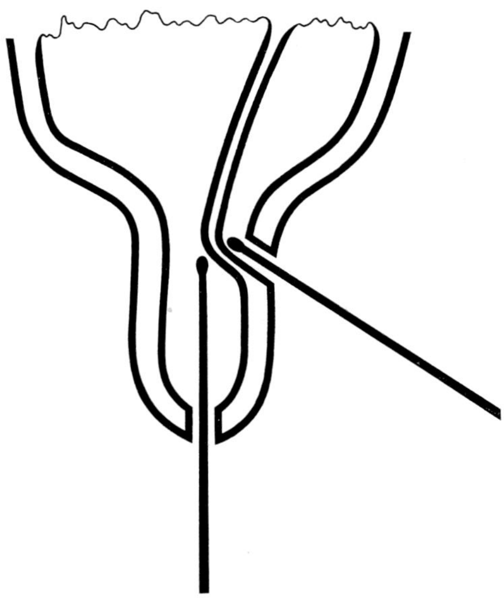

Abb. 305. Unterscheidung des ‚Astloches' von einer rudimentären Beizitze mit eigenem Parenchym (schematisch): Im vorliegenden Falle (angeborene Beizitze mit eigenem Drüsengewebe) können die durch den Strichkanal der Hauptzitze und durch die Milchfistel eingeführten beiden Sonden einander wegen der dazwischenliegenden Scheidewand nicht berühren

Euterhaut: Bei Betastung der Haut (Abb. 303) der Milchdrüse ist auf die Oberflächentemperatur (auffallend ‚heiß' bei phlegmonöser-, aber ‚kalt' bei gangränöser Mastitis), Schmerzhaftigkeit, Verdickungen oder Verhärtungen sowie auf die Abziehbarkeit zu achten. Am ausgemolkenen Euter läßt sich die Haut normalerweise leicht von ihrer Unterlage abheben (Abb. 307). Sonst liegt sie den einzelnen Vierteln je nach deren Füllungsgrad mehr oder weniger fest an. Kurz vor dem Kalben tritt, vor allem bei Färsen, ein noch bis zu 10 Tage danach bestehenbleibendes nichtentzündliches Ödem der Euterhaut auf (physiologisches ‚Aufeutern', S. 102). Ein über diesen Zeitpunkt hinaus anhaltendes oder aber wiederholt, das heißt bei jedem Kalbetermin erneut auftretendes hochgradiges Geburtsödem mit späterer Induration der Haut und Unterhaut (‚Euterbrett', ‚Steineuter') ist jedoch, ebenso wie das meist in Verbindung mit akuter Mastitis zu beobachtende entzündliche Euterhautödem, als pathologische Erscheinung zu werten.

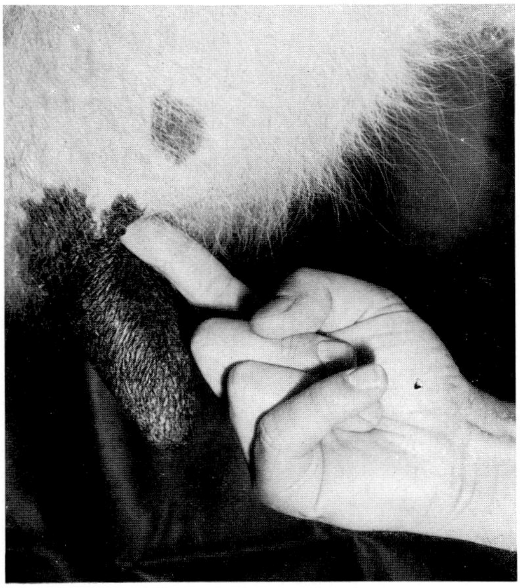

Abb. 306. Palpation der Drüsenzisterne: Die Kuppe des die Euterhaut von unten her einstülpenden Zeigefingers wird in den Übergang der Zitzen- in die Drüsenzisterne eingeführt (‚Zisternengriff'), was bei sogenannter ‚oberer Stenose' nicht möglich ist

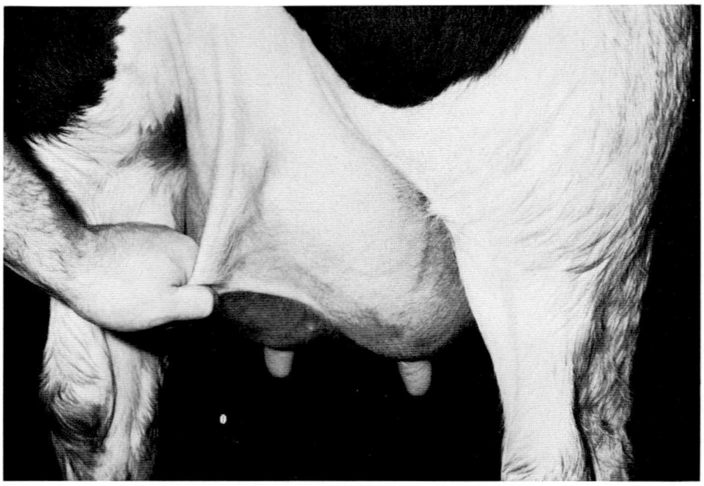

Abb. 307. Abheben der Euterhaut vom ausgemolkenen Drüsenkörper beim eutergesunden Tier; bei Kühen mit Euterhautödem ist ein solches ‚Abziehen' unmöglich

Drüsenkörper: Jedes Viertel wird im ausgemolkenen Zustand auf seine Konsistenz (Körnelung, Knotenbildung, diffuse Verhärtungen, akute Schwellung, puffig-gummiartige Beschaffenheit) und Schmerzempfindlichkeit betastet. Das gesunde Eutergewebe (Parenchym und Interstitium) fühlt sich fein- bis grobkörnig (junge oder ältere Kühe) an. Bei Vorliegen eines ausgeprägten Euterhautödems sind die Drüsenviertel mitunter nur schwer oder gar nicht tastbar. Zur raschen und übersichtlichen *Dokumentation des Euterpalpationsbefundes* (Herdendiagnostik, Eutergesundheitsdienst) eignet sich folgender Schlüssel:

oB = Eutergewebe insgesamt feinkörnig und weich (ausgemolken);
I = Eutergewebe herdförmig grobkörnig und derb;
II = Eutergewebe allgemein grobkörnig-derb mit einzelnen Knoten;
III = Eutergewebe allgemein grobknotig;
IV = Eutergewebe grobknotig mit einzelnen diffusen Verhärtungen;
V = Eutergewebe insgesamt diffus verhärtet;
VI = Eutergewebe akut geschwollen (vermehrt warm und schmerzhaft);
VII = Eutergewebe wegen physiologischen Euterhautödems nicht palpierbar.

Etwaige Sonderbefunde (zum Beispiel puffig-gummiartige oder fluktuierende Konsistenz) sind auszuschreiben.

Lymphknoten: Außer den Euterlymphknoten selbst sind bei infektionsbedingter Mastitis mitunter die inneren Darmbeinlymphknoten, bei Entzündung der Euterhaut zum Teil auch die Kniefaltenlymphknoten beteiligt, das heißt vergrößert; ihre palpatorische Prüfung wird andernorts besprochen (S. 112).

Sekretuntersuchung

Die Beurteilung der Milch erfolgt quantitativ (Gesamteuterleistung und Vergleich der Produktion der einzelnen Viertel) sowie qualitativ auf grobsinnliche Veränderungen (Aussehen, Geruch). Erforderlichenfalls sind aber auch die nur physikalisch oder chemisch erfaßbaren Störungen der Milchbeschaffenheit (pH-Wert, Zellgehalt) und das Ergebnis der bakteriologischen Untersuchung (Bestimmung euterpathogener Keime) mit heranzuziehen[1]. Zunächst wird das *Anfangsgemelk* jedes Viertels auf dunkler Unterlage (Melk- oder Photoentwicklerschale) eingehend auf Abweichungen

[1] Bezüglich der Untersuchung von Milch auf ihren Gehalt an Ketonkörpern wird auf Seite 318 verwiesen.

vom normalen Milchcharakter (Farbe, Konsistenz, Beimengung) *betrachtet* (Abb. 308; Tafel 15/a, b, c, d). Für die *Erfassung des adspektorischen Sekretbefundes* ist nachstehender Schlüssel geeignet:

oB = Sekret grobsinnlich unverändert: normale Milch bei laktierendem Euter; Kolostralmilch von gelblicher Farbe und dickflüssig-klebriger Beschaffenheit; seröses bis honigartiges Sekret bei tragenden Färsen und trockenstehenden Kühen;

A = Milchcharakter erhalten, bläuliche Färbung, wäßrige Konsistenz, ohne Flokken (vorübergehend zu beobachten bei gehaltloser wasserreicher Fütterung, aber auch bei Verdauungsstörungen und chronischer Mastitis vorkommend);

B = Milchcharakter erhalten, bläulich-wäßrig mit feinen Flocken;

C = Milchcharakter erhalten, einige grobe Flocken;

D = Milchcharakter erhalten, viele grobe Flocken;

E = Milchcharakter weitgehend verloren, vorwiegend Flocken;

F = Milchcharakter völlig aufgehoben; statt dessen: Eiter (Ei, etwa bei C. pyogenes-Mastitis oder Mischinfektionen), Blut (Bl, beim ‚Blutmelken', das in den ersten 10 Tagen der Laktation als physiologisch anzusehen ist, wenn es bald von selbst wieder abklingt, andernfalls aber als krankhafter Befund gilt), Serum oder Fibrinflocken (Se oder Fl, wie bei E. coli-Mastitis). Gelegentlich kommt es im Verlauf hochfieberhafter Erkrankungen, schwerwiegender Verdauungsstörungen oder bestimmter Euterentzündungen (etwa Eutermykosen) zur zeitweiligen Absonderung einer zähdickflüssigen Milch von schleimiger Konsistenz (Schl.), die dem Kolostrum oder dem Sekret trockenstehender Kühe ähnelt.

Abweichungen des *Milchgeruchs* sind vor allem bei der durch C. pyogenes bedingten Mastitis ausgeprägt (eitrig-übelriechend). Es können aber auch andere im Euter vorkommende Mikroorganismen zu Geruchs- und/oder Geschmacksveränderungen führen. Gleiches gilt für die Azetonurie (süßlich-fade-obstartig), die Verabreichung bestimmter Futterstoffe (wie Raps, Stoppelrüben, Kohl), die Silage-Lagerung im Stall, die innerliche Gabe oder äußerliche Anwendung stark riechender Mittel am Tier (Jod, Antiparasitika, Desinfizientien) oder im Stall (Anstriche), sowie für endokrine Störungen (Ovarialzysten).

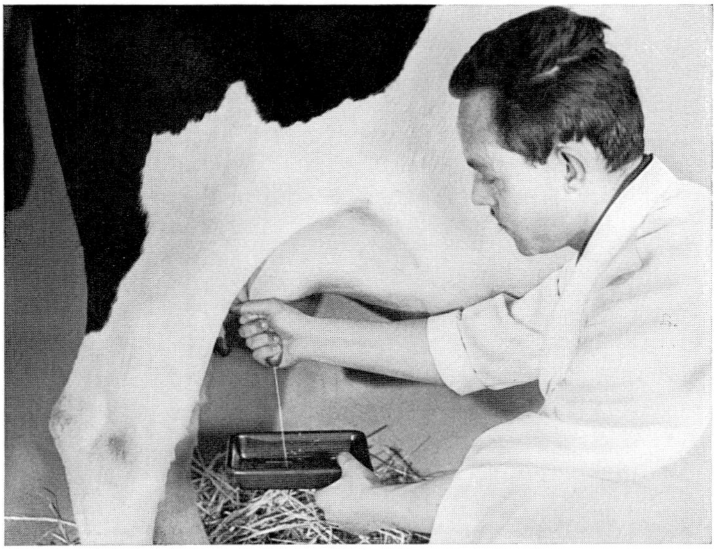

Abb. 308. Adspektorische Prüfung der Milch auf einer dunklen Euterschale (siehe auch Tafel 15/a, b, c, d)

Farbveränderungen der im übrigen grobsinnlich normal erscheinenden Milch können physiologisch sein, zum Beispiel eine gelbliche Färbung in der Kolostralperiode, bei besonders karotinreicher Ernährung und als Rassemerkmal bei Jersey-Kühen. Als pathologisch ist dagegen eine Verfärbung nach Aufnahme bestimmter Giftpflanzen (Wolfsmilch und Schachtelhalm: rötlich), bei einigen Allgemeinerkrankungen (Maul- und Klauenseuche: gelblich; hämolytischer Ikterus: rötlich durch Hämoglobinbeimengung), bei anhaltendem ‚Blutmelken' (S. 413) sowie bei Streptokokken- und E. coli-Mastitis (gelblich) zu beurteilen. Schließlich können Abweichungen von der normalen weißen Farbe der Milch auch auf Besiedlung des Euters mit bestimmten chromogenen (= farbstoffbildenden) Bakterien sowie auf örtlicher oder allgemeiner Verabreichung stark färbender Medikamente (Tetrazykline und Akridinfarbstoffe: gelb; Phenothiazin: rosarot-braun) beruhen.

Von den unter Praxisbedingungen durchführbaren *chemischen Schnellreaktionen* geben folgende Aufschluß über grobsinnlich nicht erfaßbare Sekretionsstörungen; sie können die bakteriologische Untersuchung des Gemelks (S. 415) zwar nicht ersetzen, aber einen guten Überblick über die Eutergesundheit eines Milchkuhbestandes vermitteln:

Die *Bestimmung des pH-Wertes* der Milch mit Hilfe besonders präparierter Filterpapiere (Bromthymolblau, Bromkresolpurpur etc.) zeigt bei gestörter Sekretion und bei Mastitis eine Verschiebung nach der alkalischen Seite an, die im Anfangsstadium der Euterentzündung allerdings noch fehlen kann (Normalwert pH 6,5 bis 6,7; Kolostralmilch pH 6,0 bis 6,4; gangränöse Mastitis $\sim$ pH 6,0; andere Mastitiden pH $>$ 6,9). Zur Anwendung im Stall eignen sich vor allem größere Indikatorpapierblätter[1], auf welche an 4 vorbezeichneten Stellen aus den jeweils entsprechenden Eutervierteln einige Tropfen Milch aufzubringen sind (Tafel 15/e). Verfärben sich einzelne oder alle beträufelten Bezirke (von gelb nach grün oder blau), so läßt sich das Ausmaß der Verschiebung des Milch-pH-Wertes anhand einer Farbvergleichstafel ermitteln.

Whiteside-*Test:* Nach Vermengung von 5 Tropfen Milch mit 2 Tropfen n-Natronlauge auf einem Objektträger (modifizierter Test) oder von 10 ml Milch mit 2 ml n-Natronlauge in einem Reagenzröhrchen (Originaltest) tritt bei grobsinnlich normaler Milch ohne vermehrten Zellgehalt innerhalb von 20 bis 30 Sekunden lediglich eine homogene Trübung ein. Bei Proben mit stark vermehrtem Zellgehalt sind dagegen deutliche Flockenbildung und Entwicklung eines fadenziehenden Gemisches festzustellen.

California-Mastitis-Test (Schalm und Noorlander, 1957; Tafel 15/f): In die 4 Schalen einer weißen oder schwarzen Prüfplatte werden aus jedem Viertel 2 ml Milch gegeben und unter langsamem, horizontal kreisendem Bewegen der Platte mit je 2 ml der Testflüssigkeit (Alkylarylsulfat)[2] vermischt. Je nach dem Leukozytengehalt der Milch tritt Schlierenbildung (+) oder eine schleimige (++) bis gallertartige Masse (+++) auf; eine schwach positive Reaktion (+) entspricht einem Gehalt von etwa 500 000 Zellen pro ml Sekret. Der Test beruht auf dem Vermögen oberflächenaktiver Stoffe, Leukozyten und deren Kerne aufzulösen, wobei aus letztgenannten Desoxyribonukleinsäure frei wird. Diese bildet dann mit dem Reagenz einen in Gelform sichtbar werdenden Komplex. Bei gekühlter oder schon vor mehr als 24 Stunden ermolkener Milch ist die Empfindlichkeit der Reaktion allerdings deutlich vermindert. Der Testflüssigkeit ist Bromkresolpurpur als Indikator zugesetzt, so daß etwaige alkalische Verschiebungen des Milch-pH-Wertes gleichzeitig miterfaßt

[1] Hauptner/Solingen Nr. 605300.
[2] Mérieux-Rentschler/Laupheim: Schalm-Mastitis-Testflüssigkeit.

werden: Bei erhöhtem pH-Wert bleibt die normalerweise eintretende Entfärbung des violetten Gemisches aus.

Bei der Bewertung der *praktischen Brauchbarkeit* dieser beiden Testverfahren und ihrer mannigfaltigen Modifikationen ist zu berücksichtigen, daß sie lediglich den erhöhten Milchzellgehalt anzeigen. Ein solcher ist bei frischmelkenden und trockenstehenden Kühen aber physiologisch. (Immerhin sollte auch in solchen Fällen der Verdacht auf Sekretionsstörungen oder latente Mastitis geäußert werden, wenn die einzelnen Viertel positive Reaktionen unterschiedlicher Stärke ergeben.) Des weiteren sind die in den übrigen Laktationsstadien festzustellenden positiven Reaktionen keineswegs immer auf eine mikrobielle Besiedlung des Euters zurückzuführen. Schließlich werden Mastitiden (und zwar insbesondere chronische), die nicht mit einer nennenswerten Vermehrung des Milchzellgehaltes einhergehen, von diesen Tests nicht erfaßt, so daß eine latente Besiedlung des Euters mit pathogenen Mikroorganismen unerkannt bleiben kann. Daher läßt sich die bakteriologische Milchuntersuchung durch die genannten chemischen Verfahren nicht ersetzen. Sie sind aber als orientierende Hilfsmittel bei Bestandskontrollen sowie, dem Stallpersonal gegenüber, zur eindrucksvollen Demonstration von Sekretionsstörungen und latenten Euterentzündungen wertvoll. Außerdem lassen sich dadurch bei Bestandserkrankungen alle verdächtigen, klinisch noch gesunden Euter erfassen. Die bakteriologische Untersuchung mit Resistenzbestimmung kann dann im allgemeinen auf wenige Euter beschränkt bleiben, da es sich innerhalb einer Herde fast immer um die gleichen Euterentzündungserreger mit dem gleichen Resistenzverhalten handelt.

Die *Brabanter Mastitis-Reaktion* ist ein auf dem gleichen Prinzip beruhendes Verfahren, das sich zur Untersuchung von Kannenmilchproben eignet (JAARTSVELD, 1961).

Zum Nachweis subklinischer Mastitiden kann auch der *Immunodiffusionstest* (GIESECKE und Mitarbeiter, 1973/74) herangezogen werden, der sich auf die bei Störungen der Blut-Euter-Schranke eintretende Vermehrung des Milchserumalbumingehaltes stützt.

Die Entnahme von *Milchproben zur bakteriologischen Untersuchung* ist nur sinnvoll, wenn sie vor der intramammären Behandlung mit keimhemmenden Mitteln vorgenommen wird. Um die oft innerhalb des Strichkanals sitzenden störenden Bakterien möglichst zu entfernen, wird zunächst aus jeder Zitze (also noch vor deren Reinigung und Desinfektion) ein kräftiger Strahl Milch in das Vormelkgefäß gemolken und verworfen (nicht in die Streu melken!). Falls die Haut der Zitze stark verschmutzt sein sollte, muß sie dann gesäubert werden. Bei guter Euterpflege genügt es aber meist, die Zitzenkuppen mit einem brennspiritus- oder alkoholgetränkten Wattebausch gründlich zu reinigen und zu desinfizieren, wobei vor allem die Strichkanalöffnung durch wiederholtes kräftiges drehendes Abwischen zu berücksichtigen ist. Hierbei und während der Milchentnahme muß die Kuh samt Schwanz in geeigneter Weise fixiert werden (Nasen-Schwanzgriff, Schwanz-Kniefaltengriff, Schwanzstrick; S. 13 ff.), um Verunreinigungen der Probe durch aufgewirbelten Staub zu vermeiden. Aus dem gleichen Grunde ist davon abzuraten, das Abreiben der Zitzen auf das übrige Euter auszudehnen. In der genannten Weise desinfiziert der zweckmäßigerweise von rechts an das Euter herantretende Tierarzt zunächst die ihm abgewandten — und dann die ihm zugewandten beiden Striche. Daraufhin entnimmt er die Proben in umgekehrter Reihenfolge (erst aus den Zitzen der rechten — dann aus denen der linken Euterhälfte). Hierzu wird der Stopfen des zuvor sterilisierten sowie mit Datum, Tier-Nummer und Viertelangabe gekennzeichneten Probefläschchens abgenommen (Abb. 309); er ist in der Folge so zwischen Zeige- und Mittelfinger der linken Hand zu halten, daß sein dünneres Ende zur Handinnenfläche zeigt, ohne diese zu berühren. Das Fläschchen selbst wird nun mit Daumen und Zeigefinger der gleichen Hand erfaßt und möglichst

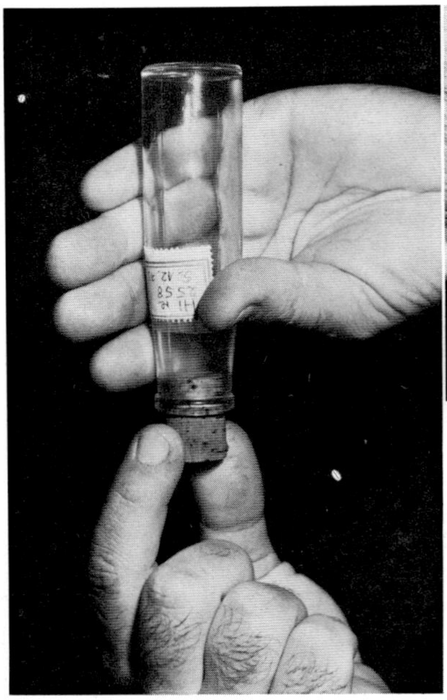

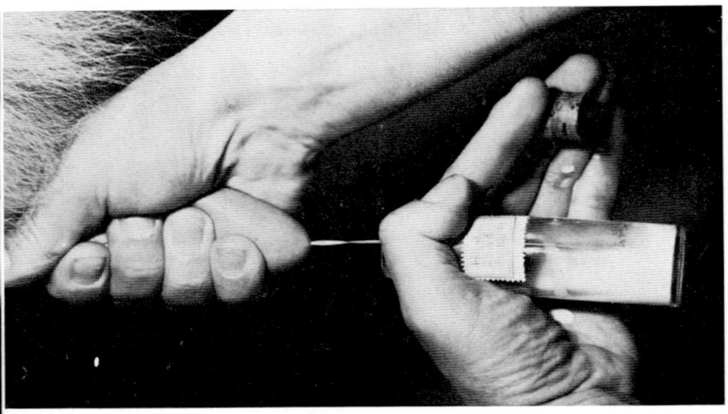

Abb. 309, 310. Sachgemäße Entnahme einer Milchprobe für die bakteriologische Untersuchung: Links das Öffnen des zuvor keimfrei gemachten Probefläschchens; rechts die Haltung von Fläschchen und Korken beim Ermelken der Milchprobe

waagerecht dicht (jedoch ohne unmittelbaren Kontakt) an die jeweilige Zitze herangebracht; diese wird mit der rechten Hand, und zwar ebenfalls in waagerechter Richtung, gehalten. So können dann ohne äußere Verunreinigung 5 bis 10 ml Milchsekret in horizontalem Strahl eingemolken werden (Abb. 310); kleinere Probenmengen reichen mitunter für etwa erforderlich werdende Nachuntersuchungen nicht aus. Nach Möglichkeit ist von jedem Viertel des betreffenden Tieres eine gesonderte Probe zu entnehmen. Für den bakteriologischen Nachweis bestimmter Erreger (M. bovis, Brucella abortus, Sproßpilze) sowie für die milchserologische Abortus-BANG-Ringprobe sind das Endgemelk oder das nach Oxytozingabe gewonnene Residualgemelk besser geeignet als das in allen anderen Fällen vorzuziehende Anfangsgemelk. Nach ihrer Entnahme sollten die Proben gekühlt und umgehend an ein mit bakteriologischen Milchuntersuchungen vertrautes Laboratorium eingesandt werden. Im Begleitschreiben sind die beobachteten klinischen Erscheinungen kurz zu schildern. Zur Sicherstellung des Behandlungserfolges sollte grundsätzlich darum gebeten werden, zugleich auch die *Resistenz der vorliegenden Keime* gegenüber den üblichen Antibiotika und Sulfonamiden zu bestimmen.

Weniger gebräuchliche Untersuchungsverfahren

Gelegentlich kann, etwa zur Unterscheidung eines Hämatoms von einem Abszeß, eine *Probepunktion* im Euterbereich erforderlich sein. Sie sollte wegen der Empfindlichkeit des Parenchyms unter peinlicher Einhaltung steriler Kautelen vorgenommen werden (S. 105). Die *Biopsie von Drüsengewebe* (etwa bei Verdacht auf Eutertuberkulose) oder die *Röntgenuntersuchung der Zitze* (zum Beispiel bei palpatorisch und mittels Sondierung nicht zu klärender Milchabflußstörung) sind nur in Sonderfällen nötig. Im allgemeinen geben die Befunde der vorstehend geschilderten klinischen Prüfung, gegebenenfalls unter Einbeziehung des Ergebnisses der bakteriologischen Milchuntersuchung samt Resistenzbestimmung, eindeutigen Aufschluß über die vorliegende Erkrankung.

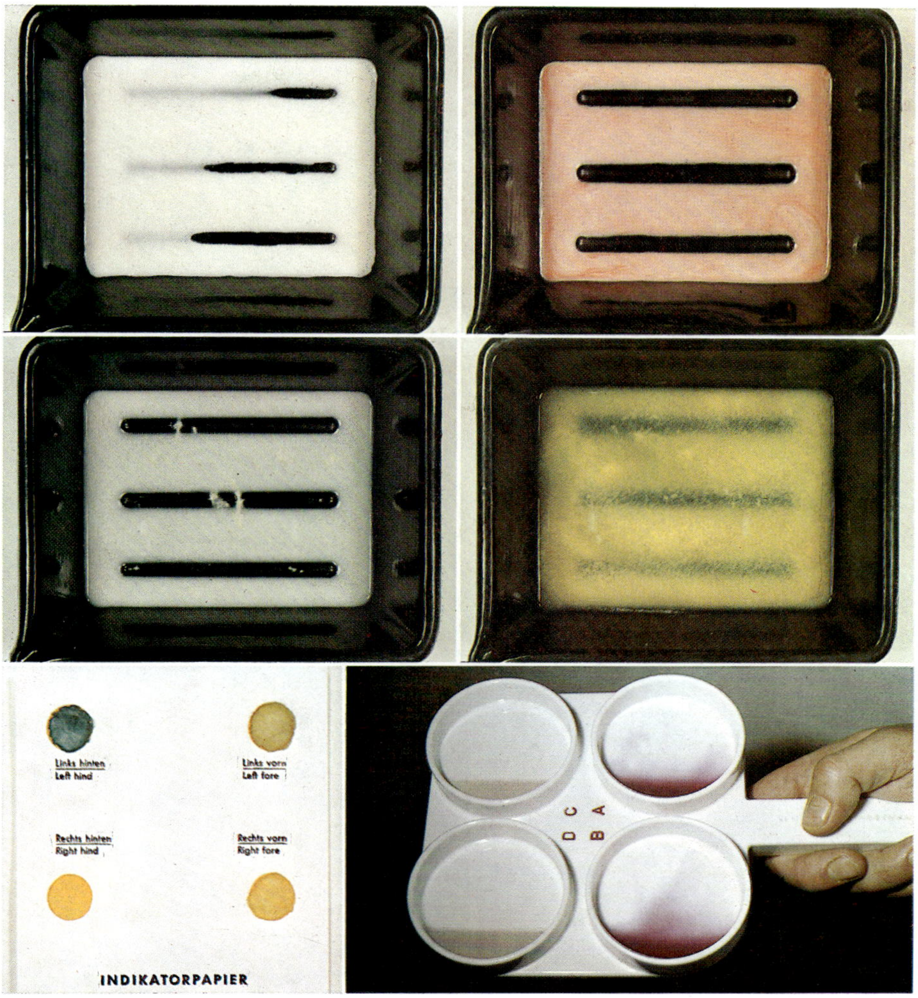

a b c d e f

Milchuntersuchung:

a, b, c, d. Adspektorischer Befund des Milchdrüsensekretes (Seite 412 f.):
- a = wäßrige Konsistenz, leicht bläuliche Beschaffenheit (A)
- b = Blutmelken (Bl)
- c = Milchcharakter erhalten, aber reichlich grobe Flocken (D), ein bei katarrhalischer Mastitis zu erhebender Befund
- d = Milchcharakter völlig aufgehoben, stattdessen gelbliches Serum (F [Se]), ein häufiger Befund bei Mastitis phlegmonosa infolge Euterinfektion durch koliforme Keime

e. Bestimmung des pH-Wertes der Milch (Indikatorpapier): Die nach Beträufeln des Papiers mit dem Sekret des linken Hinterviertels eingetretene blaugrüne Verfärbung spricht für eine Verschiebung des pH auf Werte über 7,0, ein sowohl bei Sekretionsstörungen als auch bei Mastitiden festzustellender Befund

f. Ablesen des California-Mastitis-Testes: In den Schalen A und B hat das Eutersekret die Testflüssigkeit nicht entfärbt (weil sein pH-Wert im alkalischen Bereich liegt); außerdem hat das Gemisch aus Testflüssigkeit und Sekret in diesen beiden Schalen eine schleimig-gallertartige Beschaffenheit (+ +) angenommen

Klinische Einteilung der Euterentzündungen

Bei entzündlichen Veränderungen an der Milchdrüse ist je nach deren Lokalisation die *Thelitis* (alle Schichten der Zitze betroffen; Abb. 311) von der *Zisternitis* (Erkrankung beschränkt sich auf die Schleimhaut; Abb. 312), der *Galaktophoritis* (Entzündung der abführenden Milchgänge) und der *Mastitis* (entzündliche Reaktion innerhalb des Drüsenkörpers mit oder ohne Beteiligung der Euterhaut) zu unterscheiden. Zur näheren Definition der verschiedenen Mastitisformen empfiehlt es sich, folgende Kriterien mit heranzuziehen:

Dauer der Erkrankung: perakut, akut, subakut, chronisch (S. 59). In diesem Zusammenhang kommt dem Palpationsbefund (Bindegewebszubildung; Atrophie) der Euterviertel wegen der Häufigkeit latenter Mastitiden mehr Aussagekraft zu als anamnestischen Angaben über den bisherigen Krankheitsverlauf.

Zeitpunkt der Erkrankung: Die durch C. pyogenes bedingte Euterentzündung tritt vor allem während des Trockenstehens und in der warmen Jahreszeit auf (‚Sommermastitis'); dagegen sind E. coli-Mastitiden im Frühpuerperium besonders häufig.

Umfang, Art und Sitz der Veränderungen am Drüsenkörper: keine, leichte, mittelgradige oder schwere Abweichungen; wenige oder viele, kleine oder große Knoten, diffuse chronische Verhärtungen (etwa bei C. pyogenes-Mastitis), akute prall-elastische, schmerzhafte Schwellung (zum Beispiel bei E. coli-Mastitis) oder puffig-gummiartige, schmerzlose Schwellung (wie bei akuter Hefemastitis); Veränderungen entweder an der Zitzenbasis oder aber an der Euterbasis stärker ausgeprägt (Verdacht einer Kokkeninfektion oder einer chronischen Hefemastitis).

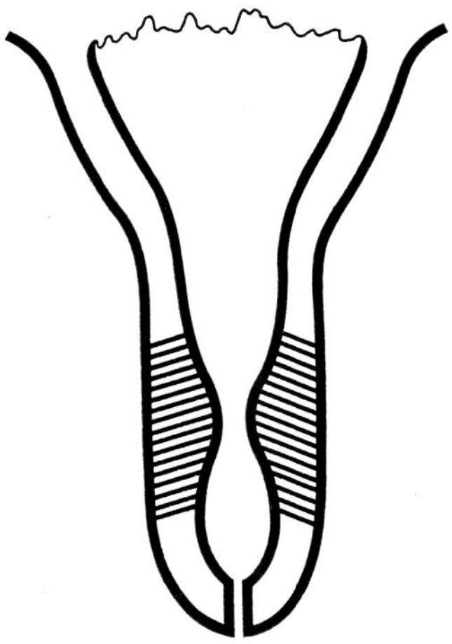

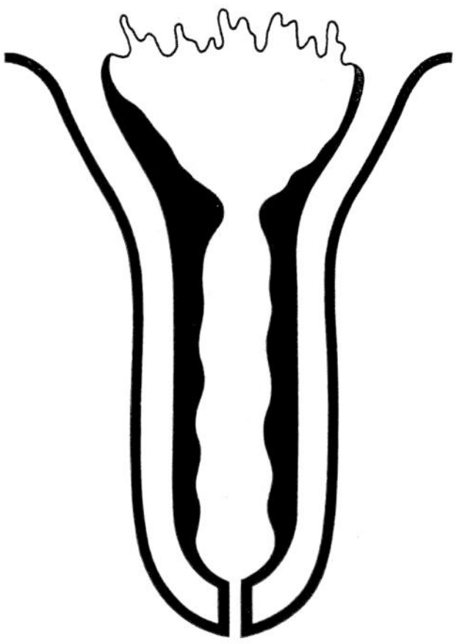

Abb. 311, 312. Links Thelitis (schematisch): Da alle Schichten der Zitze betroffen sind, erscheint diese im akuten Stadium stark verdickt und schmerzhaft. Rechts Zisternitis (schematisch): Die Entzündung bleibt auf die Schleimhaut beschränkt, die innerhalb der Zitze als derbes, mitunter strangähnliches Gebilde zu fühlen ist

Ausmaß und Art der Sekretionsstörung: keine (etwa bei latenter Mastitis), leichte, mittelgradige, oder schwere Veränderungen; Milch wäßrig, fein- oder grobflockig, sahnig (etwa bei Mastitis catarrhalis), Milchcharakter verloren (Mastitis phlegmonosa oder apostematosa); mit oder ohne Beimengungen (Fibrin, Serum, Blut, Eiter); mit oder ohne abweichendem Geruch.

Beeinträchtigung des Allgemeinbefindens (S. 78 ff.): fehlend, leicht mittelgradig oder schwer (insbesondere bei E. coli-Mastitis und gangränöser Euterentzündung), mit oder ohne Fieber.

Übersicht 46. Die bei den häufigsten infektionsbedingten Mastitiden des Rindes zu erhebenden Befunde

klinische Diagnose	Häufigkeit	Verlauf	Zeitpunkt des Auftretens	Palpationsbefund des Eutergewebes (S. 412)	Sekretbefund (S. 413)	Störung des Allgemeinbefindens (S. 78 ff.)	ätiologische Wahrscheinlichkeits-diagnose (bakteriologischer Befund)
Mastitis catarrhalis:	+++	meist chronisch, selten akut	in jedem Laktationsstadium und auch während des Trockenstehens	I—IV/V (selten VI)	A—E	−/+	Kokken, nur selten koliforme Keime oder C. pyogenes
Mastitis phlegmonosa:	+−−	(per) akut	Frühpuerperium, Stallhaltungsperiode	VI (vermehrt warm und schmerzhaft, mitunter auch emphysematös knisternd)	F (Se, Fl)	+/+++	vorwiegend koliforme Keime, gelegentlich auch gasbildende und/oder andere Erreger
Mastitis apostematosa:	+−−	chronisch (akute Schübe)	Sommer, Weidegang, trockenstehende Kühe; im Winter nach Euterverletzungen	IV—V	F (Ei)	−/++	C. pyogenes
Mastitis mycotica:	(+)−−	akut → chronisch	meist Folge einer intrazisternalen antibiotischen Euterbehandlung	gummiartig (im akuten Stadium) → II—IV (im chronischen Stadium, und zwar vor allem an der Euterbasis)	F (schleimige Flocken)	++ → −	Schimmel- oder Sproßpilze
Mastitis gangraenosa:	(+)−−	perakut	Kalbetermin, Frühpuerperium	VI („kalt“)	F (Se) übelriechend	+++	koliforme Keime, St. aureus

Aus dem Gesamtbefund lassen sich dann bei einem Teil der infektionsbedingten Euterentzündungen Rückschlüsse auf die *krankheitsauslösenden Erreger* ziehen (ätiologische Wahrscheinlichkeitsdiagnose; Übersicht 46).

SCHRIFTTUM

BAIER, W. (1964): Der SCHALM-Mastitis-Test in der planmäßigen Euterkontrolle. Wien. Tierärztl. Mschr. *51,* 11-17. — BOGE, A. (1965): Untersuchungen über verschiedene prädisponierende Faktoren für die Entstehung von Mastitiden. Vet.-med. Diss., Hannover. — BRABANT, W. (1971): Euter. In: SCHULTZ, J. A.: Lehrbuch der Rinderkrankheiten. Band 1. Hirzel, Leipzig. — BRABANT, W., D. WALTER & J. SCHULZ (1973): Zum System der Eutergesundheitsüberwachung in Milchviehanlagen. M.-hefte Vet.-Med. *28,* 481-485.

CULLEN, G. A. (1966): Cells in milk. Vet. Bull. *36,* 337—346.

DALICHAU, H. W. (1959): Untersuchungen über die Beziehungen zwischen morphologischen Merkmalen der Zitze und Euterinfektionen. Vet.-med. Diss., Hannover. — DIETRICH, K. (1966): Euteraufbau, Milchbildung, Handmelken. Deutscher Landwirtschaftsverlag, Berlin. — DIERNHOFER, K. (1950): Diagnostik der Euterentzündungen. Wien. Tierärztl. Mschr. *37,* 809-866. — DODD, F. H., & E. R. JACKSON (1971): The control of bovine mastitis. Nat. Inst. Research in Dairying. Shinfield/Reading (Berkshire/England).

EL-NAGGAR, M. A. (1973): Ein einfacher Test zur Diagnose der Rindermastitis. Vet.-Med. Nachr. *1973,* 210-216.

FOLLEY, S. J. (1956): The physiology and biochemistry of lactation. Oliver & Boyd, Edinburgh & London.

GELLERT, R. (1960): Klinik des Rindereuters. Dtsch. Tierärztl. Wschr. *67,* 502-507, 568-573. — GIESECKE, W. H., L. W. VAN DEN HEEVER, I. J. DU TOIT & M. C. E. BEYER (1973): The diagnosis of bovine mastitis: A critical evaluation of a polyvalent radial immunodiffusion test and other methods. Onderstepoort J. Vet. Res. *40,* 59-67. — GIESECKE, W. H., & L. W. VAN DEN HEEVER (1974): The diagnosis of bovine mastitis with particular reference to subclinical mastitis: A critical review of relevant literature. Onderstepoort J. Vet. Res. *41,* 169-211. — GIESECKE, W. H. & M. H. VILJOEN (1974): The diagnosis of subclinical mastitis in lactating cows: A comparison of cytological methods and a monovalent radial immunodiffusion test. Onderstepoort J. Vet. Res. *41,* 51-74. — GÖTZE, R. (1951): Zur Bekämpfung der Euterentzündungen des Rindes. Dtsch. Tierärztl. Wschr. *58,* 198-205, 213-215. — GRUNERT, E., & U. WEIGT (1971): Aus dem Gebiet der Euterkrankheiten des Rindes. In: Buiatrik. 2. Aufl. Schaper, Hannover.

HEIDRICH, H. J., & W. RENK (1963): Krankheiten der Milchdrüse bei Haustieren. Paul Parey, Berlin & Hamburg.

ILGMANN, G. (1933): Zitzenform und Strichkanalmündung in ihrer Beziehung zur Entstehung von Euterkrankheiten. Vet.-med. Diss. Hannover.

JAARTSVELD, F. H. J. (1961): Bijdrage tot de diagnostiek van mastitis in het kader van een georganisierde bestrijding. Tijdschr. Diergeneesk. *86,* 184-191. — JOHANSSON, J. (1957): Untersuchungen über die Variation in der Euter- und Strichform der Kühe. Zschr. Tierzücht. Züchtungsbiol. *70,* 233-270.

KLEIN, H., & H. BEHNKE (1969): Die Aussagekraft der elektronischen Zellzählung der Annahmemilch im Hinblick auf die Mastitissituation eines Bestandes. Milchwissenschaft *24,* 663-667. — KRIEGER, A. (1961): Über die Anwendung des SCHALM-Mastitis-Testes in der Kolostralmilchperiode beim Rind. Diss., München. — KRÜGER, W. (1954): Welche Bedeutung haben anatomische Euter- und Zitzenmerkmale für die Ausbildung von Euterentzündungen beim Rind? Tierzüchter *6,* 57-60. — KUBICEK, J. (1972): Die röntgenologische Darstellung der Zitze des Rindes: Beitrag zur Klinik der Milchabflußstörungen. Tierärztl. Umschau *27,* 119-124.

MAY, L. (1955): Zitzenanomalien und Euterentzündungen. Vet.-med. Diss., Hannover. — MERCHANT, J. A., & R. A. PACKER (1952): Handbook for the etiology, diagnosis and control of infectious bovine mastitis. 2. Aufl. Burgess, Minneapolis.

NEUMANN, F. (1961): Entzündlich und nicht entzündlich bedingte Stenosen und Obliterationen der ausführenden Milchgänge und Zisterne in der Milchdrüse des Rindes. Vet.-med. Diss., F. U. Berlin.

OBIGER, G. (1961): Reichweite und Bedeutung der sogenannten Schnellmethoden sowie weiterer Laboratoriumsuntersuchungen zur Feststellung von Euterentzündungen. Kieler milchwirtsch. Forschungsber. *13,* 293-304. — O'REILLY, P. F., & K. DODD (1969): The Brabant mastitis test procedure for screening the cell content of bulk milk. Vet. Record *84,* 98-99.

RENK, W. (1958): Zur Diagnose und Einteilung der Euterentzündungen. Dtsch. Tierärztl. Wschr. *65,* 497-503. — RICHTER, J. (1932): Über die Ursachen des Hartmelkens der Kühe. Tierärztl. Rundschau *38,* 743-747.

SACHSE, K.-H. (1970): Untersuchung der Milch von Kühen mit dem Mastitis-Schnelltest ‚Bernburg' während der Puerperalperiode. M-hefte Vet.-Med. *25,* 138-140. — SCHALM, O. W., & D. O. NOORLANDER (1957): Experiments and observations leading to development of the California Mastitis Test.

J. Amer. Vet. Med. Ass. *130,* 199-204. — SCHALM, O. W., E. J. CARROLL & N. C. JAIN (1971): Bovine Mastitis. Lea & Febiger, Philadelphia. — SCHMAHLSTIEG, R. (1960): Die Mastitis; tägliche Umweltbedingungen, Körper- und Leistungseigenschaften des Rindes als Faktoren der Anfälligkeit und Widerstandsfähigkeit. Dtsch. Tierärztl. Wschr. *67,* 104-107, 159-163. — SCHÖNHERR, W. (1956): Leitfaden der Milchuntersuchung. Hirzel, Leipzig. — SCHÖNHERR, W. (1960): Standardmethoden der tierärztlichen Milchuntersuchung. Fischer, Jena. — SCHÖNHERR, W. (1967): Tierärztliche Milchhygiene. Hirzel, Leipzig. — SULMAN, F. G. (1970): Hypothalamic control of lactation. Springer, Berlin/Heidelberg/New York.

WEIGT, U. (1967): Zur Diagnostik der chronischen Hefemastitis. Dtsch. Tierärztl. Wschr. *74,* 633-635. — WITT, M. (1951): Das Melkmaschinen-Euter. Züchtungsk. *23,* 93-101. — WOLLRAB, J. (1963): Über milchabflußbehindernde Veränderungen im Bereich der Euterzisterne und ihre röntgenologische Darstellung. M.-hefte Vet.-Med. *18:* Sonderheft, 28-32.

ZIEGLER, H. (1954): Zur Hyperthelie und Hypermastie (überzählige Zitzen und Milchdrüsen) beim Rind. Schweizer Arch. Tierheilk. *96,* 344-350. — ZIEGLER, H., & W. MOSIMANN (1960): Anatomie und Physiologie der Rindermilchdrüse. Paul Parey, Berlin & Hamburg.

Bewegungsapparat

Die Lokomotionsorgane des Rindes erkranken zwar meist *selbständig;* sie können aber auch im Rahmen bestimmter Allgemeinerkrankungen, etwa bei Stoffwechselstörungen oder Mangelzuständen (wie Osteomalazie, Kalzinose, Myodystrophie), Vergiftungen (Fluorose, Selenose) oder eitrig-septischen Infektionen (Polyarthritis metastatica) in Mitleidenschaft gezogen werden, oder gar *Hauptsitz* der pathologischen Veränderungen sein. Umgekehrt stellt ein primär im Gliedmaßenbereich lokalisiertes Leiden mitunter den *Ausgangspunkt schwerwiegender Allgemeinstörungen* (Fieber, Pyämie) oder metastatischer Absiedlungen von Eitererregern in anderen Organen dar (Klappenendokarditis, Leber-, Lungen- oder Nierenabszesse etc.). Die *rechtzeitige Erkennung* der Erkrankungen des Bewegungsapparates ist deshalb von erheblicher praktischer Bedeutung.

Wertvolle Hinweise hierzu ergeben sich oft schon aus dem *Vorbericht* (S. 58), der — vor allem bei *bestandsweise gehäuft auftretenden Bewegungsstörungen* — Antwort auf folgende Fragen geben sollte: vermutlicher Sitz des Leidens; Anzahl der jährlich beobachteten Erkrankungsfälle und bislang erlittene Verluste (Leistungseinbußen, Notschlachtungen, Todesfälle); bevorzugt befallene Alters- und Produktionsgruppe (Trächtigkeits-, Laktations- oder Maststadium); Vorkommen in sämtlichen oder nur in bestimmten Stallabteilungen, jetzige und frühere Aufstallungsweise einschließlich etwaiger Umbauten; Art und Menge der Einstreu, Technik und Frequenz der Kot- und Harnbeseitigung; Beschaffenheit der Treibwege und -gänge, des Auslaufes oder der Weide; Qualität und Zeitpunkt der Klauenpflege; frühere und jetzige Fütterung; Näheres über alle in zeitlichem Zusammenhang mit dem Auftreten der Krankheit beobachteten besonderen Begleitumstände (Witterungseinflüsse, Personalwechsel, Transport oder Zukauf von Tieren) sowie bisherige Maßnahmen zur Behandlung und/oder Vorbeuge des Leidens.

Folgende, bei der *Allgemeinuntersuchung* — und zwar vor allem beim Überprüfen der Haltung und des Verhaltens — festzustellenden Erscheinungen sollten dem zugezogenen Tierarzt ebenfalls Anlaß geben, den Bewegungsapparat im Rahmen der speziellen Untersuchung näher zu prüfen: Steifheit, Schwäche, Lahmheit oder Lähmung, abnorme Haltung, Stellung sowie Schonen einer oder mehrerer Gliedmaßen (Trippeln); Druckstellen, Umfangsvermehrungen oder Substanzverluste der Haut im Extremitätenbereich und so fort. Außerdem gibt ihm die Allgemeinuntersuchung (S. 78 ff.) Auskunft darüber, ob das *Allgemeinbefinden* des Tieres oder *Organe außerhalb des Lokomotionsapparates bereits in Mitleidenschaft* gezogen worden sind, was wiederum für die *prognostische Beurteilung* der Erkrankung wichtig ist.

Je nach Maßgabe des Falles und dem Vorliegen einer *Einzelerkrankung* oder eines *Bestandsproblemes* werden dann — unter Anwendung geeigneter mechanischer oder medikamentöser *Zwangsmittel* (S. 1 ff., 32 ff.) — sämtliche zur diagnostischen Klärung brauchbar erscheinenden *Untersuchungsverfahren* herangezogen: Beobachtung von Haltung und Verhalten des oder der Patienten im Liegen, beim Aufstehen, im Stehen und im Gehen (Bewegungsablauf); Palpation, Perkussion, passive Bewegung (gegebenenfalls auch Auskultation, Sondierung oder Punktion) des erkrankt oder verdächtig befundenen Körperteils, vergleichende Längen- und Dickenmessung, Überprüfen der Hautsensibilität, diagnostische Anästhesie, RÖNTGEN-Untersuchung, Elektrostimulation, Elektromyographie, Elektroneurographie, diagnostische Behandlung oder Operation. Läßt sich die Diagnose auf diese Weise nicht sichern, so sind — vor allem bei bestandsweise gehäuft auftretender Erkrankung — je nach den Begleitumständen auch Laboruntersuchungen von Blut- (rotes und weißes Blutbild, S. 145, 148; Serumelektrolyte, S. 159; Serumenzyme, S. 166), Harn- (Myoglobin, Ketonkörper, S. 162), Pansensaft- (überschießende Milchsäuregärung, S. 233 ff.), Futter- (Gehalt an Mineralstoffen, Vitaminen und Spurenelementen, S. 210 ff.) oder Gewebsproben (Muskelfleisch, Knochen) angezeigt. Weisen die krankhaften Veränderungen dagegen — wie zum Beispiel bei bestimmten Klauenleiden, ‚Liegebeulen' oder Druckstellen — auf eine bestandsgebundene traumatische Genese hin, so ist die Aufstallung auf das Vorliegen von Mängeln zu überprüfen, die erfahrungsgemäß zu solchen haltungsbedingten Schädigungen führen (Übersicht 47).

Stellt das Leiden ein *Herdenproblem* dar, so verschafft sich der Tierarzt vor der eingehenden Untersuchung der Patienten zunächst bei einem *Kontrollgang* durch den Betrieb einen Überblick über die Bestandssituation. Dabei sind folgende Einzelheiten zu prüfen und alle Abweichungen zu beachten, die bekanntermaßen leicht zu Gliedmaßenerkrankungen oder Klauenleiden führen: Aufstallungsweise, Belegungsdichte und Sauberkeit (Einstreu) des Stalles (S. 423), Wege- und Weideverhältnisse; bevorzugter Aufenthaltsort der Patienten und Beschaffenheit der Standfläche; Liege- und Aufstehverhalten (S. 425) sowie Nähr- und Pflegezustand (S. 81, 92) der gesunden und der kranken Tiere; Stand der Klauenpflege (S. 430).

Bei derartigen *‚Bestandsproblemen'* ist es schließlich besonders wichtig, außer der Diagnose auch die nicht selten ziemlich komplexe *Ursache* des Leidens aufzudecken, damit weitere Erkrankungen und Verluste durch gezielte *Vorbeugemaßnahmen* verhütet werden können. Hierzu ist es dann erforderlich, mehrere gleichzeitig und unter ähnlichen Symptomen krank gewordene Tiere eingehend zu untersuchen. So weist das gehäufte Auftreten der Zwischenklauennekrose auf eine Anreicherung ihres Erregers im Stall (vermoderte Einstreu) oder im Erdreich des Auslaufes (aufgeweichter Boden rings um die Tränke- oder Futterstelle) hin; vermehrtes Vorkommen des RUSTERHOLZ'schen Sohlengeschwüres und von ‚Steingallen' spricht dagegen für besondere mechanische Belastungen infolge mangelhafter Klauenpflege und/oder fehlerhafter Standplätze. Mängel der Fütterung können sich in wiederholtem Auftreten von Klauenrehe oder enzootischer Myodystrophie (zu hoher Anteil leicht verdaulicher Kohlenhydrate in der Ration beziehungsweise ungenügende Versorgung mit Vitamin E oder Selen) äußern, während die Ernährung in Osteomalazie-Beständen meist zu wenig Phosphor enthält. Oftmals wird die Ursachenklärung allerdings dadurch erschwert, daß eine Erkrankung des Bewegungsapparates (zum Beispiel ein bestandsweise gehäuftes Klauenleiden) mit anderen Gesundheitsstörungen (insbesondere Ketose) zusammen auftritt; mitunter werden vom Tierhalter auch die bereits eingetretenen Folgeerscheinungen der Lokomotionsstörung in den Vordergrund gestellt, so daß sich die Erkrankung der Bewegungsorgane erst nach eingehender Untersuchung als das eigentliche Grundleiden zu erkennen gibt. Meist bedarf es daher einer systematischen

Übersicht 47. Richtwerte für die Beurteilung der verschiedenen Aufstallungsformen und Haltungsweisen für Rinder (zusammengestellt nach dem Schrifttum[1])

Tiergruppe/Haltungsweise	Richtwerte
Jungtiere Einzelhaltung mit Anbindung und Seitenbegrenzung:	*Standinnenmaße* < 60 kg KGW: 110 cm × 55 cm < 150 kg KGW: 140 cm × 65 cm < 220 kg KGW: 170 cm × 70 cm *Durchgehende* Trennwände mit 20 bis 25 cm Bodenfreiheit oder *Kurztrennwände* von mindestens 90 cm Höhe und mindestens 60 cm Länge; Trennwände müssen freie seitliche Bewegung der Hinterhand sowie Seitenlage mit gestreckten Hinterextremitäten ermöglichen *Bodenfläche* muß eben sein, bei Rostböden von der Vorderkante an mindestens 80 cm weit wärmedämmendes Material; bei querverlaufenden Rosten Spaltenweite nicht über 30 mm, Lattenbreite mindestens 40 mm. Metallroste dürfen nur im hinteren Teil des Standes verwendet werden; die Spaltenweite darf im vorderen Teil 25 mm, im hinteren Teil 30 mm nicht übersteigen. Übergang vom Latten- zum Metallrost stufenlos. Bei längsverlaufenden Rostböden Latten- oder Balkenbreite mindestens 75 mm, Spaltenweite (je nach Körpergewicht) höchstens 25 bis 30 mm *Anbindung* muß artgemäßes Stehen und Liegen sowie Aufstehen und Niederlegen erlauben
Einzelhaltung mit Anbindung ohne Seitenbegrenzung:	*Einstreu* erforderlich, falls kein Rostboden; Abstände der *Anbindevorrichtungen* voneinander nicht unter 100 cm, bei fester Krippe eventuell geringer
Einzelhaltung ohne Anbindung in Boxen:	*Boxen-Mindestmaße* bis 60 kg KGW: 110 cm × 80 cm bis 150 kg KGW: 140 cm × 100 cm bis 220 kg KGW: 160 cm × 120 cm *Wandhöhe* mindestens 100 cm *Boden* geschlossen mit Einstreu oder Rost- oder Spaltenboden

Gruppenhaltung:

Gewichtsklasse	*Buchtenfläche/Kalb*	*Balkenbreite*	*Spaltenweite*	*Freßplatzbreite*
< 60 kg:	≧ 0,8 m²	≧ 75 mm	≦ 30 mm	≧ 30 cm
< 100 kg:	≧ 1,0 m²	≧ 75 mm	≦ 30 mm	≧ 35 cm
< 150 kg:	≧ 1,2 m²	≧ 75 mm	≦ 40 mm	≧ 40 cm
< 220 kg:	≧ 1,4 m²	≧ 75 mm	≦ 40 mm	≧ 45 cm

Bei Automatenfütterung mindestens *1 Saugstelle* für 25 Kälber

Mastrinder
Vollspaltenbodenlaufstall:

Gewichtsklasse	*Flächenbedarf/Tier*	*Buchtentiefe*	*Freßplatzbreite*	*Balkenbreite*	*Spaltenweite*
200—400 kg:	1,65 m²	3,0—3,2 m	0,55 cm	12,5—15,0 cm	3,5—4,0 cm
400—600 kg:	2,70 m²	3,7—4,0 m	0,75 cm		

Pro Bucht nicht mehr als 15 Tiere, pro Tier ein Freßplatz; Balken möglichst senkrecht zum Trog, aus Beton oder Blähbeton und nur für jüngere Tiere (bis 150 kg KGW) wahlweise aus Bongossiholz; Kantenbrechung maximal 1 cm

Liegeboxenlaufstall:	Längen- und Breitenmaße der Boxen müssen der Tiergröße angepaßt werden (Maße bei PIRKELMANN, 1970); Boxenabtrennung aus Rohrkonstruktion oder Holz; Boden wärmegedämmter Estrich mit 5 % Gefälle
Tiefstall (eingestreuter Gruppenlaufstall):	Pro Großvieheinheit (~ 500 kg KGW) 6 bis 8 m² Buchtenfläche und täglich 5 bis 6 kg (bei dichterer Belegung, Schlempe- oder Rübenblattfütterung: 12 bis 15 kg) Einstreu; Buchtenboden muß betoniert, die Abgrenzung der Buchten voneinander durchbruchsicher sein; Jaucheableitung in eine Grube empfehlenswert
Anbindestall:	Abmessungen entsprechend der Körpergröße; sonstige Richtwerte analog denen für Kühe; bei Mastbullen Harnrost empfehlenswert

Übersicht 47 (Fortsetzung). Richtwerte für die Beurteilung der verschiedenen Aufstallungsformen und Haltungsweisen für Rinder (zusammengestellt nach dem Schrifttum[1])

Kühe Anbindestall:	*Standbreite* für Niederungsrassen: 1,0 m; für Höhenvieh: 1,10 m *Standlänge:* Kurzstand soll der Rumpflänge (1,45 bis 1,70 m) durch verstellbare Anbindung oder verschiebbare Kotroste individuell anpaßbar sein: Kurzstand mit Kotgraben 1,65 bis 1,75 m, Kurzstand mit Kotrost 1,50 m bis 1,60 m; Mittellangstand etwa 2,20 m *Bodenfläche* wärmegedämmt; ebene, trittfeste Oberfläche; Berücksichtigung der Härte, Gefälle etwa 3 % *Gitterroste* als Kombiroste oder verschiebbare Gitterroste. Stabbreite 20 mm, Spaltenweite 35 bis 40 mm; geeignet sind Flacheisenstäbe mit T-Profil und leicht gerundeten Kanten, Breitstegroste mit quadratischem oder U-Profil; ungeeignet sind Rundstäbe, Schmalstegroste; wichtig ist ein stufenloser Übergang vom Standplatz zum Rost, keine scharfen Kanten *Anbindung:* Senkrechtketten (nach GRABNER) oder Waagerechtketten sichern ausreichende Bewegungsmöglichkeit; ungeeignet sind starre Halsrahmen *Futtertrog* mit tiefstem Punkt 12 bis 15 cm über der Standfläche, tierwärtige Höhe der Trogkante 28 bis 32 cm, keine scharfe tierwärtige Kante, keine Wasser- oder Saugleitung an der tierwärtigen Trogwand *Kotgraben* etwa 50 cm breit und nicht tiefer als 25 cm
Liegeboxenlaufstall:	Trennung der Funktionsbereiche (Liegen, Laufen, Fressen, Melken) erfordert Melkstand, Abkalbe- und Krankenstall oder Abkalbestände (2,80 × 1,80 m mit Einstreu), Enthornung, unter Umständen auch Anbindung in den ersten 100 Laktationstagen; Lauffläche als offener Kotgang mit Faltschieber oder als Vollspaltenboden; übrige Richtwerte entsprechen denen für Mastrinder oder für den Anbindestall; um ein tierartgerechtes Aufstehen zu ermöglichen, ist eine Bugkante empfehlenswert
Tiefstall:	Heute kaum noch gebräuchlich; Richtwerte entsprechen denen für Mastrinder

[1] Die sich auf Kälber beziehenden Angaben sind dem Sachverständigengutachten über die tierschutzgerechte Haltung von Kälbern in Aufzucht und Mast vom 30. 4. 1973 entnommen.

Prüfung der Bestandssituation, um alle an der Pathogenese eines solchen gehäuft vorkommenden Leidens beteiligten Einzelfaktoren aufzudecken. Vielfach kommt dabei der im folgenden Abschnitt zu besprechenden Prüfung der Stallverhältnisse besondere Bedeutung zu.

Beurteilung der Aufstallung

Rationalisierung und Technisierung der modernen landwirtschaftlichen Tierhaltung haben zu *neuen Aufstallungsformen* und *Fütterungssystemen* geführt, in deren Gefolge sich der praktizierende Tierarzt heute nicht selten bestandsweise gehäuft auftretenden Klauen- und/oder Gliedmaßenleiden gegenübergestellt sieht. Um solche, vorwiegend oder ausschließlich *haltungsbedingte Krankheiten* zu erkennen und Ratschläge zu ihrer Verhütung geben zu können, sollte daher im Rahmen der Bestandsuntersuchung auch die Aufstallung der Tiere überprüft werden. Dabei ist zu bedenken, daß die art- und verhaltensgerechte Unterbringung von Zucht-, Milch- und Mastrindern nicht nur eine *wirtschaftliche Notwendigkeit*, sondern auch eine *berechtigte Forderung des Tierschutzes*[1] darstellt.

[1] Das Tierschutzgesetz vom 24. 7. 1972 besagt in § 2/1: Wer ein Tier hält, betreut oder zu betreuen hat, muß ihm angemessene artgemäße Nahrung und Pflege sowie eine verhaltensgerechte Unterbringung gewähren; auch darf er das artgemäße Bewegungsbedürfnis des Tieres nicht dauernd und nicht so einschränken, daß ihm vermeidbare Schmerzen, Leiden oder Schäden zugefügt werden.

In Übersicht 47 sind *Richtwerte für die Beurteilung verschiedener Haltungssysteme und Stallformen* im Hinblick auf die Sicherung der genannten Bedingungen zusammengestellt. Es muß jedoch betont werden, daß das Einhalten solcher Richtwerte für sich allein noch keine ‚Garantie' für die Gesunderhaltung des Bewegungsapparates bietet, da diese noch von weiteren Faktoren (Klauenpflege, Fütterung und anderem mehr) abhängig ist. Außerdem ist damit zu rechnen, daß die weitere Umstrukturierung der landwirtschaftlichen Tierhaltung neue Erkenntnisse über rationelle und wiederkäuergerechte Aufstallungsformen erbringen wird, aus denen sich dann zusätzliche Maßzahlen oder Abänderungen von Werten ergeben können.

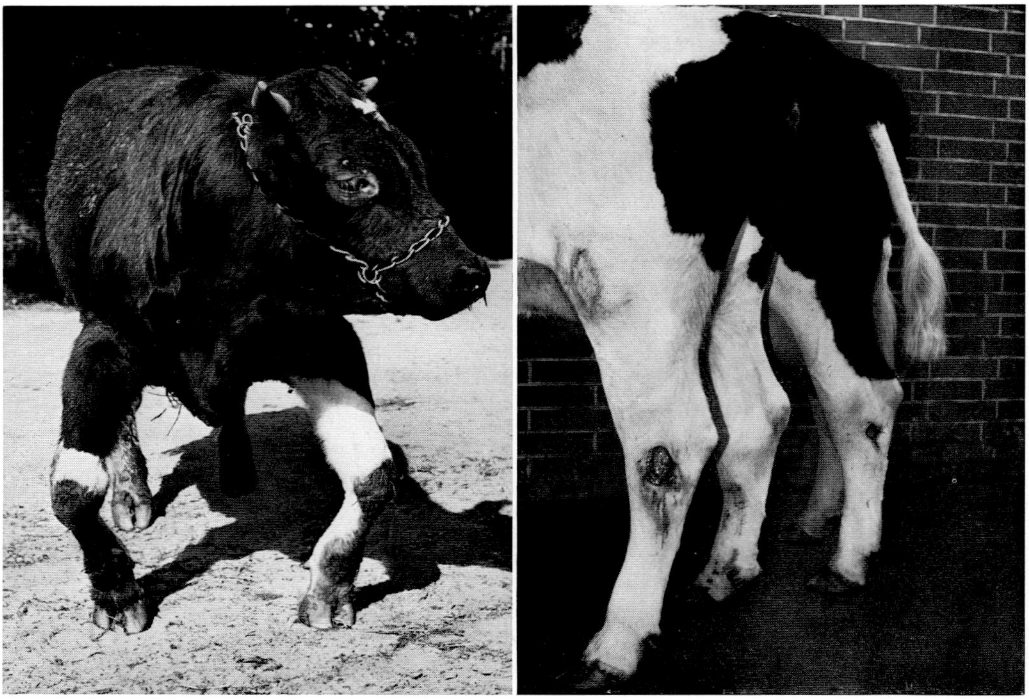

Abb. 313, 314. Beispiele für aufstallungsbedingte Schädigungen des Bewegungsapparates: Links ‚dackelbeinige' Verkrümmung der Vordergliedmaßen bei einem hinter zu tiefer Krippe relativ kurz angebunden gehaltenen jungen Mastbullen (Myasthenie der Karpalgelenksstrecker); rechts gehäuftes Auftreten von Dekubitalnekrosen seitlich am Knie und am Tarsus nach Stallumbau (Kurzstandhaltung mit scharfer Hinterkante und unzureichender Einstreu)

Nach bisheriger Erfahrung haben sich folgende *Aufstallungsfehler* als nachteilig für die Bewegungsorgane der unter solchen Bedingungen gehaltenen Rinder der verschiedenen Altersgruppen erwiesen:
— *Kälberställe:* zu enge Boxen; zu kurze Anbindung; bei Rostbodenhaltung auch zu weite Rostspalten sowie durch Abnutzung oder Kotverschmierung zu glatt gewordene Holzroste.
— *Laufställe:* zu schmaler Freßplatz; zu enge Bucht (→ Rangkämpfe); zu viel Bewegungsmöglichkeit (→ gegenseitiges Aufreiten und Treiben); uneben verlegte Balken oder Balken mit scharfen, abgesplitterten oder ausgebrochenen Kanten, mit zu schmaler oder zu glatter Auftrittsfläche oder zu breitem Spaltenzwischenraum (→ Klauen- und/oder Gliedmaßenverletzungen); zu kleine Liegeboxen oder Boxen mit unzweckmäßiger seitlicher Abgrenzung oder über 30 cm hohem unteren Freiraum (→ Rippenquetschungen sowie Trittverletzungen durch das Nachbartier); Liegeboxen ohne

Bugkante (→ schwerfälliges ‚pferdeartiges‘ Aufstehen); harte, unebene Liegefläche (→ Druckschäden dorsal am Karpus sowie seitlich am Tarsus und am Knie); unebener Kotgang (→ stauende Nässe, feuchtigkeitsbedingte Klauenschäden); zu weite Bodenspalten bei Faltschieberentmistung (→ Klauenverletzungen); mangelhafte Einstreu im Tiefstall oder Verschmutzung des Bodens an den Freß- und Tränkestellen (→ Anreicherung von Nekroseerregern im Erdreich).
— *Anbindeställe:* zu kurze Standfläche (→ häufigeres Zurücktreten mit den Hinterbeinen auf die Abschlußkante, die Dungrinne oder den Gitterrost (→ ungleichmäßige Abnutzung und Druckschäden des Sohlenhornes, Aufweichung und Mazeration der Klauen); unzweckmäßige Anbindung, zu niedriger Futtertrog und/oder unzureichende Einstreu (→ Liegebeulen am Karpus, bei raschwachsenden Mastrindern auch Verkrümmung der Vordergliedmaßen und Myasthenie der Karpalgelenksstrecker: Abb. 313); scharfe tierwärtige Trogkante, zwischen Trog und Tier verlaufende Rohrleitungen (→ Karpalbeulen); unebene harte Liegefläche (→ Dekubitalschäden); zu starkes Gefälle der Standfläche (→ Überdehnung der Zehenbeugesehnen an den Vordergliedmaßen); zu harte und scharfe Hinterkante des Standplatzes, unebener Übergang zum Gitterrost, scharfkantige oder rauhe Gitterroststäbe, Schweißstellen am Gitterrost, zu weite Spalten zwischen den Roststäben, (→ mechanische Überbeanspruchung der Klauen und Druckschäden seitlich am Sprunggelenk: Abb. 314).

Haltung und Verhalten des Tieres im Stande der Ruhe und in der Bewegung

Adspektion im Liegen: Wird der lahme oder gelähmte Patient liegend angetroffen, so lassen sich manche krankhaften Veränderungen des Bewegungsapparates schon bei eingehender Betrachtung erkennen. Hierzu sind Kopf, Hals, Gliedmaßen und Schwanz bezüglich ihrer Haltung zum Rumpf sowie der Winkelung ihrer Gelenke zu überprüfen, dabei ist auch auf Umfangsvermehrungen, Verletzungen, ungewöhnliche Bewegungen und die Beschaffenheit der Klauen zu achten. Physiologischerweise nimmt das Rind im Liegen die ‚Brust-Seitenlage‘ ein, das heißt die Vorderbeine sind rechts und links des auf dem Sternum ruhenden Brustkorbes untergeschlagen, während die leicht angebeugten Hinterbeine beide nach einer Seite hin vom Körper weg zeigen. Gesunde Tiere liegen zwar gelegentlich auch mit völlig ausgestreckten Vorder- und Hinterextremitäten flach auf der Seite; viel häufiger ist diese ‚Seitenlage‘ aber Ausdruck einer schmerzhaften Gliedmaßen- oder Allgemeinerkrankung. ‚Froschlage‘ mit ein- oder beidseitig gestreckt abduzierter Hinterextremität weist auf Zerreißung der Adduktorenmuskulatur oder Hüftgelenksverrenkung, bei angewinkelter Hinterbeinhaltung dagegen auf Lähmung des N. obturatorius hin (Abb. 338, 339). Patienten mit einer Entzündung (Myositis) oder Entartung (Myodegeneration) der Karpalgelenksstrecker schlagen ihre Vordergliedmaßen in Brust-Seitenlage meist nicht unter, sondern strecken sie nach vorn hin aus (Abb. 315). Auffälliges zuckendes Anziehen eines oder mehrerer Beine an den Rumpf ist ein Zeichen hochschmerzhafter Klauenleiden (zum Beispiel der ‚Klauenrehe‘ oder eines Klauenbeinbruches). Aus ständiger abnormer Seitwärtsbiegung des Halses (Torticollis) kann auf Erkrankung zervikaler Wirbel, Muskeln, Sehnen oder Nerven geschlossen werden. Von ihrer normalen Achse abweichende Gliedmaßenteile sind als Hinweis auf einen Knochenbruch (Fraktur) oder eine Gelenkbänderzerreißung (Luxation) im Bereich der Knickstelle zu werten (Abb. 332). An den Klauen richtet sich das Augenmerk auf Form und Pflegezustand des Hornschuhs sowie auf etwaige Umfangsvermehrungen oder Zusammenhangstrennungen des Kronsaumes, der Ballen und der Zwischenklauenhaut (S. 429 ff.).

Adspektion beim Aufstehen: Nach dieser Überprüfung wird das liegende Tier aufgetrieben (S. 27 f.). Dabei ist auf Abweichungen vom artspezifischen Aufstehverhalten zu achten. Normalerweise kommt das Rind zügig, und zwar erst mit der Nachhand und dann — unter ‚schwungholendem' Nicken von Kopf und Hals — mit dem Vorderkörper hoch. Steht es dagegen (wie ein Pferd) mit den Vorderbeinen zuerst auf, so kann dieses Benehmen auf ungeeigneter Anbindung (hoher Krippenrand, wenig Bewegungsfreiheit nach vorn), großem Körpergewicht (schwere Zucht- und Mastbullen) oder einer Bewegungsstörung der Hinterextremitäten beruhen. Längeres ‚Knien' auf den Vorderfußwurzelgelenken (sogenanntes ‚Karpen', Abb. 316) ist ein bei schmerzhafter Erkrankung des Skeletts (Osteomalazie, Fluorose, Kalzinose), der Vorderzehen (‚Rehe', Klauenbeinfraktur, Lederhautabszeß) oder ihrer Beugesehnen (Überlastungstendinitis) zu beobachtendes Symptom. Störungen im Aufstehen der Nachhand (Verharren in ‚hundesitziger' Stellung, Schwanken, Einknicken im Sprung- oder Fesselgelenk, Ausgrätschen, Zusammenbrechen) können die Folge einer Nervenlähmung, Muskelzerreissung, Beckenfraktur oder Wirbelsäulenschädigung sein. (Läßt sich der Patient nicht auftreiben, so ist er gemäß den auf Seite 450 für ‚festliegende' Rinder angegebenen Maßregeln weiter zu untersuchen).

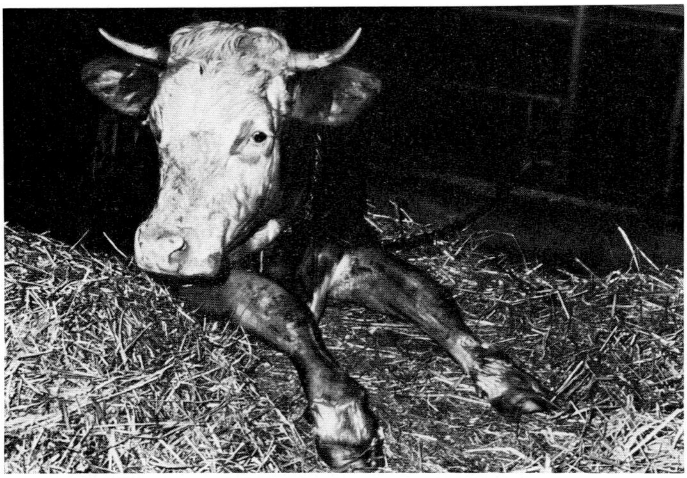

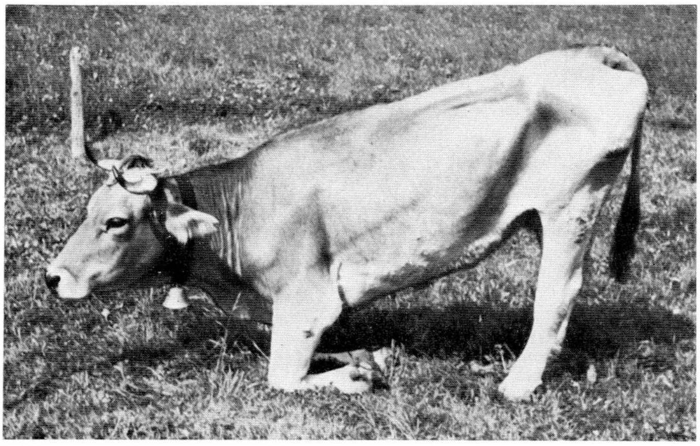

Abb. 315, 316. Beispiele für vom Bewegungsapparat ausgehendes abnormes Verhalten:

Liegen mit ausgestreckten Vorderbeinen bei einer Kuh mit Entzündung der Karpalgelenkstrecker

Verharren auf den Karpalgelenken (‚Knien' oder ‚Karpen'), statt aufzustehen, bei einer Kuh mit fütterungsbedingter Kalzinose

Adspektion im Stehen: Am aufgestandenen Tier sind die Stellung der Gliedmaßen zueinander und ihre Haltung zum Rumpf zu prüfen; außerdem ist auf etwaige spontane Beinbewegungen zu achten. Die Extremitäten können regelmäßig oder aber einwärts (= adduziert oder bodeneng), auswärts (= abduziert oder bodenweit), vor- oder rückständig gestellt sein. An den Vorderbeinen unterscheidet man des weiteren eine X- und O-beinige, vorbiegige und dackelbeinige (Abb. 313) —, an den Hintergliedmaßen dagegen die kuhhessige, säbel-, faß- und stuhlbeinige (= steile oder spastische) Stellung. Von der Seite her erkennbare Abweichungen der Zehenachse werden als Überköten, Durchtrittigkeit und Bärentatzigkeit (Abb. 319), von vorn her festzustellende Anomalien als zehenenge oder -weite Stellung bezeichnet. Auffälliges Nachvornsetzen der Vorder- und/oder Unterdenleibstellen der Hinterextremitäten deutet auf Schmerzen im vorderen Klauenbereich (Klauenrehe, Klauenspitzenabszeß, chronisches Ausschuhen) hin, während das Zurückstellen der Hinterbeine eine Begleiterscheinung schmerzhafter Veränderungen im hinteren Sohlenabschnitt oder an den Ballen ist. Bei Starrkrampf und Krämpfigkeit (aber auch bei Leibschmerzen, Abb. 87) nimmt der Patient eine sägebockartige Stellung ein; das Kreuzen der Vorderbeine ist ein typisches Symptom bei Klauenbeinfraktur der Innenklauen (Abb. 317). Umfangsvermehrungen, Muskelatrophien oder Verletzungen an einer

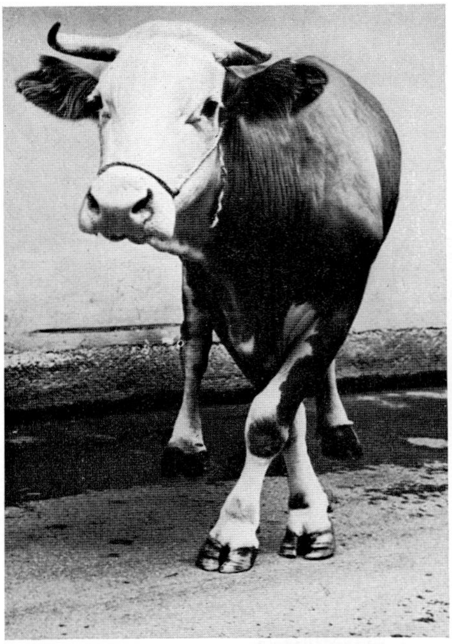

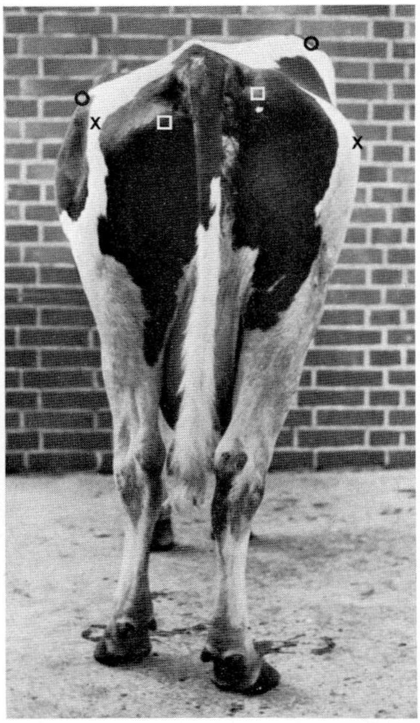

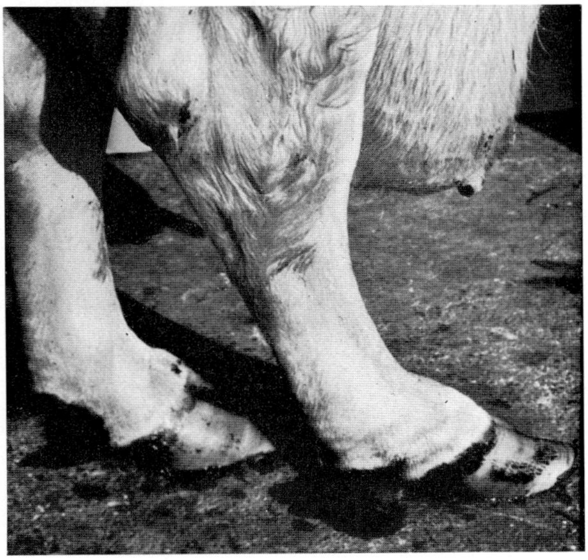

Abb. 317, 318, 319. Beispiele für im Bewegungsapparat begründete abnorme Haltung: Oben links Kreuzen der Vorderbeine infolge hochgradiger Schmerzhaftigkeit der Innenklaue der linken Schultergliedmaße (Klauenbeinfraktur); oben rechts Absinken des intakt gebliebenen Beckens auf der linken Seite wegen Luxation des linken Hüftgelenkes und Verlagerung des Oberschenkelbeinkopfes nach proximal (○ = linker und rechter Hüfthöcker; □ = linker und rechter Sitzbeinhöcker; × = linker und rechter Trochanter maior); unten rechts ‚bärenfüßige' Stellung, das heißt durchtrittige Winkelung der Zehengelenke an beiden Hintergliedmaßen (Schwäche des Band- und Sehnenapparates)

Gliedmaße sind bei näherer Betrachtung daran zu erkennen, daß die Symmetrie des Beinpaares an der betreffenden Stelle aufgehoben ist; solche Abweichungen geben oft wertvolle Hinweise auf den Sitz der Erkrankung. Vom Bewegungsapparat ausgehende krankhafte Verhaltensweisen des stehenden Rindes äußern sich in häufigerem trippelndem oder zuckendem Anheben (= Entlasten) der betroffenen Extremität, ständigem Hin- und Hertreten, Schwanken, Einknicken oder Niederstürzen. Die wechselnde Be- und Entlastung beider Hintergliedmaßen kann Ausdruck einer beiderseitigen Klauenlederhautentzündung oder einer Skeletterkrankung (Osteomalazie, Fluorose, Kalzinose) sein. Schließlich ist auch darauf zu achten, wie Kopf und Hals sowie der Schwanz getragen werden. Erstere sollte das Tier weder ständig tief gesenkt (Emprosthotonus = Hinweis auf Erkrankung im Halsbereich) noch dauernd stark gestreckt oder hoch (Opisthotonus = Hinweis auf erhöhten Liquordruck) halten. Seinen Schwanz hebt das Rind bei Kot- und Harnabsatz (S. 217, 310) normalerweise an und läßt ihn nicht etwa schlaff (= ‚Hammelschwanz') herabhängen. Gegebenenfalls ist derartiges Verhalten oft ein Teilsymptom der Afterblasenschwanzlähmung (Neuritis caudae equinae), die vielfach mit beiderseitigem Einsinken im Sprung- und Fesselgelenk (Lähmung des N. tibialis) einhergeht (= zentral bedingte Parese der Nachhand). Weitere pathognostische Abweichungen von Stellung und Haltung der einzelnen Körperteile sind dem Band über die Krankheiten des Rindes zu entnehmen.

Adspektion im Gehen: Zur Ermittlung etwaiger Gangstörungen läßt man das zu untersuchende Rind auf hartem, nötigenfalls auch auf weichem Boden führen. Je nachdem, ob die Stützphase (= Fußen und Abrollen) oder Hangphase (= Abheben und Vorführen) der kranken Gliedmaße verkürzt ist, handelt es sich dabei um eine *Stützbein-* oder *Hangbeinlahmheit.* Sind beide Bewegungsphasen einer Extremität gestört, so liegt eine *gemischte Lahmheit* vor. Entsprechend dem Ausmaß der Funktionsstörung ist des weiteren zwischen Lahmheiten ersten (= leicht), zweiten (= mäßig), dritten (= deutlich), vierten (= schwer) und fünften *Grades* (= sehr schwer) zu unterscheiden. Letztere äußern sich darin, daß die betroffene Gliedmaße in der Bewegung nicht mehr aufgesetzt oder vorgeführt wird (Stütz- beziehungsweise Hangbeinlahmheit 5. Grades): Der Patient geht dann ‚auf drei Beinen.' — Bei *Stützbeinlahmheit* empfindet das Tier während der Belastung des kranken Beines Schmerz. Es beschleunigt deshalb das Abrollen über diese Extremität, indem es das Nachbarbein entsprechend rascher vorführt und dabei auf der gesunden Seite (zur Entlastung der kranken) ‚einfällt'. Daher erscheint der Schritt der lahmen Gliedmaße nach hinten verkürzt. Beim plötzlichen Wenden über das kranke Bein wird diese Bewegungsstörung besonders deutlich. Die Ursache von Stützbeinlahmheiten liegt meist im distalen Bereich der Extremität, und zwar vorwiegend an den Klauen. Bei auffällig abduziert gehaltenem Bein ist der Sitz des Leidens meist an der Außenklaue zu suchen, während die lahme Gliedmaße bei schmerzhafter Erkrankung der Innenklaue zu deren Entlastung weit nach medial oder sogar vor die Nachbarextremität gesetzt wird (Klauenbeinfraktur, Abb. 317). Tiere mit Schmerzen im hinteren Sohlendrittel, an den Ballen oder Beugesehnen fußen bei rückständiger Gliedmaßenstellung und steilstehender Fessel mehr auf den Klauenspitzen. Starke Empfindlichkeit im vorderen Klauenbereich (zum Beispiel bei ‚Rehe' oder Klauenspitzenabszeß) führt dagegen zu vorständiger Extremitätenstellung und Ballenfußung. Steifer, klammer Gang mit kurzen Schritten kann auf gleichzeitigem beiderseitigen Befall der Klauen eines Beinpaares mit selbständigen lokalen Veränderungen oder auf generalisierter (= systemischer oder vielörtlicher) Erkrankung (‚rheumatoider' Polysynoviitis, Osteomalazie, Fluorose, Kalzinose) beruhen. Das Zusammenbrechen einer Hintergliedmaße im Augenblick der Belastung ist typisch für die Lähmung des N. femoralis und damit des M. quadriceps (= Kniegelenksstrecker). — Bei *Hangbeinlahmheit* zeigt sich die schmerz- oder anderweitig bedingte Bewegungsstörung während des Vorführens der kranken Extremität, und zwar vor allem auf unebenem weichen Boden, ansteigendem Gelände oder beim Überschreiten von Hindernissen (10 bis 20 cm hoch horizontal über dem Boden gehaltener Stock); auch beim Führen im Kreis läßt sich die Behinderung der Hangbeinphase leichter erkennen, wenn das lahme Bein dabei außen geht, also besonders weit vorgeführt werden muß. In typischen Fällen wird die betroffene Gliedmaße nur wenig angehoben und dann mit halb gebeugten Gelenken zögernd sowie weniger weit als sonst vorgeführt; der Schritt erscheint deshalb nach vorn verkürzt. Bei hochgradiger Lahmheit schleift das kranke Bein mit den Klauenspitzen über den Boden. Hangbeinlahmheiten werden meist durch krankhafte Veränderungen bedingt, deren Sitz proximal, das heißt im Bereich von Schulter, Hüfte oder Becken liegt. Solche rumpfnah lokalisierten Prozesse können allerdings auch zu *gemischter Lahmheit* führen, wie sie im übrigen vor allem bei Erkrankungen des zwischen Ellbogen- und Karpalgelenk oder zwischen Knie- und Sprunggelenk gelegenen Gliedmaßenabschnittes zu beobachten ist. *Plötzlich* aufgetretene Lahmheiten stehen oft mit einem Trauma (Fehltritt, Unfall, anderweitige Verletzung) in Zusammenhang, das zu einer Klauenläsion (Nageltritt, Abriß von Teilen des Hornschuhes), Fissur oder Fraktur (insbesondere des Klauenbeines), einem Sehnen-, Bänder- oder Muskelriß (Tendo Achilles, Lig. decussatum laterale genu, M. gastrocnemius), zur Verstauchung oder Verrenkung eines Gelenkes oder zu einer Nervenlähmung geführt hat. *Allmählich* zunehmende Lahmheit läßt dagegen auf einen langsamer fortschreitenden Krankheitsprozeß (Entzündung, Degeneration, Geschwulst und ähnliches mehr), bei entsprechender Symptomatologie (beiderseitig-gleichartig = symmetrische Ausfallserscheinungen) auch auf zentralen Sitz des Leidens schließen. Die spezielle Diagnostik der einzelnen Bewegungsstörungen ist im Band über die ‚Krankheiten des Rindes' nachzulesen.

Nach Besichtigung des Patienten im Liegen, Stehen und Gehen folgt die in den nächsten Abschnitten zu besprechende eingehende Untersuchung des als erkrankt befundenen *Beines* oder *Gliedmaßenteiles,* wobei die nach Lage des Falles geeigneten Verfahren und Zwangsmittel (S. 1 ff.) anzuwenden sind. Soweit noch Unklarheit über den Krankheitsherd besteht, ist bei der weiteren Prüfung systematisch von distal nach proximal vorzugehen, da beim Rind rund vier Fünftel aller Lahmheiten ihren Sitz im Klauenbereich haben.

Klauen

Verunreinigte Klauen müssen vor der Untersuchung zumindest (mit dem Rücken des Rinnmessers) gut *abgekratzt,* besser aber mit Wasser und Bürste *gründlich gesäubert* werden, da krankhafte Veränderungen sonst leicht unter anhaftenden Kot-, Erd- oder Exsudatkrusten verborgen bleiben können; außerdem stellt die Reinigung eine wichtige Voraussetzung für jeden im Anschluß an die Untersuchung notwendig werdenden operativen Eingriff dar. Bei der anschließenden *Besichtigung* der Klauenschuhe ist zunächst zu prüfen, ob diese eine normale, das heißt regelmäßige *Form* aufweisen und ob ihre Größe dem Rahmen sowie dem Körpergewicht des Tieres entspricht: Vorderwand und Seitenwände sollen in gerader Linie vom Kron- zum Tragrand verlaufen. Der Winkel zwischen Vorderwand und Sohlenfläche sollte etwa 50° (45° bis 55°), das Längenverhältnis der Vorderwand zur Ballenwand rund 2 : 1 betragen. Die Hinterklauen sind oft etwas länger und auch spitzer gewinkelt als die Vorderklauen; außerdem erweisen sich die Außenklauen der Hintergliedmaßen vielfach ein wenig größer als die Innenklauen. Das Horn gesunder Klauen soll eine feste Beschaffenheit sowie eine geschlossene und möglichst glatte Oberfläche haben; letztere zeigt gewöhnlich mehrere regelmäßig rillenförmige Vertiefungen, die sogenannten ‚Ernährungsringe', die in gleichbleibendem Abstand (= parallel zum Kronsaum) zirkulär um den Hornschuh verlaufen. Das Hornwachstum der Klauen beträgt im Mittel 6 bis 7 mm pro Monat, kann aber abhängig von verschiedenen Faktoren (Ernährung, Stall-/Weidehaltung, Abrieb) zwischen 3 und 9 mm pro Monat ausmachen. Kronen-, Ballen- und Zwischenklauenhaut sollen unversehrt, trocken und fest mit dem aus paraxialer und abaxialer (das heißt dem Klauenspalt zu- beziehungsweise abgewandter) Seitenwand sowie der Sohle bestehenden Hornschuh verbunden sein. Die Zehenachse, eine gedachte Linie durch die Mitte der drei Zehenknochen, soll von vorn gesehen gerade verlaufen.

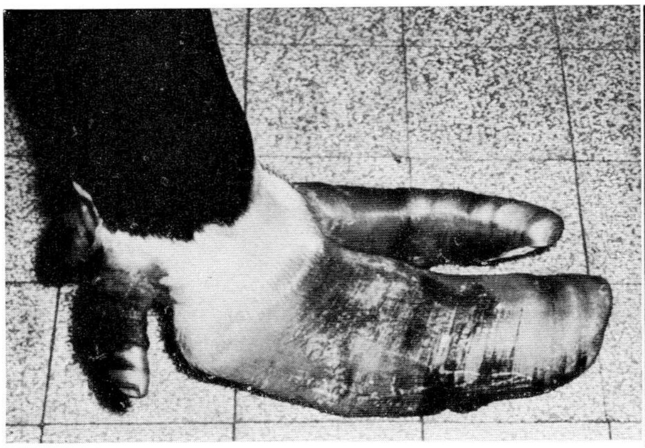

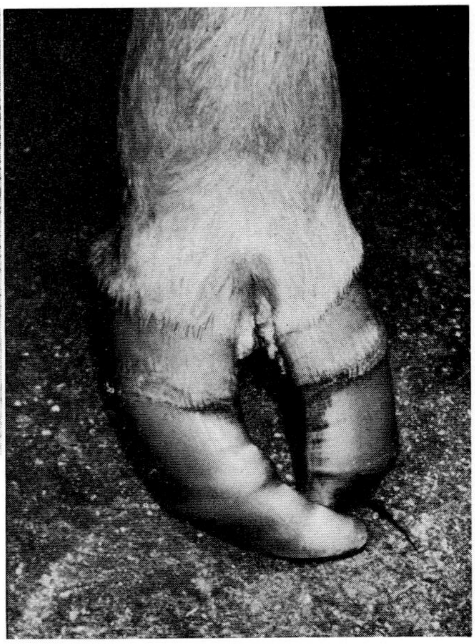

Abb. 320, 321. Beispiele für abnorme Klauenschuhformen: Oben Pantoffelklaue (flacher, voller Klauenschuh); rechts Scherenklauen (gegenseitiges Überkreuzen der überlangen, zum Klauenspalt hin konvergierenden Klauenspitzen)

Etwaige, auf Vernachlässigung der regelmäßigen Klauenpflege, zu langsamer oder ungleicher Hornabnutzung, Ernährungsstörungen oder einer Stellungsanomalie des Gliedmaßenendes beruhende *Formveränderungen* des Klauenschuhs sind zum Teil schon am stehenden Tier, sonst am aufgehobenen Bein zu erkennen. Sie werden je nach der im Einzelfall vorliegenden Formanomalie als Stall-, Pantoffel-, Posthorn-, Scheren-, Stelzklauen etc. bezeichnet (Abb. 320, 321). Dabei ist, ebenso wie bei allen anderen krankhaften Befunden im Klauenbereich, darauf zu achten, ob die Abweichung nur eine Klaue, beide Klauen eines Beines, beide Innen- oder Außenklauen eines Gliedmaßenpaares oder gar sämtliche acht Klauen zugleich betrifft. In den beiden letztgenannten Fällen kann das Klauenleiden von einer inneren Erkrankung (überschießende Milchsäuregärung des Panseninhalts, Maul- und Klauenseuche) herrühren oder auf erblicher Veranlagung beruhen. So ist von der als Roll-, Zwang- oder Korkenzieherklaue bezeichneten Deformierung nicht nur eine (oft nur einseitig auftretende) erworbene —, sondern auch eine erblich bedingte Form bekannt, welche regelmäßig die Außenklauen beider Hinterextremitäten betrifft. Die auffällige Umfangsvermehrung des Ballenbereiches einer Klaue kann der einzige am stehenden Tier zu erhebende Hinweis auf das Vorliegen eines chronisch-entzündlichen Prozesses (Rusterholz'sches Sohlengeschwür) sein.

Das Augenmerk des Untersuchers richtet sich außerdem auf etwaige *Zusammenhangstrennungen und Substanzverluste des Klauenschuhes,* wie senkrecht zu Kronsaum und Tragrand verlaufende Hornspalten, Hornklüfte, parallel zum Kronsaum angeordnete zirkuläre Spaltbildungen, Auffaserung, Aus- oder Abbrechen des Hornes am Tragerand oder an der Klauenspitze (Abb. 322, 323). Zirkulär verlaufende, im Gegensatz zu den ‚Ernährungsringen' aber tragrandwärts divergierende tiefere Ringe oder regelrechte Spalten der abaxialen Hornwand lassen — sofern sie an mehreren oder sämtlichen Klauen zugleich vorliegen — auf eine abgelaufene oder rezidivierende diffuse nichteitrige Wandlederhautentzündung (= ‚Klauenrehe'), etwa im Gefolge einer

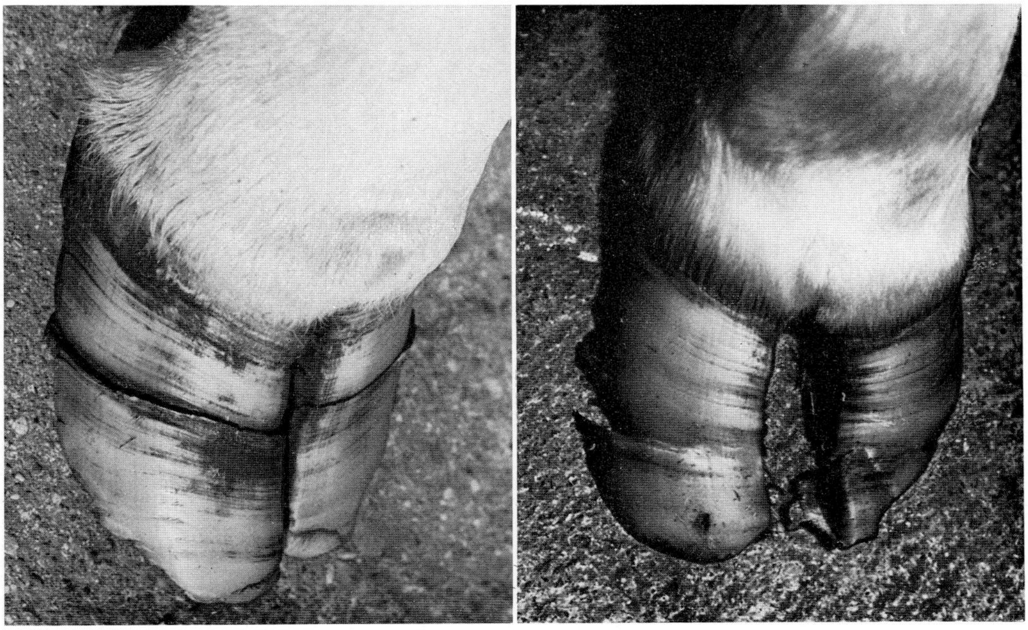

Abb. 322, 323. Beispiele für Zusammenhangstrennungen und Substanzverluste am Klauenschuh: Links zirkulärer Hornspalt (= ‚chronisches Ausschuhen' nach schwerem Anfall von ‚Klauenrehe'); rechts beim Weideaustrieb erfolgtes Abbrechen und Ausreißen von Teilen der Hornspitze an den während der Stallhaltung nicht gepflegten Klauenschuhen

schwerwiegenden Indigestion, überstandener Maul- und Klauenseuche oder eines allergischen Krankheitsgeschehens schließen. Ist die gleiche Veränderung dagegen nur an einer einzelnen Klaue festzustellen, so kann angenommen werden, daß das Leiden von einem örtlich begrenzten Entzündungsprozeß (Kronsaumphlegmone) ausgegangen ist. Das Sohlenhorn ist auf übermäßige Erweichung und Zerklüftung (Mazerationsvorgänge), Vorfall der Lederhaut (meist im achsennahen Bereich der hinteren Außenklauen und zwar auf der Grenze zwischen Sohle und Ballen = RUSTERHOLZ'sches Sohlengeschwür), Zusammenhangstrennungen zwischen Sohle und Wand (‚lose Wand'), Doppelsohlenbildung oder Verfärbung des Sohlenhornes zu prüfen. Mitunter geben sich solche Veränderungen allerdings erst nach dem Abtragen der oberflächlichen Schichten des Sohlenhornes (S. 434) zu erkennen.

Weitere, bei der Adspektion von Krone und Ballen leicht festzustellende krankhafte Befunde, wie entzündlich bedingte Rötung und Schwellung, exsudatverklebte oder -verkrustete Haare, Zusammenhangstrennungen der Haut und Unterhaut oder des Saumbandes, Austreten von Eiter oder fistelnde Defekte, bieten ebenfalls Anhaltspunkte für die *Lokalisation* des dann mit anderen Mitteln näher aufzuklärenden Klauenleidens. Eine etwaige Umfangsvermehrung ist darauf zu prüfen, ob sie gleichmäßig die ganze Krone umläuft (Kronsaumphlegmone, ‚Panaritum'), oder ob sie auf diejenigen Stellen beschränkt ist, an denen sich erfahrungsgemäß der infolge Entzündung vermehrt gefüllte Klauengelenkssack vorwölbt. Besondere Aufmerksamkeit gilt der ziemlich häufig krankhaft veränderten Zwischenklauenhaut; an dieser ist auf die bereits genannten Erscheinungen, vor allem aber auf das Vorliegen oberflächlicher oder tiefer Nekrosen (= Zwischenklauennekrose) und auf Schwielenbildung (= Limax) zu achten. Letztere stehen bei einseitigem Vorkommen gewöhnlich mit einer chronischen Lederhautentzündung der zugehörigen Klauen in Zusammenhang, während sie bei Befall beider Hinter- und/oder Vordergliedmaßen eine erbliche bis erblichdispositionelle oder eine auf Fütterungsfehlern und rascher Gewichtszunahme beruhende Pathogenese zu haben pflegen. Besonders weit auseinanderklaffende ‚Spreizklauen' können ebenfalls erworben oder hereditär veranlagt sein.

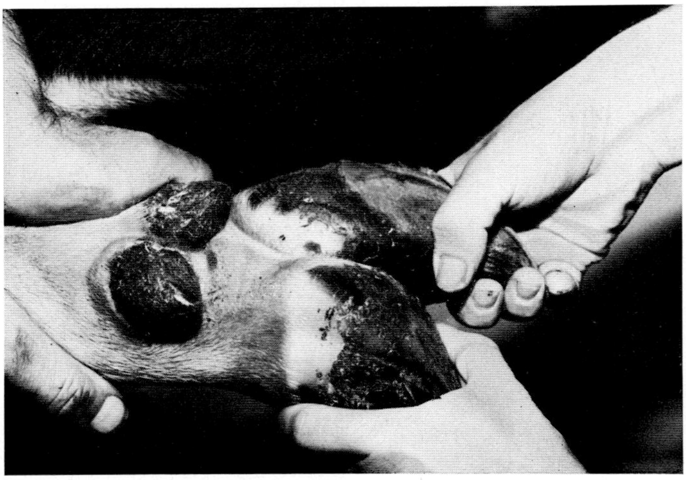

Abb. 324. Beuge-, Streck- und Rotationsprobe an den Klauen der aufgehobenen linken Vordergliedmaße

Bei der auf die Adspektion folgenden *manuellen Palpation* umfaßt der Untersucher am aufgehobenen Bein zunächst Krone und abaxiale Wand beider Klauen mit den Händen, um deren Temperatur zu vergleichen. Dann werden Kronsaum, Ballen und Sohle der Innen- und Außenklaue durch kräftigen Daumendruck auf ihre Konsistenz und etwaige Schmerzempfindlichkeit geprüft; oft gibt bereits diese Druckpalpation Aufschluß darüber, welche der beiden Klauen erkrankt ist. Anschließend wird jeweils eine von ihnen in natürlicher Stellung festgehalten und die andere nacheinander maximal *gebeugt, gestreckt* sowie um ihre Längsachse *gedreht* (Abb. 324); dabei sind die Reaktionen des Tieres (Zucken, Anziehen der Gliedmaße, Ausweichen, Abwehr) zu beobachten: Erweisen sich alle vorgenannten passiven Bewegungen als stark schmerzhaft, so spricht dies für eine primäre oder sekundäre Erkrankung des Klauengelenkes; fällt die Abwehr bei der Beuge- und Streckprobe heftiger aus als bei der Rotation, so weist der Befund auf eine Klauenbeinfraktur hin, während deutliches Überwiegen des Torsionsschmerzes als Zeichen einer Verstauchung (Distorsion) gilt (Übersicht 48).

Bei anderweitig nicht näher zu lokalisierender Stützbeinlahmheit an einer Vordergliedmaße ist die Klauenerkrankung unter Umständen nur durch die *vergleichende Pulsprüfung* an den volar nach distal verlaufenden *Hauptmittelfußarterien* festzustellen; die Erkennung einer verstärkten Pulsation erfordert allerdings entsprechende Erfahrung.

Nun folgt — insbesondere beim Fehlen äußerlich erkennbarer Veränderungen — das Überprüfen des Hornschuhs mittels der *Zangendruckprobe.* Hierzu kann eine

Übersicht 48. Klärung von Sitz und Art der wichtigsten ohne auffallende äußere Veränderungen einhergehenden Klauenkrankheiten.

Adspektion in der Bewegung	Untersuchung der Klaue am aufgehobenen Bein				Ergebnis der versuchsweisen Behandlung mittels Alkohol-PRIESSNITZ-Umschlags	Diagnose
Grad der Stützbeinlahmheit	adspektorisch erkennbare Veränderungen	Schmerzreaktion bei passiver Bewegung		Schmerzreaktion bei Druck mit der Klauenzange		
		Beuge- und Streckprobe	Drehprobe			
II—IV	—	—	—	+	rasche Besserung und völlige Heilung	Pododermatitis nonpurulenta acuta
III—V	(+)	(+)	(+)	+	keine oder nur teilweise Besserung ohne Heilung (Durchbruch nach außen)	Pododermatitis purulenta acuta
IV—V	—	+	(+)	+	unverändert	Klauenbeinfraktur
II—V	(+)	+	+	—	(allmähliche) Besserung und Heilung	Klauen- oder Krongelenkdistorsion

Abb. 325. Prüfen der lateralen Klaue des aufgehobenen rechten Vorderbeines mit Hilfe der Klauenuntersuchungszange auf Druckschmerzhaftigkeit im Spitzenbereich

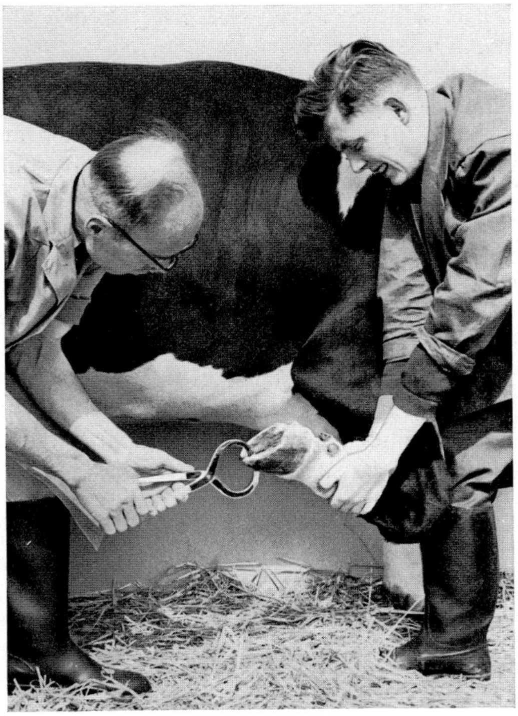

der gewöhnlichen Hufzangen[1], besser aber die kombinierte Zange nach KNEZEVIC[2] benutzt werden, die außer zur Untersuchung des Pferdehufes auch für die Prüfung der Klauen entwickelt worden ist. Dabei wird zunächst eine Zangenbacke der Sohle, die andere der abaxialen Hornwand aufgesetzt und der Klauenschuh so von der Spitze bis zum Ballen hin unter mäßigem Zusammendrücken des Instrumentes systematisch abgetastet (Abb. 325); anschließend werden paraxiale und abaxiale Wand mit der von distal her angesetzten Zange an mehreren Stellen seitlich komprimiert. Da Tiere mit weichem oder dünnem Sohlen- oder Wandhorn schon normalerweise auf die Zangenuntersuchung mit

[1] Aesculap/Tuttlingen Nr. VC 380; Chiron/Tuttlingen Nr. 515 150, 515 555; Hauptner/Solingen Nr. 40 450.
[2] Aesculap/Tuttlingen Nr. VC 377 N.

Ausweichen oder Abwehr antworten, ist diese Druckprüfung stets an beiden Klauen vorzunehmen, um aus dem Vergleich des Reaktionsausfalles sicher auf die krankhaft erhöhte Empfindlichkeit einer von ihnen (oder eines bestimmten Abschnittes) schließen zu können. In anderen Fällen ergibt sich, vor allem an den Vorderklauen, wegen besonderer Dicke und unnachgiebiger Härte der Hornkapsel, trotz kräftiger Kompression der Zangenschenkel fälschlich der Eindruck, es bestünde keine Schmerzhaftigkeit; dann empfiehlt es sich, das Gliedmaßenende 24 Stunden lang unter mehrfach anzugießendem Wickelverband zu halten, das Sohlenhorn bis auf ein normales Maß abzutragen und die Zangendruckprobe zu wiederholen.

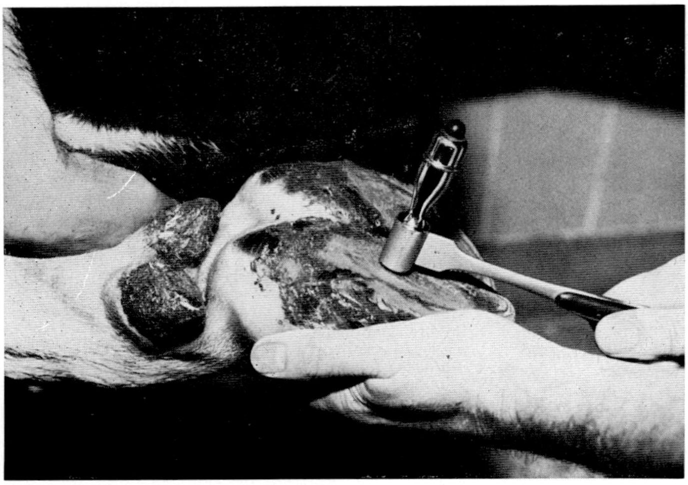

Abb. 326. Perkussion der Klauensohle zur Erkennung und Lokalisation versteckter schmerzhafter Prozesse oder unterminierter Sohlenbezirke

Die Untersuchung auf Palpations- und Zangendruckempfindlichkeit sollte stets durch die vergleichende *Perkussion* von Wand und Sohle der kranken sowie der gesunden Nachbarklauen ergänzt werden. Hierzu bedient man sich eines besonderen Klauen- (oder Huf-)hammers, des (umgedrehten) Schallperkussionshammers[1] (Abb. 326) oder der mit ihrem Rücken anzuwendenden Untersuchungszange[2]. Dabei ist nicht nur auf Schlagempfindlichkeit, sondern auch auf Abweichungen vom normalen Perkussionsschall zu achten, um etwaige Hohlräume im Horn (Doppelsohle, hohle Wand) zu erkennen. Die mittels Palpation, Zangendruckprobe und Perkussion ermittelten Befunde geben gewöhnlich klaren Aufschluß darüber, ob der schmerzhafte Prozeß sich über den gesamten Klauenschuh erstreckt (Pododermatitis diffusa), oder ob sich die Sensibilität auf umschriebene Bezirke beschränkt, das heißt an einer bestimmten Stelle besonders ausgeprägt ist (Pododermatitis circumscripta). Auffallend starke Empfindlichkeit an der Klauenspitze geht oft von einer hier lokalisierten eitrigen Entzündung der Sohlen- und Wandlederhaut aus, wogegen die Fraktur des Klauenbeines meist durch eine sehr schmerzhafte Zone im hinteren Drittel von Sohle und Wandzone gekennzeichnet ist.

Ein wichtiges Hilfsmittel zur Feststellung von Sitz und Art der im Klauenbereich gelegenen Veränderungen ist das vorsichtige *Abtragen des Hornes,* eine Maßnahme, die vor allem bei überlangen ungepflegten Klauen häufig unumgänglich ist. Hierzu bedient man sich eines Klauenrinnmessers[3] oder einer Winkelschleifmaschine[4] und schneidet das Horn entweder nur in dem bereits als empfindlich und damit als erkrankt

[1] Chiron/Tuttlingen Nr. 510050; Hauptner/Solingen Nr. 00510, 00530.

[2] Aesculap/Tuttlingen Nr. VC 377 N, VC 380; Chiron/Tuttlingen Nr. 515 150, 515 555; Hauptner/Solingen Nr. 40 450.

[3] Aesculap/Tuttlingen VC 300 bis VC 317; Chiron/Tuttlingen 515 120, 515 125; Hauptner/Solingen 40 590, 40 591, 40 602, 40 603, 40 641, 40 642, 40 671, 40 672.

[4] Zum Beispiel Metabo/Nürtingen Nr. 06 162 S.

befundenen Bereich, oder zunächst an der gesamten Sohle allmählich etwas dünner, um es dann an verdächtig erscheinenden Stellen bis zum Durchscheinen der durchbluteten Lederhaut, dem Austreten von Eiter (Lederhautabszeß) oder dem Eröffnen eines mit geronnenem Blut gefüllten Hohlraumes (‚Steingalle') abzutragen. Gegebenenfalls stellt der diagnostische Eingriff dann den Beginn der operativen Behandlungsmaßnahmen dar.

Sind bei der adspektorischen Untersuchung oder im Zuge des Nachschneidens Zusammenhangstrennungen des Hornschuhs oder am Kronsaum zu erkennen, so werden sie nach sorgfältiger Reinigung und Desinfektion ihrer Umgebung mit Hilfe einer sterilen *Metall- oder Kunststoff-Sonde*[1] auf ihre Ausdehnung und die Beteiligung tiefer gelegener Gewebeteile der Klauen geprüft (Abb. 327). Es bedarf gründlicher anatomischer Kenntnisse, Fingerspitzengefühles und einer gewissen Erfahrung, um aufgrund des Sondierungsbefundes beurteilen zu können, welche Strukturen (Knochen, Klauengelenk, Sehnen, Sehnenscheiden, Schleimbeutel) vom Krankheitsprozeß mitbetroffen sind, ob beteiligter Knochen noch vom Periost überzogen oder bereits aufgerauht ist oder ein Fistelkanal in die Bursa podotrochlearis oder in das Klauengelenk führt. Um topographische Unklarheiten zu vermeiden, empfiehlt es sich, die Sohle in derselben Richtung und Tiefe an einer zu diesem Zweck präparierten (das heißt formalinisierten und der Länge nach aufgesägten) Vergleichsklaue anzulegen, wodurch man sich eine plastische Vorstellung von der Ausdehnung des erkrankten Bezirkes verschafft.

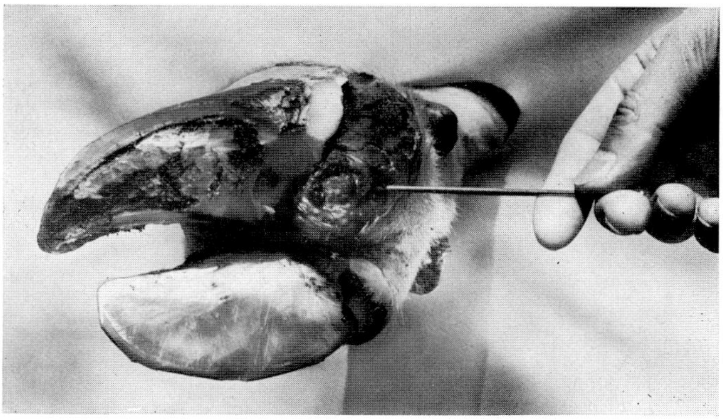

Abb. 327. Überprüfen der Ausdehnung einer im Ballenbereich gelegenen und nach außen durchgebrochenen (= ‚fistelnden') Abzeßhöhle mit Hilfe einer Metallsonde

In Fällen, bei denen die geschilderten Verfahren nicht zum Ziele führten, läßt sich die kranke (schmerzhafte) Klaue dadurch ermitteln, daß man nacheinander die Innen- und die Außenklaue der von Stützbeinlahmheit betroffenen Gliedmaße auf einen *Holzklotz* treten läßt oder einen solchen[2] an ihnen anschnallt. Dabei verschlimmert sich die Lahmheit beim Unterlegen der kranken — und verschwindet beim Hochstellen der gesunden Klaue (weil die erkrankte dann nicht belastet wird). Den gleichen Effekt hat auch das Ankleben eines der Sohlenoberfläche entsprechenden Holzkothurnes mit Hilfe polymerisierenden Kunstharzes[3].

Eine weitere Möglichkeit der differentialdiagnostischen Klärung von anderweitig nicht sicher abzugrenzenden, da ohne nennenswerte äußere Veränderungen ablaufenden Klauenleiden besteht in der versuchsweisen mehrtägigen Behandlung mit einem PRIESSNITZ-*Umschlag*, das heißt mit einem gut gepolsterten und nach außen hin mittels Plastikfolie oder Gummituches abgedichteten Verbandes, der von proximal her 2 bis

[1] Aesculap/Tuttlingen BN 113 R bis BN 120 R, BN 133 R bis BN 140 R; Chiron/Tuttlingen 500 165; Hauptner/Solingen 06 351 bis 063 410.
[2] HK Rheintechnik/Bendorf 13 312.
[3] Technovit-Kulzer/Bad Homburg.

3mal täglich mit 40- bis 50%igem Alkohol (verdünnter Brennspiritus) anzugießen ist. Aus dem sich hiernach ergebenden Krankheitsverlauf lassen sich dann Rückschlüsse auf das zugrunde liegende Leiden ziehen (Übersicht 48).

Sichere Auskunft darüber, ob eine Stützbeinlahmheit an einer bestimmten Zehe lokalisiert ist oder nicht, ergibt schließlich die *diagnostische Leitungsanästhesie* der Zehennerven. Dabei werden nacheinander erst der dorsale sowie der volare (beziehungsweise plantare) Ast des Zehennervs der Außenklaue, nach Überprüfen der Wirkung dieser Maßnahme auch diejenigen der Innenklaue (2 bis 3 Fingerbreiten oberhalb des Fesselgelenkes unmittelbar lateral respektive medial der Streck- und Beugesehne) mit jeweils 10 bis 15 ml eines der üblichen Lokalanästhetika betäubt (Übersicht 2). Die Sensibilität beider Klauen zugleich kann auch durch die auf Seite 37 f. geschilderte regionale intravenöse Anästhesie des mittels elastischer Binde (ESMARCH-Schlauch) gestauten Gliedmaßenendes aufgehoben werden. Je nachdem, ob die Lahmheit nach dieser Maßnahme verschwindet (oder nicht), ist der Sitz des Leidens im zuvor schmerzlos gemachten Bereich (oder in den weiter proximal gelegenen Gliedmaßenabschnitten) zu suchen. An entsprechend eingerichteten Tierkliniken bietet die RÖNTGEN-*Untersuchung* der Klaue im latero-medialen und dorso-volaren oder -plantaren Strahlengang oft wertvolle Dienste für die Erkennung von Veränderungen, welche das Klauenbein, Kronbein, Klauensesambein oder das Klauengelenk betreffen.

Zur Ergänzung und Objektivierung der mit den vorgenannten Untersuchungsverfahren erhobenen Befunde können noch folgende Methoden herangezogen werden, die allerdings weniger zur Diagnostik am Einzeltier als für die Klärung von Herdenproblemen und für wissenschaftliche Untersuchungen in Frage kommen: Ermittlung von Boden- und Belastungsfläche der Klauen (nach FESSL, 1968), des Neigungswinkels der Vorder-, Seiten- und Trachtenwand zur Sohle (mittels Winkelmessers nach KÄSTNER, 1965), der Klauenhornhärte (mittels Rückprallhärteprüfers), des Wassergehaltes (gravimetrisch durch Trocknung oder durch Messung der elektrischen Leitfähigkeit), der chemischen Zusammensetzung (insbesondere des Gehaltes an schwefelhaltigen Aminosäuren und an Lysin), der Abriebfestigkeit (mittels Schleifscheibe) sowie des feingeweblichen Aufbaus der Klauen (Zählung der Hornröhrchen pro mm^2 Hornfläche, Messung des Hornröhrchendurchmessers, der Rinde und des Markraumes der Hornröhrchen sowie Beurteilung ihrer Abgrenzung vom Zwischenröhrchenhorn).

Proximale Gliedmaßenabschnitte

Liegt die Ursache der Lahmheit offensichtlich nicht im Klauenbereich, so sind die körpernäheren Extremitätenteile systematisch auf das Vorliegen krankhafter Veränderungen zu überprüfen. In praxi wird hierzu zwar abschnittsweise und unter Berücksichtigung sämtlicher in der betreffenden Region gelegenen Strukturen vorgegangen; der besseren Übersicht halber erfolgt die Schilderung der Untersuchungstechnik jedoch gemäß den verschiedenen Organteilen der Gliedmaßen:

Gelenke, Sehnenscheiden und Schleimbeutel

Bei der *Adspektion* der synovialen Einrichtungen ist den Gelenkkapseln (Ausbuchtungen), dem Verlauf der Sehnenscheiden (Endpforten!) sowie denjenigen Stellen Beachtung zu schenken, an denen sich Schleimbeutel befinden (können). Hier zeigen sich vor allem bei subakut oder chronisch verlaufender und mit Synoviavermehrung verbundener Erkrankung umschriebene Vorwölbungen; sind dagegen, wie es bei akuter septischer Synoviitis oft der Fall ist, auch die umgebenden Gewebe vom Krankheitsprozeß miterfaßt worden, so ist die Schwellung mehr diffus, so daß der betreffende Gliedmaßenteil spindelförmig aufgetrieben erscheint. Das auffällige Abweichen vom physiologischen Achsenverlauf oder von der normalen Winkelung eines Gelenkes läßt eine Verrenkung (Luxation) vermuten. Frische, mit Ausfluß von Synovia einhergehende Verletzungen zeigen die Eröffnung eines Synovialraumes an. Weitere Hinweise auf den Sitz der Erkrankung können sich aus der Atrophie der für die Bewegung eines bestimmten Gelenkes (oder einer Sehne) zuständigen Muskelgruppe, oder — etwa im Falle einer Hüftgelenksverrenkung — aus einer scheinbaren Umfangsvermehrung gewisser Muskeln (hier im Kruppenbereich) ergeben (Abb. 318).

Die anschließende *Palpation* des vermutlich betroffenen Bezirks dient in erster Linie der Feststellung etwa vorhandener Fluktuation, da hieraus gegebenenfalls am ehesten auf eine Erkrankung von synovialen Einrichtungen geschlossen werden kann. Diese, mit den Fingerspitzen vorzunehmende eingehende Betastung erfordert genaue topographisch-anatomische Kenntnisse, da sich eine vermehrte Füllung (synovialer Erguß) nur dort sicher feststellen läßt, wo die Synovialkapsel nicht von Sehnen, Bändern, Muskeln oder anderen dicken Gewebsschichten bedeckt ist. Die an den verschiedenen Gelenken, Sehnenscheiden und Schleimbeuteln zu palpierenden ‚Austrittsstellen' ihrer synovialen Auskleidung entsprechen im wesentlichen den im Band über die Krankheiten des Rindes beschriebenen und auch im Bild dargestellten Punktionsstellen. Im einzelnen ist bei ihrer Betastung auf die Konsistenz der Kapsel und der perisynovialen Gewebe (Hämatom, Ödem, Phlegmone, Abszeß, chronische Induration; siehe S. 96 ff.) sowie auf folgende Veränderungen zu achten: Druckempfindlichkeit, vermehrte Wärme, Exostosen, vor dem Finger ausweichende und dabei mitunter auch knirschende intrasynoviale Konkremente, Verklebungen der Haare und ähnliches mehr. Eine vollständige oder unvollständige Luxation des Schulter-, Hüft- oder Kniekehlgelenks gibt sich ebenso wie manche Fälle von chronisch-deformierender Arthrose durch Krepitation zu erkennen, die am besten durch Palpation des betreffenden Gelenks (mit flach aufgelegter Hand) am gehenden Tier festzustellen ist.

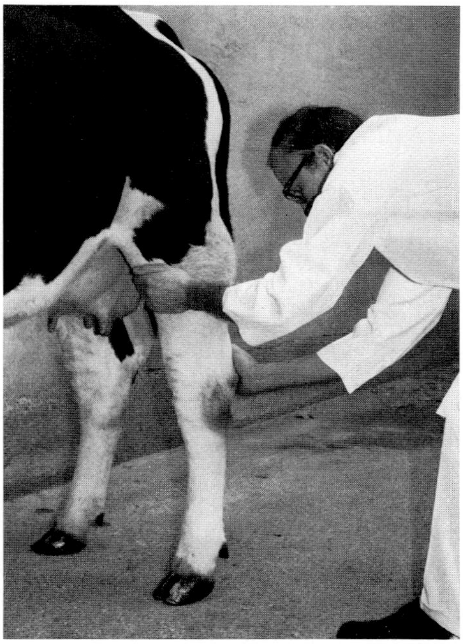

Abb. 328. Beispiel für die palpatorische Überprüfung eines Gelenkes auf abnorme passive Beweglichkeit: Die dem Kniegelenk aufgelegte linke Hand des Untersuchers kontrolliert dieses auf etwaige, beim abwechselnden ruckartigen Aus- und Einwärtsdrehen des Fersenhöckers (rechte Hand) auftretende knackende Verschiebungen der Artikulationsflächen (= Untersuchung auf Subluxation des Kniekehlgelenkes)

Danach folgt die *passive Bewegung* der einzelnen Extremitätenabschnitte in Form der *Beuge-, Streck-* und *Drehprobe:* Hierzu wird die angehobene Gliedmaße jeweils proximal des zu prüfenden Gelenkes von einem Gehilfen mit beiden Händen festgehalten, während der Untersucher das Bein distal der Artikulation umfaßt, um es nacheinander langsam, aber kräftig, zu beugen, zu strecken und um seine Längsachse zu drehen. Dabei prüft er, welche dieser Bewegungen dem Tier Schmerz bereiten, ob die Motilität in dem betreffenden Gelenk normal, eingeschränkt oder vermehrt ist, ob

Krepitation (hör- und/oder fühlbares Knirschen oder Knacken) auftritt und ob sich ein ‚Schubladenphänomen' oder andere Besonderheiten feststellen lassen (Abb. 328).

Falls das Leiden trotz sorgfältiger Ausführung der vorgenannten Proben nicht sicher zu lokalisieren ist, kann bei Verdacht auf schmerzhafte Gelenkserkrankung die *diagnostische intraartikuläre Anästhesie* weiterhelfen. Zu diesem Zweck wird eines der üblichen Lokalanästhetika in angemessener, der Größe des Synovialraumes entsprechender Menge (10 bis 30 ml) und hoher Konzentration (Übersicht 2) unter sterilen Kautelen in das vermutlich betroffene Gelenk injiziert. Im positiven Falle verschwindet die Lahmheit dann innerhalb von 15 bis 30 Minuten, um nach Abklingen der Betäubung wiederzukehren. Solche Patienten sollten während der intraartikulären Anästhesie nicht übermäßig bewegt werden, weil sich das Leiden durch unkontrollierte Belastung des betreffenden Gelenkes verschlimmern könnte.

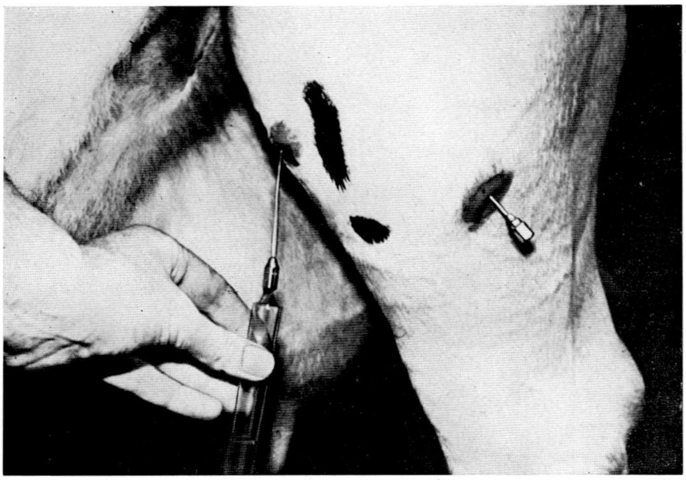

Abb. 329. Beispiel für die Punktion eines Gelenkes: Gewinnung von Synovia aus dem Kniescheibengelenk (lange Kanüle) und dem Kniekehlgelenk (kurze Hohlnadel) des linken Hinterbeines am ruhiggestellten stehenden Tier; der schwarze Punkt entspricht der Tuberositas tibiae, der schwarze Strich dem mittleren geraden Kniescheibenband

Die *diagnostische Punktion* der als erkrankt befundenen synovialen Einrichtung (Abb. 329) kommt vor allem dann in Frage, wenn zuvor eine vermehrte Füllung feststellbar, die Natur des Leidens (hämorrhagische, serofibrinöse, purulente oder ichoröse Synoviitis) den adspektorischen und palpatorischen Befunden nach aber noch unklar geblieben ist; außerdem sind Punktion und makroskopische Beurteilung des Punktates eine wichtige Voraussetzung für die eventuell anzuschließende intrasynoviale Behandlung. Die zur Gewinnung von Synovia aus den verschiedenen Gelenken, Sehnenscheiden und Schleimbeuteln geeigneten Einstichstellen sind den anatomischen Lehrbüchern oder dem Band über die Krankheiten des Rindes zu entnehmen. Um Inokulationsinfektionen zu vermeiden, muß der Punktionsort vor dem Einschieben der Kanüle gründlich gewaschen, rasiert, sauber abgetrocknet sowie mit Spiritus und Jodtinktur desinfiziert werden; nach dem Herausziehen der Hohlnadel ist die Stelle mittels Wundklebers oder eines festhaftenden Pflasters zu verschließen. Die zu benutzende Kanüle sollte kein zu enges Lumen haben (am besten 1,5 bis 2,0 mm), damit gegebenenfalls auch dickflüssiger Inhalt austreten oder mittels Rekordspritze angesaugt werden kann. Aus der Beschaffenheit des Punktates lassen sich nicht nur Rückschlüsse auf das Vorliegen einer Synovialerkrankung, sondern meist auch auf Art und Stadium des Leidens ziehen (Tafel 16). Hierzu ist die gewonnene Flüssigkeit grobsinnlich und soweit möglich auch mit Labormethoden auf folgende Merkmale zu untersuchen: Menge, Farbe, Transparenz, Geruch, Viskosität, spontane Gerinnung, Muzinfällung, Eiweißgehalt, Zellgehalt und Differentialzellbild, Vorkommen von Knorpelfibrillen, Bakteriengehalt etc. (Übersicht 49).

Menge, Farbe, Transparenz, Geruch sowie der *Zeitpunkt etwaiger Gerinnung* des Synovialpunktates lassen sich an der in ein Reagenzglas überführten Probe ziemlich

Übersicht 49. Befunde des Synovialpunktates gesunder und kranker Gelenke, Sehnenscheiden oder Schleimbeutel

Typ	Menge	Farbe	Transparenz	Geruchsabweichung	Viskosität	spontane Gerinnung	Muzinfällung	Eiweißgehalt (g/100 ml)	kernhaltige Zellen (pro mm³)	Anteil der neutrophilen Granulozyten (%)	Erythrozyten[1] (pro mm³)	Diagnose[2]
I:	gering	farblos bis leicht gelblich	klar	—	leicht fadenziehend	nicht (bei 4 °C bis 48 Stunden)	elastisches Klümpchen in klarer Flüssigkeit	< 2	≦ 300	< 10	wenige	synoviale Einrichtung gesund
	vermehrt	gelb	leicht getrübt	—	vermindert	nicht oder erst nach Stunden	normal bis flockig	< 2	≦ 300	< 10	wenige	Hydrops der synovialen Einrichtung
II:	vermehrt	gelblich/weißlich/bräunlich	leicht getrübt, mitunter feine Flocken	—	unterschiedlich, meist aber vermindert	gerinnt meist innerhalb von 10 bis 120 Minuten	grobe Flocken in trüber Flüssigkeit	~ 4	≦ 5000	meist < 50 %	wenige	Synoviitis[3] aseptica chronica
		gelbrötlich	getrübt						tausende bis zehntausende		oft erhöht > 100 000	Synoviitis[3] aseptica acuta
III:	vermehrt	gelbbräunlich	stark getrübt	—	vermindert	gerinnt relativ rasch	Flockung in trüber Flüssigkeit	~ 6	zehntausende	50—85	oft erhöht	Verdacht auf Synoviitis[3] septica
		gelblich/bräunlich/orange/braunrot	stark getrübt	—/+	meist vermindert oder sahnig-eitrig	gerinnt, sofern noch Synoviacharakter vorhanden, meist innerhalb von 15 bis 30 Minuten	schlecht: wenige Gerinnsel in trüber, mitunter gelber Flüssigkeit	≦ 8,5	meist > 100 000	85—100	oft erhöht	Synoviitis[3] septica

[1] Bei punktionsbedingter intraartikulärer Blutung mitunter mehr als in dieser Spalte angegeben
[2] Die Beurteilung des Synoviapunktates sollte immer auch den Palpationsbefund der betreffenden synovialen Einrichtung mitberücksichtigen
[3] Synoviitis = Arthritis (Gelenksentzündung), Tendovaginitis (Sehnenscheidenentzündung) oder Bursitis (Schleimbeutelentzündung)

leicht feststellen (Tafel 16/a, b). Normale Synovia ist eine klare, farblose bis gelblich-opaleszierende und leicht fadenziehende Flüssigkeit ohne Geruch, die selbst bei längerer Kontrolle nicht gerinnt und bis zu 48 Stunden lang flüssig bleibt, wenn sie bei + 4 °C aufbewahrt wird. Eine vorzeitige Gerinnung spricht für schwerwiegende Erkrankung der betreffenden synovialen Einrichtung; zu ihrer Verhütung ist dem weiterzuverarbeitenden Anteil der Probe eines der auf Übersicht 14 genannten gerinnungshemmenden Mittel zuzufügen. Die Beurteilung der relativen Viskosität gestaltet sich dagegen etwas schwieriger: Das Verreiben eines Tropfens Synovia zwischen Daumen und Zeigefinger vermittelt allenfalls einen subjektiven Eindruck. Objektiveren Anhalt bietet die Länge des Fadens, der sich beim Herausziehen eines in diese Flüssigkeit eingetauchten Glasstabes bildet: Er reißt normalerweise in einer Höhe von etwa 4 cm, bei krankhafterweise verflüssigten Proben dagegen schon eher ab. Des weiteren läßt sich die Viskosität auch durch Zählen der Tropfen abschätzen, die bei 20 °C innerhalb von 15 Sekunden aus dem Zylinder einer 20-ml-Rekordspritze rinnen (‚Sinktest‘ nach HOLLANDER, 1961). Zur exakten Messung sind jedoch aufwendige Viskosimeter erforderlich.

Eine weitere einfache Probe, die Aussagen über die synovialen Proteinpolysaccharide gestattet, ist die *Muzinfällung:* In der für das Rind geeigneten Modifikation nach VAN PELT und CONNER (1963) wird 1 ml vom klaren Überstand des zentrifugierten Punktates in 4,1 ml einer 2,5 %igen Essigsäure überführt (ohne die Wand des Reagenzglases dabei zu benetzen), durch leichtes Schütteln vermischt und das sich dann entwickelnde Präzipitat nach einstündigem Stehenlassen bei Zimmertemperatur beurteilt: Aus gesunder Synovia fällt bei dieser Behandlung ein relativ kompaktes, elastisches Muzinklümpchen in klarer Flüssigkeit aus, während krankhaft veränderte Synovialflüssigkeit je nach Art und Grad des vorliegenden Leidens ein mehr faserig erscheinendes Konglomerat, lediglich Flockenbildung oder/und Trübung unterschiedlichen Grades ergibt.

Da der *Eiweißgehalt* der Synovia bei Entzündung der betreffenden Einrichtung deutlich zunimmt, kommt ihm besondere diagnostische Bedeutung zu. Er läßt sich kolorimetrisch (Biuretmethode nach WOLFSON und Mitarbeitern, 1948), unter Praxisbedingungen am frisch entnommenen Punktat auch mit Hilfe eines Taschenrefraktometers[1] feststellen.

Aufschlußreich ist des weiteren die Bestimmung der *Gesamtzahl kernhaltiger Zellen* pro mm³ Synovia und des prozentualen Anteiles der Synoviozyten sowie der neutrophilen Granulozyten (Tafel 16/c, d). Hierzu bedient man sich der in der Hämatologie üblichen Gerätschaften (Leukozytenpipette, Zählkammer oder elektronischer Zählapparat) und Techniken[2]; der zu wählende Verdünnungsgrad richtet sich nach der zu vermutenden Zellzahl. Um das Differentialzellbild der Synovia zu ermitteln, sind auf einem panoptisch gefärbten Objektträgerausstrich (S. 142) mindestens 100, besser aber 200 Zellen zu mustern; zellarme Proben müssen vor dem Anfertigen des Ausstriches durch vorsichtiges Zentrifugieren oder durch das Sedimentkammerverfahren nach SAYK (GÄNGEL, 1971) angereichert werden. Beim Differenzieren der Zellen ist auch auf etwaige Knorpelstückchen und -fibrillen zu achten, deren Vorhandensein auf Zerfall des Gelenkknorpels und deren Menge auf das Ausmaß der Zerstörung schließen lassen.

Über den Wert weiterer labormäßig zu analysierender Merkmale der Synovia, wie *spezifisches Gewicht, pH-Wert, Albumin/Globulin-Relation, Glukosegehalt, Aktivität der alkalischen Phosphatase* und *Antikörpertiter* gegenüber bestimmten Erregern, für die Differenzierung der verschiedenen Arthritis- oder Synoviitis-Formen kann gegenwärtig noch nichts Endgültiges ausgesagt werden. Nach den von VAN PELT (1962) am

---

[1] TS Meter-American Optical/Frankfurt.

[2] Statt der üblichen Verdünnungsflüssigkeit kann diejenige nach LANGE (1960, 1961) oder nach KERSJES (1963) benutzt werden.

a
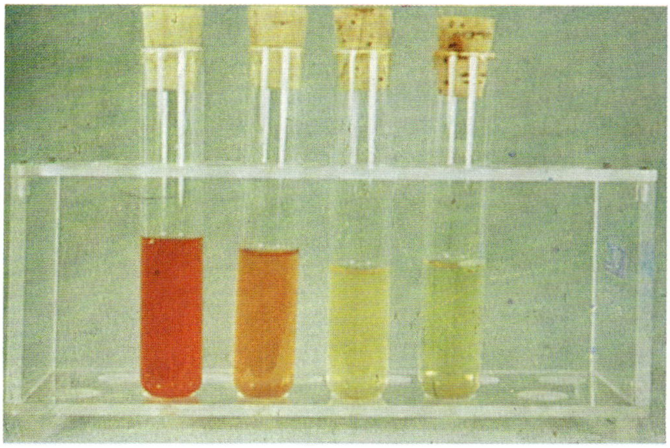

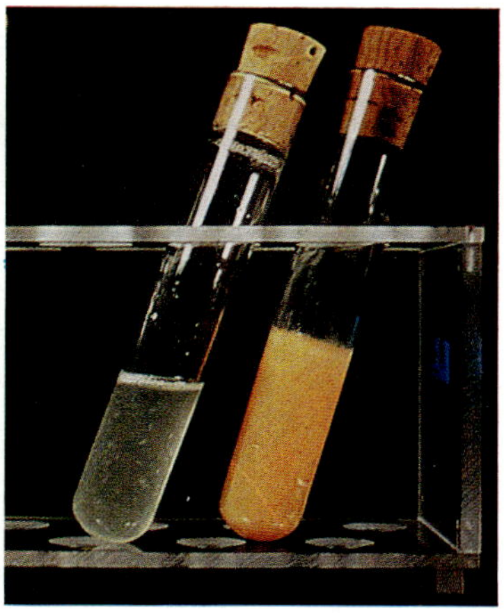
b

c
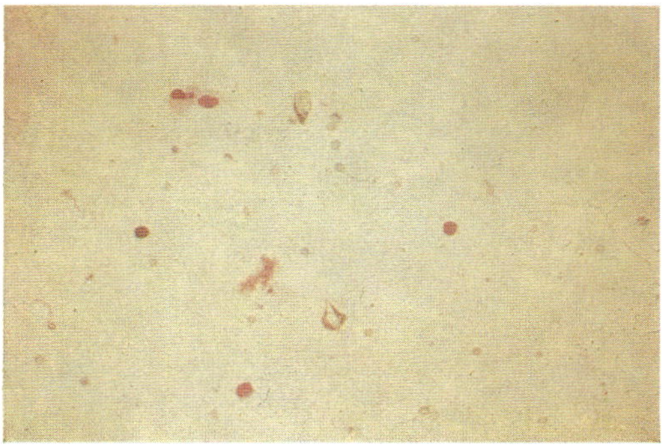

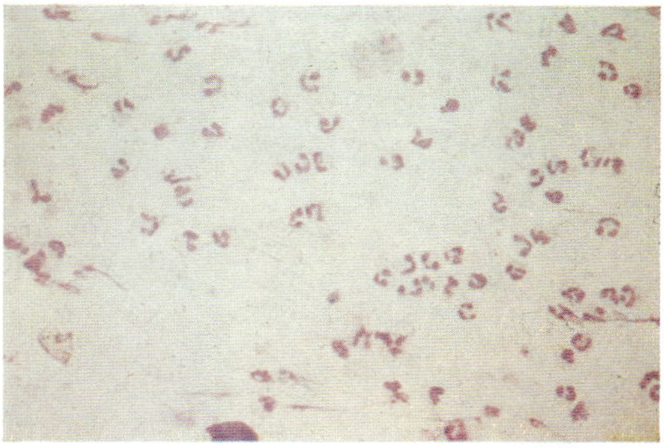
d

Makroskopische und mikroskopische Beurteilung des Synoviapunktats:

a. Gelenkpunktate (von links nach rechts): akute nichteitrige Arthritis bei intraartikulärem Bandriß (Ruptura ligamenti decussatum laterale genu), akute aseptische Gelenkentzündung, Hydrarthros, normale Gelenkflüssigkeit

b. Gelenkpunktat bei chronischer aseptischer Arthritis (links: Synovia nicht geronnen) und bei Arthritis purulenta (rechts: Synovia geronnen)

c. Synovia-Ausstrich eines gesunden Gelenks: wenig Zellen, fast ausschließlich Synoviozyten (May-Grünwald/Giemsa-Färbung, 200fache Vergrößerung)

d. Ausstrich der Gelenkflüssigkeit bei eitriger Arthritis: massenhaft Zellen, vorwiegend neutrophile Granulozyten (May-Grünwald/Giemsa-Färbung, 200fache Vergrößerung)

Tarsalgelenk gesammelten Erfahrungen vermag die histologische Untersuchung *bioptisch entnommener Gewebsproben der Gelenkkapsel* einen guten Einblick in die hier ablaufenden morphologischen Veränderungen zu geben. Die *bakteriologische Untersuchung* des Synovialpunktates verläuft im Kulturversuch trotz offensichtlich vorliegender Infektion nicht selten negativ; dagegen lassen sich die beteiligten Erreger im gefärbten Ausstrichpräparat solcher Proben meist mikroskopisch nachweisen. *Virologische Untersuchungen* von Synoviaproben kommen nur in besonders gelagerten Fällen in Betracht.

Bei der *klinischen Beurteilung eines Synovia-Punktates* sind alle ermittelten Abweichungen vom Normalbefund zu berücksichtigen, da sich die einzelnen Merkmale dieser Flüssigkeit je nach Ursache, Art, Grad und Stadium des Leidens in unterschiedlicher Weise verändern. Eine bis ins letzte gehende Differenzierung sämtlicher Erkrankungsformen synovialer Einrichtungen ist zwar selbst auf diesem Wege noch nicht möglich; wie aus Übersicht 49 hervorgeht, kann heute aber — selbst unter Praxisbedingungen — meist unterschieden werden, ob die Synovia eine physiologische oder allenfalls geringgradig veränderte Beschaffenheit aufweist (Typ I), ob ihre Veränderungen auf eine aseptische Erkrankung hinweisen (Typ II), oder ob Verdacht beziehungsweise sicherer Anhalt für einen purulenten Prozeß besteht (Typ III). Bei Stellung der endgültigen Diagnose (S. 486) sind naturgemäß auch die übrigen, am Tier selbst erhobenen Befunde mit zu berücksichtigen.

Bei Vorhandensein einer Röntgen-Apparatur sind zusätzliche *radioskopische und radiographische Untersuchungen* der Gelenke vor allem für die Klärung fraglicher Fälle sehr wertvoll. Dabei ist besonderes Augenmerk auf Lage, Entfernung und Oberflächenbeschaffenheit der gelenkbildenden Knochenenden, Formveränderungen oder

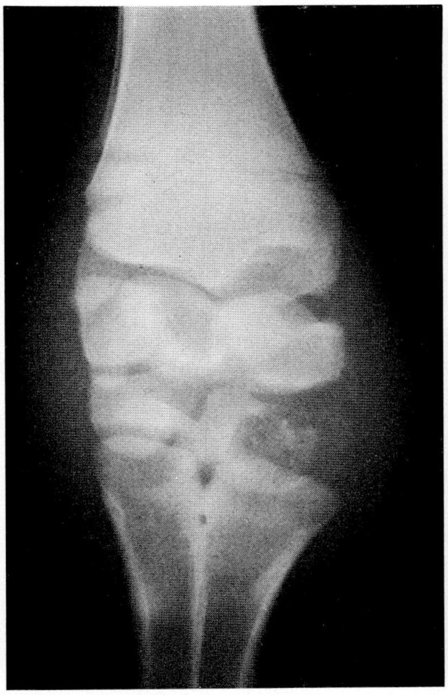

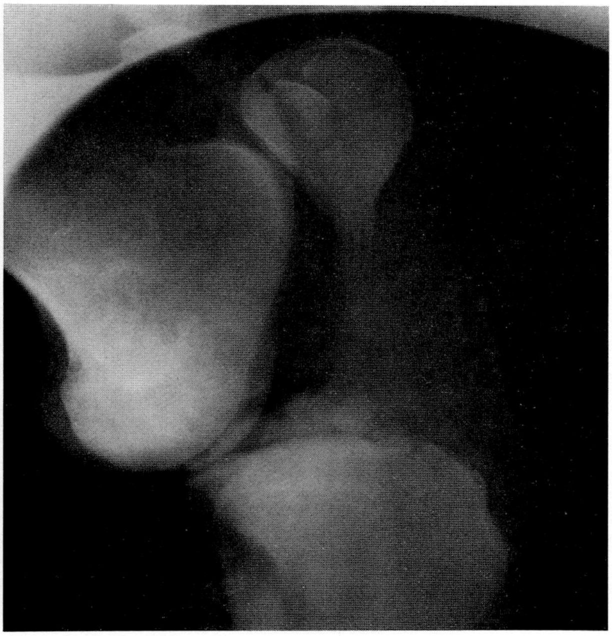

Abb. 330, 331. Beispiele für die Röntgen-Diagnostik von Gelenkserkrankungen: Links chronisch-destruierende eitrige Karpalgelenksentzündung bei einem Kalb: Erweiterung der Gelenksspalten, nahezu vollständiger Strukturverlust von Os carpale secundum und tertium, beginnende kollaterale Verknöcherung (nach Verschooten und de Moor, 1974); rechts vollständige Luxation des rechten Kniekehlgelenks: Die Rollkämme des Oberschenkelbeines sitzen der Hinterkante der proximalen Gelenkfläche der Tibia auf

Exostosen zu richten (Abb. 330, 331). Verlauf und Ausdehnung von Sehnenscheiden lassen sich durch vorherige Luftinsufflation verdeutlichen. Näheres ist den einschlägigen Lehrbüchern der Radiologie zu entnehmen (siehe DOUGLAS und WILLIAMSON, 1972).

Von den auf Übersicht 16 und 17 aufgeführten *Blutmerkmalen* können folgende von Fall zu Fall der Aufklärung der Natur von Erkrankungen synovialer Einrichtungen dienlich sein: weißes Blutbild (Neutrophilie und ‚Kernlinksverschiebung' bei hochgradiger eitriger Gelenk- oder Sehnenscheidenentzündung), Serumgehalt an Kalzium und anorganischem Phosphor (Hinweise auf Kalzinose, Osteomalazie oder Rachitis), Aktivität der alkalischen Phosphatase (erhöht bei intensiviertem Knochenwachstum oder -umbau) sowie serologischer oder intradermaler Nachweis von Antikörpern gegen Brucellen, Salmonellen oder Tuberkulosebakterien.

Bei Kälbern mit *angeborener Gelenkversteifung* sind zur Klärung der Ursache, insbesondere bei gehäuftem Auftreten gleichartiger Veränderungen, erbanalytische Nachfragen (Vorkommen des Leidens bei den Vorfahren der Merkmalsträger oder anderen Nachkommen der Ahnen), Kontrollen der während der Trächtigkeit der zugehörigen Muttertiere verabreichten Fütterung (Lupinen können zum ‚crooked calf syndrome' führen) sowie virologische und serologische Untersuchungen (insbesondere auf das Akabane-Virus) angezeigt.

Knochen

Bei der klinischen Untersuchung der Extremitätenknochen (einschließlich des Beckenringes) wird versucht, folgende Veränderungen nachzuweisen oder auszuschließen: *Zusammenhangstrennungen* (Fissur, Fraktur, Epiphysiolyse), *Umfangsvermehrungen* (entzündlicher oder infektiöser Prozeß, Miß- oder Neubildung) sowie *stoffwechselbedingte Osteopathien* (Störungen des Mineralhaushaltes und der Vitamin D-Versorgung, Eiweißmangel); letztere treten im Gegensatz zu den Krankheiten der beiden erstgenannten Gruppen meist systemartig, das heißt generalisiert und zudem bestandsweise gehäuft auf.

Oftmals liefert schon die *Adspektion* des Tieres beim Niederlegen, Liegen, Sicherheben, Stehen und Gehen (S. 425 ff.) eindeutige Anhaltspunkte für das Vorliegen eines Knochenleidens. Dabei ist im einzelnen zu achten auf unphysiologische Stellung, Haltung (Abb. 316) und Winkelung der Gliedmaßen, abnormen Verlauf der Extremitätenachse, etwaige Umfangsvermehrungen des Beines oder Perforationen der Haut. Asymmetrie des Beckenringes, zum Beispiel einseitiges Absinken des Hüft- oder Sitzbeinhöckers, weist auf Beckenfraktur hin. Bei Verdacht auf eine stoffwechsel- oder vergiftungsbedingte Osteopathie (Knochenweiche = Rachitis, Knochenerweichung = Osteomalazie, generalisierende Osteoarthrose, Kalzinose oder Fluorose) richtet sich das Augenmerk des Untersuchers vor allem auf die Metakarpal- und Metatarsalknochen (Röhrbeine), die Bandhöcker der Karpal-, Tarsal- und Zehengelenke sowie den Fersenhöcker, da die kennzeichnenden Knochenauftreibungen hier am ehesten festzustellen sind.

Die anschließende *Palpation* des Gliedmaßenskeletts berücksichtigt vor allem die adspektorisch als verändert oder verdächtig befundenen Abschnitte, kann aber nur dort sichere Befunde ergeben, wo die Knochen nicht von dickeren Muskelmassen oder kräftigen Sehnen umgeben sind. Hierzu wird die Extremität, soweit möglich, mit den Händen umfaßt und der betreffende Bezirk unter wechselnd-starkem Druck beider Daumen abgetastet; bei nicht eindeutig zu klärendem Befund ist zum Vergleich stets auch der entsprechende Abschnitt des gesunden Nachbarbeines ebenso zu palpieren. Im Falle einer Fraktur ist außer der Umfangsvermehrung (Hämatom, entzündliches

Ödem) und Schmerzhaftigkeit mitunter das Knirschen von Knochentrümmern (Krepitation) zu ermitteln. Lassen die Umstände einen Beckenbruch vermuten, so ist am stehenden und gehenden Tier zusätzlich zu der von außen her erfolgenden Betastung eine *rektale* (eventuell auch eine vaginale) *Untersuchung* des knöchernen Beckenringes vorzunehmen und zu prüfen, ob dessen Symmetrie erhalten, durch vorspringende, verlagerte Knochenteile, ödematöse Verschwellung oder ein Hämatom aufgehoben, oder ob — insbesondere beim Verlagern der Belastung von einem auf das andere Hinterbein — abnorme passive Beweglichkeit festzustellen ist.

Der eingehenden Betastung schließt sich, falls ein Knochenbruch vermutet wird, die *passive Bewegung* des betroffenen Gliedmaßenabschnittes an (Abb. 332). Hierzu wird die Extremität ähnlich wie zur Feststellung von Gelenksleiden oberhalb des zu prüfenden Teiles von einem Gehilfen mit beiden Händen festgehalten und, distal davon, vom Untersuchenden selbst abwechselnd ab- und adduziert, gebeugt, gestreckt und um die Längsachse rotiert. Dabei ist zu kontrollieren, ob die passive Beweglichkeit in allen Richtungen oder vielleicht (etwa bei vollständiger Epiphysiolysis distalis metacarpica s. metatarsica) nur in der einen Richtung vermehrt und der anderen eingeschränkt ist; außerdem ist palpatorisch und auskultatorisch (mit bloßem Ohr oder aufgelegtem Phonendoskop) auf etwaige Krepitation zu achten. Um anderweitige, von Muskel- oder Gelenksreibungen herrührende Geräusche nicht fälschlich als frakturbedingt einzustufen, empfiehlt es sich, diese Untersuchung vergleichsweise auch am gesunden Nachbarbein vorzunehmen.

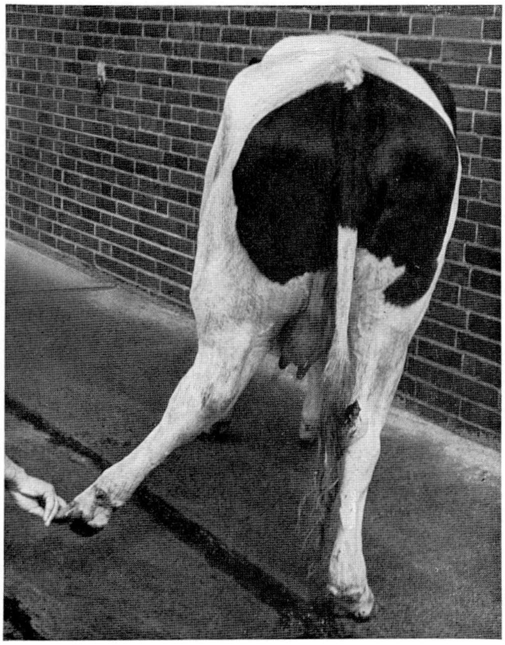

Abb. 332. Beispiel für auf Knochenfraktur beruhende abnorme passive Beweglichkeit: Bruch des Unterschenkelbeines der linken Hintergliedmaße

Die *Perkussion* zugänglicher Extremitätenknochen mit geeignetem Hammer (Abb. 152) dient vor allem dem Nachweis (oder Ausschluß) erhöhter Schlagempfindlichkeit und kommt deshalb in erster Linie bei chronischer, metabolisch bedingter Skeletterkrankung (Rachitis, Osteomalazie, Kalzinose, Fluorose) in Frage. Sie kann des weiteren den Verdacht eines Knochenbruches klären helfen, da die Weiterleitung des Perkussionsschalles an der Frakturstelle unterbrochen wird (gleichzeitiges Beklopfen und kontrollierendes Abhören und Betasten ober- beziehungsweise unterhalb der Veränderung).

Obwohl sich die meisten Frakturen im Bereich der Extremitäten und des Beckens mit den vorgenannten Methoden zweifelsfrei diagnostizieren lassen, sollte in allen Fällen, in denen ein Heilversuch vorgesehen ist, möglichst auch eine RÖNTGEN-*Untersuchung* des betreffenden Gliedmaßenabschnittes erfolgen. Mit Hilfe der Radioskopie, insbesondere aber der Radiographie, sind der Verlauf der Bruchlinien und die Lage der Frakturenden zueinander nämlich exakt zu bestimmen, was dann eine sichere Prognose erlaubt und die Entscheidung über die therapeutisch erforderlichen Maßnahmen erleichtert. Diesen Vorteilen kommt an solchen Patienten besondere Bedeutung zu, bei denen das

Vorliegen eines Knochenbruches auf anderem Wege nicht sicher ermitttelt oder ausgeschlossen werden konnte. Gleiches gilt für die diagnostische Klärung stoffwechselbedingter Skeletterkrankungen (Kontrolle des Verlaufs der Epiphysenfugenlinien bei Verdacht auf Knochenweiche, des Mineralisationsgrades der Knochen bei Vermutung einer Osteomalazie oder von Osteomyelosklerose bei enzootischer Kalzinose) und von osteomyelitischen Veränderungen. Einzelheiten über die röntgenologische Untersuchung sind den einschlägigen Veröffentlichungen zu entnehmen (siehe Schrifttumsverzeichnis).

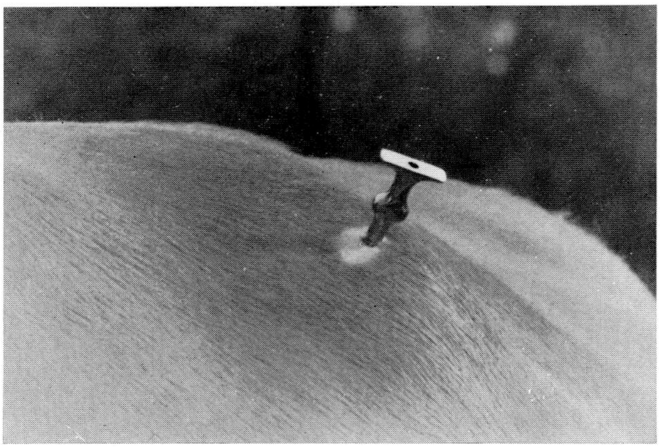

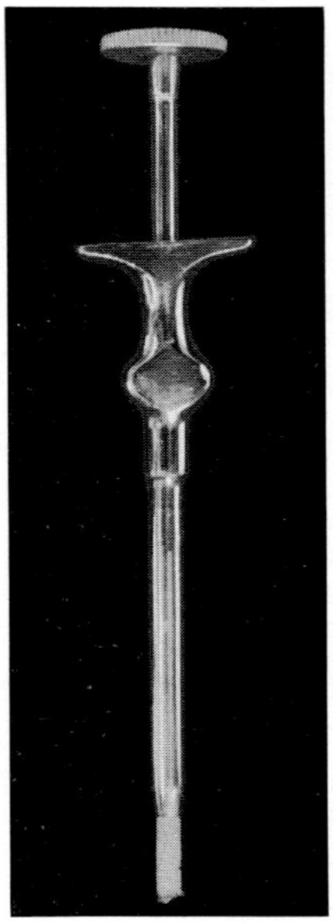

Abb. 333, 334. Instrumentarium zur Entnahme von Knochenbiopsieproben nach GRAEBNER (1961): Oben die in den linken Hüfthöcker eingetriebene Stanzkanüle; rechts die gleiche Kanüle mit dem herausgestanzten Knochenzylinder

Weitere Untersuchungsverfahren dienen vor allem der Diagnostik metabolisch oder toxisch bedingter systemischer Osteopathien. Falls der Verdacht des Untersuchers wegen des bestandsweise gehäuften Auftretens einer Skeletterkrankung in diese Richtung gelenkt wird, sollte er zunächst die *Zähne der erwachsenen Rinder* einer Besichtigung auf die für Fluorose charakteristische Sprenkelung und kreidige Oberflächenbeschaffenheit unterziehen. Fehlen solche Veränderungen, so ist die *Fütterung* der Herde, und zwar insbesondere diejenige der betroffenen Alters- oder Leistungsgruppe, auf ihren *Gehalt an Mineralstoffen* (P, Ca), *Vitamin D* und *Eiweiß* zu überprüfen. Voraussetzung hierfür sind genaue Angaben des Tierhalters über die während der letzten 6 bis 9 Monate verabreichten Futtermittel und deren Tagesrationen, da Mängel der Mineralstoffversorgung bekanntlich erst nach längerer Zeit klinisch manifest werden. Unter Zuhilfenahme der Mineralstoffgehaltstabellen der Deutschen Landwirtschaftsgesellschaft läßt sich dann anhand dieser Angaben trotz der in praxi vorkommenden breiten Streuung des Kalzium- und Phosphorgehaltes der Nahrungsbestandteile meist feststellen, ob ein nennenswerter Mangel vorliegt oder nicht. In unklar bleibenden Fällen empfiehlt es sich, eine Mineralstoffanalyse der mengenmäßig wichtigsten Rationsbestandteile (betriebseigene Grundfuttermittel) zu veranlassen. Deuten die klinischen Erscheinungen auf eine Osteosklerose im Sinne der enzootischen Kalzinose hin, so ist außerdem zu klären, ob das Grünfutter des Betriebes mehr als 20 % des krankmachenden Goldhafers (Trisetum flavescens) enthält.

Neben der Kontrolle des Mineralstoffangebotes der Nahrung ist es zur Aufdeckung systemischer Skelettleiden stets ratsam, auch das *Blutserum* auf seinen Gehalt an *anorganischem Phosphor* und *Kalzium* sowie die Aktivität der *alkalischen Phosphatase* untersuchen zu lassen. Die Proben sollten von mehreren, gleichzeitig und unter ähnlichen Symptomen erkrankten Tieren (Bestandsquerschnitt), und zwar vor einer etwa notwendig erscheinenden Futterumstellung oder Behandlung entnommen werden, da sich pathognostische Befunde sonst unter Umständen rasch normalisieren, was die Erkennung des Leidens erheblich erschweren würde. Niedrige Phosphorwerte bei erhöhter Aktivität der alkalischen Phosphatase weisen auf Knochenweiche (Jungtiere) oder Osteomalazie (erwachsene Rinder) hin, während hoher Gehalt an anorganischem Phosphor bei verminderter Aktivität dieses Enzymes für enzootische Kalzinose spricht (Übersicht 17).

Weitere Möglichkeiten zur Klärung stoffwechselbedingter Osteopathien bieten die *histologische* und/oder *mineralanalytische Untersuchung* von intra vitam oder post mortem entnommenen Knochengewebsproben. Die Knochenbiopsie kann unter Sicht (Resektion eines Rippenstückes oder Exartikulation eines Schwanzwirbels) oder mit Hilfe besonderer, zum Herausstanzen, -fräsen oder -schneiden der Gewebsprobe geeigneter trokar- oder trepanähnlicher Instrumente (meist am Hüfthöcker, Abb. 333, 334) erfolgen. Der unter sterilen Kautelen und örtlicher Betäubung vorzunehmende Eingriff läßt sich am gleichen Tier mehrmals wiederholen (Verlaufsuntersuchungen). Die entnommene Knochenprobe sollte etwa 5 mm stark sowie 10 bis 20 mm lang sein; für histologische Zwecke muß sie unmittelbar nach ihrer Gewinnung in eine Konservierungsflüssigkeit (Formalin 5- bis 10 %ig, Bouin'sche Lösung) überführt werden. Für den histologischen Nachweis rachitischer Veränderungen eignet sich vor allem die bioptisch schlecht zugängliche und deshalb besser anläßlich einer Not- oder Kontrollschlachtung zu entnehmende distale Epiphysenfugenlinie am Metakarpus oder Metatarsus. Die histologische Beurteilung von Knochengewebe bedarf großer Erfahrung; gleiches gilt für die Interpretation der Ergebnisse von Mineralstoffanalysen des Knochens (Aschegehalt der fettfreien Trockensubstanz, Gehalt der Knochenasche an Ca, P, Mg, F), da die Werte — abhängig vom Entnahmeort sowie von Rasse und Alter des Tieres sowie regionalen Gegebenheiten — variieren können. Deshalb empfiehlt es sich, zum Vergleich stets auch Knochenbiopsieproben derselben Lokalisation von gleichaltrigen gesunden Tieren zu entnehmen und mit einzusenden. Eine andere Indikation zur Entnahme und Einsendung einer am lebenden Tier entnommenen Knochengewebsprobe ist die *histologische Aufklärung* von ostealen *Miß- oder Neubildungen;* letztere können sich dabei als gut- oder bösartig (infektiöse Granulome, zum Beispiel Aktinomykose beziehungsweise Osteosarkom) erweisen.

Bei gehäuftem Auftreten von *angeborenen Verkrümmungen oder Versteifungen des Gliedmaßenskeletts* ist es Aufgabe des zugezogenen Tierarztes festzustellen, ob es sich um einen erblich bedingten Defekt oder um eine während der intrauterinen Entwicklung der betreffenden Kälber *erworbene* Mißbildung handelt. Hierzu sind eingehende Überprüfungen der Vorfahren (Verwandtschaftsgrad, Vorkommen des gleichen Leidens bei anderen Nachkommen dieser Ahnen), von Fütterung und Haltung der tragenden Muttertiere (auf embryo- oder fötopathogene Inhaltsstoffe) sowie serologische und virologische Kontrollen der Kühe und Kälber (auf etwaige, die Reifung des Fötus im Mutterleib erfahrungsgemäß störende Virusinfektionen) erforderlich. So wird das durch Arthrogrypose, Ankylosen, Torticollis und Skoliosen gekennzeichnete ‚crooked calf syndrome' zum Beispiel darauf zurückgeführt, daß die Mütter solcher Kälber während des zweiten und dritten Trächtigkeitsmonats lupinenhaltiges Futter[1] erhielten, während

[1] Lupinus sericus und L. caudatus.

in Neuseeland, Japan und Israel gehäuft arthrogrypotische Gliedmaßenverkrümmungen bei Kälbern auftraten, deren tragende Mutterkühe mit dem Akabane-Virus infiziert waren.

Muskeln, Sehnen, Nerven

Im Rahmen der *myo-, tendino- und neurologischen Untersuchungen* soll festgestellt werden, ob die vorliegende Lahmheit auf einer Verletzung, Entzündung, Zerreißung oder Verlagerung eines Muskels oder einer Sehne beruht, ob eine Muskelentartung oder -lähmung vorliegt, oder ob das Wesen des Leidens in einer Miß- oder Neubildung von Muskel-, Sehnen- oder Nervengeweben besteht.

Abb. 335, 336. Beispiele für Abweichungen der Haltung und des Verhaltens infolge vielörtlicher Muskelerkrankung:

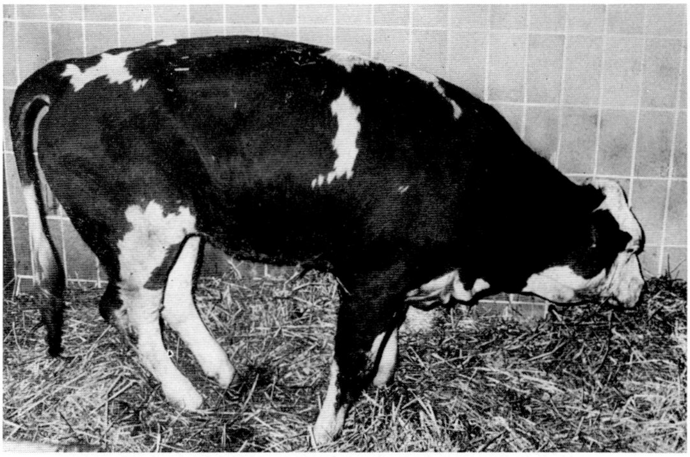

Ungelenk-steifes, zitterndes Stehen mit unter dem Leib versammelten Gliedmaßen und aufgekrümmtem Rücken bei paralytischer Myoglobinurie; das Tier legte sich unmittelbar nach dem Auftreiben (für diese Aufnahme) wieder nieder

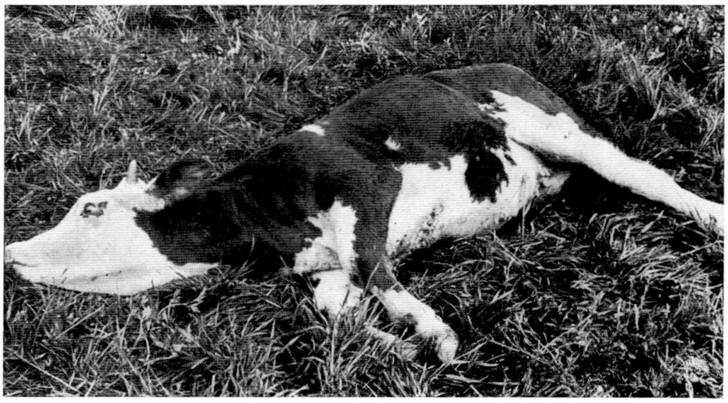

Festliegen auf der Seite infolge hochgradiger Muskelschmerzen bei paralytischer Myoglobinurie; Klärung durch Palpation der Lenden- und Kruppenmuskulatur (derb, heiß, schmerzhaft) und Untersuchung einer Harnprobe (rötlichbraun, myoglobinhaltig)

Bei den genannten Krankheiten kommt der sorgfältigen *Adspektion* des liegenden, stehenden und gehenden Patienten (S. 425 ff.) besondere Bedeutung zu, weil sich aus ihr meist die entscheidenden Anhaltspunkte für die Diagnose gewinnen lassen (Abb. 335, 336). Voraussetzung hierfür ist jedoch, daß der Untersuchende mit der Topographie, Funktionsweise und Innervation der Gliedmaßenmuskeln vertraut ist und daß er sich das pathologische Bild der verschiedenen Nervenlähmungen sowie Muskelrupturen anhand von Abbildungen oder eigener Erfahrung eingeprägt hat. Die charakteristischen Befunde der wichtigsten im Extremitätenbereich vorkommenden Paralysen und Myorhexien sind in Übersicht 50 zusammengestellt worden; im übrigen muß bezüglich der speziellen Symptomatik dieser Leiden auf den Band über die Krankheiten des Rindes verwiesen werden.

Der Beobachtung des Tieres schließt sich die gründliche, nötigenfalls unter Anwendung von kräftigem Fingerdruck erfolgende *Palpation* des vermutlich erkrankten Gliedmaßenabschnittes an, wobei sich — wie aus Übersicht 50 zu entnehmen — bestimmte, ihrer adspektorischen Symptomatologie (das heißt dem Funktionsausfall) nach ähnlich erscheinende Muskelrupturen und -lähmungen aufgrund unterschiedlicher Tastbefunde voneinander abgrenzen lassen. So weisen Umfangsvermehrungen mit vermehrt gespanntem und infolge sulziger perimuskulärer Reaktion (= hämat-ödematöser Schwellung) nur schwer oder gar nicht mehr verschieblichem Hautüberzug auf fibrilläre Zer-

Übersicht 50. Kennzeichnende Befunde der häufigsten Nervenlähmungen und Muskelzerreißungen im Bereich der Extremitäten des Rindes

Erscheinungsbild	Diagnose
Absinken des Brustkorbes zwischen den Vordergliedmaßen, so daß ein oder beide Schulterblätter die Rückenlinie überragen	Lähmung oder Zerreißung der Schultergürtelmuskulatur
Ein- oder beidseitiges ‚Abblatten' der Schulter vom Rumpf	Lähmung oder Zerreißung der Pektoralismuskulatur
Unvermögen zur aktiven Streckung der Zehe und des Karpalgelenkes, Vorführen des Vorderbeines mit geöffnetem Schulter- und Ellbogengelenk und über den Boden schleifender gebeugter Zehe, Unsicherheit bis Zusammenbrechen in der Stützphase	Lähmung des N. radialis
‚Froschlage' mit ein- oder beidseitig abgespreizten Hinterbeinen; ein- oder beidseitiges Grätschen der Gliedmaße(n) am stehenden Tier; Spannung der Haut, Ödematisierung und Entzündungssymptome am Innenschenkel	Zerreißung der Adduktorenmuskulatur (Differentialdiagnose: Luxation oder Fraktur des Oberschenkelbeines, Lähmung des N. obturatorius)
‚Froschlage' mit angewinkelten Hintergliedmaßen; Unvermögen der Adduktion am stehenden Tier (Grätschstellung); keine lokalen Muskelveränderungen	Lähmung des N. obturatorius
Zusammenbrechen des Hinterbeines im Kniegelenk im Augenblick der Belastung	Lähmung des N. femoralis
Unvollständige Streckung des Sprunggelenkes (Herabsinken des Fersenhöckers), Überköten im Fesselgelenk mit Schwellung, Ödematisierung im Bereich des M. gastrocnemius, mitunter auch Verbreiterung der Sehnenkappe auf dem Fersenhöcker	Fibrilläre Zerreißung des M. gastrocnemius oder unvollständige Lösung der Achillessehne vom Fersenhöcker
Unvollständige Streckung des Sprunggelenkes (Herabsinken des Fersenhöckers) und Überköten im Fesselgelenk, aber *ohne* entzündliche Muskelveränderungen; bei längerer Dauer Atrophie des M. gastrocnemius	Lähmung des N. tibialis
Unvermögen zur aktiven Sprunggelenksbeugung und Zehenstreckung	Lähmung des N. fibularis
Unvermögen, das Sprunggelenk aktiv zu beugen; extreme passive Beugung des Kniegelenks trotz gestreckten Sprunggelenks möglich, wobei die Achillessehne ‚schlottert'	Zerreißung des M. fibularis tertius
Extreme Streckung des Sprunggelenkes (‚Stuhlbeinigkeit'); Dauertonus des M. gastrocnemius mit Anspannung der Achillessehne; passive Beugung möglich	spastische Parese der Nachhand
Starre Fixation des Knie- und Sprunggelenkes in Streckstellung; passive Beugung nicht möglich	(habituelle) Dislokation der Kniescheibe nach proximal
Anfallsweise Verkrampfung der langen Sitzbeinmuskeln bei weit nach hinten gestelltem(n) Hinterbein(en)	‚Krämpfigkeit' (Paramyoklonie)

reißung darunter gelegener *Muskeln* hin. Wesentlich derber und zudem schmerzhaft sowie vermehrt warm fühlen sich Massenzunahmen an, die auf einer Muskelphlegmone beruhen und meist mit fieberhafter Störung des Allgemeinbefindens einhergehen. Brettharte Indurationen ganzer Muskeln oder Muskelgruppen sind nicht nur bei der mit Myoglobinurie einhergehenden Muskeldegeneration (Myodystrophie), sondern auch bei spastischer Dauerkontraktion von Muskeln (etwa beim Tetanus oder bei spastischer Parese der Nachhand) festzustellen. Vorübergehende Anspannung einzelner oder mehrerer Muskeln, die sich mehr oder weniger rasch wiederholen (= tonisch-klonische Krämpfe), sind das Kennzeichen der Tetanie (Weide-, Stall-, Transport-, Kälbertetanie) und — auf die Nachhand beschränkt — auch bei sogenannter ‚Krämpfigkeit' zu beobachten. Umschriebene intramuskuläre Verhärtungen weisen auf das Vorliegen eines Abszesses, Tumors, Granuloms oder Verkalkungsherdes hin. Völlig schlaff erscheinende und sich selbst bei Reizung mit dem elektrischen Treibstab nicht kontrahierende Muskeln lassen auf Lähmung des zugehörigen Nervs schließen. — *Sehnen* fühlen sich bei kräftiger Kontraktur des betreffenden Muskels straff gespannt an (zum Beispiel der Fersensehnenstrang bei Patienten mit spastischer Parese); bei Lähmung dieses Muskels oder Ausfall seines Antagonisten sind sie dagegen schlaff-schlotternd (so die Achillessehne bei Ruptur des M. fibularis tertius). Im fortgeschrittenen Stadium der enzootischen Kalzinose verlieren die sonst oberhalb der Afterklauen palpatorisch gut abzugrenzenden oberflächlichen und tiefen Beugesehnen infolge zunehmender Umkleidung durch straffes Bindegewebe ihre normale Kontur. — Ergibt sich bei der Untersuchung der Hintergliedmaßen Verdacht auf Lähmung eines oder mehrerer *Nerven,* so ist im Rahmen der palpatorischen Prüfung auch eine eingehende rektale Exploration (zum Nachweis raumbeengender oder entzündlicher Veränderungen) vorzunehmen.

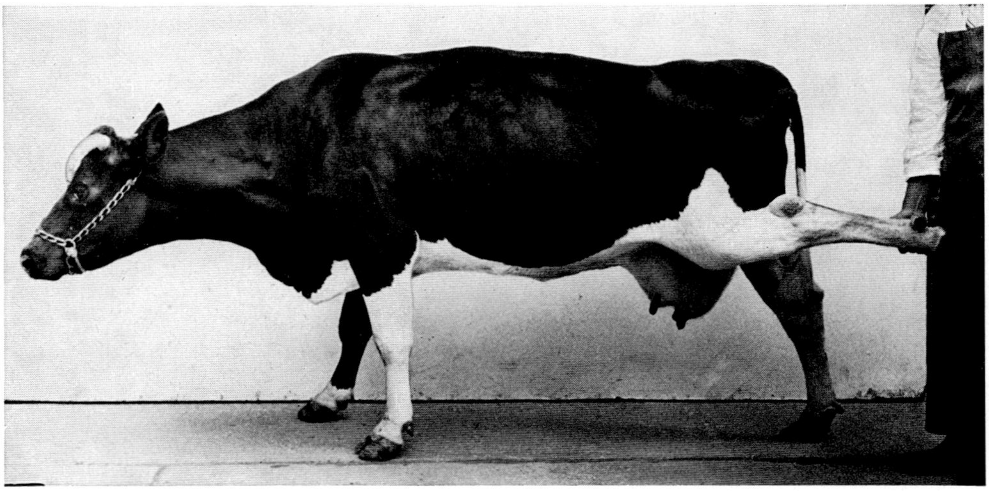

Abb. 337. Beispiel für abnorme passive Beweglichkeit bei Muskel- oder Sehnenzerreißung: Bei dieser Kuh läßt sich das Kniekehlgelenk wegen fibrillärer Ruptur des M. fibularis tertius (= kraniales ‚Spannband' des Hinterbeines) trotz gleichzeitiger maximaler Streckung des Sprunggelenkes extrem beugen, wobei die Achillessehne (= kaudales ‚Spannband' der beiden Gelenke) ‚schlottert'

Die *Schallperkussion* bemuskelter Extremitätenabschnitte liefert nur bei intramuskulärer Gasentwicklung, das heißt bei jauchig-emphysematöser Myositis und beim echten Gasödem (S. 104) einen positiven Befund (subtympanischer bis tympanischer Schall). Ebenso ist die *passive Bewegung* der Gliedmaßenteile für die Erkennung von

Muskel-, Sehnen- und Nervenerkrankungen oft ziemlich unergiebig; sie kann aber bei der differentialdiagnostischen Abgrenzung der spastischen Parese von anderen Leiden (Beugeprobe), zur Kontrolle des Adduktionsvermögens eines Beines oder als Mittel zur Schmerzauslösung von Nutzen sein (siehe auch Abb. 337). Die *Sensibilitätsprüfung* stützt sich auf die Tatsache, daß die Gliedmaßennerven neben motorischen Anteilen auch sensible Fasern führen, mit denen sie jeweils bestimmte Hautgebiete versorgen: Erweist sich die Schmerzempfindlichkeit eines solchen Bezirkes bei der Nadelstichprobe als aufgehoben, so kann hieraus meist auf den Ausfall des gesamten Nerven geschlossen werden.

Besteht der Verdacht einer schwerwiegenden Muskelschädigung (Degeneration oder Ruptur), so sollte stets auch eine *Harnprobe* auf Myoglobin untersucht werden. Sein Nachweis erfolgt nach dem gleichen Verfahren wie derjenige des Hämoglobins (S. 318). Da sich diese beiden Farbstoffe mit den üblichen Labormethoden nicht voneinander unterscheiden lassen, ist zur Beurteilung positiver Urinreaktionen auch das klinische Bild mit heranzuziehen, das bei Vorliegen einer Anämie für Hämoglobinurie, bei Störungen seitens des Bewegungsapparates (Lahmheit, Schwellungen im Bereich funktionsgestörter Muskelpartien) dagegen für Myoglobinurie spricht. Im letztgenannten Falle zeigt der Harn nicht nur (ebenso wie hämoglobinhaltiger Urin) positive Eiweißreaktion, sondern auch sauren pH-Wert. Meist ist die über die Nieren erfolgende Ausscheidung von Muskelfarbstoff allerdings schon am zweiten oder dritten Krankheitstage beendet, so daß ein negativer Ausfall der Myoglobinprobe das Vorliegen einer Muskelschädigung nicht sicher ausschließt. — Bei Kälbern und Jungrindern mit enzootischer Myodystrophie (Weißmuskelkrankheit) soll außerdem die Elimination von *Kreatinin* mit dem Harn von 0,2 bis 0,3 g/24 Stunden auf 1,0 g/24 Stunden ansteigen. — Zeigt der Patient eine Parese der Nachhand, so sollte sein Urin auch auf *Ketonkörper* geprüft werden (S. 318).

Weitere wertvolle Hinweise auf die Natur des Leidens ergeben sich mitunter aus *Blut-* oder *Serumproben,* an denen in diesem Zusammenhang vor allem folgende Untersuchungen von Interesse sind: rotes Blutbild (Anämie bei Hämoglobin-, nicht aber bei Myoglobinurie), weißes Blutbild (Leukozytose bei schwerwiegender entzündlicher Reaktion); Serumaktivität der muskelspezifischen Kreatinphosphokinase[1] sowie der auch auf Leberschädigungen ansprechenden Glutamatoxalazetattransaminase und Laktatdehydrogenase; Serumgehalt an anorganischem Phosphor (Hypophosphorose bei fütterungsbedingter Neigung zu ‚spontanen' Muskel- und Sehnenrupturen aus geringfügigem Anlaß); pH-Wert und Standardbikarbonat (beide sind bei azidotischer Stoffwechselreaktion, aber auch frischer Myoglobinämie erniedrigt, S. 160); Serumkonzentration von Milchsäure, Glukose und Muskelfarbstoff (erhöht beziehungsweise positiv bei Myoglobinämie); Selen (vermindert bei Weißmuskelkrankheit). Die Normalwerte für den Gehalt des Rinderblutserums an diesen Inhaltsstoffen sind auf Übersicht 16 und 17 zusammengestellt.

Elektromyographie (das heißt Messung der Aktionspotentiale motorischer Einheiten) und *Elektroneurographie* (nämlich Bestimmung der Erregungsleitungsgeschwindigkeit in motorischen Nervenfasern) haben wegen ihres apparativen Aufwandes und der mit solchen Untersuchungen am Großtier verbundenen Schwierigkeiten beim Rind bislang nur experimentelle Anwendung gefunden, obwohl sie in der Humanmedizin und auch an Kleintierkliniken bereits routinemäßig angewandt werden. Diese Verfahren dienen der Unterscheidung neuro- und myogener Paralysen sowie zur Lokalisation von Nervenschädigungen.

[1] Mäßige Aktivitätssteigerungen der Kreatinphosphokinase können sich allerdings schon nach intramuskulärer Injektion von Arzneimitteln oder nach anstrengenden Aufstehversuchen ergeben.

Eine in der Buiatrik bislang nur selten eingesetzte Untersuchungsmöglichkeit stellt die *Muskelbiopsie* dar, mit deren Hilfe entzündliche, degenerative und traumatisch bedingte Muskelveränderungen intra vitam histologisch (nötigenfalls auch histochemisch) geklärt werden können.

Je nach der Art des vorliegenden Leidens sind zur Klärung seiner Ursache noch folgende Untersuchungen heranzuziehen: *Analysen des Futters* (auf Gehalt an Vitamin E, Selen und Peroxyden bei enzootischer Myodystrophie; auf Pflanzen, die erfahrungsgemäß zu Fötomyopathien führen), *Überprüfung der Vorfahren und deren weitere Nachkommen* (auf erblich bedingte Muskelmißbildungen), *versuchsweise Behandlung* (zum Beispiel mit Vitamin E und Selen in Fällen von protrahiert verlaufender Weißmuskelkrankheit).

Untersuchung festliegender Rinder

Neuro-, myo-, osteo- und *arthrogene* sowie *metabolisch bedingte Paresen und Paralysen der Nachhand* werden beim Rind als Haupt- oder Nebenerscheinung verschiedenster Krankheiten beobachtet. Unter dem Begriff des ‚*Festliegens*' im engeren Sinne versteht man jedoch vor allem das im unmittelbaren zeitlichen und oft auch ursächlichen Zusammenhang mit dem Kalben einsetzende Unvermögen aufzustehen. Die Klärung der Ursachen solcher Bewegungsstörungen gehört zu den schwierigsten Aufgaben des praktizierenden Tierarztes. Dieser erhält oft schon aus dem *Vorbericht* (S. 58, 420) aufschlußreiche Informationen und stellt dabei folgende Fragen: Zeitpunkt der Erkrankung (vor, während, nach oder ohne enge zeitliche Bindung an den Kalbevorgang), Ablauf der Geburt (mit oder ohne Hilfeleistung, Anzahl der Helfer, Lage des Kalbes und des Muttertieres etc.), dem Festliegen voraufgegangene besondere Beobachtungen (unsicheres Stehen, plötzliches Zusammenbrechen, Grätschen beim Niedergehen, Zurseitefallen, Besprungenwerden durch anderes Tier), frühere Krankheiten des Patienten, Häufigkeit des ‚Festliegens' (insbesondere aber der hypokalzämischen Gebärparese) im Bestand, Fütterung und Mineralstoffversorgung während der dem Kalben vorangegangenen 6 bis 8 Wochen, Wechsel der Aufstallungsweise (S. 423) und ähnliches mehr. Hiernach ist im Rahmen der *Allgemeinuntersuchung* (S. 78 ff.) des festliegenden Tieres vor allem darauf zu achten, ob sein Allgemeinbefinden (S. 89) gestört und/oder sein Sensorium (S. 462) getrübt ist, und ob Anhaltspunkte für eine Mitbeteiligung anderer Organe (insbesondere des Kreislaufs, des zentralen Nervensystems, des weichen Geburtsweges oder des Euters) vorliegen; gegebenenfalls sind diese einer eingehenden Untersuchung (S. 114, 460, 402, 405) zu unterziehen, was meist auch eine rektale und vaginale Kontrolle der Bauch- und Beckenhöhle erfordert.

Bei der anschließenden *speziellen Untersuchung* des Bewegungsapparates ist möglichst systematisch vorzugehen (Adspektion, Palpation, passive Bewegung, Perkussion etc.) und den Hinterextremitäten einschließlich des Beckenringes besondere Aufmerksamkeit zu schenken. Bestimmte, im Rahmen der Besichtigung festzustellende Abweichungen vom normalen Liegeverhalten sind bereits auf Seite 425 erwähnt worden. Hierbei ist des weiteren auf Veränderungen zu achten, die erfahrungsgemäß auf ein voraufgegangenes Trauma schließen lassen: Schürfwunden, abgestoßene Hornscheide, Hämatome oder Dekubitalstellen der Haut über hervorragenden Knochenpunkten, Kriech- und Scharrspuren auf der Unterlage, schlaffer Schwanz, ‚Froschlage' der Hinterbeine (Abb. 338, 339), Umfangsvermehrung im Bereich der Adduktoren, der langen Sitzbeinmuskeln oder des M. gastrocnemius und so fort. Die folgende *Palpation* konzentriert sich vor allem auf diejenigen Muskeln (S. 447), in deren Bereich eine Ruptur zu vermuten ist. In vielen Fällen erweist sich die *passive Bewegung der Hinter-*

gliedmaßen als besonders aufschlußreich. Hierzu wird das kranke Tier nacheinander in rechte und linke Seitenlage verbracht und sein jeweils oben liegendes Hinterbein von einem Helfer kräftig gebeugt, gestreckt, ab- und adduziert sowie kreisförmig (um das Hüftgelenk) rotiert. Der Untersuchende kontrolliert dabei nicht nur die Reaktionen des Patienten (Abwehr, Schmerzäußerung), sondern betastet im Verlauf der Bewegungen auch die einzelnen Abschnitte der oben liegenden Extremität mit der einen Hand, während er mit der anderen vom Mastdarm aus den Beckenring (unter besonderer Berücksichtigung der Kreuzdarmbeinverbindung, der Darmbeinsäule, des Azetabulumteiles, des Foramen obturatum und der Symphyse) palpatorisch kontrolliert; sein Augenmerk richtet sich auf abnorme passive Beweglichkeit von Gliedmaßenteilen oder Beckenknochen, fühl- und hörbare Krepitation (nötigenfalls unter Zuhilfenahme des Phonendoskopes) sowie auf sulzige Schwellungen oder derbere Indurationen des sonst lokker-weich erscheinenden periproktalen und perivaginalen Bindegewebes (→ Hinweis auf Quetschungen der hier verlaufenden Nerven). Im Zusammenhang damit sind auch Schwanz, After, Mastdarm und Harnblase auf normalen Muskeltonus beziehungsweise Entleerungsfähigkeit zu prüfen: Bei einer Schädigung der diese Organe innervierenden Kreuznerven (Paralysis caudae equinae) erscheinen sie schlaff beziehungsweise dauernd kot- oder harngefüllt. Das Kreuzbein wird durch kräftigen, abwechselnd an seinem vorderen und hinteren Ende erfolgenden Druck auf das Vorliegen einer Fraktur oder einer Lösung der Kreuzdarmbeinverbindung geprüft; im positiven Falle ist dabei eine abnorme passive Beweglichkeit, mitunter auch Krepitation festzustellen.

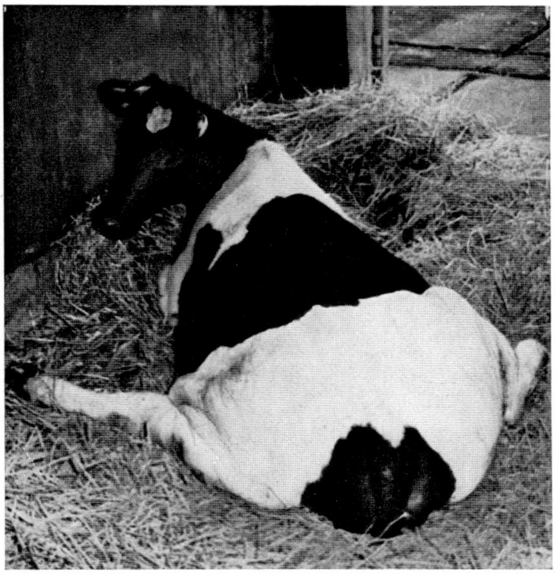

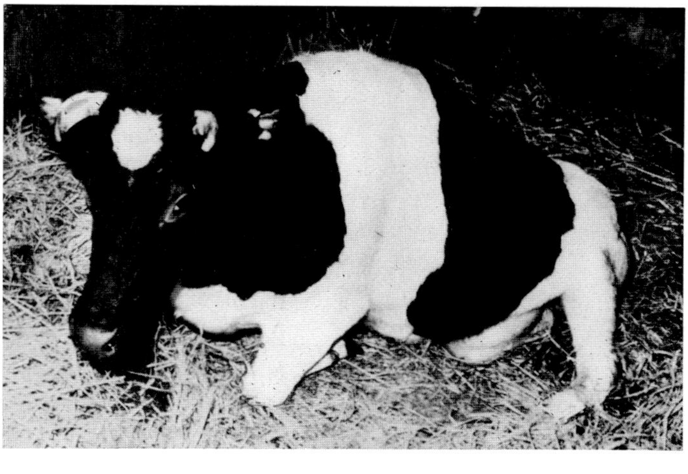

Abb. 338, 339. Beispiele für Unterschiede der Haltung bei festliegenden Patienten:

Oben Festliegen infolge Zerreißung der Adduktorenmuskeln am linken Hinterbein: ‚Froschlage' mit gestreckt abgehaltener linker Hintergliedmaße

Rechts Festliegen bei Lähmung des N. obturatorius: ‚Froschlage' oder ‚hundesitzige' Stellung bei angewinkelt gehaltenen Hinterbeinen

Übersicht 51. Kennzeichnende differentialdiagnostische Befunde beim ‚Festliegen' des Rindes vor und nach dem Kalben

Sensorium unbeeinträchtigt:

Allgemeinbefinden *ungestört:*

Festliegen infolge schwerwiegender *Verletzung:*

abnorme passive Beweglichkeit von Gliedmaßenteilen und Krepitation:

Knochenbruch, Zerrung der Kreuz-Darmbein-Verbindung, (Hüft-) Gelenksluxation

abnorme passive Beweglichkeit ohne Krepitation, aber mit schmerzhafter Schwellung bestimmter Muskeln:

Muskelruptur, -degeneration oder -nekrose (insbesondere Mm. adductores, M. gastrocnemius, M. fibularis tertius): Serum-CPK erhöht, mitunter Myoglobinurie

abnorme aktive und/oder passive Beweglichkeit mit örtlichem Ausfall der Hautsensibilität:

Nervenlähmungen (insbesondere Cauda equina, N. ischiadicus, N. tibialis, N. fibularis, N. obturatorius):

rasch aufgetreten: traumatisch bedingt

allmählich aufgetreten: Drucklähmung (raumfordernder Prozeß innerhalb des Wirbelkanales: Abszeß, Parasiten, Tumor)

Festliegen infolge *metabolischer Störungen:*

noch unzureichend geklärte Störungen der Funktionstüchtigkeit motorischer Nerven bei Hypophosphorämie, Hypokalzämie außerhalb des Zeitraumes unmittelbar nach der Geburt (?). Hypokaliämie

Festliegen infolge *psychogener Immobilität:*

Widersetzlichkeit oder Angstreaktion

Allgemeinbefinden *gestört:*

Festliegen infolge schwerwiegender *intraabdominaler Erkrankung:*

kolikartige Schmerzäußerungen: fortgeschrittener Ileus, atypische Reticuloperitonitis traumatica

Schockerscheinungen: perforierendes Labmagengeschwür (Meläna), Darmquetschung oder -ruptur (rasche Verschlechterung, vor allem nach intravenöser Kalziumgabe), anderweitig bedingte generalisierende Peritonitis (eiweißreiches, übelriechendes und stark leukozytenhaltiges Bauchhöhlenpunktat)

Intoxikationserscheinungen: Endometritis puerperalis (Gebärmutterbefund erheben)

Festliegen infolge *Eutererkrankung:* Mastitis paralytica (Euterbefund erheben)

Sensorium beeinträchtigt:

Festliegen mit *schlaffer Lähmung:*

komatöser Zustand kurze Zeit nach komplikationslosem Kalben, Pupillen weit, Zunge nicht vorgefallen, Temperatur normal bis subnormal: hypokalzämische Gebärparese (‚Milch'- oder ‚Kalbefieber'), rasche Besserung nach intravenöser Kalziumgabe

Festliegen in *Krampflähmung:*

tonisch-klonische Krämpfe, Festliegen in Seitenlage mit opisthotonischer Kopfhaltung bei laktierender Milchkuh: Weide-, Stall- oder Transporttetanie (rasche Besserung nach intravenöser Magnesiumbehandlung)

leberkomabedingtes Festliegen: völlige Apathie, Ikterus, Leberperkussionsfeld vergrößert und schmerzhaft, Körpertemperatur erhöht, Bilirubinurie, rasche Verschlechterung des Allgemeinbefindens nach versehentlicher intravenöser Kalziuminfusion

azetonämiebedingtes Festliegen (sehr selten): Aufregungserscheinungen (‚nervöse' Azetonämie), Harn, Milch und Atemluft stark ketonkörperhaltig

Mit Hilfe der anschließenden *Sensibilitätskontrolle* werden das Schmerzempfindungsvermögen des Patienten sowie seine Fähigkeit zu aktiven Ausweich- und Abwehrbewegungen geprüft. Hierzu bedient man sich der Nadelstichprobe (S. 463, Abb. 341) und geht, distal an den Gliedmaßen beziehungsweise am Schwanz beginnend, jeweils einen etwa gleich starken Stichreiz setzend, schrittweise nach proximal vor. Gegebenenfalls lassen sich dann aus Lage und Ausdehnung eines unempfindlichen Bezirkes Rückschlüsse auf die betroffenen Nerven ziehen.

Zeigt das kranke Tier bei der Sensibilitätskontrolle keine oder nur erfolglose Bemühungen sich zu erheben, so sollte nunmehr ein *Aufhebeversuch* (etwa mit Hilfe der Hüftklammer nach Bagshawe[1] oder dem Bovilift nach Mäusl und Mäusl sowie einem Flaschenzug; S. 28 ff., Abb. 50) vorgenommen werden: Die kennzeichnenden Symptome mancher zum Festliegen führender Veränderungen lassen sich nämlich am aufgehobenen Tier wesentlich besser feststellen als im Liegen; das gilt für das Grätschen (bei Lähmung oder Zerreißung der Adduktoren), das Einknicken im Sprunggelenk (bei Ruptur des M. gastrocnemius oder Paralyse des N. tibialis), Asymmetrien des Beckens oder abnorme passive Beweglichkeit proximaler Extremitätenabschnitte und anderes mehr. Auch empfiehlt es sich, die rektale Exploration am aufgehobenen Patienten vorzunehmen oder zu wiederholen, da sich Lage und Beschaffenheit der vom Mastdarm aus erreichbaren Organe dann eindeutiger beurteilen lassen als zuvor. Das Anheben des Tieres mit den am Becken ansitzenden Klammern muß aus naheliegenden Gründen unterbleiben, wenn die vorausgegangene Untersuchung einen Beckenbruch oder eine Lösung der Kreuzdarmbeinverbindung ergeben hat.

Von Fall zu Fall bietet schließlich die *Kontrolle einer Harnprobe* auf ihren Gehalt an Myoglobin, Gallenfarbstoffen und Ketonkörpern weitere der Aufklärung des Leidens dienende Anhaltspunkte (S. 317 ff.).

Haben dagegen sämtliche vorgenannten Untersuchungen keinen Hinweis auf eine pathognostische Störung des Allgemeinbefindens (S. 89), auf traumatisch bedingtes Festliegen oder auf die Erkrankung eines bestimmten Organsystems außerhalb des Bewegungsapparates erbracht, so darf eine Funktionsstörung der motorischen Muskelinnervation infolge Verschiebung des normalen Gleichgewichtes der Blutelektrolyte (insbesondere von Kalzium, Magnesium oder anorganischem Phosphor) angenommen werden. Es ist daher auch erst bei diesem Stand der Untersuchung wirklich gerechtfertigt, eine *‚diagnostische' Behandlung* durch intravenöse oder subkutane Verabreichung einer dem Gesamteindruck nach in Frage kommenden Salzlösung vorzunehmen. Aus dem Erfolg oder Mißerfolg eines solchen Vorgehens läßt sich dann auf die Richtigkeit der Maßnahmen und die zugrunde liegende Versorgungs- oder Stoffwechselstörung schließen. In derartigen Fällen kann man die Diagnose auch durch Ermittlung des Mineralstoffgehaltes einer vor dem Therapieversuch entnommenen Blutserumprobe sichern (Übersicht 17). Bei bestandsweise gehäuft vorkommendem Festliegen sollten zur ätiologischen Klärung unbedingt auch *Futter- und Knochenanalysen* mit herangezogen werden (S. 210 f., 445).

Übrige Körperteile

Die Untersuchung der nicht dem Bewegungsapparat im engeren Sinne zuzurechnenden Teile des Tierkörpers (Kopf, Hals, Rumpf und Schwanz) wird jeweils in verschiedenen anderen Kapiteln dieses Buches mehr oder weniger ausführlich besprochen. Die folgenden Ausführungen können sich daher im wesentlichen auf ergänzende und verweisende Angaben beschränken:

---

[1] Arnolds/Reading-Hauptner/Solingen

Kopf: Adspektion, Palpation, Perkussion, Inspektion und Exploration im Bereich des Kopfes werden vor allem im Rahmen der Untersuchung des Atmungs- und Verdauungsapparates (S. 188 ff., S. 218 ff.), aber auch derjenigen des zentralen Nervensystems (S. 460), der Sinnesorgane (S. 470) und des Lymphapparates (S. 109) geschildert. Anhaltspunkte für den Sitz des Leidens und damit für die weiteren, zur Klärung seiner Natur erforderlichen Schritte ergeben sich insbesondere bei der Betrachtung beider ‚Gesichts'-Hälften von vorn: jeder auf einseitiger Umfangsvermehrung oder -verminderung beruhende Asymmetrie ist dann durch vergleichendes Betasten, Beklopfen und Überprüfen der Funktionstüchtigkeit des veränderten Teiles nachzugehen. Zur Kontrolle der normalen aktiven und passiven Beweglichkeit des Unterkiefers wird dieser zum Beispiel am zahnlosen Bereich erfaßt, um auf-, ab- und seitwärts bewegt zu werden; Aufschluß über die Kaufähigkeit des Patienten ergeben außerdem die Inspektion der Maulhöhle und die Betastung der Kaumuskeln. Häufiger vorkommende, auf diese Weise zu erkennende und voneinander abzugrenzende Leiden sind unter anderem: Backenabszeß, Weichteilaktinobazillose, Knochenaktinomykose, Lähmung des Unterkiefers, Tetanus, Gebißanomalien, Unterkieferfraktur, Erkrankungen des Kiefergelenkes, Behinderungen des Kau- und Schlingaktes (‚Priem' in der Backentasche oder ‚Wickel' im Rachen), Lähmung oder Verletzung der Zunge etc. Je nach Art der vorliegenden Veränderung werden dann von Fall zu Fall noch weiterführende Untersuchungen (Sondierung, Punktion, bioptische Gewebsprobenentnahme, diagnostische Trepanation, RÖNTGEN-Aufnahme) erforderlich.

Hals: Die Untersuchung der Halswirbelsäule (S. 462) und der Halsmuskulatur stützt sich im wesentlichen auf die beidseitig vergleichende Adspektion, Palpation, passive Bewegung (Beugen und Strecken des Atlantookzipitalgelenks, Drehen um die Längsachse der Halswirbelsäule sowie seitliches Abbiegen) und die Radiographie. Opisthotonische Kopfhaltung oder horizontales ‚Pendeln' von Kopf und Hals läßt auf Hirnrindennekrose, Verdrehung des Halses (Torticollis) dagegen auf Fraktur, Fissur oder Luxation von Wirbeln, den Ausfall von Halsnerven oder Erkrankung der Halsmuskeln schließen. Steife Streckung von Kopf und Hals mit deutlicher Anspannung der Halsmuskulatur wird bei Patienten beobachtet, die an einem im Wirbelkanal gelegenen Abszeß, an Tetanus oder an latenter Tetanie leiden. Tiere mit entzündlicher oder degenerativer Halsmuskelschädigung zeigen dagegen eine mehr oder weniger umschriebene Verhärtung anstelle der normalen weichelastischen Muskelbeschaffenheit.

Rumpf: Einzelheiten über die Untersuchung von Brust- und Bauchwand sind in den Kapiteln über den Atmungs- und den Verdauungsapparat nachzulesen (S. 207, 290); die klinische Prüfung der Brust- und Lendenwirbelsäule wird beim zentralen Nervensystem abgehandelt (S. 462). Hier sei im Zusammenhang mit der Diagnostik von Erkrankungen des Bewegungsapparates noch darauf hingewiesen, daß Palpation und Perkussion der Rippen die Unterscheidung zwischen Osteomalazie und Fluorose einerseits (exostotisch-kallöse Auftreibungen und deutliche Sensibilität der Knochen), und kalzinosebedingter Osteosklerose andererseits (glatte, schmerzlose Knochenoberfläche) gestatten. Beim kräftigen Betasten der Rippen ist auch auf etwaige abnorme passive Beweglichkeit (Fraktur) zu achten. Die Wirbelsäule des Rumpfes ist nur in ihrem kaudalen Abschnitt — vor allem bei mageren Tieren — von dorsal und vom Mastdarm aus palpierbar sowie von außen her der Schmerzperkussion zugänglich. RÖNTGEN-Untersuchungen der Brustwirbelsäule sind wegen des großen Querdurchmessers des Thorax ziemlich schwierig; Lendenwirbel und Kreuzbein lassen sich im dorso-ventralen Strahlengang mit Hilfe einer flexiblen, in den Mastdarm einzuführenden Kassette radiographisch darstellen. Das Brustbein wird druckpalpatorisch und röntgenologisch untersucht, bei etwaiger Fistelbildung auch sondiert. Krankhafte Veränderungen der Bauchwand (Hernien, Abszesse, Muskelrupturen, Darmfisteln) werden durch gründliches Betasten, nötigenfalls auch durch Punktion oder Einführen einer Sonde voneinander abgegrenzt. Myorrhexien der Bauchmuskeln gehen im Anfangsstadium ebenso wie dystrophische Prozesse der Stammuskulatur mit Myoglobinurie einher (→ Harnuntersuchung, S. 318).

Schwanz: Zunächst wird durch Erfassen und passives Bewegen der Schwanzwurzel, nötigenfalls zudem durch leichte Nadelstiche geprüft, ob Muskeltonus, aktive Motorik und Sensibilität erhalten oder beeinträchtigt sind; normalerweise zieht das Rind seinen Schwanz bei allen diesen Proben kräftig an das Perineum heran, während ein vollständig gelähmter Schwanz dabei schlaff hin- und herbaumelt (‚Hammelschwanz'). Dann wird zur Feststellung einer etwaigen Schwanzwirbelluxation oder -fraktur von proximal nach distal fortschreitend jeweils ein Stück des Schwanzes festgehalten und sein quastenwärtiger Teil passiv bewegt; hierbei ist zu bedenken, daß auch ein gelähmter Schwanz (-abschnitt) erhöhte Flexibilität zeigt. In unklaren Fällen sollte deshalb die im Schwanzbereich ziemlich einfache RÖNTGEN-Untersuchung angewandt werden. Sie dient heute auch dazu, die Mineralisation des Skeletts und damit die Kalzium-Phosphor-Versorgung zu kontrollieren. Schließlich sei in diesem Zusammenhang noch auf die zur Untersuchung von Haut und Haar üblichen Verfahren (S. 91 ff.) hingewiesen, weil der Schwanz an den diese Gewebe betreffenden Krankheiten beteiligt oder primär von ihnen betroffen sein kann.

SCHRIFTTUM

Allgemeines

BERG, R. (1974): Angewandte und topographische Anatomie der Haustiere. Enke, Stuttgart. — BOLZ, W., & O. DIETZ (1970): Lehrbuch der allgemeinen Chirurgie für Tierärzte, 4. Aufl. Fischer, Jena.

GREENOUGH, P. C., F. J. MACCALLUM & A. D. WEAVER (1972): Lameness in cattle. Oliver & Boyd, Edinburgh.

KINGSBURY, J. M. (1964): Poisonous plants of the United States and Canada. Prentice-Hall, Englewood Cliffs (New Jersey).

LANYON, L. E. (1971): Use of an accelerometer to determine support and swing phase of a limb during locomotion. Amer. J. Vet. Res. *32*, 1099-1101. — LEWANDOWSKI, M. (1966): Einfache Methode zur Diagnose und Prognose von Lahmheiten bei Rindern (polnisch). Med. weter *22*, 292-293.

NICKEL, R., A. SCHUMMER & E. SEIFERLE (1968): Lehrbuch der Anatomie der Haustiere. Band 1. Bewegungsapparat, 3. Aufl. Paul Parey, Berlin & Hamburg.

SCHEBITZ, H., & W. BRASS (1975): Allgemeine Chirurgie für Tierärzte und Studierende. Paul Parey, Berlin & Hamburg.

Beurteilung der Aufstallung

BLECH, K. (1970): Erfahrungen eines Tierarztes mit Aufstallungsformen für Rindvieh. KTBL-Manuskriptdruck Nr. 22, S. 79-95. — BOXBERGER, J. (1970): Arbeitssparende Haltungsverfahren für Rindvieh. KTBL-Manuskriptdruck Nr. 22, S. 30-43. — BOXBERGER, J., & H. SEIFERT (1970): Bullenmast im Vollspaltenbodenstall. Tierzüchter *22*, 673-676.

COMBERG, G., & J. K. HINRICHSEN (1973): Tierhaltungslehre. Ulmer, Stuttgart.

DÄMMRICH, K. (1974): Adaptionskrankheiten des Bewegungsapparates bei Masttieren. Fortschr. Vet.-Med. Heft *20*, 69-80. — DEUTSCHER NORMENAUSSCHUSS (1973): Klima in geschlossenen Ställen. DIN 18 910.

EICHHORN, H., J. BOXBERGER & H. SEUFERT (1968/69): Bullenmast und Vollspaltenboden. Landtechnik Weihenstephan 1968/1969 (*3*); Beton-Landbau/Bauten für die Landwirtschaft *5:* Heft 6 (1968) und *6:* Heft 1 (1969). — EWBANK, R. (1964): The ‚dog-sitting' posture in cattle and sheep. Vet. Record *76*, 388-393.

FESSL, L. (1974): Aufstallungsbedingte Gliedmaßenerkrankungen beim Rind. Rep. 8. Int. Conf. Diseases of Cattle, Milano; Abstracts, S. 83-89.

GROTH, W. (1970): Anforderungen der Tierhygiene an neuzeitliche Rindviehställe. KTBL-Manuskriptdruck Nr. 22, S. 16-29.

JEBAUTZKE, W., & H. POHLMANN (1966): Rindviehställe. Paul Parey, Hamburg & Berlin.

KÄMMER, P., & U. SCHNITZER (1975): Die Stallbeurteilung am Beispiel des Ausruhverhaltens von Milchkühen. Kuratorium Technik, Bauwesen, Landwirtschaft; Darmstadt. — KNEZEVIC, P. (1974): Orthopädische Erfahrungen mit dem Rinderwendestall nach KALTENBÖCK. Rep. 8 Int. Conf. Diseases of

Cattle, Milano, Abstracts, S. 79-82. — KOLLER, G., P. MATZKE & SÜSS (1974): Ratschläge zur Vermeidung von Haltungsschäden in neuzeitlichen Milchviehställen. Mitt. für prakt. Tierärzte, Landesverb. Baden-Württemberg im B. p. T. *1974:* 2, 67-73.

LOMMATZSCH, R. (1968): Technische Probleme der Standlängenanpassung in Milchviehanbindeställen ohne Einstreu. Tierzucht *22,* 494-496. — LOTZ, A. (1973): Tierschutzgesetz (Kommentar). Beck, München.

MATZKE, P., & G. KOLLER (1971): Haltungsbedingte Beinschäden beim Rind. Tierzüchter *23,* 505-506.

OBER, J., & G. KOLLER (1974): Rindviehställe. BLV-Verlagsgesellschaft, München.

PAIZS, L. (1975): Tiergerechte Aufstallung in der Milchproduktion. Verlag wiss. Arb. Landw., Reutlingen. — PIRKELMANN, H. (1970): Bullenmast im Boxenlaufstall. Tierzüchter *22,* 671-673. — PORZIG, E. (1969): Das Verhalten landwirtschaftlicher Nutztiere. Deutscher Landwirtschaftsverlag, Berlin.

SAMBRAUS, H. H. (1971): Zum Liegeverhalten der Wiederkäuer. Züchtungskde. *43,* 187-198. — SCHNITZER, U. (1971): Abliegen, Liegestellungen und Aufstehen beim Rind im Hinblick auf die Entwicklung von Stalleinrichtungen für Milchvieh. KTBL-Bauschrift *10,* Frankfurt. — SEUFERT, H. (1970): Verbesserungen an Aufstallungsformen für Rindvieh mit Hilfe fotografischer Tierbeobachtung. KTBL-Manuskriptdruck Nr. 22, S. 44-56.

WALSER, K., D. BERNER, H. BOGNER, J. GROPP, J. KALICH, H. KRAFT, J. KRIPPL, F. MEYER, M. MÜLLING, W. RÜPRICH, H. H. SAMBRAUS, L. SCHÖN, H. SIEGER, E. STEPHAN & E. WEISS (1973): Gutachten über die tierschutzgerechte Haltung von Kälbern in Aufzucht und Mast. Bonn. — WANDER, J. F. (1970): Verhaltensuntersuchungen an Rindern in Anbinde- und Laufställen. KTBL-Manuskriptdruck Nr. 22, S. 57-78.

ZEEB, K. (1970): Massentierhaltung und angewandte Ethologie. Zbl. Vet.-Med. *B 17,* 86-90. — ZEEB, K., & G. KOCH (1970): Ethologisch-ökologische Aspekte bei der Haltung von Hausrindern. Zschr. Tierzüchtg., Züchtungsbiol. *86,* 232-239.

Klauen

AMSTUTZ, H. E. (1965): Cattle lameness. J. Amer. Vet. Med. Ass. *147,* 333-344.

CAMARA, S. (1970): Untersuchungen über den Klauenabrieb bei Rindern. Agr. Diss., Kiel.

DIETZ, O., G. PRIETZ & R. HÄTTE (1971): Röntgenologische Reihenuntersuchungen an den Phalangen von Besamungsbullen zur Beurteilung ihrer Gliedmaßengesundheit. Wien. Tierärztl. Mschr. *58,* 163-167.

FESSL, L. (1968): Biometrische Untersuchungen der Bodenfläche der Rinderklauen und die Belastungsverteilung auf die Extremitätenpaare. Zbl. Vet.-Med. *A 15,* 844-860. — FESSL, L. (1971): Eine Hornfräse für Huf- und Klauenoperationen. Dtsch. Tierärztl. Wschr. *78,* 272-273. — FISCHER, A. (1946): Das Klauenbeschneiden der Rinder, ein wichtiger Zweig der Klauenpflege. Schaper, Hannover.

GÜNTHER, M. (1974): Klauenkrankheiten. Fischer, Jena.

HESS, E., & E. WYSSMANN (1931): Klauenkrankheiten, 3. Aufl. Urban & Schwarzenberg, Berlin & Wien. — HOLMANN, M. (1968): Untersuchungen an der tiefen Beugesehne und dem Sesamum ungulae bei Rindern mit Stallklauen. Diss., München.

KNEZEVIC, P. (1960): Die Klauenpflege beim Rind. Wien. Tierärztl. Mschr. *47,* 240-251. — KNEZEVIC, P. (1966): Eine kombinierte Untersuchungszange für Rinderklauen und Pferdehufe — Beitrag zur Lahmheitsdiagnostik beim Rind. Wien. Tierärztl. Mschr. *53,* 282-292.

LACHOWICZ, S. (1967): Röntgenuntersuchungen bei Knochenveränderungen im Verlaufe von Klauenerkrankungen beim Rinde (polnisch). Weterynaria *21,* 81-122.

MACLEAN, C. W. (1971): The long-term effects of laminitis in dairy cows. Vet. Record *89,* 34-36. — MOSER, E., & M. WESTHUES (1950): Leitfaden der Huf- und Klauenkrankheiten. 2. Aufl. Enke, Stuttgart.

PRENTICE, D. E. (1973): Growth and wear rates of hoof horn in Ayrshire cattle. Res. Vet. Sci. *14,* 285-290. — PRENTICE, D. E. (1973): Foot lameness in cattle. Vet. Record *93,* 131. — PRENTICE, D. E., & G. WYNN-JONES (1973): A technique for angiography of the bovine foot. Res. Vet. Sci. *14,* 86-90.

SCHLEITER, H., & M. GÜNTHER (1967): Ein Beitrag zur Definition einiger Klauenformen des Rindes. M.-hefte Vet.-Med. *22,* 886-890. — STEINWAND, W. (1976): Prüfung der Metabo-Winkelschleifmaschine 6162 KS-Automatik auf ihre Eignung zur Korrektur gesunder und zur Behandlung kranker Rinderklauen (ein Beitrag zum Einsatz von Schleifkörpern für die Bearbeitung von Klauenhorn). Diss., Hannover. — SZABUNIEWICZ, M. (1969): Use of the hoofhammer and its handle in diagnosing lameness in horses. Vet. Med. *64,* 618-627.

TAYLOR, J. A. (1960): The applied anatomy of the bovine foot. Vet. Record. *72,* 1212-1215. — TOUSSAINT RAVEN, E. (1973): Determination of weight-bearing by the bovine foot. Neth. J. vet. Sci. *5,* 99-103. — TRAUTWEIN, H. (1974): Klauenschneiden mit moderner Technik. Tierzüchter *26,* 214-215.

WEAVER, A. D. (1969): Radiology of the bovine foot. Brit. Vet. J. *125,* 573-579. — WEAVER, A. D. (1973): The bovine interdigital space. Vet. Record *93,* 132. — WEAVER, D. (1974): A review of factors affecting diseases of the digital horn in dairy cattle. Rep. 8. Int. Conf. Diseases of Cattle, Milano; Abstracts: S. 69-73. — WITZMANN, P. (1969): Untersuchungen über die Belastungen der Extremitätenpaare bei Pferden und Rindern. Diss., München.

ZANTINGA, J. W. (1968): Een vergelijkend röntgenologisch-klinisch onderzoek van de typische zoollaesie bij het rund. Bijdrage tot de studie van de etiologie en de pathogenese. Proefschr., Utrecht.

Gelenke, Sehnenscheiden, Schleimbeutel

AMROUSI EL, S., M. K. SOLIMAN & L. B. YOUSSEF (1966): Studies on the physiological chemistry of the tibiotarsal synovial fluid of healthy bovines. Canad. J. comp. Med. vet. Sci. *30,* 251-255. — ARNBJERK, J. (1969): Contrast radiographs of joints and tendon sheaths in the horse. Nord. Vet.-Med. *21,* 318-323.

BEREZKIN, O. G. (1965): Über die Synovialflüssigkeitsmenge in den Extremitätengelenken beim Rind (ukrainisch). Dopovidi Akad. Ukrain. R. S. R. (Kiew) *1965,* 522-525. — BOUCKAERT, J. H. (1957): Diseases of the joint — diagnosis and treatment. Med. Veearts.-school Gent *1,* 3-28. — BRUCHMANN, W. (1965): Untersuchungen über die Punktionsmöglichkeiten am Schulter-, Ellbogen und Hüftgelenk des Rindes. Diss., Hannover.

COFFMAN, J. R. (1973): Diagnosis and management of septic arthritis. Modern Vet. Pract. *54:* 6, 51-52/54.

DIRKSEN, G. (1964): Fortschritte in der Diagnostik und Therapie der Gelenks- und Sehnenscheidenerkrankungen des Rindes. Nord. Vet.-Med. *16:* Suppl. 1, 241-256. — DIRKSEN, G. (1969): Subluxatio et luxatio articuli femorotibialis bovis infolge Ruptur des Ligamentum decussatum laterale. Dtsch. Tierärztl. Wschr. *76,* 655-660. — DOSZA, L. (1964): Radiography in diagnosis of bovine arthritis. Mod. Vet. Pract. *45:* 3, 44-46.

EGGERS, H. (1959): Elektrophoretische Untersuchung der Synovia. Schweiz. Arch. Tierheilk. *101,* 541-547. — EICHLER, J. (1964): Entzündungen des Kniegelenkes. Münch. Med. Wschr. *106,* 813-822. — EISENMENGER, E. (1968): Vorkommen, Art und Verlauf entzündlicher Synovialreaktionen nach Gelenkspunktionen beziehungsweise -Injektionen und ihre Bedeutung für die Synovialdiagnostik. Zbl. Vet.-Med. *A 15,* 255-321. — EISENMENGER, E. (1974): Gelenkspunktionen für Diagnostik und Therapie. Tierärztl. Praxis *2,* 401-407.

FEIST, H. (1937): Versuche zur Punktion und Injektion der Gelenkkapseln und Sehnenscheiden am Fußende des Rindes. Diss., Berlin.

GÄNGEL, H. (1971): Diagnostische Aspekte der Synovialzytologie bei Pferd und Rind. Arch. exp. Vet. Med. *25,* 65-132.

HJERPE, C. A., & H. D. KNIGHT (1972): Polyarthritis and synovitis associated with Mycoplasma bovimastitidis in feedlot cattle. J. Amer. Vet. Med. Ass. *160,* 1414-1418.

ILIJAŠ, B., F. SANKOVIĆ & K. BINEV (1968): A contribution to the X-ray diagnosis of pelvicofemoral bone lesions in large domestic animals. Zbl. Vet.-Med. *A 15,* 322-328. — ILIJAŠ, B., & S. RAPIĆ (1968): Möglichkeiten in der Röntgendiagnostik des Rindes. Ber. 5. Int. Tagung Rinderkrankh., Opatija; S. 234-236. — INABA, Y., T. OMORI & H. KUROGI (1975): Akabane disease: An epizootic abortion, premature birth, stillbirth and congenital arthrogryposis-hydranencephaly in cattle, sheep and goats caused by Akabane virus. Nat. Inst. Animal Health, Kodaira (Tokyo/Japan). — IVANOV, V. P. (1965): Röntgenographie des Kniegelenks beim erwachsenen Rind (russisch). Veterinarija *42: 3,* 70-71.

KERSJES, A. W. (1963): Over synovia en synovitis. Proefschr., Utrecht.

LANGE, W. (1960): Zur Cytologie der normalen und pathologischen Synovia des Rindes hinsichtlich ihrer klinischen Verwertbarkeit. Diss., H. U. Berlin. — LANGE, W. (1961): Zur klinischen Verwertbarkeit cytologischer Synoviauntersuchungen beim Rind. Arch. exp. Vet.-Med. *15,* 993-1011.

MARTJANOW, S. N. (1961): Bestimmung des Lahmheitsgrades bei Tieren (russisch). Veterinarija *38:* 1, 53-62.

NAKAMA, S. (1970): Klinische und ätiologische Untersuchungen über Arthritis bei Milchkühen. Jap. J. Vet. Med. *23,* 433-441. — NEUGEBAUER, H., & KUNTZE (1970): Chemische und bakteriologische Untersuchung von 50 Kniegelenkspunktaten. Münch. Med. Wschr. *114,* 1230.

OMORI, T., Y. INABA, H. KUROGI, Y. MIURA, K. NOBUTO, Y. OHASHI & M. MATSUMOTO (1975): Viral abortion, arthrogryposis-hydranencephaly syndrome in cattle in Japan, 1972-1974. Bull. Off. Int. Epizoot. *81,* 447-458.

PELT, R. W. VAN (1962 a): Anatomy and physiology of articular structures. Vet. Med. *57,* 135-143. — PELT, R. W. VAN (1962 b): Arthrocentesis and injection of the bovine tarsus. Vet. Med. *57,* 125-132. — PELT, R. W. VAN (1962 c): Punch biopsy of the bovine tarsus. Vet. Med. *57,* 490-497. — PELT, R. W. VAN (1965): Comparative arthrology in man and animals. J. Amer. Vet. Med. Ass. *147,* 958-967. — PELT, R. W. VAN (1967): Synovial membrane specimens obtained from cattle by joint punch-biopsy. J. Amer. Vet. Med. Ass. *150,* 1121-1130. — PELT, R. W. VAN (1967): Characteristics of blood, serum and synovial effusions in cattle with tarsal hydarthrosis. J. Amer. Vet. Med. Ass. *151,* 590-597. — PELT, R. W. VAN (1968): Traumatic arthritis in cattle. Amer. J. Vet. Res. *29,* 1883-1890. — PELT, R. W. VAN (1970): Synovial effusion changes in idiopathic septic arthritis in calves. J. Amer. Vet. Med. Ass. *156,* 84-92. — PELT, R. W. VAN (1970): Infectious arthritis in cattle caused by Corynebacterium pyogenes. J. Amer. Vet. Med. Ass. *156,* 457-465. — PELT, R. W. VAN (1970): Infectious tenosynovitis in cattle. J. Amer. Vet. Med. Ass. *156,* 1036-1043. — PELT, R. W. VAN (1972): Idiopathic septic arthritis in dairy cattle. J. Amer. Vet. Med. Ass. *161,* 278-284. — PELT, R. W. VAN (1973): Idiopathic tarsitis in postparturient dairy cows: clinicopathologic findings and treatment. J. Amer. Vet. Med. Ass. *162,* 284-290. — PELT, R. W. VAN, & G. H. CONNER (1963): Synovial fluid from the normal bovine tarsus. 1. Cellular constituents, volume and gross appearance. 2. Relative viscosity and quality of mucopolysaccharide. 3. Blood, plasma and synovial fluid sugars. Amer. J. Vet. Res. *24,* 112-121, 537-544, 735-742. — PELT, R. W. VAN, & R. F. LANGHAM (1966): Degenerative joint disease in cattle. J. Amer. Vet. Med. Ass. *148,* 535-542. — PELT, R. W. VAN, R. F. LANGHAM & S. D. SLEIGHT (1966): Lesions of infectious arthritis in calves. J. Amer. Vet. Med. Ass. *149,* 303-311. — PELT, R. W. VAN, & R. F. LANGHAM (1966): Nonspecific polyarthritis secondary to primary systemic infection in calves. J. Amer. Vet. Med. Ass. *149,* 505-511. — PELT, R. W. VAN, & G. H. CONNER (1966): Pathologic findings associated with idiopathic arthritides in cattle. J. Amer. Vet. Med. Ass. *149,* 1283-1290. — PELT, R. W. VAN, & R. F. LANGHAM (1968): Synovial fluid changes produced by infectious arthritis in cattle. Amer. J. Vet. Res. *29,* 507-516. — PELT, R. W. VAN, & R. F. LANGHAM (1970): Degenerative joint disease of the carpus and fetlock in cattle. J. Amer. Vet. Med. Ass. *157,* 953-961. — PERMAN, V., & C. E. CORNELIUS (1971): Synovial fluid. In: KANEKO, J. J., & C. E. CORNELIUS: Clinical biochemistry of domestic animals, 2. Aufl., 2. Band; Academic Press, New York & London, S. 233-254.

RAPIĆ, S., B. ILIJAŠ, V. GEREŠ, & J. MAROLT (1964): Radiography of the hip joint in large domestic animals (serbokroatisch). Vet. Arhiv *34,* 119-122.

SHUPE, J. L. (1961): Arthritis in cattle. Canad. Vet. J. *2,* 369-375.

VERSCHOOTEN, F., & A. DE MOOR (1974): Infectious arthritis in cattle: a radiographic study. J. Amer. Vet. Radiol. Soc. *15,* 60-69.

WEBER, E. (1928): Die klinische Untersuchung des Rindes. Schoetz, Berlin. — WYSSMANN, R. (1942): Gliedmaßenkrankheiten des Rindes. Orell Füssli, Zürich.

ZAPOROZHETS, N. F. (1970): Composition of bovine synovial fluid (in healthy and arthritic states). Vet. Bull. *40,* 57.

Knochen

ANONYM (1973): Verordnung über den Schutz vor Schäden durch Röntgenstrahlen (Röntgenverordnung) vom 1. März 1973. Dtsch. Tierärztebl. *21,* 161-177.

BARGAI, U. (1974): The radiological findings of diseased legs in intensive dairy cattle systems in Israel. Rep. 8. Int. Conf. Diseases of Cattle, Milano; Abstracts S. 95-102. — BOLZ, W. (1960): Über die Apparatur und Aufnahmetechnik bei Röntgenuntersuchungen in der tierärztlichen Praxis. Tierärztl. Umschau *15,* 88-93. — BRÜGGEMANN, J. (1962): Futterwerttabellen der DLG: Vitamine und Aminosäuren. Arbeiten der DLG, Band 85; Frankfurt.

CARLSON, W. D. (1967): Veterinary radiology. Lea & Febiger, Philadelphia; 2. Aufl.

DIXON, R. T. (1967): Construction of a radiographic technique chart. Austral. Vet. J. *43,* 588-589. — DOUGLAS, S. W., & H. D. WILLIAMSON (1970): Veterinary radiographic facilities. Vet. Record *86,* 116-125. — DOUGLAS, S. W., & H. D. WILLIAMSON (1971): Principles of veterinary radiography, 2. Aufl. Baillière & Tindall, London.

GRAEBNER, R. (1961): Die Knochenpunktion beim Rind — Technik und Instrumentarium. Berl. Münch. Tierärztl. Wschr. *74,* 253-255. — GRAY, W. H. (1956): An adjunct to large animal radiography: the intracavity cassette. J. Amer. Vet. Med. Ass. *128,* 13-15.

HARTUNG, K. (1973): Welche Konsequenzen hat die neue Röntgenverordnung für den praktischen Tierarzt? Prakt. Tierarzt *54,* 514-516.

ILIJAŠ, B., E. VUKELIĆ, S. RAPIĆ, & J. MAROLT (1967): Radiography of the vertebral column in cattle (serbokroatisch). Vet. Arhiv *37,* 219-222. — IVANOVSKIJ, S. A. (1968): Methodik zur Ermittlung der Mineralisierung der Knochen von Rindern (russisch). Veterinarija *45:* 12, 80-81.

MEHRKENS, L. (1966): Ein Beitrag zur Röntgeneinrichtung in der tierärztlichen Praxis. Tierärztl. Umschau *21,* 346-348. — MORGAN, J. P. (1972): Radiology in veterinary orthopaedics. Lea & Febiger, Philadelphia.

O'CONNER, P. J., P. A. M. ROGERS, J. D. COLLINS & N. A. MCERLEAN (1972): On the association between Salmonellosis and the occurence of osteomyelitis and terminal dry gangrene in calves. Vet. Record *91,* 459-460.

POPPE, S., & M. GABEL (1971): Vergleichende Untersuchungen zur Beurteilung der Kalzium- und Phosphorversorgung bei Rindern. 1. Untersuchungen an Mastbullen. Arch. Tierernährung *21,* 3-18. — PRIBOTH, W. (1966): Experimentelle und klinische Untersuchungen zur Diagnostik und Frühdiagnostik der mineralstoffmangelbedingten generalisierten Osteopathien der Jungrinder. Habil.-Schr., Leipzig. — PRIBOTH, W. (1967): Zur Bedeutung der Knochenbiopsie als diagnostische Untersuchungsmethode beim Rind — Beschreibung des Instrumentariums und der Technik. M.-hefte Vet.-Med. *22,* 332-335. — PRIBOTH, W. (1969): Röntgenologische Untersuchungen über Form- und Strukturveränderungen der Knochen unter besonderer Berücksichtigung der Veränderungen an den Wachstumszonen des Jungrindes. Arch. exp. Vet.-Med. *23,* 675-683. — PRIBOTH, W., D. BÖRNERT & H. FRITZSCHE (1966): Zur Methode der röntgenologisch-photometrischen Bestimmung des Aschegehaltes im Knochen beim Rind. Zbl. Vet.-Med. *A 13,* 628-644. — PRIBOTH, W., & G. WUJANZ (1969): Vergleichende röntgenologisch-photometrische und bioptisch-chemische Untersuchungen zur Frühdiagnostik der Rachitis des Rindes. Arch. exp. Vet.-Med. *23,* 233-237. — PRIBOTH, W., G. WUJANZ & SEFFNER (1972): Zur Bedeutung und Durchführung der Knochenbiopsie beim Rind. M.-hefte Vet.-Med. *27,* 77-78.

SIEMON, N. J., & E. W. MOODIE (1973): Body weight as a criterion in judging bone mineral adequacy. Nature *243*, 541-543. — SIEMON, N. J., & E. W. MOODIE (1974): Reproducibility of specific gravity estimations on bone samples from different sites of cattle and sheep. Calc. Tiss. Res. *15*, 181-188. — SIEMON, N. J., E. W. MOODIE & D. F. ROBERTSON (1974): The determination of bone density by radiation absorption. Calc. Tiss. Res. *15*, 189-199. — SMOLA, E. (1957): Die perkutorische Auskultation eines Knochenbruches. Münch. Med. Wschr. *99*, 701. — SZEDUDLOWSKI, K. (1958): Gliedmaßenperkussion als Verfahren bei der Untersuchung lahmer Großtiere. Wien. Tierärztl. Mschr. *45*, 627-629.

TAVERNOR, W., & L. C. VAUGHAN (1962): Radiography of horses and cattle. Brit. Vet. J. *118*, 359-385.

VERSCHOOTEN, F., R. DRUBBEL & A. DE MOOR (1972): Het belang van een gevarieerd kontrast van Röntgenopnamen bij huisdieren. Vlaams Diergeneesk. Tijdschr. *41*, 267-279.

WINTZER, H.-J. (1962): Lahmheit und Röntgenaufnahme beim Rind. Berl. Münch. Tierärztl. Wschr. *75*, 341-343. — WÖHLBIER, W. (1973): DLG-Futterwerttabellen: Mineralstoffgehalte in Futtermitteln. Arbeiten der DLG, Band 62; Frankfurt. — WÖHLBIER, W., & W. KIRSCH (1961): Futterwerttabellen der DLG: Wiederkäuer. Arbeiten der DLG, Band 17; Frankfurt. — WUJANZ, G., & G. LACHMANN (1972): Zur Problematik der Diagnose und Frühdiagnose von Stoffwechselerkrankungen der Milchkuh im System der veterinärmedizinischen Produktionskontrolle. Wiss. Zschr. Karl-Marx-Univ. Leipzig, Math.-Naturwiss. R. *21*, 331-336.

ZELLER, R., B. HERTSCH, H. WILKENS, K. NEURAND & K. HARTUNG (1975): Die Bezeichnung der Aufnahmerichtungen bei der Röntgenuntersuchung in der Veterinärmedizin. Dtsch. Tierärztl. Wschr. *82*, 22-24.

Muskeln, Sehnen, Nerven

AGNES, F., C. GENCHI & T. SIMONIC (1972): Considerazioni su taluni aspetti fisiopatologici del trasporto nel bovino: Attivitá enzimatiche e creatinina nel siero. Clin. Vet. *95*, 97-101. — ARTMEIER, P. (1957): Experimentelle Untersuchungen zur Neurektomie an den Extremitäten des Rindes. Tierärztl. Umschau *12*, 77-80.

BLINCOE, C., & W. B. DYE (1958): Serum transaminase in white muscle disease. J. Animal Sci. *17*, 224-226. — BLONDHEIM, S. H., E. MARGOLISCH & E. SHAFRIR (1958): A simple test for myohaemoglobinuria (myoglobinuria). J. Amer. Med. Ass. *167*, 453-454. — BOUDON, J. L. (1968): Détermination de l'activité de la créatine-phosphokinase dans le serum des bovins. Thèse, Lyon.

CARDINET, G. H. (1971): Skeletal muscle. In: KANEKO, J. J., & C. E. CORNELIUS: Clinical biochemistry of domestic animals, 2. Aufl., 2. Band: Academic Press, New York & London, S. 155-178. — COTTEREAU, Ph. (1971): Les myopathies métaboliques animales. Bull. Soc. Sci. vét. Méd. comp. *73*, 625-643. — COTTEREAU, Ph., & J. C. PROY (1965): Les myopathies métaboliques non inflammatoires des veaux, des agneaux et des porcs. Cahiers Méd. Vét. *34*, 39-73.

DOTTA, U., & B. RUBOTTI (1971): Studio dei livelli sierici delle transaminasi glutammico ossacetica e glutammico piruvica della aldolasi e della creatin-fosfochinasi in vitelli normali e in vitelli affetti da miodistrofia enzootica. Atti Soc. Ital. Buiatria *3*, 489-495.

FORENBACHER, S., M. HERCEG & S. FELDHOFER (1975): Systemic myopathy of fattening cattle caused by lack of vitamin E (serbokroatisch). Vet. Arhiv *45*, 159-175.

GERBER, F. (1972): Elektromyographische Untersuchungen an gesunden und an spastischer Parese leidenden Rindern. Diss., Zürich. — GÖTZE, U. (1969): Bestimmung von Myoglobin und Hämoglobin im Fleischextrakt von Schlachttieren. Fleischwirtschaft *49*, 901-906.

HECKMANN, R. (1972): Beitrag zur Elektromyographie in der Veterinärmedizin. Zbl. Vet.-Med. *A 22*, 713-740. — HOLMES, J. H. G., C. R. ASHMORE, D. W. ROBINSON, F. J. FINN & J. O'DELL (1972): A condition resembling ‚azoturia' in a double muscled heifer. Vet. Record *90*, 625-630. — HOPF, H. C. (1966): Moderne Diagnostik peripherer Nervenkrankheiten. Münch. Med. Wschr. *108*, 253-259.

JALALUDDIN, A. M., & S. V. RAO (1972): Diagnosis of lameness in the ox by means of nerve blocks. Indian Vet. J. *49*, 1246-1256. — JÖNSSON, G., & B. PEHRSON (1968): Något om diagnostisering av muskelskador hos långliggare. Svensk Vet.-Tidn. *20*, 5-6.

KEAR, M., & R. N. SMITH (1972): A method of recording electromyographs from a limb muscle during locomotion. Res. Vet. Sci. *13*, 494-495. — KELLER, P., H. GERBER & J. MARTIG (1971): Zum Verhalten von Serumenzymen bei Muskelschäden des Rindes. Schweiz. Arch. Tierheilk. *113*, 627-636. — KRAFT, H. (1974): Intramuskuläre Injektion und Enzym-Diagnostik. Tierärztl. Umschau *29*, 656-658.

LALWDA, F. (1973): Differentialdiagnose der Skelettmuskelerkrankungen. Münch. Med. Wschr. *115*, 1089-1097.

MAGAT, A. (1971): Aspects biochimiques des myopathies des animaux domestiques. Bull. Soc. Sci. Vét. Méd. Comp. *73*, 645-662. — MUSCARELLA, A., & F. MINOCCHERI (1967): Affatinamento da trasporto in bovini. III a. Relazione fra l'aldolasi e la latticodeidrogenasi sierica. Nuova Vet. *43*, 557-563.

VAUGHAN, L. C. (1964): Peripheral nerve injuries: An experimental study in cattle. Vet. Record *76*, 1293-1304.

Zentrales Nervensystem

Die Tatsache, daß der Tierarzt die *subjektiven* Beschwerden seiner Patienten nicht erfragen kann, wirkt sich bei der Untersuchung von Gehirn und Rückenmark noch nachteiliger aus als bei der Überprüfung anderer Organapparate. Bei der Erhebung neurologischer Befunde ist er nämlich in besonderem Maße auf die mitunter nicht stark ausgeprägten *objektiven* Abweichungen der ‚Reaktionen' des kranken Tieres angewiesen. Diesbezügliche Angaben des *Vorberichts* (S. 58) sind insofern von Bedeutung, als manche zentralnervös bedingten Leiden nur anfallsweise auftreten oder ein wechselndes Erscheinungsbild zeigen. Jeder auf eine zerebrospinale Erkrankung deutende anamnestische Hinweis (wie verändertes Benehmen, Unruhe, Niedergeschlagenheit, Behinderung oder Ausfall zentralgesteuerter Funktionen) verdient aber auch deshalb

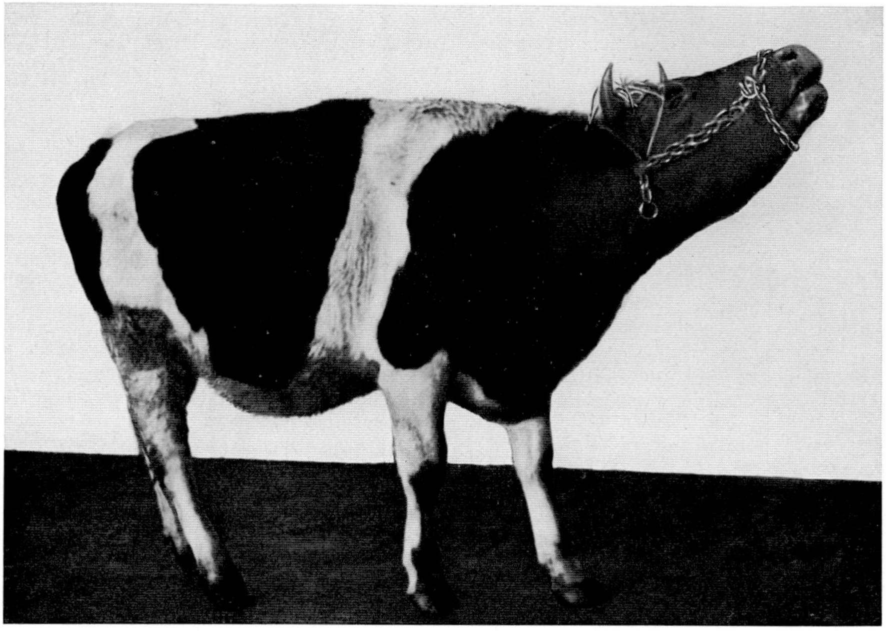

Abb. 340. Verhalten einer tollwutkranken Kuh: anfallsweises Brüllen, Aufwerfen der Streu mit den Hörnern und Schwanken der Nachhand

Beachtung, weil der Umgang mit einem zu spät als *tollwutkrank* erkannten Rind (Abb. 340) für Hilfspersonal und Tierarzt gefährlich (Infektionsmöglichkeit) ist und dann meist zur Schutzimpfung aller Beteiligten zwingt. Vor näherer Beschäftigung mit dem vorberichtlich zentralnervös gestörten Tier sollte Tollwutverdacht daher ausgeschlossen sein, oder eine geeignete, nicht nur den Körper, sondern auch Arme und Hände sichernde Schutzkleidung angelegt werden. Oft ergeben sich erst bei der *allgemeinen Untersuchung* (S. 78), und zwar vor allem bei der adspektorischen Kontrolle der Körperhaltung und des Verhaltens (S. 78, 80), Anhaltspunkte für das Vorliegen einer Hirn- und/oder Rückenmarkserkrankung (verminderte, gesteigerte oder abnorm veränderte sensomotorische Erregbarkeit). In diesem Zusammenhang gewinnen für den Tierarzt heute auch die Erkenntnisse einer haustiergerechten, neuzeitliche Stallbauformen mitberücksichtigenden *Ethologie* (Verhaltenforschung) Interesse. Von dieser werden im allgemeinen folgende Funktionskreise[1] unterschieden, innerhalb welcher bestimmte ‚Verhaltensmuster' als normal gelten:

— *Ingestion:* Futteraufnahme im Stall oder auf der Weide, Tränkeaufnahme (S. 213, 215), Saugen des Kalbes, Wiederkauen (S. 215).
— *Elimination:* Kotabsatz, Harnabsatz (S. 310).
— *Lokomotion:* Aufstehen, Gehen, Laufen, Springen, Niederlegen (S. 425).
— *Rekreation:* Liegen, Dämmerschlaf.
— *Reproduktion:* Brunstverhalten, Benehmen der Sexualpartner beim Deckakt, Gebären (S. 351, 386, 394).
— *Sozialisation:* Verhalten gegenüber artgleichen Einzeltieren, eigenen Nachkommen oder der gesamten Herde (Spieltrieb, aktive und passive ‚Fürsorge', Rangordnungskämpfe).
— *Umweltbezug:* Reaktionen gegenüber betriebsangehörigen Personen oder Fremden, Vertretern anderer Tierarten, unbelebten Gegenständen oder in Gefahrensituation (Ausweichen, Flucht, Verteidigung, Angriff).
— *Komfortbezug:* Körperpflege, Fliegenabwehr und ähnliches mehr.

Dem erfahrenen Beobachter fällt *regelwidriges Verhalten* bald auf (Abb. 90—92, 335, 340, 356). Er sollte es stets zum Anlaß nehmen, das zentrale Nervensystem (sowie weitere, offensichtlich mitbetroffene Organe) des Tieres näher zu untersuchen. Dabei ist zu klären, ob Gehirn und/oder Rückenmark *primär* oder *sekundär* am Krankheitsgeschehen beteiligt sind. Ersteres trifft für die das ZNS und seine Hüllen unmittelbar befallenden Leiden zu (Tollwut, AUJESZKY'sche Krankheit, Botulismus, Listeriose, Hirnrindennekrose, infektiöse septikämisch-thrombosierende Meningoenzephalitis, Verletzungen, Parasitenbefall); letzteres ist bei vielen schwerwiegenden Allgemeininfektionen und -intoxikationen sowie Stoffwechselstörungen der Fall (bösartiges Katarrhalfieber, Rinderpest, Sepsis, Cholämie, Urämie, Ketonämie, Tetanie, Gebärparese), an denen die genannten Organe nur symptomatisch teilnehmen. Da einige der aufgezählten Krankheiten unheilbar sind, ist ihre rasche und sichere Erkennung bedeutungsvoll für den Entschluß zur nutzbringenden Verwertung des Tieres und bei übertragbaren oder vergiftungsbedingten Krankheiten auch wichtig für die umgehende Beseitigung der Infektions- oder Giftquelle. Andere Erkrankungen des zentralen Nervensystems können bei rechtzeitiger Stellung der richtigen Diagnose noch erfolgreich behandelt werden.

Im Rahmen der *speziellen Untersuchung des ZNS* wird das kranke Rind somit zunächst einer gründlichen und nötigenfalls auch zu wiederholenden *Beobachtung seiner Lebensäußerungen* unterzogen; dabei ist den laut Vorbericht oder allgemeiner Untersuchung als gestört befundenen Funktionen besondere Aufmerksamkeit zu schenken. Festliegende Tiere sollten für die neurologische Untersuchung möglichst in *Brustlage* verbracht werden. Dann werden *Schädel* und *Wirbelsäule* adspektorisch, palpatorisch und perkutorisch geprüft; etwaige Defekte sind auch zu sondieren. (Röntgenologische Kontrollen dieser Skeletteile sind beim Rind, ebenso wie ventrikulo- oder myelographische Kontrastaufnahmen, technisch schwierig und aufwendig.) Raumfordernde Prozesse im Bereich des Stirnschädels lassen sich mitunter durch *explorative Trepanation der Stirnhöhle* klären. Hiernach wird der Patient auf etwaige Ausfallserscheinungen seines *Sensoriums,* der *Sensibilität* und der *Motorik* untersucht. Gegebenenfalls können aus den ermittelten Symptomen Schlußfolgerungen auf den Sitz der Erkrankung innerhalb

[1] Wirtschaftlicher Erfolg oder Mißerfolg der tierischen Erzeugung hängen in wesentlichem Umfange davon ab, wieweit es gelingt, die Forderungen der modernen Haltungs- und Fütterungsweise auf den geregelten Ablauf dieser Funktionskreise abzustimmen.

des ZNS gezogen werden: *Hirndrucksyndrom, zerebrales, zerebelläres* oder *spinales Syndrom, Hirnnervensyndrome*[1]. Bei offensichtlicher Beteiligung von Gehirn oder Rückenmark liefert die Untersuchung einer sachgemäß entnommenen *Liquorprobe* weitere wertvolle Informationen. Die *Elektroenzephalographie* hat beim Rind bislang nur in der außerklinischen Grundlagenforschung Anwendung gefunden. Ist eine diagnostische Klärung des zentralnervösen Leidens am lebenden Tier nicht möglich, so sollte — insbesondere bei gehäuftem Auftreten der Krankheit — der makroskopische *Zerlegungsbefund* von Gehirn und Rückenmark erhoben und geeignetes *Gewebsmaterial*[2] zur histologischen, nötigenfalls auch zur bakteriologischen oder virologischen Untersuchung eingesandt werden.

Schädel und Wirbelsäule: Die knöchernen Hüllen des zentralen Nervensystems werden auf etwaige Umfangsvermehrungen oder Substanzverluste sowie ungewöhnliche passive Beweglichkeit besichtigt und betastet (einschließlich der rektalen Kontrolle des Kreuzbeines sowie der Lendenwirbel); im Bereich der Wirbelsäule ist dabei auch auf abnorme Krümmungen, Abknickungen oder Drehungen (Opisthotonus, Emprosthotonus, Torticollis, Lordose, Kyphose, Skoliose, Torsion) zu achten. Gegebenenfalls wäre zu klären, ob die Haltungsanomalie angeboren ist oder erst in zeitlichem Zusammenhang mit der zentralnervösen Erkrankung auftrat. Ausdehnung, Konsistenz und Schmerzhaftigkeit der Veränderungen werden adspektorisch, palpatorisch, soweit erforderlich auch perkutorisch (stumpfes Hammerende) oder mittels vorsichtiger Sondierung geprüft; die durch diese Manipulationen möglicherweise ausgelösten Reaktionen können besonders aufschlußreich sein. Die Schallperkussion der Stirnhöhle gibt Auskunft über abnormen Inhalt derselben (S. 190); falls danach eine diagnostische Trepanation des Sinus frontalis (S. 190) angezeigt erscheint, sollte hierbei auf Defekte, Vorwölbungen, Konsistenz und örtliche Empfindlichkeit der Schädeldecke sowie auf die beim Betasten der inneren Knochenlamelle etwa einsetzenden Ausfallserscheinungen geachtet werden.

Sensorium: Störungen des *Bewußtseins* gibt das kranke Rind durch abnorme Reaktionen gegenüber den aus seiner Umgebung einwirkenden vertrauten Reizen, zum Beispiel beim Füttern, Tränken, Putzen, Streuen, Melken, beim Umgang mit Nachbartieren oder der Herde (Stallhaltung beziehungsweise Weidegang) und ähnliches mehr zu erkennen. Die Veränderungen in seinem Benehmen äußern sich entweder in gesteigerter oder in verminderter Anteilnahme an solchen Vorgängen:

— *Exzitation* (erhöhte sensomotorische Erregbarkeit): Geht mit spontaner oder schon aus geringfügigem Anlaß auftretender Unruhe, Angst, Bösartigkeit, vermehrter Abwehrbereitschaft oder Angriffslust, lebhafterem (‚nervösem‘) Spiel der Augen und Ohren, in schweren Fällen auch mit Brüllen, Toben, Losreißen, Ausbrechen oder Krämpfen einher.

— *Depression* (abgeschwächte sensomotorische Erregbarkeit): Zeigt sich in geringerem oder völlig fehlendem Interesse für Futter und Tränke, niedergeschlagenem Stehen oder Liegen mit aufgestütztem Kopf oder trüb-stierem Blick, Nichterkennen des Personals und Bewegungsunlust; oft unterbleibt dabei auch das Belecken des Flotzmaules, die Bewegung der Augenlider und der Ohrmuscheln sowie die Fliegenabwehr (Schwanzschlagen). Je nach dem Grade einer solchen Bewußtseinstrübung ist zwischen Apathie (Teilnahmslosigkeit), Somnolenz (Schlummersucht), Sopor (Benommenheit) und Koma (völlige Bewußtlosigkeit mit Erlöschen sämtlicher Körperfunktionen außer Kreislauf und Atmung) zu unterscheiden.

---

[1] Die Überprüfung der Funktionstüchtigkeit der Spinalnerven wird aus praktischen Erwägungen im Kapitel über den Bewegungsapparat (S. 446 ff.) besprochen.

[2] Das Gehirn von mittels Bolzenschußapparat betäubten Tieren ist für histologische Untersuchungen meist unbrauchbar.

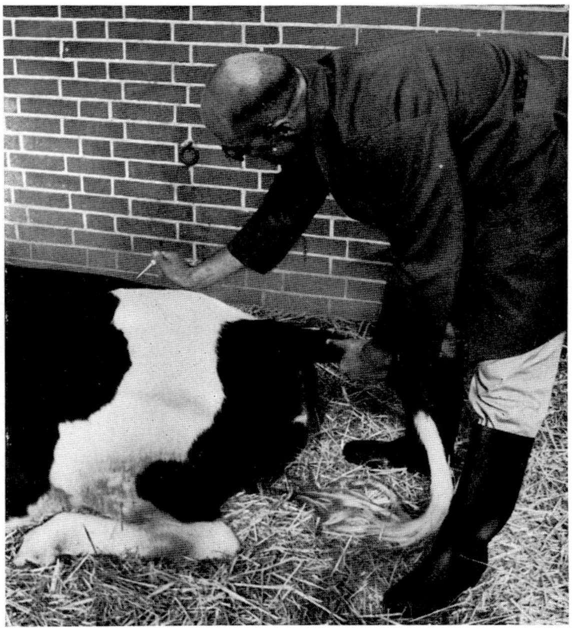

Abb. 341. Prüfen der Oberflächenempfindlichkeit bei einer festliegenden Kuh: Der Untersucher hält den Schwanz des Patienten zur Kontrolle seiner Reaktionen (Zucken, Anziehen) in der linken Hand und setzt mit der (aufgestützten) rechten Hand (Kanüle) möglichst gleichstark ausfallende Reize entlang der Mittellinie des Rückens

Sensibilität: Störungen der *Sinnesempfindungsfähigkeit* äußern sich in Hyper-, Hyp-, An- oder Parästhesie (vermehrte, verminderte, fehlende oder krankhaft veränderte Sensibilität), deren Ausdehnung auf dem Tierkörper möglichst genau zu ermitteln ist, da sie Rückschlüsse auf den Sitz der Schädigung gestattet. Hierzu werden folgende Funktionen überprüft; dabei sind dem Patienten möglichst die Augen zu verdecken, damit seine Reaktionen beurteilt werden können:

— *Oberflächenempfindlichkeit* (Berührungs-, Schmerzsinn): Betasten sensibler Körperstellen, leichte Nadelstiche (Abb. 341), Kneifen der Haut mit der Klauenuntersuchungszange (S. 433), Beklopfen hervorstehender Knochenpunkte mit dem stumpfen Ende des Perkussionshammers, nötigenfalls auch Gebrauch des elektrischen Viehtreibers (S. 28).

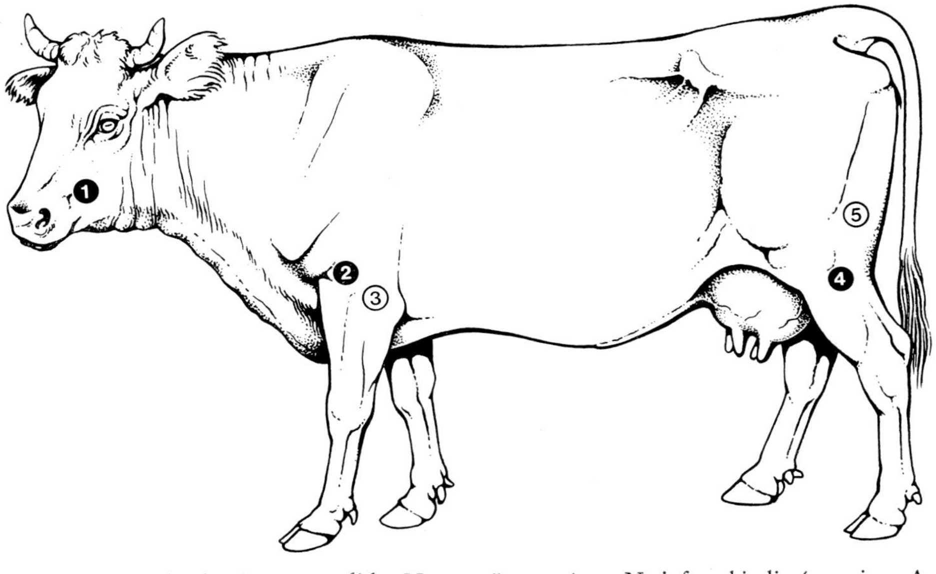

Abb. 342. Der Druckpalpation zugängliche Nervenstämme: 1 = N. infraorbitalis (an seiner Austrittstelle aus dem For. infraorbitale); 2 = N. radialis (im Sulcus spiralis dem Oberarmbein aufliegend); 3 = N. medianus und N. ulnaris (medial: wenig kraniodorsal des Ellbogengelenkes, muskelgepolstert); 4 = N. fibularis (unterhalb des Fibulaköpfchens dem Unterschenkelbein aufliegend); 5 = N. tibialis (medial: am Übergang des mittleren zum distalen Drittel des Oberschenkels, muskelgepolstert)

— *Abwehr- und Sehnenreflexe* (Schutz-, Tiefensinn): Betasten von Hornhaut, Augenlid, Ohrinnenfläche, Euterspiegel oder Hodensack, After, Schwanzunterseite sowie Zwischenklauenspalt; kräftiger Fingerdruck auf die zugänglichen Stämme des N. infraorbitalis, radialis, medianus, fibularis oder tibialis (Abb. 342); Perkussion der Hornbasis, des Ankonäenansatzes am Ellbogen, der Patellar- und Achillessehne sowie der Gliedmaßen dorsal wenig oberhalb von Kron-, Fessel-, Karpal- oder Tarsalgelenk; Aufziehen einer Hautfalte am Widerrist.

— *Körperstellreflexe* (Raum-, Gleichgewichtssinn): Verhaltenskontrolle am mit verbundenen Augen auf seine Beine gestellten Tier, dessen Gliedmaßen vom Untersucher dann abwechselnd in abnorme Position (Abduktion, Adduktion, Überkreuzen der Extremitäten) gebracht werden (Stehenbleiben oder Niedergehen, Einnahme einer normalen Haltung oder Beibehalten der aufgezwungenen Stellung).

Motorik: Durch Kontrolle der aktiven und passiven Bewegungsfähigkeit der einzelnen Körperteile (Kopf, Hals, Gliedmaßen, Schwanz) sowie deren Muskeltonus lassen sich folgende Abweichungen von der Norm unterscheiden:

— *Lähmungen:* Paresen (= unvollständige —) oder Paralysen (= vollständige Lähmungen) der Kau-, Schling-, Augen-, Ohr-, Hals-, Atmungs-, Blasen-, After-, Schwanz- oder Extremitätenmuskulatur, wobei entsprechend dem Muskeltonus zwischen schlaffer und straffer (spastischer), nach dem Sitz der Nervenschädigung zwischen zentraler und peripherer Lähmung, gemäß der Anzahl der gelähmten Beine zwischen Mono-, Para-, Hemi- und Tetraparese oder -plegie zu unterscheiden ist (Abb. 343).

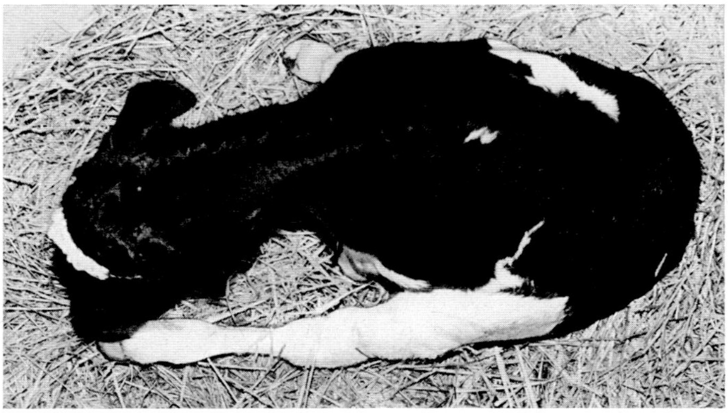

Abb. 343. Kalb mit traumatisch bedingter vollständiger Lähmung beider Hintergliedmaßen (Paraplegia posterior) nach Zerrung der Wirbelsäule auf der Grenze zwischen Lendenbereich und Kreuzbein (Schwergeburt): Das von oben her fotografierte Tier kann sich nur in hundesitzige Stellung erheben, liegt also hinten fest

— *Erhöhte motorische Irritabilität:* Dauerhaft (tonisch) oder anfallsweise (klonisch) gesteigerter Muskeltonus äußert sich in lokalisierten oder generalisierten Spasmen oder tetanoiden Krampfzuständen beziehungsweise in Tremor (Muskelzittern), Myoklonien (Muskelzuckungen) oder Konvulsionen (wiederholte krampfhafte Muskelanspannungen).

— *Inkoordination:* ‚Ungeordnetes' Stehen mit breitbeiniger (sägebockartiger) oder sich überkreuzender Gliedmaßenstellung sowie ataktisches Gehen mit unsichertappendem auf ebenem Gelände und dysmetrischen Bewegungen beim Überschreiten von kleineren Hindernissen oder nach Aufsetzen einer Augenblende; Schwanken, Schaukeln, Taumeln, ungleiche Höhe und/oder Länge der Schritte, wiederholtes gleichartiges Niederstürzen (nach vorn, zur Seite oder nach hinten).

a b c

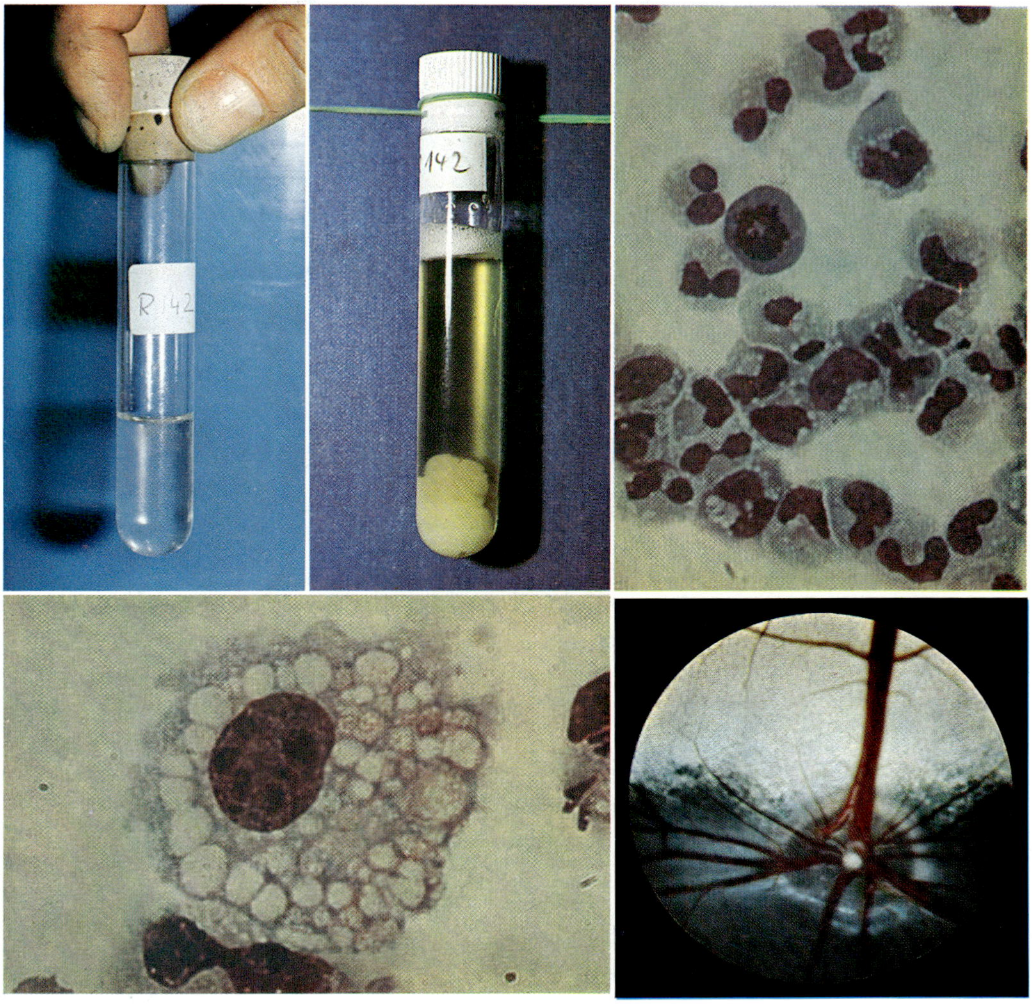

d e

Liquor cerebrospinalis und ophthalmoskopisches Bild des Augenhintergrundes:

a. Lumbalpunktat der Rückenmarksflüssigkeit eines gesunden Rindes: wasserhell, klar, nicht gerinnend, Eiweißgehalt 35 mg/100 ml, Zellgehalt 45/mm^3, fast ausschließlich Lymphozyten

b. Okzipitalpunktat der Zerebrospinalflüssigkeit eines an septikämisch-thrombosierender Meningoenzephalitis erkrankten Mastbullen: serumfarben/getrübt und zum Teil rasch in das im unteren Röhrchenteil befindliche Gerinnsel übergehend, Eiweißgehalt 690 mg/100 ml, Zellgehalt 870/mm^3 (überwiegend neutrophile Granulozyten)

c, d. Sedimentausstriche von Liquorpunktaten (STEINBERG und VANDEVELDE, 1974; MAY-GRÜNWALD/GIEMSA-Färbung, Vergrößerung 1000fach):

- c. Ausstrich des Sedimentes der Rückenmarksflüssigkeit eines Kalbes mit purulenter Meningitis: zahlreiche neutrophile Granulozyten, darunter stabkernige und jugendliche Formen sowie eine Mitose
- d. Ausstrich des Liquorsedimentes einer an Listerien-Meningoenzephalitis erkrankten Kuh: Makrophage

e. Hintergrund des rechten Auges eines Rindes (A. MÜLLER, 1969): Papilla nervi optici = querovale dunkelbraune Scheibe im Zentrum des Bildes; Tapetum lucidum blaugrünlich (oben); heller Fleck am Austritt des N. opticus = Rest der embryonalen A. hyaloidea

— *Zwangsbewegungen* (Abb. 344): Ständiges gleichsinniges Herumgehen im Kreise (‚Manegebewegung‘) oder kreiselndes Drehen des Tieres um die auf dem Standplatz verharrende Nachhand (‚Zeigerbewegung‘); Vorwärts-, Seitwärts- oder Rückwärtsdrängen; Pendeln oder Aufstützen des Kopfes, Anlehnen des Körpers.

Aus den auf diese Weise ermittelten Ausfallserscheinungen lassen sich vielfach gewisse Schlüsse auf den *Sitz* und den *Grad* der zentralnervösen Schädigung ziehen. Dabei sind ziemlich unabhängig von *Ursache* und *Art* des jeweiligen Leidens bestimmte Symptombilder (Syndrome) zu unterscheiden, die je nach Ausdehnung der ihnen zugrunde liegenden Veränderungen auch gemeinsam auftreten können:

Allgemeines Hirndrucksyndrom: störrisch-stumpfes bis somnolentes, später komatöses Verhalten, nämlich Absonderung, stures Stehen mit gesenktem, aufgestütztem oder gegen ein Hindernis gepreßtem Kopf (‚pushing syndrome‘) und ausdruckslosem Blick oder halbgeschlossenen Augen; Bewegungsunlust; nach dem Antreiben träge-schleppender Gang; schließlich Festliegen mit Opisthotonus; verminderte Reaktion auf Schmerzreize; von Fall zu Fall außerdem Sehstörungen, Paresen, Inkoordination, Vorwärtsdrängen, Herumlaufen im Kreis oder Bradykardie.

Großhirnsyndrom: ‚Blödes‘ Verhalten ohne erkennbare Anteilnahme an der Umgebung bei herabgesetztem oder fehlendem Sehvermögen, ‚roboterhafter‘ Futter- und Tränkeaufnahme sowie ‚maschinenartigem‘ Gang; im Stehen Hin- und Herpendeln des Kopfes.

Kleinhirnsyndrom: Breitbeiniges Stehen und unkoordinierter, ataktisch-dysmetrischer Gang, Manege- oder Zeigerbewegungen, Paresen, Paralysen, Tremor, Nystagmus (Augenzittern, S. 473), Anlehnen oder Niederfallen nach einer bestimmten Seite hin.

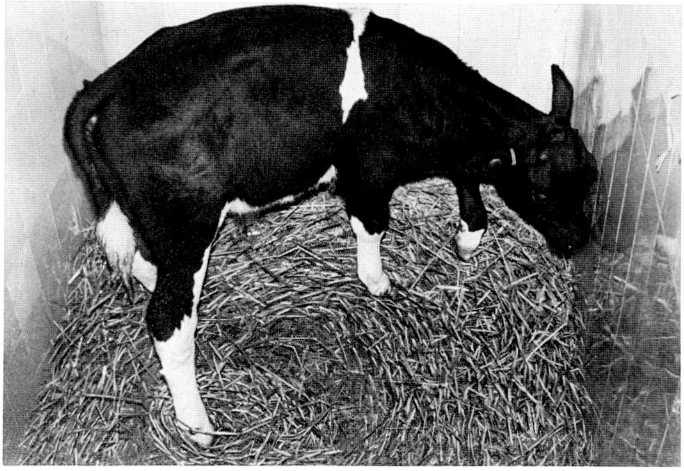

Abb. 344. Kalb, das infolge zentralnervöser Erkrankung (Hirnrindennekrose) blind und ataktisch im Kreise herumläuft (Manegebewegung), wie aus der Anordnung der Streu zu erkennen ist, die sich zum Teil um die Zehen des rechten Hinterbeines gewickelt hat (Zeigerbewegung)

Hirnbasissyndrom: Lähmung des daher ‚schlotternden‘ Unterkiefers mit oder ohne Beteiligung der Zunge und mehr oder weniger starker Behinderung von Aufnahme, Zerkleinerung sowie Abschlucken der Nahrung und Tränke.

Hirnnervensyndrome: Bei erworbener zentraler Hirnnervenschädigung (in deren Ursprungskernen) treten meist Ausfallserscheinungen in mehreren der nachstehenden Innervationsgebieten zugleich auf:

— I. *N. olfactorius:* fehlende Abwehr beim Einblasen von Rauch in die Nase.
— II. *N. ophthalmicus:* eingeschränktes oder aufgehobenes Sehvermögen, Ausbleiben des Lidschlagreflexes beim ‚Schnippen‘ gegen das Auge (S. 482), Anrennen gegen Hindernisse.

— III. *N. oculomotorius:* Ptosis (Herabsinken des oberen Augenlides), Mydriasis (Erweiterung der Pupille) sowie Strabismus (Schielen) nach seitwärts-oben.
— IV. *N. trochlearis:* seitlich-abwärts gerichtetes Schielen.
— V. *N. trigeminus:* Empfindungslosigkeit an Stirn, Augenlidern und Hornhaut (Ramus ophthalmicus); Anästhesie an Nasenrücken, Backe, Lippen und Zunge, die deshalb Bißspuren aufweisen kann (R. maxillaris); Lähmung und Atrophie von Kau- und Schläfenmuskel mit Beschränkung des Kauens auf die gesunde sowie ‚Priemen' auf der kranken Seite, bei beiderseitiger Lähmung Unvermögen den Unterkiefer anzuheben oder Futter aufzunehmen (R. mandibularis).
— VI. *N. abducens:* Schielen nach einwärts und Exophthalmus (Hervortreten des Augapfels).
— VII. *N. facialis:* Lähmung der Ohr- und Gesichtsmuskeln (Mimik) einschließlich Oberlid und Unterlippe.
— VIII. *N. statoacusticus:* Taubheit, um die Längsachse ‚verdrehte' Haltung des Kopfes, gelegentlich auch Nystagmus (Augenzittern).
— IX. *N. glossopharyngicus:* Schlundkopflähmung mit Schlingstörungen, ‚Priemen', Würgen, Regurgitieren, mitunter auch schnarchende Atmung.
— X. *N. vagus:* Behinderung des Schluckaktes, Röcheln, Husten, Aufblähen, Tachykardie; bezüglich der Lähmung des Bauchvagus wird auf Seite 225 ff. verwiesen.
— XI. *N. accessorius:* Lähmung und Muskelatrophie im Bereich von Hals und Schulter.
— XII. *N. hypoglossus:* Lähmung der nach der gesunden Seite hin abweichenden, bei beiderseitiger Schädigung dieser Nerven aber aus der Maulspalte vorfallenden Zunge.

Spinales Syndrom: Drucklähmungen des Rückenmarks äußern sich in plötzlich (Trauma) oder mehr allmählich (Tumor, Abszeß, örtliche Entzündung) einsetzendem, umschriebenem oder ausgedehntem, partiellem oder vollständigem Verlust der Sensibilität und der aktiven Motorik innerhalb des von dem betroffenen Marksegment innervierten Bereiches, bei Querschnittslähmung auch der kaudal davon gelegenen Körperteile. So können Schädigungen des Halsmarkes tödliche Folgen haben (Beteiligung der Medulla oblongata, Atemlähmung, Tetraplegie, Tympanie), oder nur Torticollis (‚Schiefhals') sowie steifen, ataktischen Gang der Vordergliedmaßen, mitunter auch Niederstürzen bei der passiven Bewegung der Halswirbelsäule bedingen. In unmittelbarer Nachbarschaft frischer Läsionen des Brust- oder Lendenmarkes besteht mitunter eine ausgeprägte Hyperästhesie der Haut, die sich kaudal davon auffallend kalt anfühlt.

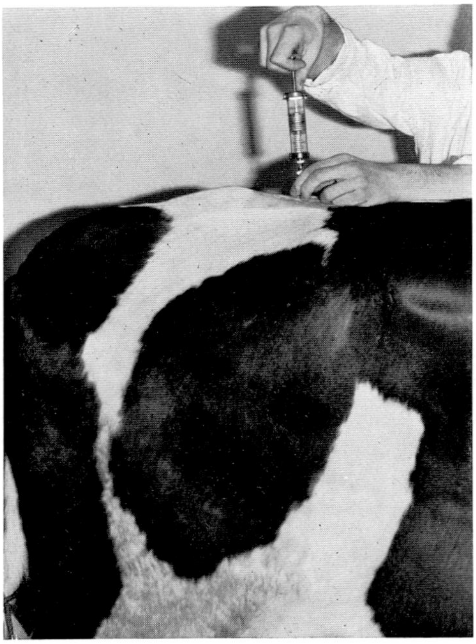

Abb. 345. Entnahme von Liquor cerebrospinalis durch Lumbalpunktion am stehenden Tier

Zerebrospinalflüssigkeit: Beim Rind erfolgt die auch unter Praxisbedingungen ohne weiteres mögliche Entnahme von Liquor cerebrospinalis durch postokzipitale oder lumbale Punktion des *Subarachnoidealraumes.* Hierzu ist zu bemerken, daß der Liquorbefund bei Patienten mit örtlich begrenztem Krankheitsprozeß an einer oder beiden Entnahmestellen negativ sein kann. Sind gleichzeitig mehrere Tiere erkrankt, so empfiehlt es sich, diejenigen zu punktieren, welche die deutlichsten Erscheinungen zeigen. Der Eingriff erfolgt am stehenden oder in Brustlage verbrachten Rind (*Lumbalpunktion:* zwischen den medialen Darmbeinwinkeln in der Delle hinter dem Dornfortsatz des letzten Lendenwirbels und vor dem Kreuzbein; Abb. 345), oder am sedierten und niedergeschnürten Tier, dessen Kopf dabei maximal nach ventral abzubeugen und samt Hals gut zu fixieren ist (*Postokzipitalpunktion:* in der Mittellinie, etwa eine Handbreit hinter dem Zwischenhornkamm; Abb. 346). Um die Einschleppung von Erregern in den Liquorraum zu vermeiden, muß der Einstich unter peinlicher Beachtung steriler Kautelen erfolgen (lokale Reinigung, Rasur und Desinfektion der Haut, keimfreies Instrumentarium). Die zu verwendende Kanüle (120 bis 150 mm lang, 1,5 bis 1,8 mm stark) sollte einen eingeschliffenen Mandrin besitzen. Für die *lumbale Liquorentnahme* wird sie am genannten Ort senkrecht durch die Haut eingestochen und dann in ventraler oder leicht kranioventraler Richtung langsam weiter vorgeschoben; beim Erreichen und Durchstoßen der Dura mater zeigt das Tier in der Regel eine ruckartige Abwehrreaktion. Hierauf ist der Mandrin zu entfernen und mit Hilfe einer leichtgängigen 20-ml-Spritze ein Ansaugversuch vorzunehmen. Sollte dabei kein Punktat zu gewinnen sein, setzt man den Mandrin wieder ein und schiebt die Hohlnadel um weitere 2 bis 3 mm vor, verläuft die Aspiration hiernach wiederum erfolglos, so muß die Kanüle bei ansaugend aufgesetzter Spritze ‚suchend' vor- und zurückbewegt werden. Dieses Vorgehen vergrößert dann allerdings das Risiko, ein Gefäß zu verletzen und bluthaltigen Liquor zu bekommen, der für die meisten Untersuchungen ungeeignet ist. Zur *Postokzipitalpunktion* sticht man — genau in der Medianen bleibend — in Richtung auf das Hinterhauptsbein ein, zieht die Hohlnadel nach Erreichen des Knochens zurück und wiederholt den Einstich mit jeweils etwas stärker geneigtem Winkel solange, bis die Kanülenspitze am unteren Rand des Okziputs vorbeigleitet und das Hinterhauptsloch erreicht. Nach der beim Durchstechen der harten Hirnhaut zu bemerkenden Schmerzreaktion und Herausziehen des Mandrins tropft hier häufig schon spontan Liquor aus der mit dem IV. Hirnventrikel kommunizierenden Cisterna cerebellomedullaris ab; er kann dann im Probenröhrchen aufgefangen oder mit der Spritze gewonnen werden. Tritt die Zerebrospinalflüssigkeit dagegen in kräftigem Strahl aus, so ist der Liquordruck offensichtlich erhöht. Die wichtigsten grobsinnli-

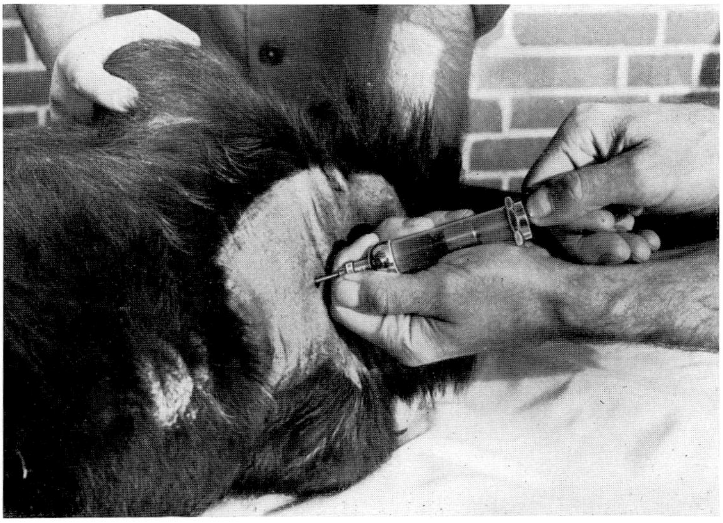

Abb. 346. Gewinnung von Hirnrückenmarksflüssigkeit durch Postokzipitalpunktion am niedergelegten Patienten, dessen Kopf hierfür weitmöglichst nach ventral abgebeugt gehalten wird

chen, physikalischen und biochemischen Liquorbefunde des Rindes sind der Übersicht 52 zu entnehmen. Sie gestatten insbesondere die differentialdiagnostische Abgrenzung zweier vorwiegend bestandsweise gehäuft auftretender zentralnervöser Leiden jüngerer Tiere, nämlich der Hirnrindennekrose (Polioenzephalomalazie) und der infektiösen septikämisch-thrombosierenden Meningoenzephalitis, liefern aber auch bei anderen ausgebreiteten Krankheiten des Gehirns und Rückenmarks wertvolle diagnostische und prognostische Anhaltspunkte.

Übersicht 52. Liquorbefunde beim gesunden und meningoenzephalomyelitis-kranken Rind (zusammengestellt nach dem Schrifttum)

Befund	normal	nichteitrige Hirnrückenmarks-entzündung[1]	eitrige Hirnrückenmarks-entzündung[2]
Druck (mm H_2O):	< 200	selten > 200	oft > 200
Farbe:	farblos (wäßrig)	farblos	gelblichweiß (bei ISTME[3] zum Teil rötlich)
Transparenz:	klar (lumbal mitunter einzelne weiße Flöckchen)	klar oder mäßig getrübt mit Fibrinsträngen	trübe mit fibrinösen Strängen, oft spontan gerinnend[4]
spezifisches Gewicht (g/ml):	1,005—1,010	erhöht	erhöht
Zellgehalt/mm³:	0—25	30—400	200—6000
Zelldifferenzierung:	fast ausschließlich Lymphozyten (95 %)	vorwiegend Lymphozyten (70 %), daneben monozytäre Zellen und neutrophile Granulozyten	vorwiegend neutrophile Granulozyten[5]
Eiweiß (mg/100 ml):	10—40	< 300	> 200—1000[6]
PANDY-Reaktion:	—	—/+++	+++
NONNE-APELT-Reaktion:	—/+	+/++	+++
Keimgehalt:	—	—/+ (Viren)[7]	oft + (Bakterien)[8]
Glukose (mg/100 ml):	30—80		50—80
pH:	7,0—7,4		
Chlorid (mg/100 ml):	620—750		
Kalzium (mg/100 ml):	5,1—6,3		
Magnesium (mg/100 ml):	2,1		
Phosphor (mg/100 ml):	0,9—4,0		
Kalium (mg/100 ml):	11,2—13,8		
Harnstoff (mg/100 ml):	6—12		

[1] virusbedingte Hirnrückenmarksentzündungen sowie Hirnrindennekrose oder Polioenzephalomalazie.
[2] infektiöse septikämisch-thrombosierende Meningoenzephalitis, Listeriose sowie septisch bedingte Hirnrückenmarksbeteiligung bei Pasteurellose, E. coli-Infektion, Pneumokokkose und ähnlichem mehr.
[3] infektiöse septikämisch-thrombosierende Meningo-Enzephalitis (‚sleeper disease').
[4] zur Verhinderung der Gerinnung stark fibrinogenhaltiger Liquorproben empfiehlt sich reichlicher Zusatz von Antikoagulantien (Übersicht 14).
[5] Bei Listeriose: überwiegend mononukleäre Zellen!
[6] Bei infektiöser septikämisch-thrombosierender Meningoenzephalitis ist der Proteingehalt des Liquors in der Regel wesentlich höher (500 bis 1000 mg/100 ml) als bei Listeriose.
[7] infektiöse bovine Rhinotracheitis-, bösartiges Katarrhalfieber-, Rinderpest-, Tollwut- oder AUJESZKY-Virus.
[8] Strepto- und Staphylokokken, Pneumokokken, C. pyogenes, Pasteurellen, H. somnus.

Transketolase-Test: Aus einer Zunahme des Reaktivierungsgrades der innerhalb des Kohlenhydratstoffwechsels im Pentosephosphatzyklus bedeutsamen Transketolase (= Thiaminpyrophosphat-Effekt) auf Werte über 45 % läßt sich nach den Untersuchungen von POHLENZ (1975) auf einen Vitamin-B_1-Mangel, bei gleichzeitigem Vorliegen zentralnervöser Erscheinungen auf Hirnrindennekrose schließen. Für diesen Test ist die laborgebundene Technik nach REHM und Mitarbeitern (1971) oder die Methode von HOFFMANN und Mitarbeitern (1971) anzuwenden.

Gewebsprobenentnahme: Beim Freilegen des Gehirnes und Rückenmarkes von infolge zentralnervöser Erkrankung verendeten oder geschlachteten Tieren ist auf möglichst schonende Behandlung beider Organe zu achten, wenn eine *histologische* Untersuchung vorgesehen ist. Sie sollten hierzu zusammen mit der Dura mater entnommen und unmittelbar danach in 5- bis 10%iger Formalin- oder BOUIN-Lösung fixiert werden. Im Begleitbericht sind die zu Lebzeiten des Patienten beobachteten klinischen Erscheinungen und der makroskopische Zerlegungsbefund zu schildern. Zur *bakteriologischen* oder *virologischen* Untersuchung bestimmte Hirn- oder Rückenmarksgewebsproben sind unfixiert in keimfreiem Kühlgefäß auf raschestem Wege einzusenden.

SCHRIFTTUM

BOUDA, J., J. ILLEK, M. LEBEDA & I. BEGOVIC (1973): Several biochemical values in cerebrospinal fluid of cattle. Acta Vet. (Brno) *42,* 135-139. — BRISTOL, R. F. (1972): Differential diagnosis of diseases of the central nervous system of cattle. J. Amer. Vet. Med. Ass. *161,* 1256-1258. — BROWN, L. N., R. E. DIERKS & R. C. DILLMANN (1970): Problems in differential diagnosis of Haemophilus somnus infection ('thrombo') of feedlot cattle. The Bovine Pract. *1970:* 5, 36-37. — BRUMMER, H. (1974): Zur Terminologie von Verhaltensstörungen. Tierärztl. Umschau *29,* 694-695. — BUCK, W. B. (1975): Toxic materials and neurologic disease in cattle. J. Amer. Vet. Med. Ass. *166,* 222-226.

CENA, M. (1967): Verhaltensformen von Milchkühen bei Großherdenhaltung. Züchtungskunde *39,* 253-260. — CLAUSEN, H. (1976): Prüfung des Transketolase-Tests zur Erkennung subklinischer und klinischer Thiamin-Mangelzustände beim Rind. Diss., Hannover. — COLES, E. (1971): Cerebrospinal fluid. In KANEKO, J. J., & C. E. CORNELIUS: Clinical biochemistry of domestic animals. 2. Aufl., 2. Band, S. 207-232. Academic Press, New York & London.

DIERNHOFER, K. (1938): Zwei Fälle von Paraplegie bei Kühen infolge Kompressionsatrophie des Rückenmarkes. Wien. Tierärztl. Mschr. *25,* 435-438. — DIRKSEN, G., & E. DAHME (1971): Über Klinik, Diagnose und Therapie der Cerebrocorticalnekrose (CCN) bei Kalb und Jungrind. Tierärztl. Umschau *26,* 517-523.

ESPERSEN, G. (1972): The hypophyseal abscess syndrome. Rep. 7. Int. Meeting Diseases of Cattle, London; p. 669-674.

FANKHAUSER, R. (1954): Der Liquor cerebrospinalis in der Veterinärmedizin. Zbl. Vet. Med. *1,* 136-159. — FANKHAUSER, R., & H. LUGINBÜHL (1968): Pathologische Anatomie des zentralen und peripheren Nervensystems der Haustiere Paul Parey, Berlin & Hamburg. — FEDOTOV, A. I. (1960): Cerebrospinal fluid of domestic animals. Nat. Inst. Health, Bethesda (Maryland). — FOX, M. W. (1967): The place and future of animal behaviour studies in veterinary medicine. J. Amer. Vet. Med. Ass. *151,* 609-615. — FOX, M. W. (1969): Abnormal behaviour in animals. Vet. Bull. *39,* 874-875. — FOX, M. W. (1972): Environmental influences on behaviour of domesticated and laboratory animals. Adv. Vet. Sci. *15,* 47-66. — FRAUCHIGER, E., & W. HOFMANN (1941): Die Nervenkrankheiten des Rindes. Huber, Bern. — FRAUCHIGER, E., & E. FANKHAUSER (1957): Vergleichende Neurophysiologie des Menschen und der Tiere. Springer, Berlin/Göttingen/Heidelberg. — FRIER, H. I., A. M. GALLINA, J. E. ROUSSEAU & H. D. EATON (1972): Rates of formation and absorption of cerebrospinal fluid in the very young calf. J. Dairy Sci. *55,* 339-344.

GIBBONS, W. J. (1966): How to diagnose neurologic disorders in large animals. Modern Vet. Pract. *47:* 1, 34-37. — GOLIKOV, A. N. (1966): Enzephalographie bei Rindern (russisch). Veterinarija (Moskau) *43:* 6, 81-83. — GOLIKOV, A. N., K. A. LIPOVSKIJ, E. I. LUBIMOV, V. I. SCEPARENKOV & G. BURCULADZE (1970): Elektroenzephalographie bei der Untersuchung von Entzündungen und Traumen (russisch). Veterinarija (Moskau) *47:* 7, 82-85. — GOLIKOV, A. N., & I. LJUBIMOV (1970): Elektroenzephalographische Diagnostik der unsichtbaren Formen von Euterverletzungen beim maschinellen Melken. Ber. 6. Int. Tag. Rinderkrankheiten, Philadelphia; S. 89-90.

HAFEZ, E. S. E. (1969): The behaviour of domestic animals. Baillière, Tindall & Cassell, London. — HERRICK, J. B. (1970): Differential diagnosis of thromboembolic meningoencephalitis and listeriosis. Vet. Med. *65,* 258-259. — HOFFMANN, N., A. KNAPP, K. RIETZ & CH. MILNER (1971): Die Bestimmung der Transketolase-Aktivität im Blut. Clin. Chim. Acta *33,* 415-421. — HOWARD, J. R. (1971): Diagnosis of the central nervous system in the beef feedlot. Ber. 19. Welt-Tierärztekongr., Mexiko; *2,* 336-339. — HULL, B. L. (1969): Polioencephalomalacia, a clinical review. Vet. Med. *64,* 903-906.

INNES, J. R. M., & L. Z. SAUNDERS (1962): Comparative neuropathology. Academic Press, New York & London.

KILLIG, H. (1966): Quantitative und qualitative Untersuchungen der Zellen des Liquor cerebrospinalis und Liquorglukosebestimmungen bei klinisch gesunden Rindern verschiedenen Alters. Diss., Leipzig. — KLEMM, W. R. (1969): Animal electroencephalography. Academic Press, New York.

LANGE, W., & H. RASCHKE (1967): Schwellenuntersuchungen an Abwehrreflexen beim Rind. Arch. exp. Vet.-Med. *21,* 1267-1271. — LIPPMANN, R. (1969): Vorkommen und Nachweis von Bilirubin im Liquor cerebrospinalis bei Pferd, Schaf und Rind. Arch. exp. Vet. Med. *23,* 279-284. — LITTLE, B. P., & D. K. SORENSEN (1969): Bovine polioencephalomalacia, infectious embolic meningoencephalitis, and acute lead poisoning in feedlot cattle. J. Amer. Vet. Med. Ass. *155.* 1892-1903. — LOEW, F. M. (1975): Nutrition and bovine neurologic disease. J. Amer. Vet. Med. Ass. *166,* 219-221.

MERRICK, A. W., & D. W. SCHARP (1971): Electroencephalography of resting behavior in cattle, with observations on the question of sleep. Amer. J. Vet. Res. *32,* 1893-1897. — MONTI, F. (1956): La semiologia del sistema nervoso negli animali domestici. Vet. Ital. *7:* Suppl. 1, 577-763. — MONTI, F., & F. GUARDA (1967): Aspetti attuali di clinica e patologia del sistema nervoso centrale dei bovini. Relaz. 21. Convegno Soc. Ital. Sci. Vet., Senigallia; p. 47-207.

PALMER, A. C. (1966): Introduction to animal neurology. Blackwell, Oxford. — PJATKIN, E. M. (1967): Über die neuromuskuläre Erregbarkeit bei Rindern (russisch). Zivotnovodstvo (Moskau) *29:* 4,9-90. — POHLENZ, J. F. L. (1975): Experimentelle Untersuchungen zur Vitamin-B_1-Hypovitaminose bei Wiederkäuern. Habil.-Schrift, Zürich. — PORZIG, E. (1969): Das Verhalten landwirtschaftlicher Nutztiere. Dtsch. Landw.-Verlag, Berlin

RAMSEY, F. K. (1970): Necropsy of the paralytic bovine. J. Amer. Vet. Med. Ass. *156,* 1451-1454. — REHM, W. F., K. ZEROBIN, S. CHRISTELLER, G. KUNOVITS & H. WEISER (1971): Untersuchungen zur Diagnostik von klinischen Vitamin-B_1-Mangelsymptomen bei Rindern. Berl. Münch. Tierärztl. Wschr. *84,* 64-67.

SAMBRAUS, H. H. (1971): Die Bedeutung der Verhaltensforschung für die Tierproduktion. Tierzüchter *23,* 241-243. — SAMBRAUS, H. H. (1971): Die soziale Rangordnung von Rindern und ihre Folgen. Tierzüchter *23,* 249-251. — SAUNDERS, J. R., O. M. RADOSTITS & F. M. LOEW (1971): Disorders of the central nervous system in the bovine. Ber. 19. Welt-Tierärztekongr., Mexiko; *2,* 762. — SCHLUEP, U. (1956): Die Untersuchungstechnik des Liquor cerebrospinalis von Haustieren mittels der Papierelektrophorese, sowie die Analyse desselben bei einigen gesunden und kranken Rindern. Zbl. Vet. Med. *3,* 341-358. — SMITH MAXIE, L. L. (1975): A review of cerebrocortical necrosis (polioencephalomalacia) and the use of cerebrospinal fluid as an aid in diagnosis. (unveröffentlicht). — SOLIMAN, M. K., S. EL AMROUSY & L. BOTROS YOUSSEF (1965): Some studies on cerebrospinal fluid of healthy cattle. Zbl. Vet. Med. *A 12,* 769-776. — STEINBERG. SH. A., & M. VANDEVELDE (1974): A comparative study of two methods of cytological evaluation of spinal fluid in domestic animals. Folia vet. lat. *4,* 235-250. — STÖBER, M., & D. PITTERMANN (1975): Infektiöse septikämisch-thrombosierende Meningoenzephalitis in einem Mastbullen-Bestand. Dtsch. Tierärztl. Wschr. *82,* 97-102. — STÖCKLI, A. (1950): Liquorgewinnung und Bestimmung der normalen Liquorwerte beim Rind. Schweizer Arch. Tierheilk. *92,* 228-250. — SYKER, J. F., & L. A. MOORE (1942): The normal cerebrospinal fluid pressure and a method for its determination in cattle. Amer. J. Vet. Res. *3,* 364-367.

UELTSCHI, G., S. A. STEINBERG & M. VANDEVELDE (1973): Darstellung einer Kleinhirnaplasie mit Hydrozephalie beim Kalb mittels Pneumoenzephalographie. Schweiz. Arch. Tierheilk. *115,* 471-474.

WEBER, W. (1942): Anatomisch-klinische Untersuchungen über die Punktions- und Anästhesiestellen des Rückenmarkes und über die Lage des Gehirnes beim Rind. Schweizer Arch. Tierheilk. *84,* 161-173. — WEIDE, K. D., C. M. HIBBS & H. D. ANTHONY (1964): Diagnosis of bovine feedlot encephalitides. Proc. 68. Ann. Meet. U. S. Livestock San.; *A,* 469-478. — WEINREICH, O. (1968): Das Verhalten des Rindes. Züchtungskunde *40,* 108-115. — WEISS, D. (1970): Elektroenzephalographie: Eine Literaturarbeit über die Einsatzmöglichkeiten in der Human- und Veterinärmedizin. Dipl.-arb. Sekt. Tierprod. Vet. Med., Leipzig.

ZEEB, K. (1970): Massentierhaltung und angewandte Ethologie. Zbl. Vet. Med. *B 17,* 86-89.

Sinnesorgane

Bei der klinischen Prüfung der Sinneswerkzeuge von Haustieren erweist es sich — ähnlich wie bei der Untersuchung des zentralen Nervensystems (S. 460) — oft als besonders schwierig, die subjektiven Beschwerden des Patienten zu erfassen. Hinzu kommt noch, daß Umfang und Notwendigkeit eines normal funktionierenden *Geruchs-* und *Geschmackssinnes* beim Rind erst teilweise bekannt sind, und es bislang außer ziemlich groben Methoden (Einblasen von Rauch in die Nase → Abwehr; gleichzeitiges Anbieten desselben Futtermittels mit und ohne Kochsalz- oder Zuckerzusatz → Bevorzugung des ersteren) keine geeigneten Verfahren gibt, sie objektiv zu kontrollieren.

(Bezüglich der Untersuchung von Nase und Maulhöhle, in denen diese beiden Sinne lokalisiert sind, sei auf Seite 189 und 218 verwiesen). Komplikationslose, leichtere bis mäßige Behinderungen des *Sehvermögens* oder des *Gehörs* haben — zumindest bei im Stall gehaltenen Tieren — nur untergeordnete Bedeutung, weil sie die Nutzungsfähigkeit offensichtlich nicht nennenswert beeinträchtigen; soweit solche Störungen nicht mit äußerlich erkennbaren Organveränderungen verbunden sind, werden sie vom Landwirt meist sogar übersehen. Die Untersuchung des *Tastsinnes* (Sensibilität) ist aus praktischen Erwägungen in Zusammenhang mit derjenigen des Nervensystems (S. 460) und des Bewegungsapparates (S. 420) besprochen worden. Die folgenden Ausführungen beschränken sich daher auf den Untersuchungsgang von Auge und Ohr.

Verständlicherweise enthält der *Vorbericht* (S. 58) demnach mitunter trotz Vorliegens eines Augen- oder Ohrenleidens keine diesbezüglichen Angaben. Der aufmerksame Beobachter kann ernsthaftere Ausfallserscheinungen des Sehvermögens oder des Gehörs aber selbst beim Fehlen auffälliger morphologischer Organveränderungen oft schon aus den Befunden der *allgemeinen Untersuchung* (S. 78), und zwar vor allem aus dem abnormen, nicht mehr umweltbezogenen Verhalten des betroffenen Tieres ableiten. Eine solche optische oder akustische Desorientierung wird besonders im freilaufenden Herdenverband deutlich, was dann Anlaß bieten sollte, die Anamnese durch gezielte Fragen zu ergänzen. Gegebenenfalls muß hierauf durch nähere Untersuchung des gestörten Sinneswerkzeuges geklärt werden, ob dieses *idiopathisch* (selbständig) oder aber *symptomatisch,* das heißt im Rahmen einer auch andere Apparate erfassenden Allgemeinerkrankung geschädigt worden ist. Im letztgenannten Falle liegt nicht selten eine Beteiligung des Gehirns vor; deshalb sollte bei jedem als augen- oder ohrenkrank befundenen Rind auch das zentrale Nervensystem eingehend untersucht werden (S. 460). Umgekehrt ergeben sich aus dem ophthalmo- oder otologischen Befund vielfach wertvolle Hinweise auf die Natur der zugrundeliegenden Allgemeinerkrankung.

Auge

Rinder sind entgegen landläufiger Ansicht farbenblind. Ihre Augen sowie deren Adnexe (Lider, Tränendrüse, Tränennasengang) können in verschiedenster Weise selbständig erkranken. Dabei handelt es sich zwar oft um Einzelfälle, doch kommen gewisse idiopathische Augenleiden auch bestandsweise gehäuft vor (zum Beispiel infektiöse Keratokonjunktivitis, erbbedingte Hornhauttrübung, ‚cancer eye'), was die Bedeutung ihrer rechtzeitigen Erkennung unterstreicht. Außerdem sind Augen und/oder Nachbarorgane bei bestimmten Allgemeinkrankheiten der großen Hauswiederkäuer, und zwar in zum Teil kennzeichnender Weise symptomatisch beteiligt (etwa bei bösartigem Katarrhalfieber, infektiöser boviner Rhinotracheitis, septikämisch-thrombosierender Meningoenzephalitis, Vitamin-A-Mangel, Atropinvergiftung). Demzufolge kann die Untersuchung des Sehorgans entscheidende diagnostische Anhaltspunkte für das Vorliegen solcher Leiden liefern; in Verdachtsfällen sollte sich der Prüfung der Augen daher auch eine Kontrolle der übrigen Organapparate anschließen. Die ophthalmologische Untersuchung selbst erfolgt zweckmäßigerweise in leicht abgedunkelter ruhiger Umgebung. Dabei ist der Kopf des kranken Tieres von einem Gehilfen im Untergriff zu halten (Abb. 3, 121). Zusätzliche mechanische Zwangsmaßnahmen sollten möglichst vermieden werden, doch erweist es sich mitunter als nützlich, den Patienten zu sedieren (S. 32 ff.) oder örtlich zu betäuben (S. 37, Abb. 54).

Adspektion und Ophthalmoskopie: Die im einzelnen zu untersuchenden Bestandteile der Sehorgane werden teils mit dem bloßen Auge (nähere Umgebung des Bulbus,

Lider, Hornhaut und Sklera in diffusem Licht; Kornea, vordere Augenkammer, Regenbogenhaut und Linse bei mehr oder weniger tangential einfallender Taschenlampenbeleuchtung), teils unter Zuhilfenahme von besonderen Instrumenten betrachtet (Hornhaut: Keratoskop[1]; Kornea, vordere Augenkammer, Iris, Linse und Augenhintergrund: Vergrößerungsgläser[2], Augenspiegel nach HELMHOLTZ, Spaltlampe oder batteriebetriebenes Ophthalmoskop[3]).

Für die Erkennung in der Tiefe des Auges gelegener Veränderungen ist die Anwendung eines der genannten Instrumente in der Regel unentbehrlich. Dabei empfiehlt es sich, entsprechend der in diesem Abschnitt vorgeschlagenen Reihenfolge, systematisch vorzugehen und die Besichtigung der Lidbindehäute hintanzustellen, weil die hierfür erforderliche Berührung störende Abwehr oder krampfhaften Lidschluß auslösen könnte. Gleiches gilt naturgemäß auch für die Palpation schmerzhafter Veränderungen in der Umgebung des Augapfels. Zunächst ist die *nähere Umgebung beider Augen* vergleichend auf etwaige Asymmetrie, das heißt auf Umfangsvermehrungen (Hämatom, Phlegmone, Abszeß, Tumor) oder Substanzverluste (haarlose Stellen, Verletzungen, Narben) zu prüfen. Hierbei ist auch auf Augenausfluß (vom nasalen Augenwinkel ausgehende Sekretbahnen) zu achten, der unter Umständen erst bei intensiverer Beleuchtung einsetzt oder dann stärker wird. Gegebenenfalls ist auch die Beschaffenheit des Ausflusses zu ermitteln (wäßrig, schleimig oder eitrig) und seiner Ursache nachzugehen (vermehrte Tränenproduktion, Verlegung des Tränennasenganges, entzündliche Affektion der Bindehaut oder der Tränendrüse).

Danach sind *Ober- und Unterlid* beider Augen bezüglich ihrer geweblichen Beschaffenheit und Unversehrtheit, Stellung sowie aktiven Beweglichkeit zu kontrollieren. Umfangsvermehrungen entzündlicher oder nicht entzündlicher Art (Phlegmone, Ödem, Hämatom und ähnliches mehr) sind wegen der normalerweise lockeren und fein gefältelten Struktur der Haut am Augenlid relativ häufig und nicht selten auch ziemlich ausgeprägt; meist handelt es sich dabei um die Folgen stumpfer oder scharfer Traumen, mitunter aber auch um Begleiterscheinungen einer Allgemeinerkrankung (zum Beispiel der Urtikaria). An den Augenlidern festzustellende Tumoren sind hierzulande vorwiegend Papillome, bei massiert gehaltenen Hereford-Mastrindern dagegen fast stets Karzinome (‚cancer eye'). Ein- oder Ausstülpungen des freien Lidrandes (En- oder Ektropium) sind vielfach Ausdruck einer frischen oder unter Narbenstriktur abgeheilten älteren Verletzung, seltener angeboren (Mißbildung); sie sind oft mit ständiger Reizung der Bulbusoberfläche verbunden. Die freie Beweglichkeit eines oder beider Augenlider kann infolge krampfhaften Lidschlusses (Blepharospasmus), mechanischer Behinderung (ödematöse, entzündliche oder maligne Gewebsinfiltration), Lähmung (Ptosis) sowie angeborener oder erworbener, partieller oder vollständiger Verklebung oder Verwachsung beider Lidränder miteinander (Ankyloblepharon) eingeschränkt oder völlig aufgehoben sein.

Die auch als *drittes Augenlid* bezeichnete, im medialen Winkel der Lidspalte gelegene *Nickhaut* (Palpebra tertia, Membrana nictitans) wird normalerweise nur bei stärkerer Drehung des Kopfes (Abb. 121) oder beim Betasten der Kornea gut sichtbar. Krankhafterweise kann sie schon am normal gehaltenen Kopf so stark hervortreten, daß sie die Hornhaut mehr oder weniger vollständig verdeckt (Protrusio membranae nictitantis). Das kann auf entzündlicher oder tumoröser Schwellung ihres konjunktivalen Überzuges oder auf Dauerkontraktion des M. retractor bulbi (zum Beispiel bei Tetanus, Nikotin-

---

[1] Zum Beispiel KLEIN'sches Keratoskop (Prinzip Placido) der Firma Keeler/Windsor, erhältlich bei H. Schwind/8750 Aschaffenburg.

[2] Zum Beispiel Lupensystem mit Vorsatzoptik, welche an ein Brillensystem montiert ist: Firma Oculus/Dutenhofen bei Wetzlar.

[3] Zum Beispiel Bifokal-Ophthalmoskop Miroflex-Heinel/8036 Herrsching (Abb. 351, 352).

oder Strychninvergiftung) beruhen. Im allgemeinen nimmt die Schleimhaut des dritten Augenlides an den krankhaften Veränderungen der übrigen Bindehautabschnitte des Auges teil (S. 480).

Die adspektorische Überprüfung der *Lidspalte* richtet sich auf Form und Ausmaß, welche nicht nur von den eben besprochenen Lidanomalien, sondern auch von Größe und Lage des Augapfels bestimmt werden. So erscheint die Lidspalte bei folgenden pathologischen Zuständen enger als normal oder sogar dauernd geschlossen: partielles oder vollständiges Ankyloblepharon, angeborener oder erworbener Mikrophthalmus, Anophthalmus oder Enophthalmus, auf Lichtscheu (Photophobie) oder anderweitiger Irritation des Auges beruhender Blepharospasmus, entzündliche Schwellung, tumoröse Verdickung oder Lähmung der Augenlider. Paralytisches Herabsinken des Oberlides läßt bei einseitiger, ohne weitere Veränderungen auftretender Erkrankung auf Lähmung des N. oculomotorius oder des N. facialis schließen; beiderseitige Ptose ist dagegen nach Verabreichung von Neuroleptika (S. 32 ff.), bei komatöser Schwäche (zum Beispiel hypokalzämischer Gebärparese), schwerer Gehirnschädigung (etwa beim ‚sleeper syndrome' = infektiöse septikämisch-thrombosierende Meningoenzephalitis) oder bei Botulismus zu beobachten. Umgekehrt erweist sich die Lidspalte bei Makrophthalmus und Exophthalmus (siehe unten) größer als normal; die dadurch bedingte Behinderung des Lidschlages kann so weit gehen, daß sich das Auge nur noch unvollständig schließen läßt (Lagophthalmus).

Bei der anschließenden Betrachtung des *Augapfels in seiner Gesamtheit* ist auf seine Größe, Lage, Bewegungen sowie die Richtung der Sehachse zu achten. Der Bulbus kann schon von Geburt an oder erst infolge voraufgegangener Erkrankung größer oder kleiner als normal sein (Makrophthalmus beziehungsweise Mikrophthalmus). Als Enophthalmus bezeichnet man das Einsinken der Augäpfel in die Orbita, wie es unter anderem bei exsikkotischen und kachektischen Tieren (‚eingefallene Augen' infolge Verlust des Bindegewebsturgors oder Schwund des retrobulbären Fettpolsters), ferner bei Spasmus des M. retractor bulbi und bei abnorm kleinem Auge vorkommt. Der exophthalmische Augapfel ragt dagegen weiter als normal aus der Lidspalte hervor, zum Beispiel infolge schwerer allgemeiner Entzündung des Auges (Panophthalmie), Wucherung der intraorbitalen Lymphfollikel (tumoröse Leukose) oder anderer benachbarter Gewebe (‚cancer eye'), oder Lähmung des Zurückziehers des Augapfels (Paralyse des N. abducens). Das Abweichen der Sehachse von ihrer normalen, im Ruhezustand mäßig temporalwärts verlaufenden, rechts und links also divergierenden Richtung wird als Schielen bezeichnet, wobei je nach Lage des Falles zwischen ein- und beiderseitigem sowie einwärts, auswärts, aufwärts oder abwärts gerichtetem Schielen zu unterscheiden ist (Strabismus convergens, divergens, sursum oder deorsum vergens). Eine solche Anomalie kann angeboren (und möglicherweise erblich bedingt) oder erworben sein und auf Nervenlähmung (N. abducens, oculomotorius oder trochlearis; S. 466), Schädigung der Augenmuskeln oder einem innerhalb der Orbita ablaufenden raumfordernden Prozeß beruhen (Strabismus paralyticus oder mechanicus). Von Umwelteindrücken unabhängige, meist in ziemlich rascher Folge und stereotyp ablaufende, waagerecht- oder senkrecht-pendelnde beziehungsweise kreisförmige Bewegungen des Bulbus nennt man landläufig ‚Augenzucken' beziehungsweise ‚Augenrollen'. Ein solcher Nystagmus oscillatorius (horizontalis, verticalis) beziehungsweise rotatorius läßt auf eine Schädigung des Gehirns mit Beteiligung des N. statoacusticus schließen.

Nun wird der *Kopf des Tieres* in der auf Abbildung 121 dargestellten Weise ausgiebig *seitwärts gedreht* und, den gegenläufigen Bewegungen des Augapfels entsprechend, so *gewendet*, daß nacheinander *alle seine Abschnitte* sichtbar werden. Bei Patienten mit ausgeprägter Lichtscheu (Photophobie) oder schmerzbedingtem Lidkrampf (Blepharospasmus) gelingt dies erst nach vorheriger Oberflächenanästhesie des Bulbus (S. 37) und schonendem Auseinanderziehen der Lider. Nötigenfalls sind auch etwaige Auflagerungen (Schleim, Fibrin, Blut, Eiter, Fremdkörper) vorsichtig zu entfernen (Spülung mit keimhemmender oder adstringierender Lösung, zartes Abtupfen). Nachdem die *Sklera* so samt ihrem konjunktivalen Überzug auf Farbabweichungen, entzündliche Veränderungen oder Defekte geprüft worden ist, wird der *Augapfel vom vorderen bis zum hinteren Pol* (das heißt von der Kornea bis zur Retina) *fortschreitend* adspektorisch und ophthalmoskopisch untersucht:

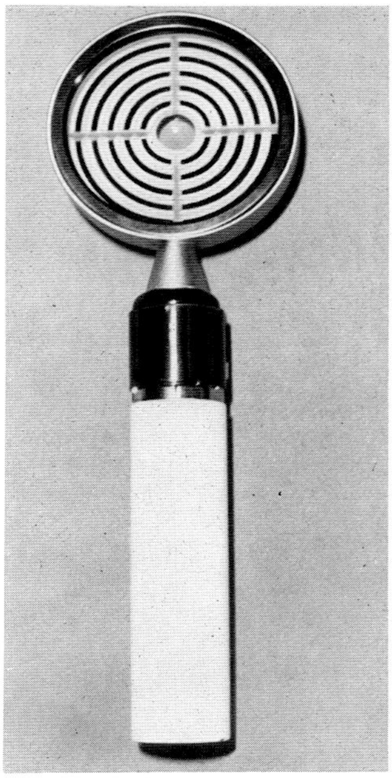

Abb. 347. KLEIN'sches Keratoskop (Prinzip PLACIDO) mit batteriebetriebener Beleuchtung

Für die Besichtigung der *Hornhaut* des Rindes ist das unbewaffnete Auge und diffuses Licht oder tangential einfallende Taschenlampenbeleuchtung zwar meist ausreichend; feinere Einzelheiten lassen sich aber nur im instrumentell fokussierten Licht erkennen. Im einzelnen ist beim Betrachten der Hornhaut auf ihre Oberflächenbeschaffenheit (Glanz, Glätte, Regelmäßigkeit, Auflagerungen), Transparenz und Wölbung zu achten. Erstere läßt sich unter Zuhilfenahme eines *Keratoskopes* besonders gut beurteilen. Dieses Instrument wird mit seinen konzentrischen schwarzen und weißen Ringen aus einiger Entfernung so auf das zu prüfende Auge gerichtet, daß man durch das zentrale Loch der Scheibe deren Spiegelbilder auf der Kornea sieht. Die Benutzung eines humanmedizinischen Keratoskops (Abb. 347) bietet den Vorteil der eingebauten Lichtquelle, doch decken seine Ringe das relativ große Auge des Rindes nur zum Teil ab, so daß es abschnittsweise untersucht werden muß. (Notfalls kann man das betreffende Tier auch in der Nähe eines Fensterkreuzes so aufstellen, daß letzteres sich auf der Hornhaut spiegelt.) Bei gesunder, das heißt glatter, glänzender und normal gewölbter Korneaoberfläche erscheinen die auf ihr entstehenden Reflexbilder alle scharf, glattrandig und regelmäßig geformt. Sind sie dagegen verzerrt, so liegt eine ungleichmäßige Wölbung der Hornhaut (Astigmatismus) vor. Umschriebene Veränderungen der Korneastruktur, wie Verletzungen (Vulnera corneae), örtliche Entzündung (Keratitis circumscripta), Geschwüre (Ulcera corneae) oder Narben (Cicatrices corneae) führen stellenweise zu Unschärfe oder zur Unterbrechung des keratoskopischen Spiegelbildes. Besonders feine und oberflächlich gelegene Hornhautdefekte werden oft erst nach dem Einbringen einiger Tropfen Farbstofflösung (Fluoreszin 2 %ig oder Methylenblau 0,5%ig) in den Konjunktivalsack (und anschließendem Ausspülen des Farbüberschusses mit physiologischer Kochsalzlösung) deutlich sichtbar, weil sich die beschädigten Korneabezirke dabei elektiv anfärben. Eine stärkere Abweichung von der normalen Hornhautkrümmung läßt sich dagegen schon mit bloßem Auge, und zwar bei Betrachtung von der temporalen Seite und seitlicher Durchleuchtung der vorderen Augenkammer gut erkennen; dabei ist von Fall zu Fall zwischen kegel- oder kugelförmiger Auftreibung einerseits und Abflachung der Kornea andererseits zu unterscheiden (Keratokonus, Keratoglobus, Aplanatio corneae). Folgende die Hornhautoberfläche betreffende Veränderungen sind ebenfalls meist schon ohne Zuhilfenahme von Instrumenten festzustellen: Fremdkörper (oft Getreidespelzen, andere Pflanzenteile, mitunter auch Haare oder Insekten), perforierende Wunden, behaarte Hautinseln (Dermoide), Bindehautbrücken zwischen Augenlidern und Bulbus (‚Flügelfell' oder Pterygium), Staphyloma corneae (Vorwölbung eines geschwürig veränderten und unter Umständen vorgefallene Iristeile enthaltenden Korneabezirks) und Pannus corneae (Auflagerung von vaskularisiertem Granulationsgewebe). Sind vordere Augenkammer, Regenbogenhaut und Pupille durch die Hornhaut klar und deutlich zu sehen, so besitzt sie ihre normale Durchsichtigkeit; feinste Trübungen zeigen sich allerdings erst bei Beleuchtung mittels einer starken, fokussierten Lichtquelle. Etwaige Trübungen der Hornhaut sind bezüglich ihrer Lage, Ausdehnung, Abgrenzung, Farbe und Oberflächenbeschaffenheit sowie darauf zu prüfen, ob sie nur ein oder aber beide Augen (im letztgenannten Falle: symmetrisch oder asymmetrisch) betreffen. Einseitige Korneaflecken sind zum Beispiel bei verletzungsbedingter Narbenbildung, beiderseits gleichartige Veränderungen dagegen bei erbbedingter Hornhauttrübung, bösartigem Katarrhalfieber oder phenothiazinbedingter Photokeratitis zu beobachten, während sich die infektiöse Keratokonjunktivitis des Rindes durch ein- oder beidseitig, stets aber asymmetrisch auftretende Trübungen auszeichnet. Je nach ihrer Größe wird eine solche undurchsichtige Stelle der Hornhaut Macula oder Leukoma corneae (klein beziehungsweise groß), im Extremfall Leukoma corneae totale genannt.[1] Sind die Grenzen des getrübten Bezirks verschwommen und seine Oberfläche matt-gestichelt, so ist der zugrundeliegende Prozeß noch nicht abgeschlossen, das heißt noch in Ausdehnung begriffen; scharf umrissene Korneaflecken gelten dagegen als älterer Natur und irreparabel. Braunen und schwarzen Hornhauttrübungen liegt meist eine Verklebung der Korneahinterfläche mit der Iris zugrunde (Synechia anterior). Die Durchsichtigkeit der Hornhaut wird auch durch die bei schwerer Keratitis aus der Umgebung her einsprossenden Gefäßchen beeinträchtigt (Vaskularisation der Kornea). Erweisen sie sich bei näherer Betrachtung als baumartig verästelt, so stammen sie aus der Sklera; sind sie dagegen büschelartig angeordnet, ohne sich zu verzweigen, so handelt es sich um vom Ziliarkörper kommende Äderchen. Anhand dieses Kriteriums lassen sich somit oberflächliche und tiefe Keratitis voneinander sowie von der sämtliche Hornhautschichten umfassenden Entzündung abgrenzen.

Die am besten bei seitlich-fokaler oder Spaltbeleuchtung erfolgende adspektorische Untersuchung der *vorderen Augenkammer* berücksichtigt deren Inhalt und Tiefe. Normalerweise enthält sie wasserklare Flüssigkeit, deren Transparenz durch krankhafte Beimengungen (Blut, Fibrin, Eiter) stellenweise oder insgesamt verloren gehen kann; dann sind darin mehr oder weniger verfärbte und zum Teil auch flottierende Trübungen zu sehen. Eine etwaige Ansammlung von Eiter im unteren Bereich zwischen Hornhaut und Iris wird als Hypopyon bezeichnet. Die Prüfung der Kammertiefe stützt sich auf die Betrachtung der Hornhautkuppel von temporal her. Dabei ist zwischen normaler, übermäßiger und unzureichender Tiefe zu unterscheiden. (Übermäßige Tiefe wird zum Beispiel bei abnorm starker Hornhautwölbung, Luxatio lentis posterior oder Vermehrung des Kammerwassers beobachtet, unzureichende Tiefe bei Verkleinerung des Bulbus, Luxatio lentis anterior oder Kammerwasserverlust). Infolge penetrierender Verletzung der Kornea oder schwerwiegende Entzündung der Regenbogenhaut können diese beiden Schichten des Auges mehr oder weniger großflächig miteinander verkleben (vordere Synechie), so daß die vordere Augenkammer unter Umständen verschwindet.

Beim Untersuchen der *Regenbogenhaut* sind deren Farbe und Zeichnung sowie Form, Weite und Reaktionsverhalten der *Pupille* zu berücksichtigen. Farbabweichungen der Iris kommen gelegentlich als angeborene Pigmentanomalien vor (Heterochromasia iridis: Birk- oder Glasauge; Albinismus iridis), während eine mit träger Pupillenreaktion verbundene verschwommene Zeichnung oder Sprenkelung der Regenbogenhaut auf Entzündung hinweist (Iritis). Auf Mißbildung, Trauma oder Inflammation beruhende Defekte der Iris geben sich als zusätzliche pupillenähnliche Zusammenhangstrennungen

[1] Ist die Betrachtung der hinter der Kornea gelegenen Augenabschnitte durch ausgedehnte Hornhauttrübungen erschwert oder unmöglich, so können sie durch Infrarotaufnahmen sichtbar gemacht werden.

(Coloboma iridis) zu erkennen. Normalerweise ist die Pupille des Rindes queroval und zieht sich bei starkem Lichteinfall ziemlich rasch zu einem horizontalen Spalt zusammen (Pupillarreflex, Abb. 348). Der obere Pupillenrand der großen Hauswiederkäuer trägt rundliche ‚Traubenkörner' unterschiedlicher Größe. Abweichungen von der normalen Pupillenform sind vor allem beim Vorliegen von Adhäsionen zwischen Regenbogenhaut und Hinterfläche der Hornhaut oder Vorderfläche der Linse (vordere beziehungsweise hintere Synechie) sowie bei Verlagerungen der Linse zu beobachten; ein zerrissener oder ausgefranster Pupillarrand spricht ebenfalls für Verklebungen oder Verwachsungen der Iris mit der Linse, wie sie zum Beispiel nach Entzündung der Traubenkörner (Uveitis) entstehen. Bei Patienten mit Zerebrokortikalnekrose verläuft der Pupillarspalt mitunter nicht mehr parallel zur Lidspalte, sondern erweist sich gegenüber dieser um 30 bis 45 Grad nach temporal verdreht. — Die reflektorische Verengerung der Pupille wird nach vorübergehendem Abdunkeln beider Augen (→ Erweiterung des Sehloches) durch Hineinleuchten mit einer hellen Taschenlampe geprüft. Sie sollte prompt und weitgehend, nicht aber verzögert, nur wenig oder überhaupt nicht erfolgen. Die dauerhafte, auf Lichteinfall nicht reagierende Weitstellung einer oder beider Pupillen kann dem Sehloch annähernd kreisrunde Gestalt verleihen (Abb. 349); sie wird als Pupillenstarre *(Mydriasis)* bezeichnet. Bei sonst unverändertem Auge beruht dieser Zustand entweder auf Reizung des N. sympathicus

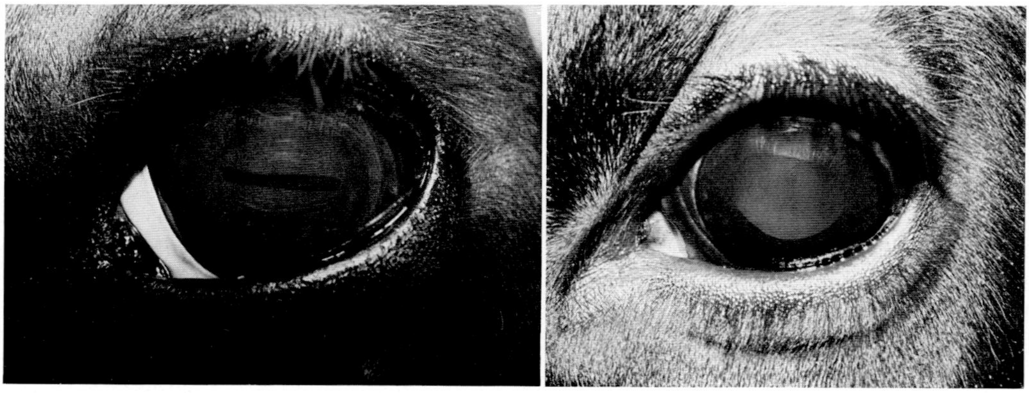

Abb. 348, 349. Links eine infolge starker Lichteinwirkung reflektorisch hochgradig verengte und daher spaltförmige Pupille (Miosis); rechts die extrem stark erweiterte Pupille eines mit Atropin vorbehandelten Rinderauges (Mydriasis)

oder auf Lähmung des N. oculomotorius; als Ursachen hierfür kommen entzündliche oder raumfordernde Prozesse der Netzhaut, des N. opticus, der Hirnhäute oder des Gehirns selbst in Betracht. Außerdem wird sie bei Hypovitaminose A (als sogenannte ‚Schönblindheit' oder Amaurosis) sowie bei Atropin- und Strychninvergiftung beobachtet. Anhaltende Pupillenenge *(Miosis)* ist dagegen entweder Ausdruck einer Reizung des N. parasympathicus, einer Lähmung des M. dilatator pupillae oder eines Krampfes des M. sphincter pupillae. Beim Rind ist dieses Symptom nicht nur als Begleit- oder Folgeerscheinung akuter Keratitiden und Iridozyklitiden, sondern auch bei Meningitiden und bei der Intoxikation durch organische Phosphorsäureester festzustellen; Vergiftungen mit miotisch wirkenden Alkaloiden (Nikotin, Muskarin, Morphin) kommen dagegen bei dieser Tierart kaum vor.

Die *Linse* kann ohne Hilfsmittel im auf- und durchfallenden Tageslicht, mit einem Augenspiegel (Abb. 350) oder — besser — in fokussiertem Lampenlicht mit Spaltblende besichtigt werden. Krankhafte Veränderungen betreffen vor allem Durchsichtigkeit und Lage, während der mit Kurz- oder Weitsichtigkeit verbundene Linsenastigmatismus beim Rind praktisch keine Rolle spielt. Trübungen der Linse (Cataracta lentis) erscheinen im allgemeinen grau bis weißlich (grauer Star); sie können sehr vielgestaltig sein und je nach Ausdehnung einen Teil oder die ganze Linse umfassen (Cataracta partialis beziehungsweise totalis), was dann zu mehr oder weniger schwerwiegender Sehstörung führt. Außerdem ist je nach Lokalisation der Trübung (in der Substanz oder in der Kapsel der Linse) zwischen Cataracta lenticularis und capsularis zu unterscheiden. Diese Differenzierung erfolgt am besten in einem dunklen Raum, und zwar durch Hin- und Herbewegen einer Lichtquelle (brennende Kerze, Ophthalmoskop mit Halbkreisblende) etwa 5 bis 10 cm vor dem zu untersuchenden Auge. Bei durchsichtiger Hornhaut und Linse sind dann drei PURKINJE-SAMSON'sche Reflexbilder der Kerze oder des Halbkreises zu beobachten: Das erste kommt durch Spiegelung auf der Hornhautoberfläche zustande, steht aufrecht und ist scharf umrissen. Das zweite liegt auf der Vorderfläche der Linse, steht ebenfalls senkrecht, ist aber kleiner und etwas blasser als das erste. Das dritte Reflexbild befindet sich auf der Hinterfläche der Linse, steht umgekehrt und erscheint noch kleiner; im Gegensatz zu den beiden erstgenannten folgt es den mit der Lichtquelle ausgeführten Pendel- oder Kreisbewegungen nicht in gleicher, sondern in gegenläufiger Richtung (Linsenwirkung). Fehlen beide Linsenbilder, so ist entweder keine Linse vorhanden (Aphakie), oder die Reflexion der Lichtquelle wird durch krankhafte Veränderungen an der Vorderfläche der Linse aufgehoben. Fehlt dagegen nur das dritte (umgekehrte und gegenläufige) Bild, so läßt dies auf eine Trübung des Linsenkernes oder der hinteren Linsenkapsel schließen. Verlagerungen der Linse, wie sie gelegentlich nach stumpfem Trauma oder bei schwerer Iridozyklitis vorkommen, bedingen entsprechend veränderte Reflexionsverhältnisse. Die Subluxation und die Luxation der Linse in die vordere Augenkammer ist als solche leicht zu erkennen. Bei vollständiger Verlagerung nach hinten scheint die Linse zu fehlen; Bewegungen des Augapfels lösen dann mitunter Irisschlottern aus.

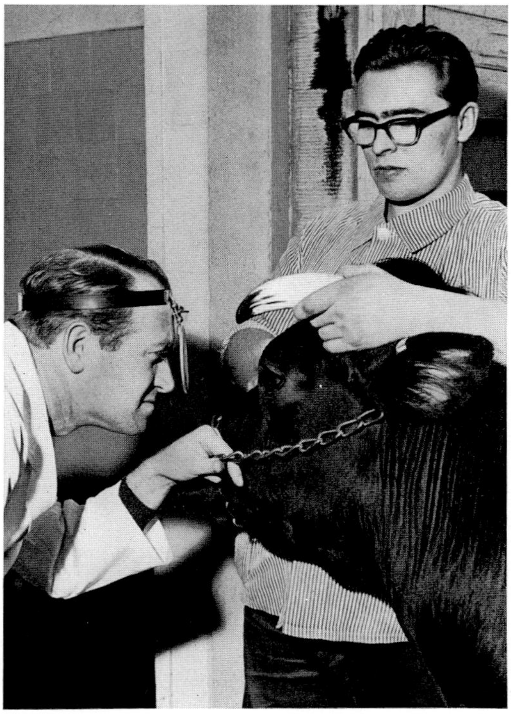

Abb. 350. Betrachtung der Linse und des Augenhintergrundes mit dem HELMHOLTZ'schen Augenspiegel

Der *Ziliarkörper* sowie die zwischen Irisrückfläche und Linse gelegene *hintere Augenkammer* werden durch die Regenbogenhaut verdeckt und sind der direkten Betrachtung daher nicht zugänglich. Über den Pupillarrand hinweg in die vordere Augenkammer eintretendes Exsudat (Blut, Fibrin, Eiter) kann aber ebenso wie eine merkliche Vorwölbung der Iris nach vorn als Anzeichen einer Entzündung der Regenbogenhaut und/oder des Ziliarkörpers (Iritis, Iridozyklitis, Zyklitis) gewertet werden.

Der *Glaskörper* wird unter Zuhilfenahme des Augenspiegels nach HELMHOLTZ oder eines neuzeitlichen Ophthalmoskops im durchfallenden Licht untersucht (Abb. 351, 352). Etwaige Trübungen (Fäserchen, kleine Klumpen, Membranen) sind auf entzündliche Exsudation der Choriodea zurückzuführen (Blut, Eiter, Fibrin). Sie haften entweder fest am Augenhintergrund oder geraten bei rascher Wendung des Bulbus oder Kopfes in flottierende bis aufwirbelnde Bewegung und zeigen eine veränderte Konsistenz der Glaskörpersubstanz an.

Vor Untersuchung des *Augenhintergrundes* (Fundoskopie) sind zur Erweiterung der Pupille zunächst einige Tropfen eines geeigneten Mydriatikums in den Konjunktivalsack einzuträufeln (Abb. 54).

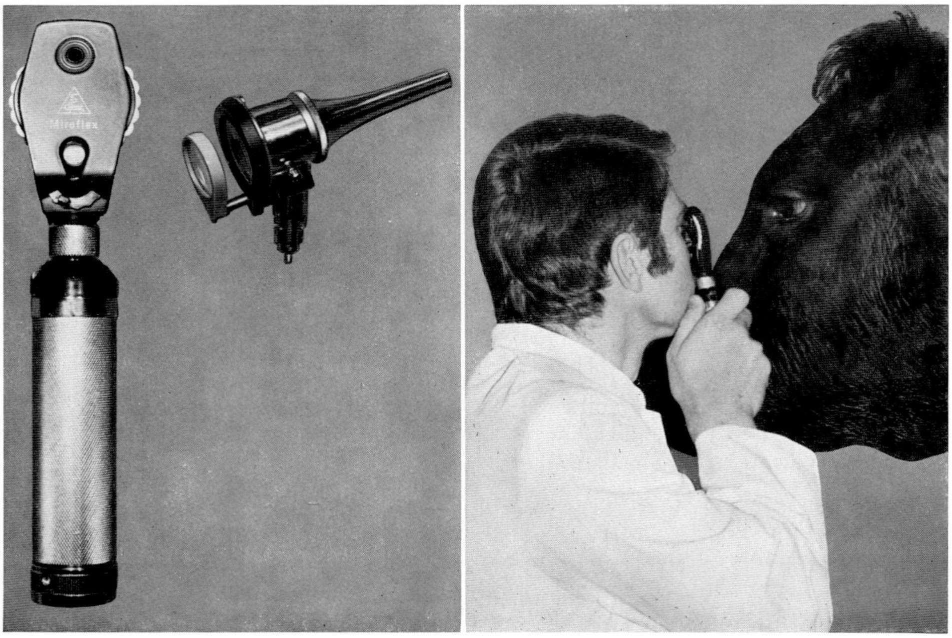

Abb. 351, 352. Links Bifokal-Opthalmoskop Miroflex mit Lupenvergrößerung, umschaltbaren Blenden, REKOSS'scher Meßlinsenscheibe und eingebauter Batteriebeleuchtung (von der Seite des Untersuchers her gesehen) sowie zugehörigem, gegen den ophthalmoskopischen Teil austauschbarem Otoskop-Aufsatz; rechts Untersuchung des Augenhintergrundes mit dem Bifokal-Ophthalmoskop Miroflex

Bisher wurde hierzu vor allem das Atropin in Form einer 0,5 bis 1,0 %igen Atropinum-sulfuricum-Lösung verwendet. Dabei begann die Erweiterung der Pupille nach 15 bis 20 Minuten; der maximale Effekt war nach etwa 2 Stunden erreicht, und die Wirkung hielt mehrere Tage an. Da letzteres für diagnostische Zwecke nicht nötig ist, werden jetzt mehr und mehr ‚Kurzzeitmydriatika' vorgezogen. Davon kommen für das Rind in Frage Tropicamid-Augentropfen 0,5 %ig[1] oder das Mydriatikum ‚Roche'[2], welche wie das Atropin ebenfalls parasympathikolytisch, jedoch schneller, stärker und kürzer wirken. Nach Anwendung dieser Präparate kommt es binnen 20 bis 30 Minuten zu einer ausgeprägten Mydriasis, die nur 4 bis 6 Stunden anhält. Die Fundusbetrachtung kann dann entweder mit dem 1852 von HELMHOLTZ eingeführten und in der Rinderpraxis nach wie vor als einfaches Instrument gebrauchten Augenspiegel

[1] Alcon Laboratories, Fort Worth, Texas, USA. Import und Alleinvertrieb für Deutschland: Roland Arzneimittel GmbH, Essen.

[2] Hoffmann-La Roche A. G., Grenzach, Baden.

oder, besser, mit Hilfe eines modernen Ophthalmoskops erfolgen. Im erstgenannten Falle ist das betreffende Tier zweckmäßigerweise so in einen Türrahmen zu stellen, daß es das Tageslicht im Rücken hat und mit dem Kopf in einen dunklen Raum schaut. Der in diesem vor dem Patienten stehende Untersucher lenkt dann das von draußen her einfallende Licht mit Hilfe des planen oder konvexen Spiegels aus etwa 20 cm Entfernung in das zu prüfende Auge und besichtigt gleichzeitig dessen Fundus durch das in der Mitte des Spiegels befindliche Loch (Abb. 350). Bei Benutzung eines batteriebetriebenen Ophthalmoskops (Abb. 351) verfügt der Tierarzt über eine im Instrument selbst untergebrachte fokussierbare Lichtquelle, so daß er den Kopfbewegungen des Tieres leichter folgen kann (Abb. 352); außerdem bieten ihm die nach Bedarf umstellbaren Blenden, ferner die auf der drehbaren Rekoss'schen Scheibe angebrachten Meßlinsen (positiver und negativer Dioptrien) sowie zusätzliche Lupenvergrößerung weitere Vorteile, die bis zur beim Rind praktisch allerdings weniger wichtigen Bestimmung der Brechungskraft des Auges reichen. Beim Rind ist das normale fundoskopische Bild durch folgende Merkmale gekennzeichnet (Tafel 17/e): Das die obere Fundushälfte einnehmende halbmondförmige Tapetum lucidum erscheint bläulichgrün bis gelblichgrün. In seinem dorsonasalen Viertel befindet sich ein annähernd dreieckiges Feld bräunlichschwarzer Pigmentflecken. Im übrigen Bereich liegen bräunlichrote Pünktchen mit hellem Hof, welche Ausgangspunkte feinerer Gefäßverzweigungen der choriokapillären Schicht darstellen. Der restliche Fundusteil (Tapetum nigrum) ist rostrot bis schwärzlich-braun und gegenüber dem Tapetum lucidum nur undeutlich abgegrenzt. Die Sehnervenpapille liegt ventrotemporal des hinteren Bulbuspols im tapetumfreien Teil des Fundus, stößt mit ihrer oberen Begrenzung aber an das Tapetum lucidum. Sie ist von runder bis querovaler Form, gelblichrot gefärbt und besitzt einen hellen Begrenzungsring (Nervenscheide). Der freie Rand der Papille ragt schanzenartig aus dem Niveau des Augenhintergrundes hervor, mitunter erscheint aber ihre gesamte Oberfläche gewölbt. Von der Papille gehen 4 (seltener nur 3) geschlängelte und sich kreuzende Hauptgefäßpaare aus, die in dorsaler, temporaler, nasaler und ventraler Richtung verlaufen und sich peripher verzweigen. Die dünneren, hellrot erscheinenden Arterien entspringen näher am Rand, die dicken und dunkler aussehenden Venen dagegen mehr aus der Mitte der Papille. Bei Betrachtung des Fundus ist auf Blutungen, Defekte (Kolobome) und Geschwülste, ferner auch auf Farbabweichungen nach grau- oder gelbweiß zu achten; letztere deuten entzündlich-degenerative Veränderungen an. Die örtlich begrenzte oder vollständige Ablösung der Netzhaut (Ablatio retinae partialis oder totalis), wie sie beim Rind erblich bedingt, manchmal aber auch als Folge einer Exsudatansammlung, Blutung oder Neubildung vorkommt, ergibt von Fall zu Fall einen anderen fundoskopischen Eindruck: Mitunter ist erkennbar, daß sich der abgelöste Retinabezirk blasen- oder trichterförmig in den Glaskörper hinein vorstülpt; er erscheint dann graurosa, gelblichgrau oder silbrigglänzend und setzt sich scharfrandig von den nicht vorgefallenen Netzhautteilen ab. Blutungen der Retina zeigen sich als strichförmige bis flächenhafte, unscharf begrenzte hell- bis braunrote Verfärbungen. Sie sind beim Rind nach traumatischer Kontusion des Augapfels, aber auch in Zusammenhang mit idiopathischen oder symptomatischen Entzündungen der Netzhaut und der Choriodea zu beobachten (zum Beispiel als Begleiterscheinung der infektiösen septikämisch-thrombosierenden Meningoenzephalitis oder hämorrhagischer Diathesen; S. 151). Geschwülste des Augenhintergrundes, wie Retinoblastome oder Melanosarkome, geben sich ophthalmoskopisch als deutlich umrissene Flecken oder Erhabenheiten unterschiedlicher Größe zu erkennen. Auch die Papille kann Abweichungen von ihrer normalen Färbung und Form aufweisen: Blässe spricht für Atrophie, Vorwölbung in den Glaskörper hinein für Ödem (Stauungspapille).

Adspektion unter Palpation: Die Überprüfung der Konsistenz der Augenlider, der Färbung und Oberflächenbeschaffenheit der Lidbindehaut sowie des Kornealreflexes erfordert eine Betastung oder digitale Fixation empfindlicher Teile des Auges; sie wird deshalb erst im Anschluß an die eben geschilderte ophthalmoskopische Untersuchung vorgenommen:

Beim vorsichtigen Palpieren des *oberen und unteren Augenlides* ist auf das Vorliegen von entzündlichen Reaktionen (Schwellung, Wärme, auffällige Schmerzhaftigkeit) und auf die Beschaffenheit etwaiger Umfangsvermehrungen zu achten, die sich von der normalen weich-lockeren Gewebsstruktur der Lider unterscheiden (teigig, fluktuierend, derb oder knisternd). Für die Beurteilung der Befunde gilt das Gleiche wie für die übrige Haut und Unterhaut (S. 96, 101). Bei eingehender Betastung von Lidtumoren erkennt man, ob diese scharf umschrieben oder in benachbarte Organe eingewuchert sind, was Rückschlüsse auf die Gut- oder Bösartigkeit der Geschwulst gestattet.

Um die *Lidbindehaut* sichtbar zu machen, werden Ober- und Unterlid mit den nötigenfalls durch Umwickeln von Gaze ‚griffiger‘ zu machenden Spitzen von Daumen und Zeigefinger nacheinander behutsam erfaßt und unter leichtem Auswärtsrollen des Lidrandes etwas vom Bulbus abgehoben. Bei augenkranken Tieren ist diese Manipulation oft erst nach vorheriger Oberflächenanästhesie des Konjunktivalsackes möglich (S. 37, Abb. 54). Die Beurteilung von Farbabweichungen der normalerweise blaßrosarot erscheinenden palpebralen Bindehaut erfolgt entsprechend derjenigen der übrigen Schleimhäute (S. 106). Abweichungen vom gesunden Relief und Glanz der Konjunktiva sind — verbunden mit Augenausfluß (S. 472) — vor allem bei lokaler Entzündung zu beobachten. Dann ist die Oberfläche dieser Schleimhaut stumpf-matt bis trocken und mehr oder weniger stark mit Exsudat bedeckt, was bis zur Ausbildung fibrinöser Pseudomembranen gehen kann. Die bei schwerer Konjunktivitis vorliegende seröse Durchtränkung (Ödematisierung) wird mitunter so hochgradig, daß sich die Bindehaut rings um den Augapfel herum aus der Lidspalte hervorwölbt (Chemose). Bei in einem Bestand gehäuft auftretender Bindehautentzündung kann die mikrobiologische Untersuchung von konjunktivalen Exsudatproben (Aspirat, Tupfer) weiteren Aufschluß über die Natur des Leidens geben. Die teils im Bindehautsack, teils in den Ausführungsgängen der Tränendrüse oder im Tränennasengang parasitierenden Augenwürmer (Thelazia-Arten) sind mitunter schon bei Betrachtung der umgeklappten Lider, sonst im Tränensekret oder in der Spülflüssigkeit des Duct. nasolacrimalis (S. 482) als 5 bis 20 mm lange, dünne milchigweiße Gebilde zu erkennen.

Zur Kontrolle des *Kornealreflexes* sollte die Hornhaut wegen der damit verbundenen Verletzungs- und Infektionsgefahr nicht mit dem bloßen Finger berührt, sondern mit einem zusammengedrehten Wattestreifchen oder einem kleinen watteumwickelten Tupferstäbchen (‚Q-Tips‘) behutsam angetupft werden, das vorher mit einem milden Antiseptikum befeuchtet worden ist. Normalerweise erfolgt hierauf sofortiger Lidschluß. Diese Reaktion ist bei folgenden Veränderungen abgeschwächt oder aufgehoben: Lähmung des N. trigeminus oder des N. facialis, peripherer Ausfall der sensiblen Hornhautinnervation (lokale Betäubung), tiefe Allgemeinnarkose, schwere Hirnerkrankung oder komatöse Allgemeinstörung sowie Vermehrung des Innendruckes des Auges.

Tonometrie: Die Prüfung des intraokulären Druckes spielt beim Rind kaum eine Rolle. Sie kann durch vorsichtiges Betasten des Bulbus mit den Kuppen der nebeneinander auf das Oberlid aufgesetzten Zeigefinger geschehen. Die Beurteilung richtet sich nach dem Grad der zu fühlenden Fluktuation (schlaffweich, normal oder prallderb bedeuten hypo-, normo- beziehungsweise hypertones Auge). Stets sollte ein Vergleich mit dem gesunden Nachbarauge oder dem Auge eines anderen Tieres erfolgen. Diese digitale Methode stellt naturgemäß ein grobes Vorgehen dar, mit welchem geringgradige Druckabweichungen nicht erkannt werden können. Bessere Ergebnisse würde die Zuhilfenahme eines Tonometers liefern. Mit solchen Instrumenten gibt es aber beim Rind noch nicht genügend Erfahrungen. Es sei daher nur erwähnt, daß in der Humanophthalmologie zwischen Impressions- und Aplanationstonometern unterschieden wird. Beide Arten von Instrumenten erfordern eine Lokalanästhesie des Auges (S. 37) und können nur am niedergelegten Tier in vertikaler Richtung angewendet werden. Das mitunter auch für das Rind empfohlene Tonometer nach SCHIÖTZ[1], welches nach dem Impressionsprinzip arbeitet, ist für diese Tierart deshalb nicht ohne weiteres geeignet, weil die Wölbung seines Tastfußes dem menschlichen Auge angepaßt ist; sie müßte zuvor geändert werden. Dagegen könnte ein einfaches Aplanationstonometer[2] auch für das Rind brauchbar sein.

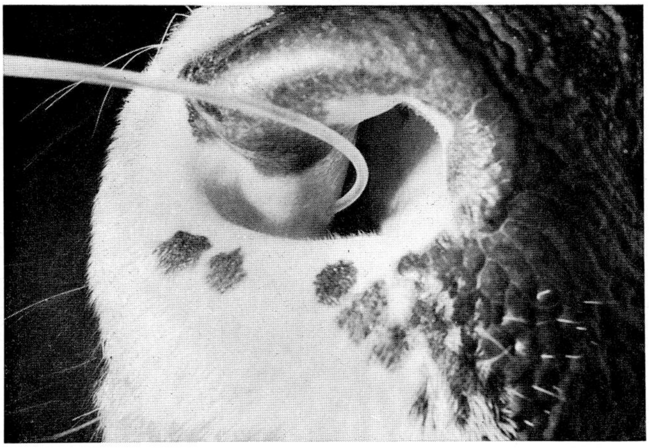

Abb. 353, 354. Sondieren und Spülen des Tränennasenganges: Rechts Einführen des Weichplastikschlauches in die nasenwärtige Öffnung des Duct. nasolacrimalis; unten Prüfen seiner Durchgängigkeit durch Einspritzen einer Akridinlösung

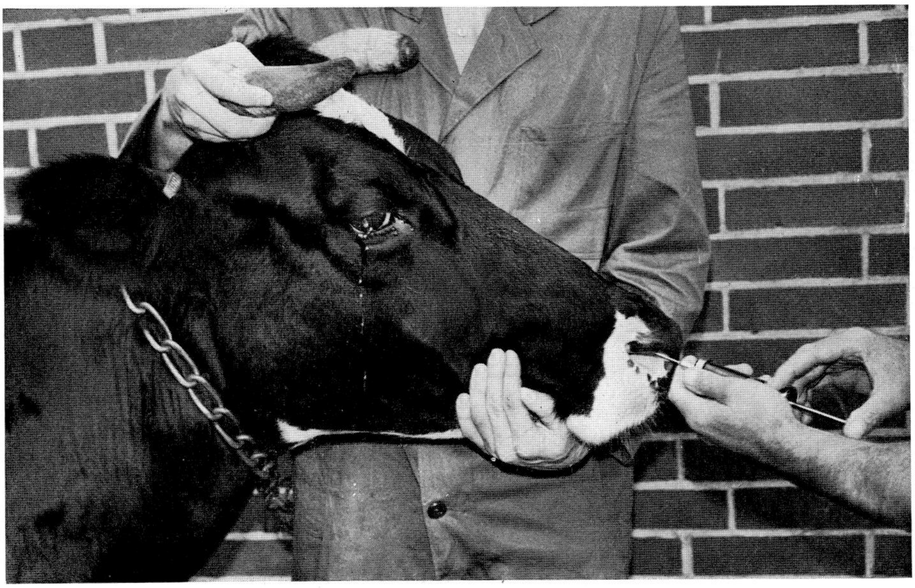

[1] Hersteller: Speidel und Keller/7455 Jungingen
[2] ‚Glaucotest', Heine/8036 Herrsching

Als Normalwert für den Innendruck des Rinderauges werden 15 bis 30 mm Hg angegeben. Zu hoher intraokulärer Druck (Hypertonie) wird als Glaukom (grüner Star) bezeichnet. Dieser Zustand ist beim Rind meist auf Behinderung der Rückresorption des Kammerwassers infolge Iridozyklitis oder Linsenluxation zurückzuführen. Bei Atrophie des Ziliarkörpers oder krankhaftem Verlust von Kammerwasser kommt es dagegen zur Hypotonie des Auges.

Sondierung und Spülung des Tränennasenganges: Die Durchgängigkeit des Ductus nasolacrimalis ist vor allem dann zu überprüfen, wenn die übrigen Befunde für eine angeborene oder erworbene Verlegung sprechen (ständiger Tränenfluß, Sekretstraßen). Er ist von den im nasalen Augenwinkel am freien Lidrand gelegenen Tränenpunkten aus sowie — und zwar einfacher — von seiner Mündung her zugänglich, welche sich wenig innerhalb des Nasenloches am lateralen Nasenflügel (und hier auf der medialen Seite der Flügelfalte) befindet. Durch eine dieser Öffnungen wird — nötigenfalls nach vorherigem Betupfen der Stelle mit einem Oberflächenanästhetikum — ein 30 bis 50 cm langer und maximal 2 mm starker biegsamer Kunststoffschlauch[1] vorsichtig eingeführt (Abb. 353). Er kann dann — behutsam sondierend — über die gesamte Länge des Kanales vorgeschoben werden, läßt sich aber auch zum Durchspülen verwenden und ist hierfür wegen der geringeren Verletzungsgefahr besser geeignet als eine feine Knopfkanüle (starr). Beim Einspritzen der möglichst gefärbten mild-antiseptischen Lösung ist auf den Austritt der Flüssigkeit am anderen Ende des Tränennasenganges (Abb. 354) sowie auf etwaige Beimengungen (Blut, Schleim, Fibrin, Eiter, Fremdkörper oder Parasiten) zu achten.

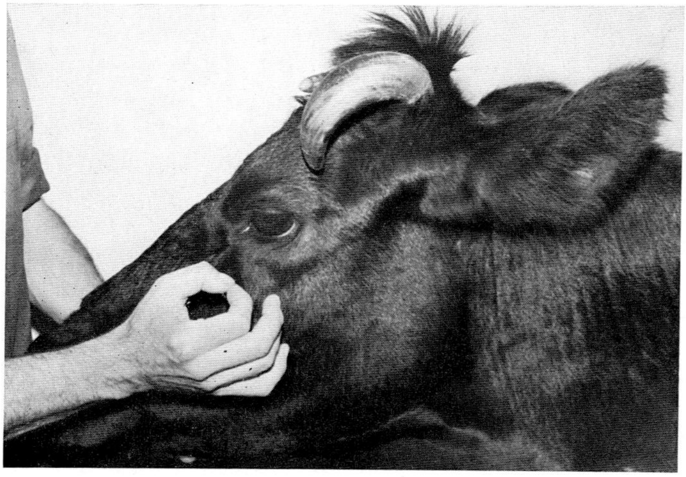

Abb. 355. Prüfen der Sehfähigkeit durch schnippendes Spreizen der Finger

Funktionsprüfung: Abweichungen des *Akkomodationsvermögens* und dadurch bedingte Minderungen der Sehleistung sind beim Rind von untergeordneter Bedeutung. *Pupillenreaktion* und *Kornealreflex* wurden bereits besprochen (S. 475, 480), so daß sich die folgenden Erörterungen auf die Kontrolle der *Sehfähigkeit* beschränken können. Diese Untersuchung sollte bei Tageslicht, bei Verdacht auf Nachtblindheit (Hemeralopie) aber auch in der Dämmerung vorgenommen werden. Eine einfache Sehprobe besteht im raschen Spreizen der Finger einer in kurzem Abstand vor dem Auge des Tieres zunächst noch geschlossen gehaltenen Hand (Abb. 355); dabei darf der Patient selbst nicht berührt oder durch etwaigen, von dieser Bewegung herrührenden Luftzug erschreckt werden. Bei erhaltener Sehfähigkeit wird das betreffende Auge auf jedes Fingerspreizen hin erneut sofort geschlossen. Eine andere Möglichkeit besteht im Freilaufenlassen des Tieres, wobei jedoch daran zu denken ist, daß sich Rinder in gewohnter Umgebung oft trotz nachweislicher Blindheit recht gut zurechtfinden.

[1] Rüschelit-Schlauch 47500, Rüsch/7050 Rommelshausen

Die besten Ergebnisse bringt das Führen des Tieres durch eine vertraute Person, die es dabei an langem Strick — und ohne selbst etwa stehenzubleiben — über oder gegen ein Hindernis leitet (Tonne, Kiste, querliegender dicker Balken, in 20 bis 30 cm Höhe ausgespanntes Seil oder ähnliches mehr). Blinde Patienten stoßen dann regelmäßig an dem betreffenden Gegenstand an. Dreht es sich darum, die Sehfähigkeit beider Augen nacheinander zu prüfen, so muß jeweils eines davon mit einer Blende (Tuch, Augenklappe, Verband) gut abgedeckt und der Versuch — möglichst unter Abänderung der Situation — entsprechend wiederholt werden.

Ohr

Adspektion: Bei der vergleichenden Besichtigung beider Ohrmuscheln und ihrer näheren Umgebung ist im einzelnen zu achten auf: *Größe, Form* und *Sitz* (Mißbildungen: Mikrotie, Anotie, Synotie, dystopisches Ohr), *Haltung* und *,Ohrenspiel'* (normalerweise waagerecht bis halbhoch[1] und in ständiger, den Umgebungsgeräuschen lebhaft folgender Bewegung; einseitiges ,Hängeohr' bei Zunahme des Gewichts der Ohrmuschel [Othämatom], bei Lähmung der Aufwärtszieher des Ohres [N. facialis] oder

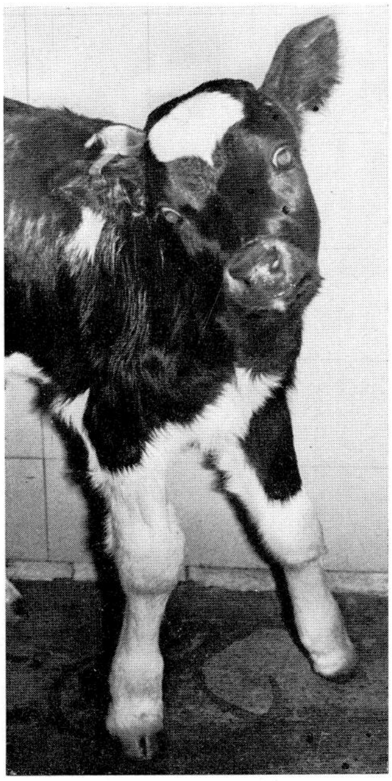

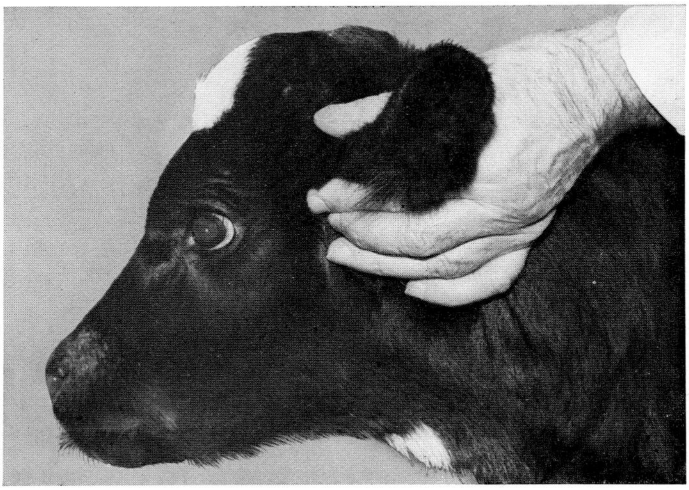

Abb. 356, 357. Links Schiefhalten des Kopfes bei Otitis externa et media; rechts kräftige Palpation des Ohrgrundes auf etwaiges Vorliegen von ,quatschendem' Exsudat

— mit Schiefhaltung des Kopfes verbunden — bei Entzündung des Mittel- und Innenohres [Otitis media aut interna: Beteiligung des N. statoacusticus, Abb. 356]; beiderseitige Ptose der Ohrmuscheln bei Botulismus, schwerer zerebraler Störung oder im Koma; ständig auffallend steif nach kaudal gerichtete Ohren bei Tetanus), *Färbung* der nichtpigmentierten Ohrhaut (S. 96), *Substanzverluste* (Verletzungen der Haut mit oder ohne Beschädigung des Ohrknorpels), *Umfangsvermehrungen* (Phlegmone [oft am Ansatzbereich des Ohres am Kopf], Bluterguß [Othämatom: meist mitten auf der Ohrmuschel sitzend], allergisch-entzündliche Ödematisierung [vor allem am

[1] Bei Zebu-Rindern sind Hängeohren ein normales Rassenmerkmal.

freien Ohrrand], Geschwülste [Papillome, Hauthörner, S. 97 f.]), *Ektoparasitenbefall* (Zecken, Läuse, Haarlinge, Schmeißfliegenlarven) und etwaigen *Ausfluß* aus dem Gehörgang (Otorrhoe: Sekretstraßen auf der Backe unterhalb des Ohres).

Palpation: Durch eingehendes Betasten zwischen den Fingern wird die Ohrmuschel bezüglich ihrer *Konsistenz, Wärme* und *etwaiger Schmerzhaftigkeit* geprüft. Normalerweise ist sie weich-elastisch, nur wenig kühler als die Körperoberfläche und schmerzlos; leichte Abwehr ist in der Regel durch die ungewohnte Berührung bedingt. Die drei Schichten der Ohrmuschel (Haut an der Innen- und Außenseite sowie dazwischengelegener Knorpel) sind im gesunden Zustand alle etwa gleich dick. Entzündliche Veränderungen betreffen nur Haut und Unterhaut des Ohres; sie geben sich durch vermehrte Wärme und Schmerzhaftigkeit (im unpigmentierten Bereich auch durch Rötung) zu erkennen. Dabei ist die erkrankte Haut dicker als normal, außerdem derb (= phlegmonös) oder aber teigig (=ödematös), letzteres vor allem bei einer Photosensibilitätsreaktion (S. 97 ff.). Die Ursache fluktuierender Umfangsvermehrungen am Ohr ist meist ein Bluterguß (Othämatom); Absterben der Ohrmuschelspitzen (Otonekrose) führt zu lederartig-schrumpeliger Beschaffenheit. Ausgesprochen ‚kalte' Ohren sind ein Zeichen unzulänglicher peripherer Durchblutung (S. 89, 136). Wiederholtes kräftiges *Zusammendrücken des Ohrgrundes* — und damit des äußeren Gehörganges — zwischen zwei Fingern (Abb. 357) löst ein kennzeichnendes ‚quatschendes' Geräusch aus, wenn dieser flüssiges Exsudat enthält (Otitis externa).

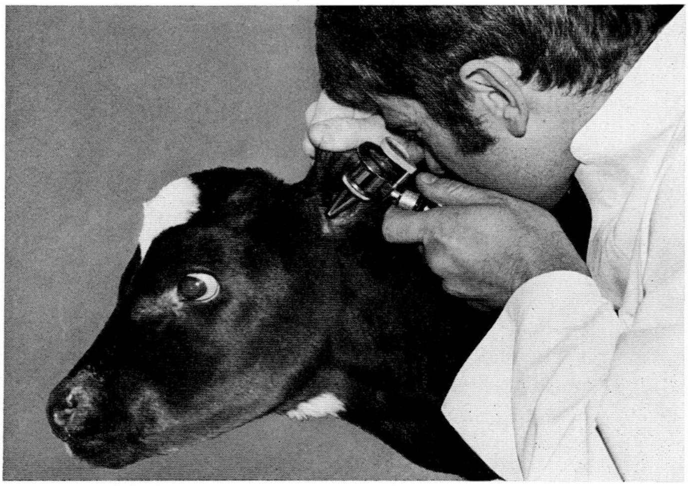

Abb. 358. Otoskopische Betrachtung des äußeren Gehörganges

Probenentnahme: Bei der oben geschilderten Manipulation oder entsprechend schiefgehaltenem Kopf tritt etwaiger krankhafter Inhalt des Gehörganges meist von selbst nach außen, wo er aufgefangen und untersucht werden kann. Von Fall zu Fall ist er schmierig, schleimig, eitrig, mitunter blutig, vielfach auch übelriechend. Bei gehäuft auftretender Otitis externa sollten Exsudatproben (oder Hautgeschabsel der Ohrinnenseite) *bakteriologisch,* in warmen Ländern hingegen vor allem *parasitologisch* (und zwar auf Räude- oder Käfermilben sowie Nematoden) kontrolliert werden.

Otoskopische Betrachtung: Zunächst sind die in der Tiefe der Ohrmuschel sitzenden Haare zu *scheren;* nötigenfalls ist auch der durch kräftiges Auf- und Rückwärtsziehen des Ohres zu streckende äußere Gehörgang mittels einer wiederholt langsam drehend eingeschobenen und jeweils mit einem frischen Wattebäuschchen umwickelten geraden Arterienklemme gründlich zu *reinigen.* Dann wird der trichterförmige Aufsatz des Otoskopes (Abb. 351) am gut fixierten und bei Bedarf zudem sedierten Tier vorsichtig in den weiterhin gestreckt gehaltenen Meatus acusticus externus eingeführt. Der Untersucher blickt schon während des Eingehens durch das vorteilhafterweise mit einer elektrischen Lichtquelle und einer Lupe ausgerüstete Instrument (Abb. 358), um Verletzungen und zu tiefes Vordringen zu vermeiden. Dabei achtet er auf Rötungen (Erosionen, Ulzerationen), Umfangsvermehrungen oder Fremdkörper innerhalb des Gehörganges sowie auf etwaige Farbveränderungen (gelblich bis rötlich statt grauweißlich) und Vorwölbungen oder Beschädigungen des Trommelfells (Otitis media). Mittel- und Innenohr selbst sind den geschilderten Untersuchungsverfahren nicht zugänglich.

Funktionsprüfung: Zur Kontrolle seiner Hörfähigkeit beobachtet man den Patienten in gewohnter oder fremder Umgebung, aber so, daß man selbst nicht von ihm gesehen wird. Dabei ist vor allem den nach einem plötzlichen Geräusch (Händeklatschen, Öffnen oder Schließen der Stalltür, Klappern mit dem Tränkeeimer, Einschalten der Melkmaschine oder ähnliches mehr) einsetzenden Verhaltensänderungen des Tieres Aufmerksamkeit zu schenken. Rinder geben ihr Hörvermögen dadurch zu erkennen, daß sie auf solche akustischen Reize sofort reagieren (Ohrenspiel, Umwenden des Kopfes, neugieriges Schauen in die betreffende Richtung oder Hinlaufen). Allerdings lassen sich auf diese Weise nur völlige Taubheit, bei Vergleich mit hörgesunden Herdenmitgliedern auch stärkere Schwerhörigkeit, nicht aber leichtere Störungen des Gehörs ermitteln. Gegebenenfalls ist durch eingehendere Untersuchungen zu prüfen, ob der *Sitz* der Erkrankung im Ohr selbst oder im Gehirn gelegen ist; letzteres ist vor allem dann anzunehmen, wenn weitere zentralnervöse Ausfallserscheinungen (S. 465 f.) nachweisbar sind.

SCHRIFTTUM

BARNETT, K. C., & A. L. OGDEN (1972): Ocular colobomata in Charolais cattle. Vet. Record *91*, 592. — BELL, F. R. (1959): The sense of taste in domesticated animals. Vet. Record *71*, 1071-1079. — BLOGG, J. R. (1975): The eye in veterinary practice. V. S. Supplies. Melbourne.

CALLEGARI, E. (1971): Osservazioni macroscopiche sull'orecchio medio di alcuni animali domestici. Nuova Vet. *47*, 3-16. — COHRS, P. (1968): Ohr. In JOEST's Handbuch der speziellen pathologischen Anatomie der Haustiere. 3. Aufl., Band *3:* 614-550. Paul Parey, Berlin & Hamburg. — COX, J. E. (1969): Large-animal ophthalmology. Vet. Record *84*, 526-533.

DREWKE, B. (1929): Beitrag zur klinischen Untersuchung an Rinderaugen. Diss., Berlin.

ECKERT, J., M. STÖBER & H. SCHMIDT (1964): Beobachtungen über das Vorkommen von Augenwürmern (Thelazien) beim Rind in Nordwestdeutschland. Nord. Vet. Med. *16:* Suppl. 1, 506-516.

GELATT, K. N. (1971): Cataracts in cattle. J. Amer. Vet. Med. Ass. *159*, 195-200. — GELATT, K. N. (1972): Recent advances in veterinary and comparative ophthalmology. Adv. Vet. Sci. *16*, 1-34. — GELATT, K. N. (1973): Veterinary ophthalmologic pharmacology and therapeutics. VM Publ. Inc., Bonner Springs (Kansas) USA. — GELATT, K. N., & J. D. HENRY (1969): Ocular photography — a useful clinical tool. Mod. vet. Practice *50*, 40, 45-48. — GELATT, K. N., K. HUSTON & H. W. LEIPOLD (1970): Multiple eye anomalies and hydrocephalus in Shorthorn cattle. Canad. Vet. J. *11*, 44. — GRUENBERG, K. (1971): Einfache Untersuchungsmethoden am Auge (äußerlich). Prakt. Tierarzt *52*, 635-637. — GUSSAKOW, G. W. (1955): Durchspülen des Tränen-Nasenkanales bei Rindern (russisch). Veterinarija *32:* 8, 66-68.

VON HAUGWITZ, T. (1976): Einige Hinweise zur augenärztlichen Untersuchungsmethodik in der Tierheilkunde. Dtsch. Tierärztl. Wschr. *83*, 358-361. — HEBEL, R., & H. H. SAMBRAUS (1976): Sind unsere Haussäuger farbenblind? Berliner Münchener Tierärztl. Wschr. *89*, 321-325. — HILLMANN, G. (1937): Beiträge zur Kenntnis des mittels Neukla-Augenspiegels untersuchten Augenhintergrundes bei gesunden und kranken Rindern. Diss., Berlin.

IVASCU, I. (1971): Beobachtungen über das Vorkommen von Augenneoplasmen bei Rindern in einigen Schlachthöfen und Veterinärspitälern Transsylvaniens (Rumänien). Wien. Tierärztl. Mschr. *58*, 336-338.

JAKOB, H. (1920): Tierärztliche Augenheilkunde. Schoetz, Berlin. — JENSEN, H. E. (1971): Stereoscopic atlas of clinical opthalmology of domestic animals. Mosby Comp., St. Louis (Missouri) USA.

KHATER, A. R., EL-S. TAHER, M. ISKANDER & M. ELBENDARY (1972): Anatomical and micromorphological changes in cerebral congenital blindness in calves. Zbl. Vet. Med. *A 19*, 35-43. — KÓMÁR, G., & L. SZUTTER (1968): Tierärztliche Augenheilkunde. (Ins Deutsche übersetzt von A. FARAGÓ). Parey, Berlin & Hamburg. — KUDRJAWTEW, A. A., & N. I. LOSHKIN (1956): Über eine Methode zur Untersuchung des Geruchsinnes bei Kühen (russisch). Ssetsch. J. Physiol. UdSSR *42*, 916-918. — KUMMENJE, K., & T. MIKKELSEN (1975): Isolation of Listeria monocytogenes type 04 from cases of keratoconjunctivitis in cattle and sheep. Nord. Vet. Med. *27*, 144-149.

McCormack, J. E. (1974): Variations of the ocular fundus of the bovine species. Vet. Scope *18,* 21-28. — Monti, F. (1969): L'esame clinico del fondo del'occhio nel bovino. Ann. Fac. Med. Vet. Torino *18,* 224-227. — Müller, A. (1969): Das Bild des normalen Augenhintergrundes beim Rind. Berl. Münch. Tierärztl. Wschr. *82,* 181-182.

Nicolas, E. (1928): Ophthalmologie vétérinaire et comparée. 2. Aufl. Vigot, Paris.

Prange, H., R. Koles & G. Zimmermann (1968): Klinische Beobachtungen und Untersuchungen zur Ätiologie bei enzootisch auftretenden Keratokonjunktivitiden des Rindes unter Berücksichtigung von Thelazien. M.-hefte Vet. Med. *23,* 692-698. — Priester, W. A. (1972): Congenital ocular defects in cattle, horses, cats and dogs. J. Amer. Vet. Med. Ass. *160,* 1504-1511. — Pruszinsky, B. (1941): Ophthalmologische Untersuchungen bei Rindern mit besonderer Berücksichtigung der Regenbogenhaut. Diss., Budapest.

Rosenberger, G. (1954): Sehstörungen beim Rind durch Amaurosis infolge Vitamin-A-Mangels und erbbedingter Trübung der Cornea. Unterrichtsfilm C 682, Inst. wiss. Film, Göttingen. — Rosenberger, G. (1955): Über eine erbbedingte Trübung der Hornhaut beim Rind (Leucoma corneae binocularis hereditaria). Dtsch. Tierärztl. Wschr. *62,* 81-82. — Rosenberger, G. (1955): Die Erblindung der Jungrinder — eine A-Hypovitaminose. Dtsch. Tierärztl. Wschr. *62,* 121-126.

Saunders, L. Z. (1968): The eye. In Joest's Handbuch der speziellen pathologischen Anatomie der Haustiere. 3. Aufl., Band *3:* 521-613. Paul Parey, Berlin & Hamburg. — Schlotthauer, J. C. (1970): Cattle ear mite (Raillietia auris) in Minnesota. J. Amer. Vet. Med. Ass. *157,* 1193. — Schmidt, V. (1973): Augenkrankheiten der Haustiere. Enke, Stuttgart. — Smythe, R. H. (1956): Veterinary ophthalmology. Baillière, Tindall & Cox, London.

Takács, L. (1941): Veränderungen am Augenhintergrund beim Rind. Diss., Budapest. — Toutain, P. L. (1975): Phéromones et communications olfactives chez les mammifères. Rev. Méd. Vét. *38,* 741-757.

Überreiter, O. (1959): Der derzeitige Stand der Augenuntersuchung und der Augenoperationen bei Tieren. Wien. Tierärztl. Mschr. *46,* 855-875. — Überreiter, O. (1968): Die Möglichkeit der Diagnosestellung von Augenveränderungen bei Anwendung der Spaltlampe mit besonderer Berücksichtigung des hinteren Bulbusabschnittes. Proc. 8. Congr. Soc. Vet. Surgeons, Bologna-Lega-Faenza; p. 41-49.

Auswertung der Untersuchungsbefunde

Erkennung und Unterscheidung der vorliegenden Krankheit (Diagnose und Differentialdiagnose)

Nach Abschluß der speziellen Untersuchung der einzelnen Organsysteme werden die hierbei erhobenen krankhaften Befunde zu einer möglichst vollständigen *Krankheitsbezeichnung* oder *Diagnose* zusammengefaßt. Sie sollte wie in den folgenden Beispielen Angaben über *Sitz* (**a**), *Grad* (**b**), *Dauer* (**c**), *Art* (**d**) und *Ursache* (**e**) des Leidens, über etwaige *Komplikationen* (**f**) sowie darüber enthalten, in welchem Maße das *Allgemeinbefinden* des Patienten gestört ist (**g**):

‚Mittelgradige (**b**) subakute (**c**) alimentäre Indigestion mit fauliger Zersetzung des Vormageninhaltes (**a, d**) infolge Verfütterns von verdorbener Silage (**e**) bei leicht beeinträchtigtem Allgemeinbefinden (**f, g**)'

‚Schwere (**b**) Reticuloperitonitis (**a, d**) traumatica (**e**) acuta (**c**) mit sekundärer Kreislaufbeteiligung (**f**) und mäßig gestörtem Allgemeinbefinden (**g**)'

‚Eitrige Klauengelenksentzündung (**d**) an der Außenklaue hinten rechts (**a**) infolge verschleppter (**c**) tiefreichender (**b**) nekrotisierender Sohlenlederhautentzündung (**e**) mit metastatisch bedingter Endokarditis valvularis (**f**) und erheblicher fieberhafter Allgemeinstörung (**g**)'

Mitunter gelingt es allerdings nicht, schon bei der Erstuntersuchung des Tieres eine solche *ätiologisch gesicherte Diagnose* zu stellen; das gilt vor allem für Patienten, bei denen die pathognostischen (also krankheitsspezifischen) *Leit-Symptome* wenig ausgeprägt sind oder von Erscheinungen einer gleichzeitig vorliegenden anderweitigen Krankheit begleitet werden. Gegebenenfalls sind die wichtigsten krankhaften Veränderungen zunächst in eine *symptomatische Diagnose* zu fassen, — etwa ‚chronische mittelgradige Stützbeinlahmheit hinten links' — oder ‚akute fieberhafte inspiratorische

Dyspnoe', — die auch als *Vermutungsdiagnose* ausgedrückt werden kann, — zum Beispiel ‚starke fluktuierende Umfangsvermehrung des Leibes — Verdacht auf Bauchwassersucht'. Der genauen Diagnose ist dann durch eingehende und nötigenfalls auch zu wiederholende Nachuntersuchung des kranken Tieres, durch das Einsenden von geeignetem Probenmaterial und/oder durch einen auf die vermutete Ursache gerichteten Behandlungsversuch, also durch die Suche nach weiterführenden und bestätigenden *Hilfssymptomen* nachzugehen.

Um sicherzustellen, daß das diagnostizierte Leiden tatsächlich vorliegt, müssen alle anderen Krankheiten, die erfahrungsgemäß ähnlich verlaufen (und deshalb Anlaß zu einer Verwechslung oder Fehldiagnose geben könnten), im Rahmen der *Differentialdiagnose* abgegrenzt und ausgeschlossen werden; dies geschieht durch kritischen Vergleich der am Patienten festzustellenden Erscheinungen mit den bei diesen Krankheiten zu erwartenden pathognostischen Befunden. In den folgenden Beispielen werden 6 verschiedene, mit ‚Festliegen' verbundene Erkrankungsfälle kurz geschildert; in jedem dieser Fälle kann die dort genannte Vermutungsdiagnose als bestätigt (eine Verwechslung mit den übrigen Krankheitsbildern somit als ausgeschlossen) angesehen werden, wenn die in Klammern angeführten Leit-Symptome nachzuweisen sind:

Hochleistungskuh, liegt am 2. Tag nach komplikationsloser Abkalbung in Brustlage mit seitlich eingeschlagenem Kopf apathisch-somnolent fest, keine Anhaltspunkte für eine traumatische Ursache. Vermutungsdiagnose: *hypokalzämische Gebärparese.* (Kennzeichnende Befunde: Vorbericht, Serum-Kalziumspiegel erniedrigt, rasche Heilung nach Kalzium-Infusion).

Rind liegt mit schlaffer Lähmung der gesamten Muskulatur fest, Futter- und Tränkeaufnahme behindert oder völlig unmöglich: ‚Priemen', Hervorhängen der Zunge, ‚Hammelschwanz'. Verdachtsdiagnose: *Botulismus.* (Pathognostische Feststellungen: gleichzeitige Erkrankung weiterer Tiere unter denselben Erscheinungen, Auffinden eines in Zersetzung befindlichen Kadavers in Futter oder Tränke, letaler Verlauf, Nachweis des Botulinus-Toxines im Vormageninhalt).

Gutleistende Milchkuh liegt wenige Tage nach dem Austrieb auf junge Grasweide und vorausgegangenem zeitweiligen Zittern in Seitenlage mit opisthotonischer Kopfhaltung unter Krämpfen fest. Vermutungsdiagnose: *Weidetetanie.* (Bestätigende Befunde: Vorbericht, Anfälle tonisch-klonischer Krämpfe, Serum-Magnesiumspiegel erniedrigt, Heilung durch Kalzium-Magnesium-Infusion).

Patient liegt nach zwei- bis dreitägiger, mit häufigem Drängen auf Kot und Harn sowie auffälligem Brüllen verbundener Unruhe fest. Verdachtsdiagnose: *Tollwut.* (Pathognostische Befunde: Vorbericht, Wasserscheu, Brüllen, unter Umständen auch Nachweis eines Bisses durch tollwütigen Fuchs oder Hund, baldiger Exitus; nach dem Tode Feststellung NEGRI'scher Körperchen im Ammonshorn, positives Resultat der fluoreszenzserologischen Hirnuntersuchung oder positiver Ausgang des Mäuse-Übertragungsversuches).

Kuh ist beim Deckakt plötzlich zusammengebrochen und kann seitdem nicht mehr aufstehen. Vermutungsdiagnose: *schweres Trauma im Bereich der Lenden- oder Kreuzwirbelsäule, des Beckens und/oder der Hintergliedmaßen.* (Kennzeichnendes, diagnosesicherndes Symptom: Bei der rektalen Exploration wird eine Fraktur der Darmbeinsäule festgestellt).

Rind kam allmählich unter fortschreitender Bewegungsstörung beider Hintergliedmaßen zum Festliegen: keine weiteren Erscheinungen. Verdachtsdiagnose: *Schädigung im kaudalen Bereich des Rückenmarkes oder an der Cauda equina.* (Pathognostische Erscheinung: langsam zunehmende symmetrische Lähmung; genaue Klärung oft erst bei der Zerlegung möglich: Blutung, Abszeß, wandernde Dassellarven, Tumor etc. innerhalb des Wirbelkanales).

Herden - Diagnostik

Im Rahmen der neuzeitlichen *Massentierhaltung*, das heißt der Konzentration großer Kälber- oder Rindergruppen auf engem Raum, kommt den bestandsweise gehäuft auftretenden Erkrankungen besondere Bedeutung zu, weil sie bei verzögerter diagnostischer und pathogenetischer Aufklärung zu erheblichen Verlusten, mitunter sogar zur Unrentabilität des Betriebes führen können. Gegebenenfalls sind die erforderlichen Untersuchungen daher mit dem gebotenen Nachdruck und, je nach den Begleitumständen, auch mit größerem Aufwand als bei sporadischen Erkrankungen zu betreiben. Dem einem solchen ‚*Herdenproblem*' gegenüberstehenden Tierarzt sollte es aber, selbst in zunächst undurchschaubar erscheinender oder beunruhigender Situation, stets bewußt bleiben, daß sich die Lösung solcher Aufgaben grundsätzlich auf die gleichen Mittel stützt, die ihm auch sonst zur Verfügung stehen und daher vertraut sind, nämlich:

— Gewissenhafte *klinische Untersuchung mehrerer*, mit besonders ausgeprägten Erscheinungen des Leidens behafteter *Einzeltiere* (Ermittlung des klinischen Bildes, das in forensischen Fällen ebenso wie alle übrigen relevanten Daten schriftlich festzuhalten ist).

— Eingehende Überprüfung der *Umweltverhältnisse*, unter denen die Patienten gehalten worden sind (Weide, Stall, Fütterung, Tränke, Pflege).

— Oft ist es nützlich, ein oder mehrere typisch und schwer erkrankte Tiere zur Erhebung der *Zerlegungsbefunde* schlachten zu lassen, wenn nicht ohnehin schon verendete Patienten für die Sektion verfügbar sind. Ist die Krankheit bereits bis zu einem lebensbedrohlichen Zustand fortgeschritten, so wird es mitunter unumgänglich, die Tötung an Ort und Stelle vorzunehmen. Sie muß unter Blutentzug erfolgen, wenn das Fleisch verwertet werden soll (Notschlachtung: Durchtrennen beider Karotiden und Drosselvenen). Anderenfalls führt die zügige intravenöse Injektion von 4 bis 6 ml 2 ⁰/₀igem Tetracain[1] pro 50 kg Körpergewicht zum raschen exzitationslosen Tod.

— Einsendung von *Probenmaterial*, das am lebenden und/oder toten Tier (veränderte Organe) gewonnen wurde, an ein mit der beabsichtigten Untersuchung (histo-, mikrobio-, toxiko-, sero-, hämato-, kopro-, uro-, parasitologischer Art etc.) vertrautes Labor oder Institut. Dabei ist zu beachten: Die Probe muß sinnvoll sein, also nach Lage der Dinge zur Klärung geeignet erscheinen; das Material muß sachgemäß entnommen, verpackt und versandt werden (Beförderungsvorschriften der Bundesbahn beachten!); der Sendung muß ein Begleitschreiben beigefügt werden, welches Angaben über die beobachteten Erscheinungen, deren vermutliche Ursache, die erbetenen Untersuchungen (worauf?), den Namen des Absenders und denjenigen des Kostenträgers enthält; in dringenden Fällen ist telefonische Benachrichtigung über das Ergebnis zu erbitten.

— Nachlesen in einschlägigen *Lehrbüchern*, wobei man sich nach den erhobenen klinischen und postmortalen Befunden sowie den Resultaten der Probenanalysen richtet. Zum Beispiel sind weitere Hinweise für die bei Herdenerkrankungen — je nach Natur des Problemes — zu nutzenden diagnostischen Möglichkeiten in folgenden Abschnitten dieses Buches enthalten: Vorbericht (S. 16, 17), Kreislauf (Inhaltsstoffe des Blutes, Übersicht 17), Atmungsapparat (Beurteilung des Stallklimas, Übersicht 22), Verdauungsapparat (Grundregeln der Fütterung und Rationsbeurteilung, S. 210 ff.), Harnapparat (Inhaltsstoffe des Urins, Übersicht 38), weibliches Genitale (Herdensterilität, S. 389), Bewegungsapparat (Beurteilung der Aufstallung, Übersicht 47), Sachverzeichnis (Stichwort ‚Probenentnahme').

— *Beiziehung von Fachleuten* für haltungs-, ernährungs-, infektions-, parasitär oder vergiftungsbedingte Schadensfälle (Veterinäruntersuchungsamt, Tiergesundheitsamt, Rindergesundheitsdienst, Veterinärmedizinischer Fachbereich oder Tierärztliche

[1] Pantocain — Hoechst/Frankfurt; T 61 — Hoechst/Frankfurt

Hochschule); bei Verdacht des Vorliegens einer anzeigepflichtigen Seuche: *Benachrichtigung des beamteten Tierarztes.*

Um größeren Verlusten beizeiten vorbeugen zu können, gewinnt die auf laufender Kontrolle von Gesundheit und Leistungsfähigkeit (Laktation, Fruchtbarkeit, Fleischzuwachs) beruhende *Herdenüberwachung* an Interesse. Hierzu werden in regelmäßigen, der Richtung des betreffenden Betriebes (Zucht, Milch, Mast) sowie seiner Haltungs- und Fütterungsweise angepaßten Zeitabständen, also ohne besonderen äußeren Anlaß, entweder von sämtlichen Tieren oder von repräsentativen Teilgruppen der Herde (nämlich von mehreren Kühen auf dem Höhepunkt oder am Ende der Laktationsperiode sowie von ebensovielen hochtragenden trockenstehenden Tieren) bestimmte *Proben* (Blut, Harn, Speichel, Milch; Futter etc.) entnommen, um sie auf ihren Gehalt an gewissen Inhaltsstoffen untersuchen zu lassen. Als Voraussetzung für die Nützlichkeit eines solchen, nach Bedarf im Rahmen eines *Betreuungsvertrages* festzulegenden Überwachungsdienstes muß gewährleistet sein, daß die gewählten Parameter wirklich für die in dem betreffenden Bestand infrage kommenden leistungs- und gesundheitsmindernden Zustände spezifisch und nicht auch durch andere Faktoren beeinflußbar sind. Außerdem müssen sich die zur Beurteilung heranzuziehenden Inhaltsstoffe durch möglichst einfache analytische Verfahren mit genügender Genauigkeit quantitativ bestimmen lassen. Um die vielen, bei solchen *‚Stoffwechselprofiltests‘* anfallenden Einzelinformationen sinnvoll auswerten zu können, empfiehlt sich der Einsatz eines Datenspeichers (Computer), dem je nach Programmierung auch Unkosten- und Ertragsberechnungen übertragen werden können.

Beurteilung der Heilungsaussichten (Prognose)

Bei der prognostischen Beurteilung der diagnostizierten Erkrankung gilt es, die Aussichten einer *Heilung des Patienten,* das heißt der *Wiederherstellung seiner Gesundheit und Leistungsfähigkeit* abzuschätzen. Weil das Rind nicht nur Nutz- und Zuchttier, sondern auch Schlachttier ist, kommt dabei neben dem rein medizinischen Aspekt der Behandlung auch der *Wirtschaftlichkeit* der erforderlichen therapeutischen Maßnahmen Bedeutung zu. Hierfür sind Kosten und Dauer der geplanten Behandlung und Pflege dem damit an dem betreffenden Patienten voraussichtlich zu erzielenden Wertzuwachs gegenüberzustellen (Rentabilitätsprüfung).

Anhaltspunkte für die *klinische Prognose* ergeben sich aus der Art der vorliegenden Erkrankung, dem bisherigen Krankheitsverlauf, dem Erfolg oder Mißerfolg früherer Behandlungsversuche, dem Grad der Allgemeinstörung (Freßlust, Abmagerung, Verhalten), einer etwaigen Kreislaufbeteiligung oder anderweitigen Komplikation des Primärleidens, sowie aus dem Ausmaß örtlicher Veränderungen oder eingetretener Funktionsstörungen. Deshalb ist die prognostische Beurteilung eines Krankheitsfalles in der Regel um so sicherer zu umreißen, je klarer die Diagnose gestellt wurde. Entsprechend dem nach tierärztlicher Erfahrung und der Wirksamkeit der verfügbaren Behandlungsverfahren zu erwartenden Ausgang des Leidens ist die klinische Prognose *günstig* (zum Beispiel bei unkomplizierter Reticuloperitonitis traumatica), *fraglich* (etwa bei Reticuloperitonitis traumatica mit ausgedehnten Verwachsungen zwischen Vormägen, Zwerchfell und Bauchwand), *schlecht* (wie bei Reticuloperitonitis traumatica mit komplizierendem Abszeß im Leber- oder Milzbereich) oder *aussichtslos* (so bei mit Pericarditis traumatica einhergehender Fremdkörpererkrankung) zu stellen.

Für die Beurteilung der *Wirtschaftlichkeit der Behandlung* ist festzuhalten, daß gewisse, nach ihrem Abschluß möglicherweise noch verbleibende leichtere anatomische Veränderungen oder geringfügige funktionelle Störungen beim Rind oft als belanglose

Schönheitsfehler angesehen werden können, wenn sie Allgemeinbefinden und Leistungsfähigkeit des Tieres nicht beeinträchtigen und keine Gefahr späterer Komplikationen in sich bergen. Läßt sich die Heilung nur mit einem therapeutischen Aufwand erzielen, der in keinem rationellen Verhältnis zur *Differenz* zwischen dem für das kranke Rind zu erzielenden Erlös *(Schlachtwert)* und dem Kaufpreis eines gesunden Tieres gleicher Leistung *(Nutzwert)* steht, so ist im allgemeinen die baldige Verwertung vorzuziehen (Rat zur Schlachtung). Das gleiche gilt für voraussichtlich langwierig werdende Heilvorgänge, bei denen die Wiederherstellung der vollen Nutzungsfähigkeit ganz infrage gestellt oder erst in der nächsten Laktation wieder zu erwarten ist (Ausnahme: Tiere mit hohem *Zuchtwert*). Dagegen ist ein Behandlungsversuch stets angezeigt, wenn damit der Schlachtwert eines Tieres gerettet werden kann, das zunächst wegen seiner Krankheit (zum Beispiel hämolytische Anämie mit schwerem Ikterus) als für menschlichen Genuß ungeeignet anzusehen ist.

Bei *Herdenerkrankungen* empfiehlt es sich, die unter gleichen Bedingungen gehaltenen und gefütterten Rinder in eine wegen Unheilbarkeit oder Unwirtschaftlichkeit möglichst bald zu schlachtende (oder der Tierkörperverwertung zuzuführende) Gruppe, eine mit Aussicht auf rentable Heilung zu behandelnde Gruppe und eine wegen des Fehlens nennenswerter Krankheitserscheinungen lediglich zu beobachtende, oder aber vorbeugend mitzubehandelnde Gruppe aufzuteilen.

Behandlung und Vorbeuge (Therapie und Prophylaxe)

Das erste Gebot jeder Behandlung ist die Beseitigung der ermittelten Krankheitsursache (wie Entfernen von Fremdkörpern aus Auge, Schlund oder Netzmagen; Abtötung von Parasiten oder Infektionserregern; Umstellung der als mangelhaft oder schädlich erkannten Fütterung): *kausale* oder *ätiotrope Therapie.* Ist die Ursache nicht feststellbar oder mit den zur Verfügung stehenden Mitteln nicht unmittelbar zu beeinflussen, so muß die Behandlung auf die einzelnen Erscheinungen des Leidens gerichtet werden (etwa Verabreichung von Sedativa bei hochgradiger Exzitation oder von stopfenden Mitteln bei Durchfall): *symptomatische Therapie.* Wenn bei derartigem Vorgehen nach Lage der Dinge keine Heilung, sondern nur Linderung der Erscheinungen zu erwarten ist (wie durch das Einsetzen einer Pansenfistel bei funktioneller Vormagenstenose oder durch die Ernährung mit Schlappfutter bei irreversibler Behinderung der Futteraufnahme), so handelt es sich um *palliative Maßnahmen,* wie sie mitunter bei unheilbar kranken hochtragenden Kühen angewandt werden, um vor der Schlachtung des Muttertieres noch den Kalbetermin abzuwarten. Bei manchen Krankheiten (etwa bei Aktinomykose) gilt es zu entscheiden, ob die Behandlung *medikamentös* (konservativ) oder *chirurgisch* (operativ) erfolgen soll; nicht selten bietet dann die *kombinierte Therapie* die besten Erfolgsaussichten, wie überhaupt in der Buiatrik zwischen Chirurgie und innerer Medizin oft keine scharfe Grenze zu ziehen ist. Die Möglichkeiten der *Arzneimittelverabreichung* beim Rind werden einschließlich der Massen-Behandlung im Abschnitt über die Applikationsverfahren (S. 492 ff.) geschildert. Näheres über die zur Therapie der einzelnen Rinderkrankheiten angezeigten medikamentösen oder chirurgischen Maßnahmen ist dem Band über die Krankheiten des Rindes zu entnehmen.

Stellt die Krankheitsursache eine ständige Gefahr für die übrigen Tiere des Bestandes, also ein ‚Herdenproblem' dar, so sind geeignete Vorkehrungen zu treffen, um weitere Erkrankungen und damit verbundene wirtschaftliche Verluste möglichst zu vermeiden: Beseitigung der Schadwirkungsquellen aus der Umgebung; Ausschaltung von Infektions- und Invasionserregern; Aufstallen bei schlechten Weideverhältnissen (oder umgekehrt);

vorbeugende Mitbehandlung der noch nicht erkrankten, aber ebenfalls gefährdeten Herdenmitglieder; Änderung der Ernährung bei fehlerhafter Fütterung (S. 210), der Stalleinrichtung bei haltungsbedingten Schäden am Bewegungsapparat (S. 423) oder auf das Stallklima zurückzuführenden respiratorischen Krankheiten (S. 182): *Prophylaxe*. Oft ist die beispielsweise im Rahmen eines *Betreuungsvertrages* erfolgende laufende Überwachung des Bestandes und Beratung des Besitzers über derartige vorbeugende Maßnahmen ebenso wichtig wie die Behandlung der schon erkrankten Tiere selbst.

Abfassen des Krankheitsberichtes

Bei tierärztlichen Krankheitsberichten sind je nach Zweck und Umfang kurze *Bescheinigungen* (Versicherungsvordrucke, Gesundheitszeugnisse) von ausführlichen *Gutachten* (sachverständige Stellungnahme bei Haftpflichtschäden, in gerichtlichen Streitfällen etc.) zu unterscheiden. In ersteren beschränkt man sich auf eine straff zusammengefaßte Darstellung der wesentlichen Befunde und die Angabe der vollständigen Diagnose; in letzteren werden diese auf wissenschaftlicher Grundlage ausführlicher belegt und geschildert, insbesondere sind Differentialdiagnose, ursächliche Zusammenhänge, etwaige Schuldfragen, Dauer der Erkrankung und die eingetretene Wertminderung eingehend zu erörtern und zu begründen. Dabei ist stets auch die Identität des Tieres an Hand seines Signalements eindeutig festzuhalten. Wenn es in der Zwischenzeit geschlachtet wurde oder starb, ist ein *Zerlegungsbericht* zu erstatten, in dem alle mit der Erkrankung in Zusammenhang stehenden Veränderungen kritisch zu beurteilen sind (Alter, Ursache, Auswirkungen). Der Stil des Schriftstückes hat sich danach zu richten, ob es für Laien (Landwirte, Versicherungsgesellschaften, Gerichte) oder für Tierärzte und Veterinärbehörden ausgestellt wird: Klinische Fachausdrücke sind dem mit der Materie nicht Vertrauten oft unbekannt oder unklar und können zu falscher Beurteilung der Sachlage führen; sie sollten deshalb vermieden oder allgemeinverständlich erläutert werden, wenn sich das Schreiben an den zuerst genannten Personenkreis richtet.

Der von den Studierenden *im klinischen Unterricht* über ihre Patienten *anzufertigende Krankheitsbericht* ist entsprechend dem in diesem Buch geschilderten Untersuchungsgang abzufassen (Signalement, Vorbericht, normale und krankhafte Befunde der allgemeinen und der speziellen Untersuchung der einzelnen Organapparate, Diagnose, Differentialdiagnose, Prognose bezüglich der Heilungsaussichten und der Wirtschaftlichkeit); er soll abschließend Angaben über die angewandte Behandlung und den weiteren Verlauf der Krankheit enthalten. Falls das betreffende Tier geschlachtet wurde oder starb, ist ein kurzer Zerlegungsbericht anzufügen, in welchem die postmortal festzustellenden Veränderungen den am lebenden Patienten beobachteten klinischen Erscheinungen gegenübergestellt und erörtert werden.

SCHRIFTTUM

BLOWEY, R. W., D. W. WOOD, J. R. DAVIS (1973): A nutritional monitoring system for dairy herds based on blood glucose, urea and albumin levels. Vet. Record *92*, 691-696.

GEISSLER, A., & A. ROJAHN (1974): Sammlung tierseuchenrechtlicher Vorschriften. Schulz, München. —

GRUNSELL, C. S., R. H. C. PENNY, S. R. WRAGG & J. ALLOCK (1969): The practicability and economics of veterinary preventive medicine. Vet. Record *84*, 26-41.

HABEL, R. E. (1964): Guide to the dissection of ruminants. Baillière, Tindall & Cassell, London.

LABIE, CH., & A. PARODI (1964): Autopsie des bovidés. Écon. Méd. animales *5*, 402-425.

MORRIS, R. S. (1971): Economic aspects of disease control programmes for dairy cattle. Austral. Vet. J. *47*, 358-363.

PAYNE, J. M., G. J. ROWLANDS, R. MANSTON & S. M. DEW (1973): A statistical appraisal of the results of metabolic profile tests on 75 dairy herds. Brit. Vet. J. *129*, 370-381.

ROSSOW, N., M. SCHÄFER, LE MINH CHI & W. BETHE (1974): Stoffwechselüberwachung in den Anlagen der industriemäßigen Milchproduktion. M.-hefte Vet. Med. *29*, 89-94.

SANSOM, B. F. (1973): Mineral nutrition and production disease in dairy cows. Brit. Vet. J. *129*, 207-220.

Arzneimittelverabreichung (Applikationsmethoden) beim Rind

Medikamente sollten auch unter Praxisbedingungen stets *sachgemäß* appliziert werden. Bei fahrlässiger Nichtbeachtung der vor allem für die innerliche und parenterale Verabreichung *erforderlichen Sorgfalt* (Wahl geeigneter Arzneien und richtige Dosierung[1]; zuverlässige Fixation des Patienten [S. 1 ff.], für Reihenbehandlungen im Freien am besten eine Behandlungsschleuse [S. 2 f.]; ordnungsgemäßes Instrumentarium, bei Injektionen zudem keimfreies Arbeiten) ist der Tierarzt für den etwa hieraus erwachsenden Schaden haftpflichtig[2].

Da manche Medikamente noch eine gewisse Zeit nach ihrer Applikation als möglicherweise gesundheitsgefährdender *Rückstand* im Fleisch der behandelten Tiere oder in den während dieses Intervalles von jenen gewonnenen Lebensmitteln (Milch, Butter, Käse) verbleiben, sind Tierarzt und Tierhalter gemäß Arzneimittelgesetz verpflichtet, die vom Bundesgesundheitsamt festgelegten *Wartezeiten* (anderenfalls eine Pauschalzeit von 5 Tagen) einzuhalten, bevor solche für menschlichen Genuß bestimmte Produkte wieder gewonnen und in Verkehr gebracht werden dürfen. Der Tierarzt muß den Besitzer deshalb über die Wartezeiten der angewandten oder verordneten Medikamente unterrichten.

Äußerliche Anwendung

Auf die Haut werden Arzneimittel meist zur Entfaltung einer örtlichen, seltener zur Entwicklung einer allgemeinen (resorptiven oder systemischen) Wirkung aufgebracht. Besonders für den erstgenannten Zweck ist eine gründliche vorherige Reinigung der zu behandelnden Bezirke von Schmutz, Sekretkrusten oder Eiter, mitunter auch das Scheren der Haare, Vorbedingung. Das Medikament wird dann entweder in Pulverform in die Haare *eingestäubt*, als Gelee, Salbe, Paste, wäßrige Lösung oder ölige Suspension *aufgetragen* (Spatel), *aufgegossen* oder mittels einer Bürste in das Haarkleid *eingerieben*. Für Ganzkörper- und Herdenbehandlungen können flüssige Zubereitungen rationellerweise mit einer *Obstbaumspritze* (deren Behälter zuvor restlos von etwaigen Pflanzenschutzmittel-Rückständen befreit werden muß!) oder aus handelsüblichen *Spraydosen* aufgesprüht werden. Der gleiche Effekt läßt sich auch erreichen, indem man die Tiere durch eine *Sprüh-*, *Wasch-* oder *Badeanlage* treibt, in der sie mit einer wäßrigen Lösung oder einer Aufschwemmung des betreffenden Mittels in Berührung kommen (Abb. 361, 362). Als sogenannte ‚Dips' finden letztere vor allem in wärmeren Regionen Anwendung; dabei ist die gründliche Durchtränkung des gesamten Haarkleides durch kurzfristiges Untertauchen in der Badeflüssigkeit sicherzustellen (Sprung-Dip, Hinunterdrücken der Tiere mit einer Stange). Zur Ektoparasitenbekämpfung bei Weiderindern können an einem Baum oder Pfosten werg- oder sackleinenumwickelte Stricke ausgespannt werden, die mit öligen Präparaten getränkt sind (Abb. 360); der parasitär bedingte Juckreiz veranlaßt die Tiere dann, sich regelmäßig an diesem *‚back rubber'* oder *‚rubber post'* zu scheuern, wobei die befallenen Hautstellen in engen Kontakt mit dem Medikament geraten. Eine ähnliche Selbstbehandlung läßt sich auch mit Hilfe eines Insektizidpulver-gefüllten Sackes bewerkstelligen, der in einem von der

[1] Die zur Behandlung der einzelnen Rinderkrankheiten angezeigten Arzneimittel sind samt Wirkungsweise, Dosierung und Applikationsweg dem Band ‚Krankheiten des Rindes', insbesondere dessen therapeutischem Index zu entnehmen.

[2] Die bei tierärztlichen Untersuchungen und Behandlungen zur Verhütung von Zwischenfällen und Folgeschäden *‚erforderliche Sorgfalt'* kann durchaus über den Rahmen der hierbei mitunter *‚üblichen Sorgfalt'* hinausgehen, wenn letztere nach Lage der Dinge die Möglichkeit von Schädigungen beinhaltet.

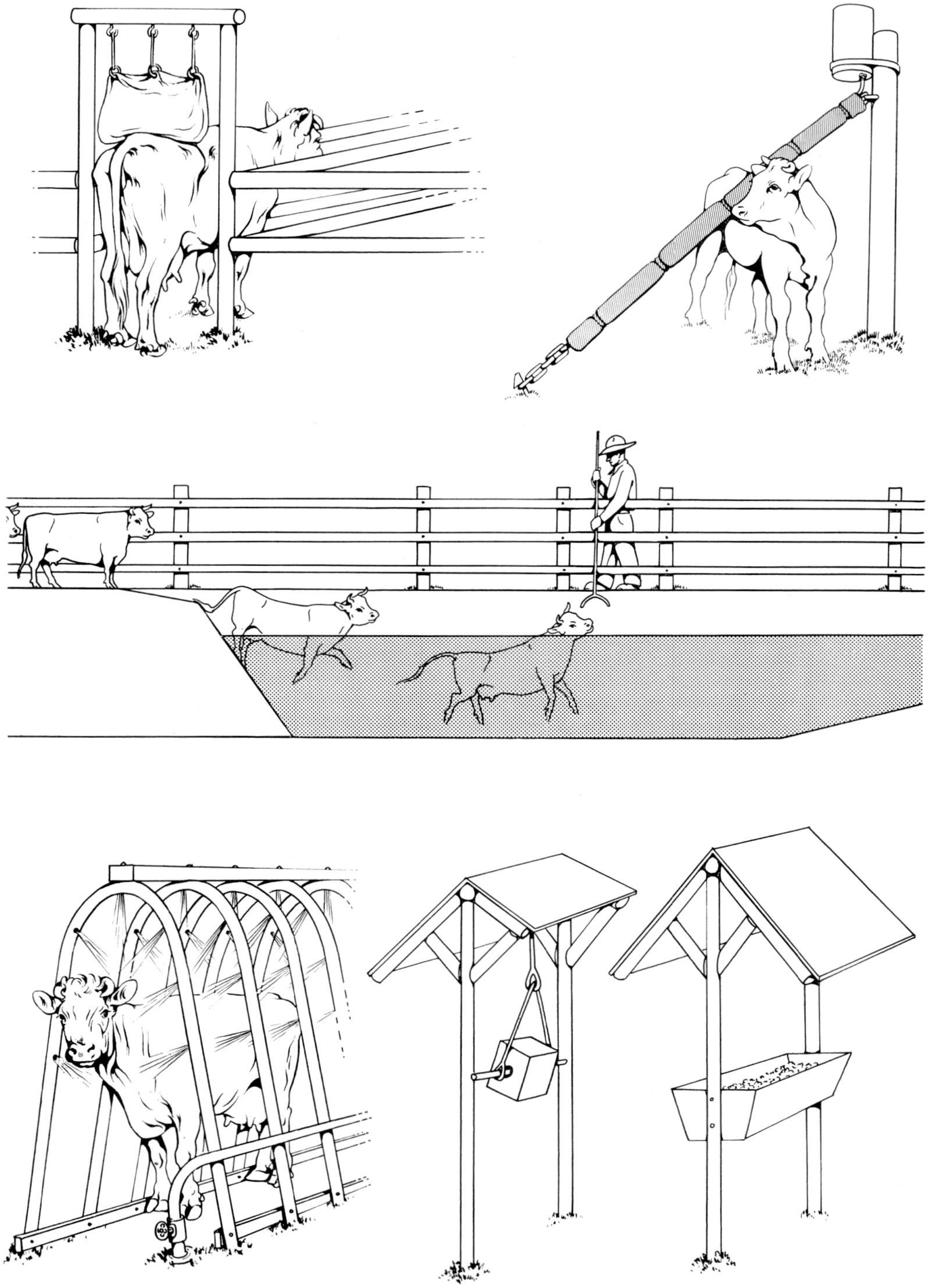

Abb. 359, 360, 361, 362, 363. Rationelle Verfahren zur Arzneimittelverabreichung beim Rind: Applikation von flüssigen, öligen oder pulverförmigen Medikamenten auf die Haut mittels Durchlaufbades (dip: Mitte), Versprühanlage (spray: unten links), Reibevorrichtung (back rubber: oben rechts) oder eines Sackes (powder bag: oben links); zur freien Verfügung gestellte Mineralsalzmischung (als Leckstein oder im Kraftfutter für Weiderinder: unten rechts)

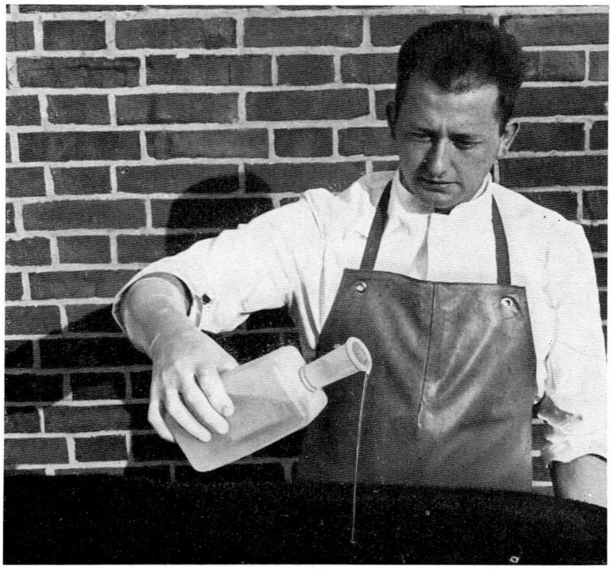

Herde benutzten engen Durchgang so aufgehängt wird, daß die Tiere mit dem Rücken darunter entlangstreifen und sich so zwangsläufig mit dem Inhalt des *‚powder bag‘* bestäuben (Abb. 359).

Abb. 364. Das Aufbringen eines ‚systemisch‘ wirkenden Antiparasitikums im ‚pour on‘-Verfahren mit Hilfe einer halbautomatischen Dosierungsvorrichtung

In letzter Zeit werden beim Rind in zunehmendem Umfange Mittel zur Ekto- und Endoparasitenbekämpfung eingesetzt, die zwar in Form wäßriger oder öliger Zubereitungen *auf die Rückenhaut aufgegossen oder aufgetropft,* von hier aus aber rasch resorbiert werden und eine den gesamten Körper der behandelten Tiere erfassende *‚systemische‘ Wirkung* entfalten; für diese beiden zu Reihenbehandlungen besonders geeigneten Applikationsweisen haben sich in Anlehnung an das Angloamerikanische die Bezeichnungen ‚pour on-‘ und ‚spot on‘-Verfahren eingebürgert (Abb. 364).

Schleimhäute werden zur Behandlung örtlich begrenzter Veränderungen mit flüssigen oder öligen Mitteln *besprüht, beträufelt* oder mit einem arzneigetränkten Wattebausch *betupft.* Für die Therapie großflächiger Läsionen, insbesondere im Bereich der Maul-, Rachen-, Nasen- oder Nasennebenhöhlen sowie von Präputium oder Scheide sind *Spülungen* (mit Irrigator und Schlauch) besser geeignet. In den *Konjunktivalsack* können Medikamente mit Hilfe einer Tropfpipette instilliert (Abb. 54), durch eine kurze Knopfkanüle eingespritzt oder mit dem ähnlich geformten Ende einer Euter-Salbentube eingebracht werden; hierzu wird das untere Augenlid vom Augapfel abgezogen, das Mittel vorsichtig zwischen beiden appliziert und die Lidspalte danach kurze Zeit mit den Fingern zugehalten, damit sich das Präparat gleichmäßig verteilt. — *Auf*

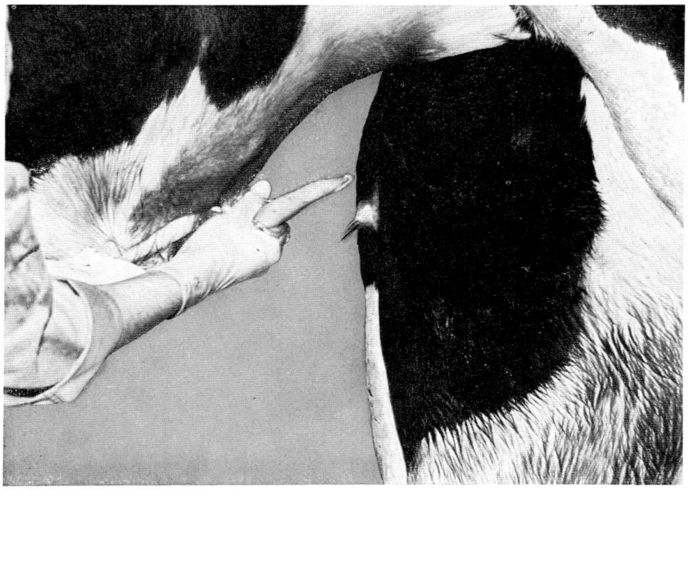

Abb. 365. Penisbehandlung: manuelles Aufbringen von Salbe auf den beim improvisierten Paarungsversuch emittierten Penis

Präputialschleimhaut und Penisspitze männlicher Rinder werden wäßrige und ölige Präparate oder Salben nach gründlicher äußerer Reinigung der umgebenden Haut (Waschen mit Wasser und Seife, Kürzen der Pinselhaare auf Streichholzlänge, Desinfektion, Abtrocknen), nötigenfalls auch nach vorheriger Spülung des Vorhautsackes mit milden Desinfizienten, appliziert. Hierzu werden sie vorteilhafterweise auf das bei einer improvisierten Paarung abgelenkte Glied manuell aufgetragen und leicht einmassiert (Abb. 365). Dabei verstreichen nämlich die Schleimhautfalten; außerdem können etwaige Manschettenbildungen berücksichtigt werden. Andernfalls läßt sich das betreffende Mittel auch auf die künstlich vorgelagerte Penisspitze (S. 341 ff.) auftragen (Abb. 366) oder durch eine Spritze (Irrigator) mit Schlauchansatz in die Präputialhöhle injizieren beziehungsweise infundieren; dabei wird die Vorhautöffnung mit den Fingern der anderen Hand zugehalten (Abb. 367) und das Mittel danach durch gelinde Massage gut in den Nischen der Präputialschleimhaut verteilt. Um sein vorzeitiges Abfließen zu verhindern, empfiehlt es sich, die Vorhautöffnung anschließend für

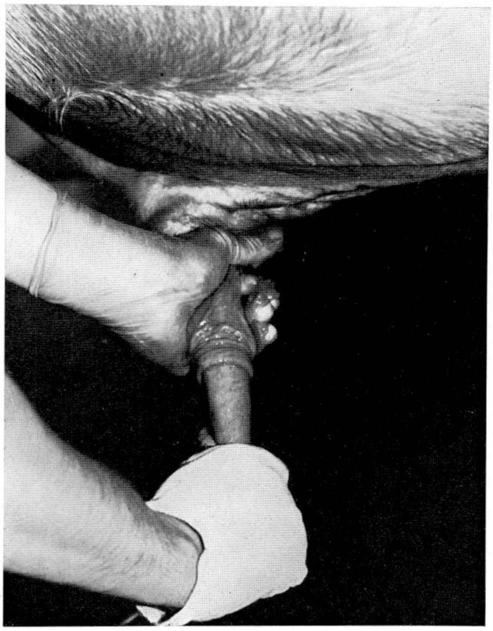

Abb. 366. Penisbehandlung: Salbenapplikation auf die Schleimhaut der unter Neuroleptikum-Wirkung vorgelagerten Rute

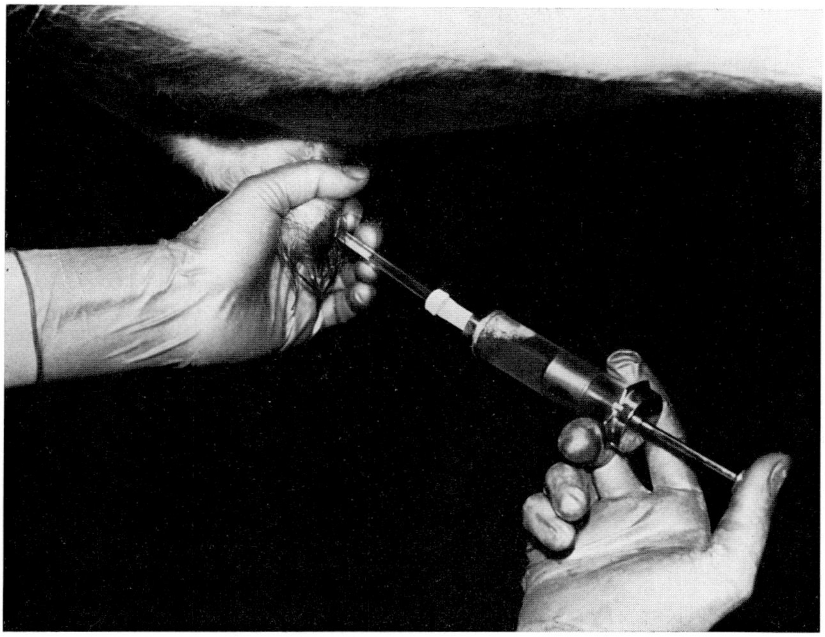

Abb. 367. Intrapräputiale Verabreichung eines flüssigen Medikamentes mittels Spritze und Plastikkatheters (Schlauchkupplung); die Vorhautöffnung wird dabei zugehalten und später vorübergehend mit einem Band verschlossen

eine halbe bis ganze Stunde mit einem mäßig fest angezogenen Band zuzubinden (Schleife, kein Knoten!); nach dieser Zeit muß es entfernt werden, um den freien Harnabfluß wieder herzustellen. Im Hinblick auf diesen vorübergehenden Verschluß ist es zudem sinnvoll, den zu behandelnden Bullen bei der vorbereitenden Säuberung des Präputialbereiches zum Urinieren anzuregen (S. 315). — *In die Scheide weiblicher Rinder* werden Puder mit Hilfe eines besonderen Einstäubers, Salben dagegen mit der Salbenspritze (beide mit entsprechend langem Rohransatz), am besten unter Sicht (Spreizspekulum, Taschenlampe), letztere aber auch mit der Hand auf die veränderten Schleimhautbezirke eingebracht oder aufgetragen; zuvor ist die Scham des Tieres gründlich zu reinigen und zu desinfizieren und erforderlichenfalls unter Verwendung milder Desinfizienten eine Scheidenspülung mit Spritze und Schlauch vorzunehmen.

Enterale (‚innerliche') Verabreichung

Die *orale Gabe* ist vor allem für solche Medikamente angezeigt, die ihre Wirkung innerhalb der Vormägen, des Labmagens oder im Darm entwickeln sollen. Mittel, die nach ihrer Resorption allgemeine Wirkungen entfalten, werden bei Behandlung von *Einzelrindern* in der Regel parenteral gegeben (S. 503); das gilt insbesondere für Arzneien, deren Effekt im voluminösen Vormageninhalt infolge Verdünnung oder Veränderung verzögert oder abgeschwächt würde, und für Präparate, welche die Vormagenmikroflora und -fauna schädigen können. Für die *Massenverabreichung* (etwa in großen Kälber- oder Bullenmastbetrieben) werden heute jedoch Formulierungen angestrebt, die eine rationelle Behandlung nicht nur gastrointestinaler, sondern auch respiratorischer und anderer, gehäuft auftretender Erkrankungen (Infektionskrankheiten, Parasitosen) auf dem Wege über das Futter ermöglichen. Solche, an das Futter als Trägerstoff gebundenen Arzneimitttel *(‚Fütterungsarzneimittel', ‚Medizinalfutter')* werden diesem vom hierzu befugten Hersteller auf tierärztliche Verschreibung beigemengt und dürfen nur für die Dauer eines festgelegten Zeitraumes gegeben werden; falls sie Rückstände im Körper hinterlassen, sind vor der Schlachtung derart behandelter Tiere bestimmte Karenzzeiten einzuhalten. Die in fast sämtlichen Milchaustauschern, Kälbernährmehlen oder Kraftfuttermischungen enthaltenen nutritiven, also subtherapeutischen Dosen gewisser Wirkstoffe (Mineralsalze, Spurenelemente, Vitamine, Antibiotika) gelten dagegen nicht als Arzneimittel im engeren Sinne.

Pulverisierte und festgeformte Medikamente gelangen nach freiwilliger Aufnahme oder oraler Eingabe zunächst fast immer in den Pansen oder Netzmagen, wo sie im Futterbrei verteilt oder aufgelöst und erst dann im Verdauungskanal weitertransportiert werden. Dagegen ist der von oral applizierten *flüssigen Arzneien* eingeschlagene Weg von Voraussetzungen abhängig, die nur teilweise zu beeinflussen sind; deshalb ist über ihren unmittelbaren Verbleib keine genaue Voraussage möglich. Der Schlundrinnenreflex funktioniert nur bei gesunden Kälbern und jüngeren Rindern einigermaßen zuverlässig, wenn das flüssige Mittel vom Tier in kleinen Schlucken selbst aufgenommen oder wenn es ihm mit der Flasche schluckweise gegeben wird; auch darf das betreffende Präparat keinen abstoßenden Geschmack oder Geruch aufweisen und nicht örtlich reizend wirken. Nur unter diesen Bedingungen gelangt es direkt in den Labmagen. Der Schluß der Speiserinne kann bei solchen jungen Tieren mit einiger Sicherheit durch vorherige Gabe von 100 bis 250 ml einer hierfür geeigneten Salzlösung (10 %ige Natriumbikarbonat- oder Kochsalzlösung; bei Saugkälbern auch Milch) ausgelöst werden; ihre Verabreichung darf aber nicht unter zu starkem Zwang erfolgen, weil Abwehr den Reflex behindert. Bei erwachsenen Rindern, insbesondere aber solchen mit Erkrankungen des Magendarmtraktes, schließt sich die Schlundrinne dagegen nach dieser vorbereitenden Maßnahme (250 bis 500 ml einer der genannten Salzlösungen) nicht regelmäßig oder nur unvollständig. Bei ihnen kann somit ein mehr oder weniger großer Teil der hiernach oral aufgenommenen oder eingegossenen flüssigen Mittel zuerst in die Vormägen gelangen; wahrscheinlich spielen dabei auch der Füllungsgrad der einzelnen Magenabteilungen und der Wassergehalt ihres Inhaltes eine Rolle. Die innerliche Verabreichung mit Hilfe von Sonden schließt den Speiserinnenreflex meist aus, selbst wenn das Instrument nur ein kurzes Stück in den Schlund eingeschoben wird[1]. Zur direkten Behandlung von Labmagen oder Darm ist deshalb mitunter an Stelle der oralen Applikation die intraabomasale Injektion (S. 501) vorzuziehen.

Abb. 368, 369, 370. Rechts die orale Verabreichung eines in Gelatinekapsel abgefüllten Medikamentes durch das Röhrenspekulum; unten links das Eingeben einer Pille mit dem Pillengeber nach THIRO; unten rechts das Eingeben flüssiger Arzneien mit einer Metall-Flasche in die Backentasche bei mäßig angehobenem Kopf

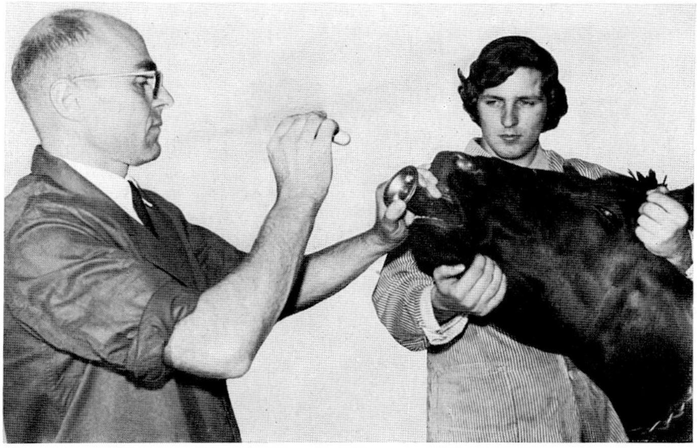

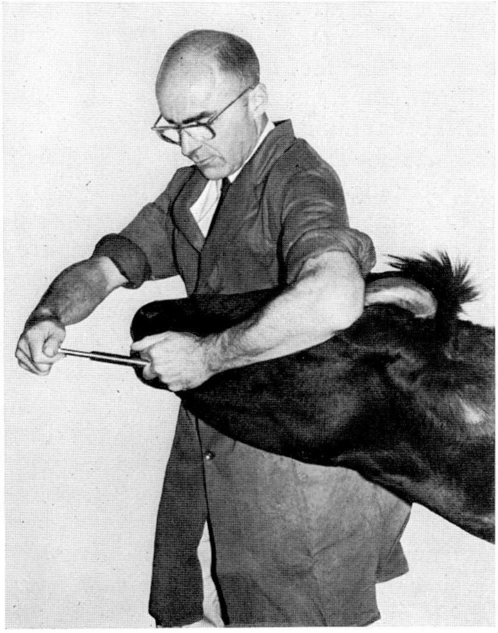

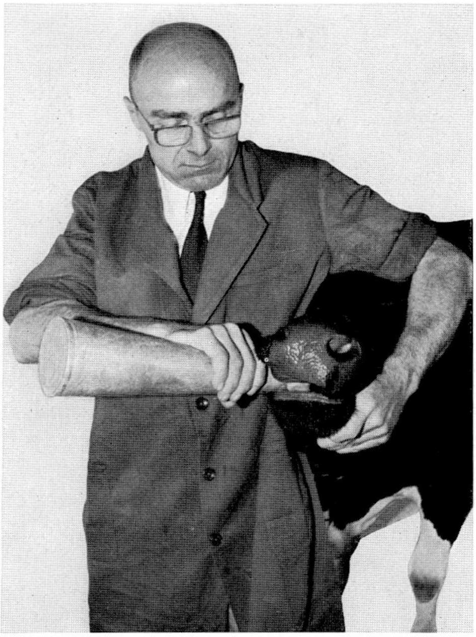

[1] Bei Saugkälbern soll jedoch eine während des Tränkens vorsichtig eingeführte 5 bis 8 mm dicke weiche Nasenschlundsonde zusammen mit der abgeschluckten Milch in den Labmagen geraten.

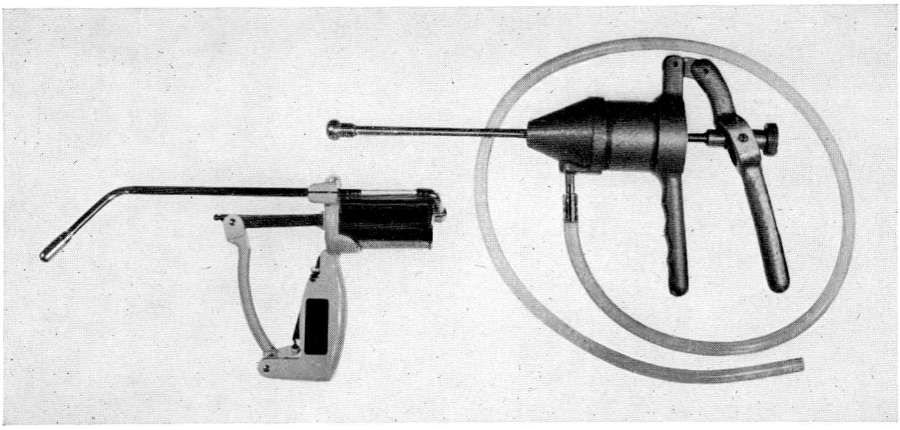

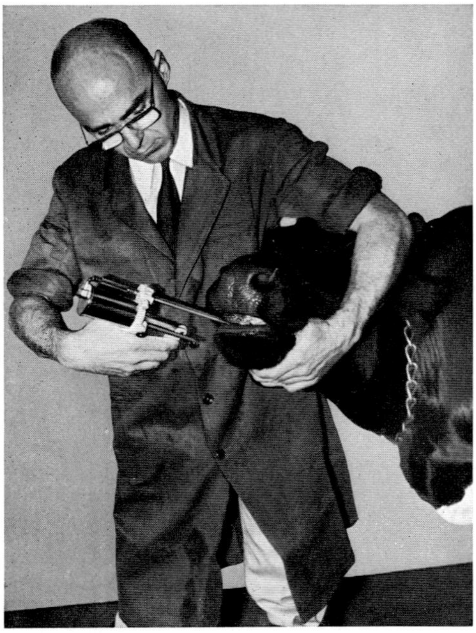

Abb. 371. Dosierungsgeräte zur oralen Herdenbehandlung mit flüssigen Medikamenten; das linke Instrument wird durch sein metallenes Ansatzstück, das rechte über einen Kunststoffschlauch nachgefüllt (Ansaugen)

Abb. 372. Verabreichung eines flüssigen Arzneimittels mit Hilfe eines ‚cattle drenchers'

Vermischt mit Futter oder Tränke sollten Arzneien in therapeutisch wirksamer Menge nur dann angeboten werden, wenn sie sicher angenommen und nicht etwa wegen ihres Geruches oder Geschmackes oder infolge Inappetenz abgelehnt werden. Für Massenbehandlungen muß dabei die auf das einzelne Tier entfallende Dosis durch die Zuteilung getrennter Rationen sichergestellt sein; sonst nehmen unter Umständen einige der aus dem gemeinsamen Trog gefütterten oder getränkten Patienten zu wenig, andere aber zuviel (eventuell sogar toxische Mengen) des zugefügten Medikamentes auf. Bei längerdauernder Verabreichung von Kraftfutter, dem zu prophylaktischen Zwecken gewisse Mittel (wie Mineralstoffe, Spurenelemente, Vitamine, Antibiotika oder Anthelmintika) beigemengt sind, besteht diese Gefahr wegen der hierbei üblichen subtherapeutischen Konzentrationen nicht. Spurenelemente und Anthelmintika werden neuerdings auch den *Lecksteinen* zugefügt; auf solche Weise läßt sich eine ausreichende regelmäßige Versorgung aller Tiere der betreffenden Herde aber nur bei entsprechendem Salzhunger gewährleisten (Abb. 363).

Zur *oralen Eingabe* werden *Tabletten, Pillen* und *in Kapseln abgefüllte Arzneien* mit der *bloßen Hand* (hierzu die Zunge des von einem Helfer am Kopf gehaltenen Tieres mit der anderen Hand seitwärts aus der Maulspalte ziehen), mit Hilfe des *Pillengebers* nach THIRO[1] oder durch ein bis zum Rachen eingeführtes *Röhrenspekulum*

[1] Chiron/Tuttlingen Nr. 513 530; Hauptner/Solingen Nr. 3505/06

(Stahlausführung)[1] verabreicht (Abb. 368, 369). Dabei ist das Medikament hinter dem Zungenrückenwulst abzusetzen und der reflektorisch einsetzende Schluckakt zu kontrollieren; zuweit vorn deponiert wird das Mittel meist zerkaut und wieder ausgeworfen. Für das Eingeben von Pulvern eignet sich die in gleicher Weise anzuwendende *Pulverpistole*[2].

Kleinere Flüssigkeitsmengen (0,5 bis 1 Liter) werden mit einer *Flasche aus Kunststoff oder Metall* eingegeben, da Glas splittern und zu Verletzungen führen kann. Die Mündung des Gefäßes ist am fixierten und mäßig angehobenen Kopf so in den Maulwinkel einzuschieben, daß sich ihr Inhalt allmählich in die Backentasche entleert und von hier möglichst vollständig abgeschluckt wird (Abb. 370). Für Herdenbehandlungen bedient man sich an Stelle einer Flasche besser eines besonderen *Eingebeinstrumentes* oder *,Drenchers'*[3], mit dessen Metallrohransatz die Applikation in gleicher Weise, aber zeitsparender erfolgt (Abb. 371, 372). Sobald das Tier unruhig wird, zu husten beginnt, oder das Mittel aus dem Maul herausläuft, muß die Medikation durch kurzes Senken der Flasche und des Kopfes unterbrochen werden, um eine Aspiration in die Lungen zu vermeiden. Aus dem gleichen Grunde sollte die orale Behandlung und die künstliche Ernährung von Patienten mit Schlingbeschwerden nicht mit den vorgenannten Methoden, sondern stets über eine bis in die Vormägen eingeschobene biegsame Sonde erfolgen (stomachale Applikation); dieses Verfahren ist grundsätzlich auch für die Verabreichung größerer Flüssigkeitsmengen und die Gabe reizender oder abstoßend schmeckender Arzneien ratsam. *Maulsonden*[4] aus Gummi oder dickem Weichplastik (Durchmesser 1,5 bis 3,0 cm) lassen sich meist ohne Schwierigkeiten in den Schlund einführen, wenn das Maul des dabei gut festzuhaltenden Tieres (Unter- oder Nasengriff) mit einem durchbohrten Maulholz[5], einem kurzen Rohrstück oder einem ähnlichen Instrument (Maulkeil oder -gatter; S. 219) offengehalten wird (Abb. 373); andernfalls können sie leicht zerbissen werden. *Nasenschlundsonden*[6] Durchmesser 1,1 bis

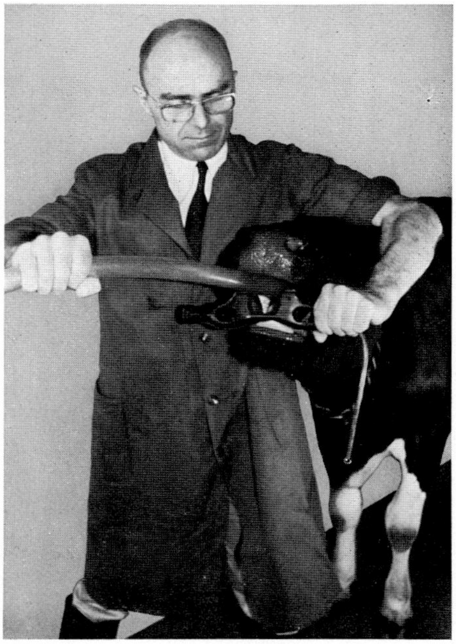

Abb. 373. Einführen eines weitlumigen Kunststoff-Schlauches (Schlundrohr nach Bosch) als Magensonde für die stomachale Applikation größerer Flüssigkeitsmengen; das Tier wird mit einem Maulöffner (Abb. 172) am Zerbeißen der Sonde gehindert

[1] Aesculap/Tuttlingen Nr. VF 451, 452; Chiron/Tuttlingen Nr. 527 270/71
[2] Therapogen/München
[3] Sucospritze, Hauptner/Solingen Nr. 1630 m; Cooper's Dosierungsapparat, Impfstoffwerk/Friesoythe oder Kanold/Hamburg; Drencher HK Rheintechnik/Bendorf
[4] Aesculap/Tuttlingen Nr. VC 781; Chiron/Tuttlingen Nr. 513 420; Gummi-Bertram/Hannover M 11 080, M 11 081, M 11 090, M 11 091; Hauptner/Solingen Nr. 3448, 3449; Rüsch/Rommelshausen Nr. 381 200, 381 400
[5] Aesculap/Tuttlingen Nr. VC 700, VC 702; Chiron/Tuttlingen Nr. 513 460/61; Hauptner/Solingen Nr. 3476/77; Rüsch/Rommelshausen Nr. 381 100
[6] Aesculap/Tuttlingen Nr. VC 780; Chiron/Tuttlingen Nr. 513 400; Gummi-Bertram/Hannover M 11 082; Hauptner/Solingen Nr. 3450 c

1,7 cm) müssen aus etwas weicherem Gummi bestehen, sonst bleiben sie beim Rind leicht im Pharynx stecken. Sie werden dem von einem Helfer im Unter- oder Nasengriff fixierten Tier (Kopf nicht zu sehr nach oben ziehen oder gegen den Hals abwinkeln) in der auf Abbildung 374 gezeigten Weise in die Nase eingeführt; dabei leitet der Behandelnde das schlüpfrig gemachte Sondenende durch Daumendruck in den ventralen Nasengang. Sobald es den Rachenraum erreicht, wird durch kräftiges Blasen in die Sonde oder durch Bewegen der vom Lippenwinkel her in die Maulspalte eingeschobenen Finger der Schluckreiz angeregt und gleichzeitig die Sonde langsam weiter vorgeschoben. Ihr richtiger Sitz im Schlund läßt sich palpatorisch nur schlecht überprüfen; das Ausbleiben von Hustenreiz und die Unmöglichkeit, mit dem Mund aus dem Sondenschlauch Luft anzusaugen, sind bessere Anhaltspunkte hierfür. (Dagegen wird fast immer deutliches Husten, Hervorstrecken der Zunge und Abwehr ausgelöst, wenn die Nasenschlundsonde versehentlich in die

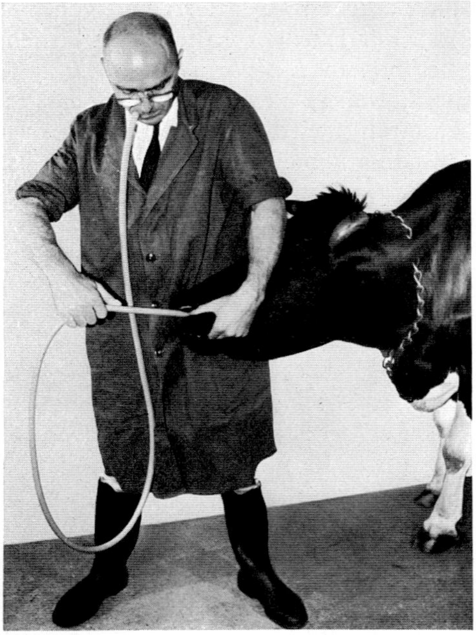

Abb. 374. Einführen der Nasenschlundsonde in das linke Nasenloch; der Behandelnde leitet das Sondenende durch Daumendruck in den ventralen Nasengang; die in die Maulspalte eingeschobenen Finger werden auf der Zunge bewegt, um das Tier zum Schlucken anzuregen

Abb. 375. Auskultatorische Kontrolle des Sitzes der Nasenschlundsonde

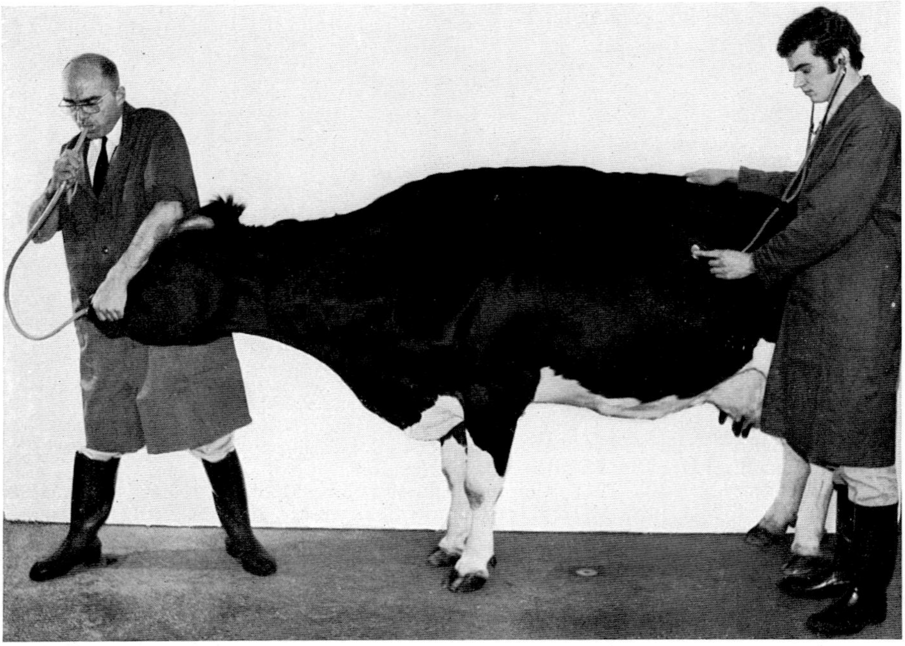

Luftröhre gelangt.) Beim Durchtritt durch die Kardia entleert sich aus der Sonde meist etwas Pansengas von typischem Geruch; außerdem läßt sich ihre richtige Lage in den Vormägen jetzt in der linken Flanke auskultatorisch kontrollieren, wo das Einströmen der vom Behandelnden probeweise eingeblasenen Luft deutlich zu vernehmen sein muß (wiederholt kurz und kräftig pusten; Abb. 375). Danach wird das Medikament durch einen am äußeren Sondenende aufgesetzten großen Trichter oder Irrigator eingegossen; falls noch Unklarheit über den Sondenverlauf besteht, empfiehlt es sich, zur Vorsicht zunächst etwas klares Wasser einzuschütten. (Hierauf erfolgt sofortiges Husten, wenn sich die Sonde wider Erwarten doch in der Trachea befindet.)

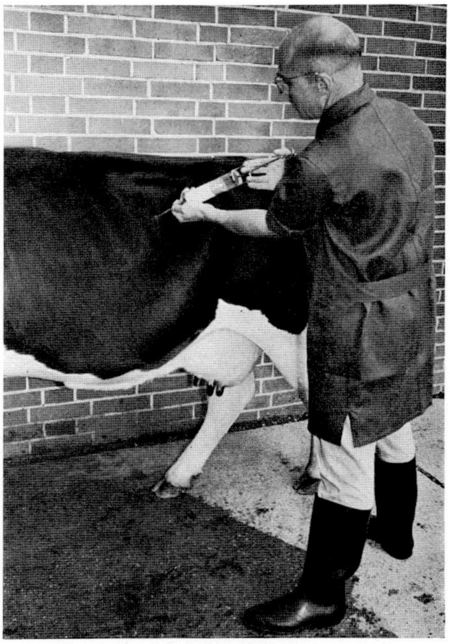

Abb. 376. Intraruminale Injektion von der linken Flanke aus

Das Abfließen der einzugebenden Arznei läßt sich durch Hochheben des Trichters beschleunigen. Abschließend wird die Sonde mit etwas nachgegossenem Wasser durchgespült, leergeblasen und am abgeknickten äußeren Ende langsam herausgezogen; so läßt sich vermeiden, daß beim Entfernen der Sonde etwa Reste des Medikamentes in Rachen oder Kehlkopf gelangen.

Die *intraruminale Einspritzung* ermöglicht das rasche Einbringen und die gute Verteilung von Arzneien im Pansen; sie findet vor allem bei der schaumigen Blähung des Vormageninhaltes Anwendung für gärungshemmende und schaumniederschlagende Mittel. Hierzu wird an der zur Trokarierung üblichen Stelle in der linken Flanke eine

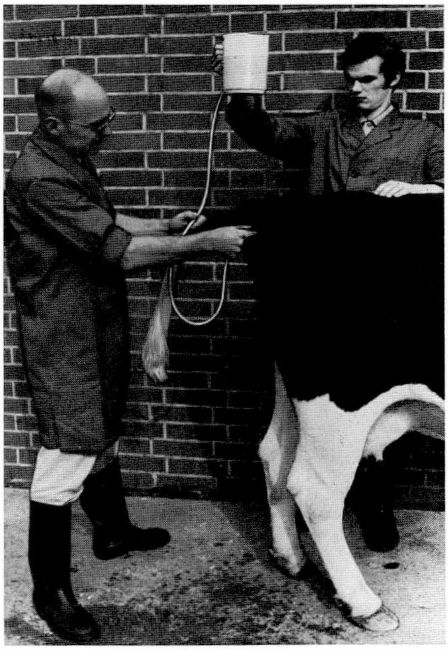

Abb. 377. Rektale Irrigation: Der Behandelnde umgreift um den eingeführten Schlauch herum auch die Haut des Analringes

möglichst lange Kanüle (10—15 cm) bis zum Konus eingestochen. Während der unter kräftigem Druck erfolgenden Injektion wird die Hohlnadel dann abwechselnd nach vorn, hinten, oben und unten gerichtet, damit das Präparat alle Pansenabteilungen erreicht (Abb. 376).

Die *intraabomasale Injektion* bietet gewisse Vorteile bei der Verabreichung von Arzneimitteln, die unter Umgehung der Vormägen unmittelbar in den Labmagen gelangen sollen: Vermeidung ihrer Verdünnung, Resorption oder Veränderung sowie von Schadwirkungen innerhalb der Vormägen, rascher Wirkungseintritt im Labmagendarmkanal bei relativ niedriger Dosierung. Die hierfür geeignete Injektionsstelle liegt am Unterbauch auf der Grenze zwischen vorderem Drittel und den hinteren zwei Dritteln einer Verbindungslinie vom konkaven ‚Knick' am kaudalen Ende des Brustbeines (Schaufelknorpel) zum Nabel. Nach Hautdesinfektion wird hier eine Kanüle von der gleichen Stärke wie für subkutane Einspritzungen mit kräftigem Stoß senkrecht zur Bauchwand bis zum Konus eingestochen; ihre Länge sollte der Größe des Patienten entsprechen (bis 150 kg Körpergewicht: 4 cm; 150 bis 350 kg: 6 cm; 350 bis 600 kg: 8 cm). Das Tier wird dabei von Helfern am Kopf und an der Kniefalte festgehalten, sein Rücken zudem leicht niedergedrückt. Der richtige Sitz der Hohlnadel im Labmagenlumen läßt sich an Ort und Stelle durch Prüfung des pH-Wertes der sich entleerenden oder mit einer Spritze angesaugten Flüssigkeit auf Indikatorpapier[1] rasch kontrollieren: Liegt er zwischen pH 2 und 4 (Punktat graugrün, fadsäuerlicher Geruch), so wird die Injektion des Medikamentes sofort und zügig vorgenommen (Abb. 378). Bei stärkerer Bewegung des Tieres ist sie zu unterbrechen und erst nach erneuter Überprüfung des Kanülensitzes zu beenden. Weist das Punktat dagegen einen pH-Wert zwischen 6 und 7 auf, so handelt es sich um Vormageninhalt (bräunlichgrüntrübe) oder Peritonealflüssigkeit (bernsteinfarben-klar); in solchen Fällen empfiehlt sich ein zweiter Einstich wenig kaudal der genannten Stelle. Nach der Einspritzung wird die Kanüle mit etwas Luft leergeblasen und mit aufgesetzt bleibender Spritze herausgezogen, um Verunreinigungen des Stichkanals zu vermeiden; die Punktionsstelle wird dann nochmals desinfiziert.

Die *rektale Applikation* wäßriger, schleimiger oder öliger Arzneimittel ist beim Rind praktisch nur zur lokalen Behandlung von Mastdarmerkrankungen angezeigt. Massendruckklistiere zur Erweichung des Darminhaltes kommen allenfalls bei schwerwiegender Versandung der hinteren Darmabschnitte in Frage; auch zur Erzielung einer allgemeinen, resorptiven Wirkung hat die rektale Gabe von Medikamenten bei dieser Tierart keine nennenswerte Bedeutung erlangt. Die Verabreichung erfolgt durch einen festen, etwa bleistiftstarken Schlauch (Gummi, Plastik), der mit einem Gleitmittel (Seife, Schleim, Öl) bestrichen und durch den After vorsichtig, möglichst weit nach kranial in den Mastdarm einzuführen ist. An den Schlauch wird eine größere Spritze oder ein Irrigatorgefäß[2] ange-

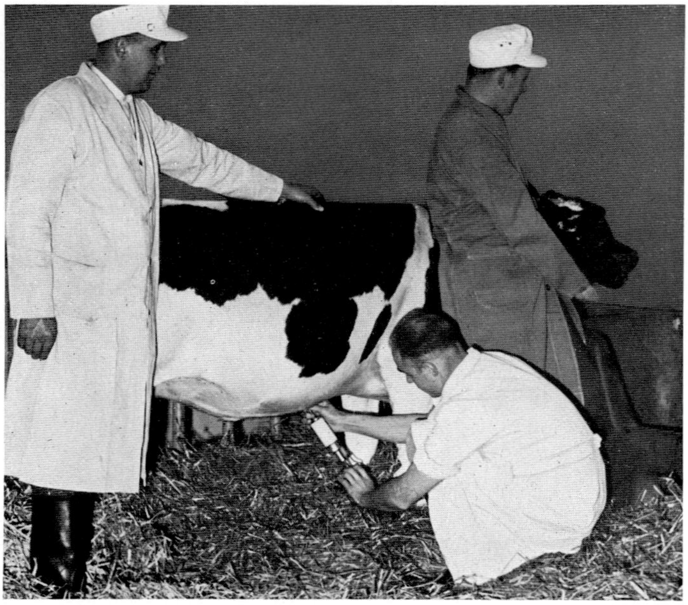

Abb. 378. Intraabomasale Injektion

[1] Merck/Darmstadt Nr. 9525/26
[2] Aesculap/Tuttlingnen Nr. VF 820/21; Chiron/Tutlingen Nr. 513 300/310; Hauptner/Solingen Nr. 2371/73

schlossen, welche das körperwarme Mittel in einer dem Behandlungszweck und der Größe des Tieres entsprechenden Menge (0,2 bis 3 Liter) enthalten. Die Injektion oder Infusion (bei hochgehaltenem Irrigator) sollte nicht zu rasch erfolgen, um ein sofortiges Wiederauspressen zu vermeiden (Abb. 377). Aus dem gleichen Grunde empfiehlt es sich, das Rektum vor der Behandlung nicht auszuräumen. Nötigenfalls kann der Patient zuvor durch ein Neuroleptikum (S. 32 f.) ruhiggestellt oder der bestehende Preßreiz durch vorherige intraabdominale Luftinsufflation (S. 514 f.) gemindert werden. Die kleine sakrale Extraduralanästhesie eignet sich hierfür weniger, weil der Afterschließmuskel dabei erschlafft.

Parenterale Verabreichung

Unter den Applikationsmethoden, welche den Verdauungskanal umgehen, sind solche mit vorwiegend *lokaler* von denjenigen mit *allgemeiner Wirkung* zu unterscheiden. Zu ersteren zählen die Inhalation und die intratracheale Injektion, die Einführung von Medikamenten in Harnblase, Gebärmutter oder Euter, sowie die intratestikuläre, intraovariale, extradurale und intrasynoviale Injektion; von letzteren haben die subkutane, intramuskuläre, intravenöse und intraperitoneale Einspritzung praktische Bedeutung.

Zur *Inhalation* eignen sich *Dämpfe* (hergestellt durch Erhitzen ätherischer Öle auf dem Wasserbad) als sogenannte ‚feuchte Nebel' mit einer Teilchengröße von mehr als 10 μ weniger, da sie schon in den oberen Luftwegen niedergeschlagen werden. Die durch feinstes Versprühen mittels besonderer Apparaturen[1] erzeugten *Aerosole* dringen dagegen als ‚trockene Nebel' (Partikelgröße 5 μ) bis in die feineren Bronchien, zum Teil sogar bis in die Lungenalveolen vor; da die Ventilation in erkrankten Lungenbezirken jedoch oft eingeschränkt oder sogar völlig aufgehoben ist, können diese dabei nur auf dem Umwege über die örtliche Resorption der betreffenden Arzneimittel erreicht werden; deshalb ist für die Behandlung ausgedehnter und fortgeschrittener Lungenveränderungen in der Regel die intravenöse Injektion vorzuziehen. Beim Rind war die Aerosolbeatmung vor allem zur Therapie des Lungenwurmbefalls gebräuchlich, solange sich diese

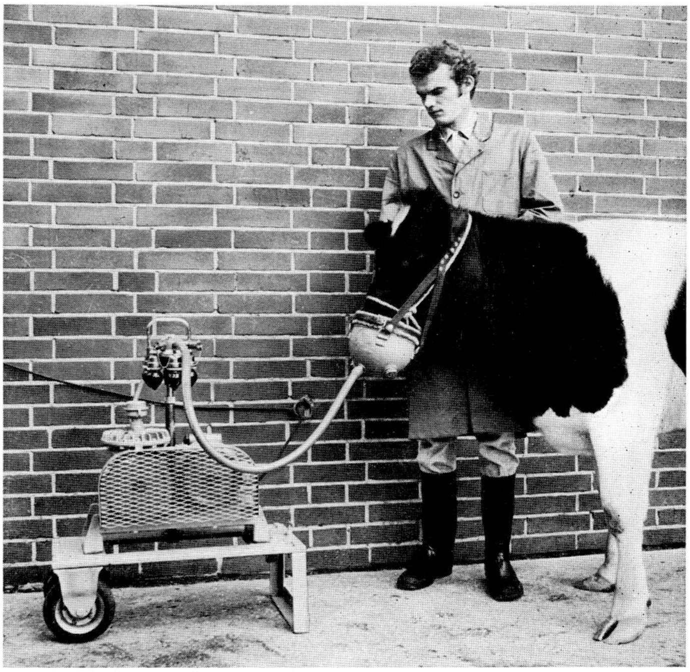

Abb. 379. Einatmung eines durch das DRÄGER'sche Aerosolgerät vernebelten Medikamentes

[1] Aerosolgerät — Dräger/Lübeck; Oxyparat-Aerosolgerät — Asid/München; Saug-Druck Apparat — Junghans/Zürich

Parasiten anderweitig nur schwer beeinflussen ließen. Hierzu wird das vernebelte Präparat dem Patienten über eine Atemmaske zugeführt, welche Nase und Maul möglichst dicht umschließt und ein Ausatmungsventil besitzt (Abb. 379). Dabei muß die Sauerstoffversorgung des Tieres durch eine seine Atmungskapazität überschreitende Luftzufuhr sichergestellt sein; aus dem gleichen Grunde ist während der 15 bis 20 Minuten dauernden Behandlung darauf zu achten, daß sich Zuführungsschlauch, Maske und Ventil nicht etwa durch ansammelnden Speichel oder ausgehustete Sekretmassen verstopfen. Bei Auftreten von Atemnot oder anhaltendem Hustenanfall ist die Aerosolbeatmung auszusetzen. (Über die Verabreichung von Inhalationsnarkotika ist im Abschnitt über die allgemeine Betäubung Näheres nachzulesen; siehe S. 49.)

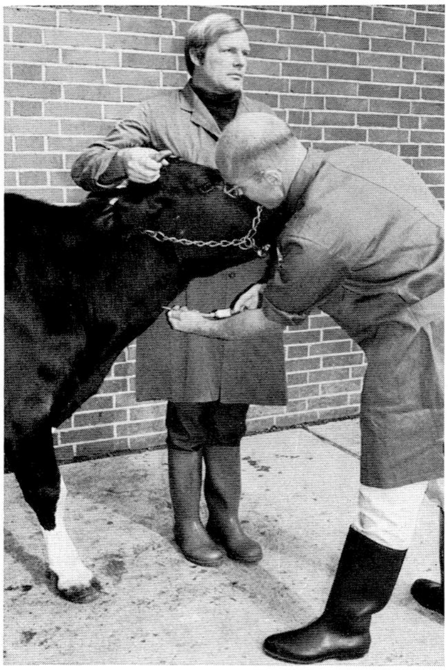

Abb. 380. Intratracheale Injektion

In der Praxis wird manchenorts noch die *intratracheale Injektion* bevorzugt, obwohl hierbei eine gleichmäßige Verteilung des Medikamentes innerhalb der gesamten Lunge nicht gewährleistet ist; in die Luftröhre eingebrachte flüssige oder ölige Mittel gelangen nämlich im wesentlichen in die vorderen und unteren Lungenbezirke. Da diese jedoch bei aerogenen Affektionen oft bevorzugt befallen sind und den meisten derart zu verabreichenden Präparaten im Atmungsapparat auch eine resorptive Wirkung zukommt, bietet ihre Einspritzung in die Luftröhre bei entsprechend gelagerten Fällen doch gewisse Vorteile. Nach Vorbereitung (Haarescheren, Reinigen und Desinfizieren) der ventral am Hals — am Übergang zwischen dessen oberem und den unteren zwei Dritteln — gelegenen Injektionsstelle wird die Luftröhre hier am gut fixierten Tier (Kopf bei gestrecktem Hals im Nasengriff hochhalten lassen) mit einer Hand unter gleichzeitiger Straffung der darüber gelegenen Haut zangenartig umfaßt und mit der anderen eine kräftige Hohlnadel (zum Beispiel intravenöse Kanüle oder gebogene Trachealkanüle), möglichst zwischen zwei Trachealknorpelspangen, eingestochen. Der richtige Sitz der Kanüle im Lumen der Trachea läßt sich durch Luftansaugen mit der Spritze prüfen. Die langsame Injektion des körperwarmen Medikamentes erfolgt wegen der nicht immer ganz zu unterbindenden Abwehrbewegungen des Patienten besser unter Zwischenschaltung eines kurzen Schlauches (Abb. 380); sie löst in der Regel Schluck- und Hustenreiz aus. Die Gesamtdosis des für solche Zwecke geeigneten Präparates sollte bei erwachsenen Tieren 100, bei Jungrindern 50 und bei Kälbern 20 ml nicht überschreiten. (Um das einzuspritzende Mittel einigermaßen innerhalb des Bronchialbaumes zu verteilen, empfiehlt es sich, die Injektion am in Seitenlage niedergeschnürten Tier vorzunehmen und dieses unmittelbar danach auf die andere Seite zu wälzen.) Aerosolbehandlung und intratracheale Injektion haben ihre praktische Bedeutung beim Rind weitgehend verloren, seitdem zur Behandlung des Lungenwurmbefalles brauchbare Arzneimittel verfügbar sind, welche nach dem Aufbringen auf die Haut eine systemische Wirkung entfalten (‚pour on'- und ‚spot on'-Verfahren, S. 494).

In die Harnblase weiblicher Rinder können Arzneimittel in wäßriger Lösung oder öliger Suspension unter Zuhilfenahme eines bleistiftstarken Schlauches oder des gebogenen Uteruskatheters (Modell Breslau) infundiert werden. Hierzu ist nach Säuberung der Scham zunächst die Harnblase des Patienten unter Beachtung des Diverticulum suburethrale mit dem Katheter[1] zu entleeren (S. 312 f.); falls der Harn dabei nicht spontan abgesetzt wird, muß er mit einer größeren Spritze oder einer komprimierbaren Kunststoffflasche abgesaugt werden. Bei schwerwiegenden Veränderungen schließt sich dann erst eine reinigende Spülung der Blase mit milden Desinfizienzien an, die ebenfalls möglichst vollständig wieder zu entfernen sind. Nun wird eine kleine sakrale Extraduralanästhesie gesetzt (S. 39), um einen längerdauernden Verbleib der abschließend je nach Größe des Tieres in Mengen von 50 bis 500 ml körperwarm zu infundierenden Arzneimittellösung in der Harnblase sicherzustellen. Während des gesamten Eingriffes ist auf peinliche Sauberkeit sowie auf die Benutzung steriler Instrumente und Medikamente zu achten, um keine urogen aufsteigende Infektion auszulösen. Aus dem gleichen Grunde muß das Tier während der Behandlung sachgemäß festgehalten werden (kombinierter Kopf-Schwanz-Griff oder Kniefaltengriff mit gleichzeitiger Fixation des Schwanzes). Bei *männlichen Rindern* lassen sich Harnröhrensonden nach Streckung der S-förmigen Biegung des Penis nur bis zu dem in Höhe des Sitzbeinausschnittes (im Einmündungsbereich der Bulbourethraldrüsen) gelegenen Divertikel einführen (S. 310); in die Harnblase von Bullen können deshalb auf diesen Wegen keine Medikamente eingebracht werden.

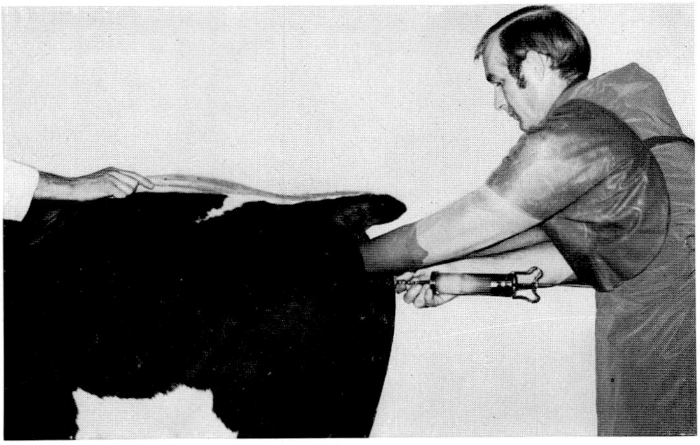

Abb. 381. Intrauterine Applikation

Zur Behandlung der *nichttragenden Gebärmutter* werden Flüssigkeiten nach den bei der Scheidenspülung (S. 384) geschilderten Vorbereitungen mittels eines Spezialkatheters[2] *intrauterin* injiziert (große Janet-Spritze) oder infundiert (Irrigator mit Schlauchansatz). Hierzu kann die Katheterspitze unter Leitung eines Fingers der vaginal explorierenden Hand in den mit Hilfe der Zervixzange[3] vorgezogenen Muttermundkanal eingeführt werden; besser ist es aber, die vom Rektum her umfaßte Zervix unter leichtem, kranial gerichtetem Zug so zu fixieren, daß das Scheidengewölbe verstreicht und das ‚suchende' Katheterende in den Zervikalkanal geschoben werden kann, ohne sich (insbesondere bei fälschlicherweise nach kaudal gezogener Zervix) in den Schleimhautfalten der Vagina zu verfangen (Abb. 381). Bei eitrig-flüssigem Gebärmutterinhalt kann auf dem gleichen Wege, gegebenenfalls unter Benutzung einer Uteruspumpe[4], versucht werden, diesen vor der eigentlichen Behandlung abzusaugen oder auszuspülen. Im *Puerperium,* insbesondere aber im *Frühpuerperium* des Rindes, ist das Einbringen größerer Flüssigkeitsmengen in die Gebärmutter wegen

[1] Chiron/Tuttlingen Nr. 527 030; Hauptner/Solingen Nr. 4320 k

[2] Zervixkatheter nach Abelein oder Götze, Uteruskatheter nach Söderlund oder Götze: Hauptner/Solingen Nr. 4315 c, 4315 b, 4315, 4315 bc

[3] Zervixzange nach Albrechtsen: Aesculap/Tuttlingen Nr. VF 465, VF 467, Chiron/Tuttlingen Nr. 527 100, 527 120; Zervixzange nach Abelein, modifiziert nach Götze: Hauptner/Solingen Nr. 4321 n

[4] Saug- und Druckpumpe nach Velmelage (1907) — Hauptner/Solingen oder Aesculap/Tuttlingen; Infusionspumpe nach Pfizenmayer (1956/58) — Hauptner/Solingen; Saug- und Druck-Apparat nach Andres (1960) — Junghans/Zürich

der damit verbundenen Gefahren (Infektion, Perforation) tunlichst zu vermeiden. Während dieses Zeitraumes ist deshalb die Trockenbehandlung mit Zubereitungen von großer Adsorptionswirkung vorzuziehen; hierzu eignen sich wirkstoffhaltige Obletten sowie Granulatkapseln, die nach den oben geschilderten Vorbereitungen, nötigenfalls auch nach einem Versuch, die zurückgehaltene Nachgeburt zu entfernen, manuell in den Uterus eingebracht, hier zerdrückt und gleichmäßig verteilt werden.

Mittel zur *intramammären Behandlung* werden durch den Strichkanal eingebracht (Abb. 382). In der Regel empfiehlt es sich, das betreffende Euterviertel vorher gut auszumelken oder die Milch abzulassen. Die Zitzenkuppe muß gründlich gereinigt und desinfiziert werden (S. 415), damit bei der Applikation des Medikamentes keine Infektionserreger miteingeschleppt werden. Die zur Anwendung im Euter bestimmten Salben und öligen Zubereitungen werden heute allgemein in besonderen Tuben oder Kunststoffspritzen geliefert, die mit einem dem Strichkanal des Rindes angepaßten Ansatz versehen sind; dieser läßt sich an der zwischen zwei Fingern gehaltenen Zitzenkuppe meist leicht einführen, doch ist mit Abwehrbewegungen des Tieres zu rechnen (deshalb Kniefaltengriff, Kniefaltenbremse oder ähnliches anwenden; S. 6 ff.). Ein kleiner Rest des Medikamentes wird beim Herausziehen des Tuben- oder Spritzenansatzes in den Strichkanal selbst appliziert. Arzneimittellösungen werden nach den gleichen Vorbereitungen mit Hilfe einer Zitzenkanüle oder eines Melkröhrchens (aus Metall oder Kunststoff) und einer Spritze oder mitttels Irrigator und Schlauch in das Euter injiziert beziehungsweise infundiert. Da sie schlechter in das Parenchym aufsteigen als die spezifisch leichteren öligen und fetthaltigen Präparate, sollte sich an ihre Applikation eine von der Zitzenzisterne zum Drüsenkörper hin gerichtete gelinde Massage anschließen.

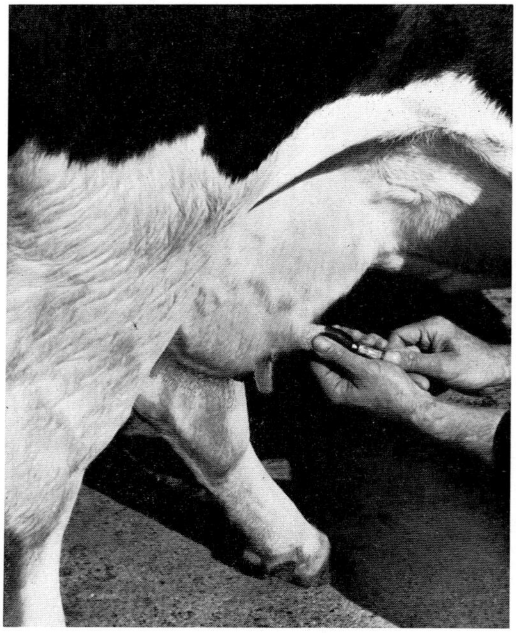

Abb. 382. Einführen eines salbenförmigen Medikamentes in den Strichkanal des rechten Vorderviertels (Euterbehandlung)

Die *intratestikuläre Injektion* hat bislang allenfalls für die örtliche Betäubung bei der Kastration von Bullen eine gewisse praktische Bedeutung erlangt. Hierzu wird das Lokalanästhetikum mittels einer bis in das Zentrum der mit der anderen Hand distal im Skrotum fixierten Hoden eingestochenen Kanüle injiziert. Dabei ist zu beachten, daß die eingespritzte Lösung allmählich auf lympho-hämatogenem Wege aus dem Hodengewebe ausgeschwemmt wird, weshalb die intratestikuläre Injektion einer verzögerten intravenösen Einspritzung gleichkommt.

Im Gegensatz hierzu findet die *intraovariale Applikation* beim Rind in der Praxis breitere Anwendung, seitdem PAREDIS und VANDEPLASSCHE (1953) sowie weitere Untersucher bei zystischen Eierstocksveränderungen mit *intrazystal* injizierten Choriogonadotropinen trotz niedrigerer Dosierung bessere Heilerfolge erzielten als durch deren intravenöse oder intramuskuläre Verabreichung, oder nach manuellem Abdrücken der Zysten. Die Injektion erfolgt am gut fixierten Tier (kombinierter Kopf- und Schwanzgriff, Abb. 25), am besten nach vorheriger kleiner sakraler Extraduralanästhesie (S. 39). Dann erfaßt der behandelnde Tierarzt mit der rektal eingeführten Hand den Eierstock der erkrankten Seite und drückt ihn gegen das Scheidengewölbe; mit der anderen Hand führt er darauf eine mit langem Schlauch versehene dünne Kanüle in die zuvor mit einem milden Desinfiziens gespülte Vagina ein und sticht sie in Portionähe so durch die Scheidenwand, daß sie am fixierten Ovar die Zyste trifft. Nach Abfließenlassen oder Absaugen des Zysteninhaltes wird das Medikament von einem Helfer mittels einer auf das Schlauchende aufgesetzten Spritze injiziert. Zur Erleichterung des Eingriffes sind einige Instrumente[1] entwickelt worden, die im Prinzip aus einer langen, zum Teil auch verdeckten und arretierbaren Kanüle sowie einem pistolenartigen Griff bestehen, der zugleich als Spritzenträger dient. Sie gestatten es, die

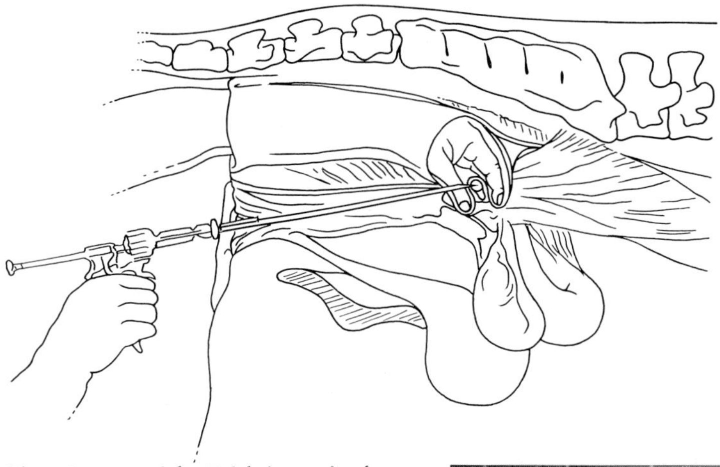

Abb. 383, 384. Oben intraovariale Injektion mit dem Instrumentarium nach CLEMENTE; das Mittel wird erst nach Abgang der Zystenflüssigkeit eingespritzt. Rechts Injektion durch die Kruppenmuskulatur hindurch in den vom Mastdarm aus manuell fixierten rechten Eierstock

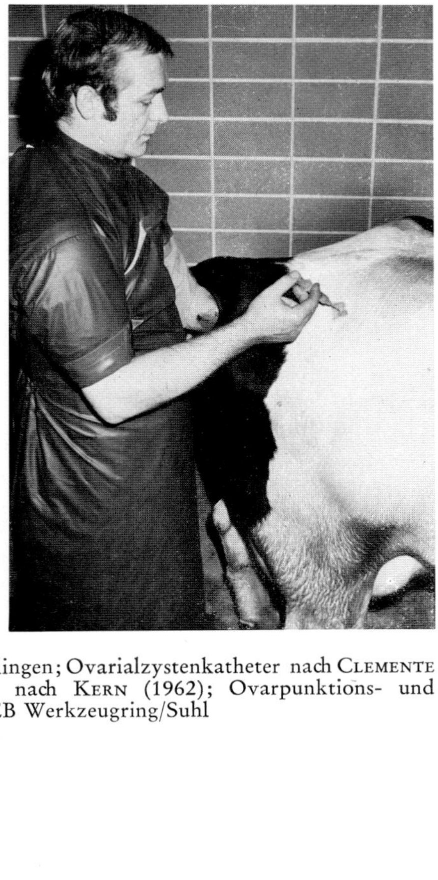

Injektion ohne zusätzliche Assistenz vorzunehmen, wobei die das Instrument bedienende Hand außerhalb der Scheide bleibt (Abb. 383) Eine andere Möglichkeit, Eierstockzysten zu punktieren und intrazystale Injektionen vorzunehmen, besteht darin, an einer entsprechend vorbereiteten Hautstelle auf halbem Wege zwischen dem Hüfthöcker der betreffenden Seite und der Schwanzwurzel eine etwa 12 cm lange Kanüle soweit durch die Muskelmassen der Kruppe vorzuschieben, bis ihre Spitze das vom Rektum aus erfaßte und gegen das Dach der Beckenhöhle gedrückte Ovar und insbesondere dessen Zyste(n) er-

[1] Ovarinjektionskatheter nach BROSIG (1958) — Chiron/Tuttlingen; Ovarialzystenkatheter nach CLEMENTE (1964) — Aesculap/Tuttlingen Nr. VF 435; Ovariole nach KERN (1962); Ovarpunktions- und Injektionsgerät nach BÜHNER und LIEBETRAU (1963) — VEB Werkzeugring/Suhl

reicht (Abb. 384). Im übrigen erweisen sich die Eierstöcke des Rindes gegenüber intraovarial verabreichten Mitteln als sehr widerstandsfähig; so ist es zum Beispiel bisher nicht gelungen, sie auf diese Weise im Sinne einer unblutigen Kastration sicher zu veröden.

Eine *extradurale Injektion* kommt beim Rind gelegentlich zur örtlichen Behandlung entzündlicher Reizungen im Lendenkreuzbereich des Wirbelkanales in Frage. Hierzu wird das betreffende Mittel in gleicher Weise wie das Anästhetikum bei der sakralen Extraduralanästhesie verabreicht (S. 39).

Bei der *intrasynovialen Applikation*, also der intraartikulären, intrabursalen und intratendovaginalen Injektion von Anästhetika oder von Arzneimitteln in wäßriger oder öliger Form, sind wegen der damit verbundenen Infektionsgefahr alle sterilen Kautelen mit größter Sorgfalt einzuhalten. Die hierbei an den verschiedenen Gelenken, Schleimbeuteln und Sehnenscheiden des Rindes im einzelnen einzuschlagende Technik (Punktionsstelle, -richtung und -tiefe, Ausmaße der Kanüle, Dosierung etc.) wird im Band über die Krankheiten des Rindes bei den Erkrankungen des Bewegungsapparates geschildert.

Für die *parenterale Applikation* von Medikamenten, die zur Entfaltung einer allgemeinen Wirkung verabreicht werden, also für die *subkutane, intramuskuläre* und *intravenöse Injektion*, gilt bei der Behandlung von *Einzeltieren* neben der Wahl der hierzu geeigneten Methode und Körperregion die sachgemäße Vorbereitung der Injektionsstelle als Voraussetzung (siehe Fußnoten S. 492). Sie ist vor dem Einstich der sterilen Kanüle durch kräftiges, bei Bedarf auch wiederholtes Abreiben mittels eines mit Brennspiritus, Jodtinktur oder einem anderen keimtötenden Mittel[1] getränkten Wattebausches gründlich zu reinigen und zu desinfizieren; dadurch läßt sich zwar keine völlige Keimfreiheit, aber doch eine wesentliche Verminderung der Erregerdichte erreichen. Bei stärkerer Verschmutzung der betreffenden Körperpartie empfiehlt es sich, die Haare zuvor auf einem etwa 5×5 cm großen Bereich zu scheren. Auch für *Herdenbehandlungen* (Reihenimpfungen unter Praxisbedingungen) ist eine derartige Vorbereitung der Injektionsstelle zu fordern, obwohl die mit der Unterlassung der Desinfektion verbundene Gefahr von manchen als gering beurteilt wird; die geschilderte kurze Entkeimung der Haut stellt auch keinen erheblichen oder unzumutbaren zusätzlichen Aufwand dar. Außerdem hat der Tierarzt bei Massenimpfungen auf die Sauberkeit des Instrumentariums sowie der Impfstoffe und seiner Hände zu achten. Des weiteren ist zu verlangen, dabei mindestens für jeden zu impfenden Bestand, besser aber für jedes fünfte oder zehnte Tier eine neue, sterile Kanüle zu benutzen. Da die Leukose des Rindes nachweislich durch die Verwendung der gleichen Kanüle von Tier zu Tier übertragbar ist, sollte man die Hohlnadel in befallenen Beständen für jedes zu behandelnde Tier wechseln, wie es auch für die Blutprobenentnahme zur Leukosebekämpfung amtlich vorgeschrieben ist; das gleiche gilt sinngemäß für andere Krankheiten, die auf diesem Wege weiterverschleppt werden können.

Für die *subkutane Injektion* ist beim Rind vor allem die lockere Unterhaut seitlich am Hals (ein bis zwei Handbreiten vor der Schulter) geeignet; in krankhaft veränderte Gewebsbezirke darf jedoch nicht injiziert werden. Die Resorption derart applizierter Präparate erfolgt etwas langsamer als nach intramuskulärer Gabe; zudem ist die örtliche Verträglichkeit meist besser als bei letzterer. Zur Vornahme der subkutanen Einspritzung wird am fixierten Tier (Unter- oder Nasengriff; S. 4) an der sachgemäß vorbereiteten Injektionsstelle eine Hautfalte aufgezogen; die am Konus erfaßte Kanüle (5 bis 6 cm lang, etwa 2 mm stark) wird dann hier mit kurzem kräftigen Stoß — sei es ohne, sei es mit aufgesetzter Spritze — senkrecht durch die Haut gestochen und parallel zu deren Oberfläche in voller Länge in die Unterhaut vorgeschoben. Dabei ist

[1] Zum Beispiel: 60 vol %iger Isopropylalkohol

darauf zu achten, daß die Kanülenspitze nicht versehentlich tiefer (subfaszial oder intramuskulär) eindringt; das gilt besonders für die Verabreichung örtlich irritierender Mittel. Danach wird die Injektion zügig vorgenommen; gleichzeitig werden Kanülenkonus und Spritzenansatz mit den Fingern der anderen Hand dicht aneinandergepreßt. Im allgemeinen sollte die an einem Ort subkutan einzuspritzende Flüssigkeitsmenge — je nach Medikament (siehe Gebrauchsanweisung) — bei erwachsenen Rindern 50 ml, bei Jungtieren 20 ml und bei Kälbern 10 ml nicht überschreiten; für die Verabreichung größerer Arzneimittelvolumina ist deren Verteilung auf mehrere Körperstellen zu wählen, oder die intravenöse Infusion vorzuziehen, falls das betreffende Medikament in der Blutbahn verträglich ist. Beim Herausziehen der Kanüle wird die Haut am Injektionsort zusammengedrückt und abschließend mit einem Wattebausch kurz massiert, um zu

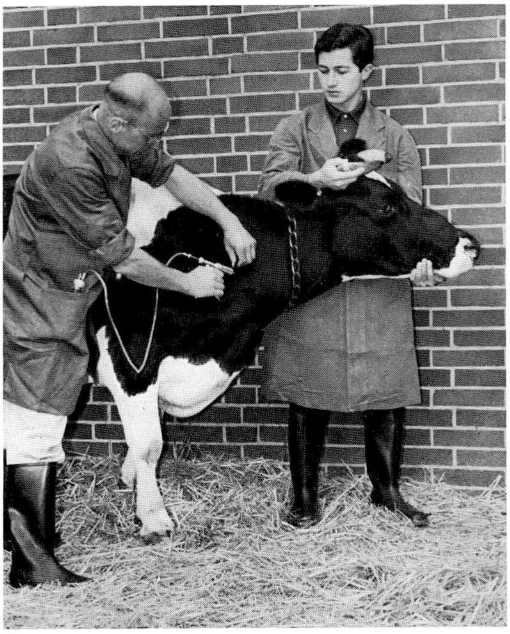

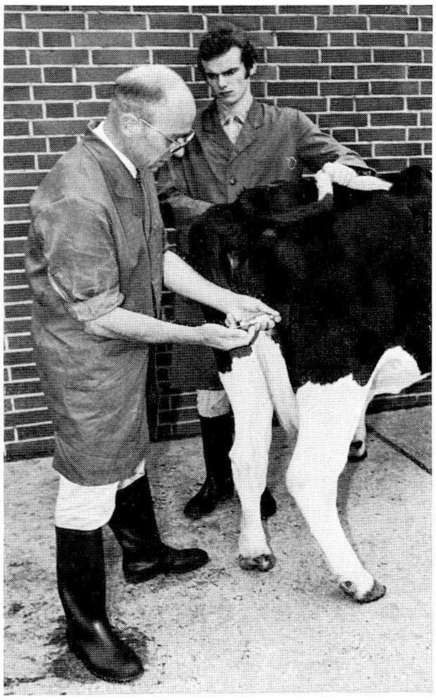

Abb. 385, 386. Links subkutane Injektion mit der für Herdenbehandlungen entwickelten pistolenähnlichen Spritze (Massenimpfungen werden mit dem gleichen oder einem ähnlichen Instrument oft subkutan am Triel vorgenommen); rechts intramuskuläre Injektion in die Sitzbeinmuskeln des rechten Hinterbeines

verhindern, daß das injizierte Mittel wieder herausfließt. Bei *Herdenbehandlungen* wird die subkutane Einspritzung vorzugsweise ventral am Triel, ungefähr eine Handbreit vor der Brustbeinspitze vorgenommen; etwa auftretende abszedierende Reaktionen lassen sich hier relativ einfach und ohne Versackungsgefahr behandeln. Für solche Reihenimpfungen sind besondere Spritzen, meist mit pistolenartigem Griff (Abb. 385) entwickelt worden, die ein Fassungsvermögen von 30 ml haben, oder an ein Vorratsgefäß von 500 bis 1000 ml Inhalt angeschlossen werden können, und eine automatische, nach Bedarf verstellbare Dosierungsvorrichtung aufweisen[1]; um Beschädigungen des Instrumentes bei Abwehrbewegungen des Tieres auszuschalten, wird die Kanüle in der Regel mit einem kurzen Schlauchstück an die Spritze angeschlossen. Auf diese Weise

[1] Mutena-, Muto- oder Remutospritze — Hauptner/Solingen Nr. 1640, 1680, 1630, 16370; Dosierspritze und Massenimpfbesteck — Aesculap/Tuttlingen Nr. SO 113-185, SM 100-115; Revolverspritze nach ROUX oder Repetierspritze nach BÜHNER — Chiron/Tuttlingen Nr. 524 661-524 715, 524 801; Injektionsapparat Basler Modell — Eisenhut/Basel

läßt sich die Herdenvakzinierung wesentlich erleichtern. (Die in den USA früher zur Bullenmast übliche *subkutane Einpflanzung* östrogenhaltiger Obletten wurde mit Hilfe besonderer Implantationsbestecke am Ohr oder in der ‚Wamme' vor dem Triel vorgenommen; in der Bundesrepublik Deutschland ist die Anwendung von Hormonen als Masthilfsmittel aufgrund lebensmittelrechtlicher Bestimmungen verboten.)

Für die *intramuskuläre Injektion* wählt man vor allem die Mitte der langen Sitzbeinmuskeln (M. semitendinues, M. semimembranaceus; Abb. 386) an der Hinterbacke, falls diese Gegend stark verunreinigt oder anderweitig verändert ist, aber diejenige der Glutäalmuskulatur der Kruppe. Hier wird die Kanüle (Größe und Stärke wie zur subkutanen Injektion) mit kurzem und kräftigem Stoß senkrecht etwa 4 bis 5 cm tief eingestochen. Wegen der relativ großen Infektionsgefahr (geringe Abwehrkraft des Muskelgewebes; Neigung zu Versackungen; Verschmutzungen in der Umgebung von After und Schwanz) muß die Haut, wie auf Seite 508 erwähnt, gereinigt und desinfiziert werden; aus dem gleichen Grunde ist der Patient nicht nur am Kopf (Unter- oder Nasengriff) oder an der betreffenden Hintergliedmaße (Kniefaltengriff) festzuhalten, sondern auch der störende Schwanz zu fixieren. Außerdem sollte die pro Injektionsstelle verabreichte Flüssigkeitsmenge bei erwachsenen Rindern 20 bis 30, bei Jungtieren 10 bis 15 und bei Kälbern 5 bis 10 ml möglichst nicht überschreiten, um keine schwerwiegenden Gewebsdefekte zu setzen. Vor der Injektion ist durch kurze Aspiration zu klären, ob etwa ein Blutgefäß angestochen worden ist; läßt sich Blut ansaugen, so muß die Kanüle entsprechend verschoben oder wenig daneben erneut eingestochen werden. Bei unzugänglichen, scheuen oder angriffslustigen Tieren (freilaufende Mastrinder, große Zoo- und Wildwiederkäuer) stellt die intramuskuläre Injektion mitunter die einzige Möglichkeit dar, Arzneimittel parenteral zu verabreichen. Um die damit für den Patienten und das Personal verbundene Verletzungsgefahr zu umgehen, sind Spezialspritzen mit automatischer Entleerung entwickelt worden; sie werden

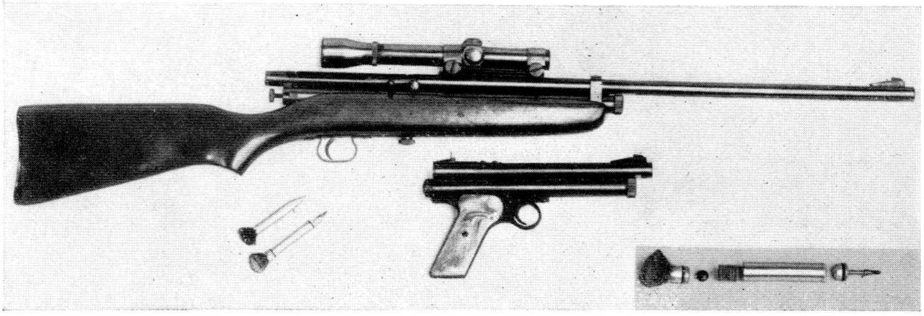

Abb. 387. Sogenanntes Narkose-Gewehr und Betäubungs-Pistole zur intramuskulären Verabreichung von Medikamenten (meist Neuroleptika, Muskelrelaxantien oder ähnliches) an scheue oder angriffslustige Tiere über Distanz mit Hilfe von projektilartigen Injektionsspritzen (nach Westhues und Fritsch, 1961)

entweder mit einer langen Stange an das Tier herangebracht[1] oder in Form eines Projektils mit Hilfe einer hierfür konstruierten Pistole (Entfernung 10 bis 20 m), eines ‚Narkose'-Gewehres (Entfernung 40 bis 60 m; Abb. 387), einer Armbrust oder eines Blasrohres in die Hinterschenkelmuskulatur geschossen[2].

---

[1] Injektionsspritze Tierpark Berlin nach Jaksztien (1959) — Hauptner/Solingen

[2] Cap-Chur-Gewehr nach Crockford und Mitarbeitern (1958) — Palmer Chemical Equipment/Atlanta (Georgia) USA; Dist-Inject-Ausrüstung von P. Ott/Therwil — Schweiz oder Albrecht/Aulendorf; Projektile von Paxarms Ltd.-Timaru/Neuseeland; Telinject-Blasrohr — Kullmann/Ludwigshafen

Mit Hilfe der *intravenösen Injektion und Infusion* läßt sich eine besonders rasche und gleichmäßige Verteilung selbst größerer Arzneimittelmengen im Tierkörper erzielen; das betreffende Präparat muß in der Blutbahn verträglich und sollte möglichst auch gewebsfreundlich sein. Zur intravenösen Einspritzung eignen sich beim Rind neben der Drosselvene auch die großen Ohrvenen und die Eutervene[1]; während erstere hierzu vor dem Einstich gestaut werden müssen, ist die V. subcutanea abdominis auf Grund ihrer Lage ventral des Herzens schon normalerweise prall mit Blut gefüllt, so daß sie unter der Haut plastisch hervortritt. Weil bei Injektionen in die Eutervene aber die Gefahr der unbemerkten paravenösen Applikation sowie punktionsbedingter Infektionen durch Verunreinigungen oder Abwehr seitens des Tieres relativ groß ist, sollte man Einspritzungen in dieses Gefäß möglichst umgehen; im allgemeinen ist hierfür die V. jugularis vorzuziehen. Nach Vorbereitung der Injektionsstelle (S. 508) wird das Tier im Unter- oder Nasengriff festgehalten und im vorderen Drittel des Halses eine Hautfalte über der mit einem Stauinstrument (Strick, Gummiligatur, Kette, Zange; S. 138 f.) bis zum prall-fluktuierenden Hervortreten komprimierten *Drosselvene* aufgezogen; hier wird eine passende Kanüle (6 bis 8 cm lang, 2 bis 3 mm stark) zunächst senkrecht durch die Haut und dann, nach Loslassen der Falte, bei kopfwärts gerichteter Spitze bis zum Konus in die zwischen zwei Fingern fixierte Vene eingeschoben. Der richtige Sitz der Hohlnadel ist an dem im Strahl herausfließenden Blut zu erkennen (Abb. 137). Andernfalls besteht die Möglichkeit, daß die Vene nicht getroffen oder völlig durchstoßen wurde, daß sich die Kanülenspitze der Gefäßwand von innen her angelegt hat (Kontrolle durch Drehen der Hohlnadel um ihre Längsachse), oder daß die Kanüle durch ein Gewebsstückchen oder ähnliches mehr verlegt worden ist; dann muß sie — nach Lösen der Stauvorrichtung (sonst Hämatombildung) — herausgezogen, mit einem Mandrin gereinigt und wenig kranial der vorigen Stelle wieder eingestochen werden. Sobald die Kanüle einwandfrei im Venenlumen liegt, wird das Kompressionsinstrument gelockert oder entfernt und der Konus der Spritze oder der Infusionsschlauch auf die Hohlnadel aufgesetzt; beide werden während der Einspritzung mit einer Hand dicht aneinandergehalten, ohne daß dabei die Kanülenspitze aus der Vene gezogen oder die gegenüberliegende Gefäßwand durchstochen wird (Abb. 388). Ergeben sich während der Injektion oder Infusion Zweifel über den freien Abfluß des Medikamentes, so ist durch Aspirationsversuch (Ansaugen mit der Spritze oder tiefes Senken des Infusionskolbens)

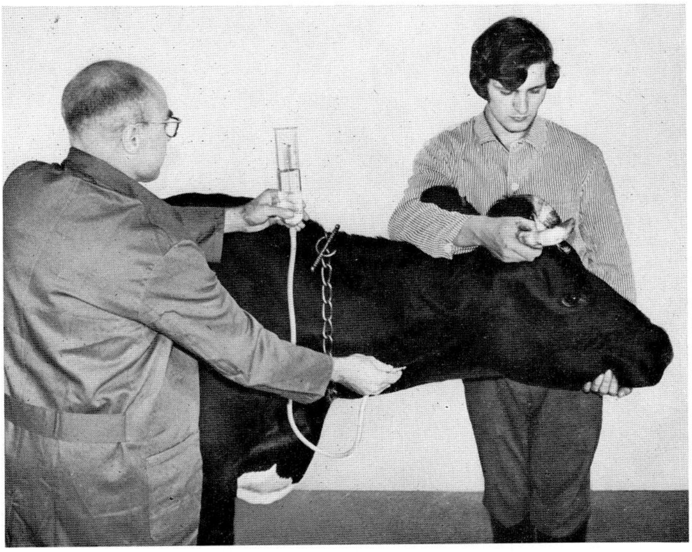

Abb. 388. Intravenöse Infusion in die V. jugularis

[1] Vor allem in Nord- und Südamerika werden Blutproben zwar auch aus der Schwanzvene (V. coccygica) entnommen; hier kommt es jedoch ziemlich leicht zu Verunreinigungen des Stichkanals; außerdem können größere Flüssigkeitsmengen in dieses Gefäß nicht infundiert werden

erneut zu prüfen, ob Blut aus der Hohlnadel tritt. Wenn sich dabei herausstellt, daß sich die Kanüle aus der Vene heraus verlagert hat, muß die Einspritzung sofort unterbrochen werden; das gilt insbesondere für die Verabreichung von örtlich stark reizenden Mitteln (zum Beispiel Lösungen von Kalziumchlorid, Jodsalzen, Azetylmethionin oder Chloralhydrat). Die Injektion oder Infusion wird dann tunlichst an der Drosselvene der anderen Seite zu Ende geführt; die Umgebung der zuerst angestochenen Jugularvene sollte darauf zur Vermeidung schwerwiegender örtlicher Komplikationen sachgemäß behandelt werden (näheres darüber im Band über die Krankheiten des Rindes). Zeigt das Tier während der intravenösen Einspritzung Erscheinungen allgemeiner Unverträglichkeit (Zittern, Unruhe, starkes Speicheln, Zähneknirschen, pochender Herzschlag, Schwerwerden des Kopfes oder Niederlegen), so ist diese besser auszusetzen oder aber besonders langsam fortzuführen. Nach der Injektion oder Infusion wird die Spritze oder der Infusionsschlauch von der Kanüle abgenommen und letztere zunächst mit durchströmendem Blut von Arzneimittelresten befreit (durch Kompression der Vene mit dem herzwärts der Einstichstelle aufgesetzten Daumen); dann wird das Gefäß kopfwärts der Hohlnadel komprimiert, so daß sie herausgezogen werden kann, ohne daß im paravenösen Bindegewebe nennenswerte Extravasate entstehen. Abschließend ist der Stichkanal noch kurz zusammenzudrücken. Zur Stauung der *Ohrvenen* wird der Ohrgrund des gut am Kopf fixierten Tieres stramm mit der Hand umfaßt oder mit einer Gummiligatur abgeschnürt und die Außenfläche der Ohrmuschel mit dem zur Reinigung und Desinfektion dienenden Wattebausch kräftig abgerieben; dann treten die hier am kranialen und kaudalen Rand sowie auf der Mitte des Ohres verlaufenden Vv. auriculares plastisch hervor; die letztgenannte ist meist am kräftigsten ausgebildet und deshalb für die Injektion vorzuziehen (Abb. 389). Bei dickhäutigen Patienten läßt sich das Einführen der Kanüle (Stärke möglichst dünner als zur subkutanen Injektion) erleichtern, indem man das Gefäß durch Entfernen eines kleinen Hautstückchens mit der krummen Schere freilegt; die Vene selbst darf dabei aber nicht verletzt werden.

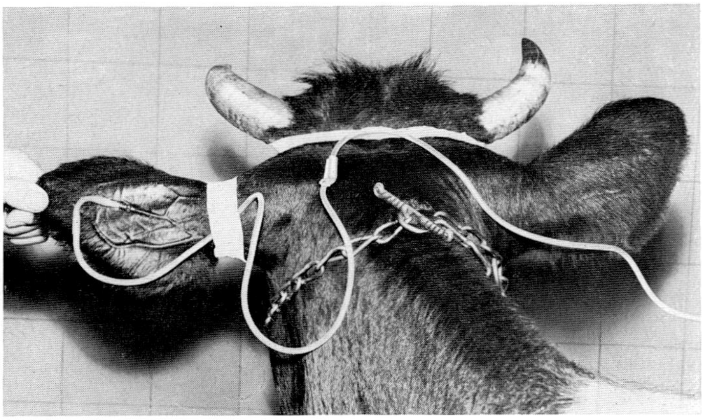

Abb. 389. Lage der Kanüle sowie Verlauf und Fixation des Infusionsschlauches für die intravenöse Dauertropfbehandlung in die Ohrvene

In letzter Zeit hat die intravenöse oder subkutane *Dauertropfinfusion* beim Rind in Klinik und Praxis Eingang gefunden. Ihre Indikation umfaßt die Verabreichung größerer Mengen (bis zu 10 Liter) von Traubenzucker-, Kalziumboroglukonat-, Elektrolyt- oder Antibiotikalösungen, Kreislaufmitteln sowie von Leberschutzpräparatmischungen bei schwer erkrankten Patienten (Stoffwechselstörungen, insbesondere Azetonämie; Nieren- und Leberschädigungen; Allgemeininfektionen und -intoxikationen). Der Vorteil dieser Applikationsmethode beruht in der Aufrechterhaltung eines wirksamen Blutspiegels über längere Zeit hinweg (2 bis 3 Tage). Als Vorratsgefäß für die zweckmäßigerweise mit antibiotischem Zusatz versetzte Arzneimittellösung eignet sich eine 3 bis 5 Liter fassende, durch Auskochen sterilisierte Stutzflasche;

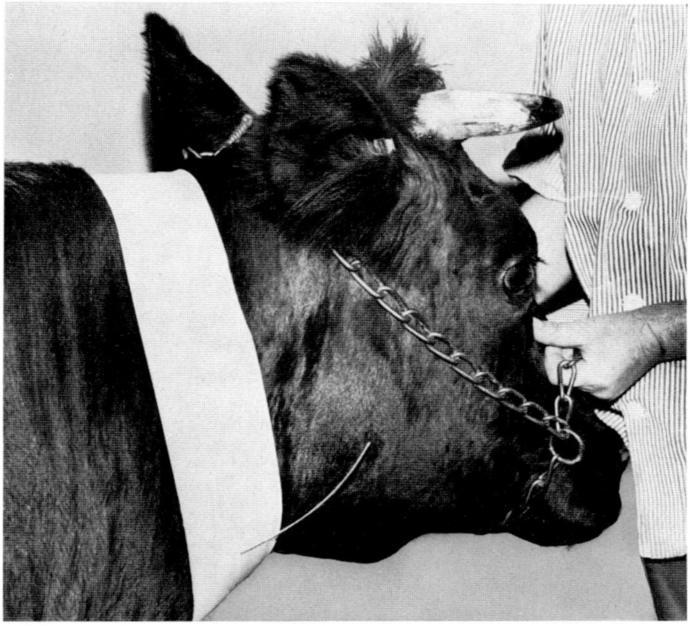

Abb. 390, 391. Rechts der in die V. jugularis eingeführte und mittels Heftpflasters fixierte Kunststoff-Venenkatheter für die intravenöse Dauertropfinfusion; unten der gleiche Venenkatheter (Polyäthylen) mit Einführungskanüle (links) und Zuspritzverschluß

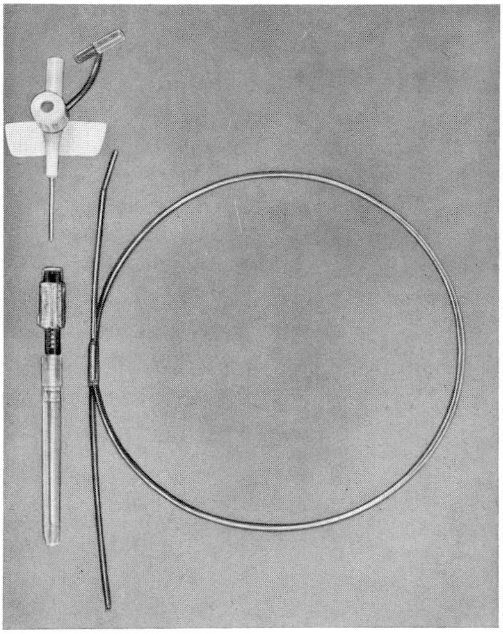

notfalls genügt auch ein kleineres Transfusionsgerät[1], was allerdings häufigeres Nachfüllen erfordert. Die Flasche wird am Auslaufstutzen mit einem durchbohrten Stopfen versehen, der das Ansatzröhrchen für die Schlauchverbindung zum Tier trägt (beim Transfusionsgerät wird hierzu der Gummiverschluß mit einer Kanüle durchstochen); die Einfüllöffnung wird ebenfalls mit einem durchbohrten Stopfen verschlossen, in dem zum Druckausgleich ein mit Watte beschicktes U-Röhrchen steckt (beim Transfusionsgerät erfüllt diesen Zweck eine zweite Kanüle). Besonders geeignet sind pyrogenfreie, steril in Plastikbeuteln abgepackte gebrauchsfertige Lösungen der Humanmedizin. Um den nötigen Infusionsdruck zu erreichen, muß die Vorratsflasche 2,50 m über dem Stallboden, also ein bis anderthalb Meter über dem Rücken des Tieres aufgehängt werden. Die Verbindung mit dem Patienten wird durch einen 2,0 m bis 2,5 m langen Plastikschlauch (Polyäthylen oder Polyvinylchlorid) von etwa 0,5 cm Durchmesser hergestellt. Dieser trägt wenig unterhalb des Vorratsgefäßes eine MARTIN'sche Tropfkugel (möglichst mit Porenfiltereinsatz) und eine Klemme zum Einstellen der gewünschten Tropfenzahl, die bei intravenöser Infusion mindestens 40 (bis 150), bei subkutaner

[1] Bluko-Besteck-Asid/München (Fassungsvermögen 1000 ml).

Verabreichung dagegen höchstens 60 pro Minute betragen sollte. Das an seinem üblichen Standplatz belassene Tier muß durch zusätzliches Ausbinden des Kopfes mit einem Halfter in seiner Bewegungsfreiheit so weit eingeschränkt werden, daß es zwar unbehindert aufstehen und sich niederlegen sowie fressen und saufen, dabei aber keinen Zug auf den im losen Bogen nach unten durchhängenden Schlauch ausüben und so die Verbindung unterbrechen kann. Das Ende des Schlauches wird in geeigneter Weise am Tier befestigt und an die in die Unterhaut oder in eine Vene eingeführte Kanüle oder den Venenkatheter angeschlossen (Abb. 389). Die gewählte Injektionsstelle ist zuvor zu rasieren und nach gründlicher Reinigung gut zu desinfizieren. Für den *intravenösen Dauertropf* eignen sich die Ohrvenen am besten, weil die Komplikationsmöglichkeiten hier praktisch unbedeutend sind; die benutzte Kanüle fixiert man mit Hilfe von Heftpflaster. Bei Tropfinfusionen in die Drosselvene kann dagegen wegen der Gefahr schwerwiegender Gefäßwandverletzungen (Thrombo- und Periphlebitis) keine Kanüle verwendet werden; die Verbindung mit dem Gefäßlumen wird hierzu deshalb mit einem Venenkatheter aus Polyvinylchlorid oder Polyäthylen[1] hergestellt; dieser wird durch eine herzwärts eingestochene besondere Hohlnadel in die V. jugularis eingeschoben und, nach Entfernen der Kanüle, mit einem Hautheft oder mit Heftpflaster verankert (Abb. 390, 391). Weniger aufwendig ist die aus diesem Grunde für die Praxis im allgemeinen vorzuziehende *subkutane Dauerinfusion;* sie erfolgt über eine seitlich in der Unterhaut der Halsmitte fixierten Kanüle. Auf diesem Wege dürfen aber nur subkutan verträgliche Lösungen gegeben werden. Außerdem erfolgt die Resorption derart verabreichter Flüssigkeiten relativ langsam; sie kann durch vorheriges Einspritzen von 100 bis 300 IE Hyaluronidase an der Injektionsstelle oder durch Einmischen derselben Menge des Enzymes in die Infusionslösung wesentlich gefördert werden („spreading effect"). Schließlich muß die oben bereits genannte Tropfenzahl eingehalten werden; die insgesamt subkutan applizierte Flüssigkeitsmenge sollte 3 bis 5 Liter nicht überschreiten. Etwa zu beobachtende teigig-ödematöse Anschwellungen klingen in der Regel innerhalb von ein bis zwei Tagen wieder ab. Bei allen Formen der Dauertropfinfusion können fieberhafte Allgemeinreaktionen auftreten, die zwar zum Absetzen der Medikation zwingen, im übrigen aber meist ohne schädliche Folgen bleiben.

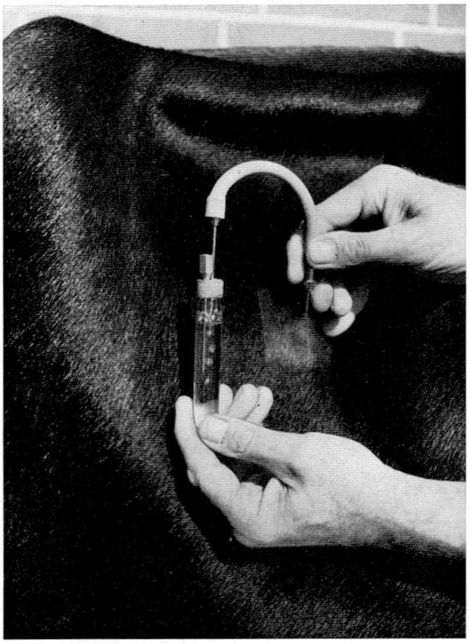

Abb. 392. Überprüfung des intraperitonealen Sitzes der Spitze einer in der rechten Flanke eingestochenen Kanüle vor dem Injizieren von Medikamenten in die Bauchhöhle: Durch die zweite, tiefer in das Röhrchen eingestochene Hohlnadel werden infolge des intraabdominalen Unterdruckes Luftperlen angesaugt (optische Kontrolle)

Die *Applikation unmittelbar in die Bauchhöhle* findet beim Rind vor allem zur Vorbeuge und Behandlung der Bauchfellentzündung Anwendung, wobei in der

[1] Zum Beispiel: Sterimed/Saarbrücken

Regel Antibiotika in wäßriger Lösung oder öliger Suspension injiziert werden (BLASER 1954, 1959). Zwar sollen auch andere intraabdominal verabreichte Mittel (Traubenzucker-, Kalziumchlorid-, Magnesiumchlorid- und physiologische Kochsalz- oder andere Elektrolytlösungen, Sulfonamide, Methyridin sowie Blut und Serum) örtlich und allgemein gut vertragen werden (BRAUN, 1921; STRATTON, 1957; SWARBRICK, 1961); diese Ansicht hat jedoch nicht überall Bestätigung gefunden. Zudem ist die intraperitoneale Einspritzung als solche nicht völlig gefahrlos und erfordert mehr Erfahrung als die subkutane, intramuskuläre oder intravenöse Injektion; letztere ist deshalb für die genannten Flüssigkeiten, insbesondere aber für lokal reizende Medikamente, vorzuziehen, wenn sie zur Entfaltung einer allgemeinen Wirkung verabreicht werden sollen. Eine weitere Indikation ist das Einpumpen von Luft in die Bauchhöhle zur Beseitigung des Pressens und Drängens bei Patienten mit rektalem oder vaginalem Tenesmus (ESPERSEN, 1961), also die Anlage eines künstlichen Pneumoperitoneums unter Zuhilfenahme der Luftfilterpumpe nach EVERS[1]. In der Regel ist die rechte Flanke für intraperitoneale Einspritzungen besser geeignet als die linke, wo die Hohlnadel leicht in den Pansen eindringt, während die Därme (rechts) bei langsamem Einstechen vor der Kanülenspitze zurückweichen. Die richtige Injektionsstelle liegt etwa in der Mitte der Hungergrube, anderthalb bis zwei Handbreiten unterhalb der Querfortsätze der Lendenwirbel; bei weiter dorsal erfolgendem Einstich besteht die Gefahr, in das perirenale Fett zu gelangen oder die Niere zu verletzen. Nach dem Scheren der Haare und dem Reinigen sowie Desinfizieren der Haut wird am gut fixierten Tier an der genannten Stelle eine 8 bis 10 cm lange Hohlnadel (Stärke wie zur intramuskulären Injektion, am besten mit eingeschliffenem Mandrin) senkrecht zur Körperoberfläche oder in leicht ventraler Richtung zunächst kräftig durch die Haut eingestochen und dann allmählich durch die Bauchmuskeln weiter vorgeschoben. Beim Durchstechen des Bauchfells ist ein gewisser fühlbarer Widerstand zu überwinden; gleichzeitig zeigt der Patient eine Schmerzreaktion. Die Hohlnadel wird nun noch etwa 0,5 cm weiter vorgeschoben und ihr Mandrin entfernt. Bei richtigem Sitz der Spritze und durchgängigem Lumen der Kanüle ist dann meist das Einströmen von Luft in die Bauchhöhle zu hören (akustische Kontrolle); dieser Vorgang läßt sich auch durch das Vorschalten eines mit Wasser gefüllten und mittels eines Schlauches an die Kanüle angeschlossenen Glasröhrchens überprüfen (WEINGART, 1948), das im positiven Falle von der eingesogenen Luft durchperlt wird (optische Kontrolle; Abb. 392). Außerdem sollte sich die Kanülenspitze jetzt leicht hin und her bewegen lassen; schließlich muß das Mittel bei der Injektion frei abfließen, ohne daß nennenswerter Druck auf den Spritzenstempel erforderlich ist. Besteht noch Unklarheit über den Sitz der Hohlnadel, so versucht man, eine probeweise injizierte kleine Flüssigkeitsmenge mit der Spritze zurückzusaugen; wenn dies gelingt, befindet sich die Spitze der Kanüle nicht in der freien Bauchhöhle. Andernfalls kann das körperwarme Medikament dann eingespritzt werden. Nach etwaigen Abwehrbewegungen des Tieres ist der Sitz der Kanüle erneut zu überprüfen. Bei Benutzung von Hohlnadeln ohne Mandrin kommt es häufiger vor, daß ihr Lumen durch ein ausgestanztes Hautstückchen oder Fett verlegt wird, was die geschilderte Kontrolle behindert (verstopfte Kanüle dann mit Mandrin durchstoßen oder andere Hohlnadel verwenden). Bei besonders gut genährten Rindern ist die intraabdominale Injektion wegen der umfangreichen subperitonealen Fettpolster ziemlich schwierig und deshalb besser durch eine andere Applikationsform zu umgehen.

[1] Aesculap/Tuttlingen Nr. VF 98; Chiron/Tuttlingen Nr. 511 050; Hauptner/Solingen Nr. 3645

SCHRIFTTUM

ABELEIN, R. (1958): Das Rückschlagphänomen bei Injektionen. Berl. Münch. Tierärztl. Wschr. *71*, 174-175. — ADAMESTEANU, I. (1975): Yatropatiile în medicina veterinară. Ceres, Bukarest. — AEHNELT, E., & E. GRUNERT (1968): Prolan — seine Bedeutung und Anwendung in der Veterinärmedizin — gleichzeitig ein Beitrag zur Sterilitätsbekämpfung. Farbenfabriken Bayer, Leverkusen. — AMMANN, K. (1954): Die forensische Bedeutung der Injektionsschäden. Schweiz. Arch. Tierheilk. *96*, 569-575. — ANDRES, J. (1937): Technik der Blutentnahme und der intravenösen Injektion beim Rindvieh und beim Schwein. Schweiz. Arch. Tierheilk. *79*, 383-387. — ANDRES, J. (1960): Ein neuer Saug-Druck-Apparat für die tierärztliche Praxis. Schweiz. Arch. Tierheilk. *102*, 600-606. — ASSMUS, G. (1967): Erfahrungen mit der Aerosoltherapie bei bakteriell bedingten Bronchopneumonien des Rindes. Schweiz. Arch. Tierheilk. *109*, 67-75. — ASTORGUE, CL. (1963): Contribution à l'étude des injections intrapéritonéales chez quelques espèces domestiques. Thèse, Alfort.

BAILEY, J. W. (1953): Continuous glucose therapy for cattle. J. Amer. Vet. Med. Ass. *122*, 37-38. — BEARD, CH. W., & B. C. EASTERDAY (1965): An aerosol apparatus for the exposure of large and small animals: description and operation characteristics. Amer. J. Vet. Res. *26*, 174-182. — BERGFELD, J. (1969): Zur Technik der intravenösen Dauertropfinfusion mit langer Laufzeit beim Rind. Arch. Exp. Vet. Med. *23*, 1027-1034. — BERINGMEIER, J. (1971): Anwendung des Impfstabes bei Massenimpfungen. Tierärztl. Umschau *26*, 172-173. — BLASCHKE, H. (1959): Eine Nasenschlundsonde mit Tiefen- und Wendemarke. Prakt. Tierarzt *40*, 398-402. — BLASER, M. (1954): Die intraperitoneale Therapie der Fremdkörpererkrankung beim Rinde mit Antibiotika. Schweiz. Arch. Tierheilk. *96*, 244-251. — BLASER, M. (1959): Weitere Erfahrungen mit der medikamentellen Fremdkörperbehandlung. Schweiz. Arch. Tierheilk. *101*, 161-175. — BRABANT, W., & J. SCHULZ (1963): Intramuskuläre Dauertropfinfusion. M.-hefte Vet.-Med. *18*, 738-741. — BRAUN, K. (1921): Die Punktion der Peritonealhöhle des Rindes mit Einverleibung von Blut und Serum. Diss., München. — BROCKMANN, C. (1935): Der Weg der Schlundsonden in die Vormägen des Rindes. Diss., Hannover. — BRUNAUD, M. (1952): Le transit des aliments et des médicaments dans les reservoirs gastriques des ruminants. Revue Méd. Vét. *103*, 543-546. — BÜHNER, F. (1953): Die neue Injektionsspritze für Massenimpfungen: die Repetierspritze ‚Modell Dr. BÜHNER'. M.-hefte Vet.-Med. *8*, 187-189. — BÜHNER, F. (1954): Vermeidung von Infektionen und Seuchenverschleppung durch laufenden Kanülenwechsel bei Masseninjektionen. M.-hefte Vet.-Med. *9*, 280-283. — BÜHNER, F. (1957): Der vollkommen sterile Impfstoffweg und die Arbeitserleichterung bei Masseninjektionen. Tierärztl. Umschau *12*, 17-21. — BÜHNER, F. (1960): Eine neue Repetierspritze für Masseninjektionen ohne Ventile. Tierärztl. Umschau *15*, 179-181. — BÜHNER, F. (1961): Über arbeitserleichternde Verbesserungen bei Injektionsspritzen. M.-hefte Vet.-Med. *16*, 768-773. BÜHNER, F. (1962): 10 Jahre Repetierspritze und Automatisierung der tierärztlichen Massenimpfungen. M.-hefte Vet.-Med. *17*, 535-541. — BÜHNER, F. (1963): Wie kann die automatische Injektionsspritze noch besser genutzt werden? M.-hefte Vet.-Med. *18*, 794-796. — BÜHNER, F. (1963): Über Veterinär-Bajonettkanülen und Kanülenkästen. Medizintechnik *3*, 242-244. — BÜHNER, F., & R. LIEBETRAU (1963): Zur Therapie der großzystischen Eierstocksdegeneration des Rindes unter Berücksichtigung einer verbesserten modernen Technik mit Gonabion. M.-hefte Vet.-Med. *18*, 894-900. — BÜHNER, F., & R. LIEBETRAU (1963): Beitrag zur direkten Therapie der Ovarialzysten des Rindes unter Einsatz von Chorioman. Tierärztl. Umschau *18*, 232-240.

CLEMENTE, C. H. (1964): Ein neues Gerät zur Eierstockszysten-Injektion bei Rindern — entwickelt und erprobt in der Praxis. Vet.-Med. Nachr. *1964*, 26-33. — CROCKFORD, J. A., F. A. HAYES, J. H. JENKINS & S. D. FEURT (1953): An automatic projectile type syringe. Vet. Med. *53*, 115-119.

DACENKO, G. M. (1970): Sondierung und Spülung des Labmagens bei Kälbern (russisch). Veterinarija *46:* 5, 93-94. — DEBACKERE, M. (1972): Farmakologische en toxicologische aspekten van de massamedikatie. Vlaams diergeneesk. Tijdschr. *41*, 458-480. — DIECKERHOFF, W. (1901): Die intravenöse Injection von Arzneipräparaten bei Pferden und Rindern. Dtsch. Tierärztl. Wschr. *9*, 406-409. — DORN, H., & M. FEDERMANN (1976): Citarin-L Spot on — eine neue Applikationsform eines bekannten Anthelminthikums. Vet.-med. Nachr. *1976*, 5-17. — DRAAISMA, W. J. J., & J. JACOBS (1959): Eine neue tierärztliche Impftechnik mit der Mutena-Ampullen-Spritze. Tierärztl. Umschau *14*, 295-299. — DRABANT, E. (1959): Untersuchungen über die Punktionsmöglichkeit des Labmagens beim Rind. Diss., Hannover.

EBEDES, H. (1962): Practical experience in the use of the Cap-Churgun. J. South African Vet. Med. Ass. *33*, 87-91. — EGGERT, O.-K. (1960): Tierärztliche Instrumente. Terra, Konstanz. — ENGE, E. H. (1941): Bovine restraint: a simple method of passing the stomach tube. J. Amer. Vet. Med. Ass. *99*, 59-60. — ENGLERT, H.-K. (1975): Gutachten über örtliche Desinfektionen bei Injektionen bei Rindern. Tierärztl. Umschau *30*, 518-522. — ENIGK, K. (1953): Behandlung des Lungenwurmbefalles der Wiederkäuer durch Aerosole. M.-hefte prakt. Tierheilk. *5*, 14-22. — ENIGK, K. (1955): Weitere Untersuchungen zur Aerosoltherapie des Lungenwurmbefalles der Wiederkäuer. Dtsch. Tierärztl. Wschr. *62*, 489-493. — ERIKSEN, E. (1963): Om Cap-chur instrumentariet. Medl. danske Dyrlaegeforen. *46*, 53-72. — ERNST, K. (1961): Versuche zur Sklerotisierung des Rinderovars mit Dondren. Berl. Münch. Tierärztl. Wschr. *74*, 148-150. — ESPERSEN, G. (1961): Artefizielles Pneumoperitoneum und dessen therapeutischer Effekt bei rektalem und rekto-vaginalem Drängen beim Rind. Dtsch. Tierärztl. Wschr. *68*, 521-524.

FERNEY, J. (1966): L'emploi de la carabine cap-chur pour les injections à distance chez les animaux. Bull. Soc. Sci. Vét. Méd. Comp. *68*, 417-426. — FERRANDO, R., A. GRANDADAM & J.-P. SCHEID (1972): La résorption des implants d'oestrogène chez les veaux. Rec. Méd. Vét. *148*, 451-454. — FESSL, L. (1971): Zur Sedation und Immobilisation von Wildtieren. Wien. Tierärztl. Mschr. *58*, 179-185. — FISCHER, R. (1938): Anwendung der Nasenschlundsonde beim Rinde. Diss., Hannover. — FLORENTIN, P., &

R. Florio (1955): Veines auriculaires et injections, par voie intraveineuse, chez les bovins. Rev. Méd. Vét. *106*, 34-43. — Froehner, H., & O. Spormann (1958): Injektion und Haftpflicht. Prakt. Tierarzt *39*, 393-399.

Garnerin, H. (1928): Des injections médicamenteuses intratrachéales chez les ruminants — techniques de ces injections. Thèse, Alfort. — Georgiev, B., D. Drumev, S. Nikov & N. Bodurov (1964): Influence of drugs on the oesophageal groove reflex in ruminants. Nauchni Trud. vissh. vet. med. Inst. Pavlov *13*, 53-63/65-73. — Gielfrich, G., & A. Prud'homme (1959): Lésions péritonéales consécutives à l'injection intra-abdominale chez le veau d'un antibiotique en suspension huileuse. Rec. Méd. Vét. *135*, 543-545. — Götze, R. (1924): Die Spültherapie der puerperalen Genitalwege. Berl. Münch. Tierärztl. Wschr. *40*, 433-440. — Götze, R. (1940): Über Rinderchirurgie (intravenöse Injektion). Dtsch. Tierärztl. Wschr. *48*, 258-260. — Grambow, H.-J., & D. Timm (1973): Anwendung des Steriven-Katheters zur intravenösen Dauertropfinfusion beim Rind. Dtsch. Tierärztl. Wschr. *80*, 568-571. — Gross, W. O. (1957): Reine Impfdosen. Berl. Münch. Tierärztl. Wschr. *70*, 303-305. — Grün, K. (1956): Verwendung einer Spritze als Massenimpfgerät. Tierärztl. Umschau *11*, 143-144. — Gründer, H.-D. (1961): Die Dauertropfinfusion beim Rind. I. Technik und Anwendungsmöglichkeiten. Dtsch. Tierärztl. Wschr. *68*, 161-169. — Grunert, E., & D. Krause II (1959): Unguforte PBS Heyl bei Zitzen- und Scheidenverletzungen bei Kühen sowie bei Vorhautentzündungen der Bullen. Dtsch. Tierärztl. Wschr. *66*, 607-611.

Hager, D. (1937): Zur Anwendung der Nasenschlundsonde beim Rinde. Diss., Berlin. — Hallgren, W., & G. Björck (1953): Användning av intravenös droppinfusion på större husdjur — teknik och indikationsområde. Nord. Vet. Med. *5*, 1-32. — Hermans, K.-H. (1959): Een nieuw mond — en klauwzeerentapparat voor serie-entingen. Tijdschr. Diergeneesk. *84*, 104-106. — Hess, E. (1920): Die Sterilität des Rindes — ihre Erkennung und Behandlung. Schaper, Hannover. — Heuner, F. (1974): Die sogenannte Tierarzneimittelnovelle und das Lebensmittel- und Bedarfsgegenstände-Gesetz. Tierärztl. Umschau *29*, 695-697. — Himmelreich, P. (1929): Weg der flüssigen und halbflüssigen Medikamente nach Verabreichung beim erwachsenen Rinde ‚per os'. Arch. wiss. prakt. Tierheilk. *59*, 384-399. — Hopf, K. H. (1960): Die Bedeutung der Aerosole für die Veterinärmedizin. Tierärztl. Umschau *15*, 241-244. — Hopf, K. H. (1962): Über ein neuartiges Aerosolgerät zur Inhalationstherapie beim Tier. Prakt. Tierarzt *43*, 472-473. — Hopf, K. H. (1963): Die Aerosoltherapie im Anwendungsbereich der tierärztlichen Praxis. Prakt. Tierarzt *44*, 227-228.

Ittrich, G. (1967): Untersuchungen über die Entwicklung eines neuartigen Injektionsgeschosses zur Immobilisierung und zum Fang von einheimischen Wildtieren. M.-hefte Vet.-Med. *22*, 465-469.

Jackson, F. C. (1963): Feed lot medication technics. Vet. Med. *58*, 128-129. — Jacobson, S.-O., & P. Holtenius (1963): En enkel anordning för intravenöst dropp på nötkreatur. Medl. Sver. Veterinärförb. *15*, 351-353. — Jaksztien, K.-P. (1959): Injektionsspritze, Modell Tierpark Berlin, eine neue automatische Spritze für Injektionen bei Zootieren. M.-hefte Vet.-Med. *14*, 705-706.

Kaemmerer, K. (1964): Bemerkungen zur Frage der intraovariellen Injektionstherapie. Dtsch. Tierärztl. Wschr. *71*, 477-478. — Kainer, R. A., & W. M. Dickson (1953): An examination of the valves of the external jugular veins of the ox with reference to the selection of site for venipuncture. J. Amer. Vet. Med. Ass. *123*, 523-526. — Kern, O. (1962): Über ein neues Instrument zur intrazystösen Injektion. Prakt. Tierarzt *43*, 175-177. — Koch, G. (1966): Zur Haftung des Tierarztes bei Injektionen unter besonderer Berücksichtigung der Desinfektion. Diss., H.-U. Berlin. — Koller, A. (1948): Injektion und Infektion. Diss., Zürich. — Koller, K. (1960): Zur Technik der intravenösen Dauertropfinfusion beim Rind. Diss., Wien. — Kossmag (1940): Ein praktischer Impfapparat zur MKS-Impfung. Tierärztl. Rdschau *46*, 57-58. — Kovermann, B. (1957): Beitrag zur Behandlung der Lungenwurmerkrankung des Rindes mit Aerosolen. Diss., Hannover. — Krähenmann, A. (1966): Die V. coccygica des Rindes und ihre Eignung für Blutentnahme und intravenöse Infusion. Schweiz. Arch. Tierheilk. *108*, 472-478. — Kraft, H. (1962): Aerosoltherapie in der Veterinärmedizin. Prakt. Tierarzt *43*, 471-472. — Kralj, M., & Ž. Dolinar (1961): Über die Eignung der großen Ohrvenen des Rindes zur intravenösen Injektion (serbokroatisch). Vet. Archiv *31*, 109-114. — Küst, D., & F. Schaetz (1971): Fortpflanzungsstörungen der Haustiere. 4. Aufl. Enke, Stuttgart.

Landwehr, J. (1930): Versuche zur Technik der Inhalation fein zerstäubter flüssiger Arzneimittel beim Rinde. Diss., Hannover. — Langenscheidt, E. (1954): Aerosole — eine neue Methodik der Desinfektion und der Therapie in der Veterinärmedizin? Arch. Exp. Vet.-Med. *8*, 59-72. — Langner, H. (1910): Beobachtungen bei intraovariellen Injektionen. Schweiz. Arch. Tierheilk. *56*, 161-189, 229-262. — Lassoie, L. (1967): L'injection à distance. Ann. Méd. Vét. *111*, 284-290. — Lawrowa, W. W. (1956): Die Einführung von Arzneimitteln direkt in den Labmagen (russisch). Veterinarija *33:* 12, 46-49. — Leber, H. (1975): Zur Anwendung des Narkosegewehres beim Rind in der tierärztlichen Praxis. Wiener Tierärztl. Mschr. *62*, 100-101. — Leonardon-Bougault, P. J. R. (1966): Des injections thérapeutiques à l'aide du fusil ‚Cap-Chur'. Thèse, Toulouse. — Lindemann (1942): Erfahrungen mit der Nasen-Schlundsonde nach Neumann-Kleinpaul. Berl. Münch. Tierärztl. Wschr. *58*, 282-283.

Mack, R. (1960): The hazards of injection. Mod. Vet. Practice *41:* 7, 46-47. — May, J., & E. Meckenstock (1970): Die Therapogen-Pulverpistole: eine neue Methode zur Applikation von Thibenzole bei Pferd und Rind. Tierärztl. Umschau *25*, 49-51. — Meckenstock, E. (1959): Erfahrungen mit der Mutena-Spritze. Dtsch. Tierärztl. Wschr. *66*, 510-511. — Merillat, L. A. (1927): History of the stomach tube. North Amer. Vet. *8*, 20-21. — Miller, J. K., B. R. Moss, R. F. Hall & G. M. Gorman (1969): Evaluation of methode for introducing materials directly into the abomasum of yearling cattle. J. Dairy Sci. *52*, 1643-1649. — Müller, W.-D. (1955): Eine neue Methode zur Behandlung von Zitzenverletzungen und Zitzenstrikturen. Prakt. Tierarzt *36,* 5-6. — MÜLLING, A. (1957): Zur Ausführungstechnik der Dauertropfinfusion bei Großtieren. Berl. Münch. Tierärztl. Wschr. *70,* 361-362.

NEUMANN, H.-J., & H. SCHIERHOLZ (1955): Die Injektüle — ein Fortschritt in der Behandlung der bovinen Mastitis. Prakt. Tierarzt *36,* 316-318. — NEUWIRTH, K. (1930): Beitrag zur Technik der intratrachealen Injektion bei Massenbehandlung von Jungrindern. Wien. Tierärztl. Mschr. *17,* 67-68.

PAREDIS, F., & M. VANDEPLASSCHE (1953): Intrafollicular administration of pregnancy urine hormone (PU) as a treatment for nymphomania in dairy cattle. Ber. 15. Int. Vet. Congr. Stockholm *I: 2,* 738-742. PFIZENMAYER, G. (1956): Die Infusionspumpe, ein Fortschritt in der Infusionstechnik. Tierärztl. Umschau *11,* 183-185. — PFIZENMAYER, G. (1958): Anwendungsmöglichkeiten der Infusionspumpe. Tierärztl. Umschau *13,* 101-103. — PHILLIPS, G. F. (1958): A simple mouth gag and stomach tube for ruminants. Vet. Record *70,* 887-888.

RATTI, P. (1943): Die intraperitoneale Applikation von Injektionsflüssigkeiten beim Rind. Schweiz. Arch. Tierheilk. *85,* 172-173. — RIECK, W. (1938/39): Zur Geschichte der i.v.-Infusion bei Tieren. Beitr. Gesch. Vet.-Med. *1,* 260-263. — RIEDERER, M. (1963): Punktion und Injektionsbehandlung der Ovarialzysten des Rindes. Tierärztl. Umschau *18,* 612-613. — RIEGER, H. (1954): Die testikuläre Injektion. Berl. Münch. Tierärztl. Wschr. *67,* 107-109. — RIEK, R. F. (1954): The influence of sodium salts on the closure of the oesophageal groove in calves. Austral. Vet. J. *30,* 29-37. — ROBERTS, S. J. (1951): An evaluation of hyaluronidase in large animal therapy. Cornell Vet. *41,* 321-331. — ROBERTS, S. J. (1957): A preliminary report on the treatment of cystic ovaries in dairy cattle by the injection of gonadotropic hormones directly in the follicular cyst. J. Amer. Vet. Med. Ass. *131,* 511-513. — ROBERTS, S. J., & J. A. DYE (1951): The treatment of acetonemia in cattle by continuous intravenous injection of glucose. Cornell Vet. *41,* 3-10. — ROEMMELE, O. (1961): Bei Injektionen sind sterile Spritzen und Kanülen zu verwenden — eine gutachtliche Stellungnahme bei Haftpflichtschäden. Tierärztl. Umschau *13,* 238-242. — ROSSOW, N. (1960): Zur Indikation und Technik der intravenösen Dauertropfinfusion bei großen Haustieren. M.-hefte Vet.-Med. *15,* 442-447. — RÜEDI, D., & J. VÖLLM (1976): Das Blasrohr — ein Narkosegerät zur Wildtierimmobilisierung. Vet.-med. Nachr. *1976,* 85-90.

SAVARY, J.-E.-P. (1930): Technique des injections intratrachéales en thérapeutique vétérinaire. Thèse, Alfort. — SCHEIBEL, A. (1907): Bronchitis verminosa der Rinder und die verschiedenen Behandlungsmethoden derselben. Dtsch. Tierärztl. Wschr. *15,* 673-678. — SCHLAMPP, W. (1906/10): Therapeutische Technik mit besonderer Berücksichtigung der speziellen Therapie für Tierärzte. Enke, Stuttgart. — SCHREIBER, K. (1961): Untersuchungen über die Durchführung und Erfolgssicherheit der unblutigen Kastration von Kühen mit Dondren nach W. BROSIG. Diss., Hannover. — SCHULZE, D. (1957): Eine Vorrichtung zur automatischen Füllung der Revolverspritze bei deren Verwendung zu Massenimpfungen. Berl. Münch. Tierärztl. Wschr. *70,* 450. — SEYFARTH, W. (1941): Verabreichung von Arzneimitteln an Kühe. Milchkontrolle *14,* 82-83. — SITTNER, H. (1957): Erregerverschleppung bei Tierimpfungen trotz Kanülenwechsel. Berl. Münch. Tierärztl. Wschr. *70,* 335. — STÖBER, M. (1961): Die Technik der Labmageninjektion beim Rind. Dtsch. Tierärztl. Wschr. *68,* 72-75. — STOCKELMANN, A. (1926): Untersuchungen über die Bedeutung und die Gefahren der intravenösen Luftinjektion beim Rind. Diss., Hannover. — STRATTON, J. (1957): Intraperitoneal injection in cattle. Vet. Record *69,* 672. — SWARBRICK, O. (1961): Intraperitoneal medication of cattle, pigs and mink. Vet. Record *73,* 1078-1079. — SWARBRICK, O. (1963): Intraperitoneal injection of cattle. Vet. Record *75,* 1340-1341.

TARDIF, H. (1937): Contribution à l'étude de la médication intraveineuse et de ses applications en médecine vétérinaire. Thèse, Alfort. — TAYLOR, E. L. (1927): The administration of draughts to sheep and cattle, with special reference to treatment for verminous gastro-enteritis. Ann. trop. Med. Parasitol. *21,* 27-34. — THEILE, H. (1956): Einrichtung zur hygienischen Verbesserung, Beschleunigung und Erleichterung des Kanülenwechsels; Beschreibung einer Kanülenwechseltrommel. M.-hefte Vet.-Med. *11,* 509-511. — TOTH, B. (1941): Der Weg der peroral verabreichten Arzneiformen bei Wiederkäuern. Diss., Budapest.

ULBRICH, F. (1960): Wie kann eine Seuchenübertragung durch die Impfspritze verhindert werden? Zbl. Vet.-Med. *7,* 192-193. — ULBRICH, F. (1958): Erregerverschleppung bei Tierimpfungen trotz Kanülenwechsels. M.-hefte Vet.-Med. *13,* 282.

VELMELAGE (1907): Beitrag zur Behandlung der Gebärmuttererkrankungen. Berl. Tierärztl. Wschr. *23,* 487-488. — VÖHRINGER, K. (1956): Der Kanülenbehälter bei Massenimpfungen. M.-hefte Vet.-Med. *11,* 507-509.

WALKER, D. F. (1959): The modified WHITLOCK method of administering liquids to bovines. Auburn Vet. *15,* 133. — WATT, J. G., & A. STENHOUSE (1966): Method for continuous drop therapy. Vet. Record *78,* 642-649. — WEINGART, H. (1948): Zur Fremdkörperoperation beim Rind. Tierärztl. Umschau *3,* 386-391. — WIESNER, H. (1975): Zur Neuroleptanalgesie bei Zootieren und Gatterwild unter Anwendung des Telinject-Systems. Kleintierpraxis *20,* 17-24. — WILLENER, A. W. (1948): Mechanik der Injektion und Verunreinigung des Stichkanals. Diss., Bern. — WILLOUGHBY, R. A., & D. G. BUTLER (1967): An apparatus for the continuous administration of fluids and electrolytes in large animals. Canad. Vet. J. *8,* 70-74. — WITTE, J. (1929): Die Haftpflicht bei der Vornahme subkutaner, intravenöser und intramuskulärer Injektionen. Arch. wiss. prakt. Tierheilk. *59,* 350-383. — WRIGHT, J. F. (1959): Treatment of captive wild animals using an automatic projectile type syringe. Vet. Med. *54,* 32-33.

ZELLER, R. (1958): Über die Haftpflicht des Tierarztes bei Injektionen. Prakt. Tierarzt *39,* 12-13.

SACHVERZEICHNIS

(ä = ae, ö = oe, ü = ue)